Terapia delle malattie neurologiche

a cura di **Angelo Sghirlanzoni**

Terapia delle malattie neurologiche

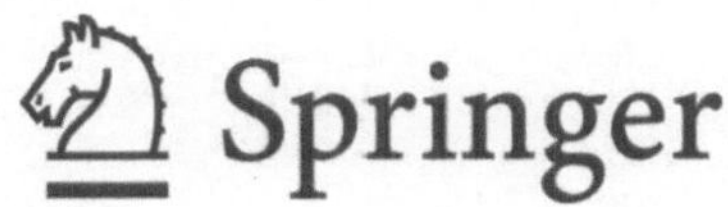
Springer

Angelo Sghirlanzoni
Dipartimento di Neuroscienze Cliniche
Fondazione Istituto Neurologico Nazionale "C. Besta"
Milano

Prima edizione pubblicata da Edi.Ermes s.r.l. © 2004
con il titolo "Terapia delle malattie neurologiche con principi di diagnosi"
A cura di A. Sghirlanzoni, G. Lauria, N. Nardocci, D. Pareyson

ISBN   978-88-470-1119-9
ISBN   978-88-470-1120-5 (eBook)

Springer fa parte di Springer Science+Business Media
springer.com
© Springer-Verlag Italia 2009

In copertina: immagine tratta da "Sémiologie des affections du système nerveux" di A. Dejerine, Masson 1914, riprodotta con autorizzazione di Elsevier Masson.

Layout di copertina: Simona Colombo, Milano
Impaginazione e redazione: Ferrari – studio editoriale, Milano
Stampa: Arti Grafiche Nidasio, Assago (MI)

Springer-Verlag Italia S.r.l., Via Decembrio 28, 20137 Milano

Prefazione

Pubblicare la seconda edizione di un trattato medico specialistico, a soli quattro anni dalla prima, fa sperare di avere soddisfatto un'esigenza reale e di avere ottenuto un "successo di critica e di pubblico" tale da usufruire nuovamente del contributo determinante di tanti Colleghi-Autori.

Questa edizione mantiene le caratteristiche fondamentali della precedente, ma è profondamente rivista per soddisfare le esigenze di rinnovamento che definire tumultuoso è "fotografico" luogo comune.

Il volume è ora diviso in macroaree che trattano le malattie del sistema nervoso centrale, di quello periferico, dei nervi e dei muscoli. Resta una sezione sui principi di terapia che riguarda argomenti di confine che interessano comunque l'attività clinica quotidiana, ma che sono spesso trascurati nei trattati di neurologia o rinviati a un "altrove" mai concretizzato.

I singoli capitoli prevedono una succinta presentazione della malattia, i cosiddetti principi essenziali di diagnosi e di patogenesi che permettono un rapido orientamento del clinico sulla patologia in discussione; segue la trattazione più completa possibile delle terapie disponibili. Questa impostazione ha, nella prima edizione, ottenuto molti consensi e rende il volume facilmente fruibile anche ai non specialisti, come i Colleghi di altre discipline e gli Specializzandi delle molteplici scienze neurologiche.

I capitoli sul coma, sui traumi cranici, sulla terapia dei tumori del centrale e del periferico, su patologie come la miastenia gravis, lo stato di male epilettico o la sindrome di Guillain-Barré contribuiscono a rendere verosimile l'ambizione che il libro possa essere variamente utile anche ai Rianimatori e ai Neurochirurghi. Le ampie trattazioni di argomenti come le malattie vascolari e i disturbi neurologici in gravidanza lo rendono strumento di confronto interdisciplinare anche se, fosse solo per la formazione del suo curatore, il manuale è principalmente rivolto ai Neurologi.

Ai Curatori e Autori della prima edizione, come agli attuali Collaboratori va il ringraziamento per l'assiduo impegno e per la competenza con cui hanno partecipato e prendono parte all'iniziativa.

Desidero inoltre ringraziare Lusofarmaco per il sostegno fornito alla realizzazione di questo volume; un ulteriore ringraziamento a Donatella Rizza e Alessandra Born di Springer, e allo Studio editoriale Ferrari per la cura e l'intelligente competenza con le quali hanno seguito la preparazione di questo volume.

Milano, dicembre 2008   *Angelo Sghirlanzoni*

Indice

Malattie infiammatorie e demielinizzanti del sistema nervoso centrale

Capitolo 8
Sclerosi multipla e varianti 101
GIANCARLO COMI, LUCIA MOIOLA

Capitolo 9
Encefalite di Rasmussen 131
TIZIANA GRANATA, CARLO ANTOZZI

Complicanze neurologiche delle malattie sistemiche

Capitolo 10
Complicanze neurologiche delle malattie internistiche 135
ELIO AGOSTONI, MARCO LONGONI, ANDREA RIGAMONTI

Capitolo 11
Correzione dell'ipo- e dell'ipernatremia 165
FOLCO FIACCHINO

Capitolo 12
Malattie neurologiche in gravidanza 169
ALESSANDRA PROTTI, CHIARA SPREAFICO

Demenze e malattie metaboliche

Capitolo 13
Demenze degenerative primarie 187
ORSO BUGIANI, GABRIELLA MARCON

Capitolo 14
Alterazioni metaboliche congenite 209
GRAZIELLA UZIEL, MARIANNA BUGIANI

Disturbi parossistici

Capitolo 15
Cefalee 217
GENNARO BUSSONE, DOMENICO D'AMICO

Malattie neoplastiche e alterazioni della circolazione liquorale

Disturbi del movimento

Parte 2
Malattie del sistema nervoso periferico, della giunzione neuromuscolare dei muscoli

Malattie del sistema nervoso periferico

Malattie della giunzione neuromuscolare e dei muscoli

Elenco degli Autori

Elio Agostoni
Dipartimento di Neuroscienze
Struttura Complessa di Neurologia – Stroke Unit
Azienda Ospedaliera "Ospedale di Lecco"
Lecco

Carlo Antozzi
Unità di Neuroimmunologia e Patologia Muscolare
Fondazione Istituto Neurologico "C. Besta"
Milano

Giuliano Avanzini
Unità Operativa di Neurofisiopatologia
Centro Epilessia
Fondazione Istituto Neurologico "C. Besta"
Milano

Anna Basso
Professore associato di Neuropsicologia clinica
Dipartimento di Scienze Neurologiche
Università degli Studi
Milano

Amerigo Boiardi
Dipartimento di Neuroncologia
Fondazione Istituto Neurologico "C. Besta"
Milano

Enrico Bombana
Unità Strutturale Complessa di Malattie Infettive
Ospedali Riuniti di Bergamo
Bergamo

Orso Bugiani
Fondazione Istituto Neurologico "C. Besta"
Milano

Marianna Bugiani
Dipartimento di Neurologia Pediatrica
Fondazione Istituto Neurologico "C. Besta"
Milano

Gennaro Bussone
Dipartimento di Neuroscienze Cliniche
Fondazione Istituto Neurologico "C. Besta"
Milano

Laura Canafoglia
Unità Operativa di Neurofisiopatologia
Centro Epilessia
Fondazione Istituto Neurologico "C. Besta"
Milano

Augusto Caraceni
Unità Operativa Complessa di Riabilitazione e Terapie Palliative
Responsabile Unità Funzionale di Neurologia
Istituto Nazionale Tumori
Milano

Marina Casazza
Dipartimento di Neurofisiopatologia e Epilettologia Diagnostica
Fondazione Istituto Neurologico "C. Besta"
Milano

Ignazio Renzo Causarano
Unità di Cure Palliative
Azienda Ospedaliera "Ospedale Niguarda Ca' Granda"
Milano

Luisa Chiapparini
Unità Operativa di Neuroradiologia
Fondazione Istituto Neurologico "C. Besta"
Milano

Adriano Chiò
Dipartimento di Neuroscienze
Università di Torino
Torino

Elisa Ciceri
Dipartimento Neuroradiologico
Fondazione Istituto Neurologico "C. Besta"
Milano

Giancarlo Comi
Dipartimento di Neurologia
Istituto Scientifico "San Raffaele"
Milano

Paolo Confalonieri
Dipartimento di Neuroimmunologia
Fondazione Istituto Neurologico "C. Besta"
Milano

Pietro Cortelli
Dipartimento di Scienze Neurologiche
Clinica Neurologica
Università di Bologna
Bologna

Renato Cozzi
Dipartimento di Endocrinologia
Azienda Ospedaliera "Ospedale Niguarda Ca' Granda"
Milano

Domenico D'Amico
Dipartimento di Neuroscienze Cliniche
Fondazione Istituto Neurologico "C. Besta"
Milano

Carlo Alberto Defanti
Centro Alzheimer
Ospedale "Briolini"
Gazzaniga (BG)

STEFANO DI DONATO
Unità di Biochimica e Genetica
Dipartimento di Neurologia Sperimentale
e Diagnostica
Fondazione Istituto Neurologico "C. Besta"
Milano

IVANO DONES
Dipartimento di Neurochirurgia
Fondazione Istituto Neurologico "C. Besta"
Milano

MARICA EOLI
Dipartimento di Neuroncologia
Fondazione Istituto Neurologico "C. Besta"
Milano

LUIGI FERINI-STRAMBI
Centro di Medicina del Sonno
Istituto Scientifico "San Raffaele"
Milano

VINCENZA FETONI
Unità Operativa di Neurologia
Azienda Ospedaliera di Melegnano
Melegnano (MI)

FOLCO FIACCHINO
Comitato Scientifico
Fondazione "G. Quarta"
Milano

GAETANO FINOCCHIARO
Unità di Biochimica e Genetica
Dipartimento di Neurologia Sperimentale e Diagnostica
Fondazione Istituto Neurologico "C. Besta"
Milano

SILVANA FRANCESCHETTI
Unità Operativa di Neurofisiopatologia
Centro Epilessia
Fondazione Istituto Neurologico "C. Besta"
Milano

PAOLA GAVIANI
Dipartimento di Neuroncologia
Fondazione Istituto Neurologico "C. Besta"
Milano

MARCO GEMMA
Dipartimento di Anestesia e Terapia Intensiva
Istituto Scientifico "San Raffaele"
Milano

FLORIANO GIROTTI
Unità Operativa di Neurologia
Dipartimento di Neuroscienze Cliniche
Fondazione Istituto Neurologico "C. Besta"
Milano

TIZIANA GRANATA
Unità Operativa di Neuropsichiatria Infantile Diagnostica
Unità Operativa di Neurofisiopatologia
ed Epilettologia Diagnostica
Fondazione Istituto Neurologico "C. Besta"
Milano

LICIA GRAZZI
Dipartimento di Neuroscienze Cliniche
Fondazione Istituto Neurologico "C. Besta"
Milano

GIUSEPPE LAURIA
Unità di Malattie Neuromuscolari
Fondazione Istituto Neurologico "C. Besta"
Milano

MASSIMO LEONE
Dipartimento di Neuroscienze Cliniche
Fondazione Istituto Neurologico "C. Besta"
Milano

SANDRO LODRINI
Dipartimento di Neurochirurgia
Fondazione Istituto Neurologico "C. Besta"
Milano

MARCO LONGONI
Dipartimento di Neuroscienze
Struttura Comlessa di Neurologia – Stroke Unit
Azienda Ospedaliera "Ospedale di Lecco"
Lecco

ENRICO MAILLAND
Clinica Neurologica
Università degli Studi di Milano
Azienda Ospedaliera "L. Sacco"
Milano

JESSICA MANDRIOLI
Dipartimento di Scienze Neurologiche
Università di Modena e Reggio Emilia

GABRIELLA MARCON
Dipartimento di Patologia e Medicina Sperimentale e Clinica
Università di Udine
Udine

CATERINA MARIOTTI
Dipartimento di Biochimica e Genetica
Fondazione Istituto Neurologico "C. Besta"
Milano

CINZIA MARTINI
Unità Operativa Complessa di Riabilitazione e Terapie Palliative
Istituto Nazionale per lo Studio e la Cura dei Tumori
Milano

GIUSEPPE MICIELI
Unità Operativa d'Urgenza e Stroke Unit
Istituto Clinico Humanitas
Rozzano (MI)

LUCIA MOIOLA
Dipartimento Neurologico
Istituto Scientifico "San Raffaele"
Milano

FRANCO MOLTENI
Centro di Riabilitazione Villa Beretta
Ente Ospedaliero "Valduce"
Costa Masnaga (LC)

GABRIELE MORA
Unità Operativa di Neuroriabilitazione
Istituto Scientifico di Milano
IRCCS Fondazione "S. Maugeri"
Milano

LUCIA MORANDI
Dipartimento di Neuroscienze Cliniche
Unità Operativa Malattie Neuromuscolari e Neuroimmunologia
Fondazione Istituto Neurologico "C. Besta"
Milano

FRANCESCO MUSCIA
Unità Operativa di Neurologia
Ente Ospedaliero "Valduce"
Como

NARDO NARDOCCI
SO Diagnosi e Terapia dei Disordini del Movimento
in Età Pediatrica
Dipartimento di Neuropsichiatria Infantile
Fondazione Istituto Neurologico "C. Besta"
Milano

ANTONIO NARDONE
Dipartimento di Medicina Clinica e Sperimentale
Università degli Studi del Piemonte Orientale
"Amedeo Avogadro"
Novara
Servizio di Riabilitazione dei Disturbi dell'Equilibrio
e del Cammino
Istituto Scientifico di Riabilitazione
Fondazione IRCCS Salvatore Maugeri
Pavia

CATERINA NASCIMBENE
Clinica Neurologica
Università degli Studi di Milano
Azienda Ospedaliera "L. Sacco"
Milano

MAURIZIO OSIO
Clinica Neurologica
Università degli Studi di Milano
Azienda Ospedaliera "L. Sacco"
Milano

DAVIDE PAREYSON
Dipartimento di Ricerca Sperimentale e Diagnostica
Unità Operativa di Biochimica e Genetica
Istituto Nazionale Neurologico "C. Besta"
Milano

PAOLO LUCA POLITI
Unità Operativa di Urologia
Ospedale "E. Bassini"
Cinisello Balsamo (MI)

ALESSANDRO PRESTINARI
Unità Operativa di ORL
Ospedale "S. Andrea", ASL 11
Vercelli

ALESSANDRA PROTTI
Dipartimento di Neuroscienze
SC Neurologia
Azienda Ospedaliera "Ospedale Niguarda Ca' Granda"
Milano

ANDREA RIGAMONTI
Dipartimento di Neuroscienze
Struttura Complessa di Neurologia – Stroke Unit
Azienda Ospedaliera "Ospedale di Lecco"
Lecco

MARCO RIZZI
Unità Strutturale Complessa di Malattie Infettive
Ospedali Riuniti di Bergamo
Bergamo

ANDREA SALMAGGI
Dipartimento di Neuroncologia
Fondazione Istituto Neurologico "C. Besta"
Milano

ETTORE SALSANO
Dipartimento di Ricerca Sperimentale e Diagnostica
Unità Operativa Biochimica e Genetica
Fondazione Istituto Neurologico "C. Besta"
Milano

ANTONIO SILVANI
Dipartimento di Neuroncologia
Fondazione Istituto Neurologico "C. Besta"
Milano

ANGELO SGHIRLANZONI
Dipartimento di Neuroscienze Cliniche
Fondazione Istituto Neurologico "C. Besta"
Milano

MARCO SINISI
Consultant Nerve Surgeon
PNI Unit, Royal National Orthopaedic Hospital
Stanmore, London (UK);
Honorary Senior Lecturer in Nerve Surgery
Imperial College of London

CHIARA SPREAFICO
Dipartimento di Neuroscienze
SC Neurologia
Azienda Ospedaliera "Ospedale Niguarda Ca' Granda"
Milano

SUSANNA USAI
Dipartimento di Neuroscienze Cliniche
Fondazione Istituto Neurologico "C. Besta"
Milano

GRAZIELLA UZIEL
Dipartimento di Neurologia Pediatrica
Fondazione Istituto Neurologico "C. Besta"
Milano

LAURA VALENTINI
Fondazione Istituto Neurologico "C. Besta"
Milano

LUCA VALVASSORI
Dipartimento di Neuroradiologia
Azienda Ospedaliera "Ospedale Niguarda Ca' Granda"
Milano

CARLA ZANFERRARI
Dipartimento di Neuroscienze
Istituto di Neuroradiologia
Azienda Ospedaliera Universitaria
Parma

ERNESTO ZECCA
Unità Operativa Complessa di Riabilitazione e Terapie Palliative
Istituto Nazionale per lo Studio e la Cura dei Tumori
Milano

GIOVANNA ZORZI
Dipartimento di Neuropsichiatria Infantile
Unità Operativa di Neuropsichiatria Infantile
Fondazione Istituto Neurologico "C. Besta"
Milano

SERGIO ZUPO
Unità Operativa di Psichiatria
Azienda Ospedaliera "Bolognini"
Seriate (BG)

Indice degli Autori

Parte 1

Malattie del sistema nervoso centrale

Capitolo 1

Malattie cerebrovascolari dell'encefalo

Carla Zanferrari

Principi generali di trattamento

Le malattie cerebrovascolari (MCV) sono patologie del sistema nervoso centrale secondarie a un'alterazione anatomo-funzionale dei vasi che irrorano l'encefalo. Questo concetto implica non solo malattie primitive dei vasi cerebrospinali, ma anche patologie sistemiche e/o in altri distretti che possano predisporre o determinare l'occlusione o la rottura di un vaso.

L'occlusione comporta un difetto di irrorazione con conseguente ischemia nel territorio di pertinenza di quel vaso: l'ictus o stroke ischemico rappresenta l'80-85% di tutte le MCV acute. Il rimanente 15-20% è rappresentato dalle forme emorragiche, che sono invece diretta conseguenza della rottura di un vaso. In relazione alla sede della raccolta ematica possiamo distinguere emorragie subaracnoidee e intraparenchimali, ematomi epidurali e sottodurali.

Questa prima importante distinzione tra forme ischemiche e emorragiche ha inevitabili ripercussioni nel trattamento specifico, ma la gestione generale del paziente con MCV acuta presenta alcuni aspetti procedurali comuni, utili se non fondamentali, sia nelle forme ischemiche sia in quelle emorragiche.

Analogamente, nello stesso tipo di patologia vascolare le priorità terapeutiche possono essere differenti a seconda delle caratteristiche specifiche del paziente e del momento in cui viene richiesto l'intervento clinico. Data la complessità del problema, è opportuno definire uno schema generale di gestione, che includa anche le specificità richieste dai diversi sottotipi di patologia. A questo scopo possiamo distinguere due fasi di intervento.

- Fase acuta:
  - misure di carattere generale;
  - terapia specifica;
  - prevenzione e trattamento delle complicanze.
- Prevenzione primaria e secondaria:
  - misure di carattere generale;
  - terapia specifica;
  - terapia specifica in sottogruppi ad alto rischio.

Fase acuta

Definizione

In termini clinici, l'ictus o stroke si caratterizza per l'improvvisa comparsa di segni e/o sintomi di deficit neurologici focali e/o globali della durata superiore alle 24 ore o ad esito infausto, non attribuibili ad altra causa apparente se non a vasculopatia cerebrale [1]. Se la durata dei segni e/o sintomi focali (cerebrali o visivi) correlati a un transitorio deficit di apporto ematico è inferiore alle 24 ore si definisce come attacco ischemico transitorio (TIA) [2].

Fisiopatologia

Ischemia

Il danno neuronale è strettamente dipendente dalla durata e dall'entità dell'ipoperfusione. L'ischemia induce un blocco della trasmissione sinaptica, che si estrinseca in un danno neuronale funzionale o reversibile e, successivamente, in un'alterazione dell'o-

A. Sghirlanzoni (ed) *Terapia delle malattie neurologiche*. ISBN 978-88-470-1119-9; © Springer-Verlag Italia 2009

meostasi ionica che determina un danno neuronale strutturale irreversibile. Il tempo che intercorre tra questi due livelli soglia rappresenta la "finestra terapeutica", cioè l'intervallo di tempo in cui il ripristino del flusso cerebrale comporta il recupero anatomofunzionale dell'area interessata [3].

Emorragia

Nell'emorragia intraparenchimale si determinano un danno neuronale diretto e immediato nella sede della raccolta ematica e possibili danni secondari correlati all'effetto massa. Nell'emorragia subaracnoidea hanno un ruolo importante non solo l'entità e la sede della perdita ematica, ma anche i deficit perfusionali legati alla rottura del vaso e al possibile vasospasmo indotto dalla presenza di sangue nello spazio subaracnoideo. Infine, gli ematomi epidurali e sottodurali hanno un effetto compressivo diretto sul parenchima cerebrale.

Tabella 1.1 • Diagnosi differenziale di stroke

Trauma cranico
Ematoma subdurale
Ascesso cerebrale
Encefalite
Tumore cerebrale
Epilessia (paralisi postcritica)
Ipoglicemia
Emicrania con aura
Sostanze esogene o farmaci

Diagnosi

L'insorgenza acuta dei segni e/o dei sintomi neurologici rappresenta un elemento clinico caratterizzante, ma non ha valore assoluto e, inoltre, non sempre è possibile ottenere tutte le informazioni anamnestiche utili. Circa il 15% dei pazienti diagnosticati all'esordio come affetti da stroke presenta successivamente una diagnosi alternativa (Tab. 1.1).

Gli obiettivi principali e immediati nella valutazione iniziale di un paziente con sospetto stroke sono:
- confermare che il disturbo neurologico focale sia di natura vascolare;
- definire se il disturbo vascolare sia ischemico o emorragico;
- localizzare la sede e l'estensione del danno;
- definire il rischio di complicanze mediche e/o neurologiche;
- ricercare la causa.

La tabella 1.2 sintetizza i principali esami diagnostici che devono essere effettuati in pazienti con sospetto clinico di ictus cerebrale.

In fase acuta, la TAC cerebrale ha un ruolo di primo piano perché permette sia di escludere altre patologie non vascolari sia di formulare una diagnosi differenziale tra ictus ischemico e emorragico. In caso di ischemia può risultare negativa, ma segni precoci sono identificabili nel 50-70% dei casi [4, 5]. Metodiche neuroradiologiche più sofisticate (RMN a perfusione/diffusione) permettono una precisa valutazione dello stato funzionale del circolo cerebrale, ma sono disponibili solo in alcuni centri, sono costose, presuppongono pazienti collaboranti e richiedono tempi maggiori.

Tabella 1.2 • Valutazione diagnostica in fase acuta

Valutazione clinica
    Anamnesi: fattori di rischio e precedenti eventi vascolari, ora di esordio dei sintomi, patologie concomitanti
    Esame obiettivo neurologico: localizzazione, estensione e quantificazione del danno, anche mediante l'uso di scale neurologiche

Test diagnostici
Tutti i pazienti
    Esami di laboratorio: emocromo con conta piastrinica, prove di funzionalità emostatica (PT/PTT/INR), glicemia, funzionalità epatica e renale, saturazione O_2
    Esami strumentali: ECG, ecocolordoppler TSA, Doppler o Ecocolordoppler transcranico
    Esami neuroradiolgici: TAC cerebrale

Pazienti selezionati
    Risonanza magnetica, Angio-RMN, Angiografia, Angio-TAC, Risonanza magnetica a perfusione/diffusione
    RX torace, nel sospetto di patologia polmonare
    Emogasanalisi, nel sospetto di ipossiemia
    EEG, nel sospetto di crisi epilettica
    Puntura lombare, nel sospetto di emorragia subaracnoidea
    Ecocardiografia transtoracica e/o transesofagea, per ricerca di eventuali fonti cardioemboliche

Terapia

Un evento cerebrovascolare acuto rappresenta un'emergenza medica e, analogamente all'infarto miocardico, il tempo rappresenta una variabile fondamentale. Infatti, le attuali prospettive terapeutiche, trombolisi e/o neuroprotezione, impongono una finestra temporale molto ristretta, limitata a 3 ore. Oltre alla terapia specifica, è importante un attento monitoraggio delle condizioni generali del paziente per individuare, prevenire e trattare possibili complicanze o fattori che possano peggiorare o amplificare il danno neurologico: il 25% circa dei pazienti con ictus peggiora nelle prime 24-48 ore e un rimanente 10% può peggiorare anche successivamente.

Quindi, gli obiettivi principali della terapia in fase acuta sono di ridurre quanto più possibile l'estensione del danno neuronale, prevenire e trattare le complicanze secondarie al danno e evitare le possibili recidive, anche se queste ultime rientrano nelle misure di prevenzione secondaria.

La terapia si articola in:
- misure di carattere generale;
- terapia specifica;
- prevenzione e trattamento delle complicanze.

Misure di carattere generale

I parametri valutativi sono: funzioni respiratorie e ossigenazione, monitoraggio cardiologico, monitoraggio pressorio, metabolismo glucidico, equilibrio idroelettrolitico, temperatura.

Funzioni respiratorie e ossigenazione

Precoci e gravi alterazioni respiratorie sono rare in pazienti con ictus acuto, ma possono essere presenti in pazienti con occlusione completa dell'arteria cerebrale media, estese emorragie sopra- e sottotentoriali o ictus nel distretto vertebro-basilare. Inoltre, possono presentarsi in pazienti con associata broncopneumopatia o scompenso cardiaco.

Come valutare?
- Esame clinico.
- Valutazione scambi gassosi: emogasanalisi, saturimetria (mediante pO_2 transcutanea), pCO_2 espiratoria.

Indicazioni terapeutiche. Non vi è indicazione a trattare di routine pazienti con valori normali di O_2 e CO_2.

Saturazione < 90%: trattare con somministrazione di O_2 a 2-4 l/min per via nasale. La velocità di somministrazione di O_2 può essere aumentata in relazione alle condizioni del paziente e ai valori di desaturazione.

In presenza di coma, respiro patologico (ad es., Cheyne-Stokes), grave ipossiemia e/o ipercapnia si può procedere a intubazione endotracheale. Tale condizione è associata a una prognosi infausta, con una sopravvivenza a 1 anno non superiore al 30% [6]. L'intubazione endotracheale trova indicazione in un ristretto numero di pazienti in relazione all'età, alle condizioni neurologiche, alle patologie concomitanti e alle aspettative di vita.

Monitoraggio cardiologico

Le patologie cardiache sono strettamente correlate a quelle cerebrovascolari [7]. La coesistenza o l'insorgenza di disturbi cardiologici, quali infarto miocardico, disturbi del ritmo, insufficienza cardiaca congestizia, possono rappresentare sia un elemento causale sia un effetto secondario all'evento cerebrovascolare acuto.

Come valutare?
Con il monitoraggio cardiologico continuo o con ECG ripetuti nelle prime 48 ore in tutti i pazienti con anamnesi positiva per cardiopatia o disturbi del ritmo, segni clinici di insufficienza cardiaca, alterazioni all'ECG di base, pressione arteriosa instabile e nei casi in cui siano coinvolti i rami profondi dell'arteria cerebrale media e/o la corteccia insulare. Il monitoraggio deve essere protratto oltre le 48 ore ove si riscontrino anomalie o instabilità del quadro clinico e integrato con procedure diagnostiche ulteriori (ad es., ecocardio transtoracico e/o transesofageo).

Indicazioni terapeutiche. Lo specifico trattamento di tutte le problematiche cardiologiche secondarie a un evento cerebrovascolare acuto, quali infarto miocardico, scompenso cardiaco e disturbi del ritmo, esula dagli scopi di questo capitolo; ci limitiamo a ribadire che sono indispensabili una diagnosi e un trattamento tempestivi con il coinvolgimento dei consulenti specifici. Prenderemo in considerazione tutte le misure di prevenzione secondaria di fronte a un ictus di origine cardioembolica nell'apposita sezione.

Monitoraggio pressorio

L'incremento dei valori pressori è molto frequente nella fase acuta dell'ictus e si riscontra in più dell'80% dei pazienti [8], ma frequentemente è un fenomeno transitorio correlato a molteplici fattori: ipossia cerebrale, ipertensione endocranica, ospedalizzazione, dolore, riempimento vescicale, ipertensione preesistente [9]. In più della metà dei casi una normalizzazione dei valori pressori si verifica dopo circa una settimana (4-7 giorni) [10]. Inoltre, può rappresentare un fenomeno vantaggioso in quanto contribuisce a mantenere un flusso adeguato nelle zone di "penombra ischemica", dove il danno è ancora reversibile, ma non più protetto dai meccanismi di autoregolazione e quindi passivamente dipendente dai valori di pressione arteriosa media.

Come valutare?

Mediante monitoraggio continuo o controlli seriati dei valori pressori (ogni 2 -6 ore): l'intervallo di tempo tra un rilievo e l'altro è variabile a seconda delle condizioni cliniche, delle patologie concomitanti e dei valori pressori.

Indicazioni terapeutiche. La tabella 1.3 riassume la gestione e le modalità di trattamento della pressione arteriosa in fase acuta [11]. Sono maggiormente indicati farmaci facilmente dosabili, a breve durata d'azione, con minimo effetto vasodilatatorio cerebrale, somministrabili per via endovenosa. Se i valori pressori non richiedono un intervento in emergenza si possono somministrare farmaci per via orale come gli ACE-inibitori. Non è indicato l'uso di Ca^{++} antagonisti per via sublinguale per la rischiosa rapidità d'azione e i cali pressori troppo repentini.

I *cut-off* di riferimento hanno valore indicativo e non assoluto, e il processo decisionale può variare a seconda che si tratti di un evento ischemico o emorragico.

• *Ischemia cerebrale*. In linea generale c'è indicazione a correggere farmacologicamente la pressione arteriosa per valori di pressione sistolica ≥ 220 mmHg e di pressione diastolica ≥ 120 mmHg. In presenza di infarto miocardico acuto, scompenso cardiaco, encefalopatia ipertensiva, insufficienza renale, dissezione aortica o trasformazione emorragica dell'infarto, è opportuno intervenire più precocemente per una normalizzazione dei valori pressori [12].

• *Emorragia cerebrale*. I valori di pressione in cui trova indicazione il trattamento farmacologico sono inferiori: pressione sistolica ≥ 180 mmHg e pressione diastolica ≥ 100.

Metabolismo glucidico

Studi sperimentali hanno evidenziato che l'iperglicemia aumenta le dimensioni dell'infarto e alti livelli di glucosio all'esordio correlano con una prognosi peggiore [13, 14]. La gestione dell'iperglicemia nelle fasi acute dell'ictus è un problema relativamente frequente sia perché molti pazienti con malattia cerebrovascolare sono diabetici sia perché spesso l'evento ictale induce un peggioramento dell'equilibrio metabolico. Anche l'ipoglicemia può peggiorare i sintomi neurologici e, inoltre, può talvolta manifestarsi con sintomi neurologici focali che possono essere confusi con un evento cerebrovascolare acuto.

Come valutare?

• In tutti i pazienti: glicemia all'ingresso e, successivamente, glicemia a digiuno.
• In pazienti diabetici e con valori basali borderline: profilo glicemico nelle 24 ore, emoglobina glicosilata e peptide-C per verificare il controllo metabolico degli ultimi 2 mesi.

Tabella 1.3 • Trattamento della pressione arteriosa sistemica nella fase acuta dello stroke ischemico. Il trattamento dipende dalla diversa disponibilità delle sostanze nei diversi paesi [11]

P. sist < 180 mmHg P. diast < 105 mmHg	Non trattare
P. sist 180-230 mmHg P. diast 105-140 mmHg	Non trattare, monitoraggio ravvicinato
P. sist > 220 mmHg P. diast 120-140 mmHg	Trattare con ipotensivi ev: - labetalolo 10 mg in 1-2 min, ripetere ogni 10-20 min fino ad un max di 300 mg * - nitroprussiato di sodio 0,25-1 mg /kg/min - nalapril 0,625-1,25 mg in 5 min, da ripetere ogni 6 ore (non disponibile in Italia la formulazione ev) - urapidil 10-50 mg ev, seguiti da 4-8 mg/ora ev - (clonidina 0,15-0,3 ev o sc) - (diidralazina 5 mg ev+ metoprolo 10 mg)
P. diast > 140 mmHg	nitroglicerina 5 mg ev seguiti da 1-4 mg/ora ev nitroprussiato di sodio 1-2 mg (raramente)

* Evitare labetalolo in pazienti con asma, scompenso cardiaco, severe alterazioni della conduzione cardiaca o bradicardia.

Indicazioni terapeutiche – Sono di seguito indicate.

• *Iperglicemia*. È opportuno mantenere i livelli di glucosio < 200 mg/dl (< 10 mml/l). Non esiste un modello di trattamento univoco o con un'efficacia dimostrata superiore ad altri: in fase acuta si può somministrare insulina ev o sc secondo il possibile schema proposto nella tabella 1.4.

• *Ipoglicemia*. È opportuno mantenere i livelli di glucosio > 60 mg/dl, ottimali sarebbero valori intorno a 100 mg/dl. In relazione alla gravità dell'ipoglicemia si può decidere la somministrazione per via orale di 20 g di glucosio o la somministrazione di soluzione glucosata al 10% per vena periferica o al 20% per via venosa centrale. In generale, l'uso di soluzioni glucosate non è indicato se non in presenza di ipoglicemia.

Equilibrio idroelettrolitico

È opportuno evitare una contrazione del volume plasmatico e un incremento dell'ematocrito, perché può compromettere le proprietà reologiche del sangue aumentandone la viscosità. In caso di ipertensione endocranica può essere vantaggioso mantenere un bilancio in lieve perdita di liquidi (– 300/500 ml).

Come valutare?

- In tutti i pazienti: emocromo, funzionalità renale e elettroliti all'ingresso
- In pazienti trattati con diuretici osmotici (mannitolo), in pazienti con scompenso cardiaco o insufficienza renale acuta: monitoraggio giornaliero del bilancio idrico (entrate/uscite), elettroliti e funzionalità renale. La somministrazione di insulina ev può indurre ipopotassiemia.

Indicazioni terapeutiche. Non esistono schemi di riferimenti perché l'eventuale gestione di uno squilibrio idroelettrolitico è estremamente variabile da caso a caso.

Temperatura corporea

Studi sperimentali dimostrano che la temperatura corporea correla con la dimensione dell'area ischemica [15], mentre studi clinici indicano che l'ipertermia si associa a una prognosi peggiore sia in termini di mortalità che di disabilità residua [16]. Al contrario, l'ipotermia sembra svolgere un ruolo neuroprotettivo. Circa il 50% dei pazienti con ictus presenta ipertermia nelle prime 48 ore e negli eventi emorragici il fenomeno è più frequente [17] con effetti tanto peggiori quanto più precoce è l'esordio della febbre. Le cause più comuni sono: infezioni intercorrenti, disidratazione o alterazioni dei meccanismi di termoregolazione.

Come valutare?
Con il monitoraggio pluriquotidiano della temperatura, con frequenza variabile a seconda della specifica condizione clinica. In presenza di rialzo febbrile è indicata un'accurata ricerca della possibile complicanza infettiva.

Indicazioni terapeutiche. In tutti i pazienti con temperatura > 37 °C trattare con paracetamolo e, quando necessario, con mezzi fisici di raffreddamento (ad es., ghiaccio).

In pazienti selezionati, terapia antibiotica specifica in relazione al tipo di patologia concomitante e/o al germe patogeno causa dell'infezione. Le complicanze infettive sono relativamente frequenti nei pazienti con ictus: infezioni delle vie urinarie

Tabella 1.4 • Controllo glicemico mediante insulina [18]

Insulina rapida con breve durata d'azione				
Sottocute		**Infusione e.v.** 100 UI di insulina in 500 ml di soluzione fisiologica = 1 UI in 5 ml		
Glicemia mg/dl	Insulina UI	Insulina UI/ora	ml/ora	Durata infusione (ore)
< 80	No insulina	No insulina		
80-150	No insulina	No insulina o 1	5	24
150-200	2 unità	2	10	24
201-250	4 unità	3	15	24
251-300	6 unità	4	20	24
301-350	8 unità	5	25	24
351-400	10 unità	8	40	12
> 400	12 unità	10	50	10

10-30%, focolaio broncopneumonico 10-20%, batteriemie o sepsi di altra origine 5-30%. Non vi è indicazione a profilassi antimicrobica in assenza di chiara dimostrazione dell'infezione in atto, tranne in pazienti immunodepressi.

In fase iniziale, prima che sia disponibile una diagnosi microbiologica specifica, si possono utilizzare:

- carbapenemico;
- penicillina semisintetica ad ampio spettro;
- flurochinolone;
- cefalosporina ad ampio spettro.

Terapia specifica

La maggior parte degli eventi ischemici cerebrali è correlata ad occlusione tromboembolica di un vaso cerebrale, quindi l'intervento terapeutico è finalizzato al ripristino di un adeguato apporto ematico nella sede dell'occlusione. Molte strategie terapeutiche proposte sono risultate fallimentari o solo parzialmente efficaci (Tab. 1.5) [18].

Le categorie di farmaci utilizzati attualmente nella fase acuta dell'ictus ischemico, già nella pratica clinica o in protocolli sperimentali, sono di seguito elencate.

1. Trombolitici: promuovono la lisi o frammentazione del trombo/embolo,
2. Neuroprotettori: interferiscono a più livelli con la catena di eventi cellulari innescati dall'evento vascolare che determinano il danno parenchimale permanente.
3. Anticoagulanti: interferiscono con la cascata emocoagulativa.
4. Antiaggreganti: interferiscono con l'aggregazione piastrinica e contrastano la propagazione del trombo

In realtà, anticoagulanti e antiaggreganti rappresentano una terapia specifica sulle potenziali cause che hanno determinato l'ischemia cerebrale e quindi si collocano nell'ambito di una prevenzione secondaria precoce in specifici sottogruppi di pazienti.

Farmaci trombolitici

• **Meccanismo d'azione**. Determinano la conversione del plasminogeno in plasmina, che a sua volta frammenta il fibrinogeno e la rete di fibrina nell'ambito del trombo.

• **Vie di somministrazione**. Endovenosa sistemica e intra-arteriosa loco-regionale.

Tutti i farmaci trombolitici sono gravati da un serio e consistente rischio di complicanze emorragiche, che riduce significativamente le potenzialità terapeutiche e restringe il margine compreso tra i rischi e i benefici di un trattamento. Saranno trattati più specificamente attivatore tissutale del plasminogeno (TPA) e streptokinasi (SK), perché sostenuti da maggiori e più consistenti dati clinici e sperimentali.

Attivatore tissutale del plasminogeno. È un enzima proteolitico che interviene nella fibrinolisi fisiologica. È disponibile una forma ottenuta con tecnica ricombinante (r-TPA), la cui attività litica è più specifica per la fibrina rispetto alla streptokinasi.

Il tempo è un elemento fortemente condizionante la terapia trombolitica e ha verosimilmente influito sulla positività dei risultati nello studio NINDS [19], che prevedeva la somministrazione di r-TPA entro 3 ore dall'esordio dei sintomi, rispetto al parziale fallimento di trial clinici che prevedevano un'estensione della finestra terapeutica a 6 ore [5, 20, 21].

Nonostante ciò, le metanalisi [22] dei risultati di quattro studi hanno dimostrato che, malgrado una maggiore incidenza di trasformazione emorragica sintomatica, l'r-TPA è in grado di ridurre in modo significativo l'incidenza di morte o dipendenza non solo nei pazienti trattati entro 3 ore, ma anche in quelli trattati fra 3 e 6 ore. I risultati indicano che per ogni 1.000 pazienti trattati con r-TPA, 57 pazienti trattati entro 6 ore e 140 pazienti trattati entro 3 ore evitano morte o dipendenza a 3 mesi, malgrado la comparsa di emorragia secondaria sintomatica in 77 pazienti in più (non fatale in 48 casi, fatale in 29 casi) quando trattati entro 6 ore. Complessivamente, i dati disponibili indicano che l'efficacia del trattamento con r-TPA diminuisce nel corso delle ore, restando significativamente superiore rispetto al placebo nel periodo compreso tra le 3 e le 4,5 ore dall'esordio dei sintomi. Tale differenza risulta presente, ma non statisticamente significativa, oltre le 4-5 ore e fino alle 6 ore dall'esordio, come indicato anche dalla metanalisi dei dati individuali dei pazienti arruolati negli studi NINDS, ATLANTIS e ECASS I e II [23].

Una spiegazione di questi risultati, che necessitano di conferma, è che l'efficacia della terapia trombolitica non dipende solo dalla definizione di una ristretta finestra terapeutica, ma anche da molte altre variabili cliniche, quali gravità del quadro neurologico e/o neuroradiologico all'esordio, eventuali patologie associate attuali o pregresse e/o uso concomitante di altri farmaci.

Risulta chiaro che il delicato bilancio rischio-beneficio correlato all'uso di r-TPA nell'ischemia cerebrale

Tabella 1.5 • Proposte terapeutiche per ripristinare il flusso durante ischemia cerebrale (Adams HP, del Zoppo GJ, von Kummer R, 2002 [18])

Trombolitici	Attivatore ricombinante tissutale del plasminogeno (r-TPA)
	Streptokinasi
	Urokinasi
	Single-chain urokinase plasminogen activator (scu-PA)
Fibrinogen-depleting-agent	Ancrod
Anticoagulanti	Eparina
	Eparina a basso peso molecolare
	Danaparoid
Inibitori diretti della trombina	Argatroban
Antiaggreganti	Acido acetilsalicilico
	Antagonisti recettori IIb/IIIa
Inibitori adesione leucocitaria	
Emodiluizione e ipervolemia	Destrano a basso peso molecolare
Vasocostrittori	
Vasodilatatoril	
Trombolisi meccanica endovascolare	
Angioplastica e stenting	
Procedure chirurgiche	Tromboendoarterectomia
	Embolectomia
	Anastomosi arteriosa intraextracranica

acuta implica personale sanitario con esperienza clinica specifica nell'ambito delle MCV, addestrato all'uso delle scale neurologiche (SSS, NIHSS) e all'interpretazione dei dati neuroradiologici (in particolare TAC cerebrale) per permettere l'individuazione dei segni precoci e la quantificazione del danno. La necessità di monitorare e verificare l'adeguata gestione della terapia trombolitica con r-TPA trova riscontro in alcune normative vigenti. L'uso di r-TPA entro le 3 ore dall'esordio dei sintomi è stato approvato a livello europeo nel settembre 2002 e autorizzato in Italia con Decreto Ministeriale (24/07/2003) pubblicato sulla Gazzetta Ufficiale n° 190 del 18 agosto 2003. L'autorizzazione all'uso implicava la registrazione dei centri che effettuano trombolisi e impone l'adesione a un protocollo specifico (*Safe Implementation of Thrombolysis in Stroke MOnitoring STudy* – SITS-MOST). Lo studio SITS–MOST, che ha reclutato 6.483 pazienti da 285 centri (il 50% dei quali non specializzati per trombolisi) in 14 paesi tra il 2002 e il 2006, ha confermato efficacia e sicurezza di r-TPA quando utilizzato entro 3 ore dall'esordio dell'ictus ischemico anche in centri non specializzati [24].

È tuttora in corso uno studio randomizzato (ECASS-III), richiesto dall'Agenzia Europea per la Valutazione dei Prodotti Medicinali (EMEA), mirato a verificare il rapporto rischio beneficio della terapia con r-TPA nella finestra terapeutica 3-4, 5 ore. Un ulteriore studio ancora in corso nel 2008 valuterà efficacia e sicurezza del trattamento con r-TPA somministrato a 6 ore dall'esordio e includerà anche soggetti con età superiore a 80 anni nei quali, nonostante l'incidenza di ictus ischemico sia molto elevata, non esistono dati sul trattamento basati sull'evidenza. Informazioni sugli studi in corso sono disponibili sul sito web: www.acutestroke.org.

• *Indicazioni terapeutiche*. Alteplase o r-TPA somministrato per via endovenosa entro 3 ore dall'esordio dei sintomi è attualmente l'unico farmaco trombolitico indicato e approvato per il trattamento dei pazienti con ischemia cerebrale.

• *Dose*. 0,9 mg/kg fino a un massimo di 90 mg, di cui il 10% infuso in bolo e il restante 90% nei successivi 60 minuti. La tabella 1.6 riassume le indicazioni e le controindicazioni all'uso di r-TPA nella pratica clinica. Una variazione importante è relativa all'esordio dell'ictus con una crisi epilettica. Le ultime linee guida dell'American Heart Association [25] suggeriscono che la crisi epilettica non debba essere considerata un criterio assoluto di esclusione qualora il clinico sia convinto che il deficit neurologico è dovuto all'ictus e non a un fenomeno postcritico.

Streptokinasi. È una proteina non enzimatica, derivata da un ceppo di streptococchi beta-emolitici, che lega il plasminogeno esponendone i siti di attivazione e facilitandone la conversione in plasmina. L'attività proteolitica è aspecifica e interessa quindi non solo la fibrina, ma anche il fibrinogeno.

Tre trial terapeutici che prevedevano l'uso di streptokinasi (SK) per via endovenosa sono stati interrotti prima del termine previsto in quanto gravati da un eccesso di trasformazioni emorragiche sintomatiche e da elevata mortalità sia precoce che tardiva nel gruppo trattato, a causa di emorragie massive [26-28]. Le cause del fallimento sono verosimilmente da ricercarsi in aspetti diversi dalla molecola in sé, ma in parte correlabili al disegno degli studi che prevedevano, ad esempio, il reclutamento anche di pazienti molto gravi o l'uso del farmaco ad alti dosi o la concomitante assunzione di aspirina.

• *Indicazioni terapeutiche*. Attualmente la somministrazione di SK per via endovenosa non è indicata.

Trombolisi intrarteriosa. La somministrazione per via intra-arteriosa (ia) loco regionale presenta alcuni vantaggi teorici rispetto alla somministrazione per via ev sistemica: maggiore concentrazione del farmaco nella sede dell'occlusione e minore dispersione dello stesso a livello sistemico. Inoltre, anche l'uso del catetere – collocato nel trombo – può finire con l'esercitare un'azione meccanica che favorisce la lisi del trombo e amplifica gli effetti del farmaco. I potenziali vantaggi sono controbilanciati da alcuni limiti: è una procedura *time consuming* e quindi può ridurre le possibilità di essere espletata in tempo utile; necessita di personale esperto in neuroradiologia interventistica e quindi l'applicazione può risultare significativamente limitata.

Studi non controllati hanno dimostrato una buona risposta in termini di ricanalizzazione con diversi agenti trombolitici, quali streptokinasi, urokinasi o r-TPA nel territorio carotideo [29, 30]. La ricanalizzazione si verifica in circa il 40-70% dei pazienti e la più bassa percentuale di ricanalizzazione ha luogo nelle occlusioni della carotide interna.

Due trial clinici (PROACT I e PROACT II) hanno testato l'efficacia del pro-urokinasi ricombinante (r-proUK) somministrato per via ia in pazienti con occlusione dell'arteria cerebrale media entro 6 ore dall'esordio dei sintomi [31-33]. I risultati evidenziano un'outcome significativamente più

favorevole in pazienti trattati, con un incremento di emorragie intracraniche analogo a quello della somministrazione per via ev: riduzione assoluta di morte/dipendenza a 90 giorni del 15% rispetto ai non trattati. I pazienti che maggiormente beneficiano del trattamento sono quelli con quadri clinici di media gravità (NIHSS = 10-20).

• *Indicazioni terapeutiche*. Attualmente non sono disponibili evidenze di vantaggi specifici della trombolisi ev rispetto alla trombolisi ia. In generale trovano indicazione alla trombolisi ia pazienti con occlusione dell'arteria cerebrale media entro 6 ore dall'esordio dei sintomi, non trattabili con trombolisi ev entro 3 ore e mediamente più gravi. La procedura deve essere effettuata in centri con provata esperienza di neuroradiologia interventistica, e previa approvazione del comitato etico e acquisizione del consenso informato.

Ischemia vertebro-basilare. Gli ictus del territorio vertebro-basilare meritano una considerazione aggiuntiva, in particolare i casi di occlusione dell'arteria basilare, che sono gravati da una mortalità che varia dall'86 al 91% [34]. I dati disponibili derivano da studi non controllati di singoli casi o piccole casistiche di pazienti trattati con urokinasi o r-TPA, per via ia o ev. Complessivamente viene riportato un esito favorevole nel 20-60% dei casi, con una percentuale di trasformazione emorragica dello 0-14%. In alcuni casi la finestra terapeutica sembra potersi estendere oltre le 6 ore fino a 12 ore dall'esordio [35]; questa possibilità va valutata caso per caso con la partecipazione congiunta di esperti in ambito vascolare clinico e neuroradiologico interventista.

Una recente revisione sistematica di 13 lavori su coorti di pazienti con occlusione dell'arteria basilare sottoposti in aperto a trombolisi ia (N = 344) o ev (N = 76) ha dimostrato che il tasso di riperfusione è superiore nei pazienti sottoposti a trattamento ia (65% vs. 53%, p = 0,05), mentre mortalità, trasformazione emorragica sintomatica e esito clinico favorevole non risultano significativamente differenti nei due gruppi [36].

• *Indicazioni terapeutiche*. Pazienti con occlusione della basilare o grave compromissione del circolo vertebro-basilare (occlusione bilaterale delle arteria vertebrali, occlusione dell'arterie vertebrale dominante con ipoplasia controlaterale) trovano indicazione alla trombolisi ev o ia fino a 6 ore dall'esordio. L'estensione della finestra terapeutica fino a 12 ore è sconsigliabile se non in casi eccezionali e in presenza di un team esperto in ambito clinico e neuroradiologico.

Tabella 1.6 • Criteri di selezione per trombolisi con r-TPA

Pazienti potenzialmente candidabili
Deficit neurologico focale a esordio acuto da probabile evento vascolare
Esordio dei sintomi < 3 ore
TAC cerebrale negativa o con segni precoci di ischemia < 1/3 del territorio ACM

Controindicazione al trattamento
(la presenza di una sola delle condizioni indicate esclude la possibilità di trattamento con r-TPA)

Criteri Clinici
Età < 18 o > 80 anni
Ora d'esordio dell'ictus non chiara (ad es., deficit presenti al risveglio)
Sospetto di ESA (anche in caso di TAC normale)
Paziente molto grave (coma o stato stuporoso, NIHSS > 25)
Paziente poco compromesso (punteggi SSS > 50 o NIHSS < 6)
Rapido miglioramento dei sintomi prima del trattamento
Storia clinica di crisi epilettiche
Ictus esordito con crisi epilettica*
Pregresso ictus ischemico con esiti invalidanti (Rankin ≥ 2)
Paziente con altra malattia neurologica invalidante
Pregresso ictus ischemico recente ≤ 3 mesi
Storia di emorragie intracraniche
Recente intervento neurochirurgico (cerebrale o spinale) ≤ 3 mesi
Grave trauma cranico ≤ 3 mesi o trauma di qualunque entità ≤14 giorni
Ipertensione non controllabile al momento del trattamento (PAS > 185 o PAD > 110 mmHg in ripetute misurazioni
    e non controllabile farmacologicamente)
Presunto embolo settico
Endocardite infettiva nota
Presunta pericardite o presenza nota di trombo o di aneurisma ventricolare da IMA recente
Intervento chirurgico o biopsia di un organo ≤ 1 mese
Trauma con danno di organi interni o con ferite ulcerate ≤ 1 mese
Diagnosi di ulcera gastroduodenale, emorragia gastrointestinale o urinaria ≤ 1 mese
Rettocolite ulcerosa, varici esofagee
Aneurisma dell'aorta
Diatesi emorragica ereditaria o acquisita nota, incluso (ma non solo):
    – uso corrente di anticoagulanti orali con INR > 1,7
    – somministrazione di eparina entro le 48 ore precedenti l'esordio dell'ictus con aPTT elevato al ricovero
    – conta piastrinica < 100.000
Glicemia di base < 50 mg/dl o > 400 mg/dl
Puntura arteriosa o venosa complicata e in sede non comprimibile ≤ 7 giorni
Puntura lombare ≤ 7 giorni
Puerpera in fase di allattamento, o donna in stato di gravidanza (in caso di sospetta gravidanza eseguire
    un test immediato)
Parto recente (entro 30 giorni)
Qualunque condizione clinica (neoplasie, grave insufficienza renale, respiratoria, epatica, altro) che riduca
    significativamente l'aspettativa di vita a breve termine

Criteri Neuroradiologici
Emorragia intracranica
Tumore cerebrale
Malformazione arterovenosa cerebrale
Aneurisma cerebrale
Presenza di segni precoci TAC >1/3 del territorio dell'arteria cerebrale media
Grave leucoaraiosi/encefalopatia multinfartuale

* controindicazione non assoluta (vedi pag precedente)

Neuroprotettori

I principali meccanismi d'azione degli agenti studiati sono:
* bloccanti i canali del Ca^{++};
* inibitori del rilascio di glutammato;
* antagonisti NMDA o AMPA;
* agenti attivi sulle membrana cellulare;
* fattori neurotrofici;
* inibitori della sintesi dell'ossido nitrico;
* ipotermia.

I farmaci neuroprotettori dovrebbero ridurre il danno parenchimale secondario all'ischemia, ma se negli studi sperimentali i risultati sembravano promettenti la loro applicazione clinica è risultata fallimentare. Forse dovranno essere riconsiderati alcuni aspetti metodologici come l'eccessiva estensione della finestra terapeutica, dosi inadeguate, meccanismo d'azione non appropriato a tutti i tipi di ictus, inadeguatezza del disegno dello studio e/o degli outcome considerati [37, 38]. È anche ragionevole ipotizzare che i farmaci neuroprotettori da soli non siano in grado di ridurre in modo sostanziale il danno neuronale, ma che possano assumere un ruolo rilevante se associati alla rivascolarizzazione mediante trombolisi [39]. Negli ultimi anni ha sollevato notevole interesse il potenziale ruolo neuroprotettivo dei fattori di crescita ematopoietici, in particolare eritropoietina (EPO) e *granulocyte colony-stimulating factor* (G-CSF). Studi su modelli *in vitro* e animali [40] hanno dimostrato che la somministrazione di EPO è in grado di attivare una sequenza di eventi a cascata che conducono a un'efficace protezione delle cellule neuronali, suggerendo una potenziale applicazione nell'uomo. È stato pubblicato uno studio pilota sul trattamento con G-CSF in 10 pazienti con ictus ischemico acuto in cui è stato dimostrato che il farmaco è sicuro e potenzialmente efficace. I dati sui fattori di crescita ematopoietici sono comunque preliminari e non esistono al momento elementi che permettano di predirne l'efficacia nell'uomo [41].

Indicazioni terapeutiche. Attualmente nessun farmaco neuroprotettore trova indicazione al trattamento dell'ischemia cerebrale acuta: il loro uso è consentito unicamente nel contesto di protocolli di ricerca previa approvazione del comitato etico e acquisizione del consenso informato.

Anticoagulanti

Meccanismi d'azione, tipi di farmaci e modalità di somministrazione: vedi sezione specifica nella sezione di prevenzione secondaria.

Il razionale per una precoce decoagulazione presuppone:
* il blocco della propagazione del trombo;
* la prevenzione delle recidive emboliche;
* che si favorisca il flusso ematico nella zona ischemica mediante facilitazione del flusso nei circoli collaterali.

L'effettiva utilità degli anticoagulanti (AC) nella fase acuta dell'ictus ischemico è comunque controversa e incerta: se da un lato è comprovata la loro utilità nella prevenzione secondaria in pazienti ad alto rischio cardio-embolico, dall'altro il loro uso nella fase acuta dell'ischemia cerebrale ha dato risultati negativi. L'International Stroke Trial, che valutava l'efficacia di eparina sottocute a due diverse dosi (5.000 e 25.000) da sola o associata ad ASA, ha dimostrato un beneficio marginale, ampiamente sovrastato dall'alta incidenza di gravi emorragie intraparenchimali [42]. Anche i trial terapeutici condotti con eparine a basso peso molecolare (EBPM) hanno confermato che la precoce somministrazione di anticoagulante aumenta il rischio di complicanze emorragiche senza significativo incremento del beneficio e senza sostanziali differenze tra i diversi tipi di EBPM [43-46]. Più recentemente, lo studio RAPID ha randomizzato, entro 12 ore dall'esordio dei sintomi, 67 pazienti al trattamento con eparina non frazionata ev o con ASA per 5-7 giorni, non trovando differenze fra i due gruppi in termini di esito clinico, recidiva di eventi, trasformazione emorragica sintomatica o mortalità [47].

Uno studio italiano [48] ha randomizzato 418 pazienti a trattamento con eparina non frazionata ev o placebo entro 3 ore dall'esordio dell'ictus ischemico, rilevando un'incidenza significativamente superiore di trasformazione emorragica sintomatica (6,2% dei pazienti in eparina rispetto all'1,4% dei pazienti del gruppo controllo, p 0,008) che si è rivelata fatale nel 53% dei casi. L'esito clinico a 90 giorni è risultato però favorevole nel 38,9% dei pazienti trattati con eparina e nel 28,6% dei pazienti del gruppo controllo (p 0,025), suggerendo la necessità di più ampi studi clinici controllati.

In generale, i risultati degli studi con anticoagulanti possono essere stati influenzati da aspetti metodologici: modalità di somministrazione, dosi fisse del farmaco, mancanza di uno stretto monitoraggio del livello di decoagulazione. Inoltre, nella maggior parte dei trial clinici con AC l'intervallo di tempo tra l'esordio dei sintomi e l'inizio del trattamento era compreso tra 24 e 48 ore e questo può sia minimizzare il beneficio sia amplificare il rischio di trasformazione emorragica. Contrariamente a quanto si verifica nella prevenzione secondaria a lungo termine, l'uso dell'AC nella fase acuta dell'ischemia cerebrale sembra presentare un possibile vantaggio (outcome a 3 mesi) nelle forme aterotrombotiche piuttosto che nelle forme cardioemboliche [49].

Relativamente all'uso di AC in associazione a farmaci trombolitici finalizzata a favorire o mantenere la ricanalizzazione, non sono disponibili dati certi sulla loro efficacia e, attualmente, è prudente evitare la loro somministrazione nelle 24 ore successive al trattamento con r-TPA.

Indicazioni terapeutiche. Attualmente non vi è indicazione all'uso sistematico di eparina non frazionata, EBPM e/o eparinoidi nella fase acuta dell'ischemia cerebrale, tranne in alcune condizioni cliniche specifiche, in particolare quelle di seguito elencate.

- Ictus cardioembolico ad alto rischio di recidiva precoce (protesi valvolare, fibrillazione atriale, IMA con trombo murale, trombosi in atrio sinistro).
- Stenosi subocclusive carotidee o vertebrali, in attesa di intervento di ricanalizzazione o nel caso in cui questo sia controindicato.
- Stenosi carotidee o vertebrali sintomatiche con instabilità del quadro clinico (TIA recidivanti o *progressing stroke*).
- Dissecazioni carotidee o vertebrali, soprattutto nel distretto extracranico.
- Trombosi dei seni venosi.
- Coagulopatie, quali deficit di proteina C, S e resistenza alla proteina C attivata.

In tutte queste situazioni, anche se con diversi livelli di evidenza, è indicata in fase precoce una terapia causale con AC per la patologia cardiovascolare che ha determinato l'ischemia cerebrale. In questi casi è opportuno attenersi ad alcune norme volte a ottimizzare il rapporto rischio-beneficio: tra esse un'accurata valutazione delle controindicazioni alla terapia AC e alcuni criteri generali nella somministrazione degli AC (Tab.1.7). L'eparina sodica rispetto alle altre eparine disponibili permette un adeguamento posologico in relazione al grado di decoagulazione (Tab. 1.8).

Farmaci antiaggreganti

Per i meccanismi d'azione, i tipi di farmaci e le modalità di somministrazione, vedi "Prevenzione secondaria".

Gli inibitori dell'aggregazione piastrinica hanno ruolo di primo piano nella prevenzione sia primaria sia secondaria nei pazienti ad alto rischio per eventi cerebrovascolari. L'ASA ha un effetto antiaggregante quasi immediato e, pertanto, potrebbe avere un ruolo anche nella fase acuta dell'ischemia cerebrale. Due grandi trial hanno testato l'efficacia dell'ASA somministrata entro 24-48 ore dall'esordio dell'evento acuto a dosi varia-

bili da 160 a 300 mg [43, 50]. I risultati indicano una modesta riduzione della mortalità e del danno neurologico residuo associata a un altrettanto modesto e non significativo incremento delle complicanze emorragiche. La somministrazione di ASA in fase acuta non deve essere considerata una terapia "specifica e definitiva" in senso stretto, cioè un'alternativa alla trombolisi o al trattamento con AC quando questi siano specificamente indicati, ma rappresenta una modalità efficace e sicura di intraprendere precocemente una profilassi a lungo termine. I margini ristretti di efficacia non giustificano l'inizio della terapia prima che la valutazione in emergenza del paziente sia completata. Inoltre, è controindicata l'associazione con trombolitico per l'alto rischio di emorragie intracraniche [27].

Indicazioni terapeutiche. L'ASA, a dosi comprese tra 160 e 300 mg, è indicata nel trattamento precoce di tutti i pazienti con ischemia cerebrale acuta quando non vi sia indicazione specifica alla terapia trombolitica o anticoagulante o vi siano controindicazioni cliniche all'uso degli stessi.

In caso di trattamento con r-TPA non è indicato somministrare ASA nelle 24 ore successive.

Indicazioni terapeutiche specifiche

Trombosi venosa cerebrale

Definizione e fisiopatologia. Disturbi cerebrovascolari secondari a occlusione del sistema venoso cerebrale, che possono coinvolgere i seni venosi e/o il sistema venoso superficiale e profondo. La trombosi venosa cerebrale (TVC) può determinare un infarto da ostacolato deflusso venoso, con frequente conversione emorragica; talvolta una vera e propria emorragia intraparenchimale, subaracnoidea o negli spazi subdurali.

In circa il 25% dei casi non è identificabile nessuna causa apparente, ma è opportuno indagare la presenza di possibili condizioni favorenti frequentemente associate a TVC: coagulopatie (ad es., deficit di antitrombina III, proteina S, proteina C, sindrome da Ab antifosfolipidi), stati pro-trombotici, infezioni locali o sistemiche, traumi o disturbi ormonali. Relativamente ai disturbi ormonali, ricordiamo che gravidanza, puerperio e assunzione di contraccettivi orali rappresentano le condizioni più frequentemente associate a TVC.

Diagnosi. La TVC determina ipertensione endocranica, cefalea, manifestazioni epilettiche e segni neurologici focali: questi ultimi sono in relazione alla sede dell'occlusione.

Tabella 1.7 • Indicazioni per una corretta gestione del trattamento anticoagulante nella fase acuta dell'ischemia cerebrale

Criteri di esclusione
Presenza di infarcimento emorragico alla TAC cerebrale
Pazienti molto gravi con NIHSS >15
Esteso infarto multilobare ≥ 1/3 del territorio dell'arteria cerebrale media. Ipertensione non controllata.
Pazienti che presentano alterati valori basali di aPTT, INR o piastrine

Modalità di somministrazione
Calibrare la dose in base al peso
Usare preferenzialmente la somministrazione di eparina non frazionata ev in continuo rispetto
    alle somministrazioni intermittenti
Stretto monitoraggio di aPTT con relativi aggiustamenti della dose di eparina somministrata
    (è indicato raggiungere e mantenere un aPTT due volte superiore rispetto al valore basale)

La TAC cerebrale può risultare negativa, soprattutto in fase precoce, o evidenziare un'iperdensità spontanea a carico del seno venoso interessato, una disomogenea impregnazione dopo somministrazione di mezzo di contrasto (mdc), alterazioni parenchimali tipo infarto emorragico o emorragia, segni di ipertensione endocranica. RMN cerebrale e angio-RMN con studio venoso rappresentano gli esami di prima scelta nel sospetto di TVC, mentre l'angiografia va riservata ai casi in cui le metodiche di RMN hanno fornito risultati non conclusivi o ai casi in cui si ritiene opportuno procedere a terapie locoregionali.

Indicazioni terapeutiche. Sono di seguito indicate.

• *Terapia anticoagulante.* Il razionale per l'uso della terapia AC è prevenire l'estensione del trombo nei distretti venosi contigui. Nella fase acuta possono essere utilizzate eparina sodica ev o eparina calcica sottocute (sc) secondo lo schema indicato in tabella 1.8. Possono essere utilizzate anche EBPM, che offrono vantaggi quali minor rischio di emorragie, maggiore stabilità farmacocinetica con minore necessità di monitoraggio. La terapia AC è indicata anche in pazienti con infarto emorragico o con emorragia di piccole-medie dimensioni, se non esistono controindicazioni specifiche alla stessa; per emorragie di grandi dimensioni sono opportuni adeguamenti terapeutici con riduzioni del grado di decoagulazione. Nella fase di passaggio a terapia anticoagulante orale con un target di INR tra 2 e 3 per un periodo di circa 6 mesi. La maggiore efficacia di questa modalità di trattamento rispetto ad altre è sostenuta principalmente da studi non controllati. Sono disponibili solo due studi controllati con eparina non frazionata ev[51] e con nadroparina. La durata del trattamento AC non è codificata, ma appare ragionevole una terapia di circa 3-6 mesi dopo l'evento acuto, in assenza di cause permanenti di trombofilia. Rivalutazioni periodiche clinico-strumentali per valutare la persistenza di occlusione completa o parziale del sistema venoso possono essere utili per stabilire quando sospendere il trattamento.

• *Terapia trombolitica.* L'uso del trattamento trombolitico per via sistemica o locoregionale, con urokinasi o r-TPA, è riportato da studi non controllati su piccole casistiche [52]: al momento attuale è opportuno riservare questi trattamenti a pazienti con progressivo peggioramento nonostante l'inizio di terapia AC o con sviluppo di una grave ipertensione endocranica [53].

• *Trombectomia meccanica.* Nuove metodiche di ricanalizzazione per via endovascolare, quali angioplastica o trombectomia reolitica, sono state recentemente indicate come possibili alternative terapeutiche in caso di inefficacia dei trattamenti convenzionali [54, 55].

Misure di carattere generale. Non differiscono dalle misure di carattere generale valide per tutti gli eventi cerebrovascolari acuti, indipendentemente dalla causa che li ha determinati. In particolare:
- terapia sintomatica in presenza di ipertensione endocranica e/o di crisi convulsive (farmaci antiepilettici);
- terapia antibiotica specifica nelle forme secondarie a infezioni locali o sistemiche.

Dissecazioni arteriose

Fisiopatologia. Passaggio di sangue negli spazi subintimali, che determina uno "scollamento" della parete arteriosa con creazione di un falso lume e/o di un ematoma intramurale. Gli effetti della dissecazione possono essere una stenosi/occlusione del vaso o una dilatazione aneurismatica a seconda che l'ematoma si sviluppi maggiormente a livello sub-intimale o sub-avventiziale. Le dissecazioni possono interessare tutti i distretti, ma sono più frequenti nei vasi cerebro-afferenti (carotidi e vertebrali). La causa non è nota: si ritiene che alla base vi possa essere un difetto strutturale della parete arteriosa, in particolare del tessuto connettivo. I traumi possono rappresentare un fattore precipitante, ma solo in meno del 10% dei casi si tratta di traumi significativi o maggiori. Le dissecazioni determinano ischemia cerebrale o retinica mediante un meccanismo di embolizzazione distale; molto più raramente ed esclusivamente quando è coinvolto il distretto intracranico possono determinare emorragia per rottura avventiziale.

Diagnosi. Patologia dell'età giovane-adulta, con picco di incidenza alla quinta decade. Il dolore rappresenta un sintomo caratterizzante essendo presente in circa i 2/3 dei casi e spesso precede la comparsa dei sintomi neurologici focali. I sintomi neurologici sono correlati alla sede dell'ischemia o, nelle dissecazioni carotidee, allo stiramento del simpatico perivasale che può determinare una sindrome di Claude-Bernard-Horner. La diagnosi può avvalersi di diverse metodiche, quali tecniche a ultrasuoni, RMN e angiografia. La prognosi delle dissecazioni è generalmente buona: il 90% delle stenosi si risolve spontaneamente, il 60% delle occlusioni si ricanalizza e il 30% degli aneurismi presenta una riduzione significativa delle dimensioni [56]. Il tempo medio di ricanalizzazione è di 6 settimane e comunque per la maggior parte delle arterie si verifica entro 3 mesi; dopo 6 mesi si hanno scarse possibilità di ulteriori modifiche.

Indicazioni terapeutiche. Analogamente alle TVC, la terapia delle dissecazioni nel distretto cervico-cefalico è supportata da studi clinici non controllati, su piccole casistiche o da ricerche anedottiche. La difficile pianificazione di studi controllati e randomizzati deriva dalla bassa incidenza di questa patologia e dalla estrema variabilità dei quadri clinici a essa correlati. Inoltre, l'eterogeneità delle manifestazioni cliniche determina tempi di osservazione e, quindi, tempi di inizio della terapia molto diversi, che possono interferire sulla valutazione di efficacia di un trattamento.

Infine, gli aspetti fisiopatologici della dissecazione comportano un delicato equilibrio tra rischio emorragico e ischemico: la formazione di un ematoma intramurale può indurre sia ischemia conseguente alla stenosi o occlusione del vaso sia emorragia da rottura avventiziale.

Misure di carattere generale. Non differiscono dalle misure di carattere generale valide per tutti gli eventi cerebrovascolari acuti, indipendentemente dalla causa che li ha determinati. In particolare:
- terapia sintomatica in presenza di ipertensione endocranica e di dolore cervico-craniale;
- cautela nella mobilizzazione del capo e del collo.

• *Terapia anticoagulante*. Il razionale per l'uso della terapia AC è prevenire l'occlusione di un vaso reso stenotico dalla dissecazione e ridurre il rischio di embolizzazioni distali, e parallelamente non sembra favorire l'estensione del trombo intramurale [57].

Nella fase acuta possono essere utilizzate eparina sodica ev secondo lo schema indicato nella tabella o

Tabella 1.8 • Schema di somministrazione di eparina

Dose	Infusione endovenosa	Somministrazione sottocute
Iniziale: 5000 UI (o 75 UI/kg) ev in bolo in 5 minuti		
Dose di mantenimento	continua	ogni 12 ore
	25.000 UI di eparina in 50 ml di soluzione fisiologica	25.000 UI/ml
	Velocità di infusione: 1.000 UI/ora (2 ml/ora)	12.500 UI (o 80 UI/kg)
Controllo di aPTT ogni 4-6 ore, successivamente ogni 24 ore (range terapeutico 1,5-2,5)		
Variazioni della velocità di infusione in funzione di aPTT		
aPTT	**Infusione endovenosa**	**Somministrazione sottocute**
> 7,0	Stop per 60' poi ridurre a di 500 UI/ora	Ridurre a 7.500 UI
5,1-7,0	Stop per 60' poi ridurre a di 500 UI/ora	
4,1-5,0	Stop per 60' poi ridurre a 300 UI/ora	Ridurre a 5.000 UI
3,1-4,0	Stop per 60' poi ridurre a 100 UI/ora	Ridurre a 2.500 UI
2,6-3,0	Stop per 60' poi ridurre a 50 UI/ora	
1,5-2,5	Nessuna variazione	Nessuna variazione
1,2-1,4	Se ad alto rischio 3.000 UI in bolo, poi aumentare di 200 UI/ora	Aumentare di 2.500 UI
< 1,2	Se ad alto rischio 5.000 UI in bolo, poi aumentare di 400 UI/ora	Aumentare di 5.000 UI

comunque secondo dosaggi adeguati a raggiungere un aPTT compreso tra 45 e 60 secondi [58]. Le EBPM sono forse preferibili per i vantaggi precedentemente illustrati (minor rischio di emorragie, maggiore stabilità farmacocinetica con minore necessità di monitoraggio). Le dosi specifiche sono quelle genericamente indicate per le occlusioni arteriose, indicativamente: dalteparina 100 ui/kg per 2/die o enoxaparina 1 mg/kg per 2/die.

Nella fase di stato è indicato il passaggio a terapia anticoagulante orale (TAO) con un target INR (International normalized ratio) tra 2 e 3. Pur non esistendo un "timing" definito, il passaggio a TAO può essere effettuato quando il quadro clinico appare stabile, anche dopo 5-6 giorni dall'inizio della terapia eparinica. La durata della TAO varia da 3 a 6 mesi. È opportuno sottoporre il paziente a una rivalutazione strumentale diagnostica, mediante metodiche di RMN, a ultrasuoni o AGF per verificare la ricanalizzazione del vaso.

• *Terapia antiaggregante*. In fase acuta la terapia antiaggregante è indicata in pazienti che presentino controindicazioni specifiche alla terapia anticoagulante [59] o in pazienti con dissecazione intracranica ad alto rischio di emorragia subaracnoidea. Inoltre, può essere opportuna nei pazienti con infarti molto estesi per i maggiori rischi connessi a una possibile conversione emorragica. I dati disponibili sono relativi all'uso di ASA, mentre non sono al momento disponibili dati su altri agenti antiaggreganti.

In fase di stato, può essere indicata dopo la sospensione della TAO in tutti i casi in cui sia rilevabile la persistenza di anomalie della parete vasale.

• *Terapia trombolitica*. La trombolisi ev per via sistemica o ia loco-regionale è supportata solo da risultati su singoli casi o su piccole serie di pazienti [60, 61]. I dati più promettenti sembrano derivare dalle esperienze con trombolisi loco-regionale ia o in pazienti trattati in fase molto precoce, 3-6 ore dall'esordio dei sintomi, ma al momento è opportuno limitarne l'uso solo a casi altamente selezionati e in centri di comprovata esperienza.

• *Terapia endovascolare*. Il potenziale ruolo delle tecniche endovascolari, quali angioplastica con o senza posizionamento di stent, embolizzazioni o la combinazione di queste diverse tecniche, non è stato ancora definito e gli studi disponibili sono costituiti da singoli casi o piccole serie, soprattutto nell'ambito delle dissecazioni traumatiche del circolo posteriore [62]. Attualmente è opportuno restringere l'applicazione di queste tecniche a particolari condizioni, quali aneurismi dissecanti dell'arteria vertebrale intracranica associati a emorragia subaracnoidea, per l'elevato rischio di

recidiva emorragica (circa il 25% dei pazienti) o in presenza di ripetute recidive di eventi ischemici a dispetto della terapia medica. I principali rischi connessi a queste metodiche sono: migrazione distale o trombosi dello stent, danni diretti a carico della parete arteriosa, iperplasia intimale tardiva.

• *Terapia chirurgica*. È indicata quando il quadro clinico progredisce e la terapia medica e le procedure endovascolari falliscono [63]. Le tecniche chirurgiche sono diverse a seconda del tipo di problema e della sede: by-pass extra-intracranico, endoarterectomia, trombectomia, resezione e ricostruzione del vaso.

Indicazioni conclusive. Uno schema riassuntivo e orientativo per la terapia delle dissecazioni dei vasi cerebroafferenti è illustrato nella tabella 1.9.

Prevenzione e trattamento delle complicanze

La tabella 1.10 riporta le possibili complicanze associate a ictus ischemico o emorragico sia a breve che a lungo termine. Alcune di esse sono già state prese in considerazione nella sezione dedicata ai principi generali di trattamento, per cui ci limiteremo a integrare quanto già in parte anticipato e a trattare le problematiche più frequenti nella pratica clinica.

Edema cerebrale e ipertensione endocranica

L'edema cerebrale si verifica nelle prime 24-48 ore dopo ischemia cerebrale e in alcuni sottogruppi di pazienti può indurre o determinare ipertensione endocranica (IEC). L'IEC a sua volta può peggiorare l'ischemia riducendo il flusso cerebrale e la pressione di perfusione; il gradiente di pressione che si crea tra i diversi compartimenti endocranici può portare a erniazione e morte.

Valutazione clinica. I pazienti a maggiore rischio sono quelli con infarto multilobare, estesa emorragia emisferica, infarto o emorragia del tronco o del cervelletto. In questi casi e nei pazienti con progressivo deterioramento del livello di vigilanza è opportuna una strategia terapeutica che includa possibili misure preventive, terapia medica e, quando necessario, terapia chirurgica (Tab. 1.11).

Indicazioni di trattamento
– In pazienti ad alto rischio e in presenza di segni clinici o neuroradiologici di edema cerebrale occorre mettere in atto le misure profilattiche e una terapia

con diuretici osmotici, quali mannitolo o glicerolo. Il mannitolo si somministra ev a una dose di 0,5 g/kg in 20 minuti ogni 4-6 ore: l'effetto inizia dopo circa 20 minuti e perdura per circa 4-6 ore. Uno stato iperosmolare è la complicanza più frequente correlata alla ripetuta somministrazione di mannitolo che è opportuno contrastare con adeguato apporto di liquidi ev. Glicerolo si associa invece al rischio di emolisi e pertanto è opportuno un monitoraggio dell'emocromo. Infine, è importante ricordare che non vi è alcuna indicazione all'uso di corticosteroidi perché inefficaci, in quanto possono indurre iperglicemia e favorire processi infettivi [64, 65].

– In pazienti con grave IEC e progressivo deterioramento clinico può essere indicata l'intubazione endotracheale con iperventilazione allo scopo di monitorare e mantenere stabili i livelli di pCO_2. La CO_2 è un potente vasodilatatore per cui un abbassamento della sua concentrazione determina una vasocostrizione, con riduzione dell'IEC; parallelamente una eccessiva vasocostrizione può peggiorare l'ischemia. Per un bilancio ottimale general-mente è indicato un livello di CO_2 di 25-30 mmHg. Anche l'ipotermia è stata proposta e utilizzata per trattare una severa IEC. Infine, barbiturici a breve durata d'azione, come il tiopentale, possono ridurre l'IEC, ma con effetto transitorio e gravato da rilevanti effetti cardiovascolari. Inoltre, è necessario un monitoraggio EEG e non vi sono evidenze di una loro reale efficacia a lungo termine [66].

– In pazienti con idrocefalo secondario, il drenaggio liquorale mediante catetere endoventricolare contribuisce ad abbassare l'IEC [67, 68].

Effetto massa e terapia chirurgica. La terapia chirurgica può essere efficace in caso di ischemia o emorragia.

• *Ischemia.* La terapia chirurgica è un'opportunità terapeutica da riservarsi solo a casi particolari, abitualmente pazienti giovani con ampie lesioni ischemiche dell'emisfero non dominante in cui sia presente una drammatica IEC, insensibile alla terapia medica. Si può procedere a una craniotomia decompressiva semplice o associata a resezione parziale del-

Tabella 1.9 • Indicazioni terapeutiche nelle dissecazioni arteriose

In fase acuta

Trombolisi ia loco-regionale
  – entro 6 ore dall'esordio di segni ischemici
Trombolisi ev sistemica
  – entro 3 ore dall'esordio di segni ischemici e se trombolisi ia non disponibile
Anticoagulanti
  – sempre entro i primi 3 mesi dall'esordio della dissecazione (anche in assenza di segni ischemici)
  – assenza di controindicazioni specifiche
Antiaggreganti
  – nelle forme a diagnosi tardiva (> 3 mesi)
  – presenza di controindicazioni agli anticoagulanti
  – dopo sospensione terapia anticoagulante a 3 mesi
Angioplastica + stent
  – nelle dissezioni intracraniche associate a emorragia subaracnoidea
  – presenza di recidive ischemiche a dispetto della terapia anticoagulante
Terapia chirurgica
  – paralisi progressiva dei nervi cranici correlata all'estensione della dissecazione
  – presenza di recidive ischemiche a dispetto della terapia anticoagulante

Adeguamenti terapeutici a 3 mesi (in relazione alle variazioni del profilo vascolare)

Ricanalizzazione del vaso con lume regolare
  – sospensione della TAO, opzionale terapia antiaggregante per altri 3 mesi
Persistenza di minime irregolarità vascolari
  – sospensione della TAO, inizio terapia antiaggregante cronica
Occlusione del vaso con segmenti a monte e a valle regolari
  – sospensione della TAO, inizio terapia antiaggregante cronica
Persistenza di stenosi critica e/o irregolarità parietali
  – proseguire con TAO e ripetere il controllo strumentale (US/RM/angio-RMN) a 6 mesi
Aneurisma dissecante
  – proseguire con TAO e ripetere il controlli strumentali a 6 mesi

l'area infartuata (si effettua più frequentemente in infarti estesi del lobo temporale).

La craniotomia decompressiva implica la rimozione di una porzione ossea ampia (> 10 cm) perché l'erniazione cerebrale attraverso il foro non determini compressione venosa. Questa opportunità va attentamente valutata da caso a caso con diretta partecipazione dei familiari perché, pur rappresentando in alcuni casi l'unica prospettiva salvavita, può esitare in una condizione di grave invalidità. La terapia chirurgica può rappresentare non solo un metodo salvavita, ma anche un'efficace strategia terapeutica per ridurre al minimo i danni legati all'effetto massa.

• **Emorragia**. Emorragie di ampie dimensioni possono beneficiare di terapia chirurgica evacuativa: in particolare lesioni in sede cerebellare con diametro > 2,5 cm, che possono comprimere il tronco encefalico e/o determinare idrocefalo secondario. Al contrario, la chirurgia di emorragie profonde in sede talamica o in corrispondenza dei nuclei della base non ha dimostrato una migliore prognosi né in termini di mortalità né in termini di morbilità [69, 70]. Migliori risultati potrebbero essere associati ad ematomi superficiali (vicini alla corteccia cerebrale) con diametro tra 2 e 5 cm. Per facilitare l'evacuazione e ridurre al minimo gli effetti del traumatismo chirurgico è stato proposto un protocollo in stereotassi con somministrazione loco-regionale di un agente trombolitico per velocizzare le procedure di aspirazione ed evacuazione della raccolta ematica [71].

Deglutizione e nutrizione

Uno stato di malnutrizione è descritto nel 16% dei pazienti in fase acuta, nel 26% dopo 7 giorni, nel 35% dopo 14 giorni e può raggiungere il 40% all'inizio della fase riabilitativa [72, 73].

In fase acuta un'adeguata nutrizione per via orale è spesso ostacolata da un ridotto livello di vigilanza o dalla presenza di disfagia. La disfagia è più frequente in pazienti con lesioni del circolo posteriore e, in linea generale, è maggiore per i cibi liquidi che per i solidi. La presenza di disfagia va valutata e monitorata con estrema attenzione perché la possibilità di rigurgiti nasali e aspirazione tracheale espone il paziente al rischio di polmonite *ab ingestis*.

Valutazione clinica. La valutazione dell'assetto nutrizionale si serve a volte di calcoli o elaborazioni complicate, che spesso non sono necessarie se non in casi molti particolari, per cui riteniamo opportuno proporre uno schema generale di riferimento per l'apporto calorico.

Tabella 1.10 • Possibili complicanze dell'ictus

Neurologiche
Edema cerebrale
Idrocefalo
Ipertensione endocranica
Crisi epilettiche
Trasformazione emorragica
Recidiva ischemica o emorragica
Depressione

Polmonari
Ostruzione vie aeree
Focolaio broncopneumonico
Polmonite *ab ingestis*
Ipoventilazione
Atelettasia

Cardiovascolari
Infarto miocardico
Aritmie
Scompenso cardiaco
Crisi ipertensiva
Ipotensione ortostatica
Trombosi venosa profonda
Embolia polmonare

Nutrizional-metaboliche-gastrointestinali
Malnutrizione
Disidratazione
Alterazioni elettrolitiche
Ipo-Iperglicemia
Ulcera da stress
Emorragia gastrointestinale

Urinarie
Incontinenza
Infezione vie urinarie

Ortopediche
Sindrome spalla-mano
Contratture e retrazioni tendinee
Fratture da cadute

Dermatologiche
Piaghe da decubito

Al contrario, riteniamo che sia di fondamentale importanza nella fase acuta dell'ictus una valutazione della disfagia mediante un test di screening semplice e affidabile secondo le seguenti modalità:
• *bedside swallowing assessment*: somministrare 10 ml di acqua in 3 tempi successivi, se il paziente è in grado di deglutire passare alla somministrazione di 50 ml di acqua in un bicchiere. La difficoltà a bere o la comparsa di tosse più di 2 volte attesta la presenza di disfagia e permette un'approssimativa quantificazione del problema. Esami più precisi o sofisticati, quali la videofluoroscopia, trovano indicazione solo in casi selezionati e quasi mai in fase acuta.

Tabella 1.11 • Trattamento dell'ipertensione endocranica e dell'edema cerebrale

Misure preventive
– Elevare il capo e il busto di 30° circa per favorire il drenaggio venoso
– Controllare febbre, agitazione, nausea, vomito, ipossia e ipercapnia
– Evitare soluzioni ipotoniche o contenenti glucosio
– Modesta restrizione di liquidi (1,5-2 L/die)

Terapia medica
Osmoterapia
– Mannitolo 0,25-0,5 g/kg (soluzioni al 18%) somministrato in 20-30' ogni 4-6 ore. In alternativa, Glicerolo 10% 250 ev 4/die.
– Mantenere normovolemia e osmolarità sierica > 310-320 mosmol/l
– Furosemide 20-40 mg ev
Intubazione per permettere iperventilazione e mantenere livelli di pCO_2 a circa 30 mmHg
Monitoraggio pressione intracranica
Catetere ventricolare per drenaggio liquorale

Terapia chirurgica
Craniotomia semplice o con rimozione di parenchima infartuato
Evacuazione ematoma

I corticosteroidi non sono indicati perché inefficaci e perché favoriscono complicanze infettive.

Indicazioni di trattamento

– Occorre iniziare precocemente la nutrizione, entro 24-48 ore: un'attesa più lunga è giustificata in pazienti con ottimo assetto nutrizionale, con residua capacità di nutrirsi per via orale o con evoluzione clinica in rapido miglioramento. È da preferire la nutrizione enterale a quella parenterale, mediante sondino rinogastrico (SNG). Il SNG può indurre diarrea, verosimilmente per osmolarità, che può essere controllata riducendo la concentrazione del preparato e/o la velocità di somministrazione. Inoltre, la frequente auto-estubazione espone al rischio di *ab ingestis*. Se il problema nutrizionale si proponesse a lungo termine (> 6 settimane) vi è indicazione alla gastrotomia endoscopica percutanea (*percutaneous endoscopic gastrotomy* – PEG).
– L' apporto calorico medio indicato può essere indicativamente di 25 kCal/kg/die (2/3 glucidi, 1/3 lipidi) associato a 1 ml di acqua per ogni kCal somministrata. Il fabbisogno proteico è di circa 0,8 /kg/die (questi riferimenti sono indicativi e possono variare grandemente da caso a caso).
– Occorre inoltre utilizzare come ausili nutrizionali addensanti per i liquidi o acqua gelificata.

Problemi urinari

Le disfunzioni vescicali sono molto frequenti nella fase acuta dell'ictus cerebrale: possono manifestarsi incontinenza o ritenzione urinaria e urgenza minzionale. L'incontinenza urinaria è un fattore prognostico sfavorevole per il rischio di morte, disabilità residua e necessità di istituzionalizzazione, ma in molti casi rappresenta un fenomeno transitorio.

Valutazione clinica. Nei pazienti senza apparenti disturbi è opportuno valutare periodicamente la presenza e l'entità di un residuo minzionale: indicativamente è considerato ottimale un residuo < 50 ml. Le prove urodinamiche non trovano indicazione in fase acuta, ma solo successivamente perché una più precisa definizione diagnostica facilita l'eventuale rieducazione funzionale e il programma riabilitativo.

Indicazioni di trattamento. Cateterismi sterili a intermittenza sono preferibili perché riducono il rischio di infezioni, mentre il catetere a dimora dovrebbe essere riservato a gravi disfunzioni vescicali [74]. Nella pratica clinica si utilizza più frequentemente un catetere a permanenza perché più semplice da gestire e perché velocizza il calcolo del bilancio idrico, nonostante favorisca lo sviluppo di infezioni delle vie urinarie.

Crisi epilettiche

Crisi epilettiche possono presentarsi in pazienti affetti da ictus in fase sia precoce sia tardiva: in particolare sono riconoscibili due picchi di incidenza, il primo nelle prime 2-4 settimane dall'evento ictale e il secondo dopo 6-12 mesi [75, 76].

La loro incidenza è in parte correlata al sottotipo patogenetico: è massima nell'ischemia a genesi embolica e nelle emorragie subaracnoidee [77]. La revisione del 2007 delle linee guida dell'AHA non controindica più in modo assoluto la trombolisi nel caso l'ictus esordisca con una crisi epilettica, qualora quest'ultima, a giudizio del clinico, non sia riconducibile a un fenomeno postcritico. Le crisi possono essere di tipo parziale semplice o complesso con o senza secondaria generalizzazione. Uno stato di male epilettico è stato descritto nel 4-10% dei pazienti e rappresenta la prima causa di stato di male nell'anziano [78, 79].

Valutazione clinica. L'EEG ha scarso valore diagnostico, ma può essere utile nell'ambito della diagnosi differenziale.

Indicazioni di trattamento. I criteri di gestione dell'epilessia post-stroke non si discostano sostanzialmente da quelli dell'abituale terapia antiepilettica.
- Non vi è indicazione a terapia profilattica in pazienti che non abbiamo presentato crisi.
- Non vi è indicazione a trattamento specifico in caso di crisi isolata, soprattutto se esordita in fase precoce.
- Iniziare il trattamento dopo recidiva di crisi con farmaci indicati per le forme parziali secondariamente generalizzate, quali fenitoina, carbamazepina, valproato.
- Evitare se possibile il fenobarbital per la maggiore interferenza neurocognitiva.
- Farmaci più recenti, quali topiramato, gabapentin, lamotrigina o oxcarbazepina possono trovare una loro indicazione. La scelta del farmaco deve essere attuata in relazione alle condizioni cliniche specifiche del singolo paziente in termini di effetti collaterali, interferenze farmacologiche, compliance e tollerabilità.
- Lo stato di male deve essere trattato secondo lo schema abituale con un accurato monitoraggio degli effetti collaterali.

Trombosi venosa profonda ed embolia polmonare

La trombosi venosa profonda (TVP) agli arti inferiori è una complicanza frequente nei pazienti colpiti da ictus e rappresenta un evento serio perché il rischio di embolia polmonare è del 10-20%, con una mortalità del 10% circa [80]. Merita una puntualizzazione la distinzione tra TVP prossimali e distali, perché l'interessamento del distretto venoso distale al di sotto della rima articolare del ginocchio solo raramente è fonte di complicanze emboliche, a differenza del distretto prossimale ad alto rischio per le embolie polmonari.

Due studi pubblicati di recente hanno analizzato il ruolo del trattamento anticoagulante preventivo di TVP nei pazienti con ictus ischemico. Lo studio *Prophylaxis of Thrombotic and Embolic Events in Acute Ischemic Stroke With the Low-Molecular-Weight Heparin Certoparin* (PROTECT) ha randomizzato 545 pazienti con paresi di un arto inferiore a trattamento con certoparina 3.000 UI/die sc o eparina non frazionata 5000 UI × 2 sc, entro 24 ore dall'esordio dei sintomi e per 12-16 giorni, dimostrando la non inferiorità della certoparina [81].

Lo studio *Prevention of Venous Thromboembolism After Acute Ischaemic Stroke* (PREVAIL) ha randomizzato 1.762 pazienti con ictus ischemico acuto a trattamento in aperto con enoxaparina 40 mg sc/die o con eparina non frazionata sc 5000 UI × 2, entro 48 ore dall'esordio dei sintomi e per 10 giorni. Il trattamento con enoxaparina ha comportato una significativa riduzione di tromboembolie venose rispetto a quello con eparina (10% vs. 18%, RR: 0,57; IC 95%: 0,44-0,76). Tuttavia, la significatività era data dalla riduzione di trombosi venose profonde asintomatiche (10% vs. 17%, RR 0,57; IC 95%: 0,43-0,75), ma non di trombosi venose profonde sintomatiche (< 1% vs. 1%; RR 0,25; IC 95%: 0,03-2,24), né di embolia polmonare (< 1% vs. 1%, RR 0,17; IC 95%: 0,02-1,39). Nel contempo, l'incidenza di emorragia cerebrale sintomatica (1% vs. 1%, RR 0,66, IC 95%: 0,19-2,34) è risultata sovrapponibile nei due gruppi, mentre l'incidenza di emorragie sistemiche maggiori è risultata maggiore con enoxaparina (1% vs. 0%, P = 0,015) [82].

Valutazione clinica e strumentale. Si tratta di una fase fondamentale, che deve tenere conto dei fattori di seguito elencati.

- ***Individuazione di segni o sintomi clinici***. Edema, aumento delle dimensioni dell'arto, aumento della temperatura cutanea, rossore, cianosi, sviluppo di circoli collaterali, dolore spontaneo o provocato dalla compressione o dallo stiramento dei muscoli, crampi. I criteri clinici sono comunque di gran lunga inadeguati come criteri diagnostici di riferimento, ma può essere utile individuare indicatori di rischio.

- ***Indicatori di rischio***. Grave paresi o plegia a un arto, significative alterazioni dello stato coscienza, obesità, pregressa patologia venosa agli arti inferiori, recente intervento chirurgico (< 4 settimane).

- ***Diagnostica strumentale***. Le indagini a ultrasuoni (ecocolordoppler) sono di prima scelta nel sospetto di una TVP, anche se la flebografia rimane il *gold standard*. La loro sensibilità e specificità è maggiore nelle forme prossimali rispetto a quelle distali. In caso di negatività o dubbi è opportuno un controllo a breve termine.

• *D-dimero*. Rappresenta il prodotto di degradazione della fibrina e è un indicatore molto sensibile ma poco specifico. Inoltre, non esiste un *cut-off* di riferimento per amplificarne la specificità. In generale, se negativo, permette di escludere l'ipotesi diagnostica di TVP e, se positivo, deve essere correlato ai dati clinico-strumentali.

Indicazioni di trattamento. Sono di seguito indicate:

• *Prevenzione in tutti i pazienti*: precoce mobilizzazione, calze elastiche o compressione pneumatica intermittente.

• *Prevenzione in pazienti ad alto rischio* (v. "Indicatori di rischio"): associare eparina a dosi profilattiche, quali eparina calcica non frazionata 5.000 UI × 2 sc o eparine a basso peso molecolare in dosi profilattiche (specifiche per ciascuna eparina). I dati relativi alla prevenzione dell'embolia polmonare attualmente disponibili non sono tuttora conclusivi.

• *TVP in atto*: decoagulazione con eparina ev o sc secondo lo schema illustrato nella tabella 1.8 o EBPM. Se il paziente presenta controindicazioni agli AC, ricorrere agli antiaggreganti (ASA) o, in casi selezionati con alto rischio di embolizzazione, considerare l'ipotesi di filtro cavale.

Prevenzione primaria e secondaria

Nei paesi occidentali le malattie cerebrovascolari rappresentano la terza causa di morte dopo le malattie cardiovascolari e il cancro e la prima causa di disabilità. In Italia l'incidenza è di circa 186.000/anno. Studi di popolazione indicano una riduzione dell'incidenza di primi ictus pari al 29% rispetto a venti anni fa, per ictus sia ischemici sia emorragici. Questa tendenza è stata osservata nonostante si sia registrato un indice di invecchiamento della popolazione di età maggiore di 75 anni pari al 33%. Il declino nell'incidenza interessa in particolare gli ictus disabilitanti e fatali. Nonostante ciò, la percentuale di mortalità a 30 giorni è rimasta inalterata e pari al 17%. È plausibile ritenere che la riduzione di incidenza sia in relazione a un incremento di strategie preventive e a un miglior controllo dei fattori di rischio vascolare [83].

L'ictus ha un forte impatto socioeconomico perché interferisce pesantemente con la qualità della vita e rappresenta una delle patologie più costose in

Tabella 1.12 • Fattori di rischio

Documentati
Non modificabili
Età
Sesso
Ereditarietà e fattori familiari
Razza/etnia
Localizzazione geografica
Modificabili
Ipertensione arteriosa
Cardiopatie
Fibrillazione striale
Endocardite infettiva
Stenosi mitralica
Infarto miocardico esteso e recente
Fumo di sigaretta
Attacchi ischemici transitori
Stenosi carotidea asintomatica
Diabete mellito
Iperomocisteinemia
Ipertrofia ventricolare sinistra

Non completamente documentati
Livelli ematici elevati di colesterolo e di lipidi
Cardiopatie
– cardiomiopatia
– endocardite batterica
– calcificazione dell'anello mitralico
– prolasso valvolare mitralico
– ecocardiocontrasto spontaneo
– anomalie della motilità parietale segmentaria
– stenosi aortica
– forame ovale pervio
– aneurisma del setto interatriale
Uso di contraccettivi orali
Consumo di alcol
Uso di droghe
Inattività fisica
Obesità
Emicrania
Ematocrito elevato
Fattori alimentari
Iperinsulinemia e resistenza all'insulina
Fattori scatenanti acuti (stress)
Fattori dell'emostasi e infiammazione
Patologie subcliniche: ispessimento medio-intimale della carotide, placche aortiche, lesioni infarct-like alla RMN
Fattori socioeconomici/clima

termini assistenziali; parallelamente, il trattamento dell'ictus è ancora lontano dall'essere veramente efficace e largamente applicabile. Per queste e altre ragioni la prevenzione rappresenta il momento terapeutico forse più importante e attualmente più efficace nella gestione e trattamento delle MCV.

Il WONCA Classification Committe [84] definisce "prevenzione primaria" gli interventi atti a evitare o rimuovere le cause di un problema di salute in un individuo o in una popolazione per impedire l'insorgenza della malattia, e "prevenzione secondaria" gli interventi intrapresi per arrestare o ritardare lo sviluppo o la crescita di un problema di salute in fase precoce in un individuo o in una popolazione.

In altri termini, la prevenzione primaria è finalizzata a rimuovere o modificare i fattori di rischio correlati allo stroke in soggetti asintomatici per eventi cerebrovascolari. La prevenzione secondaria riguarda le strategie terapeutiche in pazienti sintomatici, che hanno già presentato un evento cerebrovascolare acuto (TIA o stroke).

La prevenzione implica due momenti procedurali diversi:
- misure di carattere generale;
- terapie specifiche.

Le misure di carattere generale sono sostanzialmente analoghe in prevenzione primaria e secondaria, mentre le terapie specifiche possono differire a seconda che si tratti di prevenzione primaria o secondaria e in rapporto ai sottogruppi di pazienti considerati.

Misure di carattere generale

Le misure di carattere generale sono applicabili a larghi strati della popolazione e implicano programmi educativi e informativi per una più corretta igiene di vita. Lo scopo primario è l'identificazione e la correzione dei fattori di rischio correlati a una maggior incidenza di ictus sia ischemico sia emorragico (Tab. 1.12). Possono essere distinti fattori di rischio non modificabili e modificabili, e è su questi ultimi che si concentrano gli interventi di prevenzione primaria e secondaria. Inoltre, esiste una lunga serie di condizioni cliniche il cui ruolo "di rischio" cerebrovascolare è solo parzialmente documentato e, conseguentemente, anche le misure di prevenzione sono meno univoche e definite.

Fattori di rischio modificabili

Ipertensione arteriosa. L'ipertensione arteriosa rappresenta sicuramente il più importante fattore di rischio per le MCV sia ischemiche sia emorragiche.

La correlazione tra ipertensione e stroke è molto più stretta che tra ipertensione e malattia coronarica. Esiste una relazione diretta lineare-logaritmica tra pressione arteriosa sistolica e/o diastolica e rischio di eventi cerebrovascolari. Una riduzione di 5-6 mmHg nei valori di pressione diastolica determina nei soggetti trattati una diminuzione del rischio di stroke pari al 42% indipendentemente dall'età del soggetto [85]. Nei soggetti anziani (>60 anni) anche il trattamento dell'ipertensione sistolica isolata riduce l'incidenza di stroke del 36%, con un beneficio assoluto a 5 anni quantificabile in 30 eventi su 1000 [86].

Questi i valori di pressione:
- Ipertensione: sistolica > 140 mmHg; diastolica > 90 mmHg.
- Livelli normali: sistolica < 130 mmHg; diastolica < 85 mmHg.
- Livelli ottimali: sistolica < 120 mmHg; diastolica < 80 mmHg.

In linea generale e in accordo con le linee guida indicate dall'OMS (1999) nei giovani-adulti e nei diabetici il target pressorio è una sistolica < 130 mmHg e una diastolica < 80 mmHg; nei soggetti anziani una sistolica < 140 mmHg e una diastolica < 90 mmHg. Il monitoraggio della pressione arteriosa rimane ovviamente un passaggio fondamentale nelle strategie di prevenzione, e deve essere più o meno stretto in relazione all'età, alla familiarità e alla concomitanza di altri fattori di rischio cerebro- e cardiovascolari.

- ***Indicazioni terapeutiche***. Sono di seguito indicate.
- Non farmacologiche. Prevedono modificazioni delle abitudini di vita. Controllo del peso corporeo, riduzione dell'assunzione di sodio, attività fisica regolare, limitazione dell'assunzione di alcolici e sospensione del fumo.
- Farmacologiche. Le categorie di farmaci più utilizzate sono: diuretici, beta-bloccanti, calcio-antagonisti, ACE-inibitori.

In fase iniziale è preferibile una monoterapia e non esistono attualmente dimostrazioni di differenze significative tra le diverse categorie di farmaci. La scelta deve essere valutata caso per caso, anche in relazione alle patologie concomitanti. Ad esempio, in pazienti con ipertensione secondaria a stenosi dell'arteria renale gli ACE-inibitori non sono indicati; in pazienti con malattia coronarica è sempre preferibile un beta-bloccante o un calcio-antagonista. Gli ACE-inibitori meritano una riflessione a parte perché in recenti studi di prevenzione secondaria hanno dimostrato un effetto protettivo addizionale oltre al beneficio indotto dalla riduzione della pressione arteriosa. L'ipotesi è che questi farmaci esercitino un'azione stabilizzatrice diretta sull'epitelio vascolare rallentando il processo aterosclerotico. La loro efficacia nella prevenzione primaria e in soggetti normotesi deve trovare ulteriori conferme [87, 88]. La tabella 1.13 riporta le raccomandazioni, secondo i diversi livelli di evidenza, proposte dalle linee guida italiane SPREAD (*Stroke Prevention and Educational Awareness Diffusion*) relativamente alla gestione e al trattamento dell'ipertensione arteriosa in prevenzione primaria e secondaria. Le linee guida SPREAD rappresentano un utile ausilio per la conoscenza dei percorsi diagnostico-terapeutici connessi alle MCV e sono disponibili on line sul sito www.spread.it.

Diabete mellito. Il diabete mellito (DM) favorisce l'ateromasia sia del distretto extracranico sia di quello intracranico e rappresenta un fattore di rischio indipendente per l'ictus ischemico. Il rapporto tra controllo dei valori glicemici e prevenzione dell'ictus deve essere in parte chiarito, ma la riduzione di un punto percentuale nei valori di emoglobina glicosilata (HbA$_{1C}$) sembra determinare una significativa riduzione nell'incidenza dell'ictus. Questo elemento non prescinde dalla necessità di uno stretto controllo di altri fattori di rischio eventualmente associati al diabete [89] perché la loro presenza amplifica il rischio aterosclerotico e l'incidenza delle patologie vascolari correlate.

• *Indicazioni terapeutiche*

• Non farmacologiche – Prevedono modificazioni delle abitudini di vita. Controllo del peso corporeo, dieta ipolipidica/ipoglucidica, attività fisica regolare, limitazione dell'assunzione di alcolici e sospensione del fumo.

• Farmacologiche – Le categorie di farmaci utilizzate nella correzione farmacologica dell'iperglicemia sono: sulfoniluree, biguanidi, inibitori dell'α-glucosidasi, insulina.

La gestione e il trattamento del DM non sono oggetto di questo capitolo, ma ricordiamo alcuni indicatori con relativi valori ottimali di riferimento, utili per verificare il buon compenso metabolico del paziente: HbA$_{IC}$ < 7%, glicemia a digiuno compresa tra 80-120 mg/dl, glicemia post-prandiale (2 ore dopo) compresa tra 100-140 mg/dl.

In tutti i soggetti affetti da DM tipo I e II, di età > 30 anni, è indicato l'uso di ASA, a dosi comprese tra 81-325 mg/die, in prevenzione primaria [90] se è presente almeno uno dei seguenti fattori di rischio:

• anamnesi familiare positiva per cardiopatia ischemica;

Tabella 1.13 • Raccomandazioni per la gestione e il trattamento dell'ipertensione arteriosa in prevenzione primaria e secondaria in accordo alle linee guida italiane SPREAD 2003

Raccomandazione Grado A

Il trattamento dell'ipertensione arteriosa sia sistolica sia diastolica è indicato in tutti i soggetti ipertesi perché riduce il rischio di ictus indipendentemente dall'età del soggetto, dal grado di ipertensione e dal rischio cardiovascolare globale.
L'obiettivo è una pressione sistolica < 130 mmHg e una diastolica < 80 mmHg nei diabetici, almeno < 140 e < 90 in tutti i soggetti ipertesi o anche più bassa se tollerata.

Raccomandazione Grado A

Nei soggetti anziani con ipertensione sistolica isolata è indicato il trattamento con farmaci antipertensivi, preferenzialmente diuretici o calcio-antagonisti diidropiridinici a lunga durata d'azione.

Raccomandazione Grado C

In pazienti ipertesi con ipertrofia ventricolare SX è indicata la prevenzione primaria mediante farmaci attivi sul sistema renina-angiotensina, come losartan a preferenza di atenololo.

Raccomandazione Grado B

Per la prevenzione primaria dell'ictus cerebrale ischemico nei pazienti ad alto rischio è indicato trattamento con ramipril raggiungendo progressivamente la dose di 10 mg/die.
Pazienti ad alto rischio: anamnesi positiva per coronaropatia, o vasculopatia periferica, o diabete mellito associato a un altro fattore di rischio come ipertensione arteriosa, ipercolesterolemia o bassi livelli di HDL, fumo, microalbuminuria.

Raccomandazione Grado D

In prevenzione secondaria (pregresso TIA o stroke) è indicato il miglior controllo possibile dell'ipertensione arteriosa usando preferibilmente farmaci che agiscono sul sistema renina-angiotensina.

Nota. In linea generale non esistono comunque certezze conclusive relative alle proprietà e ai vantaggi di una classe di farmaci rispetto a un'altra, mentre è indiscusso il vantaggio correlato alla riduzione e ottimizzazione dei valori pressori che deve rappresentare lo scopo principale del trattamento farmacologico, indipendentemente dai farmaci utilizzati

- fumo di sigaretta;
- ipertensione arteriosa;
- obesità (BMI > 28 nelle donne e > 27,3 negli uomini);
- presenza di micro- o macroalbuminuria;
- colesterolo totale > 200 mg/dl, LDL >130 mg/dl, HDL < 40 mg/dl;
- trigliceridi > 250 mg/dl.

Queste raccomandazioni sono finalizzate a un'efficace prevenzione primaria di tutti gli eventi vascolari e non solo degli eventi cerebrovascolari.

Ipercolesterolemia. La relazione tra ipercolesterolemia e ictus non è del tutto definita, ma il colesterolo ha un ruolo rilevante nella genesi e nello sviluppo della malattia aterosclerotica dei grossi vasi e dei vasi coronarici. Studi clinici su pazienti coronaropatici hanno evidenziato che la riduzione dei livelli di colesterolo determina anche una significativa riduzione del rischio di stroke [91, 92].

I farmaci maggiormente studiati sono le statine, inibitori della 3-idrossi-3-metilglutaril-coenzima A (HMG-Co) reduttasi, mentre non sono ancora disponibili dati sufficienti su clofibrato, gemfibrozil o altri trattamenti. La riduzione degli eventi ischemici sembra comparire precocemente dopo l'inizio della terapia con statine e gli effetti sembrano proporzionali al grado di riduzione del colesterolo. Al contrario, un'eccessiva riduzione dei livelli di colesterolo sembra determinare un incremento del rischio di emorragia cerebrale [93].

• Indicazioni terapeutiche. Nella prevenzione primaria dell'ictus il trattamento dell'ipercolesterolemia con statine è indicato nei pazienti coronaropatici o con significativa ateromasia carotidea che presentano livelli di colesterolo LDL ≥ 130 mg/dl (livello ottimale di LDL < 100 mg/dl). Lo studio HPS [94] ha evidenziato un'efficacia del trattamento con simvastatina 40 mg/die in tutti i pazienti ad alto rischio per patologia vascolare: presenza di coronaropatia, arteriopatia ostruttiva o diabete.

Nella prevenzione secondaria è indicato l'uso di statine in tutti i pazienti ipercolesterolemici, indipendentemente da un'anamnesi positiva per cardiopatia ischemica, mentre i pazienti con anamnesi positiva per cardiopatia ischemica sembrano beneficiare del trattamento con simvastina 40 mg/die anche se presentano valori normali di colesterolo totale (HPS). Anche pravastatina 40 mg/die ha dimostrato di ridurre il rischio di ictus in pazienti con coronaropatia documentata e ampio range di valori di colesterolo (studio PPP) [93a].

Fumo. Il fumo rappresenta un fattore di rischio per lo stroke sia ischemico che emorragico. Il rischio di ictus interessa moderati e forti fumatori e tutte le fasce di età. L'associazione con contraccettivi orali incrementa significativamente il rischio di stroke. La sospensione del fumo induce una normalizzazione del rischio in 2-4 anni.

Alcol. L'eccessivo consumo di alcol sembra correlarsi a un incrementato rischio di stroke, in particolare emorragico, mentre è controversa l'ipotesi che un moderato consumo possa indurre un effetto protettivo. È indicata comunque un'assunzione di alcol non superiore a 2 bicchieri di vino/die.

Dieta e attività fisica. L'attenzione alla dieta non deve limitarsi ad alcune condizioni cliniche specifiche, quali obesità, ipertensione o diabete: secondo alcuni studi sembra che l'apporto di frutta e verdura possa rappresentare un fattore protettivo nei confronti dell'ictus. Parallelamente, una moderata attività fisica, pari al consumo di 2.500 kcal/settimana, sembra ridurre il rischio di ictus. In realtà il ruolo di dieta e attività fisica non è ancora definito; rimane comunque un corretto adeguamento delle abitudini di vita finalizzato a ridurre il rischio globale di malattie cardio- e cerebrovascolari.

Terapia specifica

Le misure di carattere generale sono sostanzialmente sovrapponibili e trovano analoghe indicazioni in prevenzione primaria e secondaria. La terapia specifica, pur avvalendosi degli stessi farmaci o delle stesse procedure chirurgiche, trova indicazioni o priorità differenti a seconda che il paziente sia asintomatico (prevenzione primaria) o sintomatico (prevenzione secondaria).

Farmaci anticoagulanti (Tab. 1.14)

Anticoagulanti diretti – Sono: l'eparina non frazionata, le eparine a basso peso molecolare, gli eparinoidi.

Meccanismo d'azione. L'eparina non frazionata (NF) è un glicosaminoglicano naturale composto da catene che variano in lunghezza da 5 a 30 kDa (media 12 kDa). Le eparine a basso peso molecolare (EBPM), quali certoparina, enoxaparina, dalteparina e nadroparina, hanno una lunghezza < 7 kDa, presentano differenti meccanismi d'azione e diverse proprietà farmacocinetiche. Gli eparinoidi sono analoghi dell'eparina, ma di dimensioni simili alle

EBPM. Il cofattore endogeno delle eparine e degli eparinoidi è l'antitrombina III (AT III), che inibisce i fattori attivati della coagulazione, tra cui trombina e fattore Xa. L'effetto anticoagulante degli eparinoidi e delle EBPM si esplica maggiormente attraverso l'inibizione del fattore Xa, mentre l'eparina NF favorisce l'inattivazione della trombina [95, 96].

Modalità di somministrazione e dosaggio. Non sono assorbite a livello gastrointestinale, per cui possono essere somministrate ev o sc. L'eparina NF per via ev ha un effetto immediato, mentre per via sc ha un effetto ritardato di 1-2 ore e una biodisponibilità variabile. L'eparina NF è rapidamente eliminata attraverso il sistema reticolo-endoteliale e per via renale, la sua emivita è dose-dipendente. Le EBPM somministrate sc presentano una più lunga emivita plasmatica, una cinetica più costante, una migliore biodisponibilità.

La tabella 1.8 riporta uno schema indicativo di dosi, velocità di somministrazione e adeguamenti terapeutici. In linea generale, l'eparina NF ev è somministrata alla dose di 5.000 UI in bolo seguite da 1.000-1.200 UI/ora. L'eparina determina un allungamento del tempo di tromboplastina parziale (PTT), che è il parametro di riferimento per monitorare gli effetti della terapia. Si considera terapeutico un valore di PTT 1,5-2 volte superiore rispetto ai controlli. La somministrazione sc si avvale di dose analoghe, ma refratte in 2 somministrazioni/die. I dosaggi sono ovviamente più bassi (ad es, 5.000 UI × 2/die) nei trattamenti profilattici delle trombosi venose profonde.

Le EBPM e gli eparinoidi sono generalmente somministrati sc a dosi fisse, in base al peso e non necessitano di monitoraggio.

Effetti collaterali. Sono di seguito elencati.
- Emorragia: il rischio di emorragia è dose dipendente e aumenta con l'incremento del PTT. L'effetto anticoagulante dell'eparina NF scompare poche ore dopo la sospensione e, se necessario, si può ottenere un più rapido ripristino dei normali livelli coagulativi con la somministrazione di solfato di protamina.
- Trombocitopenia: dall'1% al 5% dei pazienti trattati con eparina NF; nella maggior parte dei casi si tratta di un effetto precoce e reversibile dopo la sospensione. Una piccola percentuale di casi può sviluppare una severa trombocitopenia immuno-mediata dopo 1-2 settimane di terapia. EBPM e eparinoidi presentano un minor effetto sulle piastrine.
- Osteoporosi per trattamenti prolungati: minori rischi con le EBPM.

- Reazioni dermatologiche di tipo orticarioide e/o eritematoso.
- Lieve rialzo delle transaminasi, iperpotassiemia.

L'eparina NF e le EBPM non passano la placenta e pertanto sono preferibili agli anticoagulanti orali nelle donne in gravidanza.

Indicazioni cliniche. In prevenzione primaria e secondaria a lungo termine le eparine non trovano indicazione. Per la prevenzione secondaria precoce durante la fase acuta vedi sezione specifica.

Anticoagulanti indiretti – anticoagulanti orali

Meccanismo d'azione. Antagonizzano l'azione della vitamina K, indispensabile per l'attivazione dei fattori II (protrombina), VII, IX e X della coagulazione. La loro attività anticoagulante si manifesta in vitro con un prolungamento del tempo di protrombina (PT).

Modalità di somministrazione e dosaggio. Si somministrano per via orale e sono rapidamente assorbiti nel tratto gastrointestinale con picco plasmatico a 2-8 ore, si legano quasi completamente alle proteine e si accumulano nel fegato. L'effetto non è immediato e richiede mediamente circa 5 giorni, l'emivita media è 40 ore e la durata d'azione è 2-5 giorni [95, 96]. Numerosi farmaci interferiscono con gli AC e quindi è opportuno verificare qualsiasi associazione farmacologica.

Il PT rappresenta il parametro di riferimento per l'adeguamento del dosaggio: in particolare si utilizza l'*International Normalize Ratio* (INR), il rapporto paziente/controllo, per rendere più omogenei e confrontabili i valori. La relazione dose-risposta è estremamente variabile per cui è richiesto uno stretto monitoraggio soprattutto in fase iniziale. Inoltre, il dosaggio non va adeguato solo alla risposta del singolo paziente, ma anche in relazione alla patologia di base che induce il trattamento (Tab. 1.15).

Effetti collaterali. Sono: emorragia e necrosi cutanea.
- Emorragia: il rischio di emorragia dipende ovviamente dal grado di decoagulazione. Alcuni condizioni cliniche possono potenziare il rischio di emorragia: età > 65 anni, uso concomitante di ASA, anamnesi positiva per emorragie del tratto gastroenterico, insufficienza epatica [97]. La vitamina K è un efficace antidoto, ma l'emostasi migliora dopo parecchie ore o anche giorni; se è richiesto il ripristino immediato di normali valori

emocoagulativi sono opportune ripetute trasfusioni di plasma fresco.
- Necrosi cutanea: rara complicanza che si verifica entro 3-10 giorni dall'inizio della terapia, forse correlata a trombosi diffuse del microcircolo, generalmente più frequente in pazienti con deficit di proteina S e C.

Controindicato l'uso in gravidanza soprattutto nel primo trimestre.

Indicazioni cliniche. La TAO trova indicazioni nella prevenzione secondaria dell'ischemia cerebrale (TIA o ictus) a genesi cardioembolica, mentre nella prevenzione primaria trova indicazioni solo in alcuni sottogruppi di pazienti.
- Nella *fibrillazione atriale non valvolare* (FA) è indicata in prevenzione sia primaria sia secondaria [98, 99], tranne nei sottogruppi di pazienti a basso rischio cardioembolico: età < 65 anni, assenza di altri fattori di rischio vascolari quali ipertensione, valvulopatie, disfunzioni del ventricolo sinistro o precedenti eventi cerebrovascolari. In questi casi è indicata terapia antiaggregante [89].
  Nei pazienti con FANV (fibrillazione atriale valvolare) candidati alla cardioversione elettrica la TAO dovrebbe essere iniziata 3 settimane prima e continuata per 4 settimane dopo.
- Nella stenosi mitralica è sempre indicata in prevenzione secondaria, mentre in prevenzione primaria solo se associata a dilatazione atriale sinistra o FA [100].
- Nelle protesi valvolari biologiche o meccaniche è indicata sia in prevenzione primaria che secondaria. Nei pazienti con protesi meccaniche ad alto

rischio per presenza di FA, malattia coronarica o pregressi eventi cardioembolici, può essere opportuno associare basse dosi di ASA (80-100 mg) o dipiridamolo. Nei pazienti con protesi biologiche è consigliata per 3 mesi in assenza di fattori di rischio, e per sempre in pazienti con pregressi eventi embolici, FA, trombosi in atrio sinistro [101], infarto miocardico transmurale anteriore che presenta un rischio del 3-4% di embolia cerebrale.

Inoltre, vi sono numerose condizioni cliniche in cui TAO trova indicazione pur in assenza di studi controllati che ne definiscano il livello di evidenza:
- dissecazione arteriosa;
- stenosi intracranica su base aterosclerotica, soprattutto del distretto vertebro-basilare;
- endocardite non infettiva;
- pervietà del forame ovale;
- cardiomiopatia dilatativa.

Farmaci antiaggreganti (Tab. 1.16)

Farmaci che inibiscono la ciclossigenasi piastrinica

Acido acetilsalicilico (ASA)

- *Meccanismo d'azione.* Inibisce irreversibilmente mediante acetilazione la ciclossigenasi piastrinica, enzima che trasforma l'acido arachidonico in trombossano A2, potente agente aggregante e vasocostrittore [95]. Parallelamente, nelle cellule endoteliali, la ciclossigenasi favorisce la trasformazione dell'acido arachidonico in prostaciclina, che inibisce la funzione piastrinica e provoca vasodilatazione. Quindi, l'ASA potrebbe comportarsi sia da farmaco antitrombotico

Tabella 1.14 • Schema riassuntivo dei farmaci anticoagulanti

Anticoagulanti diretti	Meccanismo d'azione	Metabolismo	Emivita	Durata d'azione
Eparina non frazionata	Inattivazione della trombina mediante un legame all'AT III. Prolungamento dell'aPTT	Reticolo-endoteliale, epatico	Dose-dipendente (1-2 ore)	Dose-dipendente
EBPM, Eparinoidi	Inibizione fattore Xa mediante un legame all'AT III	Renale, epatico	Dipende dal tipo e dalla via di somministrazione	Dipende dal tipo e dalla via di somministrazione
Anticoagulanti indiretti				
Warfarin (Coumadin)	Antagonisti della vit. K.	Renale,	40 ore	2-5 giorni
Acenocumarolo (Sintrom)	Riducono la sintesi dei fattori II, VII, IX, X Prolungamento del PT L'effetto richiede circa 5 giorni	epatico		

sia da agente protrombotico. Questa ipotesi ha determinato una serie di ricerche farmacologiche finalizzate a individuare la dose che, sfruttando il diverso effetto dell'ASA sull'enzima piastrinico rispetto a quello endoteliale, potesse "risparmiare" la prostaciclina inibendo il trombossano A2 piastrinico. L'emivita del farmaco è 15-20', ma l'effetto è irreversibile e perdura per circa 7 giorni (emivita piastrinica).

• *Modalità di somministrazione e dosaggio.* Si somministra per via orale, abitualmente dopo il pasto principale. Il dosaggio può variare da 30 a 1300 mg/die, secondo quanto indicato dai numerosi studi presenti in letteratura, ma in linea generale è consigliabile somministrare ai pazienti la dose minima efficace perché la tollerabilità e l'incidenza degli effetti collateralli sono dose- dipendenti [102]. Sebbene la minima dose efficace possa non essere la stessa per le varie indicazioni, è ragionevole ritenere adeguati dosaggi giornalieri di ASA quelli compresi tra 75 e 325 mg.

• *Effetti collaterali.* Effetti gastrointestinali: gastrite, nausea e vomito o, più gravi, quali ulcera peptica e emorragie gastrointestinali. Questi effetti sono dose-dipendenti e sono correlati sia all'inibizione della sintesi di prostaglandine sia al contatto diretto con la mucosa gastrica [102]. In generale aumenta il rischio di emorragie anche in altre distretti. Inoltre: tinnito, ipoacusia, vertigini solo per alte dosi. Reazioni allergiche e lieve rialzo degli enzimi epatici: effetti reversibili con la sospensione.

• *Indicazioni cliniche.* L'ASA trova indicazioni soprattutto nell'ischemia cerebrale (ictus o TIA) a genesi aterotrombotica.
- Prevenzione primaria. Attualmente non vi sono evidenze di efficacia per l'uso dell'ASA in prevenzione primaria, anche se può essere considerata in sottogruppi ad alto rischio.
- Prevenzione secondaria. Nel TIA e nell'ictus ischemico non cardioembolico è indicato trattamento antiaggregante con ASA a dosi comprese tra 100-325 mg/die (dose consigliata 100 mg/die). In generale, gli antiaggreganti piastrinici sono efficaci nella prevenzione di seri eventi vascolari in tutti i gruppi ad alto rischio e riducono significativamente l'incidenza di stroke non-fatale, infarto miocardico non-fatale e morte da cause vascolari, mentre non modificano l'incidenza di morte da cause non vascolari [103].
- Fase acuta. L'ASA somministrato in fase acuta risulta efficace nel ridurre la percentuale di recidive, di morte o di dipendenza alla dimissione. Pertanto è indicata in tutti i pazienti non candidabili alla trombolisi. La dose più efficace rimane controversa, ma secondo le indicazioni dell'American Heart Asso-

Tabella 1.15 • Livelli di decoagulazione indicati in patologie ad alto rischio cardioembolico

Condizioni	Livello di decoagulazione
Recente infarto miocardico Infarto della parete anteriore Segmento ipo-acinetico Trombo endoventricolare	2-3
Protesi valvolari meccaniche (valvola mitrale)	2,5-3,5
Protesi valvolari biologiche	2-3
Stenosi mitralica reumatica Soprattutto se associata a fibrillazione atriale	2-3,5
Cardiomiopatia dilatativa Soprattutto se associata a fibrillazione atriale	2-3
Fibrillazione atriale isolata Età > 75 anni Sesso femminile Presenza di Ipertensione	2-3

ciation e della Food and Drug Administration la dose raccomandata in prevenzione secondaria è compresa tra 50 e 325 mg/die [104]. In linea generale si possono somministrare 300-325 mg/die in prevenzione secondaria precoce (fase acuta) e 100 mg/die come mantenimento a lungo termine.

Indobufene. A differenza dell'ASA, inibisce reversibilmente la cicloossigenasi piastrinica, determinando una diminuita produzione di trombossano B2. Inoltre, inibisce la COX2 extrapiastrinica, enzima maggiormente espresso in pazienti con malattia coronarica o ischemia cerebrale. I dati attualmente disponibili sono relativi alla prevenzione secondaria in pazienti con FANV e sembrano dimostrare che l'indobufene, alla dose di 100 o 200 mg ×2/die, presenta un'efficacia analoga alla TAO con minori complicanze emorragiche [105].

Farmaci che interferiscono con agonisti piastrinici specifici

Ticlopidina. Sono di seguito indicate.

• *Meccanismo d'azione.* Inibisce selettivamente le risposte piastriniche all'adenosintrifosfato (ADP), probabilmente inibendo la sua interazione con lo specifico recettore piastrinico. La ticlopidina esercita la sua azione attraverso metaboliti attivi prodotti a livello intestinale o epatico, relativamente instabili e escreti a livelli renale. L'inibizione dell'aggregazione piastrinica è irreversibile: la sua azione antiaggregante si manifesta dopo circa 3-5 giorni dalla somministrazione e continua per 7-10 giorni dopo la sospensione. Alcuni farmaci possono interferire con il metabolismo della ticlopidina e viceversa, per cui è opportuno verificare la necessità di adeguamenti terapeutici. L'associazione con altri antiaggreganti può amplificarne l'effetto [106].

• *Modalità di somministrazione e dosaggio*. Somministrazione orale con massima biodisponibilità se somministrata dopo i pasti. Il dosaggio efficace è di 250 mg × 2/die. Alcuni farmaci interferiscono con la ticlopidina (cimetidina, carbamazepina, fenitoina, ciclosporina, teofillina).

• *Effetti collaterali*. In primo luogo effetti ematologici: neutropenia e agranulocitosi sono relativamente rari (2,4%), ma possono essere talvolta letali (0,9%). Queste complicanze abitualmente insorgono nei primi 3-4 mesi di terapia, per cui durante questo periodo è opportuno controllare l'emocromo ogni 15 giorni. L'effetto è reversibile con la pronta sospensione del farmaco [107]. Più raramente può verificarsi una porpora trombotica trombocitopenica (1/2.000-4.000 pazienti). I pazienti con età > 75 anni sono a maggiore rischio di sviluppare effetti ematologici.

Inoltre, disturbi gastrointestinali quali dolore epigastrico e diarrea, che possono essere parzialmente controllati dall'assunzione con il cibo; rash cutanei, di solito lievi, sono controllabili con una transitoria diminuzione del dosaggio; aumento del colesterolo totale, con prevalente incremento delle LDL.

• *Indicazioni*. Nella prevenzione secondaria a lungo termine la ticlopidina ha dimostrato un effetto protettivo sia sulla morte che sulle recidive ictali [108] e sembra lievemente più efficace dell'ASA [96], ma il suo uso è limitato dagli effetti collaterali e dal costo. Trova indicazione in:
• pazienti allergici o intolleranti all'ASA;
• nella recidiva di ischemia in pazienti già in trattamento con ASA;
• in associazione ad ASA nell'angioplastica + stent.
La recente introduzione di nuovi farmaci antiaggreganti, ugualmente efficaci e più sicuri, ha progressivamente ridotto le reali indicazioni all'uso di ticlopidina.

Clopidogrel. Sono di seguito indicate.

• *Meccanismo d'azione*. La molecola, chimicamente analoga alla ticlopidina (tienopiridine), esercita un effetto simile sull'attivazione piastrinica, mediante inibizione delle risposte all'ADP [109]. Il clopidogrel non interferisce con farmaci di comune uso clinico e la dose non necessita di aggiustamenti in caso di insufficienza epatica o renale.

• *Modalità di somministrazione e dosaggio*. Dose di 75 mg/die per os in un'unica somministrazione, che migliora la compliance dei pazienti. In alcuni sottogruppi di pazienti con cardiopatia ischemica è stata proposta una dose di attacco superiore (300 mg/die) per raggiungere rapidamente l'effetto massimale.

Tabella 1.16 • Schema riassuntivo dei farmaci antiaggreganti

	Meccanismo d'azione	Metabolismo	Emivita	Durata d'azione
ASA	Inibizione della ciclossigenasi piastrinica	Renale, epatico	15 - 20'	7 giorni (emivita piastrinica)
Ticlopidina	Inibizione dell'aggregazione piastrinica ADP-dipendente	Epatico	12 ore dose singola e 45 gg dosi ripetute	7-10 giorni
Clopidogrel	Inibizione dell'aggregazione piastrinica ADP-dipendente	Renale, epatico	8 ore	5 giorni
Dipiridamolo	Inibizione Inibizione dell'uptake cellulare di adenosina	Epatico	α t $_{1/2}$ 40 min β t $_{1/2}$ 10 ore	

• *Effetti collaterali*. Disturbi gastrointestinali, quali nausea, vomito, emorragie gastroenteriche sono presenti in misura uguale se non minore rispetto ai pazienti trattati con ASA [109], mentre più frequenti sono diarrea e rash cutanei. Gli effetti ematologici consistono nel rischio di neutropenia, sostanzialmente analogo a quello dell'ASA (0,1%). Nella maggior parte dei casi si verifica nelle prime 2 settimane, per cui non vi è necessità di uno stretto e prolungato monitoraggio emocromocitometrico.

• *Indicazioni*. Nella prevenzione secondaria di pazienti con malattia vascolare (cerebrale, miocardica, periferica) efficacia lievemente superiore all'ASA, ma con costi significativamente superiori. Quindi, analogamente alla ticlopidina trova indicazione in:
- pazienti allergici o intolleranti all'ASA;
- recidiva di ischemia in pazienti già in trattamento con ASA;
- in associazione ad ASA nell'angioplastica + stent
Rispetto alla ticlopidina ha il vantaggio di minori effetti collaterali e della monosomministrazione.

Farmaci che aumentano i livelli piastrinici di AMP ciclico

Dipiridamolo. Sono di seguito indicate.

• *Meccanismo d'azione*. Inibisce la fosfodiesterasi piastrinica, enzima che catabolizza l'AMP ciclico, e la captazione di adenosina, sostanza che stimola la produzione di AMP ciclico da parte dei globuli rossi e di altri tessuti. L'attività antiaggregante del dipiridamolo è maggiore in vivo che in vitro, probabilmente perché in vivo aumenta i livelli plasmatici di adenosina.

• *Modalità di somministrazione e dosaggio*. L'assorbimento e la biodisponibilità del dipiridamolo dipendono dalla formulazione. I dati disponibili sull'efficacia in prevenzione secondaria fanno riferimento a dosi di 400 mg/die (200 × 2/die).

• *Effetti collaterali*. Cefalea, la cui incidenza si riduce aumentando gradualmente la dose, appare comunque meno frequente dopo un periodo di esposizione al farmaco. Diarrea, effetto possibile sia se il dipiridamolo è somministrato da solo sia in associazione ad ASA.

• *Indicazioni*. Il dipiridamolo trova indicazioni soprattutto nell'ischemia cerebrale (ictus o TIA) a genesi non cardioembolica. Lo studio ESPS-2 ha definito la sua efficacia nella prevenzione secondaria dell'ictus [110]: in monoterapia il farmaco presenta un'efficacia analoga all'ASA, mentre l'associazione di dipiridamolo (200 mg × 2/die) e ASA (25 mg × 2/die) appare più efficace dei due farmaci somministrati singolarmente, senza un significativo incremento degli effetti collaterali.

Inibitori dei recettori piastrinici IIa/IIIb

Rappresentano una classe relativamente nuova di farmaci che agiscono bloccando recettori di membrana piastrinici, passaggio chiave comune a tutte le vie di attivazione piastrinica. Questi farmaci, pur presentando un meccanismo d'azione comune, possono interferire con l'aggregazione piastrinica in diversi modi e con differenti effetti funzionali. Sono farmaci disponibili solo per uso ospedaliero (abciximab, eptifibatide, tirofiban) e trovano impiego nella sindrome coronarica acuta, mentre la loro utilità nella MCV acuta non è stata dimostrata. In alcuni studi è stata segnalata una maggiore incidenza di eventi emorragici correlati all'uso dei questi farmaci.

Trifusal. Antiaggregante di sintesi che agisce sia direttamente sia attraverso un metabolita attivo, inibendo in maniera irreversibile la ciclossigenasi piastrinica senza inibire, a differenza dell'ASA, la sintesi endoteliale di prostacicline e di altre prostaglandine ad effetto vasodilatatore. Il trifusal non ha dimostrato maggiore efficacia dell'ASA nella prevenzione secondaria dell'ictus ischemico e attualmente non vi sono indicazioni cliniche al suo utilizzo in questo ambito [111].

Associazione di farmaci

In considerazione della relativa efficacia di ASA o di altri antiaggreganti utilizzati da soli nella prevenzione secondaria dell'ictus, vari studi di combinazione sono stati sviluppati. Lo European Stroke Prevention Study-2 (ESPS-2) ha valutato l'efficacia del dipiridamolo in formulazione retard (200 mg × 2/die), dell'ASA a basso dosaggio (25 mg × 2/die) e della loro associazione agli stessi dosaggi contro placebo. Il dipiridamolo da solo ha mostrato un'efficacia paragonabile a quella dell'ASA (rispettivamente una riduzione del 16,3% e del 18,1% del rischio relativo a 2 anni), ma l'associazione dipiridamolo-ASA è risultata più efficace dei due singoli farmaci nel prevenire nuovi episodi ischemici cerebrali (riduzione del rischio relativo di ictus del 37% rispetto al gruppo placebo). Un risultato analogo è emerso dallo studio Aspirin plus dipyridamole versus aspirin alone after cerebral ischaemia of arterial origin (ESPRIT), condotto con disegno randomizzato in aperto e con dosi variabili di entrambi i farmaci, in una popolazione di pazienti con TIA o ictus lieve [112]. Gli aspetti metodologici e l'analisi dei risultati hanno condotto il Gruppo SPREAD a considerare l'associazione dipiridamolo più ASA indicata come alternativa all'ASA, che rimane la prima scelta.

Gli studi di associazione di ASA più clopidogrel non hanno dimostrato una maggiore efficacia rispetto ai farmaci singoli. Lo studio CHARISMA ha valutato pazienti ad alto rischio di eventi cardiovascolari concludendo che l'associazione non è più efficace di ASA da solo nel ridurre l'incidenza di infarto del miocardio, di ictus e di morte cardiovascolare, e ha determinato una frequenza maggiore di sanguinamento moderato, ma non di il sanguinamento grave [113].

Terapia specifica in sottogruppi ad alto rischio

Ictus embolico

È un evento ischemico cerebrale acuto in cui viene identificata una potenziale fonte cardioembolica.

Il 15-30% di tutti gli ictus ischemici presenta una genesi cardioembolica [114, 115]; la variabilità nelle diverse casistiche è correlata principalmente al diverso grado di approfondimento diagnostico. La frequenza aumenta con l'aumentare dell'età in relazione alla maggiore prevalenza di fibrillazione atriale. Inoltre, si ritiene che circa il 30% degli ictus classificati come criptogenetici sia in realtà determinato da una potenziale fonte cardioembolica. L'espressione "cardiopatia emboligena" comprende un gruppo eterogeneo sia dal punto di vista anatomo-fisiologico sia per il rischio correlato di stroke, sia per il diverso approccio terapeutico.

- **Fisiopatologia.** Il fenomeno cardioembolico può essere indotto da meccanismi diversi:
- formazione di un trombo all'interno delle cavità cardiache per ridotte velocità di flusso conseguenti ad anomalie contrattili della parete atriale e/o ventricolare, come ad esempio nella fibrillazione atriale, nell'infarto miocardico, nelle cardiomiopatie;
- emboli provenienti da valvole cardiache, come nelle endocarditi o nelle protesi valvolari; emboli paradossi attraverso uno shunt destro/sinistro in presenza di difetti interatriali o interventricolari, come nella pervietà del forame ovale o nell'aneurisma del setto interatriale;
- emboli provenienti da calcificazioni dell'anulus mitralico o aortico;
- emboli provenienti da tumori endocavitari come frammento dello stesso o secondario al distacco di frammenti trombotici, come nel mixoma o nel sarcoma cardiaco.

- **Caratteristiche cliniche.** Alcuni aspetti clinici possono essere suggestivi di ictus cardioembolico: sintomi o segni riferibili a diversi territori vascolari, coinvolgimento corticale cerebrale e cerebellare, rapida risoluzione dei sintomi, crisi epilettiche all'esordio, fenomeni sincopali o palpitazioni. È opportuno sospettare sempre una genesi cardioembolica in soggetti giovani senza fattori di rischio vascolari.

- **Diagnosi.** La diagnosi si avvale dell'ECG di routine, mentre è opportuno riservare registrazioni prolungate (ECG-Holter) a pazienti con anamnesi positiva di sincopi, palpitazioni o evidenze di alterazioni del ritmo. Un ruolo importante è svolto dalle metodiche a ultrasuoni, quali l'ecocardiografia transtoracica (ETT) e transesofagea (ETE). Quest'ultima permette una più adeguata visualizzazione dell'atrio e dell'auricola di sinistra, del setto interatriale e dell'arco aortico. La contemporanea somministrazione ev di mdc (microbolle) evidenzia la presenza di shunt. La presenza di shunt può essere studiata con medesima accuratezza anche dal doppler transcranico, che permette di individuare il passaggio di segnali microembolici offrendo il vantaggio di una minore invasività [116]. L'ETE è indicata nei pazienti di qualsiasi età con ictus criptogenitico e in quelli in cui si sospetta un'endocardite o si necessita di una migliore visualizzazione della camere atriali e dell'arco aortico [116, 117].

- **Terapia.** La TAO trova indicazione in tutte le condizioni ad alto rischio emboligeno, anche se con valori di decoagulazione diversi in relazione ai differenti livelli di rischio (Tab.1.15). La FANV rappresenta la patologia di gran lunga più frequente nell'età avanzata e nei pazienti con lesioni cardio- e cerebrovascolari. In prevenzione secondaria, l'indicazione alla TAO in pazienti con ischemia cerebrale e FA è assoluta. In prevenzione primaria deve essere valutata in rapporto all'età e alla presenza di altri fattori di rischio: infatti l'età più avanzata aumenta il rischio di cardioembolismo, ma anche di complicanze emorragiche. In linea generale, la TAO in prevenzione primaria nella FANV è indicata in pazienti con età tra 65 e 75 anni e età > 75 anni se sono presenti fattori di rischio aggiuntivi quali diabete, ipertensione arteriosa, dilatazione atriale sinistra, disfunzione sistolica ventricolare sinistra, scompenso cardiaco.

Pervietà del forame ovale. La pervietà del forame ovale (PFO) è un'anomalia molto frequente nella popolazione generale (30% circa), ma risulta significativamente associata all'ictus ischemico criptogenetico dell'età giovane-adulta. Il maggiore rischio di cardioembolismo potrebbe essere correlato alle sue dimensioni (≥ 2 mm) e/o alla sua associazione con aneurisma del setto interatriale [118]. In presenza di PFO e in assenza di potenziali altre cause, le opzioni terapeutiche sono: terapia antiaggregante, terapia anticoagulante o chiusura percutanea con catetere. Quest'ultima procedura sembra garantire una bassa incidenza di complicanze e un'ottima percentuale di successo [120, 121]. Poiché non sono ancora disponibili dati conclusivi supportati da studi prospettici randomizzati, possiamo indicare:

- terapia antiaggregante al primo evento cerebrovascolare ischemico associato a PFO isolato, di piccole dimensioni, in assenza di trombosi venosa periferica;
- terapia anticoagulante in presenza di recidiva ischemica, alterazioni emocoagulative, PFO associato ad aneurisma del setto;
- chiusura percutanea con catetere in pazienti di età < 45 anni, ampio shunt destro/sinistro associato ad aneurisma del setto, eventi vascolari ripetuti, recidiva in corso di TAO o controindicazioni alla TAO.

Ictus aterotrombotico. Nell'ischemia secondaria ad ateromasia dei vasi, la TAO non solo non ha dimostrato una maggiore efficacia della terapia antiaggregante, ma anche un significativo incremento delle complicanze emorragiche [122]. Non vi è quindi attualmente indicazione alla TAO in alternativa alla terapia antiaggregante. Situazioni cliniche in cui è opportuno considerarla come possibile alternativa sono:
- dissecazioni arteriose;
- stenosi intracraniche;
- stenosi extracraniche sub-occlusive in attesa di tromboendoarterectomia, soprattutto in presenza di fluttuazioni del quadro clinico.

Terapia chirurgica

Tromboendoarterectomia. La tromboendoarterectomia (TEA) rappresenta un'opzione terapeutica importante in presenza di ateromasia del distretto carotideo extracranico: in alcuni gruppi di pazienti riduce significativamente il rischio di ischemia cerebrale. Il potenziale beneficio indotto dalla TEA dipende dalla storia clinica del paziente (stenosi sintomatica o asintomatica), dall'entità della stenosi, dalla tipologia di placca e dall'esperienza chirurgica dell'operatore.

Una premessa importante è quella relativa alla misurazione dell'entità della stenosi. I due più ampi trial clinici sull'efficacia della chirurgia (NASCET e ECTS) hanno utilizzato modalità di misurazioni diverse [123, 124]: ricordiamo quindi che è sempre opportuno definire in fase diagnostica a quale metodo si fa riferimento.

- *Stenosi carotidea sintomatica*. I valori di riferimento sono indicati secondo il metodo NASCET.
- Grado di stenosi > 70%: la TEA è indicata in tutti i pazienti preferibilmente entro 6 mesi dall'evento acuto. In caso di TIA, minor stroke e/o lesioni poco estese alla TAC cerebrale è indicata la TEA in fase precoce. Perché il beneficio sia effettivo, le complicanze operatorie dell'equipe chirurgica di riferimento dovrebbero essere < 6%.
- Grado di stenosi 50-69%: il beneficio dimostrato è ai limiti della significatività statistica e pertanto più dubbio. Verosimilmente ne beneficiano maggiormente alcuni sottogruppi di pazienti a rischio più elevato di ictus: ischemia recente, sintomi cerebrali e non oculari, placca ulcerata, età non avanzata, sesso maschile e non diabetici. Inoltre, il tasso di complicanze perioperatorie dell'equipe chirurgica deve essere < 6 % [125].
- Grado di stenosi < 50%: non vi è indicazione alla TEA, ma unicamente alla terapia medica.

- *Stenosi carotidea asintomatica*. La TEA è indicata in pazienti con stenosi asintomatica > 60%, con aspettativa di vita > 5 anni, e se eseguita da équipe chirurgiche con complicanze perioperatorie < 3% [126]. L'indicazione è ancora dibattuta perché il beneficio assoluto dimostrato è basso [127, 128]: si manifesta dopo almeno un anno dalla TEA, sembra minore nelle donne rispetto agli uomini e si riduce ulteriormente in presenza di polipatologie associate e di aspettative di vita < 5 anni. Pertanto, quando si considera questa opzione terapeutica, devono essere attentamente valutati molteplici fattori: severità e progressione della stenosi, età del paziente, presenza di patologie concomitanti, grado di ateromasia negli altri distretti arteriosi, presenza di fattori di rischio vascolari. La presenza di occlusione o di una stenosi sintomatica nel distretto carotideo controlaterale non sembra influire sui benefici derivati dalla TEA [129].

Ictus emorragico

Emorragia intraparenchimale

- *Fisiopatologia*. L'emorragia cerebrale intraparenchimale (ECI) rappresenta il 10-15% di tutti gli ictus e è

Tabella 1.17 • Indicazioni al trattamento chirurgico nell'emorragia cerebrale intraparenchimale (ECI). Da: Management of intracerebral hemorrhage. In: Fisher M, ed. Stroke Therapy [133]

Sede ECI	Aspetti clinici e neuroradiologici (TAC cerebrale)	Trattamento
Putamen	Paziente vigile, ECI di piccole dimensioni ≤ 30 cm³	Non chirurgico
	Paziente in coma, ECI di grandi dimensioni ≥60 cm³	Non chirurgico
	Paziente soporoso, ECI di medie dimensioni 30-60 cm³	Possibile candidato all'evacuazione
Caudato	Paziente vigile o soporoso con emorragia intraventricolare e idrocefalo	Possibile candidato alla ventricolostomia
Talamo	Paziente soporoso o stuporoso con emorragia nel III° ventricolo e idrocefalo	Possibile candidato alla ventricolostomia
Lobare (sostanza bianca)	Paziente soporoso o stuporoso, con ECI di medie dimensioni, con progressivo peggioramento del livello di coscienza	Possibile candidato all'evacuazione
Ponte, mesencefalo, bulbo		Non chirurgico
Cervelletto	Paziente non in coma, con ECI ≥ 3 cm, e/o idrocefalo e/o scomparsa della cisterna quadrigemina	Evacuazione (raccomandata), preceduta da ventricolostomia se il paziente presenta progressivo e rapido peggioramento clinico

gravata da una mortalità superiore al 50% a 30 giorni, di cui circa la metà avviene nelle prime 48 ore.

L'ipertensione rappresenta la causa più frequente, ma devono sempre essere considerate altri possibili cause: disturbi della coagulazione primitivi o secondari alla somministrazione di farmaci (ad es., anticoagulanti o trombolitici), angiopatia amiloide, malformazioni vascolari, tumori o sostanze simpaticomimetiche (ad es., cocaina). Come già anticipato, il danno deriva dall'effetto massa e dalla conseguente ipertensione endocranica che possono determinare fenomeni di erniazione cerebrale, in relazione alla sede e alle dimensioni dell'ematoma, dall'edema perifocale e da componenti ematiche potenzialmente dannose contenute nell'ematoma.

• *Diagnosi*. Clinicamente l'ECI non differisce dall'ischemia e la diagnosi si effettua con TAC cerebrale che permette la visualizzazione della raccolta ematica. Metodiche quali RMN cerebrale, angio-RMN e angiografia sono principalmente finalizzate a individuare possibili malformazioni vascolari che possono aver determinato l'emorragia.

• *Terapia medica*. Le misure di carattere generale, la prevenzione delle complicanze e il trattamento dell'ipertensione endocranica non differiscono sostanzialmente da quelle descritte per l'ischemia cerebrale.

È importante sottolineare che il trattamento dell'ipertensione arteriosa, nella fase acuta di una ECI,

Tabella 1.18 • Classificazione degli aneurismi

Morfologia
Sacculari
Fusiformi

Dimensioni
Piccoli: < 10 mm
Grandi: 10-24 mm
Giganti: > 25 mm

Sede
Circolo anteriore
Circolo posteriore

Eziologia
Sacculare (degenerativo)
Aterosclerotico
Infettivo (micotico)
Dissecante
Neoplastico

si avvale sostanzialmente degli stessi farmaci e delle stesse modalità di somministrazione illustrate per l'ictus ischemico, ma variano i parametri di riferimento entro i quali è richiesta una terapia farmacologica specifica. Infatti, è opportuno mantenere livelli pressori di sistolica ≤1 80 mmHg, di diastolica ≤ 100 mmHg o di pressione arteriosa media compresa tra 100 e 125 mmHg. Nei soggetti con anamnesi positiva per ipertensione si possono non trattare valori di pressione media fino a 130 mmHg [130, 131].

Tabella 1.19 • Scala di Hunt e Hess

Grado 1	Paziente asintomatico o con lieve rigidità nucale
Grado 2	Deficit dei nervi cranici, rigidità nucale, cefalea da moderata a severa
Grado 3	Paziente soporoso, confuso, con deficit neurologici focali lievi
Grado 4	Paziente stuporoso, emiparesi da moderata a severa, segni iniziali di decerebrazione
Grado 5	Paziente in coma con reazioni in decerebrazione

Tabella 1.20 • Terapie potenzialmente utili nell'emorragia subaracnoidea e nel vasospasmo

Farmaco	Dose	Possibile effetto terapeutico
Emorragia subaracnoidea		
Desametasone	4 mg ogni 6 ore	Riduce gli effetti infiammatori secondari all'ESA
Nimodipina	60 mg ogni 4 ore	Previene il vasospasmo
Fenitoina	100 mg 2-3 /die o adeguata ai livelli terapeutici	Previene eventuali episodi critici, soprattutto in pazienti sottoposti a craniotomia in fossa anteriore o media.
Acido	Dose di attacco 5-10 g, poi 36-48 g ogni 24 ore	Prevenzione del risanguinamento, ϵ-aminocaproico in caso di ritardatato intervento
Codeina	30-60 mg ogni 3 ore	Analgesia
Vasospasmo		
Prevenzione		
Trattamento chirurgico precoce con rimozione della raccolta ematica dallo spazio subaracnoideo e/o Ca^{++} antagonisti (Nimodipina)		
Trattamento		
Ipertensione-Ipervolemia		
Papaverina intra-arteriosa		
Nitroprussiato di Na^{++} intratecale		
Angioplastica con palloncino		
By-pass intra- extracranico		

• ***Terapia chirurgica***. L'efficacia della terapia chirurgica nella ECI rimane controversa. Due studi pilota suggeriscono un potenziale beneficio della chirurgia in fase precoce [70, 132, 133]. Le procedure chirurgiche comprendono:

• craniotomia e evacuazione diretta dell'ematoma;
• drenaggio dell'ematoma mediante posizionamento TAC-guidato di catetere, con o senza somministrazione locale di trombolitico;
• ventricolostomia o drenaggio ventricolare finalizzato a ridurre l'ipertensione endocranica in presenza di idrocefalo secondario all'emorragia.

Le indicazioni per un'eventuale trattamento chirurgico dipendono dalle dimensioni e dalla sede della raccolta ematica e sono riassunte nella tabella 1.17. Le dimensioni dell'emorragia in cm^3 possono essere calcolate secondo un metodo standardizzato, riproducibile e di facile applicazione, definito "ABC/2" [134]. In linea generale sono potenzialmente suscettibili di trattamento chirurgico:

• emorragie lobari di medie dimensioni (20-60 cm^3), soprattutto in sede superficiale;
• emorragie cerebellari, soprattutto se di diametro > 3cm, associate a idrocefalo e/o con scomparsa della cisterna perimesencefalica [135];
• emorragie a sede profonda che interessano i nuclei della base e/o i ventricoli con idrocefalo associato, in cui può essere indicata una derivazione ventricolare soprattutto in presenza di segni di compressione sul troncoencefalo.

Emorragia subaracnoidea e aneurismi cerebrali

• ***Definizione e fisiopatologia***. La presenza di sangue nello spazio subaracnoideo è dovuta nel 75-90% a rottura di un aneurisma intracranico. Gli aneurismi possono essere classificati in base alla morfologia, alle dimensioni, alla sede e alla localizzazione (Tab. 1.18). L'emorragia subaracnoidea (ESA) più tipicamente si manifesta con cefalea improvvisa di forte intensità associata a segni di meningismo, alterazioni della coscienza, segni neurologici focali più frequentemente a carico dei nervi cranici e vomito. La gravità del quadro clinico è estremamente variabile e lo spettro di variabilità viene riassunto nella scala di Hunt e Hess, utile strumento nella pratica clinica (Tab.1.19).

Una complicanza frequente e molto temibile dell'ESA è rappresentata dal vasospasmo, che può essere subclinico o determinare estesi infarti cerebrali con gravi sequele neurologiche. Generalmente il vasospasmo insorge tra il 3° e il 12° giorno dopo l'emorragia e può interessare sia i segmenti prossimali che distali delle arterie intracraniche.

• Diagnosi. La conferma diagnostica di ESA può essere effettuata con TAC cerebrale, che però in alcune circostanze potrebbe risultare negativa: in caso di emorragie molto piccole, soprattutto se in fossa posteriore, o quando il tempo intercorso è troppo lungo (6-10 giorni) [136]. Se la TAC cerebrale è negativa, è opportuno eseguire una RMN cerebrale e/o una rachicentesi [137]. RMN e angio-RMN cerebrale sono utili per la ricerca di aneurismi o malformazioni A-V. L'identificazione del vasospasmo è possibile mediante esame doppler transcranico, che consente una diagnosi precoce, e/o angiografia, che permette di individuare la presenza di vasospasmo anche in sede distale.

• Terapia medica. In fase acuta è necessario uno stretto monitoraggio delle condizioni neurologiche e la stabilizzazione dei parametri vitali, respiratori e cardiopressori, cercando di raggiungere o mantenere i livelli ottimali:
- pressione arteriosa sistolica: 120-140 mmHg;
- $PaO_2 > 80$ mm Hg, in assenza di broncopneumopatie;
- saturazione di $O_2 > 90\%$.

La tabella 1.20 riporta i trattamenti potenzialmente utili sia nella gestione dell'ESA in fase acuta sia nel vasospasmo.

• Terapia chirurgica e endovascolare. Il trattamento di un aneurisma che ha sanguinato si avvale generalmente di:
- terapia chirurgica mediante craniotomia e "clippaggio" del colletto aneurismatico;
- terapia endovascolare con spirali (*coils*) di Guglielmi.

La scelta dipende dalle dimensioni dell'aneurisma e del suo "colletto", dalla sede e dai rapporti con il vaso da cui dipende [138].

In ambito endovascolare, inoltre, si stanno sviluppando sia nuovi materiali che nuove metodiche: polimeri liquidi, tecniche di rimodellamento dei colletti, posizionamento di stent per escludere la sacca aneurismatica.

• Terapia di aneurismi asintomatici. Il trattamento di aneurismi asintomatici passa attraverso un delicato bilancio tra rischio di rottura e rischio operatorio [139]. In generale, possiamo ricordare che gli aneurismi asintomatici a maggiore rischio di rottura sono:
- di dimensioni > 1 cm;
- localizzati nel circolo posteriore;
- nei pazienti con precedente ESA da rottura di altro aneurisma.

Quindi, per il paziente con aneurisma asintomatico, di piccole dimensioni, in sede anteriore (intracavernosa-extradurale), senza precedenti di ESA è indicato trattamento conservativo con follow-up neuroradiologico annuale per i primi 3 anni, e successivamente ogni 3 anni.

Bibliografia

1. Hetano S. Experience from a multicentre stroke register: a preliminary report. Bull WHO (World Health Organisation) 1976; 54:541-553.
2. WHO (World Health Organisation). Cerebrovascular disorders: a clinical and research classification. Geneva: World Health Organisation, Offset Publication 1978; n.43.
3. Astrup J, Siesjo BK, Symon L. Thresholds in cerebral ischemia - the ischemic penumbra. Stroke 1981; 12:723-725.
4. Bozzao L, Bastianello S, Fantozzi LM et al. Correlation of angiographic and sequential CT findings in patients with evolving cerebral infarction. AJNR Am J Neuroradiol 1989; 10: 1215-1222.
5. Hacke W, Kaste M, Fieschi C et al. Intravenous thrombolysis with recombinant tissue plasminogen activator for acute hemispheric stroke. The European Cooperative Acute Stroke Study (ECASS) JAMA 1995; 274 (13):1017-102.
6. Steiner T, Mendoza G, De Giorgia M, Schellinger P, Holle R, Hacke W.. Prognosis of stroke patients requiring mechanical ventilation in a neurological critical care unit. Stroke 1997; 28:711-715.
7. Oppenheimer SM, Hachinsky VC. The cardiac consequences of stroke. Neurol Clin N Am 1992; 10: 167-176.
8. Oppenheimer SM, Hachinsky VC. Complication of acute stroke. Lancet 1992; 339: 721-724.
9. Calberg B, Asplund K, Hagg E. Factors influencing blood pressure levels in patients with acute stroke. Stroke 1991; 4:527-530.
10. Britton M, Carlsson A, de Faire U. Blood pressure course in patients with acute stroke and matche controls. Stroke 1986; 17 : 861-864.
11. Hacke W, Kaste M, Olsen TS, Bogousslavsky, Orgozozo JM for the EUSI Executive Committee. Acute treatment of ischemic stroke. Cerebrovasc Dis 2000; 10(suppl 3): 22-33.

12. Powers WJ Acute hypertension after stroke: the scientific basic for treatment decisions Neurology 1993; 43:461-467.

13. Pulsinelli W, Lewy D, Sigsbee B et al. Increase damage in acute ischemic stroke in patients with hyperglycemia with or without establishe diabetes mellitus. Am J Me 1983; 74:540-544.

14. Jorgensen H, Nakayama H, Raaschou HO et al. Stroke in patients with diabetes. The Copenhagen Stroke Study. Stroke 1994;25(10):1977-1984.

15. Fukuda H, Kitani M, Takahashi K. Body temperature correlates with functional outcome and the lesion size of cerebral infarction. Acta Neurol Scand 1999 100(6):385-390.

16. Reith J, Jorgensen HS, Pedersen PM et al. Body temperature in acute stroke: relation to stroke severity, infarct size, mortality, and outcome. Lancet,1996 347:422-425.

17. Schwarz S, Hafner K, Aschoff A, Schwab S. Incidence and prognostic significance of fever following intracerebral hemorrhage. Neurology 2000 Jan 25;54(2):354-61. Neurology 2000; 54:354-361.

18. Adams HP, del Zoppo GJ, von Kummer R eds. In: Management of stroke: a practical guide for prevention, evaluation, and treatment of acute stroke. 2nd edn. Profession Comunication, Inc. 2002.

19. The National Institute of Neurological Disorders and Stroke rt-PA Stroke Study Group: Tissue plasminogen activator for acute ischemic stroke (NINDS). N Engl J Me 1995; 333: 1581-1587.

20. Hacke W, Kaste M, Fieschi C et al. Randomise double-blind placebo-controlle trial of thrombolytic therapy with intravenous alteplase in acute ischaemic stroke (ECASS II). Second European-Australasian Acute Stroke Study Investigators. Lancet 1998; 352: 1245-1251.

21. Clark WM, Wissman S, Albers GW et al. Recombinant tissue-type plasminogen activator (Alteplase) for ischemic stroke 3 to 5 hours after symptom onset. The ATLANTIS Study: a randomize controlle trial. Alteplase Thrombolysis for Acute Noninterventional Therapy in Ischemic Stroke. JAMA 1999; 282: 2019-2026.

22. Wardlaw JM, Del Zoppo G, Yamaguchi T et al. Thrombolysis for acute ischaemic stroke (Cochrane Review). In: The Cochrane Library, Issue 3, 2003. Oxford: Update Software; Hacke W, Brott T, Caplan L et al. Thrombolysis in acute ischemic stroke:controlle trials and clinical experience.Neurology 1999; 53 (7 Suppl 4): S3-S14.

23. Hacke W, Donnan G, Fieschi C et al. ATLANTIS Trials Investigators, ECASS Trials Investigators, NINDS rt-PA Study Group Investigators. Association of outcome with early stroke treatment: poole analysis of ATLANTIS, ECASS, and NINDS rt-PA stroke trials. Lancet. 2004; 363: 768-774.

24. Grond M, Hacke W, Hennerici MG et al. SITS-MOST investigators Thrombolysis with alteplase for acute ischaemic stroke in the Safe Implementation of Thrombolysis in Stroke-Monitoring Study (SITS-MOST): an observational study. Lancet 2007; 369: 275-282.

25. Harold P. Adams, Jr, del Zoppo G et al.Guidelines for the Early Management of Adults With Ischemic Stroke: A Guideline From the American Heart Association/American Stroke Association Stroke Council, Clinical Cardiology Council, Cardiovascular Radiology and Intervention Council, and the Atherosclerotic Peripheral Vascular Disease and Quality of Care Outcomes in Research Interdisciplinary Working Groups: The American Academy of Neurology affirms the value of this guideline as an educational tool for neurologists. Stroke 2007; 38; 1655-1711.

26. Multicentre Acute Stroke Trial-Italy (MAST-I) Group. Randomise controlle trial of streptokinase, aspirin, and combination of both in treatment of acute ischaemic stroke. Lancet 1995; 346: 1509-1514.

27. The Multicenter Acute Stroke Trial - Europe Study Group. Thrombolytic Therapy with Streptokinase in Acute Ischemic Stroke. N Engl J Me 1996; 335: 145-150.

28. Donnan GA, Davis SM, Chanbers BR et al. Streptokinase for acute ischemic stroke with relationship to time of administration: Australian Streptokinase (ASK) Trial Study Group. JAMA 1996; 276: 961-966.

29. Gonner F, Remonda L, Mattle H et al. Local intra-arterial thrombolysis in acute ischemic stroke. Stroke 1998;29:1894-1900.

30. Jahan R, Duckwiler GR, Kidwell CS, et al. Intraarterial thrombolysis for treatment of acute stroke: experience in 26 patients with long-term follow-up. AJNR 1999; 20:1291-1299.

31. Suarez JI, Sunshine JL, Tarr R et al. Predictors of clinical improvement, angiographic recanalization, and intracranial hemorrhage after intra-arterial thrombolysis for acute ischemic stroke. Stroke 1999; 30: 2094-2100.

32. Del Zoppo GJ, Higashida RT, Furlan AJ et al. PROACT: a phase II randomize trial of recombinant pro-urokinase by direct arterial delivery in acute middle cerebral artery stroke. PROACT Investigators. Prolyse in Acute Cerebral Thromboembolism. Stroke 1998; 29: 4-11.

33. Furlan A, Higashida R, Wechsler L et al. Intra-arterial prourokinase for acute ischemic stroke. The PROACT II study: a randomize controlle trial. Prolyse in Acute Cerebral Thromboembolism. JAMA 1999; 282:2003-2011.

34. Roine RO, Lindsberg P, Kaste M. Thrombolysis in acute ischemic stroke. In: J Castillo, A Davalos, D Toni (eds): Management of acute ischemic stroke patients. Springer-Verlag, Barcelona 1997; 226-239.

35. Wijdicks EF, Nichols DA, Thielen KR et al. Intra-arterial thrombolysis in acute basilar artery thromboembolism: the initial Mayo Clinic experience. Mayo Clin Proc 1997; 72:1005-1013.

36. Lindsberg PJ, Mattle HP. Therapy of basilar artery occlusion: a systematic analysis comparing intra-arterial and intravenous thrombolysis. Stroke 2006; 37: 922-928.

37. Muir KW, Grosset DG. Neuroprotection for acute stroke: making clinical trials work. Stroke 1999; 30:180-182.

38. Lees KR. Does neuroprotection improbe stroke outcome? Lancet 1998; 351:1447-1448.

39. Sacchetti ML, Toni D, Fiorelli M et al. The concept of combination therapy in acute ischemic stroke. Neurology 1997; 49 (Suppl.4): S70-S74.

40. van der Kooij MA, Groenendaal F, Kavelaars A et al. Neuroprotective properties and mechanisms of erythropoietin in in vitro and in vivo experimental models for hypoxia/ischemia Brain Res Rev 2008 May 1 (Epub ahead of print).

41. Bath, Sprigg N Colony stimulating factors (including erythropoietin, granulocyte colony stimulating factor and analogues) for stroke. Cochrane Database Syst Rev. 2007 Apr 18;(2):CD00520.

42. International Stroke Trial Collaborative Group. The International Stroke Trial (IST): a randomise trial of aspirin, subcutaneous heparin, both, or neither among 19435 patients with acute ischaemic stroke: Lancet 1997;349:1569-1581.

43. Kay R, Wong KS, Yu YL. Low-molecular-weight heparin for treatment of acute ischemic stroke. N Engl J Med. 1995; 333:1588-1593.

44. Chamorro A. Heparin in acute ischemic stroke: the case for a new clinical trial. Cerebrovascular Dis 1999;9 (suppl 3): 16-23.

45. Berge E, Abdelnoor M, Nakstad PH et al.Low-molecular-weight heparin versus aspirin in patients with acute ischemic stroke and atrial fibrillation: a double-blind randomise study. HAEST Study Group. Heparin in Acute Embolic Stroke Trial. Lancet 2000; 355:1205-1210.

46. Diener HC, Ringelstein EB, von Kummer R et al., Treatment of acute ischemic stroke with the low-molecular-weight heparin certoparin: results of the TOPAS trial. Therapy Of Patients with Acute Stroke (TOPAS) Investigators. Stroke 2001;32:22-29.

47. Chamorro A, Busse O, Obach V et al. RAPID Investigators. The rapid anticoagulation prevents ischemic damage study in acute stroke: final results from the writing committee. Cerebrovasc Dis 2005; 19: 402-404.

48. Camerlingo M, Salvi P, Belloni G et al. Intravenous heparin starte within the first 3 hours after onset of symptoms as a treatment for acute nonlacunar hemispheric cerebral infarctions. Stroke 2005; 36: 2415-2420.

49. The Publications Committee for the Trial of ORG 10172 in Acute Stroke Treatment (TOAST) Investigators. Low-molecular-weight heparinoid, ORG 10172 (Danaparoid), and outcome after acute ischemic stroke: a randomise controlle trial. JAMA 1998; 279:1265-1272.

50. CAST Chinese Acute Stroke Trial Collaborative Group. CAST: randomise placebo-controlle trial of early aspirin use in 20.000 patients with acute ischemic stroke. Lancet 1997; 349:1641-1649.

51. Einhäupl KM, Villringer A, Meister W, Mehracin S, Garner C, Pellkofer M, Habert RL, Pfister HW, Schmiedek P. Heparin treatment in sinus venous thrombosis. Lancet 1991; 338: 597-600.

52. De Bruijn SFTM, Stam J, for the Cerebral Venous Sinus Thrombosis Group. Randomized, placebo-controlle trial of anticoagulant treatment with low-molecular-weight heparin for cerebral sinus thrombosis. Stroke 1999; 30: 484-488.

53. Bousser MG. Cerebral Venous thrombosis: nothing, heparin or local thrombolysis? Stroke 1999; 30:481-483.

54. Baker MD, Opatowsky MJ, Wilson JA et al. Rheolytic catheter and thrombolysis of dural venous sinus thrombosis: a case series. Neurosurgery. 2001 Mar;48(3):487-493.

55. Malek AM, Higashida RT, Balousek PA et al. Endovascular recanalization with balloon angioplasty and stenting of an occlude occipital sinus for treatment of intracranial venous hypertension: technical case report. Neurosurgery. 1999 Apr;44(4):896-901.

56. Schievink WI. Spontaneous Dissection of the carotid and vertebral arteries. NEJM 2001; 344 (12):898-906.

57. Sturzenegger M. Spontaneous internal carotid artery dissection: early diagnosis and management in 44 patients. J Neurol. 1995 Mar;242(4):231-238.

58. Guillon B, Levy C, Bousser MG. Internal carotid artery dissection: an update. J Neurol Sci. 1998 Jan 8;153(2):146-158.

59. Zetterling M, Carlstrom C, Konrad P. Internal carotid artery dissection. Acta Neurol Scand 2000; 101:1-7.

60. Arnold M, Nedeltchev K, Sturzenegger M et al. Thrombolysis in patients with acute stroke cause by cervical artery dissection: analysis of 9 patients and review of the literature. Arch Neurol 2002;59(4):549-553.

61. Derex L, Nighoghossian N, Turjman F et al. Intravenous tPA in acute ischemic stroke relate to internal carotid artery dissection. Neurology. 2000; 54(11):2159-2161.

62. Gomez CR, May AK, Terry JB et al. Endovascular therapy of traumatic injuries of the extracranial cerebral arteries. Crit Care Clin 1999; 15(4):789-809.

63. Saver JL, Easton JD. Dissection and trauma of cervico-cerebral arteries. In: Barnett HJM, Mohr JP, Stein BM, Yatsu FM, eds. Pathophysiology, Diagnosis and Management. Vol I, 3rd adn. Philadelphia: Churchill Livingstone, 1998:769-786.

64. Bauer RB, Tellez H. Dexamethasone as treatment in cerebrovascular disease. 2. A controlle study of acute cerebral infarction. Stroke 1973; 4:547-555.

65. Mulley G, Wilcox RG, Mitchell JRA. Dexamethasone in acute stroke. Br Me J 1978; 2:994-996.

66. Hacke W, Stingele R, Steiner T et al. Critical care of acute ischemic stroke. Intensive Care Me 1995; 21:856-862.

67. Greenberg J, Skubick D, Shenkin H. Acute hydrocephalus in cerebellar infarct and hemorrhage. Neurology 1979; 29:409-413.

68. Brandt T, Grau AJ, Hacke W. Severe stroke. Baillieres Clin Neurol 1996; 5:515-541.

69. Prasad K, Shrivastava A Surgery for primary supratentorial intracerebral haemorrhage. Cochrane Database Syst Rev. 2000; CD000200.

70. Zuccarello M, Brott T, Derex L et al. Early surgical treatment for supratentorial intracerebral haemorrhage: a randomize feasibility study. Stroke 1999; 30:1833-1839.

71. Montes JM, Wong JH, Fayad PB et al. Stereotactic compute tomographic-guide aspiration and thrombolysis of intracerebral hematoma: protocol and preliminary experience. Stroke 2000; 31:834-840.

72. Smithard DG, O'Neill PA, England RE et al. The natural history of dysphagia following a stroke. Dysphagia 1997; 12:188-193.

73. Axelsson K, Asplund K, Norberg A et al. Eating problems and nutritional status during hospital stay of patients with severe stroke. J Am Diet Assoc 1989; 89:1092-1096.

74. Bennet CJ, Diokno AC. Clean intermittent self-catheterization in the elderly. Urology 1984; 24:43-45.

75. So EL, Annegers JF, Hauser WA et al. Population-base study of seizure disorders after cerebral infarction. Neurology 1996; 46:350-355.

76. Sung CY, Chu NS. Epileptic seizures in thrombotic stroke. J Neurology 1990; 237:166-170.

77. Kotila M, Waltimo O. Epilepsy after stroke. Epilepsia 1992; 33:495-498.

78. Kilpatrick CJ, Davis SM, Tress BM, Rossiter SC, Hopper JL, Vandendriesen ML. Epileptic seizures in acute stroke. Arch Neurol 1990; 47:157-160.

79. Lo YK, Yiu CH, Hu HH et al. Frequency and characteristics of early seizures in Chinese acute stroke. Acta Neurol Scand 1994; 90:83-85.

80. Brandstater ME, Roth EJ, Siebens HC. Venous thromboembolism in stroke: literature review and implications for clinical practice. Arch Phys Me Rehabil 1992; 73 (5-S):S379-S391.

81. Diener HC, Ringelstein EB, von Kummer R et al. for the PROTECT Trial Group Prophylaxis of Thrombotic and Embolic Events in Acute Ischemic Stroke With the Low-Molecular-Weight Heparin Certoparin Results of the PROTECT Trial. Stroke 2006; 37: 139-144.

82. Sherman DG, Albers GW, Bladin C et al. PREVAIL Investigators. The efficacy and safety of enoxaparin versus unfractionate heparin for the prevention of venous thromboembolism after acute ischaemic stroke (PREVAIL Study): an open-label randomise comparison. Lancet 2007; 369: 1347-1355.

83. Rothwell PM, Coull AJ Giles MF et al. Oxford Vascular Study. Change in stroke incidence, mortality, case-fatality, severity, and risk factors in Oxfordshire, UK from 1981 to 2004 (Oxford Vascular Study). Lancet 2004; 363: 1925-1933.

84. An International Glossary for General/Family Practice. WONCA Classification Committee. Fam Pract 1995; 12:342-369.

85. Collins R, Peto R, MacMahon S et al. Blood pressure, stroke, and coronary heart disease. Part 2, Short-term reductions in blood pressure: overview of randomise drug trials in their epidemiological context. Lancet 1990; 335: 827-838.

86. SHEP Cooperative Research Group: Prevention of stroke by antihypertensive drug treatment in older persons with isolate systolic hypertension. JAMA 1991; 265:3255-3264.

87. HOPE Yusuf S, Sleight P, Pogue J, Bosch J, Davies R, Dagenais G. Effects of an angiotensin-converting-enzyme inhibitor, ramipril, on cardiovascular events in high-risk patients. The Heart Outcomes Prevention Evaluation Study Investigators. N Engl J Me 2000; 342:145-153.

88. PROGRESS Randomise trial of a perindopril-base blood-pressure-lowering regimen among 6,105 individuals with previous stroke or transient ischaemic attack. PROGRESS Collaborative Group. Lancet 2001; 358:1033-1041.

89. Tight blood pressure control and risk of macrovascular and microvascular complications in type 2 diabetes: UKPDS 38. UK Prospective Diabetes Study Group. BMJ 1998; 317:703-713.

90. ADA: Clinical Practice Recommendations 1998. Aspirin therapy in diabetes. Diabetes Care 1998; 21 (suppl 1):S45-S46.

91. Herbert PR, Graziano JH, Cham Ks, Hennekens CH. Cholesterol lowering with statin drugs, risk of stroke, and total mortality. An overview of randomize trials. JAMA 1997.

92. Blauw GJ, Lagaay AM, Smelt AH et al. Stroke, statins, and cholesterol. A meta-analysis of randomized, placebo-controlled, double-blind trials with HMG-CoA reductase inhibitors. Stroke 1997; 28: 946-950.

93. Segal AZ, Chiu RI, Eggleston-Sexton PM et al.Low cholesterol as a risk factor for primary intracerebral hemorrhage: a case-control study Neuroepidemiology 1999.

93a. Byington Robert P, Reduction of stroke events with pravastatin. Circulation 2001; 103: 387-392.

94. MRC/BHF Heart Protection Study of cholesterol lowering with simvastatin in 20,536 high-risk individuals: a randomise placebo-controlle trial. Lancet 2002; 360:7-22.

95. Majerus PW, Broze GJ, Miletrich JP, Tollefsen DM. Anticoagulant, Thrombolytic and Antiplatelet Drugs. New York: Goodwin and Gilman, 1995:1341-1359.

96. Hirsh J, Warkentin TE, Raschke R, et al. Heparin and low-molecular weight heparin: mechanisms of action, pharmacokinetics, dosing considerations, monitoring, efficacy, safety. Chest 1998; 5:489S-510S.

97. Levine M, Raskob GE, Landerfeld S, Kearon C. Hemorrhagic complications of anticoagulant treatment. Chest 1998; 114:511S-523S.

98. Atrial Fibrillation Investigators. Risk factors for stroke and efficacy of antithrombotic therapy in atrial fibrillation: analysis of poole data from five

randomize controlle trials. Arch Intern Me 1994: 154:1449-1457.

99. European Atrial Fibrillation Trial Study Group. Secondary prevention in non-rheumatic atrial fibrillation after transient ischemic attack or minor stroke. Lancet 1993;342:1255-1262.

100. Laupacis A, Albers G, Dalen J et al. Antithrombotic Therapy in Atrial Fibrillation. Chest 1998; 114:590S-601S.

101. Stein PD, Albers JS, Dalen JE Antithrombotic therapy in patients with mechanical and biological prosthetic heart valves Chest 1998; 114:602S-610S.

102. Roth G, Carverly D. Aspirin, platelets and thrombosis: theory and practice. Blood 1994; 83:885-889.

103. Antiplatelet Trialists' Collaboration. Collaborative overview of randomise trials of antiplatelet therapy-I: prevention of death, myocardial infarction, and stroke by prolonge antiplatelet therapy in various categories of patients. BMJ 1994; 308:81-106.

104. Albers G et al A statement from the ad Hoc Committee on Guidelines for the Management of Tansient ischemic attacks. Stroke 1999; 30: 2502-2511.

105. Morocutti C, Amabile G, Fattapposta F et al. Indobufen versus warfarin in the secondary prevention of major vascular events in nonrheumatic atrial fibrillation. SIFA (Studio Italiano Fibrillazione Atriale) Investigators. Stroke 1997; 28: 1015-1021.

106. Sharis J, Cannon C, Loscalzo J. The antiplatelet effects of ticlopidine and clopidogrel. Ann Int Me 1998; 129:394-405.

107. Hass WK, Easton JD, Adams HP et al. A randomize trial comparing ticlopidine hydrochloride with aspirin for the prevention of stroke in high-risk patients. New Engl J Me 1989; 321:501-507.

108. Gent M, Blakely JA, Easton JD et al. The Canadian American Ticlopidine Study (CATS) in the thromboembolic stroke. Lancet 1989; i: 1215-1220.

109. CAPRIE Steering Committee. A randomised, blinde trial of clopidogrel versus aspirin in patients at risk of ischemic event (CAPRIE) Lancet 1996; 348:1329-1339.

110. European Stroke Prevention Study (ESPS-2) Working Group. Secondary stroke prevention: aspirin/dipyridamole combination is superior to either agent alone and to placebo. J Neurol Sci 1996; 143: 1-13.

111. Matias-Guiu J, Ferro JM, Alvarez-Sabin J et al. TACIP Investigators. Comparison of triflusal and aspirin for prevention of vascular events in patients after cerebral infarction: the TACIP Study: a randomized, double-blind, multicenter trial. Stroke. 2003 Apr;34(4):840-848.

112. The ESPRIT study group. Aspirin plus dipyridamole versus aspirin alone after cerebral ischemia of arterial origin (ESPRIT): randomize controlle trial. Lancet 2006; 367:1665-1673.

113. Bhatt DL, Fox KA, Hacke W et al. CHARISMA Investigators. Clopidogrel and aspirin versus aspirin alone for the prevention of atherothrombotic events. N Engl J Me 2006; 354:1706-1717.

114. Bogousslavsky J, Cachin C, Regli F et al. Cardiac sources of embolism and cerebral infarction, clinical consequences and vascular concomitans. Neurology 1991;41:855-859.

115. Amarenco P, Cohen A, Hommel M et al. Causes of cerebral infarcts in 250 consecutive elderly patients. Stroke 1995;26:162.

116. Anzola GP. Clinical impact of patent foramen ovale diagnosis with transcranial Doppler. Eur J Ultrasound 2002;16(1-2):11-20.

116. Amarenco P, Cohen A, Tzourio C et al Atherosclerotic disease of the aortic arc and the risk of ischemic stroke. N Engl J Me 1994;331:1474-1479.

117. Pop G, Sutherland GR, Koudstal et al. Transesophageal echocardiography in the detection of cardiac embolic sources in patients with transient ischemic attacks. Stroke 1990; 21: 560-565.

118. Steiner MM, Di Tullio MR, Rundek T et al. Patent foramen ovale size and embolic brain imaging findings among patients with ischemic stroke. Stroke 1998; 29:944-948.

119. Mas JL, Arquizan C, Lamy C et al. Patent Foramen Ovale and Atrial Septal Aneurysm Study Group Recurrent cerebrovascular events associate with patent foramen ovale, atrial septal aneurysm, or both. N Engl J Med. 2001;345(24):1740-1746.

120. Sievert H, Babic UU, Hausdorf G et al. Transcatheter closure of atrial septal defect and patent foramen ovale with the ASDOS device (a multi-institutional European trial). Am J Cardiol 1998; 82: 1405-1413.

121. Windecker S, Wahl A, Chatterjee T et al. Percutaneous closure of patent foramen ovale in patients with pardoxical embolism. Long-term risk of recurrent thromboembolic events. Circulation 2000; 101: 893-898.

122. Gorter JW for the SPIRIT Study Group. SPIRIT: predictors of anticoagulant-relate bleeding complications in patients after cerebral ischemia. Cerebrovasc Dis 1997; 7 (suppl 4):3.

123. North American Symptomatic Carotid Endarterectomy Trial Collaborators. Beneficial effect of carotid endarterectomy in symptomatic patients with high-grade carotid stenosis. N Engl J Me 1991; 325:445-453.

124. European Carotid Surgery Trialists' Collaborative Group. MRC European Carotid Surgery Trial: interim results for symptomatic patients with severe or mild carotid stenosis. Lancet 1991; 337:1235-1243.

125. Cina C.S., Clase C.M., Haynes R.B.: Carotid endarterectomy for symptomatic carotid stenosis. Cochrane Database Syst Rev 2000 (2).

126. Executive Committee for the Asymptomatic Carotid Atherosclerosis Study. Endarterectomy for asymptomatic carotid artery stenosis. JAMA 1995; 273:1421-1428.

127. Benavente O, Moher D, Pham B. Carotid endarterectomy for asymptomatic carotid stenosis: a meta-analysis. BMJ 1998; 317:1477-1480.

128. Chambers BR, You RX, Donnan GA. Carotid endarterectomy for asymptomatic carotid stenosis. Cochrane Database Syst Rev 2000; (2)CD001923.

129. Baker WH, Howard VJ, Howard G et al. Effect of controlateral occlusion on long term efficacy of endarterectomy in the Asymptomatic Carotid Atherosclerosis Study ACAS Investigators. Stroke 2000; 31:2330-2334.

130. Broderick J, Brott TG, Zuccarello M. Management of intracerebral hemorrhage. In: Batjer HH, ed. Cerebrovascular Disease. Philadelphia: Lippincott-Raven, 1996:611-627.

131. Diringer MN. Intracerebral hemorrhage: pathophysiology and management. Crit Care Me 1993;21:1591-1603.

132. Morgenstern LB, Frankowsky RF, Shedden P et al. Surgical treatment for intracerebral hemorrhage (STICH): a single-center, randomize clinical trial. Neurology 1998; 51:1359-1363.

133. Minematsu K, Yamaguchi T, Management of intracerebral hemorrhage. In: Fisher M, ed. Stroke Therapy. Boston: Butterworth-Heinemann, 1995:351-372.

134. Broderick J, Brott TG, Duldner JE et al. Volume of intracerebral hemorrhage: a powerful and easy-to-use predictor of 30-day mortality. Stroke 1993;24:987-993.

135. Ott KH, Kase CS, Ojemann RG, Mohr JP. Cerebellar hemorrhage: diagnosis and treatment. A review of 56 cases. Arch Neurol 1974; 31:160-167.

136. Liliequist B, Lindqvist M, Valdimarsson E. Compute tomography and subarachnoid hemorrhage. Neuroradiology 1977;14:21-26.

137. Vermeulen M, van Gijn J. Tha diagnosis of subarachnoid haemorrhage. J Neurol Neurosurg Psychiatry 1990; 53: 365-372.

138. Brilstra EH, Rinkel GJ, van der Graaf Y et al. Treatment of intracranial aneurysms by embolization with coils: a systematic review. Stroke 1999; 30:470-476.

139. International Study of Unrupture Intracranial Aneurysms Investigators. Unrupture intracranial aneurysms-risk of rupture and risks of surgical intervention. N Engl J Me 1998; 339:1725-1733.

Capitolo 2

Malattie vascolari del midollo spinale

Giuseppe Micieli

Introduzione

Per quanto rare, le malattie vascolari del midollo pongono problemi di diagnosi differenziale e quindi di terapia talora di difficile soluzione. Le condizioni cliniche più frequenti sono riportate nella tabella 2.1, anche se una precisa diagnosi passa talora attraverso i dubbi propri di una sindrome demielinizzante eventualmente postencefalitica con negatività dei dati di laboratorio.

Di natura ischemica o emorragica, queste condizioni patologiche, almeno nella fase iniziale di malattia, non si prestano a una precisa definizione attraverso le neuroimmagini. Ciò ritarda spesso i tempi di intervento e quindi, per qualche verso, l'efficacia.

La condizione patologica predisponente interessa più spesso l'aorta, anche se vari fattori possono essere chiamati in causa (cardioembolismo, coagulopatie, vasculiti, dissecazioni ecc.) potendosi avere anche sedi diverse dello stesso fattore patogenetico. Una causa rara dello stroke midollare può essere l'ipotensione arteriosa ortostatica, mentre anche gli attacchi ischemici transitori (TIA) possono essere osservati a carico del midollo, causati da stenosi arteriose, embolismo o transitori incrementi della pressione venosa.

Il trattamento dell'ischemia midollare non si discosta in generale da quello dell'ischemia di altre aree del Sistema Nervoso Centrale. Particolari problemi si devono porre in rapporto alla natura del fattore causale, in quanto un precoce trattamento anticoagulante va preso in considerazione allorché la possibile causa sia costituita dall'embolia cardiogena, mentre il trattamento con antiaggreganti è da preferire nelle condizioni sostenute dalla patologia aterosclerotica. Non esistono dati certi a favore o contro l'uso dell'eparina in circostanze diverse dall'infarto acuto o subito dopo un TIA. Dato il rischio emorragico di cui si è anche trattato a proposito dell'ischemia cerebrale, l'uso di eparina sembra dover essere escluso in fase acuta, a meno che condizioni particolari (come il rischio cardioembolico e la dissecazione arteriosa) non forniscano espresse indicazioni in proposito.

La prognosi dell'infarto midollare è alquanto variabile in rapporto a sede ed estensione della lesione, come pure al ridotto numero di casi segnalato. Talora alla lesione motoria può associarsi una componente algica residua che accompagna e rende più problematica la gestione del paziente.

Tabella 2.1 • Sindromi vascolari del midollo spinale

Acute
Attacco ischemico transitorio
Infarto
Emorragia subaracnoidea
Emorragia intramidollare
Rapidamente progressive
Ematoma epidurale
Ematoma subdurale
Lentamente progressive
Malformazioni arterovenose

Emorragie e malformazioni vascolari

Il versamento ematico nello spazio epidurale (o meno frequentemente in quello subdurale) è causa di intenso dolore in sede di lesione seguito da dolore francamente radicolare; in seguito compaiono i deficit midollari focali come paraparesi, tetraparesi, livelli sensitivi e disturbi vescico-sfinterici.

A. Sghirlanzoni (ed) *Terapia delle malattie neurologiche*. ISBN 978-88-470-1119-9; © Springer-Verlag Italia 2009

L'evento emorragico può essere scatenato da sforzi intensi, colpi di tosse, premito addominale e in genere si associa a una sia pure modesta alterazione (congenita o acquisita) del pattern coagulativo.

Gli ematomi epidurali sono soprattutto anteriori, mentre quelli subdurali hanno carattere di maggiore ubiquitarietà, più spesso comunque sono a livello rostrale o dorsale.

L'ematoma rappresenta, sul piano terapeutico e in considerazione della sua natura, una chiara indicazione all'intervento chirurgico di emergenza.

Malformazioni arterovenose durali

Sono intra- ed extradurali e si possono presentare con una emorragia subaracnoidea (le prime) o con deficit neurologici progressivi. Segni tipici sono il dolore spinale e radicolare all'esordio, il possibile meningismo o anche l'obnubilamento del sensorio nell'emorragia subaracnoidea oltre a deficit motori, sensitivi e/o disordini vescicali. La localizzazione della malformazione arterovenosa è naturalmente importante, specialmente per la prevenzione delle possibili recidive (di solito più caratteristiche negli anziani).

Capitolo 3

Traumi del sistema nervoso centrale

Marco Gemma

La traumatologia del sistema nervoso centrale comprende il trauma cranico e il trauma midollare.

Trauma cranico grave

Premessa

La bibliografia relativa al trauma cranico grave (TrCr) è vastissima, ma due documenti, l'uno internazionale e l'altro nazionale, sono di riferimento per ogni trattazione sull'argomento.

Dal 1993 l'organismo internazionale Brain Trauma Foundation (BTF), in associazione con l'American Association of Neurological Surgeons, aggiorna costantemente le linee guida relative al trattamento del TrCr. Questi documenti contengono una valutazione strutturata secondo i criteri della *evidence-based medicine* di tutta la letteratura disponibile sul TrCr, con l'obiettivo di affrontare tutti gli aspetti relativi alla terapia del medesimo, riportando raccomandazioni sul trattamento classificate su tre livelli (I, II e III), rispettivamente caratterizzati da alto, medio e basso grado di certezza scientifica. Nel testo, ove possibile, verrà indicato tra parentesi il livello di raccomandazione.

A queste linee guida si rifà obbligatoriamente in larga misura il presente capitolo e ad esse si rimanda il lettore per una disamina strutturata di tutta la letteratura disponibile.

Attualmente sono fruibili e aggiornati i documenti di seguito elencati.

Linee guida per la gestione preospedaliera del TrCr [1] – Si integrano con le norme ad alto livello di standardizzazione internazionale dell'ATLS (I) dell'American College of Surgeons [2]. Insieme a queste rappresentano lo standard di trattamento del trauma nelle prime fasi e in tutto il mondo vengono insegnate in modo strutturato al personale medico chiamato a confrontarsi con questa patologia.

Linee guida per la gestione generale del TrCr [3] – Le classiche e recentemente aggiornate linee guida di trattamento medico del TrCr.

Linee guida per la gestione chirurgica del TrCr [4] – Si integrano con le precedenti, offrendo la prospettiva del trattamento chirurgico.

Linee guida per la gestione del TrCr in età pediatrica [5] – Meritano di essere ricordate, pur andando oltre gli scopi del presente testo.

Linee guida per la gestione del TrCr in ambito militare [6] – Molto sentite nel mondo sanitario americano impegnato nella guerra in Iraq, ma molto motivate anche dal timore di dover provvedere a vittime civili di attentati. Rappresentano un ottimo riferimento per il trauma cranico penetrante e da esplosione, nonché per gli argomenti correlati al triage e al trasporto in ambiente ostile.

I Gruppi di Studio di Neurotraumatologia della Società Italiana di Neurochirurgia (SIN) e della Società Italiana di Anestesia e Rianimazione (SIAARTI) hanno congiuntamente elaborato linee guida sul trattamento del TrCr utilizzando sia il metodo *evidenced-based* sia la raccolta di opinioni di esperti (*expert opinion*) [7].

Definizione

Qualsiasi trauma che interessi il cranio può essere definito TrCr.

A. Sghirlanzoni (ed) *Terapia delle malattie neurologiche*. ISBN 978-88-470-1119-9; © Springer-Verlag Italia 2009

A livello di gravità si differenziano il trauma cranico "minore" e il trauma cranico "grave" sulla base del punteggio *Glasgow Coma Scale* (GCS) (v. sotto, "Clinica" e Cap. 5), che nel trauma cranico "grave", s'intende ≤ 8. La presente trattazione si riferisce al trauma cranico grave (TrCr).

A livello di eziopatogenesi, si differenziano innanzitutto il TrCr "chiuso" e il TrCr "penetrante". In quest'ultimo, un corpo estraneo, tipicamente un proiettile, penetra all'interno dell'involucro cutaneo-osteo-meningeo del cranio.

Fisiopatologia

Per i TrCr penetranti, la balistica terminale riporta considerazioni sull'energia cinetica del corpo estraneo interessato, sottolineando le differenze fra proiettili ad alta e a bassa velocità. Basti qui ricordare che la deposizione di energia nel tessuto cerebrale da parte di un proiettile genera una cavità e onde pressorie che producono localmente una lesione maggiore del semplice calibro del proiettile e che possono generare lesioni a distanza (processo di "cavitazione").

Per quanto riguarda i TrCr chiusi, una lesione intracranica può insorgere nella zona sottostante a un urto: si parla allora di lesione da colpo (*coup*). Essendo il cervello una massa tissutale contenuta in un astuccio rigido, la scatola cranica, se il capo è libero di muoversi nella direzione impressa dal colpo, può avere anche una lesione diametralmente opposta, detta appunto di contraccolpo (*contrecoup*). Questo tipo di lesione insorge soprattutto nei TrCr "a bassa velocità" secondari, ad esempio, a cadute da bassa quota o a violenza personale. Nei TrCr "ad alta velocità", ad esempio gli incidenti stradali, l'inerzia della massa cerebrale durante una violenta accelerazione/decelerazione causa lesioni per l'urto del cervello contro strutture interne della scatola cranica e lesioni da strappamento fra zone cerebrali a diversa libertà di movimento inerziale.

Quest'ultimo meccanismo di lesione è sempre più frequente, dato l'incremento di incidenti veicolari. Tipicamente, il quadro che va sotto il nome di *Diffuse Axonal Injury* (DAI) presenta un livello di gravità anatomica e clinica proporzionale all'entità dell'accelerazione/decelerazione, con lesioni focali che procedono dalla giunzione corticale fra sostanza grigia e sostanza bianca al corpo calloso e quindi al tronco encefalico rostrale.

Indipendentemente dal meccanismo di TrCr, solo parte del danno cerebrale avviene al momento dell'impatto ed è chiamata "danno primario" in contrapposizione al "danno secondario", che si instaura nelle ore e nei giorni successivi al TrCr ed è responsabile di mortalità e morbilità in più del 50% dei casi di TrCr grave. Il danno secondario riconosce motivi biochimici (liberazione di mediatori neurotossici dal tessuto cerebrale leso) ed è correlato allo scarso apporto cerebrale di O_2 per ipossiemia o ridotto flusso ematico cerebrale (*Cerebral Blood Flow* – CBF). Il CBF può ridursi a meno di 30 ml/100 g/min nelle prime 8 ore post-TrCr grave e scendere sotto i 20 ml/100 g/min nelle prime ore nei pazienti più compromessi, per aumentare gradualmente, in media in 3-4-giorni, solo nei casi ad andamento favorevole. Particolare riduzione di CBF è presente in aree perilesionali, specie sottostanti ad ematomi sottodurali acuti.

Causa comune di riduzione del CBF è la bassa pressione di perfusione cerebrale (*Cerebral Perfusion Pressure* – CPP), che si instaura per aumento della pressione intracranica (*Intracranial Pressure* – ICP) e/o calo della pressione arteriosa media (*Mean Arterial Pressure* – MAP), essendo la CPP definita dall'equazione CPP = MAP – ICP.

Particolarmente importanti nella fisiopatologia del TrCr sono le cause di aumento della ICP. Queste si riconducono a: lesioni emorragiche occupanti spazio (ematoma epidurale, sottodurale o intraparenchimale), idrocefalo da alterata circolazione/riassorbimento liquorale, rigonfiamento del tessuto cerebrale per aumento del contenuto di acqua (edema cerebrale) o del volume ematico (*brain swelling*).

Nei pazienti con atrofia cerebrale, tipicamente anziani o alcolisti, è possibile che un TrCr banale provochi a distanza di settimane o mesi ematomi sottodurali cronici, lesioni emorragiche di origine venosa a lenta insorgenza.

Clinica

Due sono gli strumenti fondamentali di valutazione clinica del paziente con TrCr: l'assegnazione del punteggio GCS (Tab. 3.1) e la valutazione dello stato pupillare (isocoria e riflesso fotomotore), da effettuarsi ripetutamente a partire dalla scena del trauma.

Tale valutazione deve essere effettuata, per quanto possibile, prescindendo da eventuali fattori extracranici. Quindi il paziente deve essere innanzi tutto stabilizzato sul piano emodinamico e respiratorio. La sedazione/curarizzazione, così come eventuali intossicazioni acute o stati metabolici particolari, come le alterazioni glicemiche, possono interferire con la valutazione. Ugualmente è da con-

Tabella 3.1 · *Glasgow Coma Scale* (GCS)

Apertura occhi (E = *Eyes opening*)	
spontanea	4
alla chiamata	3
al dolore	2
nessuna	1
Miglior risposta motoria (M = *best Motor response*)	
esegue ordini	6
localizza il dolore	5
retrazione (flessione)	4
decorticazione	3
decerebrazione	2
nessuna	1
Risposta verbale (V = *Verbal response*)	
orientata	5
confusa (frasi inappropriate)	4
parole sconnesse – inappropriate	3
suoni incomprensibili	2
nessuna	1

Glasgow Coma Scale **(GCS)**. Il punteggio si ottiene dalla somma E + M + V. Nei pazienti intubati o tracheostomizzati la risposta verbale non può essere testata, quindi è d'uso aggiungere una "T" al punteggio GCS. La risposta motoria è sempre più spesso valutata da sola, come indice di gravità del coma.

siderare l'eventualità di danni neurologici preesistenti, di stati comiziali post-critici e di danno midollare associato. Dal momento del ricovero va presa in considerazione la possibilità di effettuare sospensioni della sedazione (finestre di sedazione) per valutare ripetutamente il paziente, ogni qualvolta lo si ritenga possibile e necessario.

A 6 mesi dal trauma, il punteggio GOS (*Glasgow Outcome Scale*) rappresenta lo strumento validato di valutazione dell'outcome del TrCr grave in 5 livelli: morte, stato vegetativo persistente, grave disabilità (cosciente, ma disabile), modesta disabilità (disabile, ma indipendente), buona ripresa. Spesso tali livelli si compattano in modo da ottenere 2 soli livelli di outcome, favorevole e sfavorevole (unificando o i primi 2 livelli e gli altri 3, o i primi 3 e gli altri 2). Sono state peraltro studiate numerose altre scale di outcome e disabilità.

Strumenti diagnostici

Neuroradiologia

La tomografia assiale computerizzata (TAC) dell'encefalo è l'esame diagnostico fondamentale e va effettuata una prima volta al momento del ricovero,

non appena il paziente è giudicato stabile dal punto di vista emodinamico e respiratorio. Se questa prima TAC è negativa, va ripetuta dopo 24 ore, oppure dopo 12 ore se il paziente presenta ipotensione arteriosa o disturbi della coagulazione. Se invece la prima TAC è positiva (evidenza di ematomi, contusioni, edema o compressione delle cisterne della base) ed è stata effettuata durante le prime 6 ore dopo il TrCr, va ripetuta dopo 12 ore; va invece ripetuta dopo 24 ore se la prima TAC positiva è stata effettuata dopo almeno 6 ore dal TrCr. Successive TAC vanno previste a 72 ore e a 5-7 giorni dal TrCr.

Una TAC encefalo va comunque effettuata sempre in tutte le situazioni non spiegate chiaramente da cause extracraniche di:
- deterioramento clinico;
- aumento della ICP sopra 25 mmHg;
- diminuzione della CPP sotto 70 mmHg;

Nel caso la TAC mostri lesioni emorragiche occupanti spazio o shift della linea mediana, è possibile effettuare la misurazione quantitativa delle alterazioni così evidenziate.

La risonanza magnetica nucleare (RMN) trova spazio nella diagnostica del trauma cranico per la evidenziazione delle lesioni profonde della DAI, poco o per nulla visibili alla TAC.

Monitoraggio della pressione intracranica

Il monitoraggio della ICP nel TrCr grave è utile sia ai fini prognostici che per guidare la terapia tempestiva. Si deve ricordare che nessun imaging neuroradiologico permette di valutare l'ICP in modo affidabile. Peraltro è noto che può essere estremamente deleterio trattare un paziente per possibile elevata ICP senza averne il monitoraggio.

La ICP dovrebbe essere monitorizzata (livello II) in tutti i pazienti con GSC fra 3 e 8 (TrCr grave) e TAC encefalo positiva. Va tenuto presente che per TAC encefalo positiva in un paziente con TrCr intendiamo una TAC che mostri lesioni emorragiche o contusioni o erniazioni o cisterne compresse o edema/*brain swelling*.

Nei pazienti con TrCr grave che presentano TAC encefalo negativa è opportuno (livello III) monitorare la ICP se ricorrono almeno due delle seguenti condizioni:
- età > 40 anni;
- risposta motoria anormale (GCS motorio < 6);
- pressione arteriosa sistolica < 90 mmHg.

In caso di ematomi post-TrCr si può decidere di monitorare la ICP anche in pazienti coscienti.

Per quanto riguarda la scelta del metodo di monitoraggio, il *gold standard* è rappresentato dal catetere intraventricolare. Questo è il sistema più economico, il più affidabile e l'unico che permette il drenaggio liquorale, e inoltre può essere ricalibrato in sede. L'associazione al catetere ventricolare di dispositivi di monitoraggio a fibre ottiche o trasduttori di pressione interni non aggiunge molti benefici e aumenta i costi.

I sistemi di monitoraggio intraparenchimali sono meno affidabili e non possono essere ricalibrati in sede. Infine, i sistemi epidurali, sottodurali e subaracnoidei mancano della necessaria precisione. Tutti questi apparati rappresentano peraltro alternative sensate quando per qualsiasi motivo un catetere ventricolare non sia posizionabile.

Tutti i sistemi di monitoraggio della ICP presentano un basso rischio di complicanze, soprattutto emorragiche e infettive, che non ne devono scoraggiare l'applicazione, quando ce ne sia indicazione.

L'innalzamento della ICP produce due effetti negativi: riduzione della CPP ed erniazione, tipicamente transtentoriale, del tessuto cerebrale. Si ritiene in generale (livello II) di dovere trattare la ICP quando raggiunge il livello di 20 mmHg, anche se è opportuno (livello III) valutare la necessità di trattamento considerando insieme i valori di ICP, le condizioni cliniche e i dati neuroradiologici. Per quanto riguarda questi ultimi, infatti, è noto come lesioni in sedi particolari, come quella temporale, possano produrre erniazioni anche con ICP relativamente basse.

L'opportunità di trattare un'elevata ICP in presenza di una CPP mantenuta a buoni valori è stata in passato oggetto di notevole dibattito. Si ritiene attualmente (livello II) di dover evitare di mantenere una CPP superiore a 70 mmHg aumentando la MAP con fluidi e vasopressori, perché questa strategia incrementa l'incidenza di problemi sistemici, come l'ARDS (*Adult Respiratory Distress Syndrome*). D'altra parte si sa che è rischioso tollerare CPP < 50 mmHg (livello III). In buona sostanza la CPP dovrebbe essere mantenuta fra 50 e 70 mmHg controllando la ICP a valori inferiori a 20 mmHg e innalzando la MAP con fluidi e vasopressori solo se necessario e al minimo indispensabile.

SjO_2, $AVdO_2$ e ptO_2

Il posizionamento di un catetere vascolare per via reflua, attraverso la vena giugulare interna, permette di campionare sangue di drenaggio cerebrale dal golfo della giugulare. È così possibile misurare la saturazione in O_2 (SjO_2) e la differenza artero-venosa in O_2 ($AVdO_2$) su tale sangue. Una $SjO_2 < 50\%$ ("desaturazione") e una $AVdO_2 > 9\%$ sono considerate indice di basso CBF e correlate a ischemia cerebrale. Questi valori riflettono una situazione globale del cervello, mentre la pressione tissutale di O_2 (ptO_2), misurata con apposito catetere in zone di parenchima cerebrale sofferente, documenta una situazione locale. I valori forniti da queste metodiche vanno sempre interpretati nel contesto di un monitoraggio multiparametrico e non come dati isolati.

Non esistono indicazioni precise sull'uso di questi parametri, che comunque si dimostrano utili al clinico esperto nel trattamento del TrCr. Attualmente si possono indicare (livello III) come livelli di allarme meritevoli di trattamento valori di $SjO_2 < 50\%$ e di $ptO_2 < 15$ mmHg.

Elettroencefalogramma (EEG)

È d'obbligo in continuo, quando si voglia controllare un'"ipertensione endocranica refrattaria" con coma barbiturico, per titolare l'infusione del farmaco al mantenimento di un quadro di *suppression-burst*.

È utile in tutti i casi di sospetta crisi comiziale dopo TrCr, specialmente in pazienti sedati e curarizzati nell'ambito della gestione del TrCr grave, quando l'aspetto clinico delle crisi comiziali non è evidente.

Monitoraggio delle funzioni vitali

Il paziente ricoverato in terapia intensiva per TrCr grave deve essere sottoposto ai monitoraggi obbligatori relativi alla ventilazione, circolazione ed equilibrio idro-elettrolitico propri di tutti i pazienti critici (tracciato ECG, pressione arteriosa cruenta, pulsossimetria, diuresi, temperatura interna ecc.).

Terapia

Premesse

Nei pazienti in coma dopo TrCr si può porre, all'inizio dell'iter terapeutico, una questione di "salvabilità". Tipicamente un GCS = 3 con riflessi fotomotori assenti può indicare la non opportunità di tentare un trattamento, ma rappresenta evidentemente l'estremo di uno spettro di condizioni. Il dibattito sui criteri di valutazione della "salvabilità" è particolarmente evidente nel campo del TrCr penetrante.

Il paziente con politrauma frequentemente presenta lesioni multiple per le quali si pone l'interrogativo sulla priorità diagnostica e terapeutica. Vale la regola che la priorità assoluta va data alla stabilizzazione dello stato emodinamico e respiratorio. In casi particolari si può configurare la necessità di eseguire interventi chirurgici combinati, ad esempio una splenectomia può essere effettuata contemporaneamente all'evacuazione di un ematoma epidurale o al posizionamento di un monitoraggio di ICP. Interventi di urgenza relativa, come spesso alcuni interventi ortopedici, dilazionabili di ore o giorni senza rischio di vita, devono essere effettuati quando le condizioni intracraniche lo permettono.

Trauma systems

Si consiglia (livello II) l'istituzione sul territorio di una struttura organizzata per il trattamento del TrCr perché migliora l'outcome dei pazienti in tutti gli studi effettuati. La mortalità raddoppia per i TrCr ricoverati in prima battuta in ospedali non attrezzati e poi trasferiti in centri più adatti. I pazienti con TrCr dovrebbero dunque essere trasportati direttamente in strutture che possano immediatamente fornire TAC, trattamento neurochirurgico e possibilità di monitorizzare la ICP. Esiste inoltre una correlazione positiva fra numero e outcome di TrCr trattati per anno in ogni singolo centro.

Trattamento iniziale

Si intende il trattamento che viene effettuato per lo più nella fase preospedaliera e che riconosce un alto livello di standardizzazione internazionale. Ci si riferisce quindi alla corretta rianimazione e alla stabilizzazione dei parametri vitali del paziente, e al corretto riconoscimento delle priorità sulla scena del trauma e durante il trasporto in ospedale. Ricordo che il mantenimento di adeguate pressione arteriosa e ossigenazione periferica è di primaria importanza nel TrCr e che l'intubazione tracheale è, di scelta, per via orale con immobilizzazione cervicale obbligatoria; fino a prova contraria si deve infatti supporre la presenza di lesioni midollari cervicali associate al TrCr.

In questa fase non si consiglia alcun trattamento specifico della ICP, a meno che non compaiano segni neurologici di erniazione transtentoriale (midriasi mono- o bilaterale e asimmetria del riflesso fotomotore) o comunque deterioramento neurologico non attribuibili a cause extracraniche. In tali casi, l'iperventilazione a $PaCO_2 < 35$ mmHg e la somministrazione di mannitolo, mantenendo la normovolemia (v. sotto), rappresentano un'opzione di livello III.

Sedazione e curarizzazione possono interferire con la valutazione neurologica, ma se necessarie possono essere di notevole aiuto.

Controllo della pressione arteriosa e dell'ossigenazione

Molti studi hanno evidenziato come l'ipotensione e l'ipossia peggiorino la prognosi del trauma cranico grave. L'evenienza anche di un solo episodio di ipotensione o ipossia post-TrCr è un fattore predittivo indipendente di outcome. Del resto entrambi gli eventi sono piuttosto frequenti in fase sia pre- sia intraospedaliera.

Si raccomanda di evitare l'ipotensione (livello II) e l'ipossia (livello III). Benché la definizione di entrambe queste condizioni sia piuttosto arbitraria e discussa, si intende per ipotensione una pressione arteriosa sistolica < 90 mmHg e per ipossia una $PaO_2 < 60$ mmHg all'emogasanalisi, o una $SpO_2 < 90$ alla saturimetria, o una cianosi evidente, se non disponibile monitoraggio specifico.

In tutti i pazienti con GCS ≤ 8 le vie aeree vanno tenute pervie con intubazione oro-tracheale (la via rino-tracheale deve essere evitata in quanto rischiosa in presenza di frattura del basicranio). Ma se per evitare l'ipossia e correggere la mancanza di protezione delle vie aeree sono chiaramente indicate l'intubazione tracheale e le moderne tecniche di ventilazione artificiale, non è però del tutto chiara la miglior strategia per correggere l'ipotensione. L'utilizzo di amine in perfusione continua (particolarmente di noradrenalina 0,1-1 µg/kg/min) è ubiquitario, mentre la diatriba sulla superiorità relativa di cristalloidi e colloidi come fluidi di riempimento è tuttora materia di acceso dibattito per tutta la Terapia Intensiva. Nella fase pre-ospedaliera l'utilizzo di amine è chiaramente limitato e per le infusioni sono preferiti i cristalloidi.

Va ricordato che l'ipotensione arteriosa non è in sé correlata al TrCr chiuso, quindi vanno ricercate e corrette eventuali altre cause frequenti nei traumi, come le emorragie a volte occulte, il pneumotorace, lesioni cardiache e pericardiche, sepsi, eccessiva sedazione, trauma midollare. In ogni caso l'ipovolemia va accuratamente evitata. Nel TrCr penetrante, invece, l'emorragia può essere importante e derivare da lesione di vasi cerebrali o anche solo dello scalpo.

Sedazione e curarizzazione

Mancano linee guida precise sull'argomento, ma la sedazione è universalmente applicata nei pazienti con TrCr grave. Gli scopi sono molteplici: adattare il paziente alla ventilazione artificiale e al tubo tracheostomico, contenere l'agitazione motoria, controllare il dolore legato al trauma e alle manovre sanitarie, ridurre il metabolismo cerebrale effettuando una "neuroprotezione". La velocità della perfusione continua di sedativo deve essere regolata sulla risposta intracranica (riduzione della ICP) ed emodinamica (mantenimento di un'adeguata MAP). Mancano indicazioni riguardanti il miglior tipo di farmaco, il suo dosaggio e le migliori modalità di sospensione periodica della sedazione ("finestre di sedazione"), per valutare le condizioni cliniche del paziente. Non esistono scale di sedazione adeguate alla situazione.

Le benzodiazepine non sono analgesiche, ma sono ben tollerate emodinamicamente e riducono il metabolismo cerebrale; sono anche ottimi anticomiziali, ma possono dare reazioni paradosse in anziani ed etilisti. Il diazepam (bolo 0,03-0,1 mg/kg, poi mantenimento variabile) tende a dare accumulo significativo. Il midazolam (bolo 0,02-0,3 mg/kg, poi mantenimento variabile) è di più rapida eliminazione, ma presenta importante tachifilassi. Un grande vantaggio delle benzodiazepine è la possibilità di contrastarne l'effetto con il flumazenil.

Il propofol (bolo 1-2 mg/kg, poi mantenimento 1-4 mg/kg/h) dà maggiori effetti emodinamici, ma anche più accentuata soppressione del metabolismo cerebrale; la sua rapida reversibilità scompare dopo infusioni che si prolunghino oltre le 36 ore. È considerato adatto (livello II) come farmaco di controllo dell'elevata ICP, ma vi è grande attenzione alla sua potenziale tossicità. Il propofol interferisce con la respirazione mitocondriale e sono descritte complicanze costituite da rabdomiolisi, acidosi e shock anche letali, che vanno sotto il nome di "sindrome da propofol". La tendenza attuale è quella di considerare tale sindrome come limitata per lo più all'età pediatrica, ma è raramente possibile anche negli adulti. In ogni caso riguarda infusioni eccedenti i 5 mg/kg/h per tempi prolungati.

Fra gli oppioidi, da associare ai sedativi, la morfina (a partire da circa 10 mg/6 ore) ha il miglior profilo emodinamico, mentre il fentanyl (bolo 0,25-1,5 µg/kg, poi mantenimento 2-5 µg/kg/h) e ancor più il remifentanil (bolo 1 µg/kg, mantenimento 0,05-0,5 µg/kg/min) sono rapidamente eliminati. Gli oppioidi hanno significato maggiore quando sia importante il controllo del dolore.

Anche per la curarizzazione, con perfusione continua di curari non depolarizzanti, mancano linee guida. Per i rischi connessi, in particolare settici e sul trofismo neuromuscolare, la curarizzazione va mantenuta per il minor tempo possibile e solo se rappresenta un utile adiuvante alla sedazione per controllare la ICP o per evitare reazioni di brivido nelle fasi di raffreddamento fisico del paziente. La curarizzazione con somministrazione di boli estemporanei è molto utile durante il trasporto del paziente.

La sedazione e la curarizzazione sono particolarmente raccomandate durante il trasporto (intra- come extraospedaliero) del paziente.

Drenaggio liquorale

Il catetere ventricolare è il *gold standard* per la misurazione della ICP ed è l'unico che permetta il drenaggio di liquor per controllare la ICP elevata. Tale drenaggio va effettuato in rigorosa sterilità come prima manovra di controllo di ICP aumentata. Il gradiente fra punta del catetere (proiettata a livello del meato acustico esterno) e punto di gocciolamento liquorale deve essere regolato a partire da un livello di circa 10 cmH$_2$O in modo da garantire la voluta deliquorazione senza aumentare eventuali shift della linea mediana causati da lesioni controlaterali o favorire emorragie ependimali ex-vacuo. La deliquorazione deve essere inoltre intermittente (ad es., 15, 30 o 45 min/h) per permettere l'adeguata lettura dei valori di ICP.

Iperventilazione

Nel TrCr grave, il CBF si riduce del 3% per ogni mmHg di riduzione della PaCO$_2$, per vasocostrizione cerebrale. Ciò può portare indirettamente a riduzione del volume intracranico e a transitoria riduzione della ICP. Dato però l'andamento del CBF nel TrCr grave, è comprensibile il documentato alto rischio di ischemia cerebrale da iperventilazione. Si raccomanda di evitare l'iperventilazione durante le 24 ore successive a TrCr grave e di considerare l'iperventilazione solo una misura temporanea di controllo della ICP (livello III). Quest'ultima opzione è particolarmente da considerare durante la fase preospedaliera, quando una iperventilazione può essere impostata se il paziente presenta segni di erniazione cerebrale (decerebrazione, anisocoria, midriasi, perdita del riflesso fotomotore, perdita di 2 punti GCS al di sotto dei 9). Anche in questo caso il regredire dei segni clinici di erniazione deve imporre la riduzione della ventilazione.

Il monitoraggio di SjO$_2$, AVdO$_2$ e ptO$_2$ può permettere di raggiungere in maggior sicurezza valori di PaCO$_2$ < 30 mmHg (livello III).

Per iperventilazione si intende qui l'aggressivo raggiungimento di una PaCO$_2$ < 25 mmHg, ma la tendenza è di rimanere se possibile alla moderata iperventilazione, che non porta la PaCO$_2$ sotto 30 mmHg. In ogni caso, più che il livello assoluto di PaCO$_2$, va considerato il concetto generale di iperventilazione, relativo al paziente e alla situazione.

In assenza di monitoraggio della PaCO$_2$, come nella fase preospedaliera, è utile attenersi a una normoventilazione, cioè 10 atti/min nell'adulto, 20 nel bambino e 30 nell'infante. Volendo praticare un'iperventilazione in queste condizioni, basta aumentare di 10 atti/min la frequenza respiratoria per ciascuna categoria d'età.

Agenti osmotici

Il mannitolo ev ha due effetti sul tessuto cerebrale. Uno, immediato, è quello di aumentare entro pochi minuti il CBF per riduzione della viscosità ematica e per effetto *plasma expander*; tale effetto è più evidente quando si ha una bassa CPP. Un altro effetto, dilazionato di 15-30 minuti e più duraturo (1-6 h), è legato alla creazione di un gradiente osmotico fra plasma e cellule cerebrali attraverso la barriera ematoencefalica. In caso di ampie soluzioni di continuo della barriera stessa, così come per sovradosaggio di mannitolo (specie se somministrato in perfusione continua), è possibile un accumulo cerebrale del farmaco con conseguente effetto osmotico inverso. L'uso di mannitolo al dosaggio di 0,25-1,0 g/kg in bolo rapido (10-20 minuti) per il controllo della ICP è indicato (livello II) con la raccomandazione di contrastare accuratamente l'ipovolemia indotta dalla diuresi osmotica con infusioni di fluidi. Quando non è (ancora) disponibile il monitoraggio della ICP, il mannitolo deve essere utilizzato solo in presenza di deterioramento neurologico non spiegato da cause extracraniche; pertanto non si raccomanda più l'utilizzo di mannitolo nella fase preospedaliera.

Le saline ipertoniche hanno dimostrato un effetto paragonabile al mannitolo, con ancora incertezze su quale farmaco sia più efficace e sicuro. Un'attenzione supplementare relativa riguarda i pazienti con iponatriemia, per limitare il rischio di mielinolisi pontina. Peraltro un'utilità aggiuntiva delle ipertoniche saline è rappresentata da un effetto *plasma expander* rilevante, tant'è che sono tradizionalmente impiegate nella *small volume resuscitation* del politrauma. La letteratura riporta l'utilizzo di una grande varietà di concentrazioni di ipertonica salina, con il 3% e il 7,5% come più rappresentate. Anche la modalità di somministrazione è molto variabile: da boli di diverso tipo, fino all'infusione continua. Ciò contribuisce all'impossibilità attuale di fornire raccomandazioni precise su indicazioni e modalità d'uso delle ipertoniche saline.

Steroidi

Esiste una forte evidenza (livello I) che l'uso di steroidi è controindicato nel TrCr. Studi comprendenti altissimi numeri di pazienti potrebbero in futuro evidenziare qualche beneficio degli steroidi in particolari sottogruppi di pazienti con TrCr.

Terapia di "secondo livello"

Vanno sotto questo nome in particolare: l'ipotermia, la già discussa iperventilazione spinta a $PaCO_2 < 30$ mmHg, il coma barbiturico e la decompressione chirurgica (v. sotto, "Indicazioni neurochirurgiche"). Si tratta di "opzioni", da mettere in campo nel trattamento della cosiddetta ipertensione endocranica refrattaria al trattamento medico massimale e all'evacuazione chirurgica di masse emorragiche (10-15% dei TrCr gravi, con una mortalità dell'84-100%).

Mentre è noto come l'ipertermia favorisca la sofferenza cerebrale attraverso l'aumento del metabolismo cerebrale e della ICP, sono decisamente contrastanti le evidenze sull'utilizzo dell'ipotermia terapeutica nel trauma cranico. Attualmente, quindi, si mantiene soltanto un'indicazione piuttosto generica a contrastare l'ipertermia, pur tenendo conto di evidenze ancora incerte riguardo al possibile beneficio dell'ipotermia lieve (35-32 °C) in certi pazienti con ipertensione endocranica refrattaria.

Per beneficiare del coma barbiturico, i pazienti devono essere emodinamicamente stabili e potenzialmente salvabili. Il barbiturico inibisce la lipoperossidazione da radicali liberi, ma soprattutto riduce il metabolismo cerebrale e altera il tono vascolare accoppiando il CBF alle richieste metaboliche locali; ne risulta riduzione della ICP e miglioramento del CBF. Gli effetti collaterali sono: depressione cardiocircolatoria, tossicità epatica, aumentata incidenza di infezioni e di lesioni da decubito. Il farmaco usato in Italia per il coma barbiturico è il tiopentone sodico (bolo iniziale lento 30 mg/kg, poi mantenimento indicativamente di 2-10 mg/kg/h). Nei paesi anglosassoni è disponibile il pentobarbital, meno liposolubile e quindi meno accumulabile, somministrato secondo il cosiddetto protocollo di Eisenberg: 10 mg/kg in 30 min, poi 5 mg/kg/h per 3 ore, poi 1 mg/kg/h. La velocità d'infusione dei barbiturici è estremamente variabile e va titolata sul pattern EEG, monitorato in continuo, che deve presentare caratteristiche di *suppression-burst*. Attualmente persiste (livello II) l'indicazione all'uso del coma barbiturico per l'ipertensione endocranica refrattaria, ma la discussione sulla sua reale efficacia è molto viva.

Terapie di secondo livello usate profilatticamente

Non vi è indicazione all'uso profilattico dell'iperventilazione e del coma barbiturico, cioè al loro utilizzo per prevenire l'ipertensione endocranica e i suoi danni (livello II).

Per l'ipotermia profilattica vi è qualche indicazione che sia significativamente correlata a un GOS maggiore a 6 mesi e che possa ridurre la mortalità se mantenuta per almeno 48 ore (livello III).

Profilassi anticomiziale

Le crisi comiziali dopo TrCr sono "precoci" se avvengono entro i primi 7 giorni, "tardive" se avvengono più tardi.

Le crisi tardive non sono prevenute dalla profilassi anticomiziale (livello II).

Le crisi precoci possono essere prevenute con fenitoina o valproato (che forse è associato a una maggiore mortalità) nei pazienti a rischio, cioè con GCS < 10, contusioni corticali, fratture tecali infossate, ematomi epi- o sottodurali o intraparenchimali, TrCr penetranti, documentazione di crisi comiziale nelle prime 24 ore dal TrCr (livello II). Si ricordi però che i pazienti con TrCr grave sono per lo più già sedati durante i primi 7 giorni dal TrCr con farmaci a buon effetto antiepilettico come le benzodiazepine o il propofol. Inoltre la profilassi indicata non migliora la prognosi del TrCr (livello II).

Profilassi antibiotica

L'incidenza di infezione dei dispositivi per il monitoraggio della ICP è variabilissima (< 1% fino a 27% in letteratura). Comunque non c'è indicazione né a effettuare profilassi antibiotica mirata a questo problema, né a effettuare sostituzioni periodiche programmate dei dispositivi in questione (livello III). È invece fondamentale che il posizionamento e tutte le successive manipolazioni di tali dispositivi avvengano secondo tecnica rigorosamente sterile.

Nei confronti delle infezioni polmonari, non c'è indicazione alla profilassi routinaria, anche se è possibile che una profilassi peri-procedurale in caso di manipolazione delle vie aeree (intubazione ecc.) possa ridurre l'incidenza di infezione polmonare (livello II). Tale incidenza, così come la mortalità, non viene ridotta dalla tracheostomia precoce, strategia ampiamente diffusa nella cultura rianimatoria attuale, anche se questa pratica riduce sicuramente la durata della ventilazione meccanica (livello II).

In caso di intervento neurochirurgico la profilassi antibiotica deve essere effettuata secondo i metodi di controllo delle infezioni di ciascun centro.

Il paziente che abbia subito TrCr è a rischio di infezione del sistema nervoso centrale in percentuale molto variabile: per soluzioni di continuo dell'involucro osteo-durale correlate o al TrCr stesso o per posizionamento di cateteri per la misurazione della ICP. In particolare, nel 9-46% dei casi, la fistola liquorale post-traumatica è correlata a meningite batterica. In questi casi la letteratura scientifica indica come inopportuna una profilassi antibiotica. Dopo TrCr penetrante però l'alta frequenza di complicanze settiche (meningite, ventriculite, cerebrite, ascessi) fa propendere molti autori per una profilassi con antibiotici ad ampio spettro e buona penetrazione della barriera ematoencefalica, fin dal momento del ricovero.

È comunque indispensabile che, ove possibile, ogni centro mantenga un proprio protocollo di monitoraggio, con colture liquorali seriate e pronta istituzione di terapia mirata con antibiotici a buona penetrazione oltre la barriera ematoencefalica.

Terapia delle alterazioni della coagulazione

Il TrCr grave predispone a eventi tromboembolici di origine venosa (*odds ratio* 2,59) e la trombosi venosa profonda ha un'incidenza del 20% nei pazienti con TrCr grave non sottoposti ad alcuna profilassi. Peraltro il livello di evidenza per raccomandare una qualsiasi forma di profilassi è piuttosto basso (livello III). Ciò che si consiglia è l'utilizzo di calze elastiche specifiche o meglio di dispositivi di compressione meccanica intermittente degli arti inferiori. A questi dispositivi meccanici è consigliabile abbinare una profilassi farmacologica, tenendo presente che comunque questa aumenta il rischio di estensione di lesioni emorragiche endocraniche. A questo proposito non è ora possibile dare indicazioni sul tipo e la posologia di farmaco migliori, né sul miglior timing di somministrazione: si tratta comunque di somministrazione di eparina non frazionata a basso dosaggio o meglio di eparina a basso peso molecolare (LMWE) sottocutanee.

La liberazione di tromboplastina dal tessuto cerebrale leso scatena alterazioni coagulatorie che conducono a volte a coagulazione intravascolare disseminata (DIC) conclamata. È opportuno uno stretto monitoraggio di INR e aPTT per intervenire precocemente con infusione di plasma fresco congelato ed eventualmente di antitrombina III, secondo i criteri propri di una buona terapia intensiva.

Nutrizione

La riduzione di peso corporeo propria del catabolismo post-traumatico (15% per settimana nei TrCr gravi non alimentati) è associata ad aumentata mortalità. Normalmente i pazienti con TrCr iniziano a essere alimentati entro le 72 ore dall'evento. Si raccomanda l'istituzione entro la settima giornata dal TrCr di un'alimentazione che copra il 140% del metabolismo calcolato a riposo con il 15-20% delle calorie fornite come proteine (livello II). Non vi sono chiare indicazioni sulla migliore composizione e modalità di somministrazione dell'alimentazione nei traumatizzati cranici, ma è noto come l'alimentazione parenterale dia maggiori rischi di infezione e squilibri glicemici e idro-salini, oltre a essere più costosa. Normalmente, quindi, si tende all'utilizzo di alimentazione enterale per via digiunale (sondino o stomia), che evita i rischi di intolleranza gastrica.

Negli ultimi anni sono proliferati i protocolli di somministrazione insulinica in terapia intensiva, nell'ambito del dibattito sull'opportunità di mantenere uno stretto controllo glicemico nel paziente critico per ridurne la mortalità. Nonostante la tendenza ubiquitaria a mantenere tale stretto controllo glicemico, non è al momento possibile fornire linee guida precise, ma certamente l'obiettivo della normoglicemia è consigliabile nel TrCr grave.

Indicazioni neurochirurgiche

In generale l'evacuazione delle lesioni emorragiche occupanti spazio dopo TrCr grave è indicata in caso di shift delle strutture mediane > 5 mm o volume della lesione emorragica > 25 cm^3 alla TAC, oppure se l'ICP si mantiene > 20 mmHg nonostante una terapia medica completa, non di "secondo livello".

Altri elementi che in generale possono far propendere per l'evacuazione chirurgica sono: aspetto TAC disomogeneo che indica emorragia in evoluzione (fase "iperacuta"), ematoma in fossa posteriore o temporo-basale (che può rapidamente dare compressione del tronco o ernia transtentoriale, anche a bassa ICP), shift della linea mediana maggiore di quanto non sia lo spessore dell'ematoma sottodurale che lo provoca (tale aspetto è correlato a rigonfiamento dell'emisfero cerebrale o a contusioni in evoluzione sottostanti l'ematoma).

Ematoma epidurale acuto

Deve essere evacuato se > 30 cm^3, indipendentemente dallo stato clinico. Quest'indicazione riveste carattere d'urgenza se è presente anisocoria e/o GCS < 9. In tutti gli altri casi la scelta di un trattamento conservativo deve avvenire in ambiente neurochirurgico/neurorianimatorio con stretta osservazione e TAC encefalo ripetute.

Ematoma sottodurale acuto

Va evacuato in urgenza se presenta spessore > 10 mm o comporta shift delle strutture mediane > 5 mm alla TAC, oppure comunque se compaiono anisocoria, midriasi, perdita del riflesso fotomotore, perdita di due punti GSC o ICP > 20 mmHg in pazienti con GCS basale < 9. Rappresenta un'indicazione al monitoraggio della ICP nel TrCr grave.

Ematomi intraparenchimali

Devono essere evacuati in presenza di deterioramento neurologico, aumento della ICP e segni neuroradiologici di effetto massa. Ematomi intraparenchimali > 50 cm^3 o > 20 cm^3 in sede frontale o temporale devono comunque essere evacuati nei pazienti in coma. In tutti gli altri casi la scelta di un trattamento conservativo deve avvenire in ambiente neurochirurgico/neurorianimatorio con stretta osservazione e TAC encefalo ripetute.

Ematomi in fossa posteriore

Richiedono l'evacuazione immediata se è presente effetto massa alla TAC o nel dubbio di un loro effetto clinico. La scelta di un trattamento conservativo deve avvenire in ambiente neurochirurgico/neurorianimatorio con stretta osservazione e TAC encefalo ripetute, ed è particolarmente delicata.

Frattura delle teca cranica

In circa l'11% dei pazienti con TrCr grave si ha frattura tecale infossata, cioè con frammenti del tavolato interno infossati per uno spessore pari almeno a quello della diploe. In questi casi aumenta l'incidenza di infezioni e fistole durali, ma soprattutto di epilessia post-traumatica. Si ritiene in generale utile l'intervento neurochirurgico quando la scomposizione della frattura è maggiore dello spessore della teca cranica.

Decompressione osteo-durale

Si tratta di una procedura "di secondo livello" da intraprendersi normalmente in alternativa al coma barbiturico. È anche possibile che, al termine di un intervento di evacuazione di masse emorragiche post-TrCr, si decida di non riposizionare l'opercolo osseo sulla base delle condizioni del tessuto cerebrale, della TAC encefalo e dello stato del paziente. In tal caso taluni parlano di "decompressione osteo-durale profilattica".

Per entrambi i casi è grande l'interesse a livello internazionale; sono diversi i protocolli in corso di approvazione per l'istituzione di studi multicentrici sull'argomento.

Fistola liquorale

In circa il 2% dei TrCr si ha una fistola liquorale con oto- o rinoliquorrea o pneumoencefalo. Si può tentare un trattamento conservativo teso a limitare il più possibile gli aumenti di ICP. Nel paziente con TrCr minore si potrà quindi tentare di mantenere la posizione semiseduta ed evitare tutte le manovre di Valsalva. Alcuni autori indicano anche il posizionamento di una derivazione spino-esterna per tentare di far chiudere una fistola liquorale che persista per più di 72 ore. In ogni caso, il protrarsi di liquorrea per 1-2 settimane, la persistenza o il peggioramento del pneumoencefalo, l'insorgenza di una meningite secondaria alla fistola rendono necessaria la chiusura chirurgica della fistola. L'intervento deve essere preceduto da indagini neuroradiologiche per localizzare con precisione la sede della fistola.

Trauma cranico penetrante

Sono state proposte diverse indicazioni e tecniche chirurgiche per i TrCr penetranti, ma non si hanno ancora vere linee guida sull'argomento. È certo che l'intervento di toilette chirurgica e di eventuale riparazione vascolare deve limitarsi al minimo indispensabile.

Mentre la rimozione di corpi estranei grossolani in parte emergenti dal cranio (ad es., armi bianche) è obbligatoria e va effettuata in sede operatoria, non è assolutamente necessario rimuovere i proiettili indovati profondamente. Va ricordato che i proiettili intracranici possono migrare nei mesi o anni successivi al trauma, ad esempio in sede intraventricolare, causando problemi tardivi che configurano un'indicazione alla rimozione chirurgica.

Trauma midollare

Premessa

La Section on Disorders of the Spine and Peripheral Nerves dell'American Association of Neurological Surgeons e del Congress of Neurological Surgeons ha pubblicato nel marzo 2002 le attese linee guida riguardanti il trattamento del trauma midollare (TrMi). Si tratta di un documento concepito con la stessa logica di revisione della letteratura secondo l'ottica della *evidence-based medicine* utilizzata per le linee guida relative al TrCr; allo stesso modo rappresenta il riferimento internazionale sul problema [7].

Definizione

Il TrMi è una lesione del midollo spinale conseguente a trauma della colonna vertebrale.

Fisiopatologia [3]

Oltre che per trauma diretto, chiuso o penetrante, il midollo spinale può andare incontro a danni legati al superamento dei limiti di movimento concessi all'involucro vertebrale. Anche eccessive iperestensioni, iperflessioni o torsioni possono provocare fratture e/o dislocazioni dell'astuccio vertebrale.

Due sono i fattori da considerare nel TrMi: il suo livello cranio-caudale e il coinvolgimento totale (TrMi completo) o parziale (TrMi incompleto) del midollo spinale a quel livello.

Durante le ore ed eventualmente i giorni successivi al TrMi, può configurarsi uno stato detto di "shock spinale" che è caratterizzato da anestesia e flaccidità complete sottolesionali. Tale condizione, ancora non spiegata nella sua fisiopatologia, dura tanto più quanto più il danno è completo e craniale. A questo quadro subentra progressivamente uno stato di spasticità.

Anche per il TrMi, come per il TrCr, l'entità del danno parenchimale è peggiorata da un "danno secondario", in particolare correlato alla ipossiemia e alla ipotensione arteriosa che riduce la perfusione midollare [5]. Va ricordato che, contrariamente al TrCr puro, il TrMi è in sé causa di ipotensione dovuta a vasoparalisi e aritmie [5].

Clinica

L'aspetto clinico classico della lesione che interrompe completamente la continuità midollare è l'abolizione di tutte le connessioni sensitive, motorie e autonomiche distalmente al livello lesionale. Lesioni a C4 o più craniali comportano insufficienza respiratoria per perdita dell'innervazione diaframmatica; anche in quelle localizzate a C5-C6 l'edema secondario al TrMi può provocare compromissione del respiro per interessamento transitorio dei metameri superiori.

Esistono molte scale sia di valutazione neurologica sia di outcome dopo TrMi. La scala ASIA (American Spinal Injury Association), è attualmente consigliata come "opzione" per la valutazione neurologica, mentre la FIM (Functional Independence Measure) è raccomandata a livello di "linea guida" per la valutazione di outcome [5].

Il danno midollare incompleto configura diverse classiche sindromi neurologiche, la cui descrizione va oltre gli scopi del presente capitolo.

Strumenti diagnostici

Neuroradiologia

Le radiografie standard A-P e L-L della colonna in toto sono obbligatorie nella valutazione di qualunque politrauma importante. Queste e la valutazione clinica devono guidare uno studio TAC mirato al livello della lesione. Esistono numerose indicazioni sull'iter radiologico del paziente con sospetto TrMi [5].

La RMN rappresenta l'esame di scelta per la valutazione dell'eventuale compressione/danno midollare. Essa può essere resa necessaria dalla sola sintomatologia clinica, anche in caso di negatività delle indagini radiografiche e TAC.

L'angiografia, particolarmente del circolo posteriore, è importante nel caso di sospetta lesione arteriosa vertebrale.

In ogni caso, tutte le indagine diagnostiche devono essere effettuate nel minor tempo possibile, previe corretta immobilizzazione spinale e necessaria assistenza rianimatoria, appena il paziente venga giudicato stabile dal punto di vista emodinamico e respiratorio.

Monitoraggio delle funzioni vitali [5]

Il monitoraggio cardiovascolare e respiratorio, possibilmente in ambiente di terapia intensiva, è raccomandato come "opzione". Questa raccomandazione è particolarmente importante per i pazienti con lesioni cervicali.

Terapia

Premessa

Alcuni pazienti, particolarmente i bambini, possono sviluppare disturbi midollari dopo trauma evidente alla colonna, senza evidenza di anomalie nelle radiografie e nella TAC della colonna. In questi casi si propone l'"opzione" [5] di effettuare l'immobilizzazione esterna della colonna fino a 12 settimane, evitando per 6 mesi attività a rischio di trauma spinale anche minore; si propone inoltre la valutazione del paziente con radiografie in flesso-estensione e con RMN.

Trauma systems

Molti studi evidenziano anche per il TrMi un miglioramento di mortalità e morbilità legato all'attivazione sul territorio di sistemi strutturati per il soccorso, il trasporto e il trattamento del TrMi ("unità spinali"). Al momento si suggerisce come "opzione" che il trasporto del paziente sia effettuato il più rapidamente possibile presso un centro in grado di erogare le cure definitive [5].

Trattamento iniziale

Valgono anche qui le considerazioni concernenti il trattamento preospedaliero del trauma (v. sotto) [4]. In particolare si sottolinea la necessità di mobilizzare il traumatizzato secondo tecniche specifiche che limitano i potenziali danni vertebro-midollari. Fino a prova contraria, tutti i politraumatizzati devono essere trattati come traumatizzati midollari. È assolutamente necessario che soccorritori e personale sanitario abbiano la conoscenza teorica e, soprattutto, si siano praticamente familiarizzati con le tecniche manuali di mobilizzazione del paziente (rimozione di eventuale casco, estricazione, barellamento, mantenimento dell'asse spinale durante le varie manovre come la ventilazione in maschera e l'intubazione tracheale), nonché con i vari dispositivi in commercio utilizzati per il bloccaggio in asse della colonna. Si raccomanda come "opzione" [5] che il trasporto di tutti i pazienti, fin dalla scena del trauma, avvenga previa immobilizzazione cervicale con collare cervicale rigido e a paziente supino su tavola rigida. In particolare si sconsiglia la diffusa abitudine dell'immobilizzazione cervicale con sacchetti di sabbia o strisce di cerotto.

Controllo della pressione arteriosa e dell'ossigenazione [5]

Il TrMi che presenta problematiche respiratorie, di meccanica o di scambi, va ovviamente intubato e ventilato con la tecnica ritenuta più appropriata al caso.

Istituita l'eventuale ventilazione meccanica, il problema principale può essere il controllo della pressione arteriosa. In effetti, per le considerazioni fatte sopra (v. "Fisiopatologia"), si consiglia come "opzione" [5] il mantenimento di una MAP > 90 mmHg dal momento del soccorso considerando che tale valore, mantenuto per tutta la prima settimana dopo TrMi, può contribuire significativamente a migliorare la perfusione midollare riducendo il danno secondario.

La correzione dell'ipotensione si ottiene con riempimento volemico ed eventuale perfusione di amine (valgono le considerazioni fatte per il trauma cranico), nonché correzione delle eventuali aritmie. Per lesioni più craniali della giunzione cervico-toracica, durante ipotensione arteriosa può mancare la tachicardia riflessa da ipotensione e si può persino osservare bradicardia responsiva all'atropina (0,5-1 mg ev).

Riduzione precoce "a cielo chiuso" di fratture/dislocazioni cervicali

Questa pratica utilizza trazione e manovre manuali ed è supportata da molti studi. L'evidente "razionale" è di ridurre o eliminare precocemente una eventuale compressione cervicale; diversi autori hanno però segnalato peggioramenti clinici. Premesso che la manovra va effettuata da medici esperti e con monitoraggio cardiovascolare e respiratorio, attualmente si hanno a disposizione le seguenti "opzioni" [5]:

- la manovra è indicata nei pazienti svegli; comporta una frequenza di successo dell'80% e un'incidenza di lesioni neurologiche permanenti dell'1%, transitorie del 2-4%. In questi pazienti, la presenza di sublussazione delle faccette articolari è associata nel 30-50% dei casi a ernia discale traumatica;
- nei pazienti non valutabili neurologicamente (intossicazioni, TrCr ecc.) è indicato effettuare una RMN midollare prima di tentare la riduzione. In questi pazienti la presenza di ernia discale postraumatica è indicazione relativa alla decompressione chirurgica;
- se la manovra fallisce è con certezza indicata l'esecuzione di una RMN midollare.

Terapia farmacologica

Corticosteroidi

Negli anni Ottanta e Novanta, alcuni studi importanti avevano prodotto un certo entusiasmo sul fatto che alti dosaggi di corticosteroidi somministrati entro le prime ore dal trauma potessero essere utili nel TrMi. Purtroppo, in seguito, accurate nuove analisi delle casistiche hanno smorzato l'entusiasmo, evidenziando una discreta pochezza clinica dei vantaggi a prezzo di notevoli rischi costituiti dalle note complicanze dei corticosteroidi. Al momento si suggerisce come "opzione" il possibile uso di metilprednisolone ad alte dosi nel TrMi acuto, ma tenendo ben presente che probabilmente i suoi effetti collaterali sono più certi che non un qualche beneficio significativo [5]. Uno schema di trattamento tipo è: metilprednisolone ev 30 mg/kg in bolo, seguiti dall'infusione di 4 mg/kg/h per 23 ore. Probabilmente il trattamento è (più) efficace se iniziato entro 8 ore dal trauma.

Ganglioside GM-1

La somministrazione di ganglioside GM-1 (300 mg il primo giorno, poi 100 mg/die per 56 giorni) viene raccomandata come possibile "opzione", peraltro attualmente senza alcuna dimostrazione di efficacia, nei pazienti trattati con metilprednisolone secondo lo schema sopra descritto [5].

Profilassi della trombosi venosa profonda e tromboembolia [5]

Esistono a questo proposito raccomandazioni a diverso livello. Il problema è tanto più rilevante quanto maggiore è il deficit motorio.

Come "standard" viene raccomandata la profilassi con eparina titolata a raggiungere un aPTT di 1,5 o, meglio, con eparina a basso peso molecolare. La profilassi con eparina a basse dosi (5.000 UI sc 2-3 volte/die) va associata a compressione pneumatica alternata degli arti inferiori.

La "linea guida" ricorda che gli anticoagulanti orali non sembrano adatti allo scopo.

Come "opzioni" si raccomanda di mantenere la profilassi per 3 mesi dal trauma e, in caso di sospetta trombosi venosa profonda, di utilizzare Doppler, pletismografia o venografia come test diagnostici. Inoltre il posizionamento di un filtro cavale sembra essere vantaggioso nei pazienti che non possono essere efficacemente sottoposti alle terapie di cui sopra.

Trattamento delle lesioni delle arterie vertebrali dopo trauma midollare non penetrante

Le "opzioni" [5] di trattamento variano con l'effetto della lesione vascolare:
- in caso di stroke del circolo posteriore è indicata l'infusione ev di eparina;
- in caso di sintomi ischemici del circolo posteriore, senza stroke, si suggerisce il trattamento con anticoagulanti orali, tipo warfarin;
- in caso di assenza completa di sintomatologia è sufficiente l'osservazione.

Nutrizione [5]

Il metabolismo a riposo sembra essere normalmente sovrastimato nei pazienti con TrMi per i cui bisogni metabolici si raccomanda, come "opzione", l'utilizzo della calorimetria indiretta. La perdita azotata da catabolismo proteico è rilevante e va reintegrata come accade per le calorie.

Indicazioni chirurgiche

Decompressione

È raccomandata come "opzione" [5] la decompressione del midollo spinale compresso da lesione traumatica, particolarmente se la lesione è focale e anteriore. È chiaro che il buon senso clinico indica l'intervento, anche se mancano studi precisi che ne supportino l'utilità. La decompressione deve essere il più precoce possibile: andare oltre le 12 ore dal TrMi può significare non correggere più il danno neurologico esistente.

Fratture/dislocazioni cervicali alte (sopra C3)

Occorre tenere presente una serie di "opzioni" [5] chirurgiche a seconda del tipo di lesione. Se ne riportano alcune di seguito:
- dislocazioni atlo-occipitali: fissazione e artrodesi (il trattamento conservativo con trazione si accompagna a un 10% di deterioramento neurologico);
- fratture del condilo occipitale: immobilizzazione esterna;
- fratture isolate di C1: immobilizzazione esterna se il legamento trasverso è integro, altrimenti è possibile la fissazione chirurgica;
- frattura di Hangman (spondilolistesi di C2): immobilizzazione esterna iniziale, poi eventualmente stabilizzazione chirurgica se si ha rottura del disco C2-C3, forte angolazione di C2 su C3, o difficoltà a mantenere l'allineamento con l'immobilizzazione esterna;
- fratture isolate del corpo di C2: immobilizzazione esterna;
- fratture del dente dell'epistrofeo: immobilizzazione esterna, ma è da considerare la fissazione chirurgica per dislocazioni > 5 mm, frattura comminuta, difficoltà a mantenere l'allineamento con la immobilizzazione esterna; l'indicazione alla stabilizzazione e fusione chirurgica nei pazienti ≥ 50 anni con frattura passante per la base del dente dell'epistrofeo rappresenta una "linea guida".

Lesioni cervicali caudali a C2

Anche qui sono indicate diverse "opzioni" [5].

Le fratture con disallineamento, le sublussazioni e le dislocazioni a livello delle faccette articolari richiedono la riduzione a cielo aperto o chiuso e il trattamento con immobilizzazione esterna, fissazione chirurgica o artrodesi. La trazione, con paziente mantenuto allettato, deve essere considerata solo un trattamento temporaneo.

Aspetti peculiari dell'età infantile e della gravidanza

Per la gravida colpita da TrMi valgono le considerazioni fatte più sopra per il TrMi in genere.

Nei bambini sotto gli 8 anni, è difficile mantenere l'allineamento vertebrale cervicale su piano rigido, date le dimensioni relativamente grandi del capo. Perciò, quando si debba immobilizzare in posizione neutra uno di questi piccoli pazienti, si consiglia come "opzione" [5] il posizionamento di un rialzo toracico o di una cavità sotto la nuca. Peraltro la maggior parte delle lesioni cervicali pediatriche può essere trattata conservativamente. In particolare si raccomanda come "opzione" [5] di trattare le lesione odontoidee dei bambini sotto i 7 anni con riduzione a cielo chiuso e immobilizzazione (con *halo-jacket* o Minerva).

Le lesioni legamentose cervicali pediatriche guariscono pure con la sola immobilizzazione, ma se non operate tendono a causare deformità: in questo caso l'intervento è considerato un'"opzione" [5].

Bibliografia

1. The Brain Trauma Foundation. Guidelines for the prehospital management of severe traumatic brain injury. 2000. Available at http://www.braintrauma.org.
2. American College of Surgeons. Advanced trauma life support for doctors – ATLS, 7th edition. 633 N. St Clair St., Chicago (IL): The Foundation, 2004.
3. The Brain Trauma Foundation. Guidelines for the management of severe traumatic brain injury – 3rd edition. J Neurotrauma 2007; 24 Suppl 1. Also available at http://www.braintrauma.org.
4. Bullock MR, Chesnut R, Ghajar J et al. Neurosurgery 2006; 58 Suppl 2. Also available at http://www.braintrauma.org.
5. Adelson PD, Bratton SL, Carney NA et al. Guidelines for the acute medical management of severe traumatic brain injury in infants, children, and adolescents. Ped Crit Care Med 2003; 4 Suppl 1. Also available at http://www.braintrauma.org.
6. The Brain Trauma Foundation. Guidelines for field management of combat-related head trauma. Available at http://www.braintrauma.org.
7. AA VV. Guidelines for Management of Acute Cervical Spinal Injuries. Neurosurgery 2002; 50 Supp.

Capitolo 4

Traumi del sistema nervoso periferico

Marco Sinisi

Introduzione

I nervi periferici sono costituiti da componenti neurali e non neurali, rispettivamente:
- assone;
- cellule di Schwann;
- tessuto connettivo.

Gli assoni sono rivestiti dalle cellule di Schwann che ne formano il materiale isolante. Lo possono essere singolarmente, nel caso delle fibre mieliniche, o a gruppi, nel caso delle amieliniche. La lamina basale che circonda le cellule di Schwann costituisce la "guida" per le fibre che stanno ricrescendo [1]. Sia le fibre mieliniche sia quelle amieliniche sono contenute all'interno di una matrice connettivale, l'endonevrio. Più esterno è uno strato di tessuto connettivo compatto, il perinevrio, che divide il nervo in diversi fascicoli. I fascicoli sono circondati da uno strato di tessuto connettivo, l'epinevrio interno, intimamente adeso a numerosi strati di tessuto connettivo che costituiscono l'epinevrio esterno [2].

Definizione del trauma

Una qualsiasi forza applicata a un elemento nervoso produce una lesione. Le lesioni variano in gravità e possono essere associate a ferite aperte dei tegumenti.

Fisiopatologia

I traumi aperti sono prodotti da un corpo penetrante o tagliente che causi soluzioni di continuità dei tegumenti fino a ledere anche i tronchi nervosi [3].

I traumi chiusi sono causati da forze esterne che agiscono su un tronco nervoso che presenti punti di fissità. Esempi di lesione da stiramento sono le lesioni del plesso brachiale a livello sopra- e infraclavicolare, del nervo radiale da frattura dell'omero [4].

Il trauma chiuso può ledere un nervo anche mediante compressione, immediata o a distanza, e ischemia, conseguente a rottura o a compressione di un vaso [5].

Indipendentemente dal meccanismo del trauma, la lesione nervosa viene classificata secondo Seddon [6] e Sunderland [7] in:
- neuroaprassia secondo Seddon (I grado di Sunderland), che consiste in una demielinizzazione selettiva delle fibre di largo diametro (motorie), senza compromissione dell'assone. Nel corso di alcuni giorni o di qualche settimana si assiste spesso a recupero spontaneo completo della conduzione nervosa;
- assonotmesi secondo Seddon (II, III e IV grado di Sunderland), o rottura dell'assone, caratterizzata dalla completa interruzione degli assoni e delle guaine mieliniche con conservazione della integrità del perinevrio. In questo caso, si ha una paralisi motoria e sensitiva completa con degenerazione a carico del moncone distale [8]. La successiva rigenerazione, in assenza di distanze eccessive o sbarramenti da parte del tessuto cicatriziale, avverrà a una velocità di circa 1 mm al giorno [9]. Il miglioramento spontaneo è possibile, ma non certo, nell'arco di alcuni mesi;
- neurotmesi secondo Seddon (V grado di Sunderland) o rottura del nervo, che consiste in una recisione dei fascicoli nervosi o, se permane un'integrità macroscopica "apparente", nella completa disorganizzazione della struttura dei tronchi nervosi ad opera del tessuto cicatriziale, con paralisi moto-

A. Sghirlanzoni (ed) *Terapia delle malattie neurologiche*. ISBN 978-88-470-1119-9; © Springer-Verlag Italia 2009

ria completa e anestesia. Si possono presentare diversi quadri morfologici, che vanno dal neuroma in continuità, alla completa separazione dei monconi: tutti fenomeni caratterizzati dalla perdita dell'integrità anatomo-funzionale. In questo caso, non si avrà una riparazione anatomo-funzionale spontanea.

In realtà, tale distinzione è solo apparente, in quanto i diversi tipi di lesione possono coesistere. In diversi casi di lesioni da stiramento, si forma una reazione fibro-cicatriziale abnorme che impedisce la trasmissione nervosa. Le cicatrici extraneurale e intraneurale comprimono e distorcono il nervo, causando un danno diretto da compressione e uno indiretto da compromissione della vascolarizzazione [10].

Clinica

L'1-2% dei pazienti politraumatizzati presenta lesioni nervose [11].

Lesioni aperte

In caso di sezione parziale o totale del nervo, è necessario procedere a una riparazione immediata. Se ci sono dubbi sulla possibilità di guarigione della ferita, è invece meglio soprassedere e procedere alla riparazione nervosa al momento della guarigione. Qualora l'esplorazione diretta permetta di verificare l'apparente integrità del nervo, è necessario evitare qualunque manovra sulla struttura nervosa. In questi pazienti e in quelli in cui al momento della sutura della ferita non viene evidenziata una lesione nervosa macroscopica, è quindi indicato ricorrere a controlli clinici ed elettrofisiologici seriati come per le lesioni chiuse [12].

Lesioni chiuse

Di fronte a un paziente con un deficit funzionale è necessario comprendere quale sia il tronco nervoso interessato ricordando che le lesioni incomplete sono, se il nervo non è parzialmente tagliato, destinate a regredire in alcune settimane. Se i tronchi interessati sono più d'uno, è necessario stabilire quali essi siano e il grado della lesione.

A quest'ultimo scopo sono utilizzabili diverse scale come la MRC (Medical Research Council) e la LSUMC (Lousiana State University Medical Center) [13].

Strumenti diagnostici

Neurofisiologia

La presenza di un rallentamento o di un blocco di conduzione lungo un segmento ristretto del nervo suggerisce un danno di tipo neuroaprassico [14], mentre l'assenza di risposta in un segmento più distale indica una perdita assonale, dovuta a un danno assonotmesico o neuroaprassico [15]. A distanza di 2-3 settimane dal trauma l'esame EMG appare alterato [16, 17] per la comparsa di attività a riposo con fibrillazione, fascicolazioni e onde positive nei muscoli interessati dal danno assonotmesico e neurotmesico, mentre rimane nella norma quando il danno è di tipo neuroaprassico.

Neuroradiologia

Le tecniche radiologiche necessarie per la diagnosi delle lesioni nervose sono:
- Rx per individuare lesioni ossee;
- TAC e mielo-TAC;
- RMN delle parti molli e "neuronografia".

Le fratture dei processi traversi delle vertebre cervicali sono solitamente associate ad avulsione radicolare [18-20].

La mielo-TAC riveste grande importanza in caso di avulsione radicolare. In un recente studio, la corrispondenza tra avulsione dimostrata da TAC e RMN e il dato intraoperatorio mediante laminectomia esplorativa per via posteriore è risultata dell'85% per la prima e del 52% per la seconda [21].

Con le tecniche di "neuronografia" è possibile individuare l'alterazione di segnale corrispondente al punto di lesione del tronco nervoso [22, 23].

Terapia

Premesse

Obiettivi della chirurgia sono la remissione della sintomatologia algica, quando presente, e il ripristino della funzione motoria e sensitiva. Il primo obiettivo si ottiene solitamente nell'immediato decorso post-operatorio, mentre il tempo necessario al raggiungimento del secondo è nell'ordine di mesi/anni, con un intenso lavoro riabilitativo. Sia il paziente sia i familiari devono essere messi a conoscenza dell'iter terapeutico.

Chirurgia

La chirurgia immediata è raccomandabile nei casi di "ferite aperte pulite", che non pongono problemi di chiusura. In questi casi, la chirurgia eseguita entro 72 ore rende spesso possibile la sutura diretta, ovvero la diretta coaptazione dei due monconi nervosi. Nei casi in cui vi sia un marcato rischio di infezione o impossibilità di chiudere la ferita, è preferibile aspettare alcune settimane. In questi casi, durante la prima sutura della ferita, bisogna ancorare i monconi nervosi alla fascia adiacente per evitarne la retrazione [12, 24, 25].

In presenza di una lesione chiusa, è indicata l'esplorazione chirurgica immediata quando vi sia progressione del deficit, spesso con marcato aumento del dolore. Esistono situazioni in cui l'edema dei tessuti molli o la presenza di una raccolta emorragica determinano una lesione nervosa sempre più grave. La rimozione della compressione avrà anche lo scopo di evitare il danno ischemico da sindrome compartimentale [3, 12, 26] (v. Cap. 35).

Un terzo caso che rende opportuno esplorare immediatamente il nervo deficitario è quello in cui si ha la necessità di intervenire per riparare chirurgicamente un danno osteo-articolare o vascolare [12, 25, 27].

In tutti gli altri casi si pone il dubbio se una lesione abbia la possibilità di recuperare spontaneamente o se l'intervento sia l'unica possibilità di migliorare il recupero funzionale. Quali sono quindi i fattori da considerare?

- Meccanismo del danno (stiramento, diretta compressione);
- energia trasferita durante il trauma (ad es. una semplice caduta ed un incidente in moto a più di 50 km/h implicano forze diverse);
- insorgenza del danno (immediata o con intervallo tra trauma e esordio del deficit);
- dolore neuropatico;
- danno completo o incompleto;
- positività del segno di "Tinel", dovuta a una lesione degenerativa della mielina che nelle lesioni traumatiche implica lesione dell'assone.

Se la lesione è neuroaprassica, il paziente recupererà in qualche settimana: i primi segni di ripresa si hanno in pochi giorni. In tutti gli altri tipi di lesione, il recupero, se presente, avverrà in alcuni mesi. Non sempre la comparsa di un iniziale recupero elettrofisiologico o clinico è garanzia di recupero funzionale [3, 12]. Con il passare del tempo, gli organi bersaglio vanno incontro ad atrofia che, in un secondo tempo, può rendere inutile la reinnervazione indotta dalla ricostruzione nervosa.

Nei casi in cui si osservi una lesione incompleta o dove ci sia una ripresa precoce, è indicato astenersi dall'intervento chirurgico. In tutti gli altri casi, se si ritiene che la lesione sia focale, è indicata l'esplorazione [3, 12], da effettuarsi con l'ausilio di un attento studio neurofisiologico intraoperatorio per una precisa valutazione della funzionalità delle fibre nervose anche nei quadri più complessi di lesione in continuità [12]. È comunque sempre da tenere presente che, soprattutto nel caso della chirurgia del plesso brachiale, la chirurgia precoce produce risultati significativamente migliori di quella tardiva.

Chirurgia palliativa

Un capitolo molto importante nella chirurgia delle lesioni nervose periferiche è quello degli interventi palliativi, in cui si utilizza un muscolo con un'altra funzione variandone l'inserzione ed eventualmente l'origine, per ripristinare una funzione muscolare persa.

Tali interventi vengono eseguiti quando il deficit è stabilizzato, a distanza di circa 1 anno dalla procedura ricostruttiva, oppure contemporaneamente alla ricostruzione nervosa in modo da vicariare subito la funzione mancante e da ridurre al minimo gli allungamenti tendinei e gli ulteriori difetti che ne conseguono. In alcuni casi, tuttavia, la trasposizione muscolare può essere eseguita subito come unica procedura, ove si consideri il danno nervoso non recuperabile, per esempio per eccessiva lunghezza dell'innesto o per l'assenza di monconi utilizzabili per una ricostruzione efficace.

Gli obiettivi della chirurgia palliativa sono quelli di ristabilire le funzioni principali per l'arto superiore e inferiore, se andate perse con l'evento traumatico e non ripristinabili con la chirurgia eseguita sul nervo.

Esempi di procedure ricostruttive per l'arto superiore e inferiore sono di seguito descritti.

Lesione del nervo radiale – Alla doccia omerale con deficit dell'estensione del polso e delle dita. Per ripristinare la dorsiflessione del carpo, se sono ancora funzionanti il pronatore quadrato e il flessore ulnare del carpo, si disinserisce il pronatore rotondo e lo si attacca sotto tensione al tendine dell'estensore radiale breve del carpo; quindi si disinseriscono il palmare lungo che si attacca all'estensore lungo del pollice e il flessore ulnare del carpo, che si connette con l'estensore comune delle dita [28].

Lesione del plesso brachiale con danno permanente del bicipite – Se il tricipite è funzionante, lo si disinserisce e lo si innesta sul tendine del bicipite stesso; se anche il tricipite non funziona, si può utilizzare la porzione più esterna del gran dorsale per fissarlo prossimalmente sul processo coracoideo e distalmente sul tendine d'inserzione del bicipite stesso. Un altro tipo d'intervento prevede il transfer della porzione più laterale del grande pettorale sul tendine d'inserzione del bicipite [29].

Lesione del plesso brachiale con paralisi della spalla – Si possono utilizzare in varie combinazioni i muscoli trapezio, tricipite e grande pettorale. In casi estremi, si può ricorrere all'artrodesi [29].

Lesione dello sciatico popliteo esterno – Al poplite, con deficit completo della dorsiflessione del piede. Se il muscolo tibiale posteriore è funzionante, lo si disinserisce e, dopo aver sezionato la membrana interossea, lo si fissa anteriormente a livello del secondo cuneiforme [30].

Aspetti peculiari dell'età infantile

Non esistono differenze nel trattamento delle lesioni nervose dell'adulto e del bambino, tuttavia una citazione a parte meritano le paralisi ostetriche del plesso brachiale.

Anche in questo caso, quanto più precoce è la diagnosi tanto più appropriato sarà il trattamento. Infatti, alla nascita bisognerà escludere che il mancato funzionamento dell'arto interessato sia dovuto a una frattura omerale o clavicolare, oppure a una dislocazione della spalla, iniziando successivamente il controllo dell'evoluzione del deficit.

I bambini che presentano un grave danno del plesso brachiale si possono schematicamente suddividere in 4 gruppi secondo Narakas [31]:
1. pazienti che presentano una lesione di C5 e C6;
2. pazienti che presentano una lesione di C5, C6 e C7;
3. pazienti che presentano una lesione di C5, C6, C7, C8 e T1;
4. pazienti che alla lesione completa di plesso associano la sindrome di Claude-Bernard-Horner.

In tutti questi casi la decisione se l'intervento chirurgico debba essere eseguito viene presa in base al recupero clinico dei primi tre mesi, ma soprattutto in base allo studio neurofisiologico come descritto da Smith, Birch e Bisinella [33, 34].

Bibliografia

1. Lundborg G: Compression and stretching, in Nerve Injury and repair. New York, Churchill Livingstone, 1988.
2. Shantaveerappa TR, Bourne (1966). Perineural epithelium: A new concept of its role in the integrity of the peripheral nervous system. Science; 154:1464-1467.
3. Grant GA, Goodkin R, Kliot M (1999) Evaluation and surgical management of peripheral nerve problems. Neurosurgery 44:825-840.
4. Mackinnon SE, Dellon AL. Surgery of the peripheral nerve. New York: Thieme; 1988.
5. Lundborg G, Dahlin L. Pathophysiology of peripheral nerve trauma. In, Omer GE, Spinner M, Van Beek AL. Management of peripheral nerve problems. Saunders 2nd ed. 1998:353-363.
6. Seddon HJ (1943) Three types of nerve injury. Brain 66:237-288.
7. Sunderland S (1951) A classification of peripheral nerve injuries producing loss of function. Brain 74:491-516.
8. Holmes W, Young JZ (1942) Nerve regeneration after immediate and delayed suture. J Anat 77:63-106.
9. Kline DG, Hudson AR: acute injuries of peripheral nerves, in Youmans J (ed): Neurological surgery. Philadelphia, W.B. Saunders Co., 1990, ed 3, vol 4, pp 2423-2510.
10. McLellan DL, Swash M. (1976) Longitudinal sliding of the median nerve during movements of the upper limb. J Neurol Neurosurg Psychiatry 39:566-570.
11. Midha R. Epidemiology of brachial plexus injuries in a multitrauma population (1997) Neurosurgery 40; 1182-1189.
12. Spinner JR, Kline DG (2000) Surgery for peripheral nerve and brachial plexus injuries or other nerve lesions. Muscle and nerve 23:680-695.
13. Kline DG, Hudson AR Nerve injuries: operative results for major nerve injuries, entrapments and tumors. Philadelphia Saunders 1995.
14. Buchthal F: Traumatic lesions of peripheral nerve: Morphological and electrophysiological aspects, in Caruso G, Hans-Peter L (eds): Electromyography in the Diagnosis and Management of Peripheral.
15. Iyer VG (1993) Understanding nerve conduction and electromyographic studies. Hand Clin 9:273-287.
16. Clippinger FW, Goldner JL, Roberts JM (1962) Use of electromyogrami in evaluating upper-extremity peripheral nerve lesions. J Bone Joint Surg [Am] 44A:1047-1060.
17. Howard FM (1972) Electromyography and conduction studies in peripheral nerve injuries. Surg Clin North Am 52:1343-1352.
18. Hudson AR, Trammer BI (1985). Brachial plexus injuries, in Eilkins R, Rengachary S (eds): Neurosurgery. New York, McGraw Hill, vol 2, pp 1817-1832.
19. Kline DG, Hackett ER (1986) Surgery for lesions of the brachial plexus. Arch Neurol 43:170-181.
20. Kline DG, Hudson AR: Lower extremity nerve: Operative care and technique, in Nerve Injuries. Philadelphia, W.B. Saunders Co., 1995, pp117-146.
21. Carvalho GA, Nikkhah G, Matthis C, Penkert G, Samii M (1997) Diagnosis of root avulsions in traumatic brachial plexus injuries: Value of computerized tomography, myelography, and magnetic resonance imaging. J Neurosurg 86:69-76.

22. Dailey AT, Tsuruda JS, Goodkin R, Haynor DR, Filler AG, Hayes C, Kliot M (1996). Magnetic resonance neurography for cervical radiculopathy: a preliminary report. Neurosurgery 38:488-492.
23. Filler AG, Kliot M, Howe FA, Hayes CE, Winn HR, Griffiths JR, Tsuruda JS (1996). Application of magnetic resonance neurography in the evaluation of patients with peripheral nerve pathology. J Neurosurg 85:299-309.
24. Millesi H (1977) Surgical management of brachial plexus injuries. J Hand Surg 2:367-378.
25. Millesi H (1980) Interfascicular nerve repair and secondary repair with nerve grafts, in Jewett D, McCarroll H (ed): Nerve repair and regeneration. St Louis, C.V. Mosby, pp 299-319.
26. Millesi H (1991) Brachial plexus injury in adults: Operative repair, in Gelberman R (ed): Operative Nerve Repair and Reconstruction. Philadelphia, J.B. Lippincott, vol 2, pp 1285-1301.
27. Mackinnon SE, Dellon AL (1988) Nerve repair and nerve grafts, in Surgery of the peripheral nerve. New York, Thieme, pp 89-129.
28. Omer GE jr (1987). Tendon transfers in radial nerve paralysis. In Hunter JM, Schneider LH, Mackinnon LPT (eds): Tendon surgery in the hand. St Louis, C.V. Mosby, pp 423-426.
29. Leffert RD (1998). Reconstruction of the shoulder and elbow following brachial plexus injury. In, Omer GE, Spinner M, Van Beek AL. Management of peripheral nerve problems. Saunders 2nd ed., p 465-472.
30. Watkins MB, Jones JB (1954) Transplantation of the posterior tibial tendon. J Bone Joint Surg 36A:1181-1189.
31. Narakas AO, Hentz VR (1988) Neurotization in brachial plexus injuries. Indications and results. Clin Orthop; 237:43-56.
32. Birch R. (1996). Brachial plexus injuries. Journal of Bone and Joint surgery 78B:986-992.
33. S.J.M. Smith (1996). The role of neurophysiological investigation in traumatic brachial plexus lesions in adults and children. Journal of Hand Surgery, 21B: 2: 145-147.
34. Bisinella G, Birch R, Smith S (2003). Neurophysiological prediction of outcome in obstetric lesions of the brachial plexus. Journal of Hand Surgery, 28B: 2: 148-152.

Capitolo 5

Coma

Marco Gemma

Introduzione

Mentre a livello intuitivo è piuttosto evidente cosa si intende per stato di coma, una rigorosa definizione di questo sintomo si scontra con la necessità di definire lo stato di coscienza e le sue alterazioni. Queste ultime rappresentano un continuum che va dalla condizione di piena coscienza al coma, appunto. Diversi autori hanno suggerito differenti sfumature a tali definizioni.

In quanto alterazione più grave possibile dello stato di coscienza, il coma da un lato riconosce cause gravi, dall'altro si associa ad alterazioni fisiopatologiche potenzialmente letali (respiratorie, cardiocircolatorie ecc.). Ciò rende ragione della necessità di un inquadramento terapeutico del sintomo coma, che si connota per lo più come urgenza, quando non come emergenza.

Nell'approccio terapeutico al paziente in coma sono da considerare tre aspetti fondamentali:

- terapia sintomatica;
- valutazione della profondità del coma;
- terapia eziologica.

A questi aspetti va aggiunta la necessità, anche in fase acuta, di un attento nursing del paziente in coma: un punto che non va minimamente sottovalutato, perché può modificarne radicalmente la prognosi.

In questo senso sono fondamentali le tecniche di prevenzione delle lesioni oculari e delle lesioni legate a movimenti passivi preternaturali, fenomeni possibili in pazienti privi di coscienza. Anche l'adeguata toilette bronchiale e la gestione dei cateteri vascolari e urinari rientrano in questo capitolo.

Nelle situazioni in cui lo stato di coma si cronicizza (v. sotto, "Stato di coma persistente") si aggiunge la necessità di prevenzione dei decubiti. In queste circostanze il nursing del paziente in coma si associa alla fisioterapia prendendo addirittura il sopravvento sulla componente più tradizionalmente medica.

Terapia sintomatica

Come sopra accennato, la gravità del sintomo coma e delle sue possibili cause impone una terapia sintomatica per garantire la sopravvivenza del paziente, a prescindere dai fattori eziologici del coma stesso. Ciò è possibile a partire da una valutazione rapida e sequenziale di una serie di aspetti.

Da tempo, è stato codificato a livello internazionale un algoritmo insegnato come standard per l'approccio a pazienti critici diversi (politrauma [1], arresto cardiocircolatorio [2] ecc.), di per sé conveniente in ogni situazione di coma. La versione per non specialisti (infermieri, medici non di area critica ecc.) deve essere raccomandata come standard qualitativo per tutti gli operatori sanitari [3, 4].

Riportiamo di seguito gli aspetti da affrontare in sequenza (l'ordine alfabetico anglosassone è di aiuto alla memorizzazione).

A. (Airways)

Per prima cosa, nel paziente in coma si deve valutare la presenza di ostruzione delle vie aeree. Ciò viene effettuato seguendo l'acronimo GAS: **G**uarda il torace e i movimenti addominali, **A**scolta e **S**enti il flusso d'aria da bocca e naso. Quest'ultimo aspetto è particolarmente importante, in quanto movimenti toracoaddominali visibili ma inefficaci sono frequenti nel paziente con ostruzione delle vie aeree.

A. Sghirlanzoni (ed) *Terapia delle malattie neurologiche.* ISBN 978-88-470-1119-9; © Springer-Verlag Italia 2009

L'ostruzione delle vie aeree può essere la causa primitiva del coma: ad esempio, un trauma che interessi il massiccio facciale o il collo, un edema della glottide, un corpo estraneo ostruente levie aeree, possono condurre al coma per grave ipoventilazione. Al di là di questi casi, lo stesso stato di coma predispone però di per sé all'ostruzione delle vie aeree con almeno due meccanismi.

Il primo è il rilasciamento muscolare che porta a ostruzione delle prime vie aeree da parte di palato molle ed epiglottide (e non tanto da parte della lingua, come ritenuto un tempo).

Ciò deve essere contrastato con la triplice manovra di:
- iperestensione del capo (da evitarsi nel sospetto di trauma cervicale);
- sollevamento del mento (*chin lift*);
- sublussazione della mandibola (*jaw thrust*).

A tutto ciò va utilmente aggiunto l'inserimento di una cannula orofaringea (cannula di Mayo) con tecnica corretta. La cannula di Mayo va evitata nei casi in cui stimoli il riflesso del vomito.

Il secondo meccanismo è il prevalere della pressione addominale su quella endotoracica e la scomparsa dei riflessi di protezione delle vie aeree (tosse e deglutizione): ne deriva ostruzione delle vie aeree da reflusso di materiale gastrico e da secrezioni tracheo-bronchiali. La prima manovra da applicare a questo punto è l'aspirazione accurata e ripetuta delle prime vie aeree.

Esistono poi presidi successivi nella gestione delle vie aeree, che vengono applicati per lo più dai rianimatori e che riconoscono indicazioni specifiche: maschera laringea, Combitube, tubo laringeo, intubazione tracheale, cricotiroidotomia. In particolare l'intubazione tracheale rappresenta uno standard di trattamento avanzato, che permette l'assicurazione della via aerea anche agli effetti del successivo punto B: la ventilazione del paziente.

È ormai patrimonio culturale acquisito che tutti i pazienti in coma grave (ad es. Glasgow Coma Scale – GCS < 9) dovrebbero essere intubati per protezione delle vie aeree, indipendentemente dai valori di emogasanalisi arteriosa.

B. (Breathing)

Una volta assicurata la pervietà delle vie aeree, il paziente in coma può comunque presentare uno stato di apnea o ventilazione insufficiente. Ciò può essere espressione di un alterato drive respiratorio tipico dello stato di coma, ma anche essere secondario alla causa del coma (come per un trauma cranico grave con interessamento dei centri respiratori del tronco) o ancora essere la causa stessa dello stato di coma (come nell'asfissia).

In sede extraospedaliera hanno senso le varie metodiche di ventilazione bocca-bocca e simili, ma in ambito ospedaliero la ventilazione artificiale con maschera e pallone autoespansibile (tipo AMBU) dovrebbe essere gestibile da parte di ogni medico. Essendo una manualità che richiede esercizio, si dovrebbe esercitare costantemente (ad es., in corso di induzione di anestesie elettive). Essa rappresenta la base del salvataggio dei pazienti in insufficienza respiratoria di qualsivoglia causa.

Più evolute sono la ventilazione manuale con sistema "va' e vieni" e ovviamente la ventilazione meccanica controllata o assistita in tutte le sue moderne declinazioni, che rientrano però in un ambito specialistico.

È noto da tempo che nessun paziente intubato deve rimanere in respiro spontaneo durante la fase acuta di trattamento, ma che va comunque istituita una forma di ventilazione assistita o controllata, manuale o automatica.

C. (Circulation)

Il concetto di insufficienza cardiocircolatoria, riassunto dal termine "shock", si riferisce a uno stato di insufficiente perfusione e quindi di apporto di O_2 a livello sistemico. Se si considera il coma come uno stato di insufficienza di parte o di tutto l'encefalo e si ricorda come l'encefalo stesso sia sensibilissimo alla ipoperfusione, sarà chiaro come uno stato di shock condizioni pesantemente la comparsa e il mantenimento di uno stato di coma.

Un deficit della trasmissione simpatica discendente può ridurre fino a 60-70 mmHg la pressione arteriosa media, un valore che, grazie alla ben nota autoregolazione del flusso ematico cerebrale, è compatibile con una normale funzionalità neurologica, almeno a paziente supino.

Ne deriva che il coma non deve mai essere considerato di per sé causa di ipotensione se la pressione arteriosa media è inferiore a 60 mmHg: valori inferiori devono far ricercare attivamente cause extraneurologiche dello stato di compromissione emodinamica. In particolare, bisogna escludere la presenza di emorragia, in quanto causa diagnosticabile e correggibile della maggior parte degli stati di shock [1]. È evidente peraltro che, di tutte le condizioni patologiche note alla medicina, quella che richiede il più immediato riconoscimento e trattamento è l'arresto cardiocircolatorio, causa di coma acuto e di rapida lesione cerebrale permanente. Qui il massaggio cardiaco e l'utilizzo del defibrillatore, associati all'uso di farmaci specifici, si rivelano cruciali [2].

D. (Disability)

Una volta stabilizzati i punti A, B e C di cui sopra, e solo dopo, è indispensabile quantificare il grado di compromissione neurologica del paziente. Un esame neurologico completo può chiaramente essere utile nell'ottica di impostare una terapia eziologica (v. sotto, "Terapia eziologica") ma normalmente richiede un tempo eccessivamente lungo rispetto alle condizioni del paziente. Si ritiene quindi utile limitare la valutazione neurologica di questa prima fase all'attribuzione di un punteggio di profondità del coma (v. sotto, "Valutazione della profondità del coma"), associato a una valutazione dei diametri pupillari e dei riflessi fotomotori.

E. (Exposure)

Uno degli errori frequenti nella valutazione del paziente in coma è la mancata valutazione globale del corpo del paziente. Questa valutazione può mostrare ad esempio ferite o contusioni, segni di iniezione di farmaci o aspetti tipici di patologie specifiche (petecchie, ematomi spontanei, colorito anomalo della cute ecc.).

Nella fase di esposizione si raccomanda di prendere tutte le precauzioni per mantenere il paziente in uno stato di normotermia e di rispettarne la dignità.

Valutazione della profondità del coma [5]

Nella storia della medicina sono state proposte molte scale di valutazione del livello di coma. Le quattro qui presentate sono le più utilizzate e quelle che hanno ricevuto la maggior validazione sul piano metodologico.

Oltre alla valutazione in momenti standard, come all'arrivo dei soccorritori sulla scena, all'arrivo in ospedale, prima e dopo ogni manovra terapeutica, la frequente rivalutazione della profondità del coma è obbligatoria durante la gestione del paziente (ogni pochi minuti nella fase acuta), indipendentemente dalla scala impiegata.

GCS (Glasgow Coma Scale) [6] (Tab. 5.1)

Rappresenta lo standard di valutazione dello stato di coscienza dopo trauma cranico e sicuramente il più diffuso strumento di valutazione della profondità del coma di qualsiasi origine. È stata incorporata nella valutazione della gravità di altre patologie neurologiche acute, come l'emorragia subaracnoidea [7].

Tabella 5.1 • GCS (Glasgow Coma Scale)

Risposta	Punteggio
Apertura occhi (E = *Eyes opening*)	
spontanea	4
alla chiamata	3
al dolore	2
nessuna	1
Miglior risposta motoria (M = *best Motor response*)	
esegue ordini	6
localizza il dolore	5
retrazione (flessione)	4
decorticazione	3
decerebrazione	2
nessuna	1
Risposta verbale	
orientata	5
confusa (frasi inappropriate)	4
parole sconnesse – inappropriate	3
suoni incomprensibili	2
nessuna	1

In presenza di segni di lato, come risposta motoria va considerata quella del lato migliore.
I tre items vanno forniti separatamente (ad es. M3+E2+V1 e non GCS = 6).

Il punteggio deve essere fornito separatamente per i tre items che lo compongono (ad es., M3 + E2 + V1 e non GCS = 6). Peraltro la risposta motoria è quella prognosticamente più rilevante delle tre.

Per tutti e tre gli items è necessario tenere presenti i possibili fattori confondenti. Ad esempio, edema/ematoma palpebrale nella valutazione dell'apertura degli occhi, fratture degli arti per la risposta motoria, intubazione tracheale per la risposta verbale ecc.

La difficoltà maggiore nell'applicazione della GCS è la distinzione fra i livelli motori 3 e 4. A questa si attribuisce gran parte della ridotta riproducibilità del punteggio tra diversi osservatori, al punto che ne è stata proposta l'abolizione.

FOUR score (Full Outline of Unresponsiveness) [8] (Tab. 5.2)

Validata recentemente, si pone come scala di semplice utilizzo anche da parte del personale infermieristico, ma procura più informazioni della GCS sulla valutazione neurologica del paziente, particolarmente riguardo alla funzionalità del tronco encefalico. Per questo motivo è ritenuta più utile nella valutazione dei livelli più profondi del coma, rispetto alla GCS. La popolarità della GCS fa però sì che venga accolta con un certo scetticismo da parte di molti ambienti rianimatori.

Tabella 5.2 · FOUR score (Full Outline of Unresponsiveness)

Risposta	Punteggio
Occhi	
Aperti, segue con lo sguardo o ammicca su richiesta	4
Aperti, ma non segue con lo sguardo	3
Aperti allo stimolo verbale	2
Aperti allo stimolo doloroso	1
Mai aperti	0
Risposta motoria	
Alza il pollice, fa il pugno o il "segno di pace"	4
Localizza il dolore	3
Flette al dolore	2
Estende al dolore	1
Nessuna risposta al dolore o mioclono generalizzato	0
Riflesse tronco-encefalici	
Riflessi corneali e pupillari presenti	4
Una pupilla miotica e non reagente	3
Riflessi corneali o pupillari assenti	2
Riflessi corneali e pupillari assenti	1
Riflessi corneali, pupillari e della tosse assenti	0
Respirazione	
Non intubato, eupnoico	4
Non intubato, con respiro tipo Cheyne-Stokes	3
Non intubato, con respiro irregolare	2
Ventila più della frequenza impostata a respiratore	1
Ventila la frequenza impostata a respiratore	0

Tabella 5.3 · AVPU e ACDU

	Il paziente
A (*Alert*)	è vigile e orientato?
V (*Voice*)	risponde alla chiamata?
P (*Pain*)	reagisce al dolore?
U (*Unresponsive*)	non reagisce a nulla?
	Il paziente
A (*Alert*)	è vigile e orientato?
C (*Confused*)	è confuso?
D (*Drowsy*)	è soporoso?
U (*Unresponsive*)	non reagisce a nulla?

ACDU e AVDU [9] (Tab. 5.3)

Sono due scale semplici, i cui nomi sono gli acronimi degli items da valutare. Sono piuttosto accurate e soprattutto semplici da usare, tanto da essere molto valorizzate particolarmente in ambito extraospedaliero.

Terapia eziologica

La terapia sintomatica sopra descritta deve garantire la sopravvivenza del paziente in fase acuta, ma in molti casi non risolve lo stato di coma. Inoltre è chiaro che qualunque situazione tanto grave da causare uno stato di coma impone un trattamento aggressivo. Anche per questo si rende necessaria una terapia mirata alle cause del coma.

Da questo punto di vista, negli anni Cinquanta del '900 Plum e Posner posero una pietra miliare nell'inquadramento diagnostico/terapeutico del coma con la prima edizione dello storico *The Diagnosis of Stupor and Coma*. Seguirono altre edizioni e l'ultima, contemporanea [10], conferma il testo come la più autorevole trattazione disponibile sull'argomento, alla quale è obbligatorio riferirsi.

La miriade di cause possibili di coma può essere suddivisa in quattro grandi categorie:
- cause strutturali, a loro volta suddivisibili in:
  - sopratentoriali;
  - sottotentoriali;
- cause multifocali, diffuse o metaboliche;
- cause psichiatriche.

L'approccio terapeutico è enormemente diverso per cause diverse.

Nella tabella 5.4 si riportano alcuni criteri che possono far propendere per l'inquadramento della situazione in una delle quattro categorie, ma due punti vanno sempre tenuti presenti:
- l'imaging neuroradiologico è oggi così affidabile e largamente disponibile, che solo una chiara evidenza di eziologia metabolica, confortata dalla ripresa di coscienza del paziente dopo terapia specifica, può dilazionare un'indagine neuroradiologica alla ricerca di lesioni anatomiche;
- la diagnosi di coma di origine psichiatrica deve essere sempre di esclusione, anche nei pazienti psichiatrici noti.

Le lesioni strutturali causano coma per distruzione diretta di aree dell'encefalo, ma anche per dislocazione o compressione delle stesse o del loro apporto vascolare. In questi casi l'approccio neurochirurgico è comune. Si pensi all'ablazione di lesioni neoplastiche, al drenaggio di idrocefalo o di lesioni ascessuali, alla rimozione di ematomi, fino ad arrivare alla decompressione osteodurale in caso di ipertensione endocranica refrattaria.

Il coma di origine metabolica richiede trattamenti altamente specifici a seconda delle sue cause. Un coma secondario a insufficienza renale potrà essere affrontato con trattamento dialitico, mentre un riequilibrio dell'assetto glicemico sarà risolutivo di un diabete scompensato. Potrà essere indicato un trattamento rianimatorio con ventilazione artificiale di un'insufficienza respiratoria grave, oppure una terapia ormonale sostitutiva in caso di grave deficit pituitarico.

La tabella 5.5 riporta un esempio di batteria di esami di laboratorio da praticare in ogni paziente in

Tabella 5.4 • Alcuni criteri per l'inquadramento eziologico dello stato di coma

Cause strutturali sopratentoriali
  Segni neurologici focali dall'esordio
  Progressione rostro-caudale delle aree anatomiche interessate con sintomi, che indicano
    in ogni momento dell'evoluzione le specifiche strutture coinvolte
  In particolare, è presente asimmetria dei deficit motori
Cause strutturali sottotentoriali
  Segni neurologici di interessamento del tronco encefalico prima dell'esordio o all'esordio
  Coma a insorgenza improvvisa
  In particolare, sono presenti anomalie pupillari, dell'oculomozione e del pattern respiratorio
Cause metaboliche, diffuse o multifocali
  Confusione o stupor precedono i segni di deficit motorio
  Segni di deficit motorio simmetrico
  Riflessi pupillari conservati
  Spesso presenti convulsioni, *asterixis*, mioclonie tremori
  Frequenti disturbi dell'equilibrio acido-base, di origine metabolica o respiratoria
Cause psichiatriche
  Assenza di riflessi patologici
  Resistenza all'apertura passiva delle palpebre
  Normo- o iperventilazione
  Pupille reagenti, simmetriche, a volte dilatate

Tabella 5.5 • Esami di laboratorio urgenti di base nel paziente in coma

Su sangue venoso	Su sangue arterioso	Su urine	Su liquor	Altro
Glucosio	Emogasanalisi	Coltura	Glucosio	ECG
Elettroliti	Carbossiemoglobina		Proteine	
Urea/creatinina			Cellularità	
Osmolarità			Coltura	
Emocromo			Test virologici	
INR – aPTT				
Funzionalità epatica				
Funzionalità tiroidea				
Funzionalità surrenalica				
Emocolture				
Test virologici				

coma per il quale non si possa escludere a priori una causa metabolica. Ogni centro dispone normalmente di un proprio protocollo che è opportuno venga mantenuto aggiornato e condiviso.

Casi particolari di coma dismetabolico sono le intossicazioni, per alcune delle quali esistono antidoti specifici o specifiche strategie terapeutiche [11, 12]. Questo campo è molto vasto e richiede la consulenza di un centro antiveleni, tranne forse per alcune comuni intossicazioni che si trattano facilmente e rapidamente, come l'intossicazione da oppioidi con naloxone ev o quella da benzodiazepine con flumazenil ev.

In passato la letteratura scientifica ha riportato l'indicazione alla somministrazione di cosiddetti "coma cocktail" ev per tutti i casi di coma di sospetta origine metabolica (il più popolare è l'associazione di destrosio, tiamina, naloxone e fluma-

zenil). Oggi si ritiene che, a parte la possibile somministrazione di destrosio ev (sempre associato a tiamina 100 mg ev per evitare il precipitare di una sindrome di Wernicke), non sia conveniente procedere a somministrazioni alla cieca di farmaci prima di disporre di una diagnosi eziologica del coma, almeno orientativa.

In alcuni casi la classificazione delle cause di coma si presta a interpretazione non univoca: è il caso delle situazioni in cui un danno strutturale si presenta come multifocale. Un esempio frequente è rappresentato dalle encefaliti che, come le meningiti, richiedono una terapia antibiotica/antivirale mirata sulle indagini microbiologiche liquorali.

A questo proposito, molto si è detto relativamente ai rischi di deliquorazione dei pazienti in coma. Di fatto il gradiente pressorio che può esistere fra comparto endocranico e sede della puntura lombare può far sì che il prelievo liquorale precipiti una crisi di impegno per erniazione cerebrale. L'imaging neuroradiologico negativo per masse endocraniche e ipertensione endocranica, associato all'assenza di papilledema al *fundus oculi* e di segni neurologici focali, garantisce un'incidenza di complicazioni da rachicentesi inferiore all'1%.

Stato di coma persistente

Il danno cerebrale che ha instaurato lo stato di coma può essere tale, per sede o estensione, che il paziente non riemerge più dalla condizione di incoscienza, pur mantenendo una regolare funzionalità cardiopolmonare e viscerale ed esibendo periodi di mantenimento dell'apertura spontanea degli occhi. Si tratta di ciò che è chiamato "stato vegetativo", durante il quale possono essere presenti vari gradi di comportamento stereotipato o frammenti di comportamento normalmente non correlati agli stimoli ambientali. Nonostante vi siano casi di ripresa della coscienza anche dopo tempi maggiori, si ritiene oggi di definire stato vegetativo persistente (PVS) quello che si protrae per più di 30 giorni. È peraltro evidente come tra lo stato vegetativo conclamato e la ripresa di coscienza vi sia un continuum che passa attraverso stati intermedi, che sono normalmente chiamati *Minimally Conscious States* (MCS) [10].

In queste circostanze la componente più tradizionalmente medica della terapia cede il passo ad un intenso nursing e alla riabilitazione, per mantenere una buona mobilità articolare, effettuare una valida toilette bronchiale, prevenire i decubiti.

Per l'alimentazione si sceglie la via enterale, tramite sonda naso-gastrica in un primo tempo, poi si preferisce eseguire una gastrostomia endoscopica percutanea (PEG). Normalmente si somministrano preparati per alimentazione enterale, che sono ampiamente disponibili sul mercato e garantiscono caratteristiche di sterilità e di composizione.

Nei casi in cui la protezione delle vie aeree (tosse e deglutizione) non è garantita, può essere necessario praticare una tracheostomia a permanenza. In questo caso si dovrà porre estrema attenzione alla corretta umidificazione dell'aria inspirata (ad es., con filtri tipo "naso artificiale").

Infine va ricordato uno stato di coma particolare, pure persistente: la morte cerebrale [13].

In questo caso si ha perdita permanente delle funzioni corticali e del tronco encefalico. È noto come la legislazione abbia provveduto a formalizzare, con qualche differenza fra una nazione e l'altra, i procedimenti di accertamento della morte cerebrale. Al termine del periodo d'osservazione stabilito dalle leggi vigenti, viene certificata la morte di fatto del paziente ed è possibile effettuare eventuali prelievi di organi a scopo di trapianto. In quest'ultimo caso si può ben parlare di terapia anche per lo stato di morte cerebrale. La strategia è infatti il mantenimento degli organi da prelevare nelle condizioni ottimali per tutto il periodo di osservazione. Tale obiettivo si raggiunge attraverso un corretto uso delle tecniche rianimatorie: tra le priorità del caso vanno citate la correzione stretta dell'equilibrio idro-elettrolitico, il mantenimento di una valida emodinamica col minor uso possibile di amine, il mantenimento della normotermia, l'ottimizzazione dell'ossigenazione tissutale.

Bibliografia

1. American College of Surgeons. Advanced trauma life support for doctors – ATLS, 7th edition. 633 N. St Clair St., Chicago (IL) The Foundation, 2004.
2. Italian Resuscitation Council. ALS – Advanced Life Support, 2nd edition. Masson, Milano 2006 (ed. it. dell'Advanced Life Support – Provider Manual 5th edition, a cura dell'European Resuscitation Council).
3. Nolan J. European Resuscitation Council Guidelines for Resuscitation. Section 1 – Introduction. Resuscitation 2005; 67S1, S3-S6.
4. Handley AJ, Koster R, Monsieurs K et al. European Resuscitation Council Guidelines or Resuscitation. Section 2 – Adult basic life support and use of automated external defibrillators. Resuscitation 2005; 67S1, S7-S23.
5. Servadei F. Coma scales. Lancet 2006; 367:548-549.
6. Teasdale GM, Murray L. Revisiting the GC Scale and C Score. Int Care Med 2000; 26:153-154.
7. Suarez JI, Tarr RW, Selman WR. Aneurysmal subarachnoid hemorrhage. N Engl J Med 2006; 354:387-396.
8. Wolf CA, Wijdicks EFM, Bamlet WR, McLelland RL. Further validation of the FOUR Score Coma Scale by Intensive Care nurses.Mayo Clin Proc. 2007; 82:435-438.
9. McNarry AF, Goldhill DR. Simple bedside assessment of level of consciousness: comparison of two simple assessment scales with the Glasgow Coma Scale. Anaesthesia 2004; 59:34-37.
10. Posner JB, Saper CB, Schiff ND, Plum F, editors. Plum and Posner's diagnosis of stupor and coma 4th (eds). Oxford: Oxford University Press, 2007.
11. Mokhlesi B, Leiken JB, Murray P, Corbridge TC. Adult toxicology in critical care. Part I: General approach to the intoxicated patient. Chest 2003; 123:577-592.
12. Mokhlesi B, Leiken JB, Murray P, Corbridge TC. Adult toxicology in critical care. Part II: Specific poisonings.Chest 2003; 123:897-922.
13. Wijdicks EFM. The diagnosis of brain death. New Engl J Med 2001; 344:1215-221.

Capitolo 6

Disturbi del sonno

Luigi Ferini-Strambi

Principi generali di trattamento delle insonnie

Quando si pensa ai disturbi del sonno, si è generalmente portati a pensare all'insonnia. In realtà, se essa rappresenta il disturbo con la maggiore prevalenza nella popolazione generale, non è comunque quello più frequentemente studiato con metodiche obiettive nei centri di Medicina del sonno.

Nel 1979 l'associazione americana dei centri per lo studio dei disturbi del sonno (association of sleep disorders center, ASDC) ha proposto una classificazione dei disturbi in quattro categorie [1]:

1. disturbi dell'inizio e del mantenimento del sonno (insonnie);
2. disturbi da eccessiva sonnolenza (ipersonnie);
3. disturbi del ritmo sonno-veglia;
4. disturbi motori e/o vegetativi associati al sonno, a particolari stadi del sonno o a risvegli parziali (parasonnie).

Nel 1990 è stata pubblicata, a cura dell'ASDC insieme alle tre maggiori società di ricerca internazionali, una nuova classificazione dei disturbi del sonno (International Classification of Sleep Disorders – ICSD). In questa classificazione [2] i disturbi che causano insonnia o ipersonnia sono raggruppati sotto il termine di "dissonnia". Questo termine consente il superamento dell'apparente contraddizione propria di alcuni disturbi che possono essere caratterizzati sia da insonnia sia da ipersonnia. Si pensi, ad esempio, al mioclono notturno o *periodic limb movements* (PLM): tale disturbo, caratterizzato da scosse periodiche – ogni 20-40 secondi – agli arti inferiori, può all'inizio, per diverse settimane, causare risvegli anche prolungati e quindi insonnia. Successivamente, la cronica

frammentazione del sonno determina una marcata privazione di sonno e di conseguenza eccessiva sonnolenza diurna.

Nel 2005 è stata pubblicata la seconda edizione della ICSD [3]: in questa versione, scompare il termine "dissonnia" e ritorna il capitolo delle insonnie, distinto da quello delle ipersonnie di origine centrale (tra cui la narcolessia) e da quello delle ipersonnie associate a un disturbo respiratorio nel sonno (tra cui la sindrome delle apnee ostruttive).

Tornando all'insonnia, occorre ricordare che questo termine definisce la percezione individuale di sonno insufficiente o poco ristoratore o comunque inadeguato allo svolgimento efficace delle attività quotidiane. Anche per giungere a una diagnosi precisa e a un'adeguata terapia, occorre distinguere diverse caratteristiche dell'insonnia:

- difficoltà di addormentamento;
- difficoltà di mantenimento del sonno (frammentazione);
- risveglio troppo precoce.

Sulla base della durata del disturbo, l'insonnia può essere inoltre classificata in due tipi:

- transitoria (acuta);
- cronica.

Il trattamento dell'insonnia non può prescindere da due considerazioni fondamentali.

1. L'insonnia può essere espressione di condizioni patologiche molto diverse.
2. La sua gravità deve essere valutata non soltanto in base al grado di compromissione del sonno notturno, ma anche in rapporto alle sue conseguenze sulla veglia (sonnolenza, ridotte performance psicomotorie).

Soprattutto l'identificazione delle cause dell'insonnia e, quando possibile, la loro eliminazione, rappresentano il punto di partenza per ogni altro even-

A. Sghirlanzoni (ed) *Terapia delle malattie neurologiche*. ISBN 978-88-470-1119-9; © Springer-Verlag Italia 2009

tuale intervento. Se, ad esempio, la somministrazione di un farmaco broncodilatatore determina insonnia in un paziente asmatico, la modificazione dello schema posologico o il cambiamento del farmaco può risolvere il disturbo del sonno senza attaccare direttamente il sintomo insonnia.

Variazioni dello stile di vita possono talora rappresentare una valida soluzione al problema. Spesso il trattamento dovrà prevedere un presidio farmacologico, talora accompagnato da interventi cognitivo-comportamentali. Nei soggetti insonni la terapia è frequentemente di tipo integrato. Sicuramente, tutti gli insonni dovrebbero osservare, per una buona qualità del sonno, alcune semplici norme comportamentali:

- coricarsi e svegliarsi sempre alla stessa ora, anche nei giorni non feriali;
- svolgere regolare esercizio fisico, ma non nelle 3-4 ore prima di coricarsi;
- ridurre nicotina, caffeina e alcol nell'arco della giornata e astenersi da queste sostanze nelle 3-4 ore prima di coricarsi;
- usare la camera da letto soltanto per dormire (non per vedere la televisione o per mangiare);
- evitare il riposo pomeridiano; eventualmente, limitarsi a un sonnellino di 20-30 minuti;
- esporsi con regolarità alla luce solare.

Una terapia farmacologica è comunque necessaria in circa il 70% dei casi di insonnia che giungono all'osservazione in un centro specializzato. Il trattamento farmacologico, con la possibilità di interrompere rapidamente il circuito vizioso caratterizzato dalla triade coricamento-allertamento-insonnia, consente soprattutto di evitare l'instaurarsi di un condizionamento negativo che è spesso causa della cronicizzazione dell'insonnia.

A prescindere dall'ipnotico utilizzato, nel trattamento farmacologico dell'insonnia occorre comunque ricordare una serie di principi fondamentali da seguire (v. Tab. 6.1).

La dose del farmaco è il principale fattore che determina la comparsa e l'intensità degli effetti indesiderati. La sedazione farmacologica e il rallentamento delle funzioni cognitive sono in genere strettamente dose-dipendenti. Questi effetti indesiderati si presen-

teranno con maggiore probabilità dopo somministrazione di farmaci con lunga emivita di eliminazione nel trattamento. Nel trattamento bisogna comunque tener conto del pattern temporale dell'insonnia: la difficoltà a iniziare il sonno, la difficoltà a mantenerlo con risvegli intrasonno, il risveglio precoce mattutino. Nel primo caso sono sicuramente indicati composti a breve durata d'azione, assunti circa 30-60 minuti prima di coricarsi. Nel secondo caso non vi è la necessità di ottenere livelli plasmatici all'inizio del periodo notturno, perciò il farmaco può essere somministrato subito prima di spegnere la luce.

Nel caso di risveglio precoce mattutino potrebbe essere utile, più che un ipnotico a lunga durata d'azione, un farmaco antidepressivo: è infatti noto che questo tipo di insonnia è associata di frequente a un disturbo depressivo. Tra gli antidepressivi più utilizzati a tale scopo si ricordino: amitriptilina, mianserina, trazodone e mirtazapina.

Nell'ambito dei composti ipnotici più utilizzati, un posto rilevante è occupato dalle benzodiazepine. Benché dotate di un profilo di maneggevolezza più sicuro rispetto ai barbiturici (non più utilizzati a scopo ipnotico), le benzodiazepine possono indurre in misura variabile miorilassamento, ridotta coordinazione motoria, riduzione della memoria anterograda e sonnolenza diurna.

Questi effetti possono essere ridotti con opportuna titolazione, scegliendo molecole ad emivita più breve e con somministrazione in orari adeguati. Tuttavia, nei soggetti in cui oltre al disturbo del sonno è presente un disturbo d'ansia generalizzata, può essere utile l'impiego di una benzodiazepina a durata d'azione intermedia/lunga. Pazienti che hanno assunto benzodiazepine a scopo ipnotico per anni riescono a sospendere il farmaco se la sospensione è fatta gradualmente [5]; nella sospensione brusca, l'insonnia rebound si verifica più facilmente con i composti a emivita breve. Con i farmaci a emivita lunga l'insonnia rebound e l'ansia rebound si verificano meno frequentemente, e comunque dopo 2-3 giorni dalla sospensione [6].

All'inizio degli anni Novanta sono stati sviluppati nuovi ipnoinduttori che, pur non appartenendo alla classe delle benzodiazepine, possiedono affinità selettiva per il sottotipo 1 del recettore GABA. Essi presentano carat-

Tabella 6.1 • Principi razionali di terapia farmacologico dell'insonnia (Adattata da: Kupfer D et al. Management of Insomnia [4])

Prescrivere la dose minima efficace
Somministrare il farmaco in modo intermittente
Possibilmente non prolungare la somministrazione quotidiana oltre le 4 settimane
Sospendere il farmaco gradualmente
Cercare di ridurre al minimo gli effetti indesiderati diurni somministrando un dosaggio minore o composti con emivita di eliminazione più breve

teristiche comuni come rapida azione, breve emivita e ridotta attività miorilassante. Diversi studi hanno evidenziato che questi ipnotici non benzodiazepinici (zopiclone, zolpide, zaleplon) presentano un minore rischio di indurre ipotonia muscolare, amnesia retrograda e alterazioni comportamentali, come pure una minore incidenza di tolleranza farmacologica [7, 8].

La tabella 6.2 riassume le caratteristiche degli ipnotici più utilizzati.

In ogni caso, nella scelta dell'ipnotico occorre tenere in considerazione anche le caratteristiche individuali del paziente. Lo scopo del farmaco ipnotico è migliorare la quantità-qualità del sonno, senza interferire sullo stato di vigilanza diurna del paziente. Ciò vale soprattutto per i soggetti in età lavorativa, e ancor più nettamente per coloro che svolgono attività che richiedono un particolare livello di attenzione. In questo caso sono da evitare farmaci ipnotici benzodiazepinici a lunga durata d'azione, che possono dare sedazione diurna.

Lo stesso discorso è valido per i soggetti anziani, nei quali si possono osservare con tali composti disturbi mnesici diurni, debolezza muscolare e incoordinazione motoria. Nell'anziano si pone poi il problema di alterazioni della farmacocinetica legate all'età e della contemporanea assunzione di altre terapie farmacologiche.

I nuovi farmaci ipnotici non benzodiazepinici (zolpidem, zopiclone, zaleplon) sembrano avere minori effetti negativi rispetto ai classici benzodiazepinici (soprattutto quelli a emivita lunga) per quanto riguarda la riduzione delle performance motorie e lo sviluppo di tolleranza e di dipendenza. Anche il loro impiego nei soggetti con disturbi respiratori nel sonno (russamento abituale e apnee) sembra essere meno problematico rispetto ai classici ipnotici benzodiazepinici.

Farmaci ipnotici di più recente introduzione sono stati specificatamente studiati per gli effetti sulla respirazione notturna. Ramelteon, agonista dei recettori della melatonina MT1/MT2, è stato valutato in soggetti con insufficienza respiratoria cronica alla dose serale di 16 mg (dose doppia rispetto a quella terapeutica consigliata): non si è osservata una modificazione dei parametri respiratori notturni, bensì un miglioramento del tempo totale di sonno e una riduzione dei risvegli intrasonno [9]. Eszopiclone, composto della categoria dei ciclopirrolonici, è stato valutato in pazienti con sindrome delle apnee morfeiche lieve-moderata e non si è osservato alcun incremento del numero di apnee, mentre i parametri di mantenimento del sonno sono risultati migliorati [10]. Gli effetti sul sonno di eszopiclone sono stati inoltre valutati anche a lungo termine nei pazienti insonni cronici [11], con uno studio in doppio cieco (6 mesi verso placebo) e un ulteriore studio in aperto (per altri 6 mesi).

Non è stata evidenziata tolleranza dell'effetto positivo sul sonno da parte di eszopiclone. Occorre ricordare che, secondo la Consensus Conference dell'NIH americano sul trattamento dell'insonnia [12], le valutazioni a lungo termine degli ipnotici sono fondamentali, poiché la pratica clinica mostra che spesso nei pazienti è necessaria una terapia protratta per mesi [13].

Sarà ora illustrato in maniera dettagliata un frequente tipo di insonnia: la sindrome delle gambe senza riposo.

Sindrome delle gambe senza riposo

Definizione

La sindrome delle gambe senza riposo (SGSR) è un disordine neurologico comune, caratterizzato dalla presenza di una strana sintomatologia sensitiva, che il paziente riferisce in genere come un fastidio o un

Tabella 6.2 • Ipnotici di uso comune (benzodiazepinici e non benzodiazepinici)

Farmaco	Inizio di azione (minuti)	Emivita di eliminazione (ore)	Durata d'azione
Benzodiazepinici			
Flunitrazepam	20-30	11-20	Intermedia
Flurazepam	30-60	47-100	Lunga
Loprazolam	30	4,6-11,4	Intermedia
Lormetazepam	-	7,9-11,4	Intermedia
Temazepam	45-60	3-25	intermedia
Triazolam	15-30	1,5-5	Breve
Non benzodiazepinici			
Zopiclone	15-30	3,5-6,5	Breve
Zolpidem	30	1,5-4,5	Breve
Zaleplon	15-30	1	Ultrabreve

vero e proprio tormento, talvolta di natura disestesico-parestesica, localizzato prevalentemente alle gambe e associato a un irresistibile desiderio di muovere gli arti. Molto spesso la SGSR è associata al mioclono notturno (o PLM).

Fisiopatologia

L'eziopatogenesi della sindrome è sconosciuta, ma recenti studi suggeriscono un coinvolgimento del sistema dopaminergico centrale [14]. Tale ipotesi è sostenuta da una serie di evidenze: la malattia risponde ai farmaci dopamino-agonisti, tende a peggiorare in corso di terapie anti-dopaminergiche, è particolarmente frequente nella malattia di Parkinson e si associa a sideropenia (il ferro è il cofattore della tirosin-idrossilasi che limita l'anabolismo della dopamina). Parte degli studi di medicina nucleare con PET e SPECT ha inoltre dimostrato un deficit dei recettori dopaminergici a carico dei gangli della base. La SGSR e i PLM potrebbero essere l'espressione di un'ipereccitabilità nervosa centrale, forse correlata a una disinibizione motoneuronale da parte di vie motorie sopraspinali.

Clinica

La sintomatologia compare tipicamente a riposo, si attenua con il movimento, si manifesta o si aggrava nelle ore serali e nella prima parte della notte, interferendo con il processo di addormentamento e generando insonnia. I soggetti affetti presentano un'intensa irrequietezza motoria, che li costringe a continui movimenti delle gambe o ad alzarsi dal letto e camminare [15, 16].

Si possono distinguere due forme di SGSR: una forma idiopatica, sporadica o a trasmissione autosomica dominante, e una secondaria, associata a sideropenia, insufficienza renale cronica, gravidanza, o a disordini neurologici come il Parkinson e le neuropatie periferiche.

Il 5-10% della popolazione generale soffre di SGSR; se si considerano i soggetti che presentano la sindrome almeno due volte alla settimana, con un impatto significativamente negativo sulla qualità della vita, la prevalenza è intorno al 2% [17]. L'esordio della malattia è variabile, ma in genere si colloca nell'età adulto-giovanile. La malattia è cronica e tende ad aggravarsi, in frequenza e intensità, con il passare degli anni. Periodi di remissione sintomatologica sono rari ma possibili.

Strumenti diagnostici

L'obiettività neurologica e gli esami neurofisiologici sono in genere negativi: la diagnosi si basa sulla presenza anamnestica dei sintomi cardinali [16] (Tab. 6.3). L'esame polisonnografico mostra spesso un'insonnia della prima parte della notte e, nella maggioranza dei soggetti, la presenza di movimenti periodici degli arti inferiori nel sonno e durante la veglia rilassata (PLM). I PLM si riscontrano soprattutto durante il sonno NREM, sono in genere bilaterali e si manifestano come una triplice flessione che coinvolge il piede, il ginocchio e l'anca. La loro occorrenza è spesso causa di micro-risvegli ripetuti o di una vera e propria destrutturazione ipnica.

Tabella 6.3 • Criteri diagnostici per la SGSR (Walters AS, 1995 [16])

Criteri clinici fondamentali
Desiderio di muovere gli arti, in genere associato a parestesie/disestesie
Irrequietezza motoria
Esacerbazione degli aspetti sensomotori con l'immobilità, sollievo con il movimento
Variabilità circadiana con peggioramento dei sintomi alla sera e all'inizio della notte

Criteri clinici addizionali
Disturbi del sonno, soprattutto difficoltà a iniziare il sonno
Movimenti involontari (PLM) durante il sonno o durante la veglia rilassata
Assenza di anomalie all'esame obiettivo neurologico
Esordio a qualunque età; i soggetti più gravi sono di mezza età o più anziani; esordio o peggioramento
    frequenti durante la gravidanza
Decorso tipico cronico e progressivo; remissioni occasionali
Comune il peggioramento con la caffeina o i dopamino-antagonisti
Anamnesi familiare suggestiva in accordo con la frequente ereditarietà dominante

Terapia

Farmaci di diverse classi hanno dimostrato la loro efficacia nel controllo dei sintomi della SGSR [18, 19]. La malattia risponde agli oppiacei, al clonazepam, ad alcuni antiepilettici e alla clonidina, ma i farmaci di primo impiego sono quelli ad azione dopamino-agonista.

Non tutti i farmaci efficaci nel trattamento della SGSR si sono dimostrati altrettanto utili nella soppressione dei PLM. La decisione di intraprendere una terapia farmacologica va concertata con il paziente e dipende dalla gravità dei sintomi, dalla loro frequenza e dal grado di insonnia correlato; in ogni caso si tratta di una terapia sintomatica, da protrarsi cronicamente e non sempre scevra da effetti collaterali.

Tutti i farmaci che potenziano in qualche modo il sistema dopaminergico centrale si sono mostrati efficaci nel trattamento della SGSR (Tab. 6.4). L'effetto dei dopaminergici è rapido, notevole, ottenibile con bassi dosaggi e con minimi o nulli effetti indesiderati ed è diretto sia sui sintomi sia sui PLM. I primi farmaci ad aver mostrato un effetto terapeutico sono stati i precursori della dopamina in associazione all'inibitore della decarbossilasi. La carbidopa/L-Dopa, sia nella formulazione pronta che in quella a rilascio prolungato, va somministrata alla sera prima dell'inizio dei sintomi, con un dosaggio compreso fra 25/100 e 100/400, inferiore a quello utilizzato normalmente per il controllo dei sintomi parkinsoniani,. I problemi principali che si possono incontrare durante il trattamento con L-Dopa dipendono soprattutto dalla breve emivita del farmaco. Due sono gli effetti della scarsa durata d'azione della L-Dopa: il rebound, vale a dire la ripresa dei sintomi nel cuore della notte o al mattino, e il fenomeno dell'*augmentation*, cioè l'anticipazione dei sintomi durante il giorno associata o meno a un loro peggioramento. Un recente studio ha evidenziato che il fenomeno dell'*augmentation* è riscontrabile nel 60% dei pazienti trattati con L-Dopa (alla dose media di 300 mg/die) per un periodo di 6 mesi [20].

Tabella 6.4 • Farmaci dopamino-agonisti nella SGSR

Farmaco	Dose	Emivita
L-Dopa	100-400 mg	3-5 h
Ropinirolo	0,25-4,0 mg	6-7 h
Pramipexolo	0,25-1,0 mg	8-10 h
Pergolide	0,25-0,75 mg	7-16 h
Bromocriptina	1,0-10 mg	3-8 h
Cabergolina	0,5-2,0 mg	> 48 h

Altrettanto efficaci sono i dopaminergici a prevalente azione postsinaptica come bromocriptina, cabergolina e pergolide. Questi composti, avendo un'emivita più lunga, in genere non danno luogo né a rebound né ad *augmentation*, però presentano il rischio di effetti collaterali tipici dei farmaci di derivazione ergolinica: ipotensione, disturbi gastrointestinali, rinite occlusiva. Di recente è stato anche descritto per pergolide e cabergolina il rischio di fibrosi cardiaca, oltre alla già nota possibile complicanza delle fibrosi retroperitoneale e pleuropolmonare [21].

I dopamino-agonisti di nuova generazione, come ropinirolo e pramipexolo, hanno un effetto selettivo sui recettori D3 e per la loro emivita (6-8 ore), la bassa dose efficace e l'alto indice terapeutico, sono oggi considerati i farmaci di prima scelta. Studi recenti [22, 23] hanno valutato gli effetti a lungo termine di questi composti, evidenziando che il rischio di rebound è pressoché nullo e il fenomeno dell'*augmentation* è minore rispetto a quello indotto dalla L-Dopa: una persistente efficacia terapeutica è stata peraltro osservata in oltre l'80% dei pazienti trattati.

Per quanto riguarda il dosaggio, in genere si comincia con una bassa posologia che verrà aumentata gradualmente fino a un soddisfacente controllo dei sintomi. Nelle forme severe, in cui la sintomatologia tende a protrarsi lungo l'arco dell'intera giornata, può essere utile sfruttare la rotigotina, altro recente composto dopaminergico, somministrato a basso dosaggio (2-3 mg/die) mediante un cerotto che consente un lento rilascio del farmaco nelle 24 ore [24]. L'effetto collaterale più frequentemente riportato con rotigotina è una reazione cutanea nel punto di applicazione del cerotto.

Anche le benzodiazepine sono efficaci nel controllare i sintomi della SGSR; controversa è invece la loro azione sui PLM. Non vi sono chiare evidenze che alcune benzodiazepine siano più efficaci di altre, ma forse per il suo profilo farmacocinetico e per il suo effetto su altri disordini del movimento nel sonno, è il clonazepam il composto più utilizzato. Altre benzodiazepine usate sono, il temazepam, il triazolam e, se la sintomatologia è presente anche nelle ore diurne, il diazepam. Fra gli effetti collaterali, ricordiamo la sonnolenza o la confusione, specie nei soggetti più anziani. Inoltre, la presenza concomitante di una sindrome delle apnee ostruttive nel sonno ne limita l'uso.

I farmaci anticonvulsivanti, per la loro ridotta maneggevolezza e per gli effetti indesiderati, rappresentano una seconda scelta nella SGSR. Fra questi, il composto più utilizzato è la carbamazepina, a dosaggi inferiori a quelli comunemente usati nell'epilessia. Gli antiepilettici hanno un effetto incerto sui PLM. Di recente sono stati riportati buoni risultati anche con il gabapentin, specie nelle varianti dolorose di SGSR, in quelle sovrapposte a polineuropatia periferica con "piedi brucianti" e in generale nelle forme moderate e lievi. Altre segnalazioni di efficacia riguardano l'acido valproico e la lamotrigina.

Diversi oppiacei, come pentazocina, codeina, propossifene, ossicodone e metadone, sono efficaci nella SGSR. È ovvio che l'ostacolo principale all'uso di questi farmaci è dato dagli effetti indesiderati e dal rischio di abuso e di dipendenza. A causa di questi rischi, il trattamento con oppiacei va riservato soltanto alle forme resistenti e gravi. Il tramadolo, un analgesico della famiglia degli oppiacei, sembra avere un buon indice terapeutico, ma la sua efficacia nella SGSR deve essere ancora provata.

Principi generali di trattamento nelle ipersonnie

Se il trattamento delle insonnie appare molto articolato in senso generale, quello delle ipersonnie è strettamente differenziato in base alla specifica causa del disturbo. La valutazione di un paziente che lamenta eccessiva sonnolenza diurna non può generalmente prescindere dall'esecuzione di esami strumentali, incluso lo studio poligrafico notturno. Infatti, è fondamentale evidenziare eventuali disturbi quantitativi e/o qualitativi del sonno notturno, che possano spiegare la sonnolenza diurna: basti pensare alle apnee ostruttive morfeiche o al mioclono notturno, che causano una frammentazione del sonno. Se si elimina la frammentazione del sonno, si risolve l'ipersonnia diurna, ma molto spesso alla base di questo disturbo c'è una condizione di privazione cronica di sonno. Come identificare questa causa? È talvolta sufficiente chiedere al soggetto se la sonnolenza diurna scompare nei week-end o durante le vacanze, quando ha la possibilità di dormire più a lungo. In questi casi il trattamento consiste, se possibile, nel cambiamento di abitudini di vita del soggetto.

Dopo la condizione legata alla privazione di sonno, la causa più frequente di ipersonnia è la sindrome delle apnee morfeiche ostruttive (*Obstructive Sleep Apnea Syndrome* – OSAS). Il russamento, rumore prevalentemente inspiratorio legato a subostruzione delle vie aeree superiori durante il sonno, rappresenta spesso il sintomo iniziale dell'OSAS. In assenza di interventi terapeutici, come ad esem-

pio il calo ponderale, il russamento diventa sempre più frequente e di maggior intensità nel corso della notte e quindi compaiono le apnee. I dati epidemiologici indicano una prevalenza dell'OSAS nell'adulto attorno al 4% negli uomini e al 2% nelle donne [25]. Dopo la menopausa le donne tendono ad avere lo stesso rischio degli uomini [26].

Studi ormai numerosi hanno evidenziato che l'OSAS è associata a un aumentato tasso di mortalità sia per complicanze cardiocircolatorie che a causa di incidenti stradali e infortuni sul lavoro [27-30].

Sul piano clinico l'OSAS è caratterizzata da sintomi notturni e diurni. Tra i sintomi notturni, oltre al russamento, occorre ricordare i movimenti anomali o l'agitazione notturna (alla ripresa della respirazione, dopo l'apnea, il paziente spesso scalcia, si sbraccia, a volte cade dal letto), la nicturia (dovuta all'aumento della secrezione dell'ormone natriuretico), i risvegli con sensazione di soffocamento e il reflusso gastro-esofageo (legato alla forzatura del cardias a causa della pressione negativa endoesofagea). Tra i sintomi diurni, occorre ricordare la sonnolenza (inizialmente compare solo nel periodo postprandiale e in condizioni di rilassamento o monotonia; poi il paziente si addormenta anche in situazioni non idonee come alla guida o durante una riunione di lavoro), la xerostomia, la cefalea mattutina, il deficit delle funzioni psichiche superiori e i disturbi sessuali (in un terzo dei pazienti OSAS si osserva una riduzione della libido e/o un deficit erettile).

Per quanto riguarda il trattamento dell'OSAS [31-33], oltre al calo ponderale occorre ricordare l'apparecchio a pressione positiva d'aria per via nasale (*Continuous Positive Air Pressure* – CPAP) e diversi trattamenti chirurgici rivolti a ridurre l'ostruzione delle prime vie aeree. Il trattamento non può comunque prescindere sia da una valutazione polisonnografica notturna, per definire la gravità della sindrome, sia da indagini radiologiche per localizzare il sito di ostruzione e definirne l'entità.

Sarà ora illustrata in maniera dettagliata un'importante causa di ipersonnia: la narcolessia.

Narcolessia

Definizione

La narcolessia, il cui termine è stato coniato nel 1880 da Gelineau, è una ipersonnia cronica caratterizzata da attacchi incoercibili di sonno e dall'improvvisa intrusione di sonno REM nello stato di veglia.

Fisiopatologia

Non è ancora del tutto chiarito se la narcolessia sia legata a un primitivo disordine biochimico o se debba essere considerata una malattia autoimmunitaria (vista l'associazione con antigeni di istocompatibilità caratterizzanti altre malattie autoimmuni). Sul piano biochimico la malattia può essere considerata legata a un'iperattività del sistema colinergico (inducente il sonno REM) o a un'ipoattività del sistema aminergico (stimolante la veglia).

L'attacco cataplettico sarebbe l'espressione della inibizione isolata delle cellule delle corna anteriori del midollo attraverso il sistema reticolare inibitorio bulbospinale attivato tonicamente durante il REM.

La possibilità di avere modelli animali di narcolessia-cataplessia ha sicuramente contribuito ad aumentare le conoscenze degli aspetti fisiopatologici della malattia [34]. È stato ad esempio dimostrato nel cane narcolettico un aumento dei recettori colinergici nella formazione reticolare pontina, per cui iniezioni di bassissime dosi di agonisti colinergici possono provocare attacchi simil-cataplettici. Nell'amigdala dello stesso animale è stato invece riscontrato un aumento dei recettori aminergici: è interessante notare che questa struttura anatomica è implicata nel controllo delle emozioni, le quali possono essere fattore scatenante dell'attacco cataplettico. Ancora più avvincente è la recente scoperta nella narcolessia canina di una delezione del gene che esprime il recettore di un peptide, chiamato orexina o ipocretina. Questo peptide è prodotto da cellule dell'ipotalamo posteriore e laterale, con proiezioni molto estese verso le regioni aminergiche e colinergiche (tra cui il locus coeruleus) che facilitano la veglia. In vivo, iniezioni di orexina nei ventricoli laterali incrementano la veglia e riducono marcatamente il sonno REM.

Dopo gli studi nel modello animale, è stato evidenziato che in circa il 90% dei narcolettici con cataplessia i livelli di orexina-A sono praticamente assenti nel liquor; invece i livelli liquorali di orexina-A sono normali nei pazienti narcolettici senza cataplessia, e soltanto ridotti nei pazienti con narcolessia sintomatica. In questi ultimi, la causa è probabilmente da ricercare nella lesione parziale sia dei neuroni che producono orexina, sia delle loro proiezioni alle regioni che stimolano la veglia.

Clinica

La narcolessia è una malattia relativamente rara: la prevalenza è di 2-5 casi ogni 10.000 abitanti [35].

I sintomi che sicuramente devono fare sospettare la diagnosi sono la sonnolenza diurna e gli attacchi cataplettici [36]. La sonnolenza diurna deve essere innanzitutto distinta dalla stanchezza e dalla fatica: nel narcolettico la sonnolenza è spesso caratterizzata da attacchi irresistibili di sonno, di breve durata, plurigiornalieri. Questi attacchi di sonno indesiderati non si verificano soltanto in situazioni favorevoli, come un'attività sedentaria e monotona o dopo un pasto abbondante, ma anche quando il soggetto è impegnato in una qualche attività.

Gli attacchi cataplettici sono costituiti da un'improvvisa diminuzione o perdita del tono muscolare sia globale (con caduta del paziente) sia parcellare (atonia dei soli muscoli della faccia e del collo, con conseguente incapacità a parlare, diplopia, abbassamento della mandibola e/o piegamento del capo in avanti); il paziente non perde coscienza. In genere gli attacchi cataplettici sono scatenati da uno stimolo emotivo importante (paura, sorpresa, rabbia, riso, orgasmo sessuale), ma possono verificarsi anche in assenza di eventi emotivi; la durata è molto variabile (da pochi secondi a 20-30 minuti).

Gli attacchi cataplettici sono il risultato di un'anomala intrusione del sonno REM nello stato di veglia: questo stesso meccanismo determina altri sintomi presenti nella narcolessia, come le paralisi del sonno (esperienza terrificante – soprattutto la prima volta – che consiste nell'incapacità di muoversi e di parlare per uno o più minuti, all'inizio del sonno o al momento di risvegliarsi) o le allucinazioni ipnagogiche (più spesso di tipo visivo, ma anche di tipo acustico, che si verificano nella fase di transizione tra veglia e sonno).

In genere l'esordio della malattia è tra i 15 e i 25 anni e l'incidenza è circa la stessa nei due sessi. Il sintomo iniziale è soprattutto costituito dagli attacchi di sonno; nella maggior parte dei pazienti gli attacchi cataplettici compaiono dopo (a volte anche a distanza di 15-20 anni). Le allucinazioni ipnagogiche e le paralisi del sonno non sono presenti in tutti i pazienti e sono spesso transitorie [3].

La narcolessia ha un importante impatto negativo sulla sfera socio-lavorativa. A scuola il paziente narcolettico può essere considerato negativamente ("furbo", "svogliato", "burlone") dagli insegnanti; egli è spesso socialmente isolato (isolamento autoimposto o creato dai compagni), con conseguente disturbo depressivo. Sul lavoro, il soggetto narcolettico può essere maltrattato dal datore di lavoro, il quale non crede che gli attacchi di sonno non siano controllabili dal paziente: si spiega in questo modo perché circa il 50% dei narcolettici teme di perdere il lavoro.

Nell'ambito familiare, oltre il 70% dei pazienti narcolettici riferisce di avere problemi (nel 20% dei casi si arriva alla separazione proprio a causa della narcolessia). Inoltre i parenti del narcolettico spesso vivono in una condizione ansiosa continua per la paura che il paziente si addormenti in momenti inopportuni (cucinando, fumando ecc.) e possa così causare incidenti domestici.

Strumenti diagnostici

Secondo l'ultima versione della Classificazione internazionale dei disturbi del sonno [3] si possono distinguere due forme di narcolessia: a) narcolessia con cataplessia; b) narcolessia senza cataplessia. Se per la prima è sufficiente sul piano diagnostico la presenza sia di attacchi di sonno che di attacchi cataplettici e gli esami strumentali non sono strettamente necessari ma confermano la diagnosi, per la seconda forma è indispensabile il supporto diagnostico strumentale. Occorre eseguire una registrazione poligrafica notturna, seguita il giorno dopo dal test ripetuto della latenza del sonno (*Multiple Sleep Latency Test* – MSLT). La registrazione notturna è necessaria per valutare la quantità di sonno ed escludere possibili influenze sui risultati del successivo MSLT; inoltre la poligrafia notturna può evidenziare altre possibili cause di ipersonnia diurna, quali le apnee ostruttive e il mioclono notturno.

Il MSLT è un test che quantifica la tendenza al sonno, in assenza di stimoli favorenti la veglia: il soggetto viene messo a letto e registrato poligraficamente per 5 volte nel corso della giornata (alle ore 10, 12, 14, 16 e 18), ogni volta per 20 minuti. Una latenza media di addormentamento inferiore a 8 minuti è considerata patologica e questo è il dato che si riscontra nei pazienti narcolettici. Inoltre nel MSLT, la registrazione in almeno due sonnellini dell'inizio del sonno con una fase REM (*Sleep Onset with REM Periods* – SOREMPs) è altamente suggestiva di narcolessia. Peraltro, SOREMPs possono essere registrati anche in altri disturbi che aumentano la "pressione" del sonno REM, quali la privazione di sonno, l'OSAS o la brusca sospensione di farmaci che sopprimono il sonno REM, come gli antidepressivi [35].

In alternativa al MSLT, per la conferma diagnostica nella narcolessia con cataplessia c'è il dato relativo all'orexina: un livello liquorale di orexina-A inferiore a 110 pg/ml è considerato diagnostico per questa forma.

Sempre nell'ambito diagnostico della narcolessia, occorre ricordare il legame tra questa malattia e gli antigeni HLA-DR2 e DQB1. L'antigene HLA-DR2 è presente nel 90-95% dei narcolettici di razza bianca, ma anche nel 20-30% dei soggetti normali.

Il marker DQB1-0602 è risultato invece più specifico: è presente nell'88-98% dei narcolettici con cataplessia, nel 12% dei soggetti normali).

Terapia

Per quanto riguarda il trattamento della narcolessia occorre tenere presenti soprattutto due aspetti.
1. Poiché la malattia è cronica, la terapia deve mantenere la sua efficacia nel tempo e avere i minori effetti collaterali possibili sia a breve sia a lungo termine.
2. Date le difficoltà socio-psicologiche e gli importanti riflessi socio-economici causati dalla malattia, la terapia deve essere iniziata il più precocemente possibile.

La terapia farmacologica ha lo scopo sia di ridurre la sonnolenza diurna, sia di limitare gli altri disturbi legati alla intrusione di sonno REM nello stato di veglia [34, 37, 38].

Per gli attacchi di sonno si utilizzano farmaci "psicostimolanti". Tra le amfetamine, peraltro non più in commercio in Italia, la più efficace e la meglio tollerata – poiché dotata di minori effetti simpaticomimetici – è risultata essere la metamfetamina o cloridrato di metilamfetamina levogira. Altre possibilità terapeutiche sono la fendimetrazina (alla dose giornaliera di 25-75 mg), il mazindolo (alle dosi di 2-4 mg/die; meno tossico sull'apparato cardio-vascolare rispetto alle amfetamine), la pemolina (alla dose di 50-200 mg/die in due somministrazioni).

Modafinil è il più recente composto impiegato a tale scopo; diversi studi hanno dimostrato che può essere utilizzato con successo alla dose media di 200 mg/die, senza significativi effetti collaterali (cefalea nel 13% dei pazienti, nervosismo, nausea o xerostomia in meno del 10%). Con modafinil, il cui meccanismo d'azione non è ancora completamente noto, il rischio di abuso e lo sviluppo di tolleranza sono marcatamente ridotti rispetto alle amfetamine [39].

Per gli attacchi cataplettici (paralisi del sonno e allucinazioni ipnagogiche) sono utilizzati in particolare i farmaci antidepressivi, notoriamente dotati di attività inibente il sonno REM. Negli ultimi anni sono stati impiegati prevalentemente gli antidepressivi SSRI (venlafaxina alla dose di 75-225 mg/die; paroxetina alla dose di 20-60 mg/die), che rispetto ai tradizionali triciclici sono meglio tollerati, soprattutto in rapporto agli effetti anicolinergici. La brusca sospensione di queste terapie può determinare un peggioramento della cataplessia, fino a arrivare talvolta a uno *status catapletticus*.

Di recente è stato introdotto per i pazienti con narcolessia e cataplessia il sodio oxibato (Xyrem, soluzione orale). Questa terapia deve essere iniziata e mantenuta sotto il controllo di un medico specialista nel trattamento dei disturbi del sonno. La dose iniziale è di 4,5 g/die (= 9 ml) suddivisa in due dosi uguali: la prima va assunta al momento di coricarsi, la seconda 3-4 ore più tardi. La posologia può quindi essere incrementata fino a un massimo di 9 g/die [40].

Il paziente narcolettico, oltre alla terapia farmacologica, deve però seguire anche alcune regole comportamentali: avere un sonno notturno regolare (di 7-8 ore/notte), soprattutto perché una sua carenza potrebbe peggiorare la sonnolenza diurna, e fare brevi sonnellini programmati nel corso della giornata. Nel paziente narcolettico, questi sonnellini di 10-15 minuti sono generalmente "riposanti" e possono evitare alcuni improvvisi attacchi di sonno diurni [41].

Disturbi comportamentali in sonno REM

Le parasonnie sono disturbi più frequenti in età infantile e sono prevalentemente legate alle fasi di sonno profondo non-REM (stadi 3 e 4): basti pensare a sonnambulismo e pavor notturno, parasonnie che non lasciano alcun ricordo al risveglio mattutino e in genere non necessitano di alcun trattamento, poiché si presentano in maniera molto sporadica. In ogni caso, nell'ambito delle parasonnie, i disturbi comportamentali in sonno REM (*REM Sleep Behavior Disorder* – RBD) rivestono grande interesse per il neurologo.

Definizione

Gli RBD sono una parasonnia legata al sonno REM, caratterizzata sul piano clinico da manifestazioni di agitazione motoria, con vocalizzazione e movimenti estremamente polimorfi, e sul piano neurofisiologico dall'assenza della classica atonia muscolare durante il sonno REM [42].

Fisiopatologia

Nel 1965 Jouvet e Delorme [43] hanno dimostrato con studi lesionali sull'animale il ruolo delle strutture mesiali del tegmento pontino nel determinare la comparsa di un sonno REM anomalo (persistenza del tono muscolare nei muscoli antigravitari). Anche se nell'uomo il meccanismo fisiopatologico dei RBD rimane ancora sconosciuto, dati autoptici in pazienti con RBD sintomatici hanno evidenziato una marcata riduzione dei neuroni monoaminergici del locus coeruleus. Questo nucleo normalmente inibisce i neuroni colinergici mesopontini, per cui una sua disfunzione potrebbe disinibire l'attività dei neuroni colinergici stessi, implicati nel controllo del sonno REM.

Bisogna ricordare che episodi acuti di RBD possono verificarsi in rapporto all'assunzione di alcuni farmaci (IMAO, selegilina) o alla brusca sospensione di altri (antidepressivi, amfetamine, barbiturici, alcol). Per quanto riguarda l'alcol, si ricordi l'ipotesi avanzata da Gross et al. nel 1966 [44] e sostenuta da registrazioni poligrafiche: il *delirium tremens* sarebbe un'intrusione in veglia del sonno REM, tradotta in comportamenti motori per la mancanza di atonia muscolare. Anche successivi studi hanno confermato questa contiguità tra RBD e *delirium tremens*.

Clinica

L'attività motoria notturna negli RBD è abbastanza caratteristica: il paziente può dare pugni, tirare calci, aggredire verbalmente il partner di letto ritenendolo un nemico e, nell'impeto della lotta, può anche ferirsi. Spesso il paziente cade dal letto, procurandosi anche fratture ossee [3, 45]. Poiché gli episodi avvengono in sonno REM, generalmente si verificano nell'ultima parte della notte, quando il sonno REM è maggiormente rappresentato. L'esordio degli RBD è generalmente intorno ai 60 anni e si ha una predominanza del sesso maschile: nel 40% dei casi il disturbo è ritenuto idiopatico, mentre circa il 60% dei pazienti è affetto da una patologia degenerativa del sistema nervoso centrale, come la malattia di Parkinson, l'atrofia multisistemica e la demenza a corpi di Lewy. È soprattutto l'atrofia multisistemica a essere strettamente associata agli RBD. Un aspetto importante è che gli RBD possono precedere, anche di anni, la comparsa della malattia neurodegenerativa [45].

Talora gli RBD sono presenti anche in altre malattie neurologiche come la sclerosi multipla, la sindrome di Guillain-Barré, l'encefalopatia ischemica.

Per quanto riguarda la diagnosi differenziale, sono soprattutto da ricordare i sogni terrifici (anche questi avvengono in corso di sonno REM, ma non si accompagnano a comportamenti motori) e le crisi epilettiche notturne che originano da un focolaio frontale (che hanno luogo in sonno non-REM).

Strumenti diagnostici

Oltre agli aspetti clinici è fondamentale per la diagnosi di RBD eseguire una registrazione video-polisonnografica notturna: si evidenzia così la mancanza della classica atonia muscolare durante il sonno REM e si possono inoltre escludere altre patologie che entrano in diagnosi differenziale, come le crisi epilettiche morfeiche o la sindrome delle apnee morfeiche ostruttive con bruschi risvegli post-apnea.

Il sonno notturno dei pazienti con RBD è sostanzialmente normale sul piano architetturale. È però spesso riportata una maggiore percentuale di sonno profondo non-REM (stadi 3 e 4) rispetto ai soggetti di pari età. Secondo alcuni autori, questo aspetto sarebbe legato a una disfunzione del sistema nervoso centrale e potrebbe determinare una conservazione di energia come epifenomeno adattativo: il risultato è che i pazienti con RBD, nonostante gli episodi di agitazione notturna, riferiscono un sonno riposante e non lamentano stanchezza di giorno [42].

Con la registrazione poligrafica notturna in una elevata percentuale di pazienti, compresa tra 47 e 61%, si è osservato mioclono notturno. Il mioclono è tuttavia solo raramente associato a un *arousal* e, comunque, non determina una significativa attivazione neurovegetativa cardiaca [46]. Anche gli episodi notturni di RBD sono caratterizzati da scarsa attivazione vegetativa [45].

Terapia

Il clonazepam è la terapia utilizzata negli RBD. Il successo terapeutico riportato da diversi autori è intorno al 90% dei casi trattati, con una monodose serale di 0,5-2 mg. L'effetto è generalmente immediato, fin dalle prime assunzioni della terapia, e non si osserva tolleranza anche dopo anni di trattamento [42, 45]. Tuttavia l'utilizzo di clonazepam va valutato anche alla luce sia di possibili effetti collaterali, come confusione/sonnolenza diurna, sia di patologie concomitanti, come la sindrome delle apnee morfeiche ostruttive.

Dopo il fortuito riscontro di efficacia della melatonina in un paziente con RBD [47], sono stati condotti alcuni studi clinico-polisonnografici per confermarne l'attività.

La melatonina, alle dosi serali di 3-9 mg, ha una qualche attività sull'agitazione motoria notturna; questo effetto terapeutico sembra essere mediato dalla sua capacità di recupero della classica atonia in REM, come documentato dalle registrazioni poligrafiche notturne.

È stata anche riportata l'efficacia della melatonina (6 mg) in associazione a una bassa dose (0,5 mg) di clonazepam [48].

Bibliografia

1. Association of Sleep Disorders Centers. Diagnostic classification of sleep and arousal disorders. Sleep Disorders Classification Committee (Roffwarg HP, Chairmen) Sleep 1979; 2:1-137.
2. Diagnostic Classification Steering Committee. The International Classification of Sleep Disorders: Diagnostic and Coding Manual. Rochester, MN: American Sleep Disorders Association,1990.
3. The International Classification of Sleep Disorders: Diagnostic and Coding Manual, 2nd Edition. American Academy of Sleep Disorders, Westchester, 2005.
4. Kupfer D, Reynolds C. Management of insomnia. N Engl J Med 1997; 336:341-346.
5. Ashton H. Guidelines for the rational use of benzodiazepines. When and what to use. Drugs 1994; 48:25-40.
6. Kramer M.Hypnotic medication in the treatment of chronic insomnia: non nocere! Doesn't anyone care? Sleep Med Review 2000; 4: 529-541.
7. Troy SM, Lucki I, Unruh MA et al. Comparison of the effects of zaleplon, zolpidem, and triazolam on memory, learning, and psychomotor performance. J Clin Psychopharmacol 2000; 20(3):328-337.
8. Drover D, Lemmens H, Naidu S et al. Pharmacokinetics, pharmacodynamics, and relative pharmacokinetic/pharmacodynamic profiles of zaleplon and zolpidem. Clin Ther 2000; 22:1443-1461.
9. Kryger M, Wang-Weigand S, Roth T. Effects of ramelteon, a selective MT 1 / MT 2 receptor agonist, on respiration during sleep in mild to moderate COPD. Sleep Breath 2008; 12:243-250.
10. Rosemberg R, Roach JM, Scharf M et al. A pilot study evaluating acute use of eszopiclone in patients with mild to moderate obstructive sleep apnea. Sleep Med 2007; 8:464-470.
11. Roth T, Walsh JK, Krystal A et al. An evaluation of the efficacy and safety of eszopiclone over 12 months in patients with chronic primary insomnia. Sleep Med 2005; 6: 487-95.
12. National Institutes of Health. NIH State-of-the-Science Conference Statement on Manifestations and Management of Chronic Insomnia inAdults.http://odp.od.nih. gov/ consensus/2005/2005InsomniaSOS026 June13-15, 2005.Accessed September 18, 2006.
13. Terzano MG, Cirignotta F, Mondini S et al. Studio Morfeo 2: survey on the management of insomnia by Italian general practicioners. Sleep Med 2006; 7:599-606.
14. Trenkwalder C (2002) Restless legs syndrome and periodic limb movements. Adv Neurol 89:145-151.
15. Trenkwalder C, Walters AS, Hening WA et al. Positron emission tomographic studies in restless legs syndrome. Mov Disord 1999; 14:141-145.
16. Walters AS.Toward a better definition of the restless legs syndrome. The International Restless Legs Syndrome Study Group. Mov Disord 1995;10:634-642.

17. Allen RP, Walters AS, Montplaisir J et al. Restless legs syndrome prevalence and impact: REST general population study. Arch Intern Med 2005; 165:1286-1292.

18. Comella CL.Restless legs sindrome: treatment with dopaminergic agents. Neurology 2002; 58 (suppl 1): 87-92.

19. Early CJ.Clinical practice. Restless legs syndrome. N Engl J Med 2003; 348:2103-2109.

20. Garcia-Borreguero D, Kohnen R, Hogl B, et al.Validation of the Augmentation Severity Rating Scale (ASRS): a multicentric, prospective study with levodopa in RLS Sleep Med 2007; 8:455-463.

21. Antonini A, Poewe W. Fibrotic heart-valve reactions to dopamine-agonist treatment in Parkinson's disease. Lancet Neuro 2007; 1 6:826-829.

22. Montplaisir J, Fantini ML, Desautels A et al. Long-term treatment with pramipexole in restless legs syndrome. Eur J Neurol 2006;13:1306-1311.

23. Montplaisir J, Karrasch J, Haan J, et al. Ropinirole is effective in the long-term management of restless legs syndrome: a randomized controlled trial. Mov Disord 2006; 21:1627-1635.

24. Trenkwalder C, Benes H, Poewe W, et al. Efficacy of rotigotine for treatment of moderate to severe restless legs syndrome: a randomized, double-blind, placebo-controlled study. Lancet Neurol 2008; 7:595-604.

25. Young T, Palta M, Dempesey J et al. The occurence of sleep-disordered breathing among middle-aged adults. N Eng J Med 1993; 328:1230-1235.

26. Ferini-Strambi L, Zucconi M, Castronovo V, et al. Snoring and sleep apnea: a population study in Italian women. Sleep1999; 22:859-864.

27. Bixler EO, Vgontzas AN, Lin HM et al. Association of hypertension and sleep-disordered breathing. Arch Intern Med 2000; 160:2289-2295.

28. Peker Y, Hedner J, Kraiczi H et al. Respiratory disturbance index. An independent predictor of mortality in coronary artery disease. Am J Respir Crit Care Med 2000; 162:81-86.

29. Lanfranchi PA, Somers VK. Sleep-disordered breathing in heart failure: characteristics and implications. Respir Physiol Neurobiol 2003; 136:153-165.

30. Fuchs BD, McMaster J, Smull G et al. Underappreciation of sleep disorders as a cause of motor vehicle crashes. Am J Emerg Med 2001;19:575-578.

31. Strollo PJ Jr. Indications for treatment of obstructive sleep apnea in adults. Clin Chest Med 2003; 24:307-313.

32. Barnes M, Houston D, Worsnop CJ et al. (2002) A randomised controlled trial of continuous positive airway pressure in mild obstructive sleep apnea. Am J Respir Crit Care Med 2002; 165:743-745.

33. Lattimore JD, Celermajer DS, Wilcox I. Obstructive sleep apnea and cardiovascular disease. J Am Coll Cardiol 2003; 41:1429-1437.

34. Scammel TE. The neurobiology, diagnosis, and treatment of narcolepsy. Ann Neurol 2003; 53: 154-166.

35. Aldrich MS (1996) The clinical spectrum of narcolepsy and idiopathic hypersomnia. Neurology 1996; 46:393-401.

36. Chervin RD, Aldrich MS. Sleep onset REM periods during multiple sleep latency tests in patients evaluated for sleep apnea. Am J Respir Crit Care 2000; 161:426-431.

37. Mitler MM, Aldrich MS, Koob GF et al. Narcolepsy and its treatment with stimulants. ASDA standards of practice. Sleep 1994; 17:352-357.

38. US Modafinil in Narcolepsy Multicenter Study Group. Randomized trial of modafinil as a treatment for the excessive daytime somnolence of narcolepsy. Neurology 2000; 54:1166-1175.

39. Mitler M, Harsh J, Hirshkowitz M et al. Long-term efficacy and safety of modafinil for the treatment of excessive daytime sleepiness associated with narcolepsy. Sleep Med 2000; 1:231-243.

40. Owen RT. Sodium oxybate: efficacy, safety and tolerability in the treatment of narcolepsy with and without cataplexy. Drugs Today 2008; 44:197-204.

41. Rogers AE, Aldrich MS, Lin X. A comparison of three different sleep schedules for reducing daytime sleepiness in narcolepsy. Sleep 2001; 24:385-391.

42. Schenck CH, Mahowald MW. REM sleep behavior disorder: Clinical, developmental and neuroscience perspective 16 years after its formal identification in Sleep. Sleep 2002; 25:120-138.

43. Jouvet M, Delorme F. Locus coeruleus et sommeil paradoxal. C R Soc Biol 1965; 159: 895-899.

44. Gross MM, Goodenough D, Tobin M et al. Sleep disturbances and hallucinations in the acute alcholic psychoses. J Nerv Ment Dis 1966; 142:493-514.

45. Fantini ML, Ferini-Strambi L. Idiopathic REM sleep behavior disorder. Neurol Sci 2007; 28 (Suppl 1):S15-S20.

46. Fantini ML, Michaud M, Gosselin N et al. Periodic leg movements in REM sleep behavior disorder and related autonomic and EEG activation. Neurology 2002; 59:1889-1894.

47. Kunz D, Bes F. Melatonin as a therapy in REM sleep behavior disorder patients: case report and theoretical considerations. Neuropsychobiology 1999;36:211-214.

48. Boeve BF. Melatonin for treatment of REM sleep behavior disorder: response in 8 patients. Sleep 2001; 24:A35.

Capitolo 7

Infezioni del sistema nervoso centrale

Marco Rizzi, Enrico Bombana

Principi generali di trattamento

La terapia antimicrobica delle infezioni del sistema nervoso centrale presenta alcune peculiari difficoltà. Si tratta di malattie comunemente gravi, a elevata letalità ed esiti importanti, tali da rendere ancora più utile sia la tempestività della diagnosi, almeno presuntiva, sia l'avvio della terapia, spesso ancora prima che siano disponibili i dati microbiologici. Inoltre, se per le meningiti è spesso possibile giungere a una diagnosi eziologica con l'esame del liquor, per altre infezioni del sistema nervoso centrale – ascessi, encefaliti, infezione di sistemi di derivazione liquorale – è sovente difficile ottenere campioni microbiologicamente significativi. Infine, la scelta dei farmaci antimicrobici è resa difficile dalla limitata diffusione di molte molecole nel sistema nervoso centrale.

Nella tabella 7.1 sono riportate alcune informazioni essenziali per l'impiego dei farmaci antibatterici di più frequente uso nelle infezioni del sistema nervoso centrale. Le posologie suggerite per diverse molecole sono elevate, maggiori di quelle di solito impiegate per le infezioni di altri distretti corporei.

Per facilitarne la prescrizione nelle donne gravide, si è anche riportata la categoria di appartenenza di ciascun farmaco secondo il sistema di classificazione della Food and Drug Administration riguardo al loro impiego in gravidanza.

I farmaci antitubercolari, antimicotici e antivirali sono presentati nei paragrafi dedicati alle diverse sindromi cliniche; parimenti, sono trattati separatamente quelli impiegati per la terapia delle complicanze opportunistiche della malattia da HIV.

Meningite acuta

Definizione

La meningite è una sindrome infiammatoria delle leptomeningi, caratterizzata da un aumento del numero di leucociti nel liquido cerebrospinale. Nella tabella 7.3 sono elencate alcune possibili cause di sindrome meningea a eziopatogenesi infettiva e non infettiva.

Fisiopatologia [2]

La maggior parte delle meningiti infettive è secondaria alla colonizzazione microbica delle mucose delle prime vie aeree o digestive. Le meningi e lo spazio subaracnoideo sono successivamente raggiunti dall'agente infettivo: per via ematogena; per contiguità a partire da foci otomastoidei o sinusali; per penetrazione diretta in occasione di procedure invasive o traumi accidentali; attraverso i nervi olfattivi, come avviene per virus localizzati nella mucosa nasale. L'attivazione della risposta infiammatoria a livello dello spazio subaracnoideo provoca importanti conseguenze patogenetiche – quali l'alterazione della barriera emato-encefalica, l'incremento della pressione intracranica, le alterazioni del flusso ematico cerebrale, il danno neuronale – assai rilevanti anche ai fini delle scelte terapeutiche.

Clinica

Il quadro clinico della meningite acuta è caratterizzato da febbre, cefalea, vomito, segni di irritazione meningea come *rigor nucalis* (tensione della fonta-

A. Sghirlanzoni (ed) *Terapia delle malattie neurologiche.* ISBN 978-88-470-1119-9; © Springer-Verlag Italia 2009

Tabella 7.1 • Farmaci antibatterici di più comune impiego nella terapia delle infezioni del SNC: diffusione nel liquor, posologia giornaliera raccomandata per la somministrazione endovenosa, intervallo tra le dosi nei pazienti con insufficienza renale[1], impiego in gravidanza

Principio attivo	CSF/sangue[2]	Posologia nell'adulto	Posologia pediatrica	Clearance della creatinina (ml/min)[3]				Categoria FDA[4]
				> 80	80-50	50-10	< 10	
Ampicillina	0,13-14	2 g × 6	100 mg/kg × 6	4	6	8	12	B
Aztreonam	0,03-0,52	2 g × 4	30 mg/kg × 4	6	12	18	24	B
Cefotaxime	0,10	2 g × 4	40 mg/kg × 4	6	12	24	24	B
Ceftazidime	0,20-0,40	3 g × 3	50 mg/kg × 3	8	12	24	48	B
Ceftriaxone	0,08-0,16	2 g × 2	50 mg/kg × 2	12	12	12	12	B
Cefepime	ND	2 g × 3	50 mg/kg × 3		8	8	12	24
Doxiciclina[5]	015-0,18	100 mg × 2	2,2 mg/kg × 2	12	12	12	12	D
Gentamicina[6]	0,15	5 mg/kg × 1	7 mg/kg × 1	dose standard	1/2 dose[6]	1/3 dose	1/3 dose ogni 48h[6]	C
Linezolid	0,70	600 mg × 2	5 mg/kg × 2	12	12	12	12	C
Metronidazolo	0,30-1	7,5 mg/kg × 4	7,5 mg/kg × 4	6	6	6	6	B
Oxacillina	0,01-0,1	3 g × 4	50 mg/Kg × 4	6	6	6	6	B
Penicillina G (infusione continua)	0,05-0,10	24.000.000 U	250.000 U/kg	continua	continua	continua	1/2 dose	B
Rifampicina	0,07-0,56	600 mg × 1	20 mg/kg × 1	24	24	24	24	D
Tiamfenicolo	0,20-0,30	500 mg × 4	10 mg/kg × 4	6	6	6	6	C
Trimetoprim/ sulfametossazolo	0,40	5/25 mg/kg × 4	5/25 mg/kg × 4	12	18	24	evitare	C
Vancomicina[6]	0,07-0,14	1.000 mg × 2	10 mg/kg × 4	12	18	48	7 giorni	B

[1] Nei pazienti con insufficienza renale è possibile aumentare l'intervallo tra le dosi, mantenendo invariata la dose unitaria riportata nelle colonne terza (adulti) e quarta (bambini). Per alcuni farmaci a più basso indice terapeutico (gentamicina, vancomicina), in presenza di insufficienza renale è indispensabile il ricorso al monitoraggio delle concentrazioni plasmatiche.

[2] Rapporto tra concentrazione liquorale e concentrazione plasmatica, a meningi infiammate.

[3] Eventualmente stimabile nell'adulto con la formula empirica: (140 − età in anni) × il peso in kg diviso per la creatininemia in mg/dl (nelle donne moltiplicare il risultato per 0,85).

[4] Classe di rischio in gravidanza secondo la Food and Drug Administration:

A: sono stati condotti adeguati studi controllati in donne gravide, senza dimostrazione di rischio;

B: gli studi riproduttivi nell'animale non hanno documentato rischio fetale; non sono stati condotti studi controllati adeguati nelle donne gravide;

C: la sicurezza nella gravidanza umana non è stata definita; gli studi nell'animale o hanno documentato rischio fetale o non sono stati eseguiti; il farmaco non dovrebbe venire impiegato a meno che il potenziale beneficio sia superiore al potenziale rischio fetale;

D: documentata tossicità fetale; i benefici possono giustificare l'impiego del farmaco;

X: documentata tossicità in gravidanza; rischio chiaramente eccedente ogni potenziale beneficio.

[5] Doxiciclina: disponibile solo per somministrazione per os; controindicata sotto gli 8 anni di età.

[6] Gentamicina, vancomicina: in presenza di insufficienza renale, monitorare le concentrazioni ematiche.

N.B.: I farmaci antibatterici impiegati per la terapia della malattia tubercolare e delle infezioni opportunistiche HIV-correlate sono separatamente discussi nei relativi paragrafi.

nella bregmatica nella prima infanzia). Lo stato di coscienza può variare dalla normalità al coma profondo. Nel 10-20% dei casi di meningite batterica acuta sono presenti deficit neurologici focali; nel 30% di questi pazienti si osservano episodi comiziali.

Strumenti diagnostici

Le meningiti acute sono malattie gravi, a elevata letalità: la terapia antimicrobica deve essere avviata il più precocemente possibile, ma è in genere opportu-

Tabella 7.2 • Cause infettive e non infettive di sindrome meningea con esame batterioscopico e colturale del liquor negativo

Malattie infettive
Meningiti batteriche "decapitate" (terapia antibiotica prima della rachicentesi)
Foci parameningei (otiti, mastoiditi, sinusiti, ascessi encefalici, osteomieliti del cranio, empiemi epidurali)
Meningiti da rickettsie (endemica in Italia: febbre bottonosa da *Rickettsia conori*)
Meningiti da spirochete (sifilide, leptospirosi, malattia di Lyme)
Malattie da micoplasmi (*M. pneumoniae*, nel neonato anche *M. hominis*)
Meningite tubercolare
Meningiti e meningo-encefaliti virali: *Enteroviridae,* Virus della parotite epidemica, Virus della coriomeningite linfocitaria
Herpetoviridae (*Cytomegalovirus, Epstein Barr virus, Herpes simplex virus, Varicella zoster virus*), arbovirus (Toscana virus, encefaliti equine), HIV
Toxoplasmosi
Neurocisticercosi
Larva migrans viscerale

Malattie non infettive
Medulloblastoma
Leucemia
Linfoma di Hodgkin
Lupus eritematoso sistemico
Sarcoidosi
Sindrome di Guillain-Barré
Sclerosi multipla
Malattia di Behçet
Emorragia subaracnoidea
Rachicentesi traumatica
Anestesia spinale
Avvelenamento da metalli (piombo, mercurio)

no rinviarne l'inizio a dopo l'esecuzione della puntura lombare, purché questa sia eseguibile in tempi brevi (30-60 minuti). L'esame del liquor è fondamentale per confermare il sospetto diagnostico: nella tabella 7.3 è riportato uno schema orientativo per l'interpretazione dei reperti liquorali.

In tutte la meningiti acute dovrebbe essere eseguita la ricerca di antigeni della *Neisseria meningitidis* e dello *Streptococcus pneumoniae*, cui deve essere aggiunto l'antigene di *Cryptococcus neoformans* nelle persone con grave deficit dell'immunità cellulare.

L'esecuzione della rachicentesi deve essere preceduta da un esame TAC in tutti i casi di sospetta presenza di lesioni focali endocraniche o di idrocefalo iperteso e nei casi di alterazioni dello stato di coscienza, convulsioni, nota immunodepressione (in tal caso è maggiore la probabilità di lesioni encefaliche opportunistiche) [3, 4].

L'esame del liquor può essere microbiologicamente negativo; questa condizione, spesso definita impropriamente "meningite asettica", può avere cause anche non infettive (v. Tab. 7.2).

Terapia antimicrobica

L'esame batterioscopico e la ricerca di antigeni batterici consentono una diagnosi eziologica rapida, in molti casi prima che si rendano disponibili i risultati di coltura e antibiogramma.

Gli antibiotici di prima scelta sono la penicillina o l'ampicillina per le infezioni da meningococco, pneumococco, *Listeria monocytogenes, Streptococcus agalactiae*. Le cefalosporine di terza generazione – in particolare ceftriaxone e cefotaxime – sono i farmaci elettivi per le infezioni da *Haemophilus influenzae* e da altri bacilli gram-negativi, pur essendo attive anche su

Tabella 7.3 • Schema interpretativo dei reperti liquorali nelle sindromi meningee

	Liquor normale	Meningite batterica (non tbc)	Meningite virale	Meningite tubercolare
Aspetto	Limpido incolore	Smerigliato/lattescente/ purulentolimpido/opalescente Limpido incolore		Limpido/giallino/ smerigliato
Pressione cm (H20)	Decubito assiso 20-40 Decubito laterale 10-20	↑ ↑	↑	↑
Glucosio		50-60 mg mg/100mL	↑	= ↓ ↓ ↓
Proteine		20-40 mg/dL	↑ ↑	↑ ↑ ↑
Cellule (per mmc)	3-5 linfociti	1.000-10.000 neutrofili	10-1.000 linfociti	10-1.000 linfomonociti (inizialmente anche neutrofili)

Tabella 7.4 • Terapia empirica iniziale della meningite acuta

Assenza dei fattori di rischio sotto elencati	Ceftriaxone o cefotaxime + ampicillina
Età < 3 mesi o > 50 anni, gravidanza, etilismo, epatopatia cronica	Ceftriaxone o cefotaxime + ampicillina
Chemioterapia, terapia steroidea	Ceftazidime+ampicillina
Trauma cranico, intervento neurochirurgico	Ceftazidime+linezolid

meningococchi e pneumococchi, eccetto che sulla listeria. Circa la scelta tra penicillina e ampicillina, è in genere preferibile utilizzare quest'ultima nei pazienti in coma o con manifestazioni comiziali, per la possibile azione pro-convulsivante della penicillina alle alte dosi necessarie nella terapia delle meningiti.

In assenza di dati microbiologici, la scelta dei farmaci deve tenere conto dei dati clinici disponibili, in particolare: età del paziente, cellularità del liquor, condizioni predisponenti quali otomastoiditi, asplenismo, immunodeficienze.

Le cefalosporine di terza generazione, essendo attive contemporaneamente su meningococchi, pneumococchi ed emofili, cioè sui patogeni responsabili di oltre l'80% delle meningiti in soggetti peraltro sani, si presentano come le molecole di prima scelta per la terapia empirica della maggior parte dei casi. L'aggiunta dell'ampicillina è necessaria negli adulti di età superiore ai 50 anni, nelle donne gravide, nelle persone affette da etilismo o epatopatia: tutte queste condizioni sono infatti associate all'infezione da *Listeria monocytogenes*. Anche una netta predominanza di elementi mononucleati nel liquor deve indurre al sospetto di listeriosi, e alcuni clinici ritengono prudente associare l'ampicillina alla cefalosporina nella terapia empirica di tutte le meningiti, in quanto è possibile che si verifichino, sia pur raramente, casi di listeriosi anche in giovani adulti senza evidenti condizioni predisponenti.

Nei pazienti immunodepressi, in particolare in quelli in trattamento antiblastico o steroideo, la scelta della cefalosporina può essere indirizzata verso molecole a maggiore attività sui batteri gram-negativi (ad es., ceftazidime o cefepime); in questi casi dovrà sempre essere associata l'ampicillina.

Nelle meningiti causate da trauma cranico, interventi neurochirurgici od otorinolaringoiatrici, nei soggetti portatori di shunt ventricolari, il trattamento empirico deve essere a spettro ampio, tale da includere gli stafilococchi meticillino-resistenti, che sono comuni nelle infezioni nosocomiali, e lo *Pseudomonas aeruginosa*. Una scelta ragionevole può essere costituita dall'associazione di vancomicina e ceftazidime; dati clinici preliminari suggeriscono un possibile ruolo del linezolid come molecola antistafilococcica alternativa alla vancomicina, attiva nei confronti degli stafilococchi meticillino-resistenti, e con buona diffusione nel sistema nervoso centrale [5].

Il diffondersi in diverse aree geografiche di pneumococchi altamente resistenti alla penicillina (MIC > 2 mcg/ml) rende problematico il trattamento della meningite pneumococcica, almeno sino a quando non siano disponibili i risultati dei test di sensibilità ai farmaci. L'approccio più consigliato prevede l'associazione della vancomicina all'ampicillina (o alle cefalosporine di terza generazione, ceftriaxone o cefotaxime). In Italia il tasso di pneumococchi altamente resistenti alla penicillina è basso (inferiore al 5%), si tenga però presente che nei rari casi di meningite da pneumococchi resistenti le conseguenze cliniche possono essere gravi. Per le meningiti a eziologia pneumococcica documentata o sospetta, in attesa dell'esito dell'antibiogramma, la decisione di impiegare la vancomicina deve essere presa sulla scorta della conoscenza dell'epidemiologia locale delle resistenze: una prevalenza di ceppi altamente resistenti alla penicillina superiore al 4% deve indurre a impiegare la vancomicina.

Una sintesi dei farmaci di scelta per la terapia della meningite batterica acuta è riportata nelle tabelle 7.4 (terapia empirica iniziale) e 7.5 (terapia mirata).

In caso di evoluzione clinica favorevole, non sono necessari controlli ripetuti del liquor; la terapia può essere sospesa dopo 7 giorni per le meningiti meningococciche e da *Haemophilus influenzae*, dopo 14 giorni nelle forme da *Streptococcus pneumoniae*. Nelle infezioni da listeria, da streptococco di gruppo B e da coliformi, il trattamento dovrebbe essere protratto per 21 giorni. In caso di andamento clinico favorevole, il paziente può essere dimesso appena terminata la terapia antimicrobica: è di scarsa utilità la consuetudine di prolungare la degenza per alcuni giorni dopo il completamento della terapia perché le rare recidive sono in genere più tardive.

Un controllo del liquor in corso di terapia, comprensivo d'esame chimico-fisico e microbiologico, deve essere eseguito nelle meningiti batteriche a eziologia meno usuale (ad es., enterobatteri, *Pseudomonas aeruginosa*, miceti). Il controllo del liquor è anche indicato per i pazienti con evoluzione clinica non favorevole; in questi casi vanno associate indagini di imaging mirate a ricercare complicanze infettive focali, come encefaliti e ascessi cerebrali, empiemi subdura-

Tabella 7.5 • Terapia mirata della meningite batterica acuta

Agente eziologico	Regime di prima scelta	Regime alternativo
Streptococcus pneumoniae penicillino-sensibile	Ceftriaxone, cefotaxime	Tiamfenicolo
S. pneumoniae penicillino-res. (MIC ≥ 0,1 mcg/m)	Vancomicina + rifampicina	Tiamfenicolo, linezolid
Neisseria meningitidis	Ceftriaxone, cefotaxime	Tiamfenicolo
Haemophilus influenzae	Ceftriaxone, cefotaxime	Tiamfenicolo
Listeria monocytogenes	Ampicillina + gentamicina	Trimetoprim + sulfametossazolo
Enterobacteriaceae	Ceftriaxone o cefotaxime	Aztreonam + gentamicina
Pseudomonas aeruginosa	Ceftazidime + gentamicina	Aztreonam + gentamicina
Staphylococcus aureus meticillino-sensibile	Oxacillina + rifampicina	Vancomicina + rifampicina
Staphylococcus aureus meticillino-resistente	Vancomicina + rifampicina	Linezolid
Staphylococcus sp. coagulasi negativo	Vancomicina + rifampicina	Linezolid

li, ascessi epidurali, tromboflebiti intracraniche suppurative, o segni di alterata dinamica liquorale.

Terapia adiuvante (Fig. 7.1)

L'efficacia dell'impiego di steroidi nella meningite batterica acuta è stata documentata per la meningite da *Haemophilus influenzae* di tipo B in età pediatrica, soprattutto con riferimento al danno uditivo; è meno chiaramente documentata per la meningite pneumococcica del bambino; è stata confermata dai più recenti dati clinici per la meningite pneumococcica dell'adulto, in cui è stato documentato un impatto positivo sulla sopravvivenza. Nelle infezioni da pneumococco β-lattamino resistenti desta qualche preoccupazione la possibilità che gli steroidi, riducendo la flogosi e quindi la permeabilità delle meningi, riducano la già scarsa diffusione della vancomicina, compromettendone l'azione antimicrobica.

Lo steroide più studiato è il desametasone, impiegato a dosi elevate (nel bambino 0,15-0,20 mg/kg ogni 6 ore, o 0,40 mg/kg ogni 12 ore; nell'adulto 10 mg ogni 6 ore); la somministrazione deve essere iniziata prima di quella del farmaco antimicrobico (la prima dose di antibiotico deve seguire la prima dose di steroide); il trattamento deve essere breve (4 giorni) [6, 7].

Nei pazienti con segni clinici di ipertensione endocranica è stato proposto il ricorso alla misurazione cruenta della pressione endocranica, per consentire la correzione di valori pressori elevati. A tal fine sono stati sperimentati provvedimenti posturali – inclinazione del letto in anti-Trendelemburg a 30° –, iperventilazione (ma la vasocostrizione indotta dalla bassa tensione di anidride carbonica, se riduce la pressione endocranica, può contemporaneamente compromettere una già precaria perfusione del parenchima cerebrale), impiego di diuretici osmotici e/o di barbiturici. Per nessuno di questi interventi sono disponibili prove conclusive di efficacia.

Profilassi

Si riportano di seguito alcune note sintetiche, rinviando per ulteriori dettagli alla Circolare del Ministero della Sanità n. 4 del 13/03/1998 (consultabile in: http://www.ministerosalute.it/normativa/pcRisultati:jsp).

Haemophilus influenzae

Le infezioni da *Haemophilus influenzae* di tipo B sono efficacemente prevenute dai vaccini coniugati, dei quali è raccomandata la somministrazione a tutti i bambini nella prima infanzia.

I soggetti affetti da meningite da *Haemophilus influenzae* devono essere mantenuti in isolamento respiratorio sino a 24 ore dall'inizio della terapia antibatterica. I casi secondari sono soprattutto frequenti nei bambini di età inferiore ai 2 anni, che siano stati a stretto contatto con un bambino che abbia presentato un episodio di meningite o sepsi da emofilo. Lo scopo della chemioprofilassi è l'eradicazione di *Haemophilus influenzae* dalle vie aeree di tutti i conviventi e a stretto contatto; deve essere attuata per i bambini di età inferiore ai 6 anni, e per gli adulti conviventi o a stretto contatto (addetti a comunità infantili) di bambini di età inferiore ai 6 anni. La rifampicina, al dosaggio di 20 mg/kg (massimo 600 mg) al giorno per 4 giorni, è il farmaco di scelta per bambini e adulti.

Neisseria meningitidis

Sono disponibili vaccini monovalenti attivi contro il sierogruppo C, e vaccini quadrivalenti attivi contro i sierogruppi A, C, Y, W135. I soggetti affetti da meningite da *Neisseria meningitidis* devono essere mantenuti in isolamento respiratorio sino a 24 ore dall'inizio dell'appropriata terapia antibatterica. I conviventi e gli altri contatti stretti devono essere sottoposti a sor-

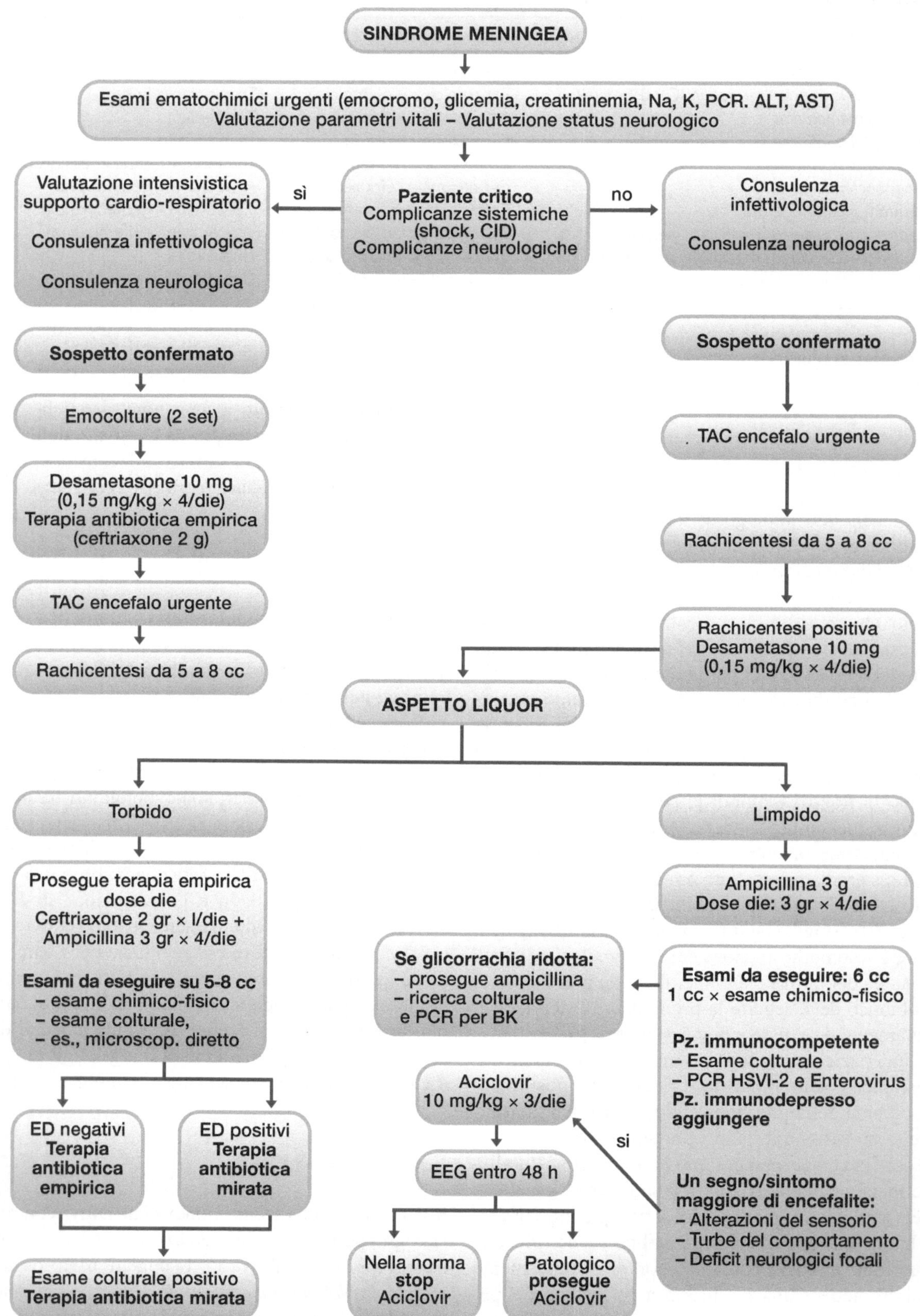

Figura 7.1 • Algoritmo diagnostico-terapeutico per la sindrome meningea acuta.

veglianza per 10 giorni e devono attuare chemioprofilassi con rifampicina (10 mg/kg, sino a un massimo di 600 mg al giorno, per 2 giorni), oppure ceftriaxone (1 dose una tantum per via intramuscolare di 125 mg nei bambini e giovani di età inferiore ai 15 anni, 250 mg oltre tale età). Per l'adulto, una terza alternativa particolarmente maneggevole può essere costituita dalla ciprofloxacina per os (1 dose singola di 500 mg).

Streptococcus pneumoniae

I vaccini polisaccaridici polivalenti, attivi contro 23 sierotipi, hanno efficacia limitata: nei vaccinati l'incidenza delle meningiti pneumococciche è ridotta di circa il 50%. Sono più immunogeni i vaccini coniugati eptavalenti (gli unici efficaci nei bambini di età inferiore ai 2 anni), attivi contro i sette sierogruppi più diffusi in età pediatrica. Per i malati, non sono necessarie misure di isolamento. Per i contatti, non è indicato alcun provvedimento.

Listeria monocytogenes

Non sono disponibili misure di immunoprofilassi. Per i malati, non sono necessarie misure di isolamento. Per i contatti, non è indicato alcun provvedimento.

Meningite cronica

La più frequente definizione di meningite cronica è riferita a una malattia di durata superiore alle 4 settimane, con o senza terapia.

Nelle meningiti croniche, in particolare in quella tubercolare, almeno inizialmente la febbre può essere modesta o assente; la cefalea è sovente moderata e discontinua; gradualmente possono comparire alterazioni del tono dell'umore e delle funzioni cognitive associate a deficit neurologici focali, prevalenti a carico dei nervi cranici.

Il quadro liquorale nelle meningiti croniche è quasi sempre caratterizzato da pleiocitosi moderata (liquor limpido) con prevalenza di leucociti mononucleati. La glicorrachia è in genere bassa nelle forme tubercolari e da miceti; il reperto è utile, ma poco specifico.

La tabella 7.6 elenca le infezioni più spesso associate a meningite cronica; per incidenza, tra queste primeggia la meningite tubercolare che, nelle casistiche europee e nordamericane, costituisce circa il 40% delle forme croniche; relativamente frequente è anche la meningite cronica da criptococco, discussa nel paragrafo sulle infezioni nell'ospite immuno-

Tabella 7.6 • Agenti eziologici di meningite cronica

Batteri	
Mycobacterium tubercolosis	
Treponema pallidum	Sifilide
Borrelia burgdorferi	Malattia di Lyme
Leptospira spp.	
Brucella spp.	
Listeria monocytogenes	
Actinomyces spp.	
Nocardia spp.	
Miceti	
Alternaria spp.	
Aspergillus spp.	
Blastomyces dermatitis	
Coccidioides immitis	
Cryptococcus neoformans	
Fusarium spp.	
Histoplasma capsulatum	
Pseudoallescheria boydii	
Sporothrix schenckii	
Zygomycetes spp.	
Virus	
Human immunodeficiency virus	Encefalopatia da HIV/AIDS dementia
Herpes simplex virus	Meningite linfocitica cronica e meningite di Mollaret*
Enterovirus	
Protozoi	
Acanthamoeba spp.	
Toxoplasma gondii	
Trypanosoma brucei	
Elminti	
Angiostrongylus cantonensis	
Taenia solium	Cisticercosi

* La meningite di Mollaret è da considerarsi non tanto una meningite cronica, quanto una meningite acuta recidivante; l'eziologia da *Herpes simplex virus* è documentata solo per alcuni casi.

compromesso. Saranno inoltre brevemente discusse la meningite brucellare, la meningite luetica e la malattia di Lyme che sono sporadiche, ma pongono particolari problemi diagnostici e terapeutici.

Meningite tubercolare

In età pediatrica e giovanile, la meningite tubercolare si associa spesso a malattia tubercolare polmonare attiva o disseminata; all'opposto, nell'adulto e nell'anziano la meningite tubercolare rappresenta quasi sempre una complicanza tardiva di una malattia tubercolare non più dimostrabile nelle sue localizzazioni primitive.

Nel sospetto di meningite tubercolare, devono essere eseguiti sul liquor un esame batterioscopico per la ricerca di bacilli alcol-acido resistenti, la ricerca del DNA di *Mycobacterium tubercolosis* e l'esame colturale per micobatteri. È inoltre sempre opportuno eseguire l'intradermoreazione secondo Mantoux, iniettando 5 unità di PPD (*Purified Protein Derivative*) e determinando il diametro dell'infiltrato a 72 ore; va però tenuto presente che più del 50% delle persone con meningite tubercolare presenta cutireazione negativa; in alternativa alla intradermoreazione, si può ricorrere ai più recenti test in vitro che misurano la produzione di gamma interferone da parte dei linfociti T del paziente incubati con antigeni di *M. tuberculosis* e che appaiono più specifici e più sensibili del test intradermico.

In aree geografiche come l'Italia, con un tasso di resistenza primaria ai farmaci antitubercolari pari o superiore al 4%, la terapia antitubercolare deve prevedere l'impiego di quattro farmaci in associazione. La combinazione di prima scelta è in genere costituita da isoniazide più rifampicina più pirazinamide più levofloxacina, da proseguire sino a complessivi 12 mesi di trattamento. Per i dettagli posologici si rinvia alla tabella 7.7. La terapia antitubercolare deve essere seguita con controlli regolari della funzionalità epatica anche in assenza di sintomi riferibili a epatopatia; si raccomanda un controllo di transaminasi e bilirubina a 1 mese dall'inizio della terapia, poi ogni 2 mesi. Il regime terapeutico deve essere modificato se si verificano incrementi delle transaminasi oltre 5 volte il limite superiore dell'intervallo di riferimento, o in caso di elevazione oltre 3 volte tale limite accompagnata a sintomi di epatite.

È in genere indicato associare terapia steroidea (8 mg al giorno nei bambini di peso inferiore a 25 kg, 12 mg al giorno nei bambini di peso pari o superiore a 25 kg e negli adulti), da mantenere a dosi piene per circa 3 settimane, e poi da scalare sino alla sospensione in 21 giorni circa.

È necessario un attento monitoraggio clinico e neuroradiologico, per riconoscere e trattare tempestivamente eventuali alterazioni della dinamica liquorale.

Meningite brucellare

La meningite è una complicanza infrequente della brucellosi che interessa circa il 5% delle persone con malattia brucellare; si manifesta in genere alcuni mesi dopo l'esordio clinico della malattia brucellare; in due terzi dei casi, si associa a localizzazioni encefalitiche, mielitiche o radicolitiche.

Ai fini diagnostici, possono essere utili esami sierologici quali la sieroagglutinazione di Wright; è però opportuna una conferma colturale quale l'isolamento della *Brucella sp.* dal sangue periferico o midollare, dal liquor o da altri campioni biologici.

La terapia deve prevedere l'associazione di almeno tre farmaci: tra i regimi possibili doxiciclina più trimetoprim/sulfametossazolo più rifampicina, oppure doxiciclina più levofloxacina più rifampicina; il trattamento deve essere protratto per alcuni mesi, secondo decorso clinico.

Non è provata l'utilità dell'impiego di steroidi.

Tabella 7.7 • Farmaci antitubercolari di più comune impiego: diffusione nel liquor, posologia giornaliera raccomandata per la somministrazione endovenosa, impiego in gravidanza

Principio attivo	CSF/sangue[1]	Posologia nell'adulto	Conc. ematiche/MIC[2]	Categoria FDA[3]
Etambutolo	0,25-0,50	15-25 mg/kg × 1	3-4	B
Isoniazide	0,20-0,90	300 mg × 1	100	C
Pirazinamide	0,85-1,00	1,5-2 g	5-10	C
Rifampicina	0,07-0,56	600 mg × 1	100	C
Levofloxacina	0,47	500 mg × 2	10	C

[1] Rapporto tra concentrazione liquorale e concentrazione plasmatica, a meningi infiammate

[2] Rapporto tra concentrazione ematica e concentrazione minima inibente (adattato da Organizzazione Mondiale della Sanità 1997).

[3] Classe di rischio in gravidanza secondo la Food and Drug Administration:

A: sono stati condotti adeguati studi controllati in donne gravide, senza dimostrazione di rischio;

B: gli studi riproduttivi nell'animale non hanno documentato rischio fetale; non sono stati condotti studi controllati adeguati nelle donne gravide;

C: la sicurezza nella gravidanza umana non è stata definita; gli studi nell'animale o hanno documentato rischio fetale, o non sono stati eseguiti; il farmaco non dovrebbe venire impiegato a meno che il potenziale beneficio sia superiore al potenziale rischio fetale;

D: documentata tossicità fetale; i benefici possono giustificare l'impiego del farmaco;

X: documentata tossicità in gravidanza; rischio chiaramente eccedente ogni potenziale beneficio.

Meningite luetica e lue meningovascolare

La diagnosi è fondata sugli esami sierologici: gli anticorpi specifici devono essere ricercati nel sangue (VDRL e TPHA o TPPA) e nel liquor; è importante ottenere campioni di liquor assolutamente esangui, per evitare false positività.

Per la terapia, il farmaco di scelta è la penicillina G, da impiegare per via endovenosa a dosaggio pieno per 10-14 giorni (v. Tab. 7.1 per le precisazioni posologiche). Sono meno documentati risultati ottenibili con il ceftriaxone o con altri regimi alternativi.

Il follow-up post-trattamento deve prevedere ripetuti esami del liquor e del siero (ogni 3-6 mesi), sino alla completa normalizzazione della conta cellulare liquorale e alla negativizzazione nel siero dei test non treponemici (come la VDRL).

Meningite da Borrelia burgdorferi (malattia di Lyme)

La meningite rappresenta la più frequente manifestazione neurologica dell'infezione da *Borrelia burgdorferi*; usualmente si manifesta 2-10 settimane dopo l'eritema migrante; tale precedente anamnestico è peraltro assente in più della metà dei casi di meningite. Il quadro clinico è in genere dominato dalla cefalea, mentre il *rigor nucalis* è spesso sfumato o del tutto assente; circa la metà dei pazienti lamenta sintomi encefalitici: sonnolenza, deficit di memoria, alterazioni comportamentali.

La diagnosi è confermata dagli esami sierologici. I falsi negativi sono rari, mentre possono esservi false positività da reattività crociata con rickettsiosi, mononucleosi infettiva, artrite reumatoide e, soprattutto, lue e febbre ricorrente da *Borrelia recurrentis*.

Il farmaco di prima scelta è il ceftriaxone (v. Tab. 7.1) per via endovenosa, a dosaggio pieno, per 2-4 settimane. I regimi alternativi (penicillina, cefotaxime, tiamfenicolo) sono di efficacia assai meno documentata e apparentemente meno soddisfacenti.

Ascessi cerebrali [8]

Definizione

Sono infezioni focali intracerebrali, che iniziano come cerebriti circoscritte ed evolvono con necrosi e formazione di raccolte di essudato delimitate da una pseudocapsula.

Fisiopatologia

La maggior parte degli ascessi cerebrali origina per contiguità da orecchio medio, mastoide, seni paranasali; più raramente dalle arcate dentarie. L'origine ematogena è frequente in quelli da infezioni polmonari croniche come bronchiectasie e ascessi, nelle persone che fanno abuso di droghe per via endovenosa, in caso di malformazioni cardiache. Alcuni casi sono infine secondari a traumi cranici. Raramente l'ascesso cerebrale si apre sulla superficie corticale, inducendo una meningite secondaria; più spesso si svuota spontaneamente nelle cavità ventricolari con conseguenze cliniche drammatiche. A volte si complica con una tromboflebite suppurativa intracranica.

Clinica

Il quadro clinico è in genere dominato dal danno locale e dall'effetto massa, mentre sintomi e segni sistemici possono essere modesti o del tutto assenti. Il decorso è assai variabile: a quadri rapidamente letali, si contrappongono infezioni che evolvono lentamente, in alcune settimane.

Strumenti diagnostici

La tipica immagine TAC di lesione ipodensa con *enhancement* contrastografico ad anello e edema perilesionale è fortemente suggestiva; la RMN (Fig. 7.2) ha una sensibilità maggiore soprattutto nella fase iniziale, cerebritica; talvolta la scintigrafia con leucoci-

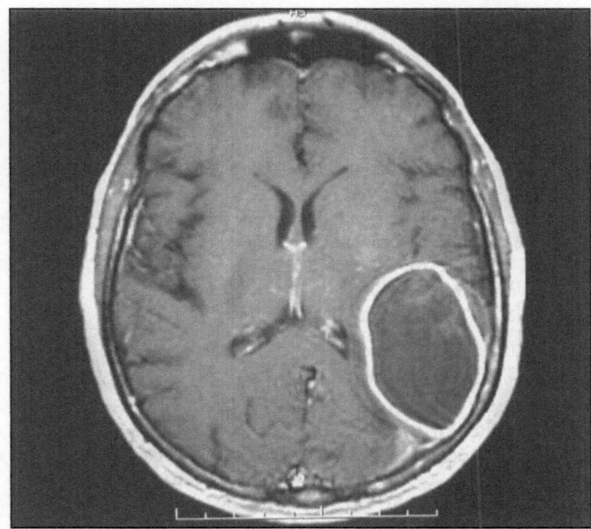

Figura 7.2 • Ascesso cerebrale. RMN con mezzo di contrasto (per gentile concessione dott.ssa Regina Barbò, UO di Neuroradiologia, Ospedali Riuniti di Bergamo).

ti marcati aiuta a dirimere casi dubbi. Deve comunque essere fatto ogni sforzo per raccogliere un campione di materiale dall'ascesso, da utilizzare per le indagini microbiologiche.

Terapia

Il drenaggio chirurgico è in genere necessario, spesso urgente. Nel caso di ascessi piccoli (< 2,5 cm) in fase iniziale "cerebritica", ci si può limitare alla terapia medica, salvo prelievo diagnostico stereotassico.

Per le scelte di terapia antimicrobica empirica si rimanda alla tabella 7.8.

Il trattamento può essere più breve per ascessi piccoli, ben drenati chirurgicamente, mentre deve essere protratto per alcuni patogeni più "difficili" come la *Nocardia*, e nei casi a eziologia non documentata. Orientativamente (e in assenza di solidi dati sperimentali) la terapia, monitorata anche tramite ripetuti esami neuroradiologici, deve essere protratta per 6-8 settimane per via endovenosa, e successivamente proseguita per os per altri 2-6 mesi.

Empiemi subdurali

Definizione

Gli empiemi subdurali sono raccolte suppurative dello spazio compreso tra aracnoide e dura madre.

Fisiopatologia

Nella maggior parte dei casi l'infezione raggiunge lo spazio subdurale tramite le vene emissarie, o per estensione dal cranio (in questo caso concomita un ascesso epidurale). In più della metà dei casi il punto d'origine è un focolaio sinusitico, in genere frontale o etmoidale. L'eziologia è varia, spesso polimicrobica; predominano streptococchi e stafilococchi.

Nei bambini di età inferiore ai 5 anni, l'empiema subdurale accompagna in genere una meningite di cui condivide lo spettro eziologico, i problemi diagnostici e le necessità terapeutiche.

I rari casi di empiema spinale sono in genere secondari a batteriemie, raramente da manovre invasive.

Clinica

L'esordio, simile a quello di una meningite è caratterizzato da febbre, cefalea, segni di irritazione meningea, alterazioni dello stato di coscienza; l'evoluzione è rapida, con la comparsa di segni neurologici focali.

Strumenti diagnostici

Tra le indagini di imaging la RMN presenta la maggiore sensibilità.

Le indagini microbiologiche devono essere eseguite su sangue, liquor, essudato empiematoso.

Terapia

È in genere necessario procedere con urgenza al drenaggio della raccolta.

La terapia empirica può prevedere l'impiego di ceftriaxone più metronidazolo; in caso di recente trauma cranico, di procedura neurochirurgica e nelle localizzazioni spinali, per una più sicura azione antistafilococcica è preferibile l'associazione di cef-

Tabella 7.8 • Terapia empirica di: ascessi, cerebrali, empiemi subdurali, ascessi epidurali, tromboflebiti intracraniche suppurative

Condizione predisponente	Farmaci consigliati
Otite media, mastoidite, sinusite	Ceftriaxone + metronidazolo
Malattia dentale/periodontale	Penicillina + metronidazolo
Trauma penetrante o pregresso intervento neurochirurgico	Peftriaxone + linezolid
Ascesso polmonare, bronchiectasie	Penicillina G + metronidazolo + trimetoprim/sulfametossazolo
Endocardite batterica	Linezolid + ceftriaxone
Cardiopatia congenita	Ceftriaxone
Meningite (in bambini di età < 5 anni)	Ceftriaxone
Nessuna evidente condizione predisponente	Linezolid + metronidazolo + ceftriaxone

Per la terapia empirica di empiemi e ascessi spinali si consiglia l'associazione di linezolide + ceftriaxone. Per i dettagli prescrittivi, v. Tab. 7.1.

triaxone più vancomicina o, secondo recenti dati preliminari, ceftriaxone più linezolid.

La durata complessiva del trattamento non deve essere inferiore alle 3 settimane.

Ascessi epidurali

Definizione

Infezione localizzata tra la dura madre e il piano osseo del cranio o del canale vertebrale.

Fisiopatologia

Gli ascessi epidurali del cranio originano per lo più da *foci* sinusitici contigui; più raramente sono secondari a traumi o a interventi neurochirurgici. L'eziologia è varia e spesso polimicrobica; predominano gli streptococchi e gli stafilococchi.

Gli ascessi epidurali spinali sono in genere di origine ematogena; meno spesso derivano da inoculazione diretta o da diffusione per contiguità. L'eziologia è soprattutto stafilococcica.

Clinica

Negli ascessi intracranici, il quadro clinico è in genere caratterizzato da febbre associata ad altri sintomi o segni sistemici e a un concomitante processo sinusitico. Alterazione dello stato di coscienza e deficit neurologici focali possono comparire più o meno rapidamente; l'eventuale estensione allo spazio epidurale si accompagna di solito a un rapido deterioramento clinico.

Gli ascessi spinali sono caratterizzati da sintomi di radicoliti e di compressione midollare.

Strumenti diagnostici

La RMN con contrasto è l'indagine di scelta. La rachicentesi è raramente indicata; il liquor è di solito sterile e la procedura aumenta il rischio di erniazione sia cerebrale che midollare. Nelle localizzazioni spinali la puntura può favorire l'estensione del processo.

Terapia

È in genere necessario drenaggio chirurgico urgente. La terapia antimicrobica empirica (v. Tab. 7.8) deve essere proseguita per almeno 8 settimane.

Tromboflebiti intracraniche suppurative

Definizione

Sono infezioni delle vene e dei seni venosi intracranici.

Fisiopatologia

L'infezione origina in genere da seni paranasali, orecchio medio, mastoide, faringe, o dai tessuti molli del volto. A volte è secondaria ad ascessi epidurali o cerebrali, empiemi subdurali, meningiti; raramente è ematogena. È causata soprattutto da *Staphylococcus aureus*.

Clinica

È in genere presente febbre con altri sintomi e segni sistemici; il quadro clinico è per il resto molto variabile in funzione delle vene corticali e dei seni venosi coinvolti: a deficit neurologici focali possono accompagnarsi manifestazioni comiziali e alterazioni dello stato di coscienza.

Strumenti diagnostici

La TAC con mezzo di contrasto e la RMN possono evidenziare difetti di riempimento dei seni venosi; l'indagine di elezione è la angio-RMN. Le emocolture devono essere eseguite sistematicamente, così come le indagini microbiologiche su eventuali campioni prelevati da foci extracranici.

Terapia

La terapia anticoagulante è probabilmente utile in fase precoce; sembra promettente il ricorso precoce ai trattamenti trombolitici. Per le scelte di terapia antimicrobica empirica si rimanda alla tabella 7.8.

Neurocisticercosi

Definizione

La neurocisticercosi è una malattia cistica invasiva del sistema nervoso centrale (SNC) causata da *Taenia solium* particolarmente diffusa in America Latina e nel Sud-Est asiatico.

Fisiopatologia

La cisticercosi è provocata dall'ingestione di uova di *Taenia solium,* in genere emesse con le feci da suini; è anche possibile l'autoinfestazione per persone che ospitino nel proprio intestino le forme adulte del verme. Le cisti contenenti le larve di *T. solium* possono formarsi in diversi organi e tessuti e sono spesso asintomatiche.

Clinica

Convulsioni e/o sintomi da effetto massa esordiscono spesso a molti anni di distanza dalla infestazione; sono quindi di osservazione frequente in persone provenienti da paesi endemici e residenti in Italia anche da molti anni.

Strumenti diagnostici

Le indagini neuroradiologiche documentano plurime lesioni cistiche uniloculari con e senza *enhancement.* Può essere di ausilio la documentazione di una risposta anticorpale specifica per *T. solium.*

Terapia

La terapia con albendazolo per os (per peso corporeo ≥ 60 kg: 400 mg 2 volte al giorno; per peso corporeo < 60 kg: 7,5 mg/kg 2 volte al giorno per 8 giorni) o praziquantel per os (50-100 mg/kg al giorno divisi in 3 dosi, per 15 giorni) può essere indicata, almeno nei casi a maggiore rischio evolutivo come le localizzazioni intraventricolari; la somministrazione dei farmaci antielmintici deve sempre essere accompagnata da terapia steroidea (desametasone 0,1 mg/kg al giorno) e anticonvulsivante perché l'effetto cisticida induce reazione flogistica locale. In casi selezionati può essere indicato un trattamento chirurgico.

Nevrassiti

Definizione

Le nevrassiti [9] sono malattie infiammatorie dell'encefalo (encefaliti) e del midollo spinale (mieliti); sono usualmente associate a un variabile grado di flogosi meningea; è quindi possibile utilizzare i termini di meningoencefalite e meningomielite.

Fisiopatologia

In ambito infettivologico, è fondamentale la distinzione tra nevrassiti infettive, che sono espressione della diretta localizzazione del microrganismo nel nevrasse, e nevrassiti postinfettive e postvaccinali, che hanno patogenesi autoimmune.

Nelle nevrassiti infettive, i microrganismi raggiungono usualmente il SNC per via ematica; la diffusione lungo le vie nervose caratterizza alcune infezioni come la rabbia e l'herpes zoster. L'eziologia più frequente è da enterovirus con picchi estivo-autunnali e casi sporadici durante tutto l'anno; pure frequente è l'encefalite da *Herpes simplex virus.* Alcune forme di encefalite (da toxoplasma, criptococco, *Cytomegalovirus*, HIV, JCV) si osservano quasi esclusivamente in persone con gravi deficit immunitari e sono discusse nel relativo paragrafo.

Clinica

All'esordio sono spesso presenti febbre, sovente di modesta entità, e una sindrome meningea; successivamente compaiono manifestazioni neurologiche generalizzate o focali ampiamente variabili in funzione di sede ed estensione delle lesioni. Diversi agenti hanno però tropismo preferenziale come la corteccia temporale e insulare per l'*Herpes simplex virus*, i motoneuroni per i poliovirus, i neuroni limbici per la rabbia.

Strumenti diagnostici

TAC e RMN possono confermare la presenza e la topografia delle lesioni infiammatorie. L'esame elettroencefalografico può essere di ausilio. Il tracciato elettromiografico supporta la diagnosi in caso di tetano.

Ai fini della diagnosi eziologica, deve essere fatto ogni sforzo per identificare l'eventuale presenza di virus erpetici; sono infatti agenti frequentemente responsabili di nevrassiti a decorso grave passibili di trattamento efficace, soprattutto se precoce. In tutte le forme di nevrassite è quindi indicata la ricerca del DNA di *Herpes simplex virus* 1 e 2 V (*HSV* 1, 2), e di *Varicella zoster virus*; nell'immunodepresso, devono essere cercati anche *Cytomegalovirus* ed *Enterovirus*; in contesti clinici selezionati, le indagini di biologia molecolare saranno estese a *Mycobacterium tubercolosis.*

Terapia

Per molte nevrassiti non sono disponibili trattamenti specifici di provata efficacia: è il caso della rabbia, della poliomielite, delle nevrassiti da arbovirus, JCV, *Achanthamoeba*, delle encefaliti da virus "lenti" e da prioni. Il tetano richiede un complesso trattamento intensivistico-rianimatorio; la terapia antimicrobica è semplice (metronidazolo ev per 10 giorni) e deve essere accompagnata da immunoterapia passiva con immunoglobuline specifiche per via intramuscolare (500 UI) o per via intratecale.

Per le nevrassiti tubercolare e luetica si rinvia al paragrafo sulle meningiti.

Il trattamento delle forme da toxoplasma, criptococco, *Cytomegalovirus*, *Varicella zoster virus*, è discusso nel paragrafo sull'ospite immunocompromesso.

Nella pratica clinica corrente, la diagnosi clinica e strumentale di encefalite deve indurre all'immediato inizio della terapia antierpetica, che può venire successivamente sospesa se emergono diagnosi sindromiche o eziologiche alternative. Il farmaco di prima scelta è l'aciclovir, da impiegare per via endovenosa alla posologia di 10 mg/kg (nel bambino: 500 mg/m^2) ogni 8 ore, per 14-21 giorni; rari ceppi di HSV possono essere resistenti all'aciclovir e rispondere alla somministrazione di foscarnet (40 mg/kg ogni 8 ore per 21 giorni). È in genere indicato associare terapia anticonvulsivante, mentre è di efficacia non dimostrata il ricorso a corticosteroidi e diuretici osmotici, anche se sembra ragionevole prevederne l'impiego in presenza di grave edema cerebrale.

Per le infezioni da enterovirus (documentabili tramite ricerca nel liquor di RNA virale) sembra efficace il pleconaril, che è farmaco antivirale sperimentale, inibitore del *binding* e dell'*uncoating* virale, e che potrebbe essere indicato nelle forme più gravi come le nevrassiti acute gravi e le meningoencefaliti croniche in pazienti agammaglobulinemici.

Poliomielite

I virus della poliomielite, di cui si riconoscono in particolare tre maggiori sierotipi, hanno particolare tropismo per il sistema nervoso centrale; i neuroni motori sono i più vulnerabili all'infezione. L'incubazione della malattia è normalmente di 7-14 giorni. Gran parte dei pazienti contrae un'infezione subclinica o molto lieve. Alcuni pazienti presentano una malattia abortiva, altri una meningite asettica o, ancora, la classica poliomielite paralitica che è preceduta da un periodo di febbre.

La sindrome è caratterizzata da irritazione meningea che è rapidamente seguita da una paralisi flaccida asimmetrica con massimo sviluppo in pochi giorni. Nei bambini di età inferiore ai 5 anni è più frequentemente colpito un arto inferiore; nei pazienti di 5-15 anni si ha più frequente compromissione di un arto superiore o di ambedue gli arti inferiori; negli adulti si ha abitualmente tetraplegia. Sempre nell'adulto è frequente anche la compromissione urinaria e respiratoria.

La malattia, ormai eradicata in Italia e nei paesi occidentali grazie alla vaccinazione di massa, nella sua forma bulbare può provocare compromissione dei neuroni motori del tronco, con paralisi clinicamente simili a quelle riscontrabili nella Guillain-Barré (GBS), ma, contrariamente alla GBS, causa deficit asimmetrici e rarissime paralisi oculari; nella sua fase introduttiva è accompagnata da febbre e da segni di infiammazione liquorale, con aumento di cellule e proteine. La terapia è supportiva e rianimatoria.

Infezioni chirurgiche del sistema nervoso centrale

Neurochirurgia

L'incidenza e l'eziologia delle infezioni postoperatorie, e conseguentemente le indicazioni all'antibiotico-profilassi, sono diverse a seconda del tipo di intervento. Negli interventi "puliti" (come gli interventi craniotomici elettivi) senza profilassi antimicrobica, l'incidenza è mediamente pari al 3-4%; l'incidenza è più elevata negli interventi puliti-contaminati (con accesso transmucoso, ma senza significativa contaminazione, con difetto lieve di tecnica chirurgica, in presenza di drenaggi) dove è ormai prassi consolidata il ricorso all'antibiotico-profilassi e pertanto non sono disponibili dati recenti sull'incidenza di infezioni; le infezioni sono infine più frequenti per gli interventi contaminati. Una variabile importante per le infezioni neurochirurgiche è costituita dall'inserimento intraoperatorio di corpi estranei (valvole, cateteri); in questi casi le infezioni occorrono oggi nell'1-10% dei casi.

L'eziologia delle infezioni neurochirurgiche è prevalentemente stafilococcica (*Staphylococcus aureus* in più del 50% dei casi); sono assai meno frequenti infezioni da altri batteri di origine cutanea (*Propionibacterium acnes*, *Corynebacterium spp.*); negli interventi che prevedono il passaggio attraverso mucose possono essere coinvolti aerobi e anaerobi; sono rare le infezioni ascendenti da microrganismi di origine intestinale nei portatori di cateteri ventricolo-peritoneali.

La profilassi antibiotica preoperatoria per gli interventi puliti, indicata sia negli interventi senza inserimento di corpi estranei sia in caso di applicazione di valvole e/o sistemi di derivazione, sia nella chirurgia del rachide più complessa (fusioni di vertebre, applicazione di mezzi di sintesi o inserimento di altri corpi estranei), è costituita dall'impiego preoperatorio di una cefalosporina di prima o seconda generazione (come cefazolina o cefuroxime); in caso di allergia alle betalattamine è indicata la vancomicina.

Per gli interventi puliti-contaminati occorre ampliare lo spettro antibatterico per coprire la flora mista, aerobica e anaerobica, delle mucose attraversate; tra le scelte possibili la clindamicina e le betalattamine protette (amoxicillina/acido clavulanico o ampicillina/sulbactam). Negli interventi di shunt (e più in generale quando vengono inseriti materiali estranei), la profilassi deve essere prevalentemente orientata in senso antistafilococcico: si può impiegare il trimetoprim/sulfametossazolo, o la cefazolina associata alla gentamicina; il ricorso alla vancomicina, associata alla gentamicina, può essere giustificato in ospedali con un'elevata prevalenza di stafilococchi meticillino-resistenti, e in pazienti ad alto rischio di colonizzazione da stafilococchi meticillino resistenti (ad esempio pazienti con degenze protratte, o con recenti e protratti/ripetuti trattamenti antimicrobici).

Una sintesi degli schemi di profilassi antimicrobica di più comune impiego è riportata nella tabella 7.9.

Un peculiare problema di diagnosi differenziale dei pazienti sottoposti a intervento neurochirurgico, è costituito dalla sindrome meningea postoperatoria (processo infiammatorio sterile, che complica il 2-3% degli interventi neurochirurgici): in molti casi con cellularità liquorale modesta (meno di 1.000 leucociti per mmc), tale sindrome può essere indistinguibile da una meningite batterica a esordio precoce; nei casi clinicamente più impegnativi può essere necessario iniziare una terapia antibatterica empirica, che può poi venire sospesa se l'evoluzione clinica è favorevole e gli esami colturali risultano negativi.

Infezioni di sistemi di derivazione ventricolare

Le infezioni dei sistemi di derivazione ventricolare possono essere precoci, in genere secondarie a penetrazione diretta intraoperatoria, o tardive, da manovre invasive, o di origine ematogena; in quest'ultimo caso possono insorgere anche molti anni dopo l'applicazione del sistema e manifestarsi in modo subdolo, con sintomi/segni neurologici lentamente progressivi, per malfunzionamento del sistema, parzialmente o totalmente ostruito dal processo infettivo.

Gli agenti eziologici più frequentemente responsabili di queste infezioni sono stafilococchi coagulasi negativi e *S. aureus*; più raramente *Propionibacterium acnes*, *Corynebacterium spp.* e, per le derivazioni ventricolo-peritoneali, bacilli gram negativi di origine intestinale.

Ai fini diagnostici, prima dell'inizio del trattamento antimicrobico, devono essere raccolti campioni di liquor sia lombare sia ventricolare o dal *reservoir* del sistema; è anche sempre opportuno eseguire ripetute emocolture, spesso positive nei pazienti febbrili e/o con sintomi sistemici. Secondo dati aneddotici, in qualche caso è possibile ottenere la positivizzazione di esami microbiologici altrimenti negativi facendo precedere il prelievo del liquor da manovre di scuotimento del capo del paziente (in pratica, un energico shampoo).

Tra le indagini strumentali, TAC e RMN possono essere di limitata utilità in assenza di reperti da ventricolite; può essere risolutivo il ricorso alla tomografia ad emissione di positroni (PET), che ha reso ormai obsoleto il ricorso all'esame con introduzione di mezzo di contrasto nel sistema di derivazione.

La terapia empirica iniziale deve essere orientata in senso antistafilococcico (vancomicina o linezolid). È quasi sempre necessario procedere alla rimozione del sistema di derivazione.

Tabella 7.9 • Profilassi antimicrobica delle infezioni in neurochirurgia e in chirurgia otorinoiatrica

Intervento pulito senza inserimento di corpi estranei: cefazolina 2 g per via ev preintervento (seconda dose se la procedura è ancora in corso dopo 3 ore); per pazienti allergici alla penicillina, e in reparti ad alta incidenza di infezioni postoperatorie da stafilococchi meticillino resistenti: vancomicina 1 g per via ev preintervento (infusione lenta, in almeno 1 ora).

Intervento pulito-contaminato senza inserimento di corpi estranei: clindamicina 900 mg per via ev preintervento.

Intervento di shunt (e in genere con inserzione di corpi estranei): trimetoprim/sulfametossazolo 160/800 mg per via ev preintervento (ed ogni 12 ore per 3 dosi oppure vancomicina 1 g per via ev) preintervento (infusione lenta, in almeno 1 ora) associata a gentamicina (160 mg per via ev prima dell'intervento) a gentamicina.

Otorinolaringoiatria

Gli interventi otorinolaringoiatrici che coinvolgono il basicranio possono provocare infezioni del SNC perché vengono in genere sezionati piani mucosi. Si tratta per lo più di interventi puliti-contaminati in genere assimilabili agli interventi neurochirurgici puliti-contaminati che non prevedono l'inserimento di corpi estranei; sono simili anche le indicazioni profilattiche: amoxicillina/acido clavulanico, ampicillina/sulbactam, clindamicina (v. Tab. 7.9).

Infezioni del sistema nervoso in corso di malattia da HIV [10]

Alcune complicazioni neurologiche della malattia da HIV sono diretta espressione della replicazione del virus HIV, che è neurotropico; a ciò si deve aggiungere la frequente comparsa di complicanze opportunistiche, secondarie al deficit di immunità cellulare indotto dalla sua replicazione. I due parametri diagnostici fondamentali per seguire gli eventi patogenetici sono la misurazione della carica virale, eseguita in genere con la *polymerase chain reaction* (PCR) o *branched chain DNA* e la conta dei linfociti CD4+. In prima approssimazione, conte tra 500 e 200 elementi/mm^3 sono segno di immunodeficienza moderata, mentre valori inferiori a 200 sono indice di immunodeficienza avanzata che si associano a complicanze gravi e a opportunismi aggressivi, potenzialmente letali.

La storia naturale della malattia da HIV è stata profondamente modificata alla fine degli anni Novanta dalla messa a punto di regimi antiretrovirali d'associazione altamente efficaci, che possono portare la maggior parte dei pazienti al controllo della replicazione virale e all'immunoricostituzione. Attualmente, la maggior parte delle complicanze a carico del SNC si manifestano in pazienti non trattati con antiretrovirali: perché inconsapevoli di essere "sieropositivi", perché non aderiscono alle prescrizioni terapeutiche, o perché presentano controindicazioni alla terapia antiretrovirale, spesso per concomitante grave malattia epatica.

Nelle settimane successive all'acquisizione dell'infezione da HIV o, a volte, nell'infezione cronica, si può manifestare una sindrome meningea, in genere a risoluzione spontanea in pochi giorni o settimane; l'infezione da HIV deve sempre essere considerata nella diagnosi differenziale delle meningiti a liquor limpido (v. sopra, "Meningite acuta"). L'herpes zoster è frequente manifestazione d'immunodeficienza da HIV: i principi di terapia sono sintetizzati nella tabella 7.10 (v. anche Cap. 35).

L'associazione di malattia da HIV e tubercolosi o sifilide presenta peculiari aspetti epidemiologici e clinici, ma per i principi di terapia vale quanto riportato nel paragrafo sulle meningiti croniche. Il linfoma cerebrale è una complicanza relativamente frequente della malattia da HIV in fase avanzata ed esordisce il più delle volte con linfociti CD4+ <50/mm^3. I principi generali di diagnosi e terapia sono descritti nel capitolo 20.

Per le infezioni del sistema nervoso in corso di malattia da HIV, la prevenzione, come spesso il trattamento, non possono prescindere dal tempestivo inizio e dall'accurata conduzione della terapia antiretrovirale. Si tratta di un problema clinico complesso, in rapida evoluzione e di stretta competenza dell'infettivologo; ci limitiamo pertanto a riportare alcune note essenziali sulla terapia specifica delle più comuni complicanze infettive neurologiche da HIV (v. Tab. 7.10).

AIDS dementia complex (encefalopatia da HIV)

Diretta e frequente espressione dell'invasione del SNC da parte di HIV, si manifesta in 1/3 degli adulti e sino al 50% dei bambini con AIDS. Esordisce in genere in condizioni di grave immunodeficienza (linfociti CD4+ <200/mm^3); ha decorso lentamente progressivo. La terapia antiretrovirale d'associazione può prevenirne la comparsa o indurne la remissione clinica.

Leucoencefalopatia multifocale progressiva (PML)

La leucoencefalopatia multifocale progressiva (PML) è espressione di infezione opportunistica da JC virus (un polyomavirus, a DNA, della famiglia *Papovaviridae*). Si manifesta in circa il 5% delle persone con AIDS; ha decorso subacuto-cronico; esordisce in genere con un singolo focus, e nel corso di settimane o mesi assume caratteristiche cliniche di multifocalità. L'esame del liquor dimostra in genere cellularità e concentrazione proteica nella norma (nel 20% dei casi può esservi moderata pleiocitosi, e nel 30% iperproteinorrachia). La ricerca del DNA del virus JC nel liquor è quasi sempre positiva. Le alterazioni RMN sono caratteristiche, ma non patognomoniche. Non sono disponibili farmaci di provata efficacia nei confronti del JCV. Come per tutti gli op-

Tabella 7.10 • Terapia delle infezioni del sistema nervoso nell'ospite immunocompromesso

Agente eziologico	Sindromi cliniche	Farmaci consigliati	Posologia/die	Durata
Aspergillus spp.	Ascessi cerebrali[1]	Voriconazolo[2]	4 mg/kg × 2 ev	> 7-8 sett.
Candida spp.	Ascessi cerebrali[1]	Caspofungina	70 mg il 1° giorno, poi 50 mg ev	> 6 sett.
Cryptococcus neoformans	Meningite, encefalite	Amfotericina B lipidica[3]	3-5 mg/kg ev	2 sett.
		+ flucitosina4	25 mg/kg × 4 ev	2 sett.
		poi fluconazolo	400 mg per os	8 sett.
		poi fluconazolo	200 mg per os	Vedi testo
Cytomegalovirus	Encefalite, poliradicolite	Foscarnet	90 mg/kg × 2 ev	3 sett.
		+ ganciclovir	5 mg/kg × 2 ev	3 sett.
		poi foscarnet	90 mg/kg × 1 ev	Vedi testo
		o ganciclovir	5 mg/kg × 1 ev[5]	Vedi testo
Epstein-Barr virus	Malattia linfoproliferativa post-trapianto	EBV-specific CTLs[6]	=	=
Herpes simplex virus	Encefalite	Aciclovir	10 mg/kg × 3 ev	3 sett.
Human herpes virus 6	Encefalite	Ganciclovir?[7]	10 mg/kg × 3 ev	3 sett.
		o foscarnet?[7]	90 mg/kg × 2 ev	3 sett.
Listeria monocytogenes	Meningite, ascessi cerebrali[1]	ampicillina	2 g × 6	3 sett.
		+ gentamicina	5 mg/kg × 1	3 sett.
Mucorales	Ascessi cerebrali[1]	Amfotericina B lipidica[3]	1-1,5 mg/kg ev	> 4 sett.
Nocardia spp.	Ascessi cerebrali[1]	Trimetoprim/sulfamet.	5/25 mg/kg × 4	> 3 mesi[8]
		+ ceftriaxone	2 g × 2	> 1 mese[8]
		+ imipenem	2 g × 3	> 1 mese[8]
Varicella zoster virus	Herpes zoster[9] encefalite	Valaciclovir	1 g × 3 per os	7 giorni
		aciclovir	10 mg/kg × 3 ev	21 giorni
Toxoplasma gondii	Ascessi, encefalite	Sulfadiazina	1,5 g × 4	4 sett.
		+ pirimetamina[10]	75-100 mg per os[11]	4 sett.
		poi sulfadiazina	1 g × 4	
		+ pirimetamina[10]	25 mg per os	

[1] Per gli ascessi cerebrali, è quasi sempre necessario associare alla terapia antimicrobica l'intervento neurochirurgico.

[2] Voriconazolo: dose d'attacco il primo giorno: 6 mg/kg × 2 ev. Appena possibile, proseguire per os alla posologia, nell'adulto, di 200 mg × 2 (100 mg × 2 per soggetti di peso < 40kg).

[3] Amfotericina B: è riportata la posologia consigliata per le preparazioni lipidiche, meglio tollerate dell'amfotericina B non lipidica (che viene impiegata alla posologia quotidiana di 0,5-0,8 mg/kg).

[4] Durante la terapia con flucitosina, monitorare l'emocromo e le concentrazioni ematiche (range: pre-dose 30-40 mg/l, picco 70-80 mg/l).

[5] Ganciclovir: per la terapia di mantenimento della malattia da *Cytomegalovirus*, in alternativa alla somministrazione quotidiana di 5 mg/kg, si può ricorrere alla dose di 6 mg/kg per 6 giorni alla settimana.

[6] Il trattamento con linfociti T citotossici specifici per l'*Epstein-Barr virus* è sperimentale. Per la terapia della malattia linfoproliferativa post-trapianto EBV-correlata, l'unico provvedimento terapeutico di provata efficacia è la riduzione dell'immunosoppressione.

[7] Encefalite da HHV-6: nessuna terapia di efficacia provata. Solo dati preliminari sull'impiego di ganciclovir e foscarnet.

[8] Nocardiosi: nei casi a evoluzione favorevole, dopo una fase d'attacco con 2-3 farmaci, è spesso possibile proseguire con il solo trimetoprim/sulfametossazolo; la durata complessiva del trattamento è in genere compresa tra 3 e 12 mesi, in funzione del decorso clinico.

[9] Nell'herpes zoster non complicato, il trattamento è efficace se iniziato entro 72 ore dalla prima comparsa delle lesioni cutanee. Nelle forme gravi (trigeminali, multimetameriche, disseminate) è indicato il ricorso ad aciclovir o foscarnet per via endovenosa (per 7-21 giorni). Non è necessaria terapia di mantenimento.

[10] Aggiungere alla pirimetamina acido folinico 15 mg al giorno, per ridurre la tossicità midollare.

[11] Pirimetamina, dose carico: nell'adulto prima dose di 200 mg, nel bambino 2 mg/kg al giorno per i primi 3 giorni.

portunismi HIV-correlati, la terapia antiretrovirale, promuovendo l'immunoricostituzione, può portare a miglioramenti clinici anche marcati. Il possibile transitorio peggioramento all'inizio della terapia antiretrovirale è conseguenza della più intensa risposta immune nei confronti di antigeni JCV-correlati.

Nevrassite e poliradicolite da Cytomegalovirus

La malattia da *Cytomegalovirus* (CMV) è frequente nelle persone con HIV; il CMV può essere spesso isolato dal SNC, anche se non è frequente una malattia neurologica clinicamente rilevante. L'encefalite da CMV si manifesta in genere come un'alterazione subacuta dello stato di coscienza e/o convulsioni. Il riscontro TAC o RMN di alterazioni di segnale periventricolari può essere suggestivo, in specie se associato alla dimostrazione di CMV nel liquor (PCR) e in assenza di altre complicanze opportunistiche.

Più frequente è la poliradicolite da CMV con modesta pleiocitosi liquorale in cui predominano i polimorfonucleati e PCR per CMV di norma positiva.

Nelle nevrassiti e poliradicoliti da *Cytomegalovirus*, la terapia con ganciclovir e/o foscarnet per via endovenosa è di efficacia mal provata che contrasta con l'effetto documentato di questi farmaci in altre localizzazioni della malattia. La gravità della sindrome giustifica un tentativo terapeutico con i due farmaci in associazione per almeno 21 giorni.

Criptococcosi cerebrale

La manifestazione più frequente della malattia da *Crytpococcus neoformans* nei pazienti HIV è la meningo-encefalite che è, dopo la neurotoxoplasmosi e i linfomi, la terza più frequente complicanza dell'AIDS nel SNC. La malattia si manifesta in genere in persone con grave immunodeficienza: linfociti CD4+ < 50/mm^3.

L'esordio è più spesso caratterizzato da febbre e cefalea; nel decorso, subacuto, possono comparire deficit neurologici focali e alterazioni dello stato di coscienza. L'imaging dimostra raramente lesioni focali ben delimitate (criptococcomi); la diagnosi, fondamentalmente microbiologica, si basa sulla dimostrazione di antigene criptococcico nel siero e nel liquor, sulla positività degli esami liquorali, microscopico e colturale.

Il farmaco di prima scelta è l'amfotericina B (da preferirsi, per la migliore tollerabilità, le sue formulazioni lipidiche); l'associazione con flucitosina (per le prime 2 settimane) sembra migliorare la prognosi. Nei casi ad andamento clinico favorevole, dopo una fase di attacco di circa 2-6 settimane, la terapia può essere proseguita con imidazolici per os (fluconazolo o itraconazolo), continuando sino ad avvenuta immunoricostituzione (terapia antiretrovirale protratta per almeno 6 mesi, e linfociti CD4+ >150/mm^3 per almeno 3 mesi).

Toxoplasmosi cerebrale

La più frequente complicanza opportunistica neurologica può coinvolgere anche pazienti con immuno-

deficienza non estrema (linfociti CD4+ < 100/mm^3). Nelle persone con sierologia (IgG) specifica negativa, la malattia può essere efficacemente prevenuta evitando l'assunzione di carni crude o poco cotte, lavando accuratamente frutta e verdure crude e limitando i contatti con i gatti; nei portatori di infezione latente da *Toxoplasma gondii* (sierologia positiva), assumendo cronicamente farmaci attivi verso il protozoo (trimetoprim/sulfametossazolo, o dapsone/pirimetamina).

La presentazione clinica è espressione della localizzazione delle lesioni: deficit motori o sensitivi, convulsioni, alterazioni dello stato di coscienza.

L'aspetto TAC tipico è di lesioni ipodense, multiple, bilaterali, con *enhancement* periferico, più frequentemente localizzate in corrispondenza dei gangli basali e alla giunzione cortico-midollare; la RMN (Fig. 7.3) è più sensibile, ma solo occasionalmente necessaria, in caso di reperti TAC non univoci. La sierologia per *Toxoplasma gondii* è quasi costantemente positiva tanto che, se negativa, rende opportuno ricercare con accanimento ipotesi eziologiche alternative.

In presenza di un quadro clinico e neuroradiologico suggestivo, deve essere iniziata empiricamente la terapia per neurotoxoplasmosi (v. Tab. 7.9). La terapia di attacco deve essere protratta per 2 mesi; per almeno 3 mesi il successivo mantenimento ad avvenuta immunoricostituzione, cioè dopo almeno 6 mesi di terapia antiretrovirale e con linfociti CD4$^+$ > 200/mmc.

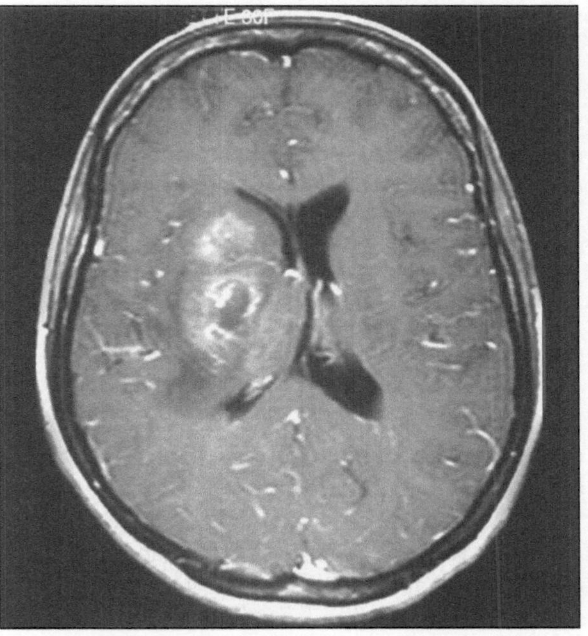

Figura 7.3 • Neurotoxoplasmosi in AIDS. RMN con mezzo di contrasto (per gentile concessione dott.ssa Regina Barbò, UO di Neuroradiologia, Ospedali Riuniti di Bergamo).

Nei pazienti a evoluzione clinica non favorevole (mancato miglioramento clinico e radiologico dopo 10-14 giorni di terapia) è indicata una rivalutazione diagnostica.

Infezioni del sistema nervoso nell'ospite immunocompromesso (esclusa la malattia da HIV)

Nelle persone immunodepresse, la presentazione clinica delle infezioni del SNC può essere atipica; in particolare, la risposta infiammatoria può essere modesta e la sindrome meningea sfumata. Inoltre, la tossicità dei trattamenti farmacologici o radianti può porre difficili problemi di diagnosi differenziale (v. Tab. 7.10 per i principi di terapia antimicrobica).

Diabete mellito

Il diabete mellito aumenta il rischio di svariate complicanze infettive, soprattutto batteriche e da lieviti; in particolare i pazienti diabetici sono colpiti più di ogni altro dalla mucormicosi rinocerebrale, una malattia da miceti dell'ordine *Mucorales*, che talvolta si osserva anche in pazienti leucemici esposti a protratti periodi di neutropenia e a prolungati trattamenti antimicrobici ad ampio spettro.

All'esordio clinico sono spesso presenti dolore facciale e/o edema palpebrale, oltre a febbre, cefalea, alterazione dello stato di coscienza; talvolta l'invasione dell'arteria centrale della retina porta a perdita del visus, così come possono comparire deficit dei nervi cranici e altre complicanze espressione della formazione di ascessi cerebrali e/o di tromboflebiti intracraniche suppurative.

Neutropenia

Nei pazienti neutropenici, l'incidenza e la gravità delle complicanze infettive è strettamente correlata a gravità e durata della neutropenia.

Tra le meningiti è frequente l'eziologia da *Listeria monocytogenes*. Dagli ascessi cerebrali si isolano sovente bacilli aerobi gram-negativi quali *Proteus spp.*, *Escherichia coli*, *Klebsiella spp.*, *Pseudomonas spp.*, e miceti: *Aspergillus spp.*, *Candida spp.*, *Mucorales* (*Absidia spp.*, *Mucor spp.*, *Rhizomucor spp.*, *Rhizopus spp.*).

La guarigione clinica è spesso possibile in caso di recupero del numero dei neutrofili, spontaneo o indotto dalla somministrazione di fattori di stimolazione come il filgrastim.

Leucemia e linfoma

La più frequente complicanza infettiva neurologica è costituita dalla meningite. Frequenti tra gli agenti eziologici la *Listeria monocytogenes* e il *Cryptococcus neoformans*; seguono le encefaliti da *Toxoplasma gondii* e gli ascessi cerebrali: tra i microrganismi implicati anche *Nocardia spp.* e *Mucorales*.

Spesso si pongono problemi di diagnosi differenziale con una localizzazione encefalica della malattia proliferativa: è sempre utile eseguire un esame citologico del liquor e la RMN con gadolinio; in caso di lesioni focali, può essere necessario giungere all'accertamento bioptico.

Trapianto di organo solido e di midollo osseo [11]

Tra le meningiti acute, è relativamente frequente quella da *Listeria monocytogenes*; nelle forme croniche, predomina *Cryptococcus neoformans*, ma non sono infrequenti *Mycobacterium tubercolosis* e *L. monocytogenes*; per le sindromi meningee croniche, deve inoltre essere considerata in diagnosi differenziale la malattia linfoproliferativa post-trapianto associata all'*Epstein-Barr virus*.

Le lesioni focali dell'encefalo possono essere causate da *Toxoplasma gondii*, *Nocardia spp.*, *L. monocytogenes*, oltre che dalla malattia linfoproliferativa EBV-associata. Sindromi encefalitiche diffuse possono essere espressione di infezione da JC virus o da herpetoviridae (*Cytomegalovirus*, *Herpes simplex virus*, *Epstein-Barr virus*, *Human herpes virus 6*).

Bibliografia

1. Scheld WM, Whitley RJ, Durack DT. Infections of the central nervous system, 2nd ed. Philadelphia: Lippincott-Raven; 1996.
2. Scheld WM, Koedel U, Nathan B, Pfister H-W. Pathophysiology of bacterial meningitis: mechanism(s) of neuronal injury. J Infect Dis 2002; 186:S225-S233.
3. Tunkel AR, Hartman BJ, Kaplan SL, Kaufman BA, Roos KL, Scheld WM, Whitley RJ. Practice guidelines

for the management of bacterial meningitis. Clin Infect Dis 2004; 39:1267-1284.

4. Gopal AK, Whitehouse JD, Simel DL, Corey GR. Cranial computed tomography before lumbar puncture. Arch Intern Med 1999; 159:2681-2685.

5. Kessler AT, Kourtis AP et al. Treatment of meningitis caused by methicillin-resistant Staphylococcus aureus with linezolid. Infection. 2007; Jun;35(4):271-274.

6. Fitch MT, van de Beek D. Emergency diagnosis and treatment of adult meningitis. Lancet Infect Dis 2007; 7:191-200.

7. van de Beek D, de Gans J, McIntyre P et al. Corticosteroids for acute bacterial meningitis Cochrane Database Syst Rev. 2007; Jan 24(1).

8. Mathisen GE, Johnson JP. Brain abscess. Clin Infect Dis 1997; 25:763-779.

9. Redington JJ, Tyler KL. Viral infections of the nervous system. Arch Neurol 2002; 59:712-718.

10. Benson CA, Kaplan JE, Masur H et al.Treating opportunistic infections among HIV-infected adults and adolescents. MMWR 2004; 53(RR15):1-112.

11. Fishman JA, Rubin RH. Infection in organ-transplant recipient. New Engl J Med 1998; 338:1741-1751.

Capitolo 8

Sclerosi multipla e varianti

Giancarlo Comi, Lucia Moiola

Introduzione

L'eziologia della sclerosi multipla (SM) rimane larga-mente sconosciuta, ma negli ultimi anni, grazie all'im-pressionante sviluppo della genetica, si sono fatti progressi importanti, anche se probabilmente solo iniziali, nell'individuazione dei fattori genetici che regolano l'esposizione alla malattia [1]. Un aspetto rilevante sta emergendo: il fenotipo sclerosi multipla è sicuramente il risultato di un'intricata interazione di disfunzioni interessanti diverse vie metaboliche ed immunitarie, per cui è lecito attendersi una certa variabilità interindividuale della risposta a specifiche terapie. La risposta sarà maggiore quando il target dell'intervento è molto selettivo come nelle vaccinazioni, mentre sarà minore quando il bersaglio è una via ultima comune, come ad esempio la penetrazione della barriera ematoencefalica. Al di là di queste limitazioni, una serie di osservazioni cliniche e sperimentali hanno consentito di elaborare un modello patogenetico che prevede un'abnorme attivazione del sistema immunitario dovuta a cause sconosciute, forse virali, contro antigeni nervosi, non ancora identificati ma probabilmente mielinici, con una risposta di tipo sia cellulare che anticorpale, variabilmente modulata nel tempo. Comunque sia, negli ultimi anni i trattamenti terapeutici volti a correggere favorevolmente il decorso della malattia hanno avuto come razionale lo schema patogenetico citato e i risultati ampiamente positivi ne confermano la validità.

I notevoli progressi in ambito terapeutico sono stati in parte legati alla casualità. Si deve infatti al caso la scoperta che l'interferone (IFN) β riduce significativamente l'attività clinica della malattia, in quanto i ricercatori avevano organizzato la sperimentazione clinica basandosi sull'ipotesi che l'IFN, avendo un'azione antivirale, potesse ridurre le infezioni considerate responsabili dell'induzione degli attacchi. L'IFN ha invece funzionato, ma non grazie alla sua azione antivirale.

Dopo un notevole entusiasmo iniziale sull'efficacia dell'IFN β e del glatiramer acetato (GA) è risultato evidente che poteva verificarsi un'inarrestabile progressione dei deficit neurologici anche nei pazienti in cui questi trattamenti erano in grado di cancellare o ridurre sostanzialmente l'attività di malattia. Questa dissociazione tra effetti sull'attività e sulla progressione della malattia si osservava particolarmente nei pazienti già entrati in una fase progressiva della patologia. Una serie di ricerche sulla fisiopatologia del danno nervoso nella SM ha dimostrato che la perdita assonale avviene precocemente nelle lesioni che presentano un'infiammazione in atto, ma che può avvenire anche in lesioni in fase di inattività o al di fuori delle lesioni stesse. Ne sono conseguite quattro diverse linee di indirizzo terapeutico:

1. sopprimere l'infiammazione usando, se necessario, potenti farmaci immunosoppressori;
2. anticipare il trattamento alle fasi iniziali di malattia;
3. studiare nuovi farmaci che posseggano un'azione più selettiva sul sistema immunitario;
4. testare l'efficacia di interventi di tipo neuroprotettivo.

Si è ormai consolidata la convinzione che la malattia debba essere affrontata principalmente con una strategia terapeutica flessibile che preveda l'impiego di trattamenti ad attività antinfiammatoria progressivamente crescente, la cosiddetta *escalation therapy*. In questo modello di approccio il primo livello è costituito dalle terapie immunomodulanti, che hanno un discreto livello di efficacia e un ottimo livello di sicurezza; in caso di fallimento si passa a terapie di secondo livello, ossia terapie immunosop-

A. Sghirlanzoni (ed) *Terapia delle malattie neurologiche.* ISBN 978-88-470-1119-9; © Springer-Verlag Italia 2009

pressive o con anticorpi monoclonali che, a fronte di una maggiore efficacia, contemplano però minori livelli di sicurezza. In questa fase si può anche prendere in considerazione la combinazione di più terapie, tenendo però presente che questa pratica, a differenza delle due modalità terapeutiche precedenti, non ha un'evidenza di classe A.

Infine, per casi particolarmente aggressivi di malattia, si deve considerare un terzo livello di intervento costituito da terapie immunosoppressive particolarmente aggressive fino al trapianto di cellule staminali ematopoietiche.

Più recentemente si va facendo strada uno schema di intervento opposto che prevede l'utilizzo iniziale di un trattamento antinfiammatorio potente finalizzato a ottenere una soppressione dell'attività di malattia, seguito da un trattamento di mantenimento meno aggressivo, la cosiddetta *induction therapy*. Le strategie terapeutiche saranno riprese e riproposte al termine della trattazione, dopo aver illustrato singolarmente le varie terapie.

Prima di analizzare tali trattamenti, sarà descritto l'approccio farmacologico nella fase di ricaduta di malattia. Non saranno invece esaminate le terapie "sintomatiche" della SM.

Trattamento delle ricadute

La ricaduta di malattia è fonte di grave disagio ed è uno dei motivi principali che induce il paziente con SM a cercare l'aiuto del medico. La ricaduta di SM ha una spontanea tendenza alla regressione tanto che, se i disturbi sono lievi, non è necessario intraprendere alcun trattamento; è invece importante curare le ricadute caratterizzate da importanti deficit motori, disturbi cerebellari o del tronco encefalico.

Da molti anni è noto che gli steroidi sono in grado di ridurre la durata e la gravità di un'esacerbazione anche se non sembrano modificare in modo significativo l'esito a medio-lungo termine dell'attacco. Questi farmaci esercitano una potente azione antinfiammatoria attraverso l'induzione di apoptosi di cellule T, riducendo il rilascio di citochine proinfiammatorie, esercitando un'azione antiedemigena e ristabilizzando l'integrità della barriera ematoencefalica [2].

Molti studi hanno dimostrato la superiorità degli steroidi rispetto al placebo nell'accelerare il recupero dalle ricadute. Il primo trattamento steroideo nella SM è stato l'ormone adrenocorticotropo (ACTH) che in uno studio multicentrico ha dimostrato la sua superiorità rispetto al placebo [3]. L'ACTH causa

però un rilascio di steroidi dalle ghiandole surrenali in quantità non controllabili. Studi successivi hanno dimostrato un'efficacia sovrapponibile del metilprednisolone (MP) ad alto dosaggio (1 grammo/die per tre giorni) per via endovenosa (ev) [4].

Altri studi, condotti però su gruppi di piccole dimensioni, hanno documentato l'efficacia a breve termine del MP ad alto dosaggio sia ev che per via orale [5, 6]. Un altro studio ha confrontato l'efficacia clinica di due schemi di trattamento con MP ev o per via orale (500 mg/die per 5 giorni consecutivi) e non ha dimostrato differenze statisticamente significative fra i due gruppi [7].

Ad ogni modo è ancora opinione comune fra i neurologi che il trattamento con MP ev sia il migliore e lo schema preferito è quello che impiega 1 gr/die in singola somministrazione per 3 o 5 giorni consecutivi. Il recupero della soppressione dell'asse ipotalamo-ipofisi-surrene, dopo tali brevi trattamenti con MP ev, è rapido e quindi non è necessaria una riduzione graduale delle dosi [8].

La Risonanza Magnetica (RMN) permette lo studio in vivo dell'evoluzione dell'attacco. Nella maggior parte dei casi la comparsa di una nuova lesione è associata a presa del mezzo di contrasto dovuta alla presenza di infiammazione acuta con rottura della barriera ematoencefalica. La captazione di gadolinio scompare alcuni giorni dopo l'inizio della somministrazione di MP ad alto dosaggio, mentre persiste per alcune settimane in assenza di trattamento. Studi longitudinali hanno però dimostrato che, già dopo 2 settimane dalla sospensione del trattamento steroideo, ricompaiono nuove aree captanti o si riattivano vecchie lesioni. In uno studio in cui si sono paragonate due diverse dosi di MP ev (2 g/die o 0,5 g/die per 5 giorni), alla fine del trattamento non si sono evidenziati effetti significativamente diversi né sul miglioramento clinico né sulla riduzione delle lesioni attive ma si è dimostrata una maggior efficacia della dose elevata sui parametri neuroradiologici a 1 e 2 mesi dalla sospensione del trattamento. Infatti, sia il numero totale di lesioni attive sia il numero di nuove lesioni attive era significativamente più basso nel gruppo dei pazienti trattati con dosi più elevate [9].

Al contrario dei ben noti effetti collaterali dovuti a un trattamento steroideo cronico, la somministrazione per un breve periodo di alte dosi di MP ev o per via orale non provoca gravi effetti collaterali anche se i pazienti possono lamentare sensazione metallica in bocca, gastralgia, vampate di calore, agitazione psicomotoria, insonnia e palpitazioni. Sono stati segnalati singoli casi di gravi problemi cardiaci probabilmente dovuti a una somministrazione troppo rapida del bolo di MP ev [10]; è pertanto consigliabile somministrare lo steroide, diluito in soluzione fisiologica, in almeno un'ora. Inoltre, non va effettuata la somministrazione di MP in pazienti con pregresso infarto miocardico. Una metanalisi del Cochrane Study Group ha concluso che il MP è efficace per il trattamento a breve termine dell'attacco acuto di SM mentre non vi sono dati che dimostrino la sua efficacia nel prevenire attacchi futuri o nel modificare l'evoluzione della malattia a lungo termine [11]. Sono quindi sconsigliati trattamenti con alte dosi di MP, in cicli singoli o ripetuti, al di fuori delle ricadute di malattia.

Terapie immunomodulanti

Queste terapie esplicano la loro azione su uno o più livelli della complessa regolazione del sistema immunitario. Un limite comune a questi farmaci è che hanno un effetto positivo nei pazienti con sclerosi multipla, ma non specifico per questo tipo di malattia. Inoltre, per alcuni di questi farmaci, i meccanismi d'azione non sono ancora del tutto chiariti. Diverse sono le molecole testate in studi clinici sperimentali; le principali attualmente utilizzate sono: l'IFN β-1a, l'IFN β-1b, il GA, le immunoglobuline.

Interferone β

L'IFN β è il primo trattamento che si è dimostrato in grado di modificare la storia naturale della SM. L'IFN β esercita molteplici azioni sul sistema immunitario, ma non è ben definito quali siano le più rilevanti nella sclerosi multipla. Tra gli effetti certamente in gioco bisogna ricordare:
- l'azione antagonista rispetto all'IFN γ che è una citochina proinfiammatoria [12, 13];
- l'inibizione della produzione di chemochine e metalloproteasi [14];
- l'aumentata produzione di interleuchina 10 [15];
- lo shift da un profilo Th1 (proinfiammatorio) a un profilo Th2 (antinfiammatorio).

La pubblicazione dei risultati di uno studio multicentrico nordamericano sull'efficacia dell'IFN β-1b in 372 pazienti affetti da SM a ricadute e remissioni (SM-RR) [16, 17] e l'approvazione del suo impiego da parte dell'agenzia statunitense ed europea per i farmaci hanno aperto una nuova epoca nella terapia della malattia. Molti altri trials successivi, utilizzando diverse preparazioni e diversi schemi terapeutici, hanno confermato l'efficacia dell'IFN β nella sclerosi multipla.

Sono oggi disponibili quattro formulazioni diverse di IFN β: un IFN β naturale e tre forme di IFN ricombinante. L'uso clinico dell'IFN naturale è sconsigliabile a causa delle impurità che conducono a frequenti e importanti effetti collaterali. Gli interferoni ricombinanti sono di due tipi: 1a e 1b. L'IFN β-1b è prodotto attraverso la tecnologia del DNA ricombinante in *Escherichia coli* e differisce dalla molecola naturale perché non è glicosilato sull'asparagina alla posizione 80. L'IFN β-1a è prodotto in cellule ovariche di criceto cinese, è glicosilato e conserva la sequenza naturale. I due farmaci disponibili, a base di IFN β-1a, differiscono per alcune procedure di purificazione e confezionamento, per cui non si possono escludere alcune differenze nell'attività biologica. L'IFN β può essere somministrato per via intramuscolare (im) e per via sottocutanea (sc). La biodisponibilità dell'IFN β-1a è uguale con le due vie di somministrazione [18]. Alcuni autori raccomandano la via im per ridurre il rischio di sviluppare anticorpi anti-IFN. Finora, i dati di letteratura su questo tema non sono conclusivi. La via sc rende però più facile l'autosomministrazione.

Un altro aspetto controverso concerne la dose e la frequenza di somministrazione. Dopo una sola dose di IFN β-1a, i livelli ematici di due proteine indotte dal farmaco (neopterina e β2 microglobulina) aumentano rapidamente nelle prime 12 ore e si mantengono elevate per 3-4 giorni. Altre citochine sono influenzate per un tempo più breve. La somministrazione plurisettimanale consente di mantenere costantemente elevati i livelli ematici di neopterina e β2 microglobulina, espressione dell'attività dell'IFN [19].

SM a ricadute e remissioni

La percentuale di riduzione delle ricadute in pazienti affetti da SM-RR, nei diversi trials terapeutici, multicentrici, randomizzati, in doppio cieco e controllati con placebo, era la seguente:
- con l'IFN β-1b (Betaferon) non è risultata statisticamente significativa alla dose di 1,6 MIU (50 µg) sc a giorni alterni, mentre si è verificata una riduzione del 30% con quella di 8 MIU (250 µg) sc a giorni alterni [15];
- con l'IFN β-1a, somministrato per via im una volta alla settimana (Avonex) alla dose di 30 µg (6 MIU), era del 18% [20];
- con l'IFN β-1a somministrato per via sc alla dose di 22 µg (6 MUI) 3 volte alla settimana (Rebif) era del 29% [21];
- con una dose doppia di Rebif (44 µg o 12 MUI), somministrata con lo stesso schema di trattamento, era del 32% [21].

Il quesito, quindi, su quali siano il tipo, la dose, la via e la frequenza di somministrazione dell'IFN da utilizzare è alla base di molti studi.

Un trial che ha paragonato l'efficacia di due diverse dosi di IFN β-1a somministrato per via im (30 μg e 60 μg) per 3 anni non ha dimostrato alcuna differenza statisticamente significativa sui parametri clinici e di RMN fra le 2 dosi [22].

Nel trial PRISMS, della durata di 4 anni, nei primi 2 anni i pazienti ricevevano IFN β-1a alla dose di 22 o di 44 μg o placebo per via sc 3 volte alla settimana; nei due anni successivi i pazienti che avevano ricevuto placebo sono stati randomizzati a ricevere l'IFN β-1a alla dose di 22 o 44 mentre i pazienti che già ricevevano il trattamento attivo hanno proseguito con la dose originale [23]. I pazienti che iniziavano a ricevere l'IFN dopo 2 anni (gruppi cross-over), paragonati al periodo in cui avevano ricevuto placebo, presentavano una riduzione delle ricadute del 50% alla dose di 22 μg e del 46% alla dose di 44 μg. La percentuale di pazienti liberi da ricadute dopo 4 anni di trattamento era più alta nel gruppo trattato con IFN β-1a con la dose di 44 μg (19%) e nel gruppo trattato con la dose di 22 μg (14%) rispetto al 7% dei gruppi cross-over. Anche i dati di RMN suggeriscono un effetto misto dose/frequenza. Infatti, nei primi 2 anni di studio, la dose alta (44 μg) riduceva il numero delle lesioni attive in T2 del 78%, la dose bassa del 67%; i pazienti che non presentavano attività alla RMN erano il 31% nel gruppo ad alta dose, il 19% nel gruppo a bassa dose e l'8% nel gruppo placebo. Queste differenze tra la dose alta e quella bassa sono significative. Nella fase di estensione a 4 anni dello studio sia il numero di nuove lesioni in T2 che l'incremento del carico lesionale in T2 sono risultati significativamente più bassi nel gruppo trattato con IFN β-1a alla dose di 44 μg rispetto al gruppo con IFN β-1a alla dose di 22 μg [23].

Sono stati inoltre condotti due trial comparativi con due diverse preparazioni di interferone β: l'INCOMIN ha paragonato per due anni, in pazienti affetti da SM-RR, l'efficacia dell'IFN β-1b sc a giorni alterni rispetto all'IFN β-1a im 1 volta/settimana evidenziando una maggior efficacia sia clinica che alla RMN encefalo dell'IFN β-1b sc [24]. L'EVIDENCE ha paragonato, sempre in pazienti affetti da SM-RR, l'efficacia dell'IFN β-1a 44 μg sc, 3 volte alla settimana e dell'IFN β-1a 30 μg im 1 volta alla settimana, evidenziando una maggior efficacia sia clinica che alla RMN encefalo dell'IFN β-1a sc [25].

Anche i dati biologici, oltre a quelli clinici e di RMN, offrono evidenze convincenti che la somministrazione di IFN β con una frequenza maggiore di 1 volta alla settimana può produrre più grandi benefici clinici [26, 27]. Queste valutazioni richiedono grande cautela perché la risposta dose/frequenza può variare da paziente a paziente e nello stesso paziente in momenti diversi della malattia. Più recentemente si è valutata la possibilità di utilizzare dosi di interferone β-1b doppie rispetto a quelle attualmente in uso. Lo studio BEYOND [28] ha però chiaramente dimostrato che la dose doppia non è più efficace della dose comunemente impiegata, mentre comporta maggiori effetti collaterali; si deve pertanto ritenere che la somministrazione plurisettimanale di interferone β 1a e 1b alle dosi attuali costituisca il livello ottimale di intervento con questo tipo di farmaco.

La progressione della disabilità (peggioramento di almeno un punto confermato all'EDSS, *Expanding Disability Status Scale*), nei già citati trial clinici, è significativamente ritardata con la terapia con Rebif [21, 23] e con Avonex [22], mentre Betaferon [16] non ha dimostrato con chiarezza questo effetto. La proporzione di pazienti con progressione confermata della disabilità si è ridotta dal 34,9% nel gruppo placebo al 21,9% nei pazienti trattati con Avonex, e nel trial PRISMS è passata dal 39% nel gruppo placebo al 27% nel gruppo trattato con Rebif 44 μg × 3 volte/settimana.

L'efficacia dell'IFN β nelle forme RR di malattia faceva prevedere un'efficacia anche nei pazienti con un primo attacco suggestivo di malattia. Tale previsione è stata confermata in tre studi, di seguito illustrati.

Sindromi clinicamente isolate

Lo studio CHAMPS ha reclutato 383 pazienti con sindromi clinicamente isolate (CIS) (neurite ottica o sindrome da interessamento del midollo spinale o del troncoencefalo) e con due o più lesioni alla RMN encefalo. I pazienti, entro 27 giorni dall'esordio dell'attacco, sono stati randomizzati a ricevere 30 μg di IFN β-1a o placebo, per via im 1 volta alla settimana. Lo studio è stato interrotto precocemente sul risultato dell'analisi ad interim, che ha mostrato che l'IFN β-1a riduceva la percentuale di pazienti con progressione a forma clinicamente definita (SM-CD) dal 38% al 24%, con una riduzione relativa del 37%. Inoltre nei pazienti trattati con IFN alla RMN encefalo si evidenziava una significativa riduzione del numero di lesioni nuove o allargate, del numero di lesioni con potenziamento e del volume lesionale globale [29].

Lo studio ETOMS ha reclutato 308 pazienti con sindromi mono- o polisintomatiche e con almeno quattro lesioni della sostanza bianca alla RMN encefalo (o tre lesioni se una di queste captava il gadolinio). I pazienti, entro 3 mesi dall'insorgenza dell'attacco, sono stati randomizzati a ricevere placebo o 22µg di IFN β-1a, per via sc 1 volta alla settimana. Ancora una volta la proporzione di pazienti convertiti a SM-CD è stata significativamente più bassa per il gruppo trattato con IFN β-1a rispetto al placebo (34% vs 45%, p = 0,047). Il tempo per la conversione era significativamente prolungato nel gruppo trattato con l'IFN β (533 giorni) rispetto al placebo (251 giorni). La frequenza di ricadute era dello 0,43 per i pazienti trattati con placebo e dello 0,33 per quelli trattati con IFN β-1a. Il numero medio delle nuove lesioni in T2 durante i 2 anni di follow-up era significativamente ridotto nel gruppo trattato con IFN β-1a [30]. Infine, nei pazienti trattati con IFN β-1a la progressione dell'atrofia cerebrale risultava significativamente ridotta rispetto ai pazienti del gruppo placebo [31]. L'efficacia clinica dell'IFN β-1a è risultata maggiore nello studio CHAMPS che nello studio ETOMS; la differenza potrebbe essere spiegata sia dal tipo di pazienti inclusi sia dalla diversa dose impiegata.

Lo studio BENEFIT ha reclutato 468 pazienti con un primo episodio suggestivo di SM e almeno due lesioni clinicamente silenti alla RMN encefalo. I pazienti sono stati randomizzati a ricevere interferone β-1b 250 µg (8 MUI) o placebo per via sc a giorni alterni per 2 anni; seguiva poi la fase in aperto in cui tutti i pazienti ricevevano il farmaco attivo. Dopo 3 anni, il 37% dei pazienti trattati precocemente rispetto al 51% dei pazienti trattati tardivamente è convertito in SM-CD. Quindi, il trattamento precoce ha ridotto il rischio di convertire a SM-CD del 41% e durante i primi 3 anni il trattamento precoce ha ridotto il rischio di progressione della disabilità del 40% rispetto a quello tardivo [32]. Sul piano clinico è quindi raccomandabile l'impiego dell'IFN β nei pazienti con un primo attacco suggestivo di SM se: 1) si è certi di aver escluso altre malattie; 2) se sono presenti fattori prognostici negativi come un elevato carico lesionale, oppure lesioni con potenziamento; 3) oppure con attacco caratterizzato da recupero incompleto.

In Italia, l'uso dell'interferone β nei pazienti con CIS è stato approvato, ma non è ancora stata riconosciuta la sua rimborsabilità. In casi particolarmente gravi si impiega con modalità *off label*; in tutti gli altri casi è bene ripetere una RMN encefalo a un intervallo di 1-3 mesi dalla prima; nel caso di evidenza di nuove lesioni è raccomandabile iniziare il trattamento, in particolare se la RMN dimostra un discreto carico lesionale o la presenza di una o più lesioni

attive. Se la RMN encefalo/midollo basale è normale, la diagnosi di SM appare più dubbia e il rischio di conversione a forma conclamata di malattia appare basso; non è pertanto consigliabile iniziare subito il trattamento e può essere posposto anche il controllo della RMN encefalo/midollo.

Una metanalisi che ha sollevato critiche metodologiche ha posto dei dubbi sull'utilità degli interferoni nella SM [33]. L'analisi dei risultati della metanalisi indica che gli interferoni sono efficaci a 2 anni sia per quanto riguarda la proporzione dei pazienti liberi da ricadute che la proporzione dei pazienti liberi da progressione. Nella *sensitivity analysis*, l'efficacia non viene statisticamente confermata se si considera l'ipotesi che tutti i pazienti persi al follow-up si comportino nel modo più sfavorevole per il farmaco. La mancanza di conferma è spiegata dal comportamento dei pazienti di uno studio multicentrico americano che ha testato l'efficacia della singola dose di farmaco (30 µg di IFN β-1a im 1 volta alla settimana) [20]; in questo studio, infatti, circa il 40% dei pazienti non ha completato i 2 anni di osservazione in quanto il trial è stato interrotto prima del termine per risultati positivi emersi all'analisi ad interim. Questi pazienti sono stati considerati come drop-out e hanno completamente sovvertito l'andamento della metanalisi. Va anche sottolineato che la metanalisi ha incluso studi con diverse dosi di IFN β, nonostante dose e frequenza di somministrazione siano importanti per l'efficacia del trattamento. Riteniamo quindi, contrariamente a quanto affermato [33], che l'insieme dei dati raccolti dai diversi trial clinici non lasci dubbi sull'efficacia dell'IFN β sull'attività di malattia; rimane invece ancora in dubbio l'entità dei benefici del trattamento sulla progressione della disabilità.

SM secondariamente progressiva

I risultati di un grosso trial clinico con 718 pazienti reclutati da 32 centri hanno dimostrato l'effetto positivo dell'IFN β-1b (8 MIU a giorni alterni) sia clinico (riduzione della progressione e delle ricadute) che alla RMN encefalo (riduzione significativa del volume lesionale totale e del numero delle lesioni nuove o allargate o captanti il gadolinio) rispetto al placebo [34, 35].

Un successivo studio riguardante la SM secondariamente progressiva (SM-SP) ha valutato l'efficacia e la tollerabilità dell'IFN β-1b in 939 pazienti (8 MIU e di 5 MIU m²-media 9,6 MIU- per via sc a giorni alterni) versus placebo. Non si è riscontrata alcuna differenza fra i tre bracci per l'end point primario, definito come il tempo alla progressione confermata della disabilità. L'analisi *post hoc* ha evidenziato un significativo beneficio a favore dei due gruppi trattati con IFN per il sottogruppo di pazienti che presentavano ancora ricadute [36].

Anche il trial multicentrico SPECTRIMS che ha valutato, in 301 pazienti affetti da SM-SP, l'effetto dell'IFN β-1a (Rebif) (44 µg 3 volte la settimana), non ha mostrato effetti significativi del trattamento sulla progressione della disabilità. Ma, come in altri studi, risultava però significativa la riduzione della frequenza di ricadute, del numero di lesioni attive e del carico lesionale cerebrale alla RMN [37].

Infine, in un altro studio è stata esaminata l'efficacia dell'IFN β-1a (Avonex) (60 µg, con somministrazione monosettimanale) in 436 pazienti affetti da SM-SP. Il trattamento non ha avuto effetti significativi sulla progressione della disabilità, mentre ha ridotto il numero delle lesioni attive alla RMN [38].

Quindi, gli studi indicano che l'IFN β mantiene nei pazienti con SM-SP gli stessi effetti sull'attività di malattia che si osservano nei pazienti con SM-RR; i benefici sulla progressione della disabilità sono però modesti o assenti. Sembrano ottenere maggior beneficio i pazienti con minore disabilità all'ingresso nello studio o che ancora presentino segni clinici e strumentali di attività di malattia.

Questi risultati, tradotti nella pratica clinica, suggeriscono di trattare con IFN β solo pazienti che presentino ancora ricadute sovrapposte alla progressione di disabilità o in cui si dimostrino lesioni attive alla RMN. Anche in essi dovrà però essere attentamente valutato il rapporto tra i potenziali vantaggi del trattamento e gli effetti collaterali, come l'aumento della spasticità, che sono assai frequenti in questi pazienti.

SM primariamente progressiva

Sono stati condotti due piccoli studi controllati con placebo riguardanti l'uso dell'IFN β nelle SM primariamente progressiva (SM-PP). Nel primo, durato due anni e condotto su 50 pazienti, non sono stati dimostrati effetti benefici dell'IFN β-1a per via im né sulla progressione di disabilità né sull'atrofia a livello cerebrale e spinale alla RMN [39]. Nel secondo studio, condotto sempre per due anni su 73 pazienti, gli autori riportano un non significativo minor accumulo di disabilità nei pazienti trattati con IFN β-1b rispetto al placebo (28% vs 38%); il gruppo trattato accumulava meno lesioni iperintense in T2 e ipointense in T1, senza effetto sull'atrofia a livello cerebrale e del midollo spinale [40].

Al momento non c'è quindi indicazione al trattamento con IFN β dei pazienti con SM-PP. La nostra esperienza indica che in questa tipologia di paziente, come nel paziente affetto da SM-SP, tale terapia è inoltre tollerata molto male perché causa accentuazione della spasticità.

Effetti collaterali

Le evidenze provenienti dai trial clinici e dalla sorveglianza post-marketing riguardanti più di 100.000 pazienti, alcuni dei quali trattati per più di 10 anni, consentono di concludere che l'IFN β è un farmaco sicuro, anche se i numerosi effetti avversi possono portare all'interruzione del trattamento nel 5-10% dei casi.

I principali effetti collaterali (Tab. 8.1) includono una sindrome simil-influenzale, con febbre, dolori muscolari, artralgie, cefalea, che insorge da mezz'ora a 2-3 ore dopo l'iniezione e dura variabilmente 6-24 ore e che è controllata, a volte solo parzialmente, dalla som-

Tabella 8.1 • Effetti collaterali della terapia con interferone β (in %)

Effetti collaterali	IFN β-1b sc	IFN β-1a im	IFN β-1a sc
Sindrome simil-influenzale	52	61	56
Febbre	59	37	25
Astenia	37	33	33
Anoressia	30	30	30
Depressione	17	10	10
Disturbi cognitivi	1-2	1-2	1-2
Ipotensione	1-2	1-2	1-2
Altre patologie autoimmunitarie	< 1	< 1	< 1
Alopecia	10	10	10
Reazioni cutanee	85	15	66
Necrosi cutanee	5	–	2
Leucopenia e trombocitopenia	35	8	20
Aumento enzimi epatici	19	10	20
Alterazioni tiroidee	1-2	1-2	1-2

ministrazione di paracetamolo o ibuprofene. Tale sindrome tende a ridursi e a scomparire con il passare dei mesi, anche se esistono casi in cui persiste.

Seguono in ordine di frequenza gli effetti collaterali a livello locale nella sede di iniezione, consistenti abitualmente in arrossamento della cute, talora con infiltrazione e raramente con necrosi; questa è osservabile pressoché esclusivamente in pazienti trattati con IFN β-1b. A livello ematologico si può osservare piastrinopenia e leucopenia, per lo più di modesta entità e reversibili con la riduzione, anche temporanea, della dose di IFN.

In circa il 10% dei pazienti si ha rialzo delle transaminasi che, se modesto, non deve portare a riduzione della dose; il dosaggio va dimezzato se i valori eccedono del triplo quello normale. A normalizzazione avvenuta, si dovrà riprovare con la dose piena.

L'IFN può provocare sia ipo, sia ipertiroidismo che restano in genere lievi e asintomatici. Se le alterazioni sono consistenti e persistenti va impostata una terapia farmacologica senza che, nella maggior parte dei casi, sia necessario sospendere la terapia con IFN.

Nei pazienti che presentano spasticità, l'IFN può portare ad un incremento delle stesse soprattutto a livello degli arti inferiori con possibile significativo peggioramento della deambulazione. Di solito il peggioramento dura alcune ore o al massimo un giorno, ma deve indurre a valutare attentamente l'opportunità di prescrivere IFN β a pazienti che hanno accumulato una certa disabilità.

Il rischio di indurre stati depressivi con la terapia con IFN non è stato confermato dagli studi più recenti, ma è comunque raccomandabile valutare la presenza di depressione maggiore.

Non vi sono evidenze certe di effetti avversi sulla gravidanza; è comunque raccomandabile che il trattamento con IFN venga immediatamente sospeso sia in caso di gravidanza sia, in via preventiva, nelle pazienti che decidano di intraprenderla [16, 20, 21].

Anticorpi anti-interferone

Il trattamento prolungato con IFN β può indurre la formazione di anticorpi leganti e/o neutralizzanti. Il sottogruppo di anticorpi neutralizzanti si associa a una minor efficacia sia a livello clinico che neuroradiologico. La maggior parte dei pazienti sviluppa gli anticorpi tra il 6° e il 18° mese di terapia [16, 23].

La frequenza di pazienti con anticorpi neutralizzanti verso l'IFN (NABs) è più elevata in caso di trattamento con IFN β-1b rispetto all'IFN β-1a [41, 42]. Tra i pazienti in trattamento con IFN β-1a l'incidenza della formazione di NABs persistenti è più bassa

in caso di terapia per via im rispetto a quella sc. La percentuale di sviluppo di NABs con Betaferon è pari al 35%, con Rebif circa 20% e con Avonex circa 3% [40]. Recentemente è entrata in commercio una nuova formulazione di interferone Betaferon (Rebif 22 e Rebif 44 New Formulation) che ha completamente sostituito la precedente. Tale formulazione non contiene albumina umana né bovina ed è stata sviluppata per ridurre l'immunogenicità del farmaco e per migliorare la tollerabilità dell'IFN a livello del sito di iniezione. La probabilità che si formino anticorpi anti-IFN è ora del 3% circa [43].

Va comunque considerato che la produzione di anticorpi non rimane costante; tende generalmente a ridursi dopo i primi anni di terapia e presenta notevoli oscillazioni intraindividuali. Sul piano pratico è consigliabile testare sempre la presenza degli anticorpi nei pazienti che non rispondano in modo soddisfacente al trattamento sia per ricadute cliniche sia per aumento del carico lesionale alla RMN encefalo e almeno una volta dopo 1 anno di terapia con IFN. In caso di persistenza di alti titoli a due controlli successivi, è consigliabile sospendere la terapia con IFN e passare ad altra terapia. Rimane aperta la discussione dell'eventuale modificazione terapeutica nei pazienti con costante positività dei NABs a basso titolo o positività dei NABs ad alto titolo, ma con stabilità clinica e neuroradiologica.

In questi casi si consiglia di procedere all'esecuzione del test del *MXA* (*myxovirus resistance protein A*); il dosaggio dell'RNA codificante per tale proteina si è dimostrato affidabile come marker per la determinazione dell'attività biologica del farmaco. Il test, non disponibile in tutti i laboratori, risulta essere più indicato rispetto alla ricerca dei NABs poiché quantifica la risposta molecolare della cellula alla somministrazione di IFNβ [44].

Glatiramer acetato

Il glatiramer acetato (GA) (conosciuto in passato come copolimero-1 o COP-1 e attualmente in commercio col nome di Copaxone) è il sale acetato di una mistura di polipeptidi sintetici costituita da sequenze casuali L-alanina, L-acido glutammico, L-lisina e L-tirosina nel rapporto di 4,2:1, 4:3, 4:1,0, rispettivamente [45].

Studi sperimentali hanno dimostrato l'efficacia del GA nel prevenire e nel ridurre la gravità dell'encefalomielite allergica sperimentale [46]. I meccanismi d'azione non sono ancora del tutto noti, ma l'assenza di attività in altre patologie disimmuni suggerisce una specificità delle interazioni del farmaco col sistema immunitario.

Subito dopo l'iniezione sottocute, il GA viene rapidamente legato alle molecole di classe II presenti sulle cellule sottocutanee presentanti l'antigene (APC). Il legame avviene promiscuamente con molecole HLA-DR che hanno una forte associazione con la sclerosi multipla. L'avidità del legame spiazza altri antigeni mielinici potenzialmente patogenetici in quanto ne condivide alcune sequenze aminoacidiche. Il GA viene presentato, non processato, alle cellule T CD4 presenti localmente e inoltre, attraverso la circolazione, a quelle dei linfonodi drenanti o della milza. La realizzazione del complesso trimolecolare (CD4-GA-APC) comporta la comparsa di linfociti GA-specifici che posseggono un profilo di tipo Th2 (ossia linfociti con attività antinfiammatoria). Il GA si comporta come un ligando peptidico modificato che produce uno shift del profilo linfocitario da Th1 a Th2 [47-49]. Le cellule Th2 GA-specifiche sono capaci di attraversare la barriera ematoencefalica in quanto attivate da un'immunizzazione quotidiana [50]. All'interno del sistema nervoso centrale (SNC), in presenza di proteina basica della mielina (MBP) come di altri antigeni mielinici liberati dal processo infiammatorio e presentati dalle APC locali [51], le cellule a profilo Th2 producono sia citochine antinfiammatorie (IL4, IL-6, IL-10) che fattori neurotrofici [52-54], sopprimendo le cellule Th1 patogenetiche, autoaggressive, attraverso un meccanismo *bystander* [55-57].

Durante gli anni Ottanta, numerosi dati provenienti da piccoli studi in aperto e da trial di fase II hanno suggerito l'efficacia di GA nel ridurre la frequenza di ricadute nelle SM-RR [58, 59].

SM a ricadute e remissioni

La dimostrazione dell'efficacia di GA nelle forme RR si deve a uno studio multicentrico randomizzato, in doppio cieco, controllato con placebo, di classe prima [60] che ha arruolato 251 pazienti. La riduzione della frequenza di ricadute nel gruppo trattato rispetto al placebo è stata del 29%, senza effetti significativi sulla progressione. L'estensione dello studio a tre anni [61] ha confermato l'efficacia di GA sull'attività di malattia (riduzione del 32% della frequenza di ricadute) e ha mostrato un trend favorevole per la disabilità. Data l'assenza di un gruppo di controllo, l'estensione fino a 10 anni del trattamento, in aperto, suggerisce, ma non prova, il persistere degli effetti favorevoli del farmaco [62]. Nello studio non sono stati valutati i parametri di RMN. Questi ultimi sono invece stati gli *end point* di un trial europeo-canadese multicentrico, in doppio cieco, randomizzato, controllato con placebo, condotto su 239 pazienti affetti da SM-RR con una pri-

ma fase di 9 mesi con gruppi paralleli (gruppo trattato e placebo) e studi di RMN mensili [63] e di una successiva seconda fase di 9 mesi in cui entrambi i gruppi venivano trattati con GA e sottoposti a RMN ogni 3 mesi [64]. Nei primi 9 mesi il numero di lesioni attive si è ridotto del 39% e la frequenza di ricadute del 29%, rispetto al gruppo placebo. Significativamente ridotto appariva anche l'accumulo di carico lesionale nelle immagini in T2. Nella seconda fase dello studio l'efficacia del GA sull'attività di malattia è stata confermata nei pazienti che passavano dal placebo al trattamento attivo, con una persistente attività del farmaco anche nei pazienti inizialmente trattati con GA [64]. Il GA ha mostrato anche un trend nel ridurre la progressione dell'atrofia cerebrale nei pazienti con forme RR, effetto questo significativamente associato alla soppressione dell'attività di malattia [65]. Inoltre la percentuale di lesioni che evolvevano in buchi neri è apparsa significativamente più bassa nei pazienti con GA rispetto a quelli trattati con placebo [66]. Come ipotizzato da uno studio sperimentale [67], questi risultati suggeriscono che il GA possa migliorare i meccanismi di riparazione nelle lesioni della SM, verosimilmente attraverso una produzione locale di fattori neurotrofici.

Sindromi clinicamente isolate

Uno studio multicentrico, randomizzato, in doppio cieco, controllato con placebo su 484 pazienti, che paragonava l'efficacia del GA sc (Copaxone) versus placebo in pazienti con CIS (studio PRECISE) è stato precocemente interrotto nella sua fase in doppio cieco su raccomandazione dell'External Advisory Board, in quanto il braccio trattato con glatiramer è risultato avere una riduzione del 45% del rischio con conversione a SM clinicamente definita e un prolungamento di 386 giorni del tempo di occorrenza del secondo attacco [68]. Anche il numero di lesioni attive è risultato significativamente ridotto nei pazienti in trattamento con GA rispetto al gruppo placebo. L'estensione dello studio a 5 anni consentirà di valutare se l'attività di malattia così precocemente e intensamente ridotta comporterà anche una riduzione nell'accumulo di disabilità a lungo termine.

Due studi recenti, il REGARD [69] e il BEYOND [28] hanno confrontato con un disegno in doppio cieco GA e IFN β in pazienti con SM-RR documentando un'efficacia sovrapponibile dei due trattamenti sulla frequenza di attacchi e una maggior riduzione delle lesioni attive alla RMN encefalo nei pazienti trattati con IFN. Va sottolineato che nei singoli pazienti la risposta ai due trattamenti può essere diversa per cui, in caso di mancata risposta a un trattamento rimane la possibilità che vi sia una risposta all'altro.

SM secondariamente e primariamente progressiva

Un vecchio studio condotto su 106 pazienti affetti da SM-SP con GA non ha dimostrato un'efficacia sul rallentamento della progressione della disabilità [70]. Un ampio studio multicentrico internazionale randomizzato della durata di tre anni che ha reclutato 943 pazienti affetti da SM-PP è stato precocemente interrotto a seguito della dimostrata inefficacia sulla progressione di malattia all'analisi *ad interim* condotta dopo due anni [71].

In conclusione vi è un'evidenza di classe A che il GA riduce significativamente la frequenza di ricadute, mentre non appare del tutto certo che questo si traduca in un beneficio sull'accumulo di disabilità. Non ci sono indicazioni all'impiego di questo farmaco nelle forme progressive di malattia.

Effetti collaterali

Il trattamento con GA è solitamente molto ben tollerato [72]. Gli eventi avversi più frequenti sono a carico della sede di iniezione: eritema locale (41,6% dei pazienti), dolore (37%) e infiammazione circoscritta (24,5%).

Tra le altre manifestazioni va segnalata la cosiddetta reazione sistemica che compare immediatamente dopo l'iniezione. Essa consiste in un'improvvisa vasodilatazione cutanea, soprattutto al volto, sensazione di costrizione toracica, palpitazioni, dispnea e ansia. La crisi dura pochi minuti, raramente di più, e si risolve sempre senza conseguenze. Si verifica approssimativamente nel 10% dei soggetti, particolarmente durante i primi mesi di trattamento [58]. Ne è ignota la causa. La sintomatologia suggerisce una reazione neurovegetativa. Studi elettrocardiografici di routine non hanno rivelato anormalità cardiache durante la sintomatologia. Non c'è motivo di interrompere il trattamento perché la reazione è benigna e senza conseguenze per i pazienti [60].

Anticorpi anti-glatiramer acetato

Tutti i pazienti in trattamento con GA sviluppano anticorpi IgG anti-GA [60-62, 73] che non mostrano attività neutralizzante in vitro né in sistemi in vivo. La loro presenza non influenza quindi l'efficacia clinica del farmaco.

Immunoglobuline

L'impiego delle immunoglobuline ad alte dosi (IVIG) per via endovenosa nella SM nasce dalle loro molteplici azioni sul sistema immunitario e dalla loro capacità di indurre una remielinizzazione nei modelli di demielinizzazione sperimentale [74]. Mancano dimostrazioni convincenti nella patologia umana del secondo tipo d'azione. Molti degli effetti delle IVIG sul sistema immunitario potrebbero essere rilevanti nella SM. Le immunoglobuline bloccano i recettori Fc sulle cellule T, sui macrofagi e sulla microglia; inibiscono la funzione effettrice delle cellule T attivate e la produzione di anticorpi; bloccano l'azione degli anticorpi; inibiscono la produzione/azione di citochine/interleuchine; mascherano il riconoscimento delle molecole di classe II del complesso maggiore di istocompatibilità (MHC) [75]. Quali di questi processi siano principalmente in gioco nel ridurre l'attività di malattia nella SM non è ancora ben definito.

SM a ricadute e remissioni

Sono stati condotti quattro studi randomizzati in doppio cieco controllati con placebo in pazienti affetti da SM-RR [76-79] con risultati contrastanti. Una successiva metanalisi sui risultati di questi studi ha evidenziato effetti benefici significativi del trattamento con IVIG a lungo termine sulla frequenza annualizzata di ricadute, sulla proporzione di pazienti liberi da ricadute e sulle variazioni all'EDSS. È stato inoltre dimostrato un trend nella riduzione della percentuale di pazienti con progressione di malattia [80]. Tuttavia il potere di questa metanalisi è limitato in quanto gli studi hanno arruolato un campione ridotto di pazienti, utilizzato differenti *end-point* primari di efficacia e differenti protocolli di terapia con dosaggi variabili di IVIG. Un ampio studio retrospettivo osservazionale ha analizzato i dati relativi a 308 dei 1.122 pazienti trattati con IVIG negli ultimi cinque anni dimostrando una significativa riduzione della frequenza annualizzata di ricadute del 69% rispetto al periodo di pretrattamento con IVIG [81]. Quindi in relazione sia alla dimensione che ai diversi disegni degli studi, comparati a quelli riguardanti i trattamenti immunomodulanti (IFN e GA), le IVIG non possono essere considerate un trattamento efficace in pazienti affetti da SM-RR.

SM secondariamente e primariamente progressiva

Un importante studio multicentrico europeo in doppio cieco randomizzato controllato con placebo di fase III (ESIMS trial), effettuato in pazienti affetti da SM-SP, non ha evidenziato alcun effetto del trattamento né sulla progressione di disabilità, né sulla frequenza annualizzata di ricadute, né sulla proporzione di pazienti liberi da ricadute. La negatività dei risultati ha riguardato anche le misure di RMN, in particolare le variazioni del carico lesionale in T2 [82]. Il trattamento con IVIG non può quindi essere raccomandato per i pazienti affetti da SM-SP.

È stato recentemente completato uno studio in doppio cieco randomizzato controllato con placebo che includeva 231 pazienti di cui 34 con SM-PP e 197 con SM-SP. I risultati mostrano un effetto positivo delle IVIG sulla progressione sostenuta di malattia rispetto al gruppo placebo; tale effetto è più evidente nei pazienti con SM-PP [83].

I risultati contrastanti degli studi effettuati e la mancanza di chiare dimostrazioni di efficacia sui parametri di RMN indicano che al momento non ci sono evidenze sufficienti per raccomandare il trattamento con IVIG nei pazienti affetti da SM-PP.

Sindromi clinicamente isolate

È stato recentemente concluso uno studio in doppio cieco randomizzato controllato con placebo che ha incluso 91 pazienti con CIS, trattati con IVIG o placebo per 1 anno. A livello clinico, la probabilità cumulativa di sviluppare una forma clinicamente definita di SM (secondo episodio) è risultata significativamente ridotta nei pazienti trattati con IVIG rispetto al placebo. A livello neuroradiologico la riduzione della grandezza e del numero delle lesioni in T2 e del volume delle lesioni captanti il gadolinio è stata significativa[84].

La ridotta dimensione del campione e la breve durata dello studio rendono necessari ulteriori sperimentazioni cliniche per confermarne i dati e per poterli paragonare con i trattamenti immunomodulanti attualmente impiegati (IFN e GA).

Gravidanza e puerperio

Dato il buon profilo di sicurezza le IVIG sono state somministrate durante il puerperio per ridurre il rischio di ripresa di attività di malattia, in particolare durante il primo trimestre post-partum. Sono stati condotti almeno tre studi di classe III che hanno dato risultati positivi giustificando il trattamento con IVIG soprattutto nelle madri che intendono allattare [85].

Inoltre, il trattamento con IVIG sin dalle prime fasi di gravidanza potrebbe essere una strategia promettente [86], ma occorrono ulteriori studi controllati per confermarne l'indicazione.

Terapie immunosoppressive

È una classe di farmaci in uso nella SM da più di 30 anni. Il razionale che induce a impiegarli si basa sulla soppressione della risposta immunitaria. Un denominatore comune di questa modalità terapeutica è costituito dalle reazioni avverse a breve e a lungo termine, anche assai gravi in alcuni casi. Ciò che li differenzia, spesso solo parzialmente, sono i punti di attacco nei confronti del sistema immunitario. L'elenco delle terapie immunosoppressive impiegate nella SM è assai lungo: ci limiteremo a riportare solo quelle che hanno dato risultati di un certo interesse e quelle non ancora approvate, ma con un futuro imminente promettente.

Azatioprina

L'azatioprina è il farmaco immunosoppressore più frequentemente utilizzato in Europa nel trattamento della SM. È un antimetabolita che, attraverso il suo metabolita 6-mercaptopurina, inibisce la sintesi di acidi nucleici. I vari meccanismi della sua azione immunosoppressiva non sono del tutto noti, ma fra questi appare rilevante, per l'impiego del farmaco nel trattamento della SM, l'azione inibitoria sui linfociti T [87].

Gli effetti immunosoppressivi dell'azatioprina si manifestano pienamente solo dopo 3-6 mesi di trattamento e di ciò occorre tenere conto nel valutare la risposta al trattamento. La dose comunemente impiegata è di 2,5 mg/kg al giorno, per via orale.

L'efficacia del farmaco nella SM è stata testata in numerose sperimentazioni cliniche sia controllate che non controllate. Nella metanalisi delle sperimentazioni cliniche controllate di Yudkin et al. [88] è risultato che l'azatioprina, dopo 2-3 anni di terapia, determina una modesta riduzione della frequenza delle ricadute e della progressione della disabilità, rispetto al placebo. Una successiva metanalisi [89] ha dimostrato che la probabilità dei pazienti di rimanere liberi da ricadute dopo due anni di terapia è circa doppia nei pazienti trattati con azatioprina rispetto al placebo. Per quanto concerne questo parametro, gli autori rilevavano che l'efficacia dell'azatioprina è sovrapponibile a quella dell'IFN β, del GA e delle immunoglobuline. Va però sottolineato che solo una delle sperimentazioni cliniche incluse nella metanalisi, quella del British and Dutch Multiple Sclerosis Azathioprine Trial Group [90], ha una dimensione paragonabile a quella dei trial clinici effettuati per valutare l'efficacia delle nuove terapie. Tale studio ha reclutato, secondo un disegno in doppio cieco controllato verso placebo, 354 pazienti, trattati per tre anni, e ha dimostrato una riduzione del 12% della frequenza di ricadute e in media una riduzione di 0,18 punti alla scala di disabilità (EDSS) nel gruppo trattato con azatioprina rispetto al gruppo placebo, che è un vantaggio assai modesto. La metanalisi prende in considerazione vari trial che pesano allo stesso modo, indipendentemente dalla dimensione del campione reclutato. Va perciò considerato che un singolo studio ben condotto potrebbe risultare più informativo di una metanalisi, come quella sopracitata. Una review pubblicata nell'ottobre 2007 [91], che ha confrontato i risultati di numerosi studi clinici (azatioprina verso placebo) e che ne ha valutato l'efficacia sulla progressione di malattia e sulla frequenza di ricadute nella SM, concludeva che l'azatioprina va considerata un'appropriata terapia di mantenimento in pazienti con frequenti ricadute di malattia.

Gli effetti sull'apparato gastrointestinale (nausea, diarrea, vomito, dolori addominali) e sul sistema emopoietico non sono infrequenti e vanno attentamente monitorizzati [92].

Un'analisi italiana [93] ha valutato il profilo di sicurezza del farmaco sulla base degli studi condotti dal 1971 al 2007, evidenziando che alterazioni gastrointestinali e leucopenia sono riscontrabili nel 10% dei pazienti trattati, mentre effetti collaterali quali infezioni, allergia, anemia, trombocitopenia e pancitopenia sono comuni (>1% e < 10%). La maggior parte degli effetti collaterali sono controllabili con la riduzione del dosaggio o la sospensione del farmaco. Studi più recenti [91, 93] sottolineano che un aumentato rischio di sviluppare neoplasie è legato sia alla durata del trattamento che alla dose cumulativa; in particolare, non dovrebbe essere superata la dose cumulativa di 600 grammi [91].

Nel complesso quindi l'azatioprina determina una modesta riduzione dell'attività di malattia, per altro non confortata da evidenze provenienti da studi di RMN. A suo vantaggio giocano gli effetti avversi, assai limitati per la classe di farmaci alla quale appartiene, e il basso costo. Il suo ambito di impiego, sia in Italia che in altri paesi europei, è limitato a pazienti con SM-RR che non rispondono ai trattamenti immunomodulanti e a pazienti con SM-SP con persistente, ma modesta attività infiammatoria.

Sul piano pratico, anche senza un chiaro fondamento teorico, essa è soprattutto utilizzata in quei casi in cui si è perplessi sulla opportunità di iniziare o continuare un trattamento con IFN β o GA, ma non si vuole essere troppo aggressivi nell'immunosoppressione.

Methotrexate

Il methotrexate è un potente inibitore della diidrofolato-reduttasi, con conseguenti effetti sulla biosintesi delle purine. I meccanismi di azione del methotrexate nelle patologie autoimmuni includono un incremento del rapporto T helper/T suppressor, l'azione antinfiammatoria e l'attività immunomodulante. In seguito a risultati favorevoli riscontrati con basse dosi di methotrexate (7,5-10 mg la settimana) in pazienti affetti da artrite reumatoide [94], lo stesso schema terapeutico è stato applicato in pazienti con SM. Un primo studio, effettuato in una piccola popolazione di pazienti e con notevoli limiti metodologici, suggeriva un trend favorevole nella riduzione degli attacchi nella SM-RR e nessun effetto nella SM-SP [95]. Un secondo studio condotto su 60 pazienti affetti da SM, di cui 18 con SM-PP e 42 con SM-SP, dimostrava l'efficacia del trattamento nel ridurre la percentuale di *treatment failure* e dal punto di vista delle variazioni all'EDSS vi era solo un trend a favore del farmaco [96]. Un'efficacia modesta e limitata ad alcuni parametri veniva rilevata anche dall'analisi dei dati di RMN. Nelle scansioni effettuate ogni sei mesi per due anni, l'area delle lesioni nelle immagini T2-pesate risultava significativamente inferiore nei pazienti trattati con methotrexate, rispetto al gruppo placebo. La differenza tra i due gruppi non appariva però significativa rispetto al numero medio di lesioni con potenziamento e alla percentuale di scansioni attive [97]. Sembrano essere ben tollerate anche dosi di 20 mg/settimana [98].

L'effetto del methotrexate nella SM appare quindi modesto, sia per quanto concerne i parametri clinici che quelli di RMN. Il suo utilizzo deve essere valutato alla luce dei possibili effetti avversi: fibrosi epatica, polmonite asettica, rischio di neoplasie. La somministrazione contemporanea di folati riduce la frequenza di complicanze senza apparentemente ridurre l'efficacia del farmaco. In base alle esperienze maturate negli studi clinici, l'impiego di methotrexate nella SM è stato ristretto a pazienti con forme croniche progressive di malattia. Questa limitazione non ha ovviamente alcun razionale; il profilo di utilizzo del farmaco, alle dosi impiegate, è sostanzialmente sovrapponibile a quello della azatioprina.

Ciclofosfamide

La ciclofosfamide è il più noto e utilizzato degli agenti alchilanti; è un farmaco caratterizzato da un'importante azione citotossica e immunosoppressiva, dose-dipendente. L'azione citotossica della ciclofosfamide, somministrata mensilmente per via endovenosa alle dosi di 1-2 g/m² di superficie corporea, determina una marcata riduzione dei linfociti T helper e dei linfociti B, mentre gli effetti sui linfociti T suppressor risultano meno marcati. Gli effetti sul sistema immunitario persistono per 3-6 mesi dopo la sospensione del trattamento [99]. Alcuni studi controllati e numerosi non controllati indicano che il farmaco ha qualche efficacia nel ridurre l'attività e la progressione della malattia quando si riesca a ottenere un'adeguata immunosoppressione (numero dei leucociti < 2000/mm³); tuttavia dimostrano anche che il risultato è per lo più transitorio, sia perché facilita gli eventi avversi, sia perché probabilmente l'efficacia si riduce con la prosecuzione del trattamento [100-104].

Gli schemi terapeutici utilizzati sono molteplici; alcuni prevedono una fase di induzione con 1 g di ciclofosfamide a giorni alterni (abitualmente per un totale di 4-6 g), fino al raggiungimento di un'intensa immunosoppressione; questa fase può essere seguita da richiami mensili o quindicinali, oppure dalla somministrazione per via orale. Una revisione dei dati pubblicati negli ultimi 30 anni ha dimostrato che la ciclofosfamide è efficace nei casi di SM con una componente infiammatoria evidenziata dalla presenza di ricadute e/o da lesioni RMN captanti gadolinio, mentre non è efficace nelle SM-PP né negli stadi avanzati delle SM-SP [105]. Attualmente, la maggior parte dei neurologi usa uno schema di trattamento con un ciclo di ciclofosfamide ev (800-1000 mg/m²) al mese per un periodo variabile da 6 a 36 mesi. Può essere associata anche terapia con MP (1 g/die ev × 5 gg) come induzione o 1 g di MP ev in concomitanza di ogni ciclo di ciclofosfamide [105].

Gli effetti collaterali a breve termine sono: nausea e/o vomito, lieve alopecia, maggior rischio di infezioni, soprattutto di cistiti emorragiche; sono inoltre frequenti disturbi del ciclo mestruale, ma lo sviluppo di amenorrea secondaria permanente si verifica prevalentemente nelle donne di età maggiore di 40 anni. I rischi a lungo termine contemplano la sterilità e lo sviluppo di neoplasie, soprattutto della vescica.

Una recente revisione del profilo di sicurezza della ciclofosfamide conclude che il farmaco è usualmente ben tollerato e che il suo profilo di sicurezza e di efficacia è sostanzialmente sovrapponibile a quello del mitoxantrone [106]. In conclusione l'utilizzo di ciclofosfamide è riservato a pazienti in cui la malattia non è controllata dall'IFN o da GA e a quelli con forme particolarmente aggressive di malattia.

Mitoxantrone

Il mitoxantrone è un derivato dell'antraciclina che, modificando la struttura del DNA, provoca un'intensa immunosoppressione sia a livello dei linfociti B e T che dei macrofagi [107, 108]. Numerosi studi effettuati in aperto e in piccoli gruppi di pazienti hanno documentato l'efficacia del mitoxantrone nell'inibire l'attività di malattia sia clinica sia di RMN. In un primo studio clinico francese randomizzato, controllato e multicentrico, condotto su pazienti con una forma progressiva di malattia molto attiva, il mitoxantrone alla dose di 20 mg totali ev, associato al MP alla dose di 1 g ev, somministrato mensilmente per 6 mesi consecutivi, è risultato efficace nel ridurre la frequenza delle ricadute e le lesioni attive alla RMN, rispetto a un gruppo di controllo trattato con il solo MP [109].

Risultati sostanzialmente analoghi sono stati osservati in uno studio multicentrico italiano [110] e in uno multicentrico europeo [111]. In quest'ultimo studio controllato con placebo si è confrontato l'effetto di due diverse dosi: 12 mg/m² e 5 mg/m²; la dose più elevata è risultata efficace nel limitare l'attività clinica di malattia, mentre la dose più bassa ha ridotto solo il numero di lesioni attive alla RMN.

Il mitoxantrone è stato approvato negli Stati Uniti e in molti altri paesi, fra cui l'Italia, per il trattamento di forme di SM con persistenza di ricadute cliniche di malattia e/o con rapido accumulo di disabilità nonostante trattamenti immunomodulanti e di forme di SM con decorso aggressivo sin dall'esordio.

Il mitoxantrone riduce di circa il 70% l'attività clinica e del 90% l'attività rilevata alla risonanza magnetica; l'entità della sua efficacia appare quindi di gran lunga superiore a quella dei farmaci immunomodulanti. La maggior efficacia si associa però anche a un profilo di sicurezza molto più problematico.

A parità di effetti avversi, il farmaco è nettamente più efficace nelle forme RR con modesta disabilità [112]; per giustificare i rischi che si devono necessariamente correre col suo impiego è pertanto raccomandabile che venga usato in fasi precoci di malattia.

Gli schemi terapeutici utilizzati sono molteplici; il dosaggio attualmente raccomandato è di 12 mg/m² ogni 3 mesi. Per i pazienti con forme aggressive di malattia può essere considerata una terapia di induzione che preveda la somministrazione di 10-12 mg/m² al mese per i primi 3 mesi seguita dalla somministrazione trimestrale [113]. Indipendentemente dallo schema di trattamento utilizzato, il dosaggio massimo cumulativo è di 140 mg/m² [114].

Gli effetti avversi tipici dei farmaci immunosoppressori sono abitualmente modesti. I più frequenti sono nausea e alopecia, che occorrono in circa un terzo dei pazienti. Le alterazioni del ciclo mestruale si verificano in circa il 60% delle pazienti; l'amenorrea secondaria persistente si osserva nel 20% delle donne soprattutto di età superiore ai 35 anni [114]. Pericolosa può essere la cardiotossicità: la frazione d'eiezione (FE) del ventricolo sinistro inizia a ridursi alla dose cumulativa di 120 mg/m^2 [115]; oltre la soglia di 140 mg/m^2 si può avere una cardiopatia congestizia irreversibile. Questo evento avverso si può verificare anche con dosi più basse e rende pertanto necessario uno stretto monitoraggio della funzionalità cardiaca con frequenti ecocardiogramma. Il farmaco va sospeso qualora la FE si riduca del 10% rispetto ai controlli precedenti o qualora la FE scenda sotto il 50% [115, 116].

Il mitoxantrone può provocare leucemia acuta con un'incidenza variabile dallo 0,07% [111] allo 0,21% in uno studio retrospettivo più recente su 544 pazienti [117].

In conclusione, il trattamento con mitoxantrone deve essere riservato: a pazienti con SM-RR che non rispondono o rispondono in modo insoddisfacente alle terapie immunomodulanti; e a pazienti con SM-SP caratterizzata da veloce progressione clinica e da segni importanti di attività di malattia alla RMN. Il farmaco va considerato come trattamento di induzione, a cui far seguire una terapia immunomodulante, qualora vi sia un'intensa attività clinica e neuroradiologica nelle fasi precoci di malattia.

Terapie innovative

Cladribina

La 2-clorodeossiadenosina (cladribina) è un analogo della purina resistente al metabolismo intracellulare. La cladribina provoca la morte dei linfociti per apoptosi [118] e, diversamente da altri immunosoppressori, è attiva sia sulle cellule in fase di replicazione che sulle cellule a riposo. Il farmaco inibisce maggiormente i linfociti T helper rispetto ai linfociti T soppressori, determinando una riduzione del rapporto CD4/CD8 e favorendo lo spegnimento dell'attività infiammatoria. La cladribina può essere somministrata sia ev che sc, con gli stessi effetti sostanziali. La dose totale è di 2,1 mg/kg di peso corporeo in 6 cicli mensili (0,07 mg/kg al giorno per 5 giorni consecutivi).

Il trattamento è generalmente ben tollerato, ma provoca spesso trombocitopenia; ha effetto negativo sulla fertilità, mentre non sembra aumenti significativamente il rischio di neoplasie. L'effetto cito-

tossico persiste per circa 2 anni; un secondo trattamento con dosi di circa 1/3 rispetto al primo non sembra comportare rischi aggiuntivi; le osservazioni sono però troppo limitate per consentire conclusioni definitive.

Gli effetti della cladribina nella SM sono stati testati in due trials su pazienti con forme croniche progressive e in uno condotto su pazienti con SM-RR. Una prima sperimentazione clinica in pazienti con SM-PP e SM-SP ha dimostrato un effetto significativo sulla progressione della disabilità a un anno e una soppressione di circa il 90% delle lesioni captanti gadolinio, rispetto al placebo [119]. In uno studio multicentrico successivo, 159 pazienti con forme progressive di malattia sono stati randomizzati in 3 gruppi: uno trattato con alte dosi, uno con basse dosi e uno con placebo. Nessuna delle due dosi risultava efficace nel ridurre la progressione della disabilità, ma veniva confermata una marcata riduzione delle lesioni attive alla RMN e una riduzione nell'accumulo del carico lesionale nelle immagini pesate in T2 [120, 121]. La mancata efficacia sui parametri clinici è però spiegabile dal fatto che lo studio prevedeva un periodo di osservazione di solo un anno, che è un lasso di tempo troppo breve per dimostrare un effetto sulla disabilità, la quale infatti era solo marginalmente incrementata anche nel gruppo placebo.

Un trial clinico successivo, controllato con placebo, su 50 pazienti con forme RR di malattia della durata di un solo anno ha documentato una significativa riduzione delle esacerbazioni e una marcata soppressione delle lesioni attive rilevate alla RMN dell'encefalo [122].

Le evidenze sia cliniche che di RMN, nei trials in cui la cladribina è stata somministrata per via sc o per via ev, non sono state ritenute sufficienti per una sua approvazione come terapia per la SM.

La cladribrina esiste però anche in una formulazione orale e un trial pilota ha evidenziato dati promettenti per quanto concerne il suo utilizzo nella SM [123]. È in corso un importante trial di fase III (1.290 pazienti) multicentrico, randomizzato in doppio cieco controllato verso placebo, che paragona due differenti dosi di cladribina somministrate a cicli per via orale in forme di SM-RR in fase attiva.

La cladribina è una terapia immunosoppressiva che, se efficace, potrebbe avere un largo successo sia per la modalità di somministrazione, per via orale, che per la frequenza di somministrazione (dai 2 ai 4 cicli l'anno; ciascun ciclo della durata di 4-5 giorni consecutivi, in 2-4 mesi successivi). Dai dati disponibili sembra che il profilo di sicurezza sia buono. Nel suo spettro di impiego, questo farmaco potrebbe sostituire il mitoxantrone.

Fingolimod (FTY 720)

L'FTY 720 è un analogo sintetico della sfingosina-1-fosfato che è un mediatore pleiotrofico rilasciato dalle piastrine durante l'infiammazione. Il metabolita attivo dell'FTY 720 agisce come agonista a livello di quattro dei cinque recettori per la sfingosina sequestrando i linfociti a livello della milza e dei linfonodi e impedendo il loro arrivo a livello del sito di infiammazione.

I risultati di uno studio in doppio cieco di fase II, randomizzato verso placebo in pazienti affetti da SM-RR, ha mostrato che il numero di lesioni captanti il Gd è risultato nettamente inferiore nei due bracci di trattamento rispetto al placebo. Anche il numero di ricadute nei due gruppi di trattamento è stato circa la metà del gruppo controllo. La proporzione di pazienti liberi da ricadute è stata dell'86% nei due bracci di trattamento rispetto al 66% del placebo [124]. Il profilo di sicurezza è decisamente più favorevole nel braccio con dose di fingolimod di 1,25 mg e questa è stata la dose somministrata a tutti i pazienti entrati nella fase di estensione dello studio in aperto. La prosecuzione dello studio a tre anni ha documentato la persistenza dell'efficacia con circa il 90% dei pazienti liberi da attività di malattia alla RMN dell'encefalo e una frequenza di ricadute assai bassa [125].

Tra gli effetti collaterali più comuni sono riportati linfopenia, rialzo degli enzimi epatici, infezioni delle alte vie respiratorie, nausea e diarrea. All'inizio del trattamento è molto frequente la comparsa di bradicardia che si risolve però in pochi giorni. Sono stati segnalati anche tumori cutanei e edema maculare, potenzialmente legati al trattamento. Sono ora in corso tre studi di fase III, di cui uno controllato verso IFN β-1a. Se i risultati dovessero essere positivi, questo potrebbe rivelarsi a breve un trattamento di prima linea grazie anche alla formulazione orale [126].

Anticorpi monoclonali

Gli anticorpi monoclonali rappresentano un gruppo di agenti terapeutici diversi fra loro, in grado di legare specifiche molecole sulla superficie di cellule target. Negli ultimi anni l'interesse nei loro confronti è cresciuto e sono state testate diverse molecole. Ovviamente sia il loro effetto terapeutico che gli effetti collaterali dipendono dalla distribuzione e dalle funzioni della cellula target, dal tipo di azione esercitano sulla cellula cui si legano e dai diversi meccanismi effettori degli anticorpi.

Nella SM sono stati testati diversi anticorpi monoclonali aventi la proprietà di interferire con il normale funzionamento del sistema immunitario. Molti sono inefficaci o hanno provocato seri effetti collaterali [126]. L'unico farmaco sino ad ora approvato e commercializzato è il natalizumab (Tysabri).

Natalizumab (Tysabri)

È questo un anticorpo monoclonale di sintesi che lega l'integrina α4, uno dei componenti del complesso VLA-4, recettore glicoproteico espresso sulla maggior parte dei leucociti, eccetto i neutrofili. Il legame del farmaco blocca l'interazione di queste integrine ai loro ligandi, le VCAM espresse sull'endotelio vascolare, impedendo la migrazione dei leucociti attraverso la barriera ematoencefalica [127].

L'efficacia clinica del natalizumab è stata definitivamente confermata da due studi di fase III [128, 129]. Il primo studio (denominato AFFIRM) ha valutato l'efficacia di 300 mg mensili di natalizumab (endovena in unica infusione) versus placebo in 942 pazienti con SM-RR (627 randomizzati a ricevere farmaco attivo). Lo studio ha avuto una durata di due anni; le misure primarie di efficacia erano sia la frequenza di ricadute cliniche che la progressione della disabilità alla scala EDSS dopo due anni. Nei pazienti trattati con natalizumab, il rischio di progressione della disabilità è stato ridotto in media del 42% (sono progrediti il 17% dei pazienti trattati contro il 29% di quelli in placebo), mentre la frequenza di ricadute è stata in media ridotta del 68% rispetto al placebo. Inoltre, la somministrazione di natalizumab si è associata a una riduzione dell'83% del numero di lesioni di nuova comparsa in T2 alla RMN dopo due anni e del 92% del numero di lesioni captanti il Gd, in confronto al gruppo placebo. Il farmaco è stato ben tollerato; gli eventi avversi più frequenti nel gruppo trattato sono stati reazioni allergiche e di ipersensibilità, mentre si sono verificate solo infezioni di entità lieve o moderata, senza significative differenze tra i due gruppi di trattamento [128].

Il secondo studio (denominato SENTINEL) ha valutato l'efficacia di 300 mg mensili di natalizumab (in monosomministrazione endovena, come nello studio AFFIRM) nel ridurre la frequenza di ricadute e la progressione di disabilità in pazienti con SM-RR che stavano già assumendo interferone β-1a (30 μg alla settimana im) da almeno un anno e avevano presentato una o più recidive durante i 12 mesi precedenti l'inizio dello studio SENTINEL. Il disegno dello studio prevedeva la randomizzazione dei pazienti a ricevere per due anni natalizumab o placebo (entrambi in somministrazione endovena mensile) in aggiunta all'interferone stesso. Lo studio ha arruolato 1.171 pazienti, di cui 589 trattati con natalizumab in aggiunta all'interferone. Nel gruppo trattato la percentuale di pazienti con progressione di malattia è stata del 24% inferiore (23% dei pazienti rispetto al 29% di quelli in placebo) e la frequenza media annuale di ricadute, sia pure molto bassa nel complesso, è anch'essa risultata significativamente minore (0,34 nei trattati, 0,75 nei placebo) ossia il tasso di ricadute si è ridotto del 54%. L'associazione dei due farmaci ha anche ridotto in modo significativo l'attività di malattia alla RMN [129].

Come è ben noto questo studio è stato interrotto per l'occorrenza di Leucoencefalopatia Multifocale Progressiva (PML) in due pazienti trattati con combinazione di natalizumab e interferone β-1a, rispettivamente per 37 e 28 mesi. Uno dei due casi è stato fatale. La PML è una rara patologia demielinizzante, spesso fatale, del SNC causata da infezione delle cellule oligodendrogliali da parte del virus JC. Questo virus è presente in forma latente nella maggior parte dei soggetti adulti, ma può essere riattivato in caso di disfunzioni del sistema immunitario[130].

In seguito a questi eventi avversi gravi, l'utilizzo del farmaco negli studi clinici e la sua vendita sono stati in un primo momento sospesi. È stata istituita una commissione di indagine per eseguire una rivalutazione sistematica dei dati clinici, di laboratorio e di RMN di 3.116 pazienti partecipanti a trials clinici con natalizumab, sia perché affetti da sclerosi multipla che da altre patologie autoimmuni La diagnosi di PML è stata confermata solo nei due pazienti già segnalati e in uno con malattia di Crohn, mentre è stata esclusa in 44 casi sospetti. Alla fine, la stima di incidenza della PML nei pazienti trattati con natalizumab con una esposizione al trattamento pari in media a 18 dosi è risultata di 1:1.000 [131]. I risultati di questo studio non possono, ovviamente, fornire una stima del rischio a lungo termine né di quello associato a dosi cumulative maggiori di farmaco.

Nel 2006 l'FDA e l'EMEA hanno approvato la reimmissione in commercio del natalizumab con la limitazione del suo uso alla sola monoterapia. Il farmaco è rimborsabile e può essere dispensato dai centri autorizzati.

Il natalizumab è indicato come monoterapia nella SM-RR in due gruppi di pazienti:
1. pazienti affetti da SM-RR, che abbiano ricevuto un trattamento immunomodulante per almeno 12 mesi, che abbiano avuto due ricadute nell'ultimo anno o una sola ricaduta con incompleto recupero e disabilità residua (EDSS ≥ 2) durante la terapia e che presentino almeno 9 lesioni in T2 o almeno una lesione captante il Gd alla RMN dell'encefalo;
2. pazienti affetti da SM-RR grave a rapida evoluzione, anche non precedentemente trattati con farmaci immunomodulanti o immunosoppressori, che abbiano avuto almeno due ricadute nell'ultimo anno con accumulo di disabilità (EDSS ≥ 2) e che presentino alla RMN encefalo la comparsa di nuove lesioni in T2 rispetto a un esame eseguito non oltre 12 mesi prima oppure la comparsa di lesioni captanti gadolinio rispetto a una RMN sempre eseguita non oltre 12 mesi prima.

Allo stato attuale sono in trattamento con natalizumab più di 20.000 pazienti in tutto il mondo e non si sono verificati nuovi casi di PML, né si sono manifestate nuove complicanze gravi. Il profilo di sicurezza del farmaco è verosimilmente migliore di quanto inizialmente pensato e ciò ne sta facilitando un uso più esteso.

Il natalizumab è sicuramente un farmaco altamente efficace nelle forme di SM-RR con attività di malattia, ma sono necessari un follow-up più lungo e un'attenta sorveglianza *post-marketing* per stabilirne il reale rapporto rischio/beneficio.

Effetti collaterali

Il farmaco è di solito ben tollerato. Gli effetti collaterali, ad eccezione di casi di PML citati, sono lievi e comprendono un maggior rischio di infezioni delle vie urinarie e delle alte vie aeree, cefalea, spossatezza, dolori articolari, febbre.

Sono state osservate reazioni allergiche, ma di queste soltanto l'1% si è presentata come reazione anafilattica; solitamente tale reazione insorge durante o entro 1 ora dall'inizio dell'infusione. I sintomi possono comprendere orticaria, vertigini, febbre, rash cutaneo, tremore, prurito, nausea, vampate, abbassamento della pressione, affanno e dolore toracico.

In rari casi si sono verificate reazioni allergiche ritardate come malattia da siero o reazioni simili con febbre e dolori articolari.

Durante due anni di trattamento non sono state osservate differenze nei tassi d'incidenza o nella natura delle patologie maligne tra i pazienti trattati con natalizumab e quelli in placebo. Tuttavia è necessario un periodo di follow-up più prolungato prima di poter escludere con certezza effetti di natalizumab sulle patologie maligne [128, 129].

Anticorpi anti-natalizumab

La comparsa di anticorpi anti-natalizumab possono ridurre l'efficacia del farmaco. Il tasso di anticorpi persistenti è del 6%, ma la loro presenza è stata associata a marcata riduzione dei benefici del trattamento e ad aumento di reazioni correlate con l'infusione o di ipersensibilità [132]. Nella pratica clinica il test non va eseguito di routine, ma dopo 6 mesi di terapia nei pazienti con attività clinica di malattia o reazioni persistenti correlate all'infusione. In caso di positività degli anticorpi, il test andrà ripetuto dopo 3 mesi; la loro persistenza rende consigliabile la sospensione del trattamento. Il trattamento va inoltre sospeso in maniera definitiva in ogni caso di ipersensibilità, reazioni allergiche o anafilattiche.

Alemtuzumab

È un anticorpo monoclonale anti-CD52 espresso sulla superficie dei linfociti B e T, delle cellule NK e della maggior parte dei monociti e dei macrofagi. Il legame di alemtuzumab col recettore porta a una rapida eliminazione delle cellule target. Come per altri anticorpi monoclonali che causano deplezione cellulare, questo farmaco è associato a un'importante sindrome da rilascio di citochine che consiste in iperpiressia, ipotensione, malessere, cefalea e orticaria. Per tale ragione va somministrato in piccole dosi ripetute precedute dalla somministrazione di steroide ad alto dosaggio. Sono stati recentemente pubblicati i dati relativi a un trial randomizzato controllato verso interferone β-1a [133]. In questo studio, iniziato nel 2003, 334 pazienti con forme di SM-RR *naive* sono stati randomizzati in tre gruppi: IFN β-1a e alemtuzumab (Campath-1H) a basso o alto dosaggio. Sono stati selezionati pazienti con durata di malattia inferiore a tre anni, con almeno due attacchi nei due anni precedenti e con lieve accumulo di disabilità (EDSS massimo 3,0). In entrambi i dosaggi i pazienti trattati con Campath-1H hanno mostrato una riduzione del *relapse rate* del 75% e una riduzione dell'accumulo di disabilità del 65% rispetto al gruppo trattato con IFN. Purtroppo il farmaco è associato a importanti effetti collaterali: in particolare, il 2,8% dei pazienti trattati ha sviluppato porpora trombotica trombocitopenica autoimmune. Altro evento avverso frequente è stato la comparsa di tiroidite autoimmune [134].

Il farmaco è molto efficace, ma il suo utilizzo è limitato dallo sfavorevole profilo di sicurezza; solo con un'osservazione più estesa e prolungata sarà possibile valutarne il potenziale di impiego nella pratica clinica.

Rituximab

È un anticorpo monoclonale contro l'antigene CD20 che è espresso sui linfociti B [135]. Il legame del farmaco porta all'eliminazione delle cellule B circolanti. Il rituximab è efficace nel ridurre l'attività infiammatoria in diverse malattie autoimmuni. Nei pazienti con SM sono stati condotti solo piccoli studi di fase I/II sul farmaco [126]. Un recente trial di fase II, randomizzato e controllato verso placebo condotto su 104 pazienti affetti da forme RR di malattia, ha mostrato nel gruppo trattato una significativa riduzione del numero di lesioni captanti il Gd fino a 24 mesi dall'infusione [136]. Tuttavia quanto questo farmaco abbia un ruolo in forme particolari di SM, con evidenza di danno mediato dall'immunità umorale, o quanto sia possibile un suo utilizzo su ampia scala rimane dibattuto anche per l'alta incidenza di importanti reazioni avverse durante l'infusione e alla segnalazione di casi di PML [137].

Daclizumab

Il daclizumab lega l'antigene CD25 che rappresenta la catena-α del recettore per l'interleuchina (IL)-2 bloccando l'attivazione dei linfociti T. L'antagonista del recettore per l'interleuchina 2 è uno dei tratti genetici che predispone alla malattia per cui si rafforza il razionale di questo trattamento. Sono stati condotti attualmente due studi di fase II [138, 139] in cui daclizumab è stato somministrato in aggiunta alla terapia con IFN. Entrambi gli studi hanno mostrato una riduzione significativa (circa del 70%) nel numero delle lesioni captanti il Gd e un miglioramento o una stabilizzazione clinica nel gruppo trattato anche con daclizumab. Inoltre i dati preliminari di uno studio di fase II, multicentrico randomizzato in doppio cieco condotto su 230 pazienti con forma relapsing-remitting e incompleta risposta al trattamento con IFN β, mostrano a 6 mesi una significativa riduzione del numero di lesioni attive alla RMN encefalo rispetto al gruppo placebo [126, 140].

Trapianto di cellule staminali ematopoietiche

La terapia immunosoppressiva ad alte dosi seguita dal trapianto di cellule staminali ematopoietiche (HSCT) è un approccio terapeutico che mira a indurre una remissione completa attraverso un intervento a più livelli ed è quindi volto a modificare il decorso della malattia. Il trattamento può essere condotto attraverso la reinfusione di cellule staminali emato-poietiche del paziente (autologo) o quelle di un donatore HLA compatibile (allogenico). È difficile pensare che la supposta maggior efficacia del trapianto eterologo possa controbilanciare i rischi di maggior morbilità e mortalità. Quindi il trapianto allogenico può essere prospettato solo come terapia di salvataggio per i pazienti con un decorso severo di malattia che non abbiano risposto a tutte le possibili opzioni terapeutiche, incluso l'HSCT autologo.

L'HSCT autologo è stato utilizzato per la prima volta nella SM a metà degli anni Novanta. Il razionale dell'utilizzo del trapianto nelle malattie autoimmuni e in particolare nella sclerosi multipla si basa sostanzialmente su tre teorie [141]:

- l'immunosoppressione potrebbe eliminare i cloni autoreattivi;
- il trapianto potrebbe portare a un rinnovamento del sistema immunitario tollerante verso il *self*;
- le cellule staminali trasfuse potrebbero differenziarsi in cellule gliali e precursori neuronali promuovendo una riparazione a livello delle lesioni del SNC.

In realtà non ci sono al momento dati a sostegno della teoria che le cellule staminali ematopoietiche possano differenziarsi in cellule gliali o neuronali.

Attualmente prevale l'ipotesi che l'intensa immunosoppressione possa eliminare il *repertoire* immunologico autoreattivo e che attraverso la reinfusione di cellule staminali ematopoietiche si possa ricostituire un nuovo sistema immunitario tollerante verso gli antigeni *self* [142].

Il trapianto di cellule staminali ematopoietiche autologhe è una procedura complessa che è ovviamente gravata da rischi; il pericolo maggiore è legato allo sviluppo di gravi eventi infettivi nella fase di immunosoppressione massiva necessaria per distruggere il sistema immunitario del paziente. Si stima che il rischio di mortalità sia del 5-8% [143].

Questa terapia è quindi considerata di terzo livello, da riservare a pazienti giovani, infatti gli anziani sono soggetti ad effetti collaterali maggiori, e che non abbiano risposto alle terapie convenzionali, sia immunomodulanti che con immunosoppressori. Un'ulteriore condizione è che i pazienti presentino rapido accumulo di disabilità e che la malattia dimostri una importante attività infiammatoria sia clinica che neuroradiologica.

I pazienti affetti da sclerosi multipla sottoposti a trapianto sono 350. Dall'ultima revisione della letteratura effettuata su 178 pazienti trattati con HSCT in tutto il mondo è emerso che la procedura migliora o stabilizza la disabilità nel 63% dei pazienti. La mortalità è di circa il 5,3% [143].

In Italia, l'esperienza maggiore è quella del gruppo GITMO che raggruppa le esperienze di 7 centri italiani. Su 21 pazienti sottoposti a trapianto autologo si è osservata una stabilizzazione o un miglioramento in 20 pazienti. Un solo paziente ha presentato dopo 4 anni dal trapianto una ricaduta di malattia che è completamente regredita dopo terapia steroidea.

Importante è stato anche l'effetto sull'attività di RM. Soltanto un paziente ha mostrato la comparsa di una nuova lesione alla RMN encefalo, in concomitanza con la riattivazione clinica [144]. Il tentativo di impiegare procedure di trapianto gravate da minori effetti collaterali è fallito perché circa la metà dei pazienti trattati presso il nostro centro ha presentato una riattivazione, clinica o alla RMN, di malattia entro il primo anno dal trattamento.

In conclusione, nonostante la sicura efficacia, per gli importanti effetti collaterali e i rischi associati, l'HSCT è da considerare ancora oggi una terapia di terzo livello.

Terapie combinate

I trattamenti che si siano già rivelati efficaci se usati singolarmente possono essere somministrati in combinazione. Le possibilità teoriche di associazione sono molte, ma il razionale di questo approccio richiede che l'integrazione tra più modalità di cura sia in grado di produrre effetti positivi superiori alla somma degli effetti dei singoli trattamenti. I possibili schemi di trattamento sono due.

1. Combinazione sequenziale: si pretratta con un farmaco immunosoppressore (mitoxantrone, ciclofosfamide o in futuro cladribina) per un breve periodo di "induzione" per poi passare a una terapia di mantenimento con IFN β o GA. Si sono ottenute iniziali evidenze che questo approccio è efficace. In particolare, il trattamento mensile con mitoxantrone (20 mg per via endovenosa, per 6 mesi), seguito dalla somministrazione di interferone β-1b riduce in modo altamente significativo l'attività di malattia e la progressione della disabilità in una popolazione di pazienti con forme RR [145]. È in corso uno studio multicentrico italiano che prevede lo stesso disegno, ma applicato a pazienti nel primo anno di malattia.

2. Aggiungere un secondo trattamento a quello già in corso se questo si è rivelato insufficiente a controllare la malattia. La possibilità di iniziare con due terapie contemporaneamente non è però ritenuta al momento praticabile, sia perché mancano le evidenze di un sinergismo tra

terapie, sia perché la combinazione comporta anche un maggior rischio di effetti avversi.

Dati preliminari riguardanti vari studi condotti su un numero piccolo di pazienti sembravano indicare che la combinazione azatioprina-interferone portasse a un beneficio clinico e di RMN, che fosse ben tollerata e non comportasse problemi di sicurezza. È stato successivamente avviato un ampio studio multicentrico randomizzato in doppio cieco controllato con placebo, paragonando in 181 pazienti il trattamento con il solo IFN β-1a per via im, il trattamento con IFN β-1a im in combinazione con azatioprina (50 mg/die) e il trattamento con IFN β-1a im, azatioprina (50 mg/die) e prednisone orale somministrato a giorni alterni. I pazienti sono stati seguiti per due anni con una ulteriore estensione in aperto sino a 5 anni. Lo studio non ha dimostrato la presenza di un effetto sinergico della combinazione di IFN β-1a e azatioprina rispetto al trattamento con solo IFN β-1a; infatti, non vi è stato beneficio sul tasso annualizzato di ricadute, né in termini di punteggio alla scala EDSS, né sulla progressione di disabilità, né sulle misure di RMN [146].

Uno studio multicentrico randomizzato in singolo cieco a gruppi paralleli, condotto su 59 pazienti affetti da SM attiva nonostante terapia con IFN β, si è proposto di valutare l'efficacia e la sicurezza della combinazione di cicli di ciclofosfamide somministrata assieme a metilprednisolone ev e terapia con IFN β-1a. Ne è risultato che la terapia di combinazione con ciclofosfamide/MP e IFN β-1a diminuisce il numero delle lesioni captanti il gadolinio e rallenta l'attività clinica di malattia in pazienti con malattia attiva durante il trattamento con il solo IFN β [147].

Sono inoltre in corso trial di associazione di IFN β o GA con nuovi farmaci somministrati per via orale fra cui cladribina, di cui si è parlato nel paragrafo degli anticorpi monoclonali, e teriflunomide. Quest'ultimo farmaco è un inibitore della diidro-orotato deidrogenasi, ha effetti immunomodulanti e si è dimostrato in grado di sopprimere l'EAE. Inoltre, in un recente trial di fase II, teriflunomide per os si è dimostrata efficace nel ridurre le lesioni alla RMN encefalo ed è stata ben tollerata nei pazienti affetti da SM-RR [148]. Sempre in pazienti affetti da SM-RR è in corso un trial di fase III mirato a valutare l'efficacia sia clinica che RMN della teriflunomide vs placebo.

Come già accennato nel paragrafo sugli anticorpi monoclonali, sono stati pubblicati i promettenti risultati preliminari di uno studio di associazione della terapia con IFN β e daclizumab [126, 140].

Razionale per un trattamento precoce

L'andamento nelle fasi iniziali della malattia è anticipatorio dell'evoluzione futura. I pazienti che presentano una percentuale di ricadute alta o un breve intervallo tra il primo e il secondo attacco tendono ad avere una prognosi peggiore [149, 150]. È interessante notare come la RMN effettuata al primo episodio clinico di SM fornisca indicazioni sulla prognosi a lungo termine.

Il carico di lesioni cerebrali all'esordio della malattia influenza non solo il rischio di sviluppare una SM clinicamente definita, ma anche la disabilità a lungo termine [151, 152].

La presenza all'esordio di lesioni captanti è anche anticipatoria dell'evoluzione futura a SM-CD [153]. Come indicato da alcuni studi [154, 155], queste evidenze clinico-neuroradiologiche suggeriscono che fattori genetici possano influenzare l'evoluzione della malattia, ma i risultati necessitano di ulteriori conferme. Se l'elevata attività clinica e di RMN nelle fasi precoci della malattia può determinare un più rapido accumulo di disabilità irreversibile, ci si può attendere che un trattamento capace di ridurre l'attività di malattia in fase precoce migliori la prognosi a lungo termine.

Evidenze immunologiche

Non ci sono evidenze ben precise che le anomalie immunologiche osservate nelle fasi precoci o tardive della malattia differiscano significativamente tra loro, ma alcune osservazioni indicano la possibilità di un incremento nel tempo delle alterazioni immunologiche alla base della SM.

Durante la progressione della malattia, le cellule regolatorie tendono a riconoscere più epitopi all'interno dello stesso antigene e più antigeni all'interno dello stesso organo. Questo processo, chiamato *antigen spreading* (diffusione inter/intra epitopi), è caratteristico delle cellule T antigene-specifiche del SNC sia negli animali con encefalomielite allergica sperimentale (EAE), sia in pazienti affetti da SM [156, 157]. Comunque, non è chiaro se l'autoreattività si stabilizzi nel tempo o mantenga un alto livello di diversità e plasticità durante il decorso della malattia.

I pazienti con SM-SP mostrano una produzione di IFN γ significativamente aumentata rispetto a pazienti affetti da SM-RR, quando le cellule T siano stimolate con anticorpi anti-CD3. La maggiore produzione è dipendente dall'IL-12 e i pazienti con SM-SP mostrano una incrementata produzione di IL-12 rispetto ai pazienti affetti da SM-RR [158]. In uno studio prospettico di 131 pazienti con SM-RR e 35 pazienti SM-SP trattati con IFN β-1b, un composto urinario simil-MBP è risultato più alto nel gruppo di pazienti con SM progressiva che nei pazienti SM-RR che convertivano a una fase secondariamente progressiva di SM [159]. Questi dati suggeriscono che il processo infiammatorio può avere caratteristiche diverse durante fasi diverse della malattia.

Se questi fenomeni giocassero un ruolo nell'evoluzione della malattia, un trattamento immunomodulatorio precoce con conseguente sotto-regolazione delle cellule T antigene-specifiche e con un'attivazione selettiva di reti di citochine specifiche potrebbe dare risultati migliori rispetto a una terapia ritardata e rallentare forse la progressione della malattia.

Evidenze patologiche

Le evidenze patologiche sono forse in grado di spiegare la variabilità di decorso della SM fra i diversi pazienti. I modelli patologici nella SM sono molteplici e ciò è probabilmente indice di diversi meccanismi patogenetici [160]. A un tempo dato, nel singolo paziente, tutte le lesioni sembrano condividere lo stesso modello patologico [160, 161]. Non è chiaro se lo stesso modello permanga per tutta la vita del paziente; in tal caso la prognosi potrebbe essere determinata già nelle fasi precoci della malattia e potrebbero essere adottate strategie terapeutiche specifiche. Una certa variabilità durante l'evoluzione della malattia è suggerita dalle diverse caratteristiche della risposta infiammatoria nelle placche nuove e nelle vecchie [160].

Il danno assonale ha un ruolo centrale anche nelle fasi precoci della malattia perchè appare abbastanza chiaro che la degenerazione assonale è alla base di deficit neurologici irreversibili, mentre un possibile ruolo minore è giocato da un blocco di conduzione persistente.

Evidenze di RMN

Il rinnovato interesse sul danno assonale nella SM è soprattutto dovuto alla recente disponibilità di nuove tecniche di RMN che permettono una migliore individuazione della specificità patologica. La spettroscopia di RMN [162, 163], la *magnetization transfer* [164, 165], la misura dell'atrofia cerebrale e del midollo spinale [166-168] o la misura dei buchi neri in T1 [169] forniscono una evidenza indiretta della perdita assonale come fenomeno precoce nella SM. Inoltre questi studi hanno suggerito che il danno assonale avviene sia all'interno delle lesioni, come risultato del processo infiammatorio, che nella cosiddetta "sostanza bianca apparentemente normale" (NAWM), come conseguenza della degenerazione assonale secondaria a interruzione assonale e probabilmente di aree microscopiche di infiammazione.

Evidenze dei trial clinici

La prima dimostrazione di efficacia del trattamento antinfiammatorio precoce nella SM viene dal trial per la terapia della neurite ottica (ONTT). Questo trial ha dimostrato che un singolo ciclo di 3 giorni di trattamento con 1 g di MP ev riduce del 50% circa il rischio di conversione a SM clinicamente definita a due anni [170].

Gli studi ETOMS [30], CHAMPS [29], BENEFIT [32] e PRECISE [68] hanno dimostrato che il trattamento precoce all'esordio clinico della malattia è efficace nel ridurre il rischio di ricaduta. Gli studi ETOMS e CHAMPS hanno utilizzato basse dosi di IFN β-1a in mono-somministrazione settimanale; questo schema terapeutico, nei pazienti con forme RR di malattia, ha dato effetti modesti con IFN β-1a per via im [20] o assenti con IFN β-1a per via sc [171], suggerendo che l'efficacia del trattamento dipende dalla precocità con cui viene iniziato. Anche altri studi hanno evidenziato la tendenza a una risposta migliore nelle fasi più precoci di malattia.

Nello studio PRISMS, sia la dose alta che quella bassa di IFN β-1a, riducevano l'attività sia clinica che di RMN nei pazienti con EDSS ≤ 3,5 all'inizio del trattamento; in quelli con EDSS >3,5, la proporzione di pazienti senza ricadute e con risonanza non attiva era significativamente ridotta solo con la dose alta [21]. Allo stesso modo gli effetti terapeutici del GA sembrano essere più evidenti nei pazienti con SM-RR con EDSS più basso all'inizio del trattamento [60].

Sclerosi multipla in età pediatrica

La sclerosi multipla è rara nell'infanzia. Fino all'età di 16 anni la frequenza della malattia è stimata del 2,7-5% [172, 173]. L'esordio è simile a quello della forma adulta, ma con una maggiore frequenza di segni/sintomi motori e di interessamento del tronco-encefalo. Nella maggior parte dei casi il decorso è di tipo remittente-recidivante con un intervallo medio di circa 24 mesi tra primo e secondo attacco. Non sono descritte forme primariamente progressive, ma rari casi di decorso progressivo con ricadute (progressive-relapsing). Il quadro strumentale e di laboratorio non è diverso da quello osservato nelle forme a esordio adulto [172, 173]. In alcuni casi a insorgenza particolarmente acuta e interessamento delle funzioni cognitive, può essere difficile la diagnosi differenziale con la encefalomielite acuta disseminata.

Il trattamento dell'attacco si basa sull'uso di corticosteroidi ad alte dosi per via endovenosa. Le dosi devono essere adattate all'età e al peso corporeo. A partire dall'età di 10 anni si possono utilizzare dosi di 500 mg /die per almeno 3 giorni consecutivi. In caso di primo attacco, è opportuno un *tapering* protratto della terapia steroidea perché la diagnosi non è ancora definita. Nelle forme all'esordio, è consigliabile ripetere la RMN encefalo a breve intervallo di tempo (3-6 mesi) per valutare sia la disseminazione temporale, sia l'attività della malattia.

Molto spesso nei bambini la malattia si presenta particolarmente attiva sia come clinica che come quadro neuroradiologico. Valgono per l'età pediatrica le raccomandazioni formulate per l'età adulta, con un approccio tendenzialmente meno aggressivo. In caso di diagnosi di SM, si dovrà procedere al trattamento con IFN β o con GA se il carico lesionale cerebrale è almeno discreto o in presenza di almeno 2 lesioni attive. Per quadri caratterizzati da poche e piccole lesioni, l'inizio del trattamento va posposto, perché meno tollerato, sia per gli effetti collaterali su un organismo in crescita che per motivi psicologici. Non sono disponibili studi clinici che aiutino a definire il tipo di IFN e le dosi da impiegare.

Sino a pochi anni fa, la letteratura riportava dati promettenti sull'efficacia di tali farmaci riguardanti pochi casi infantili [174, 175]. Negli ultimi anni sono stati analizzati 100 bambini trattati con IFN, sia per via im che per via sc, o con GA e si è ottenuta la conferma che i due farmaci sono efficaci e ben tollerati [176, 177].

L'IFN β-1a è somministrato per via im con le modalità iniziali dell'adulto; se la somministrazione è sc, è raccomandabile iniziare con dosi ridotte della metà, ma almeno 2 volte la settimana, per poi raggiungere gradualmente la dose piena.

Considerata l'ottima tollerabilità, non è necessario iniziare GA a dosi ridotte.

L'IFN β e il GA hanno profili diversi per quanto concerne gli effetti collaterali e comportano una diversa frequenza di iniezioni. È opportuno discutere con i pazienti e con i familiari le soluzioni che garantiscano la migliore compliance. Nella nostra esperienza relativa a una trentina di casi, la risposta al trattamento è stata generalmente buona, sia dal punto di vista clinico che psicologico. È però difficile stimare l'entità della risposta clinica al trattamento, perché nei primi anni di malattia la SM a esordio infantile ha decorso per lo più favorevole.

Forme atipiche di sclerosi multipla

La malattia di Devic [178-182], la sclerosi concentrica di Balò [182] e la malattia di Marburg [183] sono considerate varianti atipiche della sclerosi multipla, ma molti autori ritengono che si tratti in realtà di patologie con eziologia diversa. La rarità di queste forme rende impossibile definire l'efficacia di trattamenti mediante trial clinici. Una serie di osservazioni consentono comunque di delineare le linee essenziali della condotta terapeutica.

Malattia di Devic o neuromielite ottica

È un'affezione caratterizzata dalla compromissione simultanea o susseguente nel tempo dei nervi ottici (neuriti ottiche) e del midollo spinale (mieliti traverse). Le lesioni midollari si estendono tipicamente oltre tre metameri. Anche la Devic è una malattia infiammatoria demielinizzante del sistema nervoso centrale che si manifesta a ricadute; rispetto alla SM è molto più severa con accumulo di disabilità dopo le ricadute; le lesioni sono estese nel midollo spinale, ma tendono a risparmiare l'encefalo. Recentemente sono stati individuati gli anticorpi anti-aquaporina come marker sierico altamente specifico della Devic, con il canale dell'acqua aquaporina-4 come target.

L'esordio della malattia è acuto con progressione in pochi giorni o al massimo in poche settimane. Il recupero dalle neuriti ottiche e dalle mieliti è sempre parziale, le possibili recidive portano a rapido accumulo di disabilità. Il 20% dei pazienti muore entro 5 anni dall'esordio.

Il trattamento di prima scelta della fase acuta consiste nell'associazione di plasmaferesi e steroidi ev ad alte dosi, seguita da trattamento immunosoppressivo ev a cicli con ciclofosfamide o mitoxantrone.

Un altro approccio terapeutico prevede, dopo il trattamento steroideo ev, la somministrazione di mitoxantrone o ciclofosfamide ev a cicli, con dosi piene per almeno i primi 6 mesi, poi a dosi ridotte. Negli ultimi anni, per i casi gravi non responsivi ai trattamenti descritti, viene utilizzato il retuximab per ottenere una deplezione dei linfociti B. Nei casi meno gravi si può considerare la combinazione di steroidi orali e azatioprina [178-182].

Sclerosi concentrica di Balò

È una malattia rarissima, caratterizzata da un processo infiammatorio acuto multifocale, monofasico o con rare ricadute; la malattia è mortale nella maggior parte dei casi. Le lesioni presentano tipicamente l'alternarsi di anelli di demielinizzazione e parziale rimielinizzazione.

Il trattamento di prima scelta consiste nell'associazione di steroidi e immunosoppressori ev. Come alternativa è da considerare il trattamento con immunoglobuline endovena o la plasmaferesi [183].

Malattia di Marburg

È una forma infiammatoria, demielinizzante, acuta, monofasica che porta a morte la maggior parte dei pazienti in pochi giorni o settimane.

Il trattamento di prima scelta sono gli steroidi, che devono essere continuati a lungo, a dosi generose in quanto la malattia tende a riattivarsi se la riduzione della dose è troppo precoce [184].

Per tutte queste varianti della SM è indispensabile iniziare il trattamento il più precocemente possibile; ogni ritardo riduce drammaticamente le già scarse probabilità di successo.

Encefalomielite acuta disseminata

L'encefalomielite acuta disseminata (ADEM) è una malattia infiammatoria demielinizzante del SNC che, almeno nel 70% dei casi, è preceduta da un'infezione virale o da una vaccinazione, ma che può manifestarsi senza un evento precipitante identificabile. L'ADEM si sviluppa in seguito a una reazione autoimmunitaria transitoria nei confronti di antigeni mielinici, probabilmente per un mimetismo molecolare o un'attivazione non specifica di cellule T autoreattive.

Clinicamente è caratterizzata dalla comparsa acuta o subacuta di disturbi neurologici multifocali; il decorso è più spesso monofasico; sono però noti casi con una o, raramente, più ricadute. Non esistono criteri assoluti per distinguere l'ADEM da un primo attacco di SM. Il quadro clinico è generalmente più grave e indicativo di un danno nervoso più diffuso: segni multifocali con possibile riduzione del livello di coscienza, crisi comiziali, neurite ottica bilaterale. Alla RMN le lesioni dell'encefalo tendono a essere ampie e simmetriche, sono spesso sottocorticali con coinvolgimento della sostanza grigia, in particolare dei gangli della base. La peculiarità dell'ADEM è il potenziamento dopo gadolinio della maggior parte, se non di tutte, le lesio-

ni. Il liquor cerebrospinale mostra pleiocitosi ed è rara la presenza di bande oligoclonali che, se presenti, sono comunque transitorie. I controlli di RMN encefalo e midollo eseguiti nel tempo mostrano una tendenza alla risoluzione delle lesioni precedenti e l'assenza di comparsa di nuove lesioni; non c'è la disseminazione spaziale e temporale tipica della SM [185, 186].

Non esiste una terapia standard per l'ADEM, ma i trattamenti sono basati sull'analogia della patogenesi dell'ADEM con quella della SM, ossia demielinizzazione perivenulare di tipo infiammatorio [187-188].

Il primo approccio prevede l'uso di steroidi ad alte dosi per via endovenosa (metilprednisolone 1 g/die per almeno 5 giorni), seguito da una riduzione molto graduale. Nei casi di scarsa risposta si impiegano immunoglobuline ev (0,4 g/kg/die) per 5 giorni o la plasmaferesi. Il razionale di queste terapie è basato sul coinvolgimento dell'immunità autoanticorpale nella patogenesi del danno nervoso [189]. È consigliabile, comunque, che un ciclo di terapia con immunosoppressori segua la plasmaferesi per prevenire precoci riattivazioni della malattia. Il farmaco consigliato è la ciclofosfamide per il suo riconosciuto effetto sulla componente umorale. Anche in questa patologia la precocità dell'intervento è probabilmente il fattore che maggiormente condiziona il successo terapeutico.

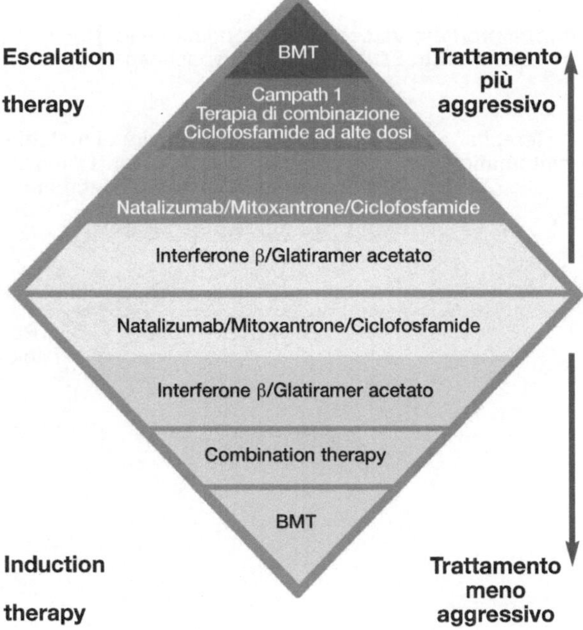

Figura 8.1 • Schema dei possibili approcci terapeutici. Verso l'alto: escalation therapy; trattamenti ad attività immunitaria crescente. Verso il basso: induction therapy; trattamenti aggressivi seguiti da terapia di mantenimento [190].

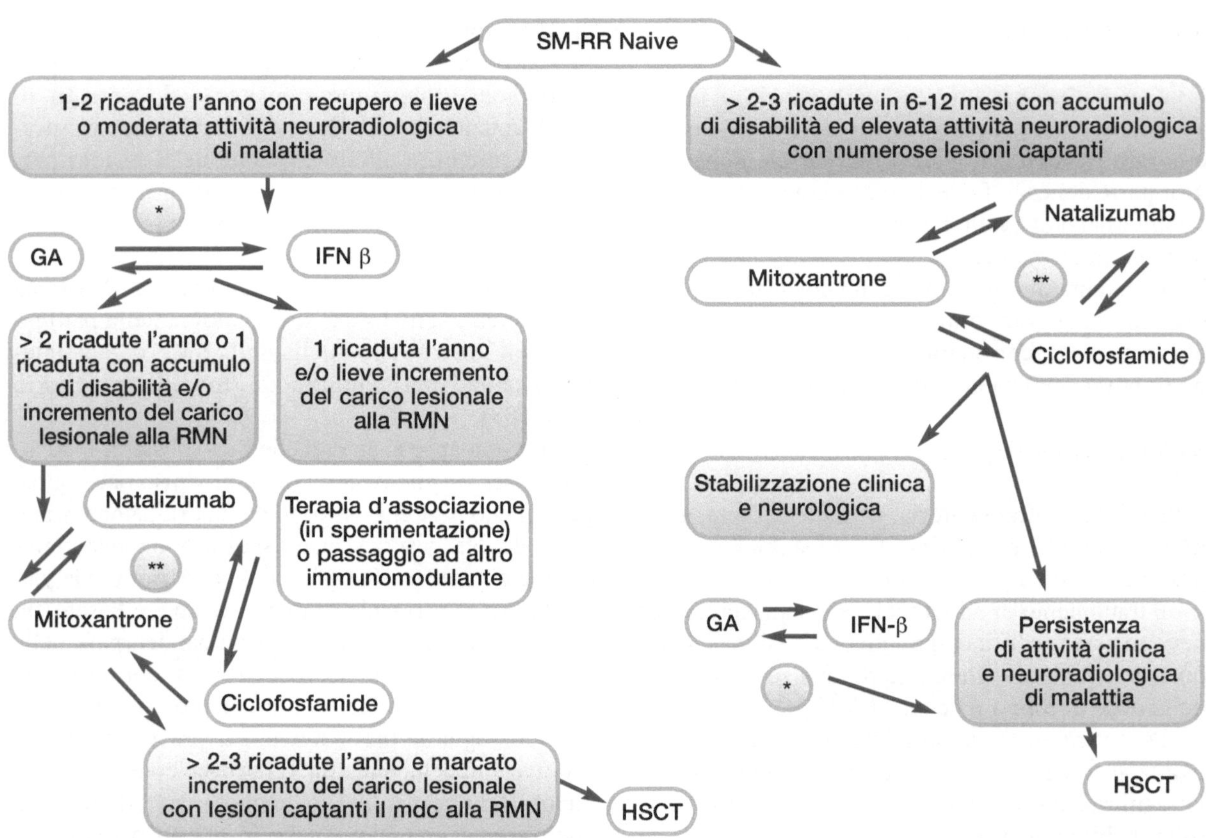

* Il passaggio da un immunomodulante all'altro dovrebbe essere effettuato oltre che per inadeguata risposta clinica e/o neuroradiologica anche per effetti collaterali, per comparsa di anticorpi anti-IFN o per ridotta compliance del paziente.
** Se incompleta risposta clinica e/o neuroradiologica o comparsa di effetti collaterali, eventi avversi o presenza di anticorpi anti-natalizumab, è possibile passare da un trattamento all'altro facendo trascorrere possibilmente almeno 3 mesi.

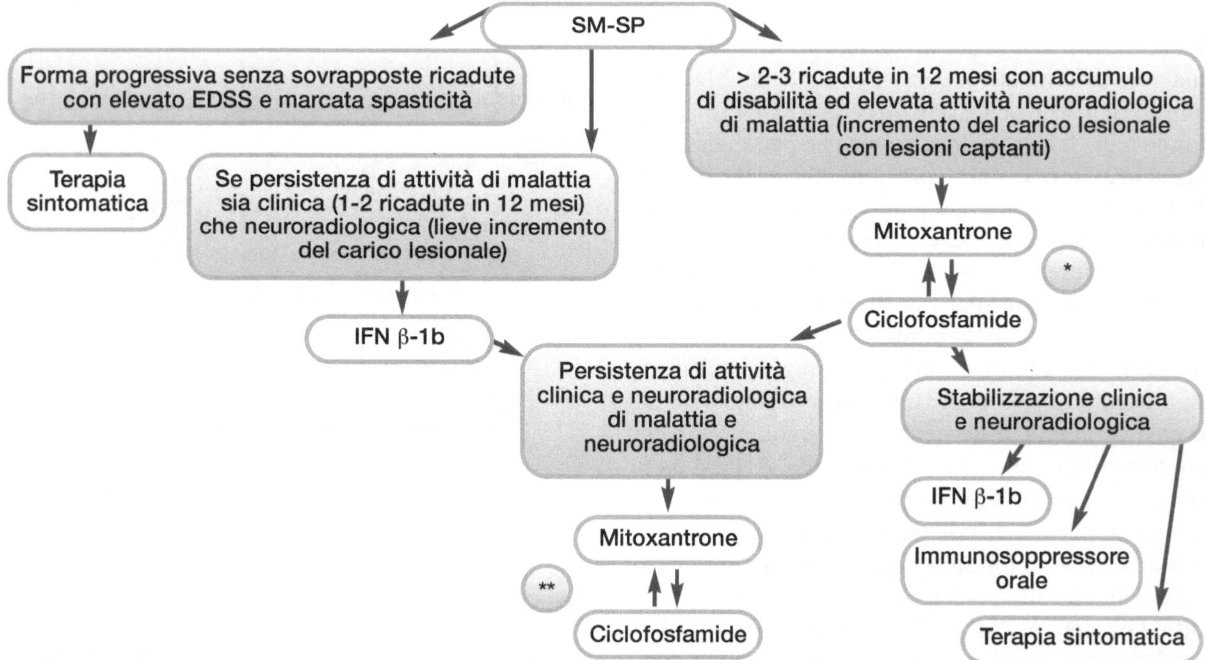

* La scelta del farmaco deve essere basata sulle caratteristiche del singolo paziente, la durata del trattamento deve essere di almeno 6 mesi.
** Nel caso si decida di proseguire con mitoxantrone porre attenzione a non superare il dosaggio totale consigliato di 120 mg/mq; il passaggio da un trattamento all'altro può essere effettuato dopo almeno 3 mesi.

Figura 8.2 • Schemi terapeutici. In alto: SM-RR di nuova diagnosi; a destra: escalation therapy; a sinistra: induction therapy. In basso: SM secondariamente progressive.

Conclusioni

Negli ultimi anni le prospettive terapeutiche della SM sono virate dal nichilismo a un ragionevole ottimismo. La ragione è lo sviluppo di terapie specifiche per la SM e i notevoli progressi nella comprensione della sua patogenesi. I nuovi trattamenti, natalizumab, mitoxantrone, campath e alemtuzumab riducono del 60-90% la frequenza degli attacchi e hanno un forte impatto positivo sulla progressione della disabilità; il loro uso precoce sta veramente cambiando la storia naturale della malattia. È materia di oggi il necessario ripensamento sull'indicazione specifica di ogni trattamento.

È da ribadire che la malattia deve essere affrontata principalmente con una strategia terapeutica flessibile che preveda l'impiego di terapie ad attività antinfiammatoria progressivamente crescente. ossia, *escalation therapy*. L'approccio terapeutico di primo livello è costituito dalle terapie immunomodulanti, che hanno un discreto livello di efficacia e un ottimo livello di sicurezza; in caso di fallimento si passa alle terapie di secondo livello che sono immunosoppressive o con anticorpi monoclonali che, a fronte di una maggiore efficacia, hanno però minori livelli di sicurezza. In questa fase si può anche prendere in considerazione la combinazione di più modalità terapeutiche, tenendo però presente che questa pratica, a differenza delle due modalità precedenti, non ha un'evidenza di classe A. Infine, per casi particolarmente aggressivi di malattia, si deve considerare un terzo livello di intervento costituito da terapie immunosoppressive particolarmente aggressive fino al trapianto di cellule staminali ematopoietiche autologhe.

Più di recente si va facendo strada uno schema di intervento opposto, che prevede l'utilizzo iniziale di un trattamento antinfiammatorio potente mirato a ottenere la soppressione dell'attività di malattia (terapia immunosoppressiva o con anticorpi monoclonali), seguito da un trattamento di mantenimento meno aggressivo (terapie immunomodulanti): è la cosiddetta *induction therapy*. Nella figura 8.1 si ribadisce graficamente il concetto di *escalation* e *induction therapy* [190], mentre nella figura 8.2 si propone un algoritmo che va seguito a seconda delle caratteristiche cliniche e neuroradiologiche della malattia del paziente e della risposta ai vari trattamenti farmacologici.

Per concludere, dobbiamo però sottolineare che il limite delle terapie attuali è costituito dal fatto che sono principalmente attive sull'infiammazione, che è sicuramente un processo centrale nella patogenesi del danno nervoso della SM, ma che si riduce col progredire della malattia. Il peggioramento clinico è prevalentemente determinato da una degenerazione lenta e inesorabile, in parte provocata dal danno accumulato, in parte causata da un cambiamento della patogenesi che vede nelle fasi più tardive una compartimentalizzazione della risposta immunitaria. Ne consegue: 1) che anche un trattamento molto efficace nel ridurre l'infiammazione ha effetti marginali o nulli se applicato tardivamente; 2) la grande importanza dello sviluppo di nuove terapie che siano in grado di agire sui meccanismi degenerativi primari e secondari.

Bibliografia

1. International Multiple Sclerosis Genetics Consortium, Hafler DA, Compston A, Sawcer S, et al. Risk alleles for multiple sclerosis identified by a genomewide study. N Engl J Med. 2007; 357(9):851-862.
2. Gold R, Buttgereit F, Toyka KV. Mechanism of action of glucocorticosteroid hormones: possible implications for therapy of neuroimmunological disorders. J. Neuroimmunol 2001; 117:1-8.
3. Rose AS, Kuzma JW et al. Cooperative study in the evaluation of therapy in Multiple Sclerosis: ACTH versus placebo: final report. Neurology 1970; 20:1-19.
4. Thompson AJ, Kennard C, Swash M et al. Relative efficacy of intravenous methylprednisolone and ACTH in the treatment of acute relapse in MS. Neurology 1989; 39:969-971.
5. Durelli L, Cocioto D, Riccio A et al. High-dose intravenous methylprednisolone in the treatment of multiple sclerosis: clinical-immunologic correlations. Neurology 1986; 36:238-243.
6. Sellebjerg F, Frederiksen JL, Nielsen PM and Olesen J. Double-blind, randomized, placebo-controlled study of oral, high-dose intravenous methylprednisolone in attacks of MS. Neurology 1998; 51:529-534.
7. Alam SM, Kyriakides T, Lawden M and Newman PK. Methylprednisolone in multiple sclerosis: a comparison of oral with intravenous therapy at equivalent high dose. J Neurol Neurosurg Psychiatry 1993; 56:1219-1220.
8. Wenning GK, Wietholter H, Scnauder G et al. Recovery of the hypothalamic-pituitary-adrenal axis from suppression by short-term, high dose intravenous prednisolone therapy in patients with MS. Acta Neurol Scand 1994; 89:270-273.
9. Oliveri RL, Valentino P, Russo C et al. Randomized trial comparing two different high doses of methylprednisolone in MS: a clincal and MRI study. Neurology 1998; 50:1833-1836.
10. Cerisier A, Dacosta A et al. Accidents coronaires graves et bolus de corticoides. Mise au point a propos de trois nouvelles observations. Archives maladies du cœur et des vaisseaux 1997; 90(suppl. 9):1285-1288.

11. Filippini G, Brusaferri F, Sibley WA et al. Corticosteroids or ACTH for scute exacerbations in multiple sclerosis. Cochrane Database Syst Rev 2000; CD001331.

12. Dhib-Jalbut S. Mechanism of interferon beta action in multiple sclerosis. Mult Scler 1997; 3: 397-401.

13. Arnason BG, Dayal A, Qu Z.X et al. Mechanism of action of interferon-beta in multiple sclerosis. Springer Semin Immunopathol 1996; 18:125-148.

14. Stuve O, Dooley NP, Uhm JH et al. Interferon beta-1b decreases the migration of T lymphocytes in vitro: effects on matrix metalloproteinase-9. Ann Neurol 1996; 40: 853-863.

15. Rudick RA, Ransohoff RM, Peppler R et al. Interferon beta induces interleukin 10 expression: relevance to multiple sclerosis. Ann Neurol 1996; 40:618-27.

16. The IFNB SM Study Group. Interferon beta 1B is effective in relapsing remitting multiple sclerosis I. Clinical results of a multicenter, randomised, double-blind, placebo-controlled trial. Neurology 1993; 43:655-661.

17. Paty DW, Li DK for the UBC MS/RMI Study Group and the IFNB Multiple Sclerosis Study Group. Interferon beta 1B is effective in relapsing-remitting multiple sclerosis. II. RMI analysis results of a multicenter, randomized, double-blind, placebo-controlled trial. Neurology 1993; 43:662-667.

18. Munafo A, Trinchard-Lugan II, Nguyen TX et al. Comparative pharmacokinetics and pharmacodynamics of recombinant human interferon beta-1a after intramuscular and subcutaneous administration. Eur J Neurol 1998; 5:187-193.

19. Munafo A, Spertini F, et al. Pharmacodynamics responses to the IFN beta 1a administered subcutaneously once a week (qw) or three times a week (tiw), over one month. Mult Scler 1997; 3: 226.

20. Jacobs LD, Cookfair DL, Rudick RA et al. Intramuscular Interferon Beta 1A for disease progression in relapsing multiple sclerosis. Ann Neurol 1996; 39: 285-294.

21. PRISMS (Prevention of Relapses and Disability by Interferon B-1a Subcutaneously in Multiple Sclerosis) Study Group Randomised double blind placebo-controlled study of interferon β-1a in relapsing-remitting multiple sclerosis. Lancet 1998; 352:1498-504.

22. Clanet M, Radue EW, Kappos L et al. A randomized, double-blind, dose-comparison study of weekly interferon β-1a in relapsing MS. Neurology 2002; 59:1507-1517.

23. The PRISMS Study Group and the University of British Columbia MS/RMI Analysis Group PRISMS-4: Long-term efficacy of interferon-beta-1a in relapsing MS. Neurology 2001;.56(12):1620.

24. Durelli L, Verdun E, Barbero P, et al. Every-other-day interferon beta-1b versus once-weekly interferon beta-1a for multiple sclerosis: results of a 2-year prospective randomised multicentre study (INCOMIN). Lancet 2002; 359: 1453-60.

25. Panitch H, Goodin DS, Francis G et al. Randomized comparative study of interferon beta-1a treatment regimens in MS: the EVIDENCE trial. Neurology 2002; 59:1496-1506.

26. Witt PL, Storer BE, Bryan GT et al. Pharmacodynamics of biological response in vivo after single and multiple doses of interferon-beta. J Immunother 1993; 13:191-200.

27. Sturzebecher S, Maibauer R, Heuner A et al. Pharmacodynamic comparison of single doses of IFN-beta1a and IFN-beta1b in healthy volunteers. J IFN Cytokine Res 1999;19:1257-1264.

28. O'Connor et al. Interferon beta-1b 500mcg, interferon beta-1b 250 mcg and glatiramer acetate: primary outcomes of the Betaferon®/Betaseron® Efficacy Yielding Outcomes of a New Dose) study. Neurology 2008; Suppl: LBS.003.

29. Jacobs LD, Beck RW, Simon JH et al. Intramuscular interferon beta-1a therapy initiated during a first demyelinating event in multiple sclerosis. N Engl J Med 2000; 343:898-904.

30. Comi G, Filippi M, Barkhof F. Effect of early interferon treatment on conversion to definite multiple sclerosis: a randomized study. Lancet 2001; 357:1576-1582.

31. Comi G, Inglese M, De Stefano N et al. Brain volume changes in patients at presentation with suspected multiple sclerosis: results of the ETOMS study. Mult Scler 2002; 8 suppl 1: S10.

32. Kappos L, Freedman MS, Polman CH, et al and BENEFIT Study Group Effect of early versus delayed interferon beta-1b treatment on disability after a first clinical event suggestive of multiple sclerosis: a 3-year follow-up analysis of the BENEFIT study. Lancet 2007; 370(9585):389-397.

33. Filippini G, Munari L, Incorvaia B et al. Interferons in relapsing remitting multiple sclerosis: a systematic review. Lancet 2003; 361:545-552.

34. European study Group on interferon beta 1b in secondary progressive MS (1998) Placebo-controlled multicenter randomized trial of interferon beta 1b in the treatment of secondary progressive multiple sclerosis. Lancet 352:1491-1497.

35. Miller DH, Molyneux PD, Barker GJ et al. Effect of interferon beta 1b on magnetic resonance imaging outcomes in secondary progressive multiple sclerosis: results of a European multicenter randomised, double-blind, placebo-controlled trial. Ann Neurol 1999; 46:850-859.

36. Panitch H, Miller A, Paty D et al. and North American Study Group on Interferon beta-1b in Secondary Progressive MS Interferon beta-1b in secondary progressive MS: results from a 3-year controlled study. Neurology 2004; 63(10):1788-795.

37. Secondary Progressive Efficacy Clinical Trial of Recombinant Interferon beta-1a in MS (SPECTRISM) Study Group Randomized, controlled trial of Interferon beta-1a in Secondary Progressive MS: Clinical Results. Neurology 2001; 56:1496-504.

38. Cohen JA, Cutter GR, Fischer JS et al. Benefit of interferon beta-1a on MSFC progression in secondary progressive MS. Neurology 2002; 10, 59(5):679-687.

39. Leary SM, Miller DH, Stevenson VL et al. Interferon beta-1a in primary progressive MS: an exploratory, randomized, controlled trial. Neurology 2003; 60(1):44-51.

40. Montalban X. Overview of European pilot study of interferon beta-Ib in primary progressive multiple sclerosis. Mult Scler 2004; 10 Suppl 1:S62.

41. Kivisäkk P, Alm GV, Fredrikson S, et al. Neutralizing and binding anti-interferon-beta (IFN-beta) antibodies. A comparison between IFN-beta-1a and IFN-beta-1b treatment in multiple sclerosis. Eur J Neurol 2000; 7(1):27-34.

42. Malucchi S, Sala A, Gilli F et al. Neutralizing antibodies reduce the efficacy of betaIFN during treatment of multiple sclerosis. Neurology 2004; 62(11):2031-2037.

43. McKeage K, Wagstaff AJ. Subcutaneous interferon-beta-1a: new formulation. CNS Drugs 2007; 21(10):871-876.

44. Malucchi S, Gilli F, Caldano M et al Predictive markers for response to interferon therapy in patients with multiple sclerosis.Neurology 2008; 70:1119-1127.

45. Arnon R. The development of COP 1 (Copaxone), an innovative drug for the treatment of multiple sclerosis: personal reflections. Immunology letters 1996; 50:1-15.

46. Arnon R & Teiltelbaum D. Desensitization of experimental allergic encephalomyelitis with syntetic peptides analogues. In Davison AN & Cuzner ML (eds). The suppression of experimental Allergic Encephalomyelitis and Multiple Sclerosis; Academic Press, New York 1980:105-117.

47. Teitelbaum D, Aharoni R, Arnon R et al. Specific inhibition of the T cell response to myelin basic protein by the synthetic copolymer GA. Proc Natl Acad Sci USA 1988; 85:9724-9728.

48. Sela M, Arnon R, Teitelbaum D. Suppressive activity of GA in EAE and its relevance to multiple sclerosis. Bull Inst Pasteur 1990; 88:303-314.

49. Duda PW, Schmied MC, Cook SL et al. Glatiramer acetate (Copaxone ®) induces degenerate, Th2-polarized immune responses in patients with multiple sclerosis. J Clin Invest 2000; 105:967-976.

50. Wekerle H, Linington C, Lassmann H et al. Cellular immune reactivity within the CNS. Trends Neurosci 1986; 9:271-277.

51. Krogsgaard M, Wucherpfenning KW, Canella B et al. Visualization of myelin basic protein (MBP) T cell epitopes in multiple sclerosis lesions using a monoclonal antibody specific for the human histocompatibility leukocyte antigen (HLA)-DR2-MBP 85-99 complex. J Exp Med 2000; 191:1395-1412.

52. Kipnis J, Yoles E, Porat Z et al. T cell immunity to copolymer 1 confers neuroprotection on the damaged optic nerve: possible therapy for optic neuropathies. Proc Natl Acad Sci USA 2000; 97:7446-451.

53. Kerschensteiner M, Gallmeier E, Behrens L et al Activated human T cells, B cells, and monocytes produce brain-derived neurotrofic factor (BDNF) in vitro and in brain lesions: a neuroprotective role of inflammation? J Exp Med 1999; 189:865-870.

54. Besser M, Vank R. Clonally restricted production of the neurotrophins brain-derived neurotrofic factor and neurotrophin-3 RMNA by human immune cells and Th1/Th2-polarized expression of their receptors. J Immunol 1999; 162:6303-6306.

55. Aharoni R, Teitelbaum D, Sela M et al. Copolymer 1 induces T cells of the T helper type 2 that crossreact with myelin basic protein and suppress experimental autoimmune encephalomyelitis. Proc Natl Acad Sci 1997; 94:10821-10826.

56. Aharoni R, Teitelbaum D, Sela M et al. Bystander suppression of experimental autoimmune encephalomyelitis by T cell lines and clones of the Th2 type induced by copolymer 1. J Neuroimmunol 1998; 91:135-146.

57. Neuhaus O, Farina C, Wekerle H et al. Mechanisms of action of glatiramer acetate in multiple sclerosis. Neurology 2001; 56:702-708.

58. Bornstein MB, Miller A, Teitelbaum D et al. Multiple Sclerosis: trial of a synthetic polypeptide. Ann Neurol 1982; 11:317-319.

59. Bornstein MB, Miller A, Slagle S et al. A pilot trial of COP 1 in exacerbating-remitting multiple sclerosis. New Engl J Med 1987; 317:408-414.

60. Johnson KP, Brooks BR, Cohen JA et al. Copolymer 1 reduces relapse rate and improves disability in relapsing-remitting multiple sclerosis: results of the phase III multicenter, double blind, placebo-controlled trial. Neurology 1995; 45:1269-1276.

61. Johnson KP, Brooks BR, Cohen JA et al. Extended use of copolymer 1 maintains clinical effect on multiple sclerosis relapse rate and degree of disability. Neurology 1998; 50:701-708.

62. Ford CC, Johnson KP, Lisak RP et al A prospective open-label study of glatiramer acetate: over a decade of continuous use in multiple sclerosis patients. Mult Scler 2006; 12:309-320.

63. Comi G, Filippi M, Wolinsky JS and the European/Canadian Glatiramer Acetate Study Group European/Canadian multicenter, double-blind, randomized, placebo-controlled study of the effects of glatiramer acetate on magnetic resonance imaging-measured disease activity and burden in patients with relapsing multiple sclerosis. Ann Neurol 2001; 49(3):290-297.

64. Wolinsky JS, Comi G, Filippi M et al. Copaxone's effect on RMI measured disease activity in relapsing remitting MS is reproducible and sustained. Neurology 2002; 59:1284-1286.

65. Rovaris M, Comi G, Rocca MA, Wolinsky JS, Filippi M and the European/Canadian Glatiramer acetate study group Short-term brain volume changes in relapsing-remitting multiple sclerosis. Effect of glatiramer acetate and implications. Brain 2001; 124:1803-1812.

66. Filippi M, Rovaris M, Rocca MA, Sormani MP, Wolinsky JS, Comi G and the European/Canadian Glatiramer Acetate Study Group Glatiramer acetate reduces the proportion of new SM lesions evolving into black holes. Neurology 2001; 57:731-733.

67. Schwartz SM. A protective player in the vascular response to injury. Nature Medicine (News and Views) 2001; 7:656-657.

68. Giancarlo Comi and Massimo Filippi for the PreCISe study group. Treatment with glatiramer acetate delays conversion to clinically definite multiple sclerosis (CDMS) in patients with clinically isolated syn-

dromes (CIS). Neurology 2008;70 Suppl 2 (in press): LBS.003.

69. Coyle P, Barkhof F, Chang P et al. Immunogenicity, tolerability and patient disposition in a randomized, assessor-blinded, multicenter study of Interferon beta-1a and Glatiramer Acetate in patients with relapsing-remitting multiple sclerosis: results from the REGARD study. Neurology 2008; 70 suppl 1:S02.006.

70. Bornstein MB, Miller A, Slagle S et al. A placebo-controlled, double-blind, randomized, two-center, pilot trial of Cop 1 in chronic progressive multiple sclerosis. Neurology 1991; 41(4):533-9.

71. Wolinsky JS, Narayana PA, O'Connor P et al. Glatiramer acetate in primary progressive multiple sclerosis: results of a multinational, multicenter, double-blind, placebo-controlled trial. Ann Neurol 2007; 61(1):14-24.

72. Korczyn AD & Nisipeanu P. Safety profile of copolymer 1: analysys of cumulative experience in the United States and Israel. J Neurol 1996; 243 (suppl 1): S23-S26.

73. Teitelbaum D, Brenner T, Abramsky O et al. Antibodies to glatiramer acetate do not interfere with its biological functions and therapeutic efficacy. Mult Scler 2003; 9(6):592-599.

74. Rodriguez M, Lennon VA. Immunoglobulins promote remyelination in the central nervous system. Ann Neurol 1990;27:12-17.

75. Dwyer JM. Manipulating the immune system with immune globulin. N Engl J Med 1992; 326:107-116.

76. Achiron A, Pras E, Gilad R et al. Open controlled therapeutic trial of intravenous immune globulin relapsing remitting Multiple Sclerosis. Arch Neurol 1992; 49:1233-1236.

77. Fazekas F, Deisenhammer F, Strasser-Fuchs et al. Randomized placebo-controlled trial of monthly intravenous immunoglobulin therapy in relapsing-remitting multiple sclerosis. Lancet 1997; 349:589-593.

78. Lewanska M, Siger-Zajdel M, Selmaj K. No difference in efficacy of two different doses of intravenous immunoglobulins in MS: clinical and MRI assessment. Eur J Neurol 2002;9:565-572.

79. Sorensen PS,Wanscher B, Jensen CV et al. Intravenous immunoglobulin G reduces MRI activity in relapsing multiple sclerosis. Neurology 1998; 50:1273-1281.

80. Sorensen PS, Fazekas F, Lee M. Intravenous immunoglobulin G for the treatment of relapsing-remitting multiple sclerosis: a meta analysis. Eur J Neurol 2002;9; 557-563.

81. Haas J, Maas-Enriquez M, Hartung HP. Intravenous immunoglobulins in the treatment of relapsing remitting multiple sclerosis – results of a retrospective multicenter observational study over five years. Mult Scler 2005;11:562-567.

82. Fazekas F, Sørensen PS, Filippi M et al. MRI results from the European Study on Intravenous Immunoglobulin in Secondary Progressive Multiple Sclerosis (ESIMS). Mult Scler. 2005; 11(4):433-440.

83. Pöhlau D, Przuntek H, Sailer M et al. Intravenous immunoglobulin in primary and secondary chronic progressive multiple sclerosis: a randomized placebo controlled multicentre study. Mult Scler. 2007; 13(9):1107-1117.

84. Achiron A, Kishner I, Sarova-Pinhas I et al. Intravenous immunoglobulin treatment following the first demyelinating event suggestive of multiple sclerosis: a randomized, double-blind, placebo-controlled trial. Arch Neurol 2004; 61:1515-1520.

85. Dudesek A, Zettl UK. Intravenous immunoglobulins as therapeutic option in the treatment of multiple sclerosis. J Neurol. 2006; 253 Suppl 5:V50-8.

86. Achiron A, Kishner I, Dolev M et al. Effect of intravenous immunoglobulin treatment on pregnancy and postpartum-related relapses in multiple sclerosis. J Neurol 2004; 251:1133-1137.

87. Spina CA. Azathioprine as an immune modulating drug: clinical applications. Clin Immunol 1984; All 4:415-446.

88. Yudkin PL, Ellison GW, Ghezzi A et al. Overview of azathioprine treatment in multiple sclerosis. Lancet 1991; 338:1051-1055.

89. Palace J, Rotwell P New treatments and azathioprine in multiple sclerosis. Lancet 1997; 350:261.

90. British and Dutch Multiple Sclerosis Azathioprine Trial Group. Double-masked trial of azathioprine in multiple sclerosis. Lancet 1988; 2:179-183.

91. Casetta I, Iuliano G, Filipppini G. Azathioprine for multiple sclerosis. Cochrane Database Syst Rev. 2007; (4):CD003982.

92. Ventre JJ, Guillot M, Confavreux C et al. Side effects of azathioprine (Imurel). Apropos of 313 patients treated for multiple sclerosis. Review of the literature Therapie 1985; 40:195-202.

93. La Mantia L, MascoliN, Milanese C. Safety profile in multiple sclerosis patients. Neurol Sci. 2007; 28(6):299-303.

94. Weinblatt ME, Kaplan H, Germain BF et al. Methotrexate in rheumatoid arthritis. A five year prospective multicenter study. Arthr Rheum 1994;37: 1492-1498.

95. Currier RD, Haerer AF, Meydrech EF et al Low dose oral methotrexate treatment of multiple sclerosis: a pilot study. J Neurol Neurosurg Psychiatry 1993; 56:1217-1218.

96. Goodkin DE, Rudick RA, Vanderbrug-Medendorp S et al. Low-dose (7,5 mg) oral methotrexate reduces the rate of progression in chronic progressive multiple sclerosis. Ann Neurol 1995; 37:30-40.

97. Goodkin DE, Rudick RA, Vanderbrug-Medendorp S et al. Low dose oral methotrexate in chronic progressive multiple sclerosis. Neurology 1996; 47:1153-1157.

98. Olek MJ, Hohol MD, Weiner HL et al. Methotrexate in the treatment of multiple sclerosis. [Letter] Ann Neurol 1996; 39:684.

99. Moody DJ, Fahey JL, Grable E et al. Administration of monthly pulses of cyclophosphamide in multiple sclerosis patients. Delayed recovery of several immune parameters following discontinuation of long-term cyclophosphamide treatment. J Neuroimmunol 1987;14(Suppl 2):175-182.

100. Carter JL, Hafler DA, Dawson DM et al. Immunosuppression with high-dose IV cyclophosphamide and

ACTH in progressive multiple sclerosis: cumulative 6-year experience in 164 patients. Neurology 1988; 38 (Suppl 2):9-14.

101. Hauser SL, Dawson DM, Lehrich JR et al. Intensive immunosuppression in progressive multiple sclerosis. A randomized, three-arm study of high dose intravenous cyclophosphamide, plasma exchange and ACTH. N Engl J Med 1983; 308:173-180.

102. The Canadian Cooperative Multiple Sclerosis Study Group The Canadian cooperative trial of cyclophospamide and plasma exchange in progressive multiple sclerosis. Lancet 1991; 337:441-446.

103. Weiner HL, Mackin GA, Orav E et al. Intermittent cyclophosphamide pulse therapy in progressive multiple sclerosis: final report of the Northeast Cooperative Multiple Sclerosis Treatment Group. Neurology 1993; 43:910-918.

104. Zephir H, De Seze J, Duhamel A et al. Treatment of progressive forms of multiple sclerosis by cyclophosphamide: a cohort study of 490 patients. J Neurol Sci 2004; 218:73-77.

105. Weiner HL and Cohen JA. Treatment of multiple sclerosis with cyclophosphamide: critical review of clinical and immunological effects. Mult Scler 2002; 8:142-154.

106. Perini P, Calabrese M, Rinaldi L et al. The safety profile of cyclophosphamide in multiple sclerosis therapy. Expert Opin Drug Saf. 2007;6(2):183-190.

107. Fidler JM, Dejoy SQ et al. Selective immunomodulation by the antineoplastic agent mitoxantrone. I Suppression of B lymphocyte function. J Immunol 1986; 137:727-732.

108. Fidler JM, Dejoy SQ, Smith FR et al. Selective immunomodulation by the antineoplastic agent mitoxantrone. II Nonspecific adherent suppressor cells derived from mitoxantrone. J Immunol 1986b; 136:2747-2754.

109. Edan G, Miller D, Clanet M et al. Therapeutic effect of mitoxantrone combined with methylprednisolone in multiple sclerosis: a randomised multicentre study of active disease using MRI and clinical criteria. J Neurol Neurosurg Psychiatry 1997; 62(2):112-118.

110. Millefiorini E, Gasperini C, Pozzilli C et al. Randomized placebo-controlled trial of mitoxantrone in relapsing-remitting multiple sclerosis: 24 month clinical and RMI outcome. J Neurol 1997; 244:153-159.

111. Hartung HP, Gonsette R, Kwiecinski H et al. Mitoxantrone in progressive multiple sclerosis: a placebo-controlled, double-blind, randomized, multicenter trial. Lancet 2002; 360(9350):2018-2025.

112. Rodegher M, Esposito F, Radaelli M, Moiola L, Rocca M, Straffi L, Martinelli Boneschi F, Martinelli V, Filippi M, Comi G. Clinical and neuroradiological response to mitoxantrone in a large group of multiple sclerosis patients. J Neurol 2007; 254 (suppl 3): O217.

113. Gonsette RE. Mitoxantrone in progressive multiple sclerosis: when and how to treat? J Neurol Sci 2003;206:203-208.

114. Neuhaus O, Kieseier BC and Hartung HP. Therapeutic role of mitoxantrone in multiple sclerosis. Pharmacol Ther. 2006; 109:198-209.

115. Jammohammed R, Milligan DW. Mitoxantrone induced congestive heart failure in patients previously treated with anthracyclines. Br J Haematol 1989; 71:292-293.

116. Gonsette RE. Mitoxantrone immunotherapy in multiple sclerosis. Mult Scler 1996; 1: 329-332.

117. Voltz R, Starck M, Zingler V et al. Mitoxantrone therapy in multiple sclerosis and acute leukaemia: a case report out of 644 treated patients. Mult Scler 2004; 10: 472-474.

118. Beutler E Cladribine (2-chlorodeoxyadenosine). Lancet 1992; 340:952-56.

119. Sipe JC, Romine J, Koziol JA et al. Cladribine in treatment of chronic progressive multiple sclerosis. Lancet 1994; 344:9-13.

120. Rice GPA, Filippi M, Comi G, and Cladribrine MRI Study Group. Cladribine and progressive MS: clinical and MRI outcomes of a multicenter controlled trial. Neurology 2000; 54:1145-1155.

121. Filippi M, Rovaris M, Rice GPA et al. The effect of Cladribrine on T1 "black hole" changes in progressive. MS J Neurol Sci 2000; 176:42-44.

122. Wagner S, Adams H, Sobel DF et al. New hypointense lesions on RMI in relapsing-remitting multiple sclerosis patients. Eur Neurol 2000; 43(4):194-200

123. Brousil JA, Roberts RJ, Schlein AL. Cladribine: an investigational immunomodulatory agent for multiple sclerosis. Ann Pharmacother. 2006; 40(10):1814-1821.

124. Kappos L, Antel J, Comi G, et al. Oral fingolimod (FTY 720) for relapsing multiple sclerosis. N Engl J Med 2006; 355:1124-1140.

125. Comi G, O'Connor P, Montalban X et al. Oral FTY720 (Fingolimod) in patients with relapsing multiple sclerosis. 3-year extension shows sustained low relapses rate and MRI activity. Neurology 2008; 70 (suppl 1): S12.005.

126. Muraro PA, Bielekova B. Emerging therapies for Multiple Sclerosis. Neurotherapeutics 2007; 4:676-692.

127. Sheremata WA, Vollmer TL, Stone LA et al. A safety and pharmacokinetic study of intravenous natalizumab in patients with MS. Neurology 1999; 52(5):1072-1074.

128. Polman CH, O'Connor PW, Havrdova E et al. A randomized, placebo-controlled trial of natalizumab for relapsing multiple sclerosis. N Engl J Med 2006; 354: 899-910.

129. Rudick RA, Stuart WH, Calabresi PA et al. Natalizumab plus interferon beta-1a for relapsing multiple sclerosis. N Engl J Med 2006; 354:911-923.

130. Koralnik IJ. New insights into progressive multifocal leukoencephalopathy. Curr Opin Neurol 2004; 17:365-370.

131. Yousry TA et al. Evaluation of patients treated with natalizumab for progressive multifocal leukoencephalopathy. N Eng J Med 2006; 354:924-933.

132. Calabresi PA, Giovannoni G, Confavreux C et al and AFFIRM and SENTINEL Investigators The incidence and significance of anti-natalizumab antibodies: results from AFFIRM and SENTINEL. Neurology 2007; 69(14):1391-1403.

133. Coles AJ, Cox A, Le Page E, et al. The window of therapeutic opportunity in multiple sclerosis: evidence from monoclonal antibody therapy. J Neurol 2006; 253:98-108.
134. Jones JL, Coles AJ. Campath-1H treatment of multiple sclerosis. Neurodegener Dis. 2008;5(1):27-31.
135. Rastetter W, Molina A, White CA. Rituximab: expanding role in therapy for lymphomas and autoimmune diseases. Annu Rev Med 2004; 55:477-503.
136. Cross AH, Stark JL, Lauber J et al. Rituximab reduces B cells and T cells in cerebrospinal fluid of multiple sclerosis patients. J Neuroimmunol 2006;.180:63-70.
137. Pelosini M, Focosi D, Rita F et al. Progressive multifocal leukoencephalopathy: report of three cases in HIV-negative hematological patients and review of literature. Ann Hematol. 2008; 87(5):405-412.
138. Bielekova B, Richert N, Howard T, et al. Humanized anti-CD25 (daclizumab) inhibits disease activity in multiple sclerosis patients failing to respond to interferon-beta. Proc Natl Acad Sci USA 2004; 101:8705-8708.
139. Rose JW, Watt HE, White AT, Carlson NG. Treatment of multiple sclerosis with an anti-interleukin-2 receptor monoclonal antibody. Ann Neurol 2004; 56:4-867.
140. Kaufman MD, Wynn DR, Montalban X et al. A phase 2 randomized, double-blinded, placebo-controlled, multicenter study of subcutaneous Daclizumab, a humanized anti-CD-25 monoclonal antibody in patients with active, relapsing forms of multiple sclerosis – week 44 results. Neurology 2008; 70 suppl 1:PL01.003.
141. Muraro PA, Martin R. Immunological questions on hematopoietic stem cell transplantation for multiple sclerosis. Bone Marrow transplantation 2003; 32:S41-S4.
142. Muraro PA, Douek DC. Renewing the T cell repertoire to arrest autoimmune aggression Trends in Immunology 2006; 27:61-67.
143. Saccardi R, Kozak T, Bocelli-Tyndall C et al and Autoimmune Diseases Working Party of EBMT Autologous stem cell transplantation for progressive multiple sclerosis: update of the European Group for Blood and Marrow Transplantation autoimmune diseases working party database. Mult Scler 2006; 12(6):814-823.
144. Capello E, Saccardi R, Murialdo A et al and Italian GITMO-Neuro Intergroup on ASCT for Multiple Sclerosis Intense immunosuppression followed by autologous stem cell transplantation in severe multiple sclerosis. Neurol Sci 2005; 26 Suppl 4:S200-S203.
145. Le Page E, Comi G, Filippi M et al. Comparison of two therapeutic strategies in aggressive relapsing-remitting MS: Mitoxantrone as induction for 6 months followed by interferon-β-1b versus interferon- ß-1b. A 3-year randomized trial. Neurology 2008;70 Suppl 1:S22.004.
146. Gold R Combination therapies in multiple sclerosis. J Neurol. 2008; 255 Suppl 1:51-60.
147. Smith DR, Weinstock-Guttman B, Cohen JA et al. A randomized blinded trial of combination therapy with cyclophosphamide in patients-with active multiple sclerosis on interferon beta. Mult Scler 2005;11(5):573-582.
148. O'Connor PW, Li D, Freedman MS et al. A Phase II study of the safety and efficacy of teriflunomide in multiple sclerosis with relapses Neurology 2006; 28, 66(6):894-900.
149. Weinshenker BG. Natural history of multiple sclerosis. Ann Neurol 1994; 36 Suppl: S6-11.
150. Runmarker B, Andersen O. Prognostic factors in a multiple sclerosis incidence cohort with twenty-five years of follow-up. Brain 1993; 116:117-134.
151. Filippi M, Horsfield MA, Morissey SP et al. Quantitative brain RMI lesion load predicts the course of clinically isolated syndromes suggestive of multiple sclerosis. Neurology1994; 44:4, 635-641.
152. Riordan JI, Thompson AJ, Kingsley PE et al. The prognostic value of brain RMI in clinically isolated syndromes of the CNS. A 10-year follow-up. Brain 1998; 121: 495-503.
153. Brex PA, O' Riordan JI, Miszkiel KA et al. Multisequence RMI in clinically isolated syndromes and the early development of SM. Neurology 1999; 53: 1184-1190.
154. Sciacca FL, Ferri C, Vandenbroeck K et al. Relevance of interleukin 1 receptor antagonist intron 2 polymorphism in Italian SM. Neurology 1999; 52: 9 1896-1898.
155. Fukazawa T, Yanagawa T, Kikuchi S et al. CTLA-4 gene polymorphism may modulate disease in Japanese multiple sclerosis patients. J Neurol Sci 1999; 171:1, 49-55.
156. Yu BM, Johnson MJ, Tuohy VK. A predictable sequential determinant spreading cascade invariably accompanies progression of experimental autoimmune encephalomylitis: a basis for peptide-specific therapy after onset of clinical disease. J Exp Med 1996; vol. 183: 1777-1788.
157. Thuoy VK, Weinstock-Guttman B, Kinkel RP. Diversity and plasticity of self recognition during the development of multiple sclerosis. J Clin Invest 1997; 99:1682-1690.
158. Balashov KE, Smith DR, Khoury SJ et al. Increased interleukin 12 production in progressive multiple sclerosis: induction by activated CD4+ T cells via CD40 ligand. Proc Natl Acad Sci 1997; USA 94: 599-603.
159. Whitaker JN, Beverly AL, Bartolucci AA et al (1999) Urinary myelin basic-protein-like material in patients with multiple sclerosis durin IFN beta-1b treatment. Arch Neurol 1999; 56: 687-691.
160. Lucchinetti CF, Bruck W, Rodriguez M et al. Distinct patterns of multiple sclerosis pathology indicates heterogeneity on pathogenesis. Brain Pathol 1996; 6: 259-274.
161. Lassmann H. Neuropathology in multiple sclerosis: new concepts. Mult Scler 1998; 4(3):93-98.
162. Tourbah A, Stievenart JL, Gout O et al. Localized proton magnetic resonance spectroscopy in relapsing remitting versus secondary progressive multiple sclerosis. Neurology 1999; 22 53(5):1091-1097.
163. Matthews PM, De Stefano N, Narayanan S et al. Putting magnetic resonance spectroscopy studies in context: axonal damage and disability in multiple sclerosis. Semin Neurol 1998; 18(3):327-336.
164. Rocca MA, Mastronardo G, Rodegher M et al. Long-term changes of magnetization transfer-derived meas-

ures from patients with relapsing-remitting and secondary progressive multiple sclerosis. AJNR Am J Neuroradiol 1999; 20(5):821-827.

165. Filippi M, Rocca MA, Minicucci L et al. Magnetization transfer imaging of patients with definite SM and negative conventional RMI. Neurology 1999; 10 52(4):845-848.

166. Filippi M, Campi A, Colombo B et al. A spinal cord RMI study of benign and secondary progressive multiple sclerosis. J Neurol 1996; 243 (7):502-505.

167. Rudick RA, Fisher E, Lee JC et al. Use of the brain parenchymal fraction to measure whole brain atrophy in relapsing-remitting MS. Multiple Sclerosis Collaborative Research Group Neurology 1999 53(8):1698-1704.

168. Dastidar P, Heinonen T, Lehtimaki T et al. Volumes of brain atrophy and plaques correlated with neurological disability in secondary progressive multiple sclerosis. J Neurol Sci 1999; 1 165(1):36-42

169. Van Waesberghe JH, Kampphorst W, De Groot CJ et al. Axonal loss in multiple sclerosis lesions: magnetic resonance imaging insihights into substrates of disability. Ann Neurol 1999; 46:747-754.

170. Beck RW, Cleary PA, Trobe JD et al (1993) The effect of corticosteroids for acute optic neuritis on the subsequent development of multiple sclerosis. N Engl J Med 1993; 329:1764-1769.

171. The Once Weekly IFN for SM Study Group. Evidence of Interferon Beta 1a dose response in relapsing-remitting MS: The OWIMS study. Neurology 1999; 53:679-686.

172. Ghezzi A, Pozzilli C, Liguori M et al. Prospective study of multiple sclerosis with early onset. Mult Scler 2002; 8:115-118.

173. Simone IL, Carrara D, Tortorella C et al. Course and prognosis in early-onset MS: comparison with adult onset forms. Neurology 2002; 59:1922-1928.

174. Mikaeloff Y, Moreau T, Debouverie M. et al. Interferon-beta treatment in patients with childhood-onset multiple sclerosis. Journal of Pediatrics 2001; 139:443-446.

175. Kornek B, Bernert G, Ballassy C. Glatiramer Acetate treatment in patients with Childhood and juvenile onset Multiple Sclerosis Neuropediatrics 2003; 34 120-125.

176. Ghezzi A. Immunomodulatory Treatment of Early Onset MS (ITEMS) Group. Immunomodulatory treatment of early onset multiple sclerosis: results of an Italian Co-operative Study. Neurol Sci 2005; 26 Suppl 4:S183-S186.

177. Ghezzi A, Amato MP, Capobianco et al and ITEMS. Treatment of early onset multiple sclerosis with intramuscoular interferon beta 1a: long-term results. Neurol Sci 2007; Jun; 28(3):127-132.

178. Wingerchuk DM, Hogancamp WF, O'Brien PC et al. The clinical course of neuromyelitis optica (Devic's syndrome). Neurology 1999; 53: 1107-1114.

179. De Seze J, Stoikovic T, Ferriby D et al. Devic's neuromyelitis optica: clinical, laboratory RMI and outcome profile. J Neurol Sci 2002; 197: 57-61.

180. Mandler RN, Ahmed W, Dencoff JE (1998) Devic's neureomyelitis optica: a prospective study of seven patients treated with prednisolone and azatioprine. Neurology 1998; 51:1219-1220.

181. Cross SA. Rethinking neuromyelitis optica (Devic Disease). J Neuroophtalmol 2007; 27(1):57-60.

182. Wingerchuk DM, Weinshenker BG. Neuromyelitis optica. Curr Treat Options Neurol 2008; 10(1):55-66.

183. Karaarslan E, Altintas A, Senol U et al. Balò concentric sclerosis: clinical and radiological features of five cases. AJNR 2001; 22:1326-1367.

184. Wood DD, Bilbao JM, O'Connors P et al. Acute multiple sclerosis (Marburg type) is associated with developmentally immature myelin basic protein. Ann Neurol 1996; 40:18-24.

185. McAlpine D. Acute disseminated encephalomyelitis: its sequelae and its relationship to disseminated sclerosis. Lancet 1937; 846-852.

186. Hynson IL, Kornberg AJ, Coleman LT et al.Clinical and neuroradiological features of acute disseminated encephalomyelitis in children. Neurology 2001; 56:1308-1312.

187. Tselis A. Acute disseminated encephalomyelitis. Curr Treat Options Neurol 2001; 3(6):537-542.

188. Menge T, Kieseier BC, Nessler S, Hemmer B, et al. Acute disseminated encephalomyelitis: an acute hit against the brain Curr Opin Neurol 2007; 20(3):247-254.

189. Rodriguez M, Karnes WE, Bartleson JD et al. Plasmapheresis in acute episodes of fulminant CNS inflammatory demyelination. Neurology 1993; 43: 1100-1104.

190. Martinelli V, Comi G. Induction versus escalation therapy. Neurol Sci 2005; 26:S193-S199.

Capitolo 9

Encefalite di Rasmussen

Tiziana Granata, Carlo Antozzi

L'encefalite di Rasmussen è una rara malattia acquisita, ad andamento progressivo, che determina sofferenza di un emisfero cerebrale. Tipicamente l'esordio è in età infantile, ma sono descritti casi con esordio nell'adolescenza o nel giovane adulto. La malattia è caratterizzata dall'associazione di epilessia parziale (con crisi parziali, semplici o complesse, epilessia parziale continua in oltre la metà dei casi, e stati di male ricorrenti), deficit neurologici secondari alla disfunzione progressiva dell'emisfero affetto e deterioramento mentale [1, 2]. Alla RMN si evidenzia atrofia corticale focale progressiva, associata a focale alterazione di segnale della sostanza bianca, e atrofia della testa del nucleo caudato. Nelle fasi iniziali, le caratteristiche neuropatologiche sono compatibili con un processo infiammatorio cronico, per la presenza di noduli microgliali e infiltrati perivascolari costituiti prevalentemente da linfociti T, cui segue perdita neuronale e gliosi.

La diagnosi di encefalite di Rasmussen si basa su criteri clinici e strumentali. Un *consensus* europeo ha definito uno schema diagnostico, basato su un approccio a due livelli, riassunto nella tabella 9.1. La diagnosi può essere posta in presenza di tutti i criteri della parte A o di almeno 2 dei 3 criteri della parte B.

La patogenesi della malattia è ancora sconosciuta; in particolare non è noto quale sia l'evento scatenante e il meccanismo che determina il peculiare interessamento monoemisferico. Numerosi dati sperimentali, unitamente ad alcune osservazioni cliniche dopo trattamento immunomodulante, sostengono un possibile ruolo del sistema immunitario

Tabella 9.1 • Criteri diagnostici per l'encefalite cronica di Rasmussen (tradotto e modificato da Bien CG et al. 2005 [3])

1° livello di diagnosi
Presenza di tutti i seguenti criteri (parte A)

a. Clinica: crisi focali (con o senza epilessia parziale continua) e deficit unilaterale delle funzioni corticali
b. EEG: attività lenta emisferica (con o senza anomalie epilettiformi) ed esordio unilaterale delle crisi
c. RMN: atrofia corticale unilaterale e almeno uno dei seguenti reperti:
 – iperintensità di segnale della sostanza bianca o grigia nelle sequenze in T2/FLAIR nell'emisfero affetto
 – iperintensità di segnale o atrofia della testa del caudato ipsilaterale

2° Livello di diagnosi
Se i criteri del livello 1 non sono ottemperati, devono essere ottemperati almeno due dei seguenti criteri (parte B)

a. Clinica: epilessia parziale continua o deficit unilaterale progressivo* delle funzioni corticali
b. RMN: atrofia corticale focale progressiva**
c. Neuropatologia: encefalite dominata da cellule T, attivazione microgliale, astrogliosi reattiva

* La progressività clinica deve essere documentata dalla presenza di deficit neurologici ad andamento peggiorativo in almeno due valutazioni successive.
** La progressività della emiatrofia deve essere documentata dalla presenza di atrofia in almeno due studi di RMN, che devono documentarne il progressivo aumento.

A. Sghirlanzoni (ed) *Terapia delle malattie neurologiche*. ISBN 978-88-470-1119-9; © Springer-Verlag Italia 2009

nella patogenesi della malattia, come sostenuto anche, almeno in parte, dai dati neuropatologici. I dati sperimentali costituiscono il razionale per l'uso di terapie immunosoppressive/immunomodulanti in pazienti selezionati affetti da encefalite di Rasmussen [3].

Terapia

Il trattamento dell'encefalite di Rasmussen è mirato sia a controllare le crisi che ad arrestare la progressione dei sintomi neurologici conseguenti al danno emisferico.

Trattamento chirurgico

L'esclusione chirurgica dell'emisfero affetto, mediante emisferectomia (anatomica, funzionale o secondo le più recenti tecniche di emisferotomia) è a oggi l'unica opzione terapeutica in grado di raggiungere entrambi gli obiettivi [4, 5]. L'intervento chirurgico è unanimemente riconosciuto come il trattamento di scelta quando la malattia ha già determinato i segni deficitari focali (quali emiparesi, emianopsia e, nel caso sia coinvolto l'emisfero dominante, afasia) che inevitabilmente conseguono alla rimozione dell'emisfero affetto, mentre rimane controversa la definizione del momento in cui effettuare l'intervento nelle prime fasi della malattia.

Secondo alcuni autori l'inevitabile progressività dei sintomi, che verosimilmente consegue al processo infiammatorio e alla ripetizione di crisi ad alta frequenza, costituisce indicazione all'intervento non appena raggiunta una diagnosi di certezza. Questo vale soprattutto se la malattia è esordita in età prescolare, ossia in un'epoca di massima potenzialità di recupero postchirurgico. Tale assunto, tuttavia, non è condiviso da altri autori, che ritengono inaccettabili le conseguenze dell'intervento (in particolare sul linguaggio) e sottolineano la possibilità di un decorso lento della malattia, più frequente nelle forme a esordio nell'adolescente e nell'adulto. In tali pazienti può essere preso in considerazione un trattamento di tipo medico.

Trattamento medico

La terapia con farmaci antiepilettici è solo parzialmente efficace sulle crisi parziali e sostanzialmente inefficace sull'epilessia parziale continua; non vi sono evidenze di combinazioni terapeutiche superiori ad altre.

In anni recenti, l'ipotesi di una patogenesi immunomediata ha fornito il razionale per l'impiego di terapie immunomodulanti [6, 7]. L'esiguità e l'eterogeneità delle casistiche e la mancanza di studi controllati rendono impossibile stabilire la reale efficacia dei trattamenti proposti. Un'efficacia almeno parziale o transitoria nelle fasi acute di malattia (stati di male epilettico, intensificazione dell'epilessia parziale continua) è stata riportata con l'impiego di boli di steroidi, della plasmaferesi (PEX) e dell'immunoassorbimento con proteina A (PAI) [7-9]. Nel trattamento a lungo termine risultati incoraggianti nel controllare le crisi e limitare la progressione dei deficit sono stati riportati con l'impiego di immunoglobuline endovena ad alte dosi (IVIG) (in particolare nelle forme a esordio nell'adolescente e nell'adulto), e dell'immunoassorbimento con proteina A [7]. Non vi sono invece evidenze di efficacia del trattamento con immunosoppressori, a eccezione di una recente esperienza con tacrolimus [10].

Gli studi sulla storia naturale dell'encefalite di Rasmussen hanno evidenziato che il primo anno di malattia rappresenta l'epoca di massima progressione del danno emisferico. È in questa fase pertanto che la terapia medica, in alternativa o in attesa dell'intervento, trova indicazione, in casi selezionati:

- nei pazienti con esordio in adolescenza o in età adulta, nei quali la malattia ha un decorso più lento e meno grave rispetto ai bambini;
- nei pazienti in cui è coinvolto l'emisfero dominante, nei quali l'età di esordio o la lenta progressione della malattia fanno ritenere non accettabili (o non ancora accettabili) le conseguenze della disconnessione chirurgica;
- nei pazienti in cui la malattia è sospettata ma non è ancora confermata per l'assenza dei deficit neurologici progressivi;
- nella eccezionale evenienza di coinvolgimento bilaterale;
- nei pazienti in cui è necessario stabilizzare le condizioni neurologiche e cliniche generali per valutare le funzioni residue prima dell'intervento;
- nei pazienti per i quali non viene ottenuto il consenso all'intervento chirurgico.

Trattamento dello stato di male/aggravamento dell'epilessia parziale continua/deterioramento acuto

- Metilprednisolone:
  - 15 mg/kg/die nel bambino (fino a 1 g/die);
  - 1 g/die nell'adulto per 5 giorni, seguito da progressiva riduzione in 10 giorni (in entrambi i casi);

- IVIG: 400 mg/kg/die per 5 giorni;
- PEX: almeno 3 sedute a giorni alterni.

Trattamento a lungo termine

- Prednisone per os, 1 mg/kg/die, da ridurre progressivamente alla dose minima efficace;
- ciclo mensile di PEX o PAI;
- IVIG: 2 g/kg in 2-5 giorni ogni 4-6 settimane.

Bibliografia

1. Bien CG, Widman G, Urbach H et al. The natural history of Rasmussen's encephalitis. Brain 2002d; 125:1751-1759.
2. Granata T, Gobbi G, Spreafico R et al. Rasmussen's encephalitis: early characteristics allow diagnosis. Neurology 2003b; 60:422-425.
3. Bien CG, Granata T*, Antozzi C et al. Pathogenesis, diagnosis and treatment of Rasmussen encephalitis: a European consensus statement. Brain. 2005; 128:454-471.
4. Vining EP, Freeman JM, Pillas DJ et al. Why would you remove half a brain? The outcome of 58 children after hemispherectomy – The Johns Hopkins experience: 1968 to 1996. Pediatrics 1997; 100:163-171.
5. Kossoff EH, Vining EP, Pillas DJ et al. Hemispherectomy for intractable unihemispheric epilepsy etiology vs outcome. Neurology 2003; 61:887-890.
6. Leach JP, Chadwick DW, Miles JB et al. Improvement in adult-onset Rasmussen's encephalitis with long-term immunomodulatory therapy. Neurology 1999; 52:738-742.
7. Granata T, Fusco L, Gobbi G et al. Experience with immunomodulatory treatments in Rasmussen's encephalitis. Neurology 2003a; 61:1807-1810.
8. Hart YM, Cortez M, Andermann F et al. Medical treatment of Rasmussen's syndrome (chronic encephalitis and epilepsy): effect of high-dose steroids or immunoglobulins in 19 patients. Neurology 1994; 44:1030-1036.
9. Bahi-Buisson N, Villanueva V, Bulteau C et al. Long term response to steroid therapy in Rasmussen encephalitis.Seizure. 2007; 485-492.
10. Bien CG, Gleissner U, Sassen R et al. An open study of tacrolimus therapy in Rasmussen's encephalitis. Neurology 2004; 62:2106-2109.

Complicanze neurologiche delle malattie internistiche

Elio Agostoni, Marco Longoni, Andrea Rigamonti

Malattie immunologiche

Le vasculiti, le connettivopatie e altre malattie immuno-mediate sono disordini sistemici che spesso interessano il sistema nervoso. In alcuni casi i disturbi neurologici possono essere la prima e talvolta l'unica manifestazione di malattia. Una caratteristica comune delle malattie sistemiche è la loro base autoimmune.

Vasculiti

Le vasculiti sono malattie multiorgano o organo-specifiche e hanno come caratteristica fondamentale l'infiammazione e la necrosi dei vasi ematici. Le manifestazioni cliniche sono secondarie a un danno tissutale ischemico e variano in base alla sede, all'ampiezza e al tipo di vasi interessati.

Almeno 3 fattori dell'infiammazione contribuiscono all'ischemia:
- gli effetti diretti dell'infiammazione;
- l'alterazione dell'omeostasi della coagulazione;
- l'alterazione della reattività vasomotoria.

Tabella 10.1 • Classificazione delle vasculiti

Vasculiti idiopatiche	Vasculiti secondarie
Panarterite nodosa	Vasculiti secondarie a infezioni
Angite di Chürg Strauss	
Poliangite microscopica	Vasculiti secondarie a neoplasia
Granulomatosi di Wegener	
Arterite temporale	Vasculiti secondarie a sostanze tossiche
Arterite di Takayasu	
Sindrome di Behcet	
Angite isolata del SNC	

Esistono diverse modalità di classificazione delle vasculiti che tengono conto del diametro dei vasi colpiti, degli aspetti istopatologici, delle specificità anticorpali. Una modalità classica distingue le forme idiopatiche dalle forme secondarie (Tab. 10.1)

Panarterite nodosa

La panarterite nodosa (PAN) è una vasculite necrotizzante sistemica delle arterie di piccolo e medio calibro. Nel 70% dei casi si associa a un'epatite HBsAg positiva o a una crioglobulinemia correlata a epatite C.

La malattia coinvolge il rene, il sistema muscolo-scheletrico, il sistema nervoso, l'apparato gastroenterico, la cute, il cuore e il sistema genito-urinario. I primi sintomi sono spesso aspecifici e comprendono malessere generale, astenia, calo ponderale.

Dal punto di vista neurologico possono essere interessati sia il sistema nervoso centrale (SNC) sia quello periferico (SNP).

La neuropatia è la complicanza neurologica più frequente (50-75% dei casi) e più precoce; la mononeurite multipla (comprese le neuropatie craniche) è la presentazione più comune. Sono tuttavia descritte anche polineuropatie assonali sensitivo-motorie, plessopatie e radicolopatie.

Il dolore precede in genere il deficit motorio e quello sensitivo. Le anomalie del SNC si verificano nel 40% dei casi manifestandosi variamente come encefalopatia diffusa, emorragia subaracnoidea, crisi epilettiche, ischemia o emorragia cerebrale.

Terapia

Il trattamento della PAN si basa sull'associazione di steroidi a dosaggio elevato e immunosoppressori. I farmaci utilizzati includono [1]:

A. Sghirlanzoni (ed) *Terapia delle malattie neurologiche*. ISBN 978-88-470-1119-9; © Springer 2009

- clofosfamide per os (2 mg/kg/die): è il trattamento di fondo della malattia. La terapia deve essere effettuata per almeno 1 anno, aggiustando la dose in modo da mantenere una conta leucocitaria tra 3.000 e 3.500 cell/mc. Per tutta la durata del trattamento è necessario mantenere un elevato introito di liquidi (con diuresi giornaliera intorno a 3 litri) per ridurre il rischio di cistiti emorragiche, effetto collaterale frequente. Altri effetti collaterali gravi, in seguito alla somministrazione di una dose complessiva di 18 grammi del farmaco, sono l'aumentata incidenza di neoplasie vescicali e la sterilità.

Per ridurre questo rischio si può ricorrere alla somministrazione endovena di ciclofosfamide in boli mensili di 0,5-1 g/m^2 per 1 anno a cui far seguire boli trimestrali fino a 2 anni dalla remissione;

- azatioprina (2-3 mg/kg/die): si utilizza soprattutto nei pazienti più anziani o per mantenere la remissione conseguente all'impiego di ciclofosfamide;
- plasmaferesi: si utilizza nelle forme più aggressive, in aggiunta al trattamento standard, in caso di mancata risposta dopo 1-2 settimane.

Alcuni autori, nei casi correlati a infezione da HBV, consigliano di associare un trattamento precoce con antivirali (quale interferone alfa o vidarabina) al trattamento steroideo.

Angite di Chürg-Strauss

L'angite di Chürg-Strauss (CSA) è una vasculite necrotizzante dei vasi di piccolo e medio calibro. Caratteristiche tipiche sono gli infiltrati granulomatosi eosinofili a carico delle vie respiratorie, l'asma e l'eosinofilia sistemica. Circa il 60% dei pazienti presenta positività per anticorpi anticitoplasma dei neutrofili (Anti-Neutrophil Cytoplasma Antibodies – ANCA) in particolare per i p-ANCA [2]. Le manifestazioni allergiche della malattia comprendono rinite, poliposi nasale e asma. Gli infiltrati polmonari sono caratteristici e sono presenti nel 90% dei casi. È frequente l'interessamento cardiaco, cutaneo e gastrointestinale.

Il coinvolgimento del sistema nervoso è comune; nel 60-70% dei pazienti vi è il coinvolgimento del SNP, nel 25% vi è un interessamento del SNC. Le manifestazioni neurologiche sono simili a quelle della PAN. Anche il trattamento della CSA non si discosta da quello della PAN salvo che per una maggiore sensibilità agli steroidi e una minore necessità di ricorso ad agenti citotossici [1].

Poliangite microscopica

La poliangite microscopica (MPA) viene considerata una variante della PAN. È una vasculite necrotizzante non granulomatosa che colpisce i vasi di piccolo calibro (capillari, venule o arteriole). Il coinvolgimento renale, con glomerulonefrite rapidamente progressiva, è una caratteristica preminente nella MPA. Anche l'interessamento polmonare con complicanze emorragiche è frequente. Il coinvolgimento del SNP è meno frequente che nella PAN ed è riportato nel 10-20% dei casi. Anticorpi ANCA si evidenziano nel 50-80% dei pazienti, in genere p-ANCA antimieloperossidasi. L'approccio terapeutico è simile a quello della PAN, tuttavia le ricadute dopo fasi di remissione sono più frequenti che nella PAN stessa.

Granulomatosi di Wegener

La granulomatosi di Wegener (WG) è una rara vasculite necrotizzante dei piccoli vasi arteriosi e venosi caratterizzata dalla preponderanza di lesioni granulomatose prevalentemente localizzate alle vie aeree e da glomerulonefrite.

Si associa in genere a una positività per c-ANCA (con specificità per la proteinasi 3) [2].

Il coinvolgimento neurologico è riportato nel 22-54% dei casi. La manifestazione più comune è la mononeurite multipla, seguita da una polineuropatia assonale sensitivo-motoria.

Il 10% dei pazienti presenta un coinvolgimento cerebrale in forma di emorragia subaracnoidea o emorragia intraparenchimale, trombosi cerebrale arteriosa o venosa. Ulteriori manifestazioni comprendono: astenia facciale, diplopia, perdita della vista e dell'udito secondarie a meningite granulomatosa o erosione ossea della base cranica. Può essere presente diabete insipido da infiltrazione granulomatosa dell'asse ipotalamo-ipofisario.

Il regime terapeutico, basato su steroidi e ciclofosfamide, è analogo a quello della PAN [2].

Il micofenolato-mofetil è stato utilizzato come terapia immunosoppressiva di mantenimento in alternativa alla ciclofosfamide. Sono stati variamente impiegati anche altri protocolli terapeutici quali immunoglobuline endovena, metotrexato, ciclosporina A e trimetoprim-sulfametossazolo.

Arterite temporale di Horton

È un'arterite granulomatosa dell'aorta e delle sue branche principali, con una predilezione per i rami extracranici della carotide. Interessa spesso l'arteria temporale e si verifica in genere nei soggetti sopra i 50 anni. La cefalea (dovuta all'interessamento dell'arteria temporale) e la *claudicatio* masticatoria (dovuta all'interessamento delle arterie facciale e ipoglossa) sono frequenti.

Il 16% dei pazienti presenta cecità improvvisa dovuta a occlusione trombotica delle arterie ciliari posteriori e/o dell'arteria centrale della retina. Si può altresì verificare diplopia, secondaria a ischemia dei muscoli extraoculari. L'ictus è raro e in genere secondario a interessamento del circolo posteriore.

È spesso presente una sintomatologia sistemica – febbre, polimialgia reumatica, aumento della VES e della PCR – e talvolta possono manifestarsi dolorabilità e ispessimento dell'arteria temporale. La diagnosi di certezza è fornita dalla biopsia dell'arteria temporale.

Terapia

L'arterite di Horton è responsiva alla terapia steroidea. La sintomatologia sistemica regredisce rapidamente con basse dosi di steroide, al contrario il trattamento dell'ischemia del nervo ottico richiede periodi di trattamento prolungati e dosaggi più elevati [3].

Nei pazienti senza disturbi visivi o dei nervi cranici si inizia con 30-40 mg/die di prednisone fino alla remissione della sintomatologia e alla normalizzazione degli indici di flogosi (VES, PCR). Dopo 2-3 settimane si scala lentamente, fino al raggiungimento di un dosaggio di 5-7,5 mg/die da mantenere per almeno 6 mesi. In caso di riacutizzazione della sintomatologia e/o di positività degli indici di flogosi il dosaggio andrà aumentato.

Nei pazienti con deficit visivo va iniziato immediatamente il trattamento con metilprednisolone 1 g ev per 3 giorni consecutivi, a cui far seguire prednisone per os (1 mg/kg/die). La dose dello steroide va dimezzata nell'arco di 3 mesi, poi la riduzione va proseguita come per gli altri pazienti. All'inizio della terapia steroidea può essere utile associare un antiaggregante piastrinico, allo scopo di contrastare l'effetto protrombotico del cortisonico.

Nei pazienti con interessamento dei nervi cranici, ma senza deficit visivo, non è necessario praticare la terapia steroidea in boli e la dose iniziale di prednisone può essere di 0,6-0,8 mg/kg/die.

Arterite di Takayasu

È un'arterite gigantocellulare, più rara dell'arterite di Horton, con preferenziale interessamento dell'arco aortico e dei suoi rami principali. La malattia colpisce soprattutto le giovani donne ed è stata inizialmente descritta negli asiatici. La fase precoce infiammatoria può essere asintomatica. Le complicanze neurologiche si verificano in genere nello stadio vaso-occlusivo della malattia. L'ipertensione esacerba la malattia vascolare. I disturbi neurologici più frequenti sono l'ictus, gli attacchi ischemici transitori e gli episodi sincopali.

Terapia

Gli eventi ischemici responsabili delle complicanze neurologiche sono successivi alla fase infiammatoria, non è pertanto certo che il trattamento immunosoppressivo possa modificare il decorso della malattia neurologica. Le esperienze di trattamento derivano soprattutto dai paesi asiatici, dove la malattia è più frequente, e si basano sull'utilizzo di steroidi (prednisolone 30-50 mg/die come dose iniziale, a cui viene fatta seguire una dose media di 20 mg/die per molti mesi o anni) [4].

In caso di riacutizzazioni si introducono gli immunosoppressori in sostituzione degli steroidi (azatioprina 1-2 mg/kg/die, oppure ciclofosfamide 1-2 mg/kg/die, oppure metotrexato 15-25 mg/settimana) per almeno 1 anno [5].

In presenza di lesioni vascolari steno-occlusive si dovrà ricorrere a interventi di angioplastica o by-pass. Di fondamentale importanza è il trattamento dell'ipertensione arteriosa eventualmente associata [6].

Malattia di Behçet

La malattia di Behçet (BD) è una malattia infiammatoria dei piccoli vasi, multisistemica e di origine sconosciuta.

La classica triade di ulcere orali e genitali con uveite fu descritta dal dermatologo Behçet nel 1937.

Gli attuali criteri diagnostici richiedono 2 o più tra: ulcere genitali ricorrenti, lesioni cutanee, lesioni oculari, positività del *pathergy* test.

Complicanze neurologiche (neuro-Behçet) sono riportate nel 2,2-49% dei pazienti nelle diverse casistiche. Il coinvolgimento del SNC si manifesta in genere sotto forma di deficit focali o multifocali dovuti a lesioni infiammatorie parenchimali conseguenti a infiammazione perivenosa.

Le lesioni sono in genere localizzate nel tronco encefalo o nella sostanza bianca periventricolare e sottocorticale. I deficit possono presentare un andamento di tipo *relapsing-remitting* o di tipo progressivo e porre problemi di diagnostica differenziale con la sclerosi multipla.

Un'altra complicanza frequente è la trombosi venosa cerebrale. Presentazioni più rare includono: neurite ottica isolata, meningite asettica, emorragia intracerebrale, sindrome extrapiramidale, ipertensione endocranica benigna, neuropatia periferica.

Terapia

Le misure terapeutiche si differenziano in base alla gravità e alla sede di malattia.

La colchicina o il dapsone sono indicati per le manifestazioni muco-cutanee, gli steroidi e/o gli immunosoppressori per le manifestazioni oculari e neurologiche [7].

Gli attacchi acuti a carico del SNC possono essere trattati con prednisone orale (1 mg/kg/die per 4 settimane o fino al raggiungimento di un miglioramento clinico) o con alte dosi di metilprednisolone (1 g/die) per 5-7 giorni. In entrambi i casi dovrebbe seguire una terapia steroidea per os con riduzione graduale della dose in 2-3 mesi, al fine di prevenire ricadute precoci.

Farmaci immunosoppressori come azatioprina, ciclosporina A, ciclofosfamide e clorambucile, utilizzati come trattamento a lungo termine di diverse manifestazioni sistemiche, non sembrano prevenire lo sviluppo di complicanze neurologiche.

Trattamenti immunomodulanti, quali l'interferone alfa o la talidomide, sono efficaci per alcune manifestazioni sistemiche, ma non vi sono dati sufficienti sulla loro capacità di prevenire o limitare la progressione a neuro-Beçhet.

La trombosi dei seni venosi in corso di BD deve essere trattata con eparina endovena o eparina a basso peso molecolare.

L'uveite posteriore risponde particolarmente bene alla ciclosporina (5 mg/kg/die in 2 somministrazioni giornaliere) a dose piena per 1 anno. La terapia di mantenimento dell'uveite si avvale soprattutto dell'azatioprina (2 mg/kg/die), che è efficace nel prevenire le recidive e preservare l'acuità visiva [8].

Angite isolata del SNC

È una vasculite granulomatosa segmentaria limitata alle piccole arterie e vene del SNC, in particolare ai vasi leptomeningei. I sintomi più importanti sono: cefalea, encefalopatia diffusa, ictus, mielopatia, neuropatie dei nervi cranici, crisi epilettiche. È frequente l'iperproteinorrachia, l'angiografia è positiva in circa il 50% dei casi, la biopsia cerebrale (leptomeningea/corticale o stereotassica) è la modalità più specifica per stabilire la diagnosi.

Terapia

Il regime terapeutico più comunemente utilizzato è basato sull'associazione steroidi e ciclofosfamide [9]. In genere l'approccio prevede metilprednisolone ad alte dosi (1 g/die per 3-7 giorni), seguito da prednisone orale (60 mg/die) in associazione con ciclofosfamide orale (2-2,5 mg/kg/die) o ciclofosfamide ev a cicli. Per il trattamento ev il dosaggio è di 0,5-1 g/m^2 di superficie corporea somministrato ogni 15 giorni per i primi 3 trattamenti, quindi 1 volta al mese.

La durata ottimale del trattamento non è nota; dopo la remissione clinica, è consigliato un periodo di 6-12 mesi di terapia.

Connettivopatie

Lupus eritematoso sistemico

Il lupus eritematoso sistemico (LES) è una malattia sistemica, autoimmune, anticorpo-mediata. I pazienti con LES sintetizzano spontaneamente autoanticorpi, in particolare contro antigeni nucleari. Autoanticorpi distintivi sono quelli contro il DNA a doppia elica e l'Sm, che è un antigene intracellulare. Gli autoanticorpi partecipano al danno tissutale depositandosi nei vasi come complessi antigene-anticorpo (immunocomplessi) e scatenando una risposta infiammatoria.

La malattia è prevalente con un rapporto 8 a 1 nel sesso femminile, l'esordio può verificarsi a qualsiasi età. Il decorso clinico varia da forme indolenti a forme fulminanti. Sono frequenti anomalie cutanee (eritema del volto, fenomeno di Raynaud), renali, ematologiche, cardiache, muscolo-scheletriche, gastrointestinali. L'incidenza di complicanze neurologiche varia dal 20 al 40%.

Il termine LES neuropsichiatrico indica la costellazione di anomalie neurologiche, comportamentali e psichiatriche che possono manifestarsi nei pazienti con LES. Esse includono:
- crisi epilettiche;
- encefalopatie;
- stati confusionali acuti;
- alterazioni acute/subacute comportamentali, cognitive o della vigilanza;
- demenza;
- anomalie cognitive isolate;
- disturbi dell'umore con o senza psicosi;
- disturbi del sonno;
- disturbi psicologici;
- disturbi somatoformi;
- disturbi d'ansia;
- malattie cerebrovascolari;
- ictus;

- emorragie subaracnoidee;
- trombosi venosa cerebrale;
- neuropatie dei nervi cranici;
- neuropatie ottiche;
- neuropatia trigeminale;
- neuropatia facciale;
- atassia;
- disturbi del movimento, specie corea;
- mielopatie;
- neuropatie periferiche;
- radicolopatie;
- plessopatie;
- mononeuropatie;
- polineuropatie;
- neuropatie autonomiche;
- miastenia gravis.

Terapia

La terapia del LES dipende dagli organi interessati e dalla gravità del loro coinvolgimento.

Le complicanze neurologiche e quelle renali sono le più rilevanti dal punto di vista prognostico e rendono necessario un trattamento aggressivo [10].

Il trattamento delle forme lievi (limitate all'interessamento di cute, articolazioni e sierose, o con manifestazioni neurologiche lievi) si basa sull'utilizzo di antinfiammatori non steroidei (FANS) e di antimalarici di sintesi (clorochina 125-250 mg/die o a giorni alterni, idrossiclorochina 200-600 mg/die, di cui va ricordata la tossicità retinica). In caso di inefficacia è necessario passare all'utilizzo degli steroidi (prednisone 0,5 mg/kg/die), da ridurre gradualmente fino alla dose minima necessaria al controllo dei sintomi e alla normalizzazione dei parametri di laboratorio.

Per il trattamento delle forme gravi (interessamento acuto del SNC e/o del rene) è necessario iniziare con dosi più alte di steroide (1 mg/kg/die di prednisone, eventualmente preceduto da metilprednisolone 1 g ev per 3 giorni), per passare poi a regimi a giorni alterni una volta superata la fase critica.

In assenza di miglioramento, soprattutto in caso di grave e rapido danno renale o di sindrome organica cerebrale, allo steroide andrà associata ciclofosfamide ev (0,5 g/m²/settimana per 3 volte consecutive), oppure azatioprina (2-3 mg/kg/die) ed eventualmente plasmaferesi.

Altre connettivopatie

L'artrite reumatoide consiste in un'infiammazione erosiva progressiva delle articolazioni. Poiché il danno articolare è diffuso, si hanno lesioni secondarie del sistema nervoso. La dissoluzione dei legamenti trasversi permette la dislocazione anteriore del cranio e dell'atlante. Di conseguenza si può avere una mielopatia cervicale e/o danno dell'arteria vertebrale. A causa di compressione o di ischemia si possono sviluppare neuropatie periferiche, in particolare mononeuriti multiple, neuropatie da intrappolamento o da compressione. I danni da compressione interessano in particolare il nervo mediano al tunnel carpale, il nervo plantare mediale al tunnel tarsale, il nervo ulnare al canale di Guyon e il nervo peroneo al capitello fibulare. Nei casi di mielopatia cervicale si ricorre a terapia steroidea e decompressione chirurgica che può essere necessaria anche per le neuropatie da intrappolamento o da compressione.

Nella sindrome di Sjögren (xerostomia e cheratocongiuntivite *sicca* a cui si può aggiungere un coinvolgimento viscerale) le manifestazioni neurologiche sono neuropatie craniche (soprattutto trigeminali sensoriali presenti nel 40% dei casi) e neuronopatie sensitive non lunghezza-dipendenti [11].

La sclerodermia è caratterizzata da lesioni proliferative della tonaca intima arteriosa, alterazioni microvascolari obliterative, e atrofia e fibrosi degli organi coinvolti. Anomalie neurologiche vengono riscontrate nel 40% dei casi. Generalmente è colpito il SNP o il muscolo: polineuropatie distali sensitivo-motorie, mononeuropatie da intrappolamento, neuropatia trigeminale, miopatie o miositi. L'interessamento del sistema nervoso in queste due ultime condizioni può richiedere l'utilizzo di steroidi, tuttavia non esistono schemi terapeutici codificati.

Sarcoidosi

È una malattia granulomatosa multisistemica, che colpisce prevalentemente i giovani adulti e si manifesta con linfoadenopatia ilare bilaterale, infiltrazione del parenchima polmonare, lesioni cutanee e oculari.

Anomalie a carico del SNC o del SNP si manifestano clinicamente nel 5% dei casi [12]. In circa la metà dei pazienti le complicanze neurologiche costituiscono il sintomo d'esordio e, sia pur raramente, possono essere la sola manifestazione clinica di malattia.

L'infiammazione delle meningi, in particolare una meningite granulomatosa della base, è la lesione neurologica più caratteristica e frequente della neurosarcoidosi. Il processo infiammatorio facilmente coinvolge i nervi cranici, settimo e ottavo in particolare, o può ostacolare il deflusso del liquor con conseguente idrocefalo. L'ipotalamo è la sede più comune della malattia infiammatoria parenchimale, ne possono conseguire diabete insipido, sindrome da inappropriata secrezione di ADH, disturbi del sonno e della fame, endocrinopatie (ipopituitarismo). Infine, possono essere interessati dal processo infiammatorio i muscoli e i nervi periferici: mononeuropatie isolate o multiple, polineuropatia assonale/demielinizzante.

Terapia

Il cardine del trattamento della sarcoidosi è rappresentato dai corticosteroidi.

I pazienti con deficit isolati dei nervi cranici o meningite asettica rispondono di solito a un ciclo di prednisone di 2-4 settimane al dosaggio di 0,5-1 mg/kg/die.

I pazienti con malattia più grave possono richiedere dosaggi maggiori (1-1,5 mg/kg/die) e un periodo più prolungato di terapia. Dopo 4 settimane di trattamento è indicato ridurre la dose di prednisone di 5 mg ogni 2 settimane, monitorando il decorso clinico.

La sintomatologia può recidivare, soprattutto quando la dose di prednisone si avvicina ai 10 mg/die. Nei casi di resistenza o intolleranza agli steroidi, si può ricorrere agli immunosoppressori (metotressato, azatioprina, ciclosporina), anche se il meccanismo d'azione di questi farmaci nella sarcoidosi non è del tutto chiarito e le esperienze in questo campo sono limitate [12].

La terapia radiante può almeno temporaneamente migliorare la malattia cerebrale.

L'idrocefalo rende talora necessaria la derivazione ventricolo-peritoneale, tuttavia questi pazienti hanno un elevato rischio di deterioramento a causa di ripetute chiusure della derivazione ad opera del processo infiammatorio.

Malattie renali

Insufficienza renale

L'insufficienza renale è associata a diverse manifestazioni neurologiche tra cui: encefalopatia uremica, neuropatia periferica, disfunzioni autonomiche.

Encefalopatia uremica

L'encefalopatia uremica è caratterizzata inizialmente da apatia, affaticamento, mancanza di attenzione e irritabilità. Successivamente compaiono confusione, disorientamento, deficit sensoriali, allucinazioni, disartria e asterixis. Questi sintomi fluttuano di giorno in giorno, talora di ora in ora. L'EEG è diffusamente lento e può rimanere tale per molte settimane dopo l'inizio del trattamento dialitico.

Nei pazienti con insufficienza renale acuta l'ottundimento del sensorio è quasi sempre associato a vari fenomeni motori. Il paziente presenta scosse miocloniche, convulsioni, movimenti simil-coreici. Alcuni autori definiscono questa condizione come sindrome clonico-convulsiva uremica.

Con il peggioramento dell'uremia il paziente entra in stato di coma. È importante ricordare che nel paziente uremico l'encefalopatia e il coma possono essere dovuti a fattori diversi dall'uremia, a tre in particolare:
- l'alterata escrezione di farmaci può determinare fenomeni di accumulo e provocare eccessiva sedazione;
- emorragie intraparenchimali e subdurali possono complicare l'uremia;
- i pazienti con uremia cronica sono soggetti a infezioni, anche delle meningi.

I meccanismi dell'encefalopatia uremica non sono completamente noti, sono stati variamente attribuiti all'accumulo di acidi organici tossici nel SNC o all'effetto tossico diretto del paratormone sul SNC.

Terapia

La dialisi è il trattamento fondamentale per i pazienti con encefalopatia uremica, molti dei quali possono richiedere il trapianto renale.

Circa 1/3 dei pazienti uremici presenta crisi comiziali, da trattare con dosi di farmaci anticonvulsivanti relativamente basse. In corso di uremia, infatti, l'albumina sierica è ridotta e quindi la quantità di farmaco legata è bassa mentre è aumentata la quantità di farmaco libero, cioè la frazione terapeuticamente attiva. Studi relativi al legame plasmatico della fenitoina in soggetti normali e pazienti uremici hanno evidenziato che nei soggetti normali l'8% del farmaco è nello stato libero mentre questa frazione sale tra l'8 e il 25% nei pazienti uremici. Come regola generale, il dosaggio del farmaco libero dovrebbe essere mantenuto tra 1 e 2 µg/ml. La tossicità da fenitoina è difficile da contrastare perché il farmaco non è rimosso dalla dialisi.

Il fenobarbital è utile nel trattamento delle crisi epilettiche nei pazienti uremici. Nonostante il farmaco venga escreto a livello renale, i suoi livelli plasmatici non sono influenzati dall'uremia e possono essere utilizzati per monitorare la terapia.

Altri disturbi quali tremore, asterix e mioclono non richiedono trattamento specifico in quanto rispondono in genere alla dialisi o al trapianto renale.

Neuropatia uremica

Una polineuropatia simmetrica, lunghezza-dipendente, sensitivo-motoria è complicanza comune dell'uremia. L'andamento è in genere progressivo nell'arco di alcuni mesi. Disestesie, crampi muscolari e sindrome delle gambe senza riposo ne sono caratteristiche precoci. La neuropatia è stata attribuita all'accumulo di metaboliti di peso molecolare tra 500 e 2.000 dalton ma la precisa patogenesi non è chiara. Il quadro clinico può stabilizzarsi o migliorare con la dialisi a lungo termine.

Il trapianto renale determina in genere un progressivo miglioramento nel corso degli anni ed è talvolta possibile un recupero completo.

Nei pazienti uremici si riscontrano anche mononeuropatie isolate causate da compressione, intrappolamento o emorragie intramuscolari.

Il nervo ottico può essere bersaglio dell'insufficienza renale, ne consegue un calo della vista rapido e progressivo che generalmente risponde al trattamento steroideo e alla dialisi.

Disturbi autonomici

La disfunzione del sistema nervoso autonomo comporta ipotensione posturale, anomalie della sudorazione, impotenza e disturbi gastro-intestinali.

Complicanze del trattamento dialitico

La dialisi è un trattamento fondamentale nei pazienti con insufficienza renale, tuttavia essa può determinare due importanti sindromi neurologiche:
- la sindrome dialitica da disequilibrio;
- la demenza dialitica [13].

Sindrome da disequilibrio

Questa sindrome esordisce durante o immediatamente dopo il trattamento dialitico.

I sintomi possono variare da lievi a gravi e comprendono: disorientamento spazio-temporale, cefalea, nausea, agitazione, astenia diffusa, crampi muscolari, tremore, crisi epilettiche spesso generalizzate, coma e morte. Durante la sindrome acuta possono essere evidenti alterazioni EEGgrafiche costituite da tracciato disorganizzato e rallentato e incremento della pressione liquorale.

I sintomi da disequilibrio dialitico sono probabilmente dovuti a edema cerebrale. La rapidità della dialisi sembra esserne uno dei fattori causali; le probabilità di sviluppo della sindrome sono ridotte dall'esecuzione lenta della dialisi.

Demenza dialitica

La demenza dialitica è una condizione cronica che si sviluppa in conseguenza di un prolungato trattamento dialitico. È caratterizzata all'esordio da disartria, sotto forma di esitazione e balbuzie. Si aggiungono poi mioclonie, crisi epilettiche, deliri, allucinazioni, cambiamenti di personalità, declino delle facoltà intellettive. La morte si verifica 6-12 mesi dopo l'esordio. Le elevate concentrazioni cerebrali di alluminio riscontrate all'esame post mortem suggeriscono un meccanismo patogenetico legato a intossicazione da alluminio.

La riduzione dell'allumino nel liquido dialitico ha ridotto l'incidenza di questa demenza. Il trattamento con deferoxamina, un agente chelante dell'alluminio, viene spesso utilizzato nei pazienti con demenza dialitica; la durata ottimale del trattamento non è nota.

Complicazioni neurologiche del trapianto renale

Il posizionamento del rene trapiantato in vicinanza del legamento inguinale aumenta il rischio di danno da retrazione o di ematoma con compressione del nervo femorale. La neuropatia femorale post-operatoria che ne risulta ha spesso risoluzione spontanea.

L'ematoma o la retrazione possono interessare il nervo cutaneo laterale del femore e determinare una meralgia parestesica.

Il trattamento immunosoppressivo, conseguente al trapianto renale, può comportare una serie di complicanze tra cui il linfoma cerebrale, la leucoencefalopatia multifocale progressiva, le infezioni da agenti opportunisti.

Disturbi idroelettrolitici

Iponatremia

L'iponatremia è definita come una concentrazione di sodio serico < 132 mEq/l.

Può verificarsi in diverse condizioni: eccessiva perdita di sali dal tratto gastroenterico o dal rene, sindrome da inappropriata secrezione di ormone anti-diuretico, insufficienza adrenocorticale, intossicazione iatrogena da acqua. I sintomi neurologici non dipendono solo dal livello ematico del sodio, ma anche dalla velocità con cui l'iponatriemia si sviluppa.

I soggetti con valori < 120 mEq/l sono spesso sintomatici. La manifestazione più comune è un'alterazione della vigilanza, dalla inattenzione al coma. Si possono però manifestare sintomi costituiti da emisindromi motorie deficitarie; comuni sono: asterixis, nistagmo, mioclono, atassia, tremore e rigidità. I pazienti con iponatremia presentano anche nausea, malessere generale, crampi e talora psicosi. Per valori < 115 mEq/l compaiono crisi epilettiche. Solo l'iponatremia associata a ipoosmolarità può determinare edema cerebrale. Se grave e non trattata prontamente, l'iponatremia può causare danni cerebrali irreversibili e morte. Le modalità di trattamento devono tenere conto dei rischi associati a una correzione troppo rapida; un apporto giornaliero di sodio superiore a 9-10 mEq/l è associato infatti a demielinizzazione pontina ed extrapontina [14].

Terapia (v. Cap. 11)

Quando l'iponatremia ipo-osmolare diviene sintomatica, accanto all'eventuale rimozione delle cause e alla riduzione dell'apporto idrico, è necessario infondere soluzione salina al 3% ponendo attenzione a non superare l'apporto giornaliero di sodio di 8 mEq/l per evitare il rischio di demielinizzazione osmotica. Pertanto, se nei casi più gravi – coma, crisi epilettiche – sono necessarie velocità d'infusione di 1-2 mEq/l/ora, la correzione rapida deve essere sostituita da una correzione molto più lenta quando le crisi epilettiche sono risolte, lo stato di coscienza è migliorato o quando si sia raggiunto un livello di sodiemia di 125 mEq/l [14].

Al di fuori della situazione descritta, il trattamento dell'iponatremia riveste un carattere di minore urgenza e deve essere preceduto da un corretto inquadramento diagnostico.

Ipernatremia

La diagnosi di ipernatremia è in genere definita per valori > 160 mEq/l. Il quadro clinico dell'ipernatremia è dominato da modificazioni dello stato mentale: irritabilità, insonnia, letargia, coma, eventualmente associati a tremori, debolezza muscolare, rabdomiolisi.

L'emorragia subaracnoidea o subdurale sono facilitate dalla riduzione di volume dell'encefalo che l'ipernatremia può provocare e dallo stiramento delle vene a ponte che ne consegue. L'ipernatremia deriva da una scarsa assunzione di acqua o da una sua eccessiva perdita, come può avvenire in corso di malattie gastrointestinali di diabete insipido e di tumori ipotalamici [15].

Terapia (v. Cap. 11)

Il trattamento prevede una lenta reidratazione tramite soluzioni isotoniche o NaCl allo 0,45%.

A meno che il paziente abbia una grave disfunzione neurologica, la correzione non deve essere troppo rapida; se l'ipernatremia viene corretta in meno di 48 ore o con una velocità di infusione superiore a 1 mEq/l/ora si possono verificare letargia e crisi comiziali per lo sviluppo di edema cerebrale [15].

Ipopotassiemia/ipokaliemia

Il potassio (K^+) è necessario al funzionamento di tutte le cellule dell'organismo: variazioni della ripartizione di questo ione hanno gravi conseguenze sulla funzione di numerosi organi. Solamente lo 0,4% del totale del potassio è contenuto nel plasma, con una concentrazione di 3,8-5 mEq/l, contro una concentrazione intracellulare di 146 mEq/l. Il muscolo ne è la principale riserva: 1 mEq di K^+ ogni 10 g (circa 3.000 mEq).

Ipopotassiemia

Si parla di ipopotassiemia quando la concentrazione plasmatica è < 3,8 mEq/l.

Le cause possono essere molteplici e correlate ad aumento delle perdite digestive (diarrea, aspirazione gastrica, adenomi intestinali), aumento delle perdite intestinali (diuretici, diabete, iperaldosteronismo, nefropatie), trasferimento intracellulare (alcalosi metabolica e respiratoria, eccessiva somministrazione di insulina, paralisi periodica familiare).

Le alterazioni della kaliemia influenzano negativamente le funzioni cardiaca e neuromuscolare. Una lieve ipokaliemia può determinare mialgie, eccessiva faticabilità e ipostenia prossimale che risparmia i muscoli di pertinenza bulbare. L' ipokaliemia grave causa rabdomiolisi e mioglobinuria. L'alcalosi ipokaliemica provoca tetania.

Terapia (v. Cap. 11)

Di fronte a potassiemie inferiori a 2,5 mEq/l o a segni clinici di ipopotassiemia è necessario instaurare un trattamento. In genere, in caso di manifestazioni cardiache o neurologiche, si ricorre alla somministrazione ev di infusioni alla concentrazione di 30 mEq/l per un totale di 200 mEq/die, alla velocità di 10-20 mEq/l/h. In assenza di manifestazioni cardiache o neurologiche la correzione può avvenire per os, sottoforma di potassio cloruro (40-80 mEq/die).

Iperpotassiemia/iperkaliemia

Si parla di iperpotassiemia per valori > 5 mEq/l. L'alterazione è in genere correlata a insufficienza renale. L'iperkaliemia produce di solito alterazioni del ritmo cardiaco prima di determinare disturbi neurologici. L'aritmia è talora associata a paralisi flaccida rapidamente progressiva e ipo-areflessia osteo-tendinea. L'ipostenia può perdurare diverse ore, essere preceduta da parestesie urenti e accompagnata da manifestazioni psichiche. Il trattamento dipende dalla causa dell'iperkaliemia e dalla sua gravità. In termini generali l'approccio può essere di 2 tipi:

- trasferire il K^+ extracellulare all'interno delle cellule e a questo scopo si utilizza infusione di bicarbonato di sodio uno molare (8,4%) oppure infusione di glucosio-insulina (subito 1 U/10 kg, poi 1 U/kg/ora associando 2 grammi di glucosio ogni unità di insulina);
- sottrarre potassio all'organismo; a questo scopo si utilizzano resine a scambio ionico oppure la dialisi (emodialisi o dialisi peritoneale).

Ipocalcemia

L'ipocalcemia si manifesta classicamente con tetania. Questa sindrome si manifesta in genere con livelli di calcio ionizzato < 4,3 mg/dl [16], è caratterizzata da ipereccitabilità neuromuscolare e parestesie periorali. Gli spasmi muscolari hanno esordio distale agli arti e procedono prossimalmente fino a interessare talvolta i muscoli respiratori e del collo. Possono manifestarsi crisi epilettiche e alterazioni cognitive con disturbi della coscienza variabili dalle alterazioni della vigilanza fino al *delirium* agitato. Le cause di ipocalcemia sono molteplici e comprendono: l'ipoparatiroidismo a volte conseguente a chirurgia di tiroide e paratiroidi, il deficit di vitamina D, le sindromi da malassorbimento, la pancreatite acuta.

Ipoparatiroidismo e pseudoipoparatiroidismo possono provocare una sindrome caratterizzata da ipocalcemia, iperfosforemia, calcificazioni dei nuclei della base e disturbi del movimento (corea o parkinsonismo).

Terapia

Il trattamento dell'ipocalcemia prevede la somministrazione di calcio gluconato per via endovenosa. Si dovrebbero trattare anche i livelli di magnesio costantemente ridotti e, naturalmente, intervenire sulla causa primaria. In seguito si usano a lungo termine supplementi di calcio [16].

Ipercalcemia

Sintomi neurologici da ipercalcemia si manifestano in meno del 50% dei pazienti che presentano l'alterazione elettrolitica. L'ipercalcemia è in genere associata a tumori metastatici, mieloma multiplo, sindromi paraneoplastiche, iperparatiroidismo primario o secondario, intossicazione da vitamina D.

La sua principale complicanza a carico del SNC è una encefalopatia caratterizzata da cefalea, apatia o agitazione, alterazioni dello stato di coscienza e delirio, talvolta crisi epilettiche.

In particolare, i pazienti con iperparatiroidismo e miopatia lamentano astenia e faticabilità. I sintomi si manifestano in genere per valori di calcemia > 12 mg/dl; la loro gravità è proporzionale al livello assoluto di calcio e alla velocità con cui si instaura l'ipercalcemia [16].

Terapia

È indicata una abbondante idratazione con soluzione fisiologica. La terapia aggiuntiva comprende l'uso di farmaci quali il pamidronato che inibiscono il riassorbimento osseo. Anche la mitramicina è efficace, ma è più tossica; la calcitonina è un'alternativa sicura. I glucocorticoidi sono efficaci nell'abbassare i livelli di calcemia, ma hanno azione piuttosto lenta. Naturalmente si dovrà trattare anche la causa primaria del disturbo del metabolico [16].

Ipermagnesemia

L'ipermagnesemia è un disturbo raro che può essere conseguente a inappropriata assunzione di antiacidi e lassativi contenenti magnesio o essere associato a insufficienza renale. Le manifestazioni sistemiche dell'ipermagnesemia si verificano per livelli > 3 mEq/l e comprendono secchezza delle fauci e disturbi gastro-intestinali. Quando il livello supera i 4 mEq/l, si verifica rallentamento delle funzioni corticali e riduzione dei riflessi osteo-tendinei. Quando si superano i 9 mEq/l si può avere un grave blocco neuro-muscolare con flaccidità, apnea, bradicardia, ipotensione e morte [16].

Terapia

Il trattamento prevede la somministrazione di calcio gluconato per via endovenosa. In assenza di insufficienza renale si somministrano contemporaneamente soluzione fisiologica e calcio gluconato; la dialisi è invece necessaria in caso di ipermagnesemia associata a insufficienza renale [16].

Ipomagnesemia

L'ipomagnesemia è dovuta a denutrizione, malassorbimento, eccessivo uso di diuretici, alcolismo, chetoacidosi diabetica, acidosi renale tubulare, trattamento con antibiotici aminoglicosidici o ciclosporina. I segni e i sintomi di ipomagnesemia si manifestano in genere per livelli di magnesio < 1 mEq/l e sono quelli dell'iperattività neurale: agitazione, tremore, mioclono, aumento dei riflessi e tetania. Possono inoltre essere presenti crisi comiziali, fascicolazioni, atassia, nistagmo, disfagia e diplopia [16].

Terapia

Il trattamento comprende la somministrazione simultanea di solfato di magnesio al 50% e calcio gluconato per controllare eventuali episodi di ipermagnesemia [16].

Malattie ematologiche

Anemia

L'anemia cronica o lentamente progressiva causa spesso sintomi non specifici quali cefalea, irritabilità, senso di testa leggera, disattenzione, faticabilità che, appaiono in genere per concentrazioni di emoglobina attorno al 50% del normale.

L'anemia da deficit di ferro può essere associata con la "pica", che è sindrome caratterizzata da comportamenti alimentari bizzarri, con la sindrome delle gambe senza riposo e con ipertensione intracranica benigna. La condizione comporta anche un aumentato rischio di attacchi ischemici transitori e di ictus.

L'anemia megaloblastica si associa a mielopatia, encefalopatia, neuropatia ottica e neuropatia periferica (v. oltre, "Deficit nutritivi e metabolici").

Specialmente nei bambini, l'anemia falciforme si associa a ischemia cerebrale. In condizioni di ridotta tensione di ossigeno, l'emoglobina S (HbS) tende a cristallizzare formando eritrociti a forma di falce che rimangono intrappolati nei piccoli vasi provocando trombosi delle arteriole e dei capillari.

Le forme gravi di talassemia β sono caratterizzate da ematopoiesi extramidollare che ha luogo nel fegato, nella milza, nei linfonodi, addirittura nello spazio spinale epidurale dove può provocare compressione midollare. Il trattamento, in questi casi, prevede l'irradiazione locale, la decompressione chirurgica, steroidi, trasfusioni ripetute.

Emofilia

L'emorragia intracranica è una delle principali cause di morte nei pazienti emofilici. Possibili, ma meno frequenti delle encefaliche, sono le emorragie epidurali o subdurali spinali. Il sanguinamento può verificarsi spontaneamente o a seguito di un trauma banale; i sintomi neurologici possono comparire a distanza di giorni dal trauma.

Per quanto riguarda il trattamento:
- l'emorragia subaracnoidea può essere trattata con successo con la sola somministrazione di fattore VIII;
- le emorragie subdurali ed epidurali non rispondono di solito alla sola somministrazione di fattore VIII e richiedono un intervento chirurgico;
- il trattamento dell'emorragia intraparenchimale dipende come sempre dall'estensione, dalla sede e dalla rapidità di progressione della lesione. La terapia può prevedere la sola infusione di fattore VIII, o la combinazione con la decompressione chirurgica. Se l'ematoma è accessibile, la chirurgia può condurre a maggiori tassi di guarigione [17].

Porpora trombotica trombocitopenica

La porpora trombotica trombocitopenica (PTT) è definita dalla triade porpora trombocitopenica, anemia emolitica microangiopatica e manifestazioni neurologiche. La patogenesi della malattia non è nota. La diagnosi richiede la dimostrazione istologica delle caratteristiche lesioni patologiche, che consistono in occlusione ialina diffusa delle arteriole terminali e dei capillari.

L'esordio è brusco con febbre solitamente accompagnata da astenia, mialgie, artralgie e manifestazioni emorragiche (porpora generalizzata e, meno frequentemente, sanguinamenti in altri organi). Il quadro evolve rapidamente con la comparsa di segni d'interessamento del SNC: irritabilità, agitazione, confusione, cefalea, convulsioni, coma, a cui possono associarsi deficit neurologici focali. Gli esami di laboratorio dimostrano un'anemia emolitica microangiopatica con grave piastrinopenia e test di coagulazione tendenzialmente normali. Il decorso è fulminante. La prognosi è infausta nei casi non trattati.

Terapia

Il trattamento deve essere iniziato appena possibile con la somministrazione di plasma fresco. La terapia di scelta prevede l'impiego della plasmaferesi [18] con infusione di 65-140 ml di plasma fresco/kg per scambio, fino al miglioramento clinico e alla normalizzazione dei dati di laboratorio. Si possono associare alte dosi di steroide (prednisone 200 mg/die, da ridurre a 60 mg/die alla comparsa del miglioramento clinico e di laboratorio). Nei casi trattati, la sopravvivenza è compresa tra il 60 e il 90%; le recidive sono frequenti e richiedono la ripresa del trattamento [19].

Trombocitopenia

La trombocitopenia è una condizione caratterizzata da riduzione del numero delle piastrine conseguente a deficit della loro produzione o ad aumento del loro catabolismo periferico.

Le complicazioni neurologiche principali sono le emorragie cerebrali intraparenchimali. All'opposto sono rari gli ematomi subdurali ed epidurali, le emorragie subaracnoidee e midollari.

L'emorragia si presenta in genere sotto forma di petecchie multiple da emorragia capillare (porpora cerebrale); nei casi gravi le emorragie possono confluire in ematomi più vasti.

Il trattamento dipende dall'eziologia. Le trasfusioni di piastrine sono utili quando vi è una ridotta produzione piastrinica. Quando la trombocitopenia dipende da un'aumentata distruzione periferica o da sequestro splenico, la terapia dell'emorragia del SNC può richiedere corticosteroidi, splenectomia d'urgenza, immunoglobuline endovena e trasfusioni di piastrine [17].

Discrasie plasmacellulari

Le discrasie plasmacellulari sono condizioni caratterizzate dall'espansione clonale di elementi B linfocitari più o meno maturi. Queste cellule sono in grado di sintetizzare immunoglobuline o una delle catene polipeptidiche che le costituiscono. Il marker biochimico di queste condizioni è la presenza nel siero e/o nelle urine di una catena immunoglobulinica monoclonale, detta anche componente M. In

base al tipo di proteina prodotta si distinguono tre principali categorie:

* mieloma multiplo: IgG, A, D e E;
* macroglobulinemia: IgM;
* malattie da catene pesanti: γ, α, μμ.

Considereremo le prime due forme e la cosiddetta gammopatia monoclonale di incerto significato.

Mieloma Multiplo

Il mieloma multiplo (MM) è la più comune discrasia plasmacellulare. Le caratteristiche cliniche comprendono dolore, fratture e distruzione ossea. L'infiltrazione tumorale vertebrale causa compressione del midollo spinale e delle radici. Le rachialgie sono rilevanti, il dolore radicolare è comune e sono presenti segni di disfunzione midollare e radicolare. Il trattamento con irradiazione locale e steroidi ad alte dosi (desametasone 40 mg/die per 4 giorni) previene o minimizza i deficit neurologici. Talvolta è necessaria la decompressione chirurgica.

L'ipercalcemia, complicanza frequente soprattutto negli stadi avanzati del MM, è causa di cefalea, confusione, delirio, astenia e richiede una rapida idratazione con soluzione salina (fino a 3.000-4.000 ml/die) combinata con steroidi [20].

La neuropatia periferica è una complicanza nota del mieloma.

L'infiltrazione tumorale dei nervi può determinare una neuropatia asimmetrica, tipo mononeurite multipla. La amiloidosi, talvolta associata con il mieloma, causa una neuropatia caratterizzata da disautonomia, perdita della sensibilità termica e dolorifica, e debolezza [20].

Mieloma osteosclerotico

Il mieloma osteosclerotico può essere associato a una sindrome definita POEMS (polineuropatia, organomegalia, endocrinopatie, proteina M e alterazioni cutanee) (v. Cap. 35).

Se la lesione è singola si può ricorrere alla radioterapia locale o all'asportazione della lesione. In caso di malattia diffusa si utilizzano steroidi, ciclofosfamide [21], chemioterapia ad alte dosi con melfalan e/o autotrapianto.

Macroglobulinemia di Waldeström

La macroglobulinemia di Waldestrom è una discrasia plasmacellulare associata a gammopatia IgM. Le complicanze neurologiche sono comuni. Una polineuropatia progressiva sensitivo-motoria è attribuita al legame delle immunoglobuline monoclonali (IgM) ai nervi periferici, oppure è conseguenza dell'infiltrazione linfocitaria dei nervi stessi. Altre complicanze neurologiche sono correlate all'iperviscosità o alla tendenza al sanguinamento dovuto ad anomalie piastriniche.

La presentazione clinica è quella di una encefalopatia diffusa o con segni neurologici focali. Manifestazioni comuni sono: debolezza, letargia, confusione, cefalea, crisi epilettiche, disturbi visivi e vestibolari. L'esame neurologico evidenzia segni piramidali, cerebellari, tronco-encefalici. L'esame del fondo oculare rivela papillite, ingorgo venoso, emorragie ed essudati. Il trattamento plasmaferetico allevia i sintomi causati dall'iperviscosità e migliora, in alcuni casi, la neuropatia.

Gammopatia monoclonale di incerto significato

Nella cosiddetta gammopatia monoclonale di incerto significato (MGUS), che ha una prevalenza dello 0,1% nella terza decade di età e del 3% nella popolazione di ultrasettantenni, la presenza di componente M nel siero (in ordine di frequenza IgG, IgM e IgA) non si associa a neoplasia nota [22]. In questa condizione, l'incidenza di neuropatie periferiche è maggiore che nella popolazione generale; infatti il 10% delle polineuropatie demielinizzanti infiammatorie croniche è associato a MGUS. Per le gammopatie IgG e IgA la terapia è quella della poliradiculoneuropatia demielinizzante infiammatoria cronica (CIDP) (v. Cap. 35). La terapia delle neuropatie associate a gammopatia tipo IgM è problematica e richiede spesso l'utilizzo di farmaci con effetti collaterali rilevanti per ottenere miglioramenti di modesta entità. In questo ambito rientra la neuropatia da anticorpi anti-MAG (glicoproteina associata alla mielina, v. Cap. 35) che è forse sensibile al trattamento con rituximab [23].

Sindrome da anticorpi antifosfolipidi

La sindrome da anticorpi antifosfolipidi può essere un disturbo primario oppure presentarsi in associazione al lupus eritematoso sistemico (LES). È un disordine trombofilico che predispone a trombosi venose e/o arteriose a carico dei vasi di ogni grandezza e/o a poliabortività. I marker sierologici sono gli anticorpi antifosfolipidi (aPL): anticorpi anticardiolipina (ACA), lupus-anticoagulante (LAC), anticorpi anti-β2-glicoproteina-1.

La prevalenza di aPL in soggetti giovani e apparentemente sani è pari all'1-5%, mentre è molto più alta nei pazienti affetti da LES (12-30% per gli anticorpi anticardiolipina e 15-34% per il LAC).

La sindrome da aPL è definita dalla presenza di almeno un evento trombotico e di LAC e/o di un titolo moderato/elevato di anticorpi anticardiolipina (IgG o IgM) in almeno due rilevazioni a distanza. Altre manifestazioni frequenti sono: piastrinopenia, lesioni valvolari endocarditiche, livedo reticularis, emicrania. In una minoranza di pazienti, processi infettivi, procedure chirurgiche, sospensione degli anticoagulanti, assunzione di farmaci come i contraccettivi orali possono facilitare la comparsa di una sindrome acuta e gravata da alta mortalità che è caratterizzata da occlusioni vascolari multiple simultanee in tutto il corpo su base microangiopatica (sindrome catastrofica da antifosfolipidi).

Terapia

Il trattamento della sindrome da aPL è ancora controverso e basato quasi esclusivamente su studi retrospettivi che suggeriscono l'utilità della terapia anticoagulante con warfarin [24]. Il grado di protezione dalla recidiva di eventi trombotici sarebbe correlato con il grado di anticoagulazione: massimale con INR ≥ 3, dubbio per un INR di 2-2,9 [25, 26]. Gli stessi studi indicherebbero l'inefficacia del trattamento con il solo acido acetilsalicilico (ASA) a 75 mg/die e la necessità di mantenere la terapia anticoagulante a lungo termine se non per tutta la vita. Va segnalata la difficoltà di un corretto monitoraggio del livello di scoagulazione in soggetti con aPL per la potenziale interferenza degli stessi anticorpi nei test di coagulazione [27].

Per quanto riguarda la sindrome catastrofica da antifosfolipidi i dati derivano da casistiche limitate; è raccomandata la combinazione di terapia anticoagulante con alte dosi di steroide e plasmaferesi o immunoglobuline ev [28].

In assenza di eventi trombotici, l'utilità di sottoporre a profilassi i soggetti con aPL è controversa. Fino a oggi l'acido acetilsalicilico si è dimostrato efficace nella prevenzione di eventi trombotici solo in uno studio condotto su donne con aPL e precedenti aborti [29].

In tutti i soggetti con aPL è però certamente raccomandabile la ricerca e, dove possibile, l'eliminazione degli altri fattori predisponenti alle trombosi e la correzione dei fattori di rischio per l'aterosclerosi [24].

Tabella 10.2 • Malattie gastroenteriche più comuni e conseguente malassorbimento

Difetto gastrointestinale	Sostanza malassorbita
Lesioni gastriche localizzate	
– Anemia perniciosa	Vitamina B_{12}
– Mancanza congenita di fattore intrinseco	Vitamina B_{12}
– Gastrectomia parziale	Vitamina B_{12} + Vitamina D
Lesioni dell'intestino tenue	
– Prevalentemente a livello prossimale	Vitamine idrosolubili + Vitamina D + acido folico
– Prevalentemente a livello distale	Vitamina B_{12}
– Diffuse	Vitamine idrosolubili + Vitamina D + acido folico + Vitamina B_{12}
Infezioni batteriche dell'intestino tenue (diverticolite del digiuno, sindrome dell'ansa cieca, stenosi)	Vitamina B_{12}
Difetto nella sintesi dei chilomicroni con malassorbimento intestinale prolungato	Vitamina E

Malattie gastrointestinali

Le vitamine essenziali per il normale funzionamento del sistema nervoso centrale e periferico non possono essere sintetizzate dall'organismo umano; ciascuna di esse è introdotta con la dieta e viene poi assorbita in determinati distretti dell'apparato gastrointestinale. L'alterazione del processo di assorbimento, dovuta a malattie dell'apparato gastrointestinale, provoca svariate sindromi da malassorbimento con complicanze neurologiche correlate alla sostanza carente (v. oltre, Deficit nutritivi e metabolici).

Nella tabella 10.2 sono riportate le più comuni affezioni gastrointestinali e il conseguente difetto di assorbimento.

Malattia di Whipple

La malattia di Whipple è un disordine multisistemico che si ritiene causato dall'infezione del bacillo *Tropheryma Whippelii*. Clinicamente è caratterizzata da steatorrea, dolore addominale, perdita di peso, artrite e linfoadenopatia. Il coinvolgimento neurologico è raro, ma può verificarsi anche in assenza di sintomi gastrointestinali. La presentazione neurologica più comune è la demenza.

Meno frequenti sono l'atassia cerebellare, il mioclono, la mielopatia e le disfunzioni ipotalamiche.

Un disturbo tipico del Whipple è la mioritmia oculomasticatoria, è caratterizzata da oscillazioni pendolari convergenti degli occhi associate a concomitanti contrazioni dei muscoli masticatori che persistono durante il sonno. La diagnosi richiede la biopsia digiunale. È diagnostico il reperto intra- ed extracellulare di bacilli gram e PAS positivi. I pazienti con coinvolgimento neurologico possono presentare cellule PAS positive nel liquor o nel parenchima cerebrale [30].

Terapia

Il trattamento e la prevenzione delle manifestazioni neurologiche prevedono l'impiego di antibiotici in grado di passare la barriera ematoencefalica (trimetroprin-sulfametossazolo 800 mg/2 volte al giorno per os, eventualmente preceduto da cloramfenicolo 250 mg 4 volte al giorno ev per 10-14 giorni).

In caso di recidiva (30% dei pazienti) è utile mantenere per almeno un mese il trattamento con cloramfenicolo (250 mg/4 volte al giorno ev) o ceftriaxone (2 g/2 volte al giorno ev) facendolo seguire da trimetroprin-sulfametossazolo (800 mg/2 volte al giorno per os per almeno un anno) [30].

Celiachia

La celiachia è un'enteropatia associata a sensibilità al glutine. Le manifestazioni a carico del SNC includono: encefalopatia, mielopatia e disturbi cerebellari. Anche il SNP può essere coinvolto e la manifestazione più tipica è una neuropatia assonale. Una dieta priva di glutine può determinare un miglioramento dei sintomi neurologici.

Deficit nutritivi e metabolici

Carenze vitaminiche

Le più frequenti malattie neurologiche da ipovitaminosi derivano da carenza di vitamine del gruppo B, in particolare di tiamina. Gli alcolisti rappresentano una popolazione a grande rischio di patologia da carenza perché si alimentano male e perché l'alcol interferisce nei meccanismi di assorbimento, storaggio e metabolismo delle vitamine.

Tiamina (vitamina B₁)

È una vitamina solubile in acqua il cui fabbisogno è di 1-1,5 mg/die.

Il beriberi è una malattia da carenza di B_1 rara in Occidente, caratterizzata da polineuropatia sensitiva e motoria assonale spesso associata a deficit proteici da malnutrizione.

La sindrome di Wernicke-Korsakoff, tipica dell'alcolista, va considerata nella diagnosi differenziale di tutti i pazienti sottoposti ad alimentazione parenterale o a chirurgia addominale che presentino una sintomatologia caratterizzata da oftalmoparesi, nistagmo, atassia o, semplicemente, stato confusionale con eventuale prevalenza di confabulazione. La composizione delle diete parenterali spesso non comprende un'adeguata somministrazione di vitamina B_1. Nei pazienti anziani e sotto peso il momento scatenante della sindrome può essere costituito da un breve periodo di digiuno o da una qualsiasi altra causa di ulteriore malnutrizione, come gli interventi chirurgici.

L'infusione di glucosio può precipitare la malattia di Wernicke o le manifestazioni cardiovascolari acute del beriberi anche in pazienti precedentemente asintomatici, oppure può provocare un rapido peggioramento di una forma lieve di malattia. Gli alcolisti, e tutti i pazienti confusi o malnutriti, devono pertanto essere pretrattati con vitamina B_1 (100 mg per via parenterale) prima della somministrazione di soluzioni glucosate.

Alla RMN la sindrome di Wernicke-Korsakoff è caratterizzata da alterazioni di segnale con iperintensità in T2 più spesso localizzate nei corpi mammillari, nelle regioni periventricolare del terzo e del quarto ventricolo, in sede periacqueduttale e nei nuclei mediali del talamo.

Terapia

Sebbene la necessità minima giornaliera di tiamina sia pari a circa 1 mg, in tutti questi casi sarà opportuno iniziare una terapia sostitutiva con iniezioni im di vitamina B_1 a dosi di 50-100 mg/die, fino a che il paziente non sia in grado di alimentarsi in modo adeguato. Esaurita la fase acuta della malattia si proseguirà per molti mesi sempre con 50-100 mg per os per 3-4 volte al giorno.

L'alcolismo cronico provoca deficit carenziali multipli e sintomatologie neurologiche proteiformi. Tra le patologie neurologiche da alcol ricordiamo la degenerazione cerebellare, la rara neuropatia ottica e la ben più frequente polineuropatia; essa coinvolge prevalentemente gli assoni delle cellule sensitive; il deficit di tiamina ne è la causa insieme alle carenze vitaminiche multiple e agli effetti tossici dell'etanolo [31].

L'alcolismo gravidico può provocare una sindrome fetale caratterizzata da ritardo nello sviluppo pre- e postnatale, anormalità facciali, difetti cardiaci, malformazioni articolari. È quindi opportuno che ogni donna sospetta di dipendenza alcolica sia sottoposta a un regime dietetico ricco anche in vitamina B_1.

Niacina (acido nicotinico)

La pellagra, con la sua triade di dermatite, diarrea e demenza, è la più classica manifestazione della carenza di niacina. Anche la pellagra può essere un portato dell'abuso alcolico; la sua diagnosi va anche considerata nei pazienti sottoposti a trattamento antitubercolare con isoniazide.

Terapia

10 mg al giorno di niacina possono essere sufficienti purché sia adeguata l'assunzione dietetica di triptofano (60 mg/die).

Cobalamina (vitamina B₁₂)

La mancanza di questa vitamina può essere conseguente a malnutrizione in conseguenza di chirurgia gastrica, malattie dell'intestino tenue, infestazioni, tubercolosi, dieta vegetariana stretta (v. Cap. 14).

La sua carenza, accanto ad anemia megaloblastica, può provocare una caratteristica sindrome neurologica prevalentemente midollare, definita come sclerosi combinata subacuta, caratterizzata da mielopatia, polineuropatia, demenza o depressione.

In fase iniziale i sintomi della sclerosi combinata possono essere dovuti al solo danno cordonale posteriore con deficit delle sensibilità profonde, o presentarsi unicamente come depressione del tono dell'umore.

Lesioni midollari simili a quelle da deficit di B_{12} sono provocate dall'esposizione sia acuta, per esempio anestesiologica [32], che cronica ai nitrossidi. Deficit da esposizione cronica sono stati osservati in tossicomani che hanno fatto uso dell'ossido nitrico degli erogatori di panna montata dove l'ossido è impiegato come propellente [33].

La RMN dimostra la presenza di iperintensità di segnale nelle sequenze T2-STIR a carico delle vie lunghe del midollo, più frequentemente a carico delle colonne midollari dorsali [34].

Terapia

La cobalamina è somministrata per via intramuscolare alle dosi di 1 mg (1.000 µg) al giorno per 10 giorni, poi una volta la settimana per un mese e, successivamente, una volta al mese per tutta la vita.

Il trattamento con folati può provocare deterioramento neurologico nei pazienti deficitari di vitamina B_{12}. Pertanto, se indicati, i folati devono essere somministrati solo due settimane dopo che i depositi di vitamina B_{12} siano stati reintegrati.

L'ambliopia carenziale (neuropatia ottica carenziale, alcol-tabacco ambliopia) è caratterizzata da deficit visivi conseguenti a malnutrizione. Il trattamento prevede la somministrazione di vitamina B_{12} e di complessi polivitaminici.

Ipocupremia

L'ipocupremia è una condizione relativamente frequente dei gastroresecati; può provocare alterazioni neurologiche e neuroradiologiche del tutto simili a quelle causate dal deficit di vitamina B_{12}. La differenza del quadro ematologico rispetto a quello determinato dal deficit di B_{12}, è dato dalla presenza di anemia ipocromica invece che megaloblastica.

Il trattamento è sostitutivo con rame chelato (oligorame) a dosi di 2,5 o più mg/die. La funzionalità renale va monitorata in caso di terapia protratta.

Acido folico

La sua somministrazione (4 mg/die) in gravidanza con inizio, se possibile, prima del concepimento, riduce i rischi di malformazione del tubo neurale nel feto. È stato recentemente dimostrato che tali malformazioni possono esser associate alla presenza nelle madri di anticorpi antirecettori per l'acido folico [35]. In acuto, la carenza di acido folico si tratta con la sua somministrazione parenterale (50-100 µg/die).

Piridossina (vitamina B_6)

La carenza e l'intossicazione da piridossina possono ambedue provocare una malattia dei neuroni sensitivi dei gangli delle radici dorsali [36]. Seb-

bene l'adulto necessiti di circa 2 mg al giorno di B_6, il trattamento di una sindrome carenziale può richiedere dosaggi vitaminici superiori ai 50 mg/die. L'adulto può in genere assumere senza effetti collaterali fino a 10 volte la quantità giornaliera raccomandata, ma l'ingestione quotidiana cronica di quantità di B_6 nell'ordine di grammi provoca gravi sofferenze nervose periferiche [36]. Nella malattia di Parkinson, l'attività della L-dopa può essere antagonizzata dalla piridossina anche a dosaggi inferiori ai 25 mg al giorno. Allo stesso modo la vitamina può ridurre gli effetti anticonvulsivanti della fenitoina e dei barbiturici.

Riboflavina

Il deficit di riboflavina può provocare una sindrome caratterizzata da disturbi visivi, neuropatia dolorosa e dermatite oro-genitale conosciuta come sindrome di Strachan o neurite della Giamaica [37]. Il deficit neurologico, dovuto a degenerazione delle colonne posteriori del midollo spinale e in particolare del fascicolo gracile, può essere dimostrato come iperintensità di segnale alla RMN nelle sequenze T2-STIR.

Anche in questo caso la terapia consiste in una dieta equilibrata e nell'assunzione di complessi polivitaminici a dosi piene. La riboflavina è somministrata alle dosi di 5-10 mg al giorno.

Va ricordato che la dialisi cronica aumenta il fabbisogno di riboflavina.

Vitamina A (retinolo)

Il deficit di vitamina A è frequente nelle popolazioni povere e malnutrite. La dose giornaliera raccomandata è di 4.000 USP nella donna e di 5.000 unità nell'uomo e può essere assunta per via sia orale sia parenterale.

La cecità notturna è precoce manifestazione della carenza di retinolo. L'assunzione cronica di un eccesso di vitamina (7,5 mg/die) può provocare *pseudotumor cerebri*.

Vitamina D (calciferolo)

La carenza di questa vitamina può provocare ipocalcemia, astenia e ipereccitabilità muscolari.

Ipocalcemia da ipovitaminosi D può essere provocata da trattamenti cronici con anticonvulsivanti come fenitoina, carbamazepina e fenobarbital. L'assunzione di 400-800 unità giornaliere di vitamina D può essere consigliabile negli anziani con stato di salute cagionevole.

Vitamina E

Il deficit primitivo o secondario di questa vitamina liposolubile può provocare una sindrome atassica del tutto simile a quella riscontrabile nella sindrome atassica spino-cerebellare (v. Cap. 14). La carenza di vitamina E danneggia i neuroni sensitivi dei gangli delle radici dorsali. Alla RMN del midollo spinale, nelle sequenze T2-STIR l'alterazione ganglionare appare come iperintensità di segnale a carico delle colonne midollari posteriori conseguenti alla degenerazione della parte centrale della T in cui è diviso l'assone della cellula sensitiva [38].

Terapia

60-75 unità al giorno di vitamina E per os o preferibilmente per via parenterale, somministrati ogni 3-7 giorni per un tempo prolungato fino a circa 4 anni, possono arrestare l'evoluzione della malattia neurologica anche se spesso non ne migliorano i sintomi.

Disturbi cardiaci con ripercussione sul sistema nervoso

Le complicanze neurologiche sono una causa importante di morbilità nei pazienti cardiopatici. Emboli cerebrali possono conseguire a una patologia cardiaca o al suo trattamento chirurgico, una disfunzione cardiaca può causare ipoperfusione cerebrale globale provocando encefalopatie anossiche di gravità variabile.

Cardiopatie congenite

È un gruppo di malattie che ha prevalenza di circa l'1% in età infantile. Vengono suddivise in cianogene e non cianogene. Tra le cianogene sono da ricordare la tetralogia di Fallot e la trasposizione dei grossi vasi. Le cardiopatie non cianogene comprendono i difetti dei setti interventricolare e interatriale, il dotto arterioso pervio. I pazienti affetti da cardiopatia cianogena presentano in genere un ritardo di sviluppo psicomotorio [39].

L'ictus, spesso da trombosi venosa, è una delle complicanze più gravi delle cardiopatie congenite. L'ascesso cerebrale è una complicanza neurologica che si manifesta nel 2% di questi pazienti (v. Cap. 7) [40].

Terapia

Il cardine terapeutico delle cardiopatie congenite è chirurgico.Gli interventi correttivi devono essere il più possibile precoci per ridurre il rischio di ritardo psicomotorio.

Le patologie cardiache non cianogene possono invece giovarsi della sola terapia medica con antiaritmici, digitale e diuretici non tiazidici, a seconda delle necessità.

Endocardite

Circa 1/3 dei pazienti con endocardite batterica sviluppa sintomi neurologici con mortalità che raggiunge l'80%. In genere le complicanze neurologiche sono da cocchi gram positivi. L'embolia rappresenta il 50% di tutte le complicanze neurologiche da endocardite. La maggior parte degli episodi si manifesta entro i primi due giorni dall'esordio della malattia e il rischio di embolizzazione è ridotto dal trattamento dell'infezione. La grande maggioranza degli emboli interessa il territorio dell'arteria cerebrale media (ACM) anche se quasi tutti i territori arteriosi possono essere coinvolti. Si ritiene che gli emboli settici possano causare crisi epilettiche, la formazione di aneurismi micotici e di ascessi.

Un'ulteriore complicanza dell'endocardite è la meningite asettica che si manifesta in circa un terzo dei pazienti.

Gli ascessi cerebrali sono invece rari e si riscontrano in meno dell'1% dei casi. Ancora più raramente l'endocardite può causare una vasculite cerebrale. Nel 10% dei casi causa crisi epilettiche.

Terapia

La terapia deve essere iniziata appena possibile dopo aver ottenuto colture multiple da diverse sedi a distanza di circa un'ora. La terapia antibiotica è relativa al patogeno isolato (v. Cap 7).

Circa la metà degli aneurismi da endocardite scompare con appropriata terapia antibiotica.

L'intervento chirurgico di escissione – non di *clipping* – degli aneurismi può essere necessario se l'aneurisma si è rotto oppure se le sue dimensioni continuano a crescere a dispetto di una terapia adeguata. Le indicazioni all'intervento chirurgico sono da valutare caso per caso, vi può essere indicazione chirurgica anche per correggere complicanze emodinamiche cardiache (e.g. rotture valvolari), per ridurre la carica microbica in caso di fallimento della terapia medica e per trattare fenomeni embolici non controllati dall'antibioticoterapia [41].

Cardiopatie emboligene

Alcune patologie cardiache si associano più frequentemente all'embolia cerebrale e la patologia cardioembolica causa circa il 20% di tutte le patologie ischemiche cerebrali.

Cardiopatie ad elevato rischio embolico

Le aritmie atriali e in particolare la fibrillazione atriale (FA) rappresentano la causa più frequente di stroke cardioembolico. La FA associata a valvulopatia presenta un rischio elevato di fenomeni embolici; inoltre, fattori quali l'età, un pregresso evento cerebrovascolare, l'ipertensione, il diabete, lo scompenso cardiaco, la coronaropatia e il sesso femminile sono indipendentemente correlati con un più elevato rischio di ictus. Attualmente viene utilizzata una scala di valutazione per il rischio embolico nella FA definita CHADS2 *(Congestive Heart Failure, Hypertension, Age, Diabetes Mellitus, Stroke [Doubled])*, nella quale è assegnato un punteggio 2 a pazienti con storia di ictus o attacco ischemico transitorio (TIA), 1 punto per ciascuna delle altre condizioni (età >75 anni, storia di ipertensione, diabete, scompenso cardiaco). Il rischio di ictus in base a questo schema di stratificazione aumenta dall'1,9% per anno nei pazienti con punteggio pari a 0, fino al 18,2% per anno nei pazienti con punteggio uguale a 6 [42]. Anche il flutter atriale e la *sick sinus syndrome* sono spesso associate con la FA e con fenomeni embolici. Il rischio embolico in questi casi è però più basso.

Terapia

La durata della fibrillazione riveste importanza critica quando viene considerata l'ipotesi di una cardioversione dell'aritmia (elettrica o farmacologica). In assenza di profilassi antitrombotica la cardioversione si associa a un rischio non trascurabile di eventi cardioembolici (dall'1 al 5,6%) e questo è direttamente correlato alla durata dell'aritmia, divenendo significativo oltre le 48 ore dall'esordio della sintomatologia. L'embolia può manifestarsi immediatamente dopo la cardioversione o rendersi evidente a distanza di ore/giorni in concomitanza con la ripresa dell'attività meccanica atriale.

Per la fibrillazione atriale di durata superiore a 48 ore o di durata non determinabile le linee guida prevedono l'impiego della terapia anticoagulante orale in range terapeutico (INR desiderato 2,5; range 2,0-3,0) per 3 settimane prima e per almeno 4 settimane dopo la cardioversione [43]. Alternativamente la cardioversione può essere tentata dopo ecocardiografia transesofagea che dimostri l'assenza di fattori di rischio tromboembolico (trombosi atriale o auricolare sinistra, effetto ecocontrasto spontaneo) dopo avere iniziato terapia con eparina per via endovenosa con aPTT compreso fra 50 e 70 sec seguita da trattamento anticoagulante per 4 settimane (range INR fra 2,0 e 3,0). Oltre all'approccio del ripristino del ritmo sinusale, esiste per la FA l'approccio del controllo della frequenza cardiaca senza cardioversione [44].

Il trattamento con warfarin riduce del 68% (P < 0,001) il rischio relativo di ictus cardioembolico e del 33% quello di morte (P < 0,01); del 48% (P < 0,001) quello dell'associazione ictus, embolia sistemica o morte. La terapia antiaggregante può essere considerata un'alternativa in quelle condizioni in cui il trattamento anticoagulante orale non è proponibile o in cui il rischio embolico è contenuto.

Le linee guida suggeriscono che in pazienti con fibrillazione atriale non valvolare persistente o permanente e in pazienti con fibrillazione atriale parossistica a elevato rischio di ictus (presenza di almeno una delle seguenti caratteristiche: pregresso ictus, TIA o embolia sistemica, età > 75 anni, funzione sistolica del ventricolo sinistro moderatamente o gravemente ridotta, storia di ipertensione o diabete mellito) sia intrapresa terapia anticoagulante con warfarin in modo da mantenere un INR fra 2,0 e 3,0. Nei soggetti di età compresa fra 65 e 75 anni con fibrillazione atriale persistente o parossistica in assenza di altri fattori di rischio l'ASA alla dose di 325 mg/die può essere un'alternativa alla terapia anticoagulante. Se i pazienti hanno fibrillazione atriale persistente o parossistica ed età < 65 anni viene consigliato l'impiego di ASA alla dose di 325 mg/die [45]. È utile infine ricordare come nella fase acuta dell'ictus da FA non valvolare di nuovo riscontro, la terapia anticoagulante orale vada iniziata dopo 48 ore dall'evento se non vi sono complicanze emorragiche alla TAC e se la lesione ischemica non è estesa (< di 1/3 del territorio della ACM) [46].

Trombosi intracardiaca sinistra

La stasi rappresenta il principale fattore per la genesi di trombi in auricola sinistra, e si osserva in corso di FA o di stenosi mitralica. Il trombo nell'atrio sinistro può formarsi anche in corso di ritmo sinusale in presenza di una miocardiopatia o di una valvulopatia. Dall'1 al 2,5% dei pazienti con infarto del miocardio sviluppa uno stroke entro 4 settimane, di cui la metà nei primi 5 giorni. La sede dell'infarto e la severità della disfunzione sistolica (frazione d'eiezione-FE- ridotta) sono un fattore prognostico per lo sviluppo di tromboembolismo. Frammenti discinetici che si trasformano in aneurismi ventricolari sono una fonte cronica di possibili trombi. L'incidenza di tromboembolie nei pazienti con miocardiopatia dilatativa è stimabile fra 0,9 e 5,5% per anno (media 2% per anno), ed è relativamente costante nel tempo.

Terapia

La terapia anticoagulante nei pazienti con insufficienza cardiaca in ritmo sinusale è consigliata solo per le donne con FE inferiore al 25%.

I pazienti con trombosi cardiaca endoventricolare costituiscono un difficile problema terapeutico. Non esistono infatti prove definitive che la terapia anticoagulante riduca il rischio di embolia, specie in pazienti con trombosi murale adesa. Il trattamento dovrebbe pertanto essere riservato ai pazienti con trombo peduncolato o flottante.

Nel caso di trombosi e ritmo sinusale si dovrebbe protrarre la terapia per 3 mesi con un follow-up ecocardiografico per dimostrare la risoluzione del trombo. Esiste un ampio consenso riguardo alle indicazioni alla terapia anticoagulante orale (TAO) nella cardiomiopatia dilatativa in presenza di FA, trombo ventricolare sinistro o pregresso evento tromboembolico. Ne deriva che nei pazienti con cardiomiopatia dilatativa e ictus vi sono indicazioni sicure alla profilassi tromboembolica con TAO (INR 2,0-3,0) a lungo termine. Deve essere tuttavia tenuto presente che la TAO nei pazienti con cardiomiopatia dilatativa può comportare un rischio emorragico particolarmente elevato a causa del fluttuante stato metabolico di questi pazienti. I pazienti con cardiomiopatia dilatativa spesso presentano, a causa della bassa portata cardiaca, una ridotta funzionalità epatica e renale; inoltre spesso sono sottoposti a polifarmacoterapia che può interferire con il warfarin.

Tumori cardiaci

I due tumori più frequenti sono il mixoma atriale, che da solo rappresenta oltre il 50% dei tumori benigni e il fibroelastoma papillare, presente nel 30% dei casi

Terapia

La rimozione chirurgica delle neoplasie azzera quasi completamente il rischio embolico. In genere l'intervento chirurgico è definitivo, anche se nel caso del mixoma è possibile la recidiva di malattia.

Protesi valvolari

L'embolizzazione sistemica occorre come complicanza sia dell'impianto di protesi biologiche che di protesi meccaniche con una incidenza che va dall'1 al 4% annualmente. L'80% dei fenomeni embolici va a colpire il cervello. Il rischio assoluto di embolismo varia con il tipo di valvola utilizzata e con la sede di impianto della valvola. È più elevato per le protesi meccaniche rispetto a quelle biologiche e per le valvole in posizione mitralica. È ulteriormente amplificato dall'eventuale presenza di fibrillazione atriale.

Terapia

Le recenti linee guida internazionali [47] suggeriscono un livello di anticoagulazione con INR compreso fra 2,0 e 3,0 per le protesi biologiche e un INR compreso fra 2,5 e 3,5 per le protesi meccaniche in posizione mitralica. In portatori di protesi meccaniche che abbiano anche altri fattori di rischio quali fibrillazione atriale, pregresso infarto miocardico, dilatazione dell'atrio sinistro o bassa FE viene raccomandato l'impiego della TAO con un target di INR pari a 3,0 (range 2,5-3,5) in associazione a basse dosi di ASA (75-100 mg/die). Analogo trattamento è consigliato per i pazienti che, nonostante la terapia anticoagulante condotta secondo le linee guida, abbiano presentato eventi embolici.

Le eparine a basso peso molecolare dovrebbero essere impiegate in alternativa al warfarin qualora, per qualsiasi motivo (gravidanza, interventi chirurgici non cardiaci ecc.), questo debba essere sospeso.

Ateroma complicato dell'aorta

Diversi studi di popolazione hanno sottolineato il legame tra ischemia cerebrale e placche dell'arco aortico. In particolare le placche di oltre 4 mm di spessore a livello dell'arco ascendente sono associate a un rischio di ricorrenza di eventi di circa 11,9% paragonato al 3,5% persone/anno nel caso di placche inferiori a 4 mm di spessore. Inoltre, la presenza di ulcerazioni o di materiale flottante incrementa in modo esponenziale il rischio embolico [48].

Terapia

La terapia anticoagulante orale si è dimostrata più efficace della terapia antiaggregante piastrinica. In ogni caso le linee guida non raccomandano l'uso indiscriminato di anticoagulanti per le placche aortiche.

In caso di presenza concomitante di ateroma mobile, segni di ulcerazione e spessore elevato è indicata la terapia con warfarin (INR tra 2 e 3); è utile l'aggiunta di statine (dosaggi tra 20 e 40 mg a seconda della molecola) e di un antagonista del sistema renina angiotensina.

Cardiopatie a rischio embolico intermedio

Pervietà del forame ovale

Questo residuo fetale è presente in circa il 30% degli adulti. La pervietà del forame ovale (PFO) si associa in modo significativo allo stroke dei soggetti di età inferiore ai 55 anni (prevalenza oltre il 50%). L'associazione è ancora più evidente per lo stroke criptogenetico. Il meccanismo patogenetico dell'ischemia cerebrale è l'embolismo paradosso. Il rischio di embolismo aumenta in funzione delle dimensioni del PFO, del numero di microbolle che passano attraverso il forame, dell'ipermobilità del *septum primum* e della presenza concomitante dell'aneurisma del setto interatriale. Quest'ultimo è definito come l'escursione esagerata del setto atriale all'interno delle due camere.

Terapia

Non ci sono differenze significative di efficacia tra terapia antiaggregante e anticoagulante, indipendentemente dalle dimensioni del PFO e dalla presenza di aneurisma del setto interatriale. Nei soggetti giovani, in presenza di PFO e aneurisma del setto e in assenza di altri fattori di rischio, è indicato l'utilizzo di anticoagulanti orali in quanto la relazione causa-effetto tra ictus ed embolismo paradosso è molto più probabile.

La chiusura del PFO per via chirurgica tramite toracotomia è attualmente in disuso, mentre riveste un ruolo importante la chiusura percutanea. Attualmente non esistono trial randomizzati di confronto tra le opzioni mediche e quella chirurgica.

Orientativamente, nel caso di PFO isolato, senza aneurisma del setto e in assenza di shunt rilevanti, l'antiaggregante rappresenta la prima scelta terapeutica, soprattutto in assenza di segni di tromboembolismo venoso o di concomitanti difetti della coagulazione.

In caso di ictus giovanile criptogenetico e PFO con caratteristiche di alto rischio (grosso shunt con passaggio di oltre 50 microbolle, aneurisma del setto, ictus occorso in condizioni di Valsalva, infarti multipli) sono maggiormente indicate la terapia anticoagulante con target INR di 2,5 o la chiusura percutanea.

Le linee guida internazionali sottolineano però come la chiusura percutanea sia da effettuare solo dopo il fal-limento della terapia medica. La chiusura percutanea è efficace in oltre il 90% dei soggetti trattati, ma comporta un rischio dell'1,5% per eventi maggiori (morte, emorragia, tamponamento cardiaco, embolia polmonare fatale); mancano dati sulle potenziali complicanze a lungo termine. Fra le complicanze minori va segnalata l'occorrenza di fibrillazione atriale parossistica nel 2-8% dei casi trattati [46, 48].

Disturbi del ritmo cardiaco con ripercussione cerebrale

Arresto cardiaco

La prognosi dipende dall'età e dalla durata dell'arresto ed è migliore quando l'arresto è causato da FV (fibrillazione ventricolare) invece che da asistolia.

Il tasso di sopravvivenza tra i pazienti con arresto cardiaco occorso fuori dall'ospedale è pari al 5-18% con uno 0,9% per gli arresti da asistolia e fino a un 41% per gli arresti da FV. Arresti cardiaci brevi provocano perdita di coscienza temporanea. L'eventuale compromissione delle funzioni cognitive può intervenire in due tempi, con una prima fase di recupero che può essere seguita a 7-10 giorni di distanza da un'ingravescente encefalopatia demielinizzante e a possibile esito fatale.

Terapia

Rianimazione cardiopolmonare e defibrillazione – Il trattamento della FV è l'immediata rianimazione cardiopolmonare (RCP) e la defibrillazione.

La defibrillazione non è indicata per l'attività elettrica cardiaca senza pulsatilità né per l'asistolia. Il ritardo nella defibrillazione rende la RCP inefficace, mentre il differimento di entrambe le procedure aumenta la probabilità di morte dell'1,1% per ogni minuto di ritardo. La RCP prevede inizialmente un ciclo di due respirazioni con successivo monitoraggio del polso carotideo per 10 secondi. Se non vi sono segni di pulsazione carotidea si deve instaurare un ciclo di compressioni e ventilazioni pari a 30:2 e non più 15:2, dal momento che dovrebbero essere eseguiti all'incirca 100 massaggi cardiaci in un minuto e con il ratio 15:2 si riusciva ad avere un numero di massaggi di 40-49 per minuto. La ventilazione dovrebbe durare almeno 1 secondo e generare un visibile movimento della gabbia toracica. La probabilità di un ritorno alla circolazione spontanea si riduce nettamente se il massaggio cardiaco viene interrotto per più di 20 secondi. È importante massaggiare a fondo e velocemente, garantendo una elevata velocità di compressioni.

Il massaggio cardiaco è più importante della respirazione assistita; alcuni studi hanno addirittura dimostrato un miglior outcome del massaggio in continuo rispetto alla RCP.

La defibrillazione, invece, prevede un diverso approccio a seconda del tempo di arresto. Nel caso di un arresto in cui si conosce l'inizio, la defibrillazione deve essere iniziata non appena possibile. Nel caso invece di un arresto di cui non si conosce l'esordio è raccomandato che vi siano almeno 2 minuti di RCP prima di iniziare con la defibrillazione. Gli studi randomizzati indicano che la defibrillazione iniziata in prima istanza senza una precedente RCP ha un outcome peggiore in termini di mortalità e di danno cerebrale. Le linee guida internazionali non indicano se sia meglio eseguire 1 o 3 scariche di defibrillazione, mentre consigliano di perdere il minor tempo possibile tra la scarica e il ripristino della RCP. In particolare, in caso di FV, la RCP deve essere continuata anche mentre il defibrillatore sta caricando la scarica. È fondamentale che tra una scarica e l'altra vi siano almeno 5 cicli di RCP, cioè almeno 2 minuti di massaggio [49].

Terapia farmacologica – La migliore via di somministrazione delle terapie nell'arresto cardiaco è la via venosa centrale. La somministrazione per vena periferica dovrebbe essere seguita da un bolo di fisiologica. Se la via venosa è inaccessibile, le terapie dovrebbero essere somministrate attraverso un tubo orotracheale.

L'epinefrina deve essere somministrata in boli da 1 mg in tutte le forme di arresto cardiocircolatorio. Durante la RCP il maggior effetto farmacologico è quello dell'aumento delle resistenze periferiche attraverso il tono alfa. L'adrenalina aumenta il flusso ematico cerebrale e cardiaco a discapito di una riduzione di flusso a livello viscerale. La dose ideale di epinefrina non è ben nota, gli studi di paragone tra boli da 1 mg e 5 mg non hanno mostrato significative differenze. La vasopressina (o ADH) agisce sul tono noradrenergico ed ha una durata d'azione più prolungata rispetto alla epinefrina con un'emivita di circa 20 minuti. Durante le manovre rianimatorie la vasopressina aumenta la pressione di perfusione coronarica e nell'arresto cardiaco il farmaco dimostra buona efficacia in boli di 40 UI.

L'atropina è un inibitore delle colinesterasi con emivita di 2 ore. Sebbene indicato prevalentemente per le forme di arresto con asistolia e marcata riduzione dell'attività elettrica in assenza di polso, il suo utilizzo in boli da 1 mg non migliora significativamente la prognosi dell'arresto cardiaco.

Anche l'amiodarone può essere utilizzato nei casi di tachicardia ventricolare non responsiva alla defibrillazione. Questo farmaco si è dimostrato superiore alla lidocaina in termini di sopravvivenza, ma il suo utilizzo in acuto è gravato dalla possibile comparsa di ipotensione. Amiodarone 300 mg ev può essere usato per la tachicardia ventricolare refrattaria o la FV quando RCP, 3 scariche, e i farmaci vasopressori abbiano fallito nel ripristinare il ritmo.

La lidocaina dovrebbe essere utilizzata soltanto come seconda scelta.

Per la torsione di punta è indicato invece il magnesio solfato, con una dose di carico di 1-2 grammi [49].

Sincope

La sincope è definita come perdita transitoria di coscienza a seguito di un inadeguato e transitorio apporto ematico cerebrale. Le principali cause di sincope possono essere riassunte in cinque grandi gruppi: forma neurogena, forma da ortostatismo, da aritmia cardiaca, da anomalia strutturale del sistema cardiovascolare e forma cerebrovascolare. La conoscenza delle basi fisiopatologiche delle diverse eziologie possibili della sincope facilita la scelta terapeutica. Quest'ultima si basa principalmente su una terapia mirata a risolvere la causa sottostante.

Terapia

Sincope neuromediata (v. cap. 37)

Sincope da aritmia cardiaca e da alterazioni cardiocircolatorie strutturali – L'impianto di un pace-maker (P-M) rappresenta la terapia elettiva della sincope da bradicardia spiccata. Nelle tachiaritmie ventricolari e sopraventricolari la presenza di sincope rappresenta un criterio clinico fondamentale per l'utilizzo di tecniche di ablazione. Anche per le tachiaritmie l'utilizzo di antiaritmici come l'amiodarone o l'impianto di P-M rappresentano un'opzione terapeutica. Negli altri casi la terapia è chiaramente quella del difetto strutturale che provoca la sincope.

Sincope cerebrovascolare

Raramente eventi cerebrovascolari si manifestano con il quadro clinico di una sincope; questa è possibile solo in rari casi di TIA vertebro-basilari, in cui si accompagna generalmente ad altri deficit neurologici. La terapia è quella antiaggregante.

Infine, la sindrome del furto della succlavia può essere alla base di una sincope da insufficienza vertebro-basilare; in questo caso la terapia chirurgica o endovascolare di disostruzione della succlavia può risolvere il quadro sintomatologico [50].

Complicanze neurologiche nelle procedure cardiologiche endovascolari e cardiochirurgiche

Le complicazioni neurologiche del cateterismo cardiaco o dell'angioplastica coronarica si manifestano in meno dell'1% dei pazienti con un quadro di deficit neurologici focali, encefalopatia diffusa o crisi epilettiche. Gli infarti cerebrali interessano prevalentemente il territorio vertebro basilare e gli emboli ne sono la causa principale, anche se in alcuni individui sono provocati da marcata ipotensione. La valvuloplastica è associata a ictus embolico nel 10% dei pazienti, soprattutto in presenza di stenosi aortica calcifica. Negli interventi di by-pass aorto-coronarico (BPAC) l'incidenza di stroke o di disturbi della coscienza è del 3%; la stessa percentuale si osserva per i deficit di memoria e le crisi epilettiche.

Gli interventi a cuore aperto, in particolare quelli sulle valvole aortica e mitralica sono a maggior rischio di stroke rispetto agli interventi a cuore chiuso. I pazienti che si sottopongono contemporaneamente a BPAC e intervento a cuore aperto hanno un rischio triplicato rispetto a quello dei due interventi singolarmente. Il BPAC effettuato a cuore battente (*off pump*) è l'intervento a minor rischio di complicanze neurologiche.

Un fattore di rischio significativo è rappresentato dalle placche aortiche mobili in cui l'incidenza di ictus raggiunge il 33% rispetto al 2,7% nei pazienti che non ne sono portatori.

Altri fattori di rischio per lo sviluppo di complicanze neurologiche perioperatorie sono rappresentati da: pregressa ischemia cerebrale, età avanzata, fibrillazione atriale, stenosi carotidea, FE inferiore al 30%, anemia, ipocapnia, alcalosi e durata dell'arresto cardiocircolatorio in ipotermia. Anche un inadeguato raffreddamento cerebrale e alcune tecniche anestesiologiche comportano un rischio maggiore di eventi cerebrali [51].

Terapia

Le tecniche più importanti per il controllo degli eventi cerebrali sono l'arresto di circolo in ipotermia profonda, il mantenimento di una $PaCO_2$ costante a 40 mmHg e la pressione di perfusione mantenuta a 80-100 mmHg. L'arresto di circolo in ipotermia non deve durare più di 30-40 minuti. Per la $PaCO_2$ sembrerebbe che l'approccio di tipo *alpha-stat* che mantiene il valore di 40 mmHg di CO_2 senza correzione per la temperatura corporea sia più vantaggioso dell'approc-

cio *PH-stat* che utilizza invece la correzione per la temperatura corporea [50].

Agire preventivamente sugli eventuali fattori di rischio riduce l'incidenza di eventi neurologici.

Tra le metodiche impiegate soprattutto negli interventi di BPAC, merita menzione del doppler transcranico, che permette di monitorare il flusso cerebrale e che può evidenziare il passaggio di segnali microembolici.

La tecnica che attualmente sembra essere più efficace per il monitoraggio intraoperatorio soprattutto in corso di interventi di cardiochirurgia pediatrica è rappresentata dalla spettroscopia del vicino infrarosso (*near infrared spectroscopy* – NIRS). Tale tecnica permette il monitoraggio incruento dell'ossigenazione tissutale al di sotto della sonda esplorante. La misurazione è locoregionale (circa 2 cm al di sotto della sonda), non globale o emisferica ed è questo il limite della tecnica d'altro canto la possibilità di valutare in tempo reale la saturazione di ossigeno di una determinata regione cerebrale rappresenta un parametro diretto di sofferenza ipossica cerebrale [52].

Malattie endocrine

Malattie delle paratiroidi

Iper- e ipoparatiroidismo

Nell'iperparatiroidismo le manifestazioni neurologiche sono conseguenza dell'ipercalcemia (v. sopra). Un quadro clinico simile alla sclerosi laterale amiotrofica è stato descritto in associazione all'iperparatiroidismo, la correzione del disturbo di base ne comporta il miglioramento.

L'ipoparatiroidismo è idiopatico o più spesso iatrogeno da chirurgia sulla tiroide. Lo pseudoipoparatiroidismo è conseguenza di una resistenza periferica all'azione dell'ormone. Le manifestazioni neurologiche sono dovute all'ipocalcemia (v. sopra).

Malattie delle ghiandole surrenali

Ipercortisolismo

L'adenoma surrenalico può determinare eccessiva produzione di cortisolo e un quadro clinico caratterizzato da obesità troncale, ipertensione, acne, irsutismo, osteoporosi, diabete mellito, irregolarità del ciclo mestruale.

Sintomi comuni a carico del SNC sono: ansia, insonnia, euforia, mania e psicosi. Atrofia e debolezza muscolare prossimale sono comuni, specie agli arti inferiori.

Il trattamento è chirurgico e prevede la rimozione dell'adenoma.

Insufficienza surrenalica

L'insufficienza surrenalica o sindrome di Addison può essere conseguenza di malattie distruttive delle ghiandole surrenali o derivare da una prolungata somministrazione di glucocorticoidi esogeni.

Le principali manifestazioni cliniche comprendono debolezza generalizzata, faticabilità, depressione, cefalea, anoressia, perdita di peso, iperpigmentazione cutanea. Può essere presente ipertensione intracranica: pseudotumor. La terapia è sostitutiva.

Feocromocitoma

Il feocromocitoma può essere associato alla neurofibromatosi o alla malattia di Von-Hippel-Lindau. I primi sintomi sono in genere manifestazioni parossistiche legate alla eccessiva produzione di catecolamine con cefalea, iperidrosi, palpitazioni, aritmie cardiache, ansietà, agitazione. Molti pazienti presentano crisi ipertensive; nel 5% dei casi si verificano crisi epilettiche. Il trattamento è chirurgico o radiante.

Alterazioni ipofisarie

Tumori ipofisari (v. Cap. 21)

Gli adenomi ipofisari rappresentano una patologia di frequente riscontro nella popolazione generale con una incidenza pari al 14,4% negli studi autoptici e al 22% negli studi radiologici

Apoplessia pituitaria

L'emorragia o l'ischemia dell'ipofisi possono essere clinicamente benigne o presentarsi catastroficamente con una cefalea severa che ha le caratteristiche della cefalea a rombo di tuono simile a quella dell'emorragia subaracnoidea (ESA). Altri segni possono essere il meningismo, il vomito, la riduzione dell'acuità visiva, la diplopia e le alterazioni della coscienza. Si tratta in questi casi di una emergenza neurologica che può essere mortale e che, in oltre la metà dei casi, si verica in pazienti portatori di adenomi [53, 54].

Terapia

La necessità e la tempestività della decompressione chirurgica dipendono dalla presenza e dalla rapidità dei sintomi visivi. Molti pazienti possono essere trattati in modo conservativo con terapia sostitutiva ormonale, se necessaria.

La terapia sostitutiva ormonale include glucocorticoidi, ormoni tiroidei, ormoni sessuali e ormone della cescita.

Glucocorticoidi – Idrocortisone: 15 mg al mattino e 5 mg non più tardi delle 4 del pomeriggio (oppure 10 mg al risveglio, 5 mg a pranzo e 5 mg alle 4 del pomeriggio per mimare il ritmo circadiano del cortisolo). In caso di stress psicofisici le dosi sono raddoppiate per 2-3 giorni.

Ormoni tiroidei – L-tiroxina: 100-125 mcg/die in dose singola. Il dosaggio medio giornaliero è di 112 mcg/die.

Ormoni sessuali – Donne: se non è necessario mantenerne la fertilità si può protrarre fino alla menopausa la terapia ciclica con estroprogestinici. In caso contrario, il trattamento con gonadotropine dovrebbe essere effettuato in un centro di riferimento. Uomini: il testosterone viene sostituito con una miscela di esteri del testosterone intramuscolo o con testosterone enantato (100 mg ogni 2 settimane o 250 mg ogni 3 settimane). Gel o cerotti transdermici o testosterone undecanoato orale sono meno efficaci. Se vi è desiderio di fertilità, la spermatogenesi va indotta con iniezioni di gonadotropina corionica e FSH umano 3 volte la settimana per almeno 6 mesi.

Ormone della crescita – Il GH è somministrato con iniezioni sottocutanee giornaliere, titolate ogni 3 mesi per portare le concentrazioni di IGF-1 nel range di normalità. La terapia viene protratta per 6 mesi.

Non è strettamente necessario somministrare analoghi della vasopressina sottoforma di spray nasali (1-3 puffs /die) o compresse (200 mg 1-2 volte/die) perché il diabete insipido successivo alla chirurgia sellare è in genere transitorio. Il paziente deve essere informato sulla importanza di eseguire periodi di out (vacanza terapeutica) per cogliere l'eventuale ritorno alla normalità [54].

Ipertiroidismo e tireotossicosi

L'ipertiroidismo è associato a perdita di peso, tachicardia, intolleranza al caldo e aumento della frequenza della defecazione. I sintomi neurologici comprendono ansia, labilità emotiva, riduzione della capacità di concentrazione, cefalea e insonnia. I pazienti anziani possono diventare depressi e letargici: ipertiroidismo apatico.

L'ipertiroidismo monosintomatico o paucisintomatico può manifestarsi con disturbi neurologici isolati come paralisi periodica, coreoatetosi e disturbi della motilità oculare. L'ipertiroidismo può anche causare crisi epilettiche o scatenare una malattia convulsiva preesistente. L'oftalmopatia è frequente. L'ipertiroidismo può associarsi a patologie neuromuscolari quali miopatie prossimali o a paralisi periodica tireotossica (v. Cap. 19).

La complicanza più grave dell'ipertiroidismo è la crisi tireotossica, è caratterizzata da confusione, agitazione, alterazioni dello stato di coscienza fino al coma spesso associate a febbre, aritmie cardiache, diarrea, vomito. In più del 50% dei pazienti tireotossici, specie di mezza età, si riscontrano vari gradi di miopatia con prevalente coinvolgimento della muscolatura del cingolo pelvico.

Terapia

Alcune forme di ipertiroidismo sono transitorie e richiedono soltanto una terapia sintomatica. Per il trattamento definitivo sono disponibili tre approcci terapeutici, nessuno dei quali è in grado di controllare l'ipertiroidismo con rapidità: radioiodio, tionamidi e tiroidectomia subtotale. La sintomatologia determinata dalla tireotossicosi viene controllata in tempi relativamente brevi dall'associazione di betabloccanti (ad es., propranolo o atenololo, a cominciare da 80-120 mg/die in dosi frazionate) e tireostatici (metimazolo, alla dose iniziale di 30-40 mg/die o propiltiouracile 300-400 mg/die) la cui piena efficacia clinica si raggiunge in 4-8 settimane [55]. I dosaggi del betabloccante e del metimazolo vengono allora progressivamente ridotti. Di solito si prosegue per circa 2 anni con una dose di mantenimento di metimazolo di 5-10 mg/die monitorando l'emocromo perché la leucopenia è il principale effetto collaterale del farmaco. Il decorso e il trattamento dell'oftalmopatia infiltrativa sono in parte indipendenti dal trattamento dell'ipertiroidismo [56]; esistono, anzi, alcune evidenze che, a differenza di quanto si verifica con il trattamento con metimazolo, il trattamento con radioiodio contribuisca allo sviluppo o al peggioramento dell'oftalmopatia infiltrativa [57].

Per ridurre l'edema nelle forme iniziali di oftalmopatia possono bastare misure semplici come l'elevazione della testa durante il sonno, l'uso di diuretici, la protezione oculare nei confronti di agenti irritanti. Nei casi di progressione dell'esoftalmo, con

chemosi e oftalmoplegia, è indicata la terapia steroidea a dosi elevate (prednisone 60-80 mg/die per 3-4 settimane, da ridurre poi gradualmente). In assenza di risposta si deve ricorrere a dosi ancora più alte di steroide, associando eventualmente l'irradiazione delle regioni retrorbitarie. Nei casi più gravi può divenire necessaria la decompressione chirurgica dell'orbita.

Encefalopatia di Hashimoto

L'encefalopatia di Hashimoto è una condizione proteiforme che può manifestarsi come episodi similictali (coma, convulsioni, psicosi, mioclono, mielopatia) e che deve entrare nella diagnosi differenziale dei pazienti con demenza acuta e subacuta. Ha prevalenza di circa 2,1 casi/100.000.

La sindrome è associata alla presenza di anticorpi anti-tiroide. Questa condizione non è specifica quando gli anticorpi sono nel siero perché possono essere reperiti in quantità elevata nel siero di molte persone normali; lo diventa però quando anticorpi anti-perossidasi e anti-tireoglobulina e immunocomplessi circolanti siano invece dimostrabili nel liquor come prodotto di sintesi intratecale. In questo caso diventano un preciso marker di una malattia a possibile patogenesi vasculitica autoimmune o reattiva nei confronti di antigeni condivisi dalla tiroide e dal SNC [58, 59]. La RMN non dimostra alterazioni specifiche. La terapia di prima scelta è quella steroidea. Miglioramenti drammatici dello stato neurologico del paziente sono stati ottenuti dopo 5 giorni di trattamento con 500 mg/die di metilprednisolone ev per 5 giorni. Sono stati osservati miglioramenti significativi dopo terapia a base di prednisolone 1,5 mg/kg/die protratta per più di 1-2 mesi. L'encefalopatia di Hashimoto può però migliorare anche spontaneamente.

Ipotiroidismo

Le manifestazioni cliniche del deficit di ormone tiroideo variano grandemente in relazione al periodo d'instaurazione del deficit stesso. Gli ipotiroidismi della nascita o della prima infanzia (cretinismo) si manifestano con vari gradi di ritardo mentale e della crescita, deficit dell'udito e alterazioni scheletriche. Le manifestazioni neurologiche di ipotiroidismo nell'adulto sono invece frequentemente caratterizzate da alterazioni cognitive e psichiche. Nei pazienti con epilessia le crisi possono peggiorare a seguito dello sviluppo dell'ipotiroidismo, inoltre è possibile l'insorgenza di un'atassia statica e dinamica per degenerazione cerebellare, ipoacusia e neuropatie dei nervi cranici.

I pazienti con grave ipotiroidismo spesso sviluppano stupor o coma "mixedematoso" nell'ambito di infezioni acute o in risposta a sedativi e farmaci oppiacei. L'alterazione della respirazione rende i soggetti ipotiroidei particolarmente sensibili ai depressori respiratori.

Il muscolo può essere coinvolto con quadri di miopatia prossimale accompagnata da mialgie e rigidità muscolare con mioedema. In circa il 30% dei soggetti insorge sindrome del tunnel carpale; meno frequente è una neuropatia sensitiva o mista caratterizzata sia da degenerazione assonale che da demielinizzazione segmentale.

Terapia

Le complicanze dell'ipotiroidismo nell'adulto vanno incontro a regressione più o meno completa con la terapia sostitutiva che deve essere praticata continuativamente e per tempo indefinito. Il trattamento elettivo consiste nella somministrazione di levotiroxina. Negli adulti la dose iniziale è di 25 mcg/die ed è aumentata di 25-50 mcg/die a intervalli di 2-3 settimane fino alla normalizzazione dei valori di TSH plasmatici (dose media di 112 mcg/die). I principali effetti collaterali riguardano il sistema cardiovascolare: crisi anginose o aritmie, specie in soggetti cardiopatici o con cardiopatia latente [55].

Il coma mixedematoso è un'emergenza potenzialmente letale che richiede la rapida somministrazione di levotiroxina 200-300 mcg nell'arco di 5 minuti unitamente a desametasone 2 mg per os o ev ogni 6 ore. Si può quindi continuare con levotiroxina 100 mcg/die ev o per os sino a ristabilimento del paziente.

Diabete mellito

Iperglicemia e chetoacidosi

I disturbi neurologici legati al diabete mellito comprendono sia alterazioni a carico del SNP che disturbi del SNC. La principale complicazione neurologica del diabete mellito è rappresentata dalla polineuropatia (v. Cap. 35).

Le complicazioni a carico del SNC comprendono principalmente i fenomeni cerebrovascolari e le alterazioni della coscienza in corso di coma chetoacidosico o iperglicemico. I pazienti diabetici presentano un aumentato rischio di ischemia cerebrale e il diabete rappresenta un fattore prognostico negativo nei pazienti colpiti da ictus cerebri. In corso di coma iperosmolare è possibile avere dei segni di lato nei pazienti con una pregressa lesione cerebrale. Nei diabetici, il coma iperosmolare non chetoacidosico può essere scatenato da una complicanza internistica.

Terapia

Non esistono terapie specifiche per le complicanze neurologiche del diabete; il buon controllo dei livelli glicemici giornalieri (livelli preprandiali tra 80 e 120 e postprandiali di 100-140) e del compenso metabolico, mediante monitoraggio dell'Hb glicata, garantiscono una ridotta incidenza delle complicanze.

Quando l'iperglicemia non è controllabile con la dieta e l'esercizio fisico, si ricorre alla somministrazione di farmaci.

Se si tratta di una forma di diabete non insulino-dipendente (tipo 2) la scelta terapeutica ricade sugli ipoglicemizzanti orali quali le sulfaniluree di prima o seconda generazione o le biguanidi. Di solito si inizia con una sulfanilurea aumentando le dosi fino ai massimi livelli come richiesto e in un secondo tempo si aggiunge un secondo farmaco. Di recente è stato dimostrato come sia possibile curare il diabete di tipo 2 andando a modificare la via delle incretine, ormoni prodotti dall'intestino in grado di stimolare la produzione d'insulina, sopprimere quella di glucagone, inibire lo svuotamento gastrico riducendo l'appetito e la quantità di cibo introdotta [60].

L'insulina è sempre necessaria per le forme di diabete mellito di tipo 1 (insulino-dipendente) e anche per molti pazienti con la forma di tipo 2 dopo il fallimento della terapia orale. Esistono diverse forme di insulina iniettabile sotto cute; la terapia convenzionale si basa sulla somministrazione di insulina ad azione intermedia 1-2 volte al giorno con o senza piccole quantità di insulina pronta prima dei pasti. La dose iniziale d'insulina è di circa 0,5-1 U/kg/die.

Il coma chetoacidosico è trattato con insulina rapida inizialmente in bolo ev di 10-15 U e seguito da un'infusione continua d'insulina di 5-10 U/h (o 0,1 U/kg/ora) fino al compenso dell'acidosi. Una riduzione della glicemia di 50-75 mg/dl ora rappresenta una risposta appropriata. Bisogna evitare una riduzione di oltre 100 mg/dl/ora della glicemia, in modo da ridurre il rischio di un'encefalopatia su base osmotica. La terapia richiede inoltre idratazione per via endovenosa, dal momento che di norma il deficit di liquidi ammonta a 3-5 litri. Inizialmente si infondono 1-2 litri di fisiologica. Quando la glicemia scende intorno ai 300 mg/dl deve essere iniziata l'infusione di glucosata al 5% come fonte di acqua libera e per prevenire lo sviluppo tardivo di edema cerebrale e ipoglicemia. Andrebbe sempre aggiunto del potassio, che va iniziato subito in presenza di livelli bassi o normali di kaliemia; se invece la kaliemia è elevata, la terapia con potassio fosfato è rinviata fino alla comparsa dei primi segni di riduzione dei suoi livelli plasmatici conseguenti alla correzione dell'acidosi e allo spostamento di K^+ all'interno delle cellule. Da segnalare, infine, come nei pazienti diabetici vadano tenuti sotto controllo in modo più aggressivo eventuali altri fattori di rischio quali ipertensione e dislipidemia. Durante le fasi acute dell'ischemia cerebrale, il mantenimento di livelli glicemici costantemente al di sotto di 140 mg/dl è in grado di modificare significativamente la prognosi del paziente.

Ipoglicemia

L'ipoglicemia può causare un'encefalopatia metabolica che si manifesta con tremore, ansia, stato confusionale, stupor o coma a seconda dei diversi livelli di glicemia. Le crisi epilettiche ne sono talvolta l'unico segno. Danni cerebrali gravi da ipoglicemia determinano alterazioni RMN localizzate ai gangli della base, corteccia, sostanza nigra e ippocampo [61].

Terapia

L'ipoglicemia va prontamente trattata con sostanze ricche di glucosio. Nel caso di pazienti coscienti possono essere somministrati per via orale zuccheri a rapido assorbimento. L'infusione di glucosio ev in bolo di 20-50 ml di glucosio al 50% seguito da una infusione di glucosio al 5-10% in modo da mantenere la glicemia sopra i 100 mg/dl è indicata in caso di ipoglicemia grave, nei pazienti con alterazione del livello di coscienza o impossibilitati ad assumerlo per bocca [62].

Sindromi respiratorie

Ipossia e ipercapnia

Entrambe queste condizioni si manifestano in caso di insufficiente shunt a livello polmonare. L'ipossia da insufficienza respiratoria si verifica quando i normali scambi respiratori sono gravemente alterati, causando ipossiemia ($PaO_2 < 60$ mmHg e saturazione arteriosa $< 90\%$).

Le manifestazioni neurologiche della sindrome dipendono dalla sua rapidità d'esordio, dalla durata e dalla gravità. L'ipossia può essere complicata da uno squilibrio acido-base. L'ipercapnia, che è quasi sempre presente in caso di ipossia, determina in particolare vasodilatazione cerebrale e aumento della pressione intracranica.

L'insufficienza polmonare cronica comporta un'encefalopatia caratterizzata da cefalea, confusione, riduzione delle funzioni cognitive, associate anche a iperreflessia, tremore posturale, mioclono, asterixis, papilledema.

Terapia

Si basa ovviamente sull'ossigenoterapia. Dispositivi atti alla somministrazione di O_2 sono le cannule nasali che permettano ai pazienti di alimentarsi, bere e parlare anche durante la terapia. Il loro svantaggio è che l'esatta concentrazione di ossigeno non è nota. Indicativamente una cannula a 1 l/min garantisce una FiO_2 del 24% con aumento del 4% per ogni litro di O_2 aggiunto. Il flusso non dovrebbe essere superiore a 5 l/min. Altro dispositivo è la maschera di Venturi che permette la somministrazione di O_2 in modo preciso variandone il valore da 24% fino al 50%. Questa maschera è utile nei pazienti affetti da Broncopneumopatia cronica ostruttiva (BPCO) e ipercapnia perché permette una precisa somministrazione di O_2 con riduzione al minimo della ritenzione di CO_2. Inoltre, esistono le maschere con *reservoir*, dove si raggiungono concentrazioni di O_2 dell'80-90%. e le maschere con pressione positiva continua delle vie aeree (CPAP), che vanno usate se la PaO_2 è < 60 mmHg, il paziente è vigile e collaborante, mantiene i riflessi protettivi delle vie aeree ed è emodinamicamente stabile. Nel caso in cui persista ipossiemia può essere necessario il passaggio a una ventilazione assistita con tubo endotracheale [62].

Sindrome da alta quota

Si caratterizza per la comparsa di cefalea, astenia, disturbi del sonno e dell'attenzione. La sintomatologia si manifesta dopo alcune ore o giorni di permanenza a quote superiori ai 3.000 metri e interessa il 20% di coloro che si spingono oltre i 3.000 metri in meno di 1 giorno. Le complicanze maggiori della sindrome sono rappresentate dalla comparsa di edema cerebrale e polmonare.

Terapia

L'ascesa lenta è il modo migliore per prevenire la malattia da alte quote. L'allenamento fisico consente di svolgere un maggiore esercizio con un minor consumo di O_2, ma non protegge dalle malattie da alte quote. Nelle 24-36 ore che seguono il completamento dell'ascesa bisogna evitare sforzi fisici estremi; il riposo a letto presenta benefici minori dell'esercizio leggero.

Una profilassi efficace è rappresentata dalla somministrazione di 125 mg di acetazolamide la sera precedente l'ascesa. Nel sospetto di sintomi riferibili a edema cerebrale è utile ricorrere alla terapia con desametasone 4 mg ogni 6 ore e acetazolamide 250 mg ogni 6 ore.

Ipocapnia

È in genere secondaria a iperventilazione e comporta una vasocostrizione cerebrale con riduzione della pressione intracranica, spostamento della curva di dissociazione dell'ossiemoglobina, alterazione del bilancio ionico di calcio. Le caratteristiche cliniche della sindrome sono: parestesie, disturbi visivi, cefalea, sensazione di instabilità, tremore, nausea, palpitazioni, crampi muscolari, spasmi carpopedali, perdita di coscienza. L'iperventilazione può essere causata da un coma epatico o diabetico, da alcune affezioni cardiopolmonari, da farmaci come i salicilati.

Terapia

La terapia dell'ipocapnia con alcalosi respiratoria è sempre molto difficile. In caso di iperventilazione si deve ricorrere alla ri-respirazione in un sacchetto di plastica oppure all'inalazione di miscele gassose al 5% di anidride carbonica con il 21% o il 95% di ossigeno. Può però accadere che in questi pazienti la ventilazione si accentui ulteriormente, per elevata sensibilità dei centri respiratori alla CO_2. Il ricorso ai sedativi centrali è sempre utile per interrompere gli stimoli iperventilatori.

Gli squilibri idroelettrolitici sono corretti dalla somministrazione di cloroioni che favoriscono l'eliminazione renale di bicarbonato. Nelle forme più gravi e con pH molto alto è utile ricorrere a soluzioni di acido cloridrico per via venosa lenta, facendo particolare attenzione a non variare il pH in maniera troppo brusca per il rischio di una grave acidosi metabolica [62].

Disturbi epatici

Insufficienza epatica acuta

La presentazione clinica dell'encefalopatia epatica (EE) dipende dalla gravità delle alterazioni metaboliche e dalla velocità con cui si instaurano. Per tale motivo l'encefalopatia da insufficienza epatica acuta differisce di gran lunga da quella da cirrosi epatica.

In effetti, i sintomi dell'EE nei pazienti cirrotici vanno da un disturbo del sonno a una lieve disattenzione e disorientamento; la fase successiva prevede un aggravamento in cui la riduzione della coscienza procede per settimane e mesi fino al coma.

I pazienti con insufficienza epatica acuta sono in genere irritabili e irrequieti. I sintomi si sviluppano nel giro di poche ore e comportano un rapido deterioramento cognitivo. L'ipoglicemia e l'edema cerebrale sono meccanismi associati all'insufficienza epatica acuta che fanno precipitare rapidamente le condizioni cliniche. Inoltre possono insorgere crisi epilettiche causate dall'iperammoniemia, dall'edema cerebrale o dall'ipoglicemia che, a loro volta, possono peggiorare l'edema cerebrale instaurando un circolo vizioso.

Encefalopatia porto-sistemica

Le epatopatie croniche possono causare un'encefalopatia porto-sistemica, caratterizzata da alterazioni del contenuto della coscienza. L'esordio può essere subdolo tanto da ritardare il suo riconoscimento clinico e il suo trattamento. L'asterixis, che è un tremore a battito d'ali, [63] può costituirne l'unico segno neurologico. Non sempre i test di funzionalità epatica correlano con la gravità del quadro clinico.

Mielopatia epatica

Alcuni pazienti possono presentare una mielopatia, che si manifesta in genere sotto forma di paraplegia spastica mentre gli arti superiori sono raramente coinvolti nella patologia. La terapia medica classica non ha effetto sulla mielopatia, mentre sono descritti casi di guarigione dopo trapianto epatico [63].

Terapia del coma epatico e dell'encefalopatia porto-sistemica

Il trattamento dovrebbe essere iniziato tempestivamente e si dovrebbero correggere rapidamente i fattori precipitanti quali ipoglicemia, ipokaliemia e edema cerebrale. I fattori precipitanti una condizione di cirrosi quali l'emorragia gastrointestinale, le infezioni, gli squilibri elettrolitici o l'inappropriato utilizzo di sedativi sono tutti target di terapie mirate.

La terapia antiepilettica di profilassi è stata valutata in un recente trial che utilizzava fenitoina sodica. Nei pazienti pretrattati con fenitoina si si sono verificati una netta riduzione dell'incidenza di edema cerebrale e un aumento della sopravvivenza; i numeri dei pazienti trattati non permettono però di poter consigliare tale atteggiamento all'interno della routine clinica. È comunque importante sottolineare come il rapido riconoscimento e trattamento delle crisi epilettiche comporti una prognosi migliore nei pazienti con insufficienza epatica acuta.

La riduzione dell'iperammoniemia resta il cardine della terapia. L'obiettivo viene perseguito riducendo i prodotti ricchi di ioni ammonio (aminoacidi) nella dieta e riducendo la loro presenza nel colon, che è il principale organo deputato all'assorbimento delle proteine.

Se il paziente è in grado di alimentarsi, si può iniziare con una dieta di 30-40 g/die di proteine. L'apporto proteico viene aumentato progressivamente in base all'encefalopatia e al dosaggio di ammonio. Le diete speciali (proteine vegetali o aminoacidi ramificati a catena corta) sono utili nei pazienti con encefalopatia epatica refrattaria ai presidi terapeutici usuali. La riduzione dell'assorbimento proteico intestinale, specialmente in presenza di emorragie intestinali, permette di ridurre i livelli di ammonio circolante. Clisteri ripetuti più volte nella giornata possono risultare efficaci; l'utilizzo di disaccaridi non assorbibili (lattulosio, lattilolo e lattosio nei pazienti con deficit di lattasi), di neomicina e di metronidazolo riduce l'assorbimento di proteine. La dose iniziale di lattulosio orale è di 15-45 ml per os 2-4 volte/die. La dose di mantenimento dovrebbe essere modificata per produrre 3-5 scariche di feci morbide al giorno. Non si dovrebbe dare lattulosio ai pazienti con ileo paralitico o con possibile ostruzione intestinale; il rischio di ipernatremia da diarrea osmotica è elevato. Si possono somministrare anche clisteri di lattulosio (300 ml + 700 ml di acqua). Effetti collaterali sono la diarrea e la perdita di K^+.

La neomicina (1 g ogni sei ore) può essere somministrata per via orale o tramite clistere (soluzione all'1% in 100-200 ml di soluzione salina isotonica). Viene assorbito l'1-3% della dose di neomicina somministrata, con rischio di ototossicità e nefrotossicità.

Poiché il lattulosio è efficace quanto la neomicina, è preferito sia nella terapia iniziale sia nella terapia di mantenimento.

Il metronidazolo (250 mg per os ogni 8 ore) è utile nella terapia di breve durata, quando la neomicina è inefficace.

Aminoacidi quali ornitina, citrullina, arginina formano l'urea legando l'ammoniaca. Il loro uso dovrebbe teoricamente essere vantaggioso ma, in realtà, l'iperammoniemia non è la responsabile del coma epatico, ma solo un suo segno [62].

Altro procedimento terapeutico importante è la correzione dei disturbi idroelettrolitici e dell'equilibrio acido-base quali ipokaliemia e ipoglicemia.

Nelle forme insensibili alle terapie sopra citate si può ricorrere alla depurazione extracorporea con dializzatori a membrane di poliacrilonitrile o alla dialisi peritoneale. Recentemente, alcuni trial randomizzati hanno rivoluzionato l'approccio terapeutico dell'encefalopatia epatica. In particolare, da un lato una metanalisi ha evidenziato la mancata efficacia del lattulosio nella prevenzione dell'encefalopatia; dall'altro un piccolo trial randomizzato ha dimostrato che la dieta senza restrizione proteica produce effetti simili a quella ipoproteica sui livelli di ammoniemia circolanti. Infine, l'ipotermia potrebbe essere un mezzo utile nell'EE per ridurre la pressione intracerebrale e l'edema stesso [64].

Bibliografia

1. Valente RM, Conn DL. Current therapies for systemic vasculitis. Semin Neurol 1994; 14:380-386.
2. Jennette JC, Falk RJ. Small-vessel vasculitis. N Engl J Med 1997; 337:1512-1523.
3. Hayereth SS. Steroid therapy for visual loss in patients with giant-cell arteritis. Lancet 2000; 355:1572-1573.
4. Ishikawa K. Effect of prednisone therapy on arterial angiographic features in Takayasu disease. Am J Cardiol 1991; 68:410.
5. Hoffmann GS, Leavitt RY, Kerr GS. Treatment of glucocorticosteroid-resistent or relapsing Takayasu arteritis with metotrexate. Arthritis Rheum 1994; 37:578-582.
6. Moore PM. Vasculitis: diagnosis and therapy. Semin Neurol 1994; 14: 159-167.
7. O'Duffy JD. Behçet syndrome. N Engl J Med 1990; 322:326-328.
8. Hamuryudan V, Ozyazgan Y et al. Azathioprine in Behçet syndrome. Arthritis Reum 1997; 40:769.
9. Calabrese LH. Therapy of systemic vasculitis. Neurologic Clinics 1997; 15:973-991.
10. Sabbadini MG. Connettiviti e vasculiti. In: Rugarli C (ed). Terapia medica sistematica. Milano: Masson; 1998:663-678.
11. Moore PM, Richardson B. Neurology of the vasculitides and connective tissue diseases. J Neurol Neurosurg Psychiatry 1998; 65:10-22
12. Scott TF. Neurosarcoidosis: progress and clinical aspects. Neurology 1993; 43:8-12.
13. Rob P, Niederstadt C, Reusche E. Dementia in patients undergong long-term dialysis: etiology, differential diagnoses, epidemiology and management. CNS Drugs 2001; 15:691-99
14. Hyponatremia. N Engl J Med 2000; 342:1581-1589.
15. Hypernatremia. N Engl J Med 2000; 342:1493-1499.
16. Riggs JE. Neurologic manifestations of fluid and electrolyte disturbances. Neurol Clin 1989; 7:509-523.

17. Samuels MA. Neurologic aspects of hematologic disease. Curr Neurol 1992; 12:215-240.

18. Rock GA, Shumak KH, Buskard NA. Comparison of plasma exchange with plasma infusion in the treatment of thrombotic thrombocytopenic purpura. N Engl J Med 1991; 325: 393-397.

19. Bell WR, Braine HG, Ness PM. Improved survival in thrombotic thrombocytopenic purpura - emolytic uremic syndrome. N Engl J Med 1991; 325: 398-403.

20. Alexanian R, Dimopoulos M. The treatment of multiple myeloma. N Engl J Med 1994; 330: 484-489.

21. Ropper AH, Gorson KC. Neuropathies associated with paraproteinemia. N Engl J Med 1998; 338: 1601-1607.

22. Latov N. Pathogenesis and therapy of neuropathies associated with monoclonal gammopathies. Ann Neurol 1995; 37 (S1): S32-S42.

23. Renaud S, Gregor M, Fuhr P et al. Rituximab in the treatment of polyneuropathy associated with anti-MAG antibodies. Muscle Nerve 2003; 27(5): 611-615.

24. The antiphospholipid syndrome. N Engl J Med 2002; 346: 752-763.

25. Khamasta MA, Quadrado MJ, Mujik F, Taub NA, Hunt BJ, Hughes GRV. The management of thrombosis in the antiphospholypid-antibody syndrome. N Engl J Med 1995; 332: 993-997.

26. Rosove MH, Brewer PMC. Antiphospholypid thrombosis: clinical outcome after the first thrombotic event in 70 patients. Ann Intern Med 1992; 117: 303-308.

27. Moll S, Ortel TL. Monitoring warfarin therapy in patients with lupus anticoagulants. Ann Intern Med 1997; 127: 177-185.

28. Asherson RA, Cervera R, Piette JC et al. Catastrophic antiphospholipid sindrome: clinical and laboratory features of 50 patients. Medicine (Baltimore) 1998; 77: 195-207.

29. Erkan D, Merril JT, Yazici Y, Sammaritano L, Buyon JP, Lockshin MD. High thrombosis rate after fetal loss in antiphospholipid syndrome: effective prophylaxis of aspirin. Arthritis Rheum 2001; 44: 1466-1467.

30. Fleming JL, Wiesner RH, Shorter RG. Whipplès disease: clinical, biochemical, and histopathologic features and assessment of treatment in 29 patients. Mayo Clin Proc 1988; 63: 539-551.

31. Harper C, Butterworth R. Nutritional and metabolic disorders. In: Graham DI, Lantos PL (eds). Greenfield's Neuropathology. London: Arnold; 2002: 607-652.

32. Ilniczky S, Jelencsik I, Kenez J, Szirmai I. MRI findings in subacute combined sclerosis of the spinal cord caused by nitrous oxide anaesthesia. Eur J Neurol 2002; 9(1): 101-104.

33. Pema PJ, Horak HA, Wyatt RH. Myelopathy caused by nitrous oxide toxicity. Am J Neuroradiol 1998; 19(5): 894-896.

34. Locatelli ER, Laureno R, Ballard P, Mark AS. MRI in vitamin B_{12} deficiency myelopathy. Can J Neurol Sci 1999; 26: 60-62.

35. Rothenberg SP, da Costa MP, Sequeira JM et al. Autoantibodies against folate receptors in women with pregnancy complicated by a neural-tube defect. N Engl J Med 2004; 350; 2: 134-142.

36. Xu Y, Sladtky JT, Brown MJ. Dose-dependent expression of neuronopathy after experimental pyridoxine intoxication. Neurology 1989; 39: 1077-1083.

37. Stannus HS HS. Some problems in riboflavine and allied deficiencies. BMJ 1944; ii: 103-5.

38. Lauria G, Pareyson D, Grisoli M, Sghirlanzoni A. Clinical and MR findings in chronic sensory ganglionopathies. Ann Neurol 2000; 47: 104-109.

39. Miller S, Patrick C, Mc Quillen S. et al Abnormal brain development in newborns with congenital heart disease NEJM 2007;357:1928-1938.

40. Du Plessis AJ. Neurological complications of cardiac disease in the newborn. Clin. Perinatol 1997;24:807-826.

41. Pallasch J, Takahashi M Taubert KA et al. Association: Endorsed by the Infectious Diseases Society of America Stroke, and Cardiovascular Surgery and Anesthesia, American Heart Cardiovascular Disease in the Young, and the Councils on Clinical Cardiology, on Rheumatic Fever, Endocarditis, and Kawasaki Disease, Council on Complications: A Statement for Healthcare Professionals From the Committee Infective Endocarditis: Diagnosis, Antimicrobial Therapy, and Management of *Circulation* 2005;111;e394-e434.

42. Gage BF, Waterman AD, Shannon W et al Validation of clinical classification schemes for predicting stroke: results from the National Registry of Atrial Fibrillation. *JAMA* 2001; 285: 2864-2870.

43. Singer DE, Albers GW, Dalen JE et al. Antithrombotic therapy in atrial fibrillation: the Seventh ACCP Conference on Antithrombotic and Thrombolytic Therapy. *Chest* 2004; 126 (3Suppl): 429S-456S.

44. Fuster V, Ryden LE, Asinger RW, et al. for the American College of Cardiology/American Heart Association Task Force on Practice Guidelines; European Society of Cardiology Committee for Practice Guidelines and Policy Conferences (Committee to Develop Guidelines for the Management of Patients With Atrial Fibrillation); North American Society of Pacing and Electrophysiology. ACC/AHA/ESC Guidelines for the Management of Patients With Atrial Fibrillation: Executive Summary A Report of the America College of Cardiology/American Heart Association Task Force on ractice Guidelines and the European Society of Cardiology Committee for Practice Guidelines and Policy Conferences (Committee to Develop Guidelines for the Management of Patients With Atrial Fibrillation) Developed in Collaboration With the North American Society of Pacing and Electrophysiology. *Eur Heart J* 2001; 22:1852-1923.

45. Lip GYH. Thromboprophylaxis for atrial fibrillation. *Lancet* 1999; 353:4-6.

46. SPREAD V edizione Ictus cerebrale: linee guida italiane di prevenzione e trattamento Stesura del 2007.

47. Salem DN, Stein PD, Al-Ahmad A et al. Antithrombotic therapy in valvular heart disease-native and prosthetic: the Seventh ACCP Conference on Antithrombotic and Thrombolytic Therapy. *Chest* 2004; 126 (3 Suppl):457S-482S.

48. Doufekias E, Segal AZ, Kizer JR et al. Cardiogenic and aortogenic brain embolism JACC 2008, 51 (11):1049-1059.

49. Bakhtiar Ali and A. Maziar Zafari Narrative Review: Cardiopulmonary Resuscitation and Emergency Cardiovascular Care: Review of the Current Guidelines *Ann Intern Med.* 2007;147:171-179.

50. Venugopal D, Jhanjee R and Benditt DG, Current Management of Syncope Focus on Drug Therapy Am J Cardiovasc Drugs 2007; 7 (6):99-411.

51. Llinas R, Barbut D, Caplan LR. Neurologic Complications of Cardiac Surgery Progr Cardiov Dis, 2000;Vol. 43, No. 2 (September/October):101-112.

52. Hoffman GM Neurologic Monitoring on Cardiopulmonary Bypass: What Are We Obligated to Do? Ann Thorac Surg 2006;81:S2373-2380.

53. Ironside J W.Pituitary gland pathology J Clin Pathol 2003;56:561-568.

54. Levy A. Pituitary disease: presentation, diagnosis, and management J Neurol Neurosurg Psychiatry 2004; 75(Suppl III):iii47-iii52.

55. Cantalamessa L, Baldini M. Malattie della tiroide. In: Rugarli C (ed). Terapia medica sistematica. Milano: Masson; 1998:595-605.

56. Perros P, Crombie AL, Kendall-Taylor P. Natural hystory of thyroid associated ophtalmopathy. Clin Endocrinol 1995; 42:45-50.

57. Bartalera L, Marcucci C, Bogazzi F. Relation between therapy for hyperthyroidism and the course of Gravès ophtalmopaty. N Engl J Med 1998; 338:73-78.

58. Ferracci F, Moretto G, Candeago RM et al. Hashimoto's encephalopathy: epidemiologic data and pathogenetic considerations. J Neurol Sci 2004; 217(2):165-168.

59. Ferracci F, Moretto G, Candeago RM et al. Antithyroid antibodies in the CSF: their role in the pathogenesis of Hashimoto's encephalopathy. Neurology 2003; 60(4):712-714.

60. Drucker AJ, Nauck MA, The incretin system: glucagon-like peptide-1 receptor agonists and dipeptidyl peptidase-4 inhibitors in type 2 diabetes *Lancet* 2006; 368: 1696-1705.

61. Fujioka M, Okuchi K, Hiramatsu KI et al. Specific changes in human brain after hypoglycemic injury. Stroke 1997; 28:584-587.

62. Ahya SN., Flood K, Paranjothi S. Washington Manuale di Terapia 30° Edizione Centro Scientifico Editore.

63. Weissenborn K, Bokemeyer M, Krause J et al Neurological and neuropsychiatric syndromes associated with liver disease AIDS 2005, 19 (suppl 3):S93-S98.

64. Shawcross D, Jalan R Dispelling myths in the treatment of hepatic encephalopathy *Lancet* 2005; 365: 431-433.

Capitolo 11

Correzione dell'ipo- e dell'ipernatremia

Folco Fiacchino

L'acqua corporea totale (*total body water* – TBW) corrisponde normalmente al 60% del peso nell'uomo e al 50% del peso nella donna. Il 40% della TBW è liquido extracellulare (ECF) e il 60% è liquido intracellulare (ICF).

Con sufficiente approssimazione, l'osmolalità (o tonicità) di TBW, di ICF e di ECF si ottiene moltiplicando per 2 il valore della natremia espresso in mEq/L o in mmol/L.

In una donna di 60 kg con natremia di 140 mEq/L si avranno i valori espressi nella tabella 11.1.

La formula proposta da Adroguè e da Madias [1, 2] consente di prevedere quale sarebbe l'incremento della natremia, o il suo decremento, se il soggetto appena considerato ricevesse 1 litro di soluzione salina al 3% (soluzione che contiene 513 mEq/L di Na) o ricevesse 1 litro di glucosata al 5% (soluzione priva di Na):

variazione della natremia = (sodio somministrato – natremia attuale)/(TBW + 1).

Se si volesse aumentare la natremia con soluzione salina al 3%:

incremento della natremia = (513 – 140)/(30 + 1) = 373/31 = 12,03 mEq.

Al termine dell'infusione il soggetto avrebbe ricevuto 1.000 ml: 60 kg = circa 17 ml/kg di soluzione salina al 3% e la sua natremia sarebbe uguale a 140 + 12,03 = 152 mEq/L.

Se si volesse ridurre la natremia con glucosata al 5%:

- decremento della natremia = (0 – 140)/30 + 1 = –140/31 = –4,51 mEq.

Al termine dell'infusione dei 17 ml/kg di glucosata la nuova natremia sarebbe uguale a 140 – 4,51= 135 mEq/L.

Iponatremia (v. Cap. 10)

Il limite inferiore della natremia normalmente corrisponde a 135 mEq/L o mmol/L. Questo valore può scendere per molti motivi.

Un bilancio positivo dell'acqua e/o un bilancio negativo del sodio determinano la condizione più tipica, che è quella di un'iponatremia *ipotonica*.

La presenza in circolo di sostanze osmoticamente attive come il mannitolo, i mezzi di contrasto o l'i-

Tabella 11.1 • Valori in una donna di 60 kg con natremia di 140 mEq/L

%	Volume	Osmolalità	Osmoli totali
TBW: 50% del peso	0,5 × 60 kg = 30 L	140 × 2 = 280 mOsm/L	280 × 30 = 8.400 mOsm
ICF: 60% di TBW	0,6 × 30 L = 18 L	140 × 2 = 280 mOsm/L	280 × 18 = 5.040 mOsm
ECF: 40% di TBW	0,4 × 30 L = 12 L	140 × 2 = 280 mOsm/L	280 × 12 = 3.360 mOsm
Plasma: 8% di TWB	0,08 × 30 = 2,4 L	140 × 2 = 280 mOsm/L	280 × 2,4 = 672 mOsm
* L.I. 28% di TBW	0,28 × 30 = 8,4 L	140 × 2 = 280 mOsm/L	280 × 8,4 = 2.352 mOsm
* L.T. 4% di TBW	0,04 × 30 = 1,2 L	140 × 2 = 280 mOsm/L	280 × 1,2 = 336 mOsm

* L.I. = Liquido Interstiziale - L.T. = Liquido Transcellulare

A. Sghirlanzoni (ed) *Terapia delle malattie neurologiche*. ISBN 978-88-470-1119-9; © Springer-Verlag Italia 2009

perglicemia rende il plasma *ipertonico* rispetto a ICF, richiama acqua dalle cellule e provoca un'iponatremia non ipotonica.

La presenza in circolo di abnormi quantità di lipidi o proteine non altera in modo significativo la tonicità, ma riduce al di sotto del 90-93% la normale percentuale dell'acqua contenuta in un litro di plasma e ciò si traduce in una *falsa* iponatremia.

I valori intorno ai quali l'iponatremia è considerata lieve, moderata o grave sono: 130, 125 e 120 mEq/L. I suoi effetti prevalenti sono di tipo osmotico (edema cerebrale) ma anche di tipo metabolico, perché una grave riduzione del sodio plasmatico può invertire gli scambi fisiologici Na/H e Na/Ca causando acidosi cellulare [3] e accumulo patologico di calcio nella cellula [4].

I problemi neurologici causati dall'iponatremia (encefalopatia iponatremica) e quelli provocati dalla sua correzione (mielinolisi cerebrale) sono stati ampiamente discussi in due articoli, un editoriale e numerosi commenti dei lettori pubblicati dal New England Journal of Medicine (NEJM) nel 1986. L'articolo di R. Sterns descriveva la mielinolisi come una grave complicanza iatrogena dovuta a correzioni eccessive o troppo rapide della natremia [5]. L'articolo di A. Arieff descriveva l'encefalopatia iponatremica come una patologia altrettanto grave, ma intrinseca e in larga misura prevenibile se la correzione è precoce e sufficiente a impedire che il danno iponatremico si manifesti anche in forma di attività epilettica e di fenomeni ipossici [6].

Delle due patologie, la mielinolisi, forse anche perché iatrogena, sembra essere la più temuta e "rispettata".

Le modalità di trattamento non farmacologico sono essenzialmente 2: la restrizione idrica e l'infusione di soluzione salina al 3%.

Restrizione idrica – Robertson [7] calcola che, somministrando al paziente una quantità giornaliera di liquidi pari al volume della diuresi meno 500 ml, si ottiene un incremento della natremia di circa 2-3 mEq/die. Una correzione così graduale annulla il timore della mielinolisi e fa della restrizione idrica il trattamento di scelta se:

- il paziente è iponatremico da più di 48 ore (nelle forme *croniche* il rischio di mielinolisi da ipercorrezione è maggiore);
- la sua natremia non è inferiore a 120 – mEq/L;
- è asintomatico (e almeno apparentemente non necessita di correzioni, anche modeste, ma rapide);
- è sicuramente normovolemico (e non corre quindi il rischio di un collasso da restrizione dei liquidi).

Il rischio del collasso è invece elevato se, come

può accadere nella *cerebral salt wasting syndrome,* non viene riconosciuta la presenza di uno stato ipovolemico. In questa sindrome [8], l'iponatremia non è la conseguenza di un eccessivo riassorbimento di acqua da parte del tubulo renale; è invece la conseguenza di una eccessiva perdita renale di sodio, con relativa riduzione del volume di ECF e della volemia. La soluzione fisiologica (Na 154 mEq/L), inefficace e spesso dannosa nell'iponatremia da inappropriata secrezione di ADH o da inappropriata antidiuresi, è di grande utilità e spesso risolutiva nella terapia di questa sindrome.

Soluzione salina al 3% – La sua infusione alla velocità di 1 ml/kg/h equivale a un incremento orario della natremia di circa 1 mEq/L.

È particolarmente indicata quando il paziente è sintomatico o, anche in assenza di sintomi, è gravemente iponatremico.

La soluzione consente di effettuare correzioni rapide nelle primissime ore di trattamento e di rallentarle successivamente o sospenderle in base al comportamento dei sintomi, in base all'entità dell'incremento ottenuto rispetto al valore iniziale della natremia e in base al valore finale di questa. Alcuni autori ritengono che il raggiungimento di una natremia di 120 mEq/L sia sufficiente a sospendere la soluzione per sostituirla con altre metodiche. Altri preferiscono attendere che la natremia raggiunga i 130 mEq/L. I più ritengono che nelle prime 24 ore l'incremento non dovrebbe superare i 10-12 mEq/L. Nelle prime 48 ore, invece, alcuni propongono di non superare i 18 mEq/L e altri di non superare i 25 mEq/L. Tutti raccomandano di effettuare controlli frequenti durante l'infusione per evitare il pericolo di ipercorrezioni rese possibili dalla imprevedibilità della diuresi e anche dal fatto che la formula di Adroguè e Madias può sottostimare l'incremento della natremia se il valore di partenza di questa è molto basso.

È probabile che la soluzione migliore sia quella che propone di semplificare il trattamento limitando le correzioni di tutti i giorni a 8 mEq/L/die [9]. È difficile però stabilire se correzioni di questa entità siano sempre sufficienti anche nei confronti della encefalopatia iponatremica.

Nel 1999 Ayus e Arieff [10] segnalarono il decorso osservato in 53 donne anziane affette da iponatremia cronica: 17 furono trattate prima che sviluppassero insufficienza respiratoria ed ebbero tutte un buon decorso; 22 furono trattate dopo intubazione tracheale: di queste, 14 morirono o restarono gravemente lese; 14 furono trattate con la sola restrizione idrica, nel timore della mielinolisi: di queste, 11 non sopravvissero e 3 finirono in uno stato vegetativo.

Non fu riscontrata alcuna evidenza radiologica o autoptica di mielinolisi. Quando effettuata, la correzione con soluzioni saline fu, in media, di 8-10 mEq/L nelle prime 12 ore e di 14-22 mEq/L nelle prime 24. Gli autori ritennero comunque prudente non superare i 25 mEq/L nelle prime 48 ore. Fu anche osservato che in 10 pazienti la patologia che aveva reso necessario il ricovero (fratture vertebrali o fratture degli arti) era in relazione con crisi epilettiche (e/o con turbe dell'equilibrio) di probabile natura iponatremica (e quindi prevenibili).

Ipernatremia

Il suo limite superiore ha normalmente un valore di 145 mEq/L. I primi sintomi di solito compaiono quando il valore raggiunge o supera i 160 mEq/L. La sua patologia più frequente è costituita da emorragie e trombosi dei vasi cerebrali [11].

L'adattamento osmotico della cellula cerebrale consiste in questo caso in un accumulo progressivo di soluti che ostacolano il fenomeno di raggrinzamento (*shrinkage)* da perdita di acqua, ma favoriscono la comparsa di edema quando la natremia viene corretta. In questo caso, infatti, i soluti accumulati nelle ore e nei giorni precedenti, non potendo essere eliminati con la rapidità necessaria, rendono ipertonico il liquido intracellulare rispetto al plasma e favoriscono l'ingresso di acqua. Come nel caso dell'iponatremia, il pericolo di ipercorrezione è proporzionale alla durata e all'entità dell'adattamento osmotico realizzato dalla cellula. Quanto più completa è la perdita compensatoria di soluti nell'iponatremia o l'accumulo compensatorio di soluti nell'ipernatremia, tanto più vulnerabile è la cellula al momento in cui l'osmolalità plasmatica viene corretta. Questo spiega perché il pericolo di ipercorrezioni è relativamente basso se la disnatremia è insorta da poche ore e molto più elevato se è presente da vari giorni. Si consideri inoltre che, nelle prime ore di adattamento osmotico alla disnatremia, i soluti che la cellula cerebrale cede o accumula sono elettroliti (facilmente scambiabili) mentre nei giorni successivi sono sostanze che non possono essere scambiate con la stessa prontezza [12].

Albi et al. [13] segnalano il caso di una donna di 33 anni la cui natremia, nel corso di un intervento della durata di 8 ore per il trattamento di cisti addominali da echinococco con salina ipertonica, aumenta da 139 a 200 mEq/L. Il trattamento immediato con glucosata al 2,5% e quello, aggiunto 12 ore dopo, con il diuretico bumetanide consentono un decremento della natremia di circa 50 mEq in 24 ore, e una completa normalizzazione in 60 ore senza complicazioni neurologiche.

Fatta eccezione per le ipernatremie iperacute come quella appena citata, Adroguè e Madias [2] propongono di trattare tutte le altre con acqua (per os o per sondino naso-gastrico) o con glucosate o saline ipotoniche ev in quantità e rapidità tali da ottenere decrementi della natremia di 10 mEq/L/die.

Bibliografia

1. Adroguè HJ, Madias NE. Hyponatremia. New England J Med 2000; 342:1581-1589.
2. Adroguè HJ, Madias NE. Hypernatremia. New England J Med 2000; 342:1493-1499.
3. Vexler ZS, Ayus JC, Roberts TPL et al. Hypoxic and ischemic hypoxia exacerbate brain injury associated with metabolic encephalopathy in laboratory animals. J Clin Invest 1994; 93:256-264.
4. Waxman SG, Ransom BR, Stys PK. Non-synaptic mechanisms of Ca++-mediated injury in CNS white matter. Trends in Neurosciences 1991; 14:461-468.
5. Sterns RH, Riggs JE, Schochet SS. Osmotic demyelination syndrome following correction of hyponatremia. New England J Med 1986; 314:1535-1542.
6. Arieff AI. Hyponatremia, convulsions, respiratory arrest, and permanent brain damage after elective surgery in healthy women. New England J Med 1986; 314:1529-1535.
7. Robertson GL. Disorders of neurohypophysis. In: Harrison's principles of internal medicine. 17ª ed. 2008. Chap 334: 2217.
8. Harrigan MR. Cerebral salt wasting syndrome: a review. Neurosurgery 1996; 38:152-159.
9. Verbalis JG, Goldsmith SR, Greenberg A et al. Hyponatremia treatment guidelines 2007: expert panel recommendations. Am J Med 2007; 120:S1-S21.
10. Ayus JC, Arieff AI. Chronic hyponatremic encephalopathy in postmenopausal women. Association of therapies with morbidity and mortality. JAMA 1999; 281:2299-2304.
11. Finberg L, Kiley J, Luttrell CN. Mass accidental salt poisoning in infancy. A study of a hospital disaster. JAMA 1963; 184:121-124.
12. Mc Manus ML, Churchwell KB, Strange K. Regulation of cell volume in health and disease. New England J Med 1995; 333:1260-1266.
13. Albi A, Baudin F, Matmar M et al. Severe hypernatremia after hypertonic saline irrigation of hydatic cysts. Anesth Analg 2002; 95:1806-1808.

Capitolo 12

Malattie neurologiche in gravidanza

Alessandra Protti, Chiara Spreafico

Principi generali: gravidanza e allattamento

Gravidanza

Molte malattie neurologiche colpiscono le donne in età fertile e i medici si confrontano spesso con il problema di identificare e trattare tali condizioni patologiche in donne in gravidanza.

La gravidanza è una condizione fisiologica capace di influenzare l'evoluzione di malattie neurologiche preesistenti e di renderne più complessi il processo diagnostico, il decorso e il trattamento. Talora può rappresentare un fattore eziopatogenetico di alcune malattie neurologiche. Il puerperio è un periodo della vita femminile caratterizzato da importanti modificazioni biologiche, individuali e sociali [1].

Gli elevati livelli di estrogeni che si realizzano durante la gravidanza, oltre alla modulazione dello sviluppo mammario e all'iperplasia dell'utero, hanno diversi effetti che possono giocare un ruolo diretto o indiretto nelle malattie neurologiche [2, 3]. Questi cambiamenti ormonali possono infatti modulare o scatenare alcune condizioni neurologiche come l'emicrania, l'epilessia, alcuni tumori cerebrali, le malattie cerebrovascolari, alcuni disturbi del movimento e la sclerosi multipla.

Nell'emicrania vi sono evidenze epidemiologiche che suggeriscono un possibile ruolo degli ormoni sessuali: nell'intervallo di età tra i 7 e i 10 anni la frequenza dell'emicrania non presenta una prevalenza di genere, mentre dopo la pubertà si evidenzia una prevalenza femminile (rapporto 3:1). Alla base della relazione tra emicrania e ormoni vi sarebbe un ruolo del legame tra ormoni sessuali e recettori ipotalamici.

Nell'epilessia sembra esservi una specifica funzione degli ormoni sessuali femminili. Essi modulano l'eccitabilità neuronale agendo con un effetto genomico e direttamente a livello della membrana cellulare attraverso la modulazione neurotrasmettitoriale del GABA e dell'NMDA. La soglia epilettogena risulta abbassata da alti livelli di estrogeni, mentre il progesterone ha un effetto opposto. Durante la gravidanza vi è un aumento del livello degli estrogeni e del progesterone: questa bilancia regola la soglia epilettogena.

Alcuni tumori cerebrali come i meningiomi, i neurofibromi e, in minor grado, i gliomi presentano recettori per gli ormoni sessuali femminili che vengono stimolati in gravidanza. Questo meccanismo sembra essere responsabile di un'accelerazione della crescita tumorale.

Gli aumentati livelli di estrogeni agiscono sui vasi sanguigni dilatando gli shunt vascolari, con la conseguenza di una maggiore facilità al sanguinamento.

Un altro aspetto correlato alla condizione ormonale in gravidanza è costituito dalle modificazioni della coagulazione, che si esprimono con uno stato di ipercoagulabilità. Infatti, vi è un aumento del fibrinogeno e dei fattori V, VII, VIII, X, XII. Diminuiscono l'attività dell'antitrombina III, del plasminogeno tissutale e i livelli di proteina S; aumenta l'aggregabilità piastrinica. Spesso è rilevabile una resistenza alla proteina C attivata.

La corea gravidica sembra essere correlata ad alti livelli di estrogeni tramite un meccanismo di attivazione dei recettori dopaminergici.

Le malattie autoimmuni possono essere condizionate dalle modificazioni ormonali della gravidanza [3], che è spesso associata alla remissione di alcune malattie autoimmuni, mentre il puerperio lo è al loro peggioramento.

A. Sghirlanzoni (ed) *Terapia delle malattie neurologiche*. ISBN 978-88-470-1119-9; © Springer-Verlag Italia 2009

In gravidanza avvengono diverse modificazioni fisiologiche che possono influenzare la cinetica dei farmaci [1]. Vi è un aumento della gittata cardiaca, del flusso ematico renale e della filtrazione glomerulare del 30-50%, del volume plasmatico di circa il 50%, del volume extracellulare di 4-6 litri e del tessuto adiposo di circa 3-4 kg. Queste variazioni fisiologiche, oltre allo sviluppo dell'utero, sono in grado di determinare un aumento del volume di distribuzione dei farmaci. Un altro importante cambiamento fisiologico è costituito dalla riduzione dell'albumina serica del 20-30%, con conseguente riduzione del legame farmacologico e aumento della clearance dei farmaci. Tutto ciò può riflettersi sulla concentrazione dei farmaci, in particolare di quelli con alto legame proteico, metabolismo epatico e filtro renale.

La placenta costituisce una barriera composta da una membrana lipidica che separa la circolazione materna da quella fetale. Molti farmaci la attraversano per semplice diffusione. Il tasso di trasferimento è legato alla dimensione molecolare del farmaco, alla sua liposolubilità e al legame con le proteine. Molti farmaci hanno uno *steady-state* corrispondente a quello materno, altri possono essere sequestrati dal feto con livelli superiori a quelli materni.

La terapia delle malattie neurologiche in gravidanza, oltre che da specifici fattori biologici, è condizionata da situazioni generali come la scarsa adesione alla terapia, la ridotta motilità gastrica, la presenza di iperemesi gravidica.

Dagli anni Sessanta, epoca del riconoscimento della teratogenicità dell'aminopterina e della talidomide, vi è stata la tendenza a evitare studi clinici di fase I o II in donne gravide o potenzialmente fertili. Molti medici evitano la somministrazione di trattamenti farmacologici in gravidanza anche quando sarebbero indicati. Peraltro, a tutt'oggi, vi sono pochi studi clinici metodologicamente corretti capaci di fornire indicazioni precise trasferibili nella pratica clinica.

Gli effetti avversi dei farmaci in gravidanza dipendono dalla dose e dalla via di somministrazione, dalla presenza di rischi concomitanti e dal momento dell'esposizione in relazione al periodo dello sviluppo (preimpianto, embriogenesi e sviluppo fetale). Il periodo del preimpianto è compreso tra il concepimento e la formazione della blastocisti (7°-9° giorno dopo il concepimento); in questo periodo il concepito è relativamente protetto dai farmaci. L'embriogenesi è il tempo dell'organogenesi che occorre dall'impianto a 60 giorni dopo il concepimento. La maggior parte delle malformazioni origina in questo periodo. Il trasporto placentare non è ben stabilito fino alla 5ª settimana dopo il concepimento e ciò protegge l'embrione da farmaci materni. L'embriogenesi

è seguita dalla fase finale dello sviluppo fetale. In questa fase il feto cresce principalmente in dimensioni, ma nel contempo avvengono modificazioni strutturali come l'organizzazione neuronale. In questo periodo possono determinarsi malformazioni per necrosi o riassorbimento di organi formati normalmente.

Prima dell'organogenesi, l'esposizione a un farmaco tossico o potenzialmente teratogeno ha un effetto tutto o nulla. Se il farmaco non è in grado di determinare la morte del concepito e la gravidanza continua non vi è un aumento del rischio di anomalie congenite.

Gli effetti farmacologici teratogeni comportano, in genere, l'evenienza di malformazioni anatomiche e sono dose- e tempo-dipendenti, con un maggiore rischio nel primo trimestre di gravidanza. Le malformazioni alla nascita sono dovute per il 2-3% all'esposizione a farmaci, per il 25% a cause genetiche e per la maggior parte a cause non determinate.

L'incidenza di malformazioni gravi incompatibili con la sopravvivenza o che richiedano una chirurgia maggiore è del 2-3% circa nella popolazione generale; questa percentuale aumenta fino al 7-10% se si includono le malformazioni di grado minore.

Il rischio di teratogenicità è più elevato dal 31° giorno alla 10ª settimana dopo l'ultima mestruazione. Un'esposizione all'inizio della gravidanza può causare un'anomalia cardiaca o un difetto del tubo neurale, mentre un'esposizione successiva può determinare una malformazione del palato o dell'orecchio. Con l'avanzare della gravidanza il rischio diminuisce, sebbene possano ancora manifestarsi effetti fetali, neonatali e postnatali.

Gli effetti fetali comprendono lo sviluppo di alterazioni in organi formati normalmente, in sistemi in corso di istogenesi e ritardi di crescita fino alla morte endouterina.

Quando si somministra una terapia farmacologica a una donna gravida bisogna considerare i possibili effetti avversi neonatali o materni, come ad esempio la crisi da sospensione o l'ipoglicemia neonatale, un'alterazione dell'emostasi materna o un'interferenza sulle contrazioni uterine. L'esposizione cronica a sostanze psicoattive, come l'alcol, durante il 2° o 3° trimestre causa un ritardo mentale, che può essere riconosciuto anche tardivamente. L'assunzione di dietilstilbestrolo oltre la 20ª settimana gestazionale può causare anomalie di organi riproduttivi che non sono riconosciute prima della pubertà.

La Food and Drug Administation (FDA) ha elencato cinque categorie classificative (A, B, C, D, X) per indicare la potenziale teratogenicità di un farmaco (Tab. 12.1). Questa classificazione, sebbene imperfetta, si propone di rappresentare una guida terapeutica per il clinico.

Il rischio di avere un figlio con un difetto del tubo neurale è correlato ai livelli di folati nella prima fase della gravidanza: bassi livelli serici di folati sono infatti associati ad aborto spontaneo e malformazioni fetali. Alcuni farmaci, come difenilidantoina, carbamazepina e i barbiturici, possono interferire con l'assorbimento dei folati. L'acido valproico può interferire con la produzione di acido folinico.

Le linee guida correnti suggeriscono un'assunzione di 4 mg di acido folico nelle pazienti in trattamento con farmaci antiepilettici, possibilmente già in epoca preconcezionale. Questo sembrerebbe ridurre i difetti del tubo neurale del 48%.

La promozione della salute materna e feto-infantile deve prevedere una organizzazione multidisciplinare con una consulenza preconcezionale in cui affrontare le tematiche della prevenzione aspecifica (stili di vita da assumere o abbandonare, prevenzione di infezioni con vaccinazioni, agenti ambientali da evitare in gravidanza) e specifica nei casi di malattie materne che possono essere trattate in modo più appropriato in vista del concepimento (ad es., l'epilessia). Il successo della gravidanza è legato a un progetto comune tra lo specialista ostetrico-ginecologo, il neurologo, il medico di medicina generale, eventualmente con la consulenza di un centro di teratologia.

È comunque noto che la metà circa delle gravidanze non è programmata.

Allattamento

L'allattamento materno dovrebbe essere incoraggiato con poche eccezioni (epatite cronica B, CMV, HIV) [4].

Il latte è una sospensione di grassi e proteine in una soluzione di carboidrati e minerali. La lattazione è di circa 600 ml di latte al giorno e contiene il nutrimento necessario. Il passaggio dei farmaci nel latte dipende dalla liposolubilità, dal peso molecolare, dal grado di ionizzazione, dal legame alle proteine e dalla presenza di secrezione attiva. Molti farmaci possono essere rintracciati nel latte a livelli non significativi per il bambino. La concentrazione dei farmaci nel latte dipende dalle caratteristiche del farmaco e da quelle del latte, in composizione e volume. I diuretici, la bromocriptina, i contraccettivi combinati possono sopprimere la lattazione o diminuire il volume di latte prodotto.

Anche il fumo interferisce negativamente. La maggior parte dei farmaci assunti dalla madre è escreta nel latte. Comunque la concentrazione non è usualmente maggiore di quella serica materna; la quantità di farmaco ingerita dal lattante è tipicamente bassa e l'allattamento al seno è raramente controindicato. I farmaci per i quali l'allattamento è controindicato comprendono le droghe da abuso (cocaina, eroina, fenciclidina, compresi gli anoressizzanti), i farmaci citotossici con effetto immunosoppressore (ciclofosfamide, ciclosporina, doxorubicina, metotrexato), gli antibiotici il cui uso è proibito in età neonatale (sulfamidici, tetracicline, cloramfenicolo) e i farmaci che sono attivi nel neonato a concentrazioni molto minori che nell'adulto (per esempio il litio e l'ergotamina). L'allattamento deve essere sospeso per un periodo di tempo adeguato nel caso in cui la madre riceva radioisotopi come gallio, indio, iodio, tecnezio. Alcuni farmaci hanno effetti non noti, ma il loro uso desta preoccupazione (psicotropi, antidepressivi, ansiolitici, antipsicotici, metoclopramide, metronidazolo).

Il comitato per i farmaci dell'American Academy of Pediatrics [5] ha revisionato e categorizzato i farmaci ponendo le seguenti raccomandazioni per l'uso nelle donne che allattano:

* valutare che il farmaco sia realmente necessario;
* utilizzare il farmaco più sicuro;
* se vi è la possibilità che un farmaco possa presentare un rischio per il neonato, dosare la con-

Tabella 12.1 • Classi di rischio per il feto secondo la Food and Drug Administration (FDA)

A.	Sono stati condotti studi controllati in donne gravide senza dimostrazione di rischio nel primo trimestre e la possibilità di pericolo fetale appare remota.
B.	Gli studi riproduttivi sull'animale non hanno documentato rischio fetale e non sono stati condotti studi controllati adeguati in donne gravide, o studi animali hanno mostrato un effetto avverso nel feto ma studi controllati in donne gravide non hanno evidenziato un rischio per il feto.
C.	La sicurezza nella gravidanza umana non è stata definita; gli studi nell'animale hanno documentato rischio fetale o non sono stati eseguiti; il farmaco non dovrebbe essere impiegato a meno che il potenziale beneficio sia superiore al potenziale rischio fetale.
D.	Documentata tossicità fetale umana; i benefici possono però giustificare l'impiego del farmaco in certe situazioni di pericolo per la vita o di malattie gravi senza alternative terapeutiche più sicure.
X.	Studi animali o umani hanno documentato anomalie fetali o vi è rischio fetale documentato in base a esperienza umana, o ambedue e il rischio chiaramente eccede ogni potenziale beneficio.

centrazione ematica del farmaco nel lattante;
- minimizzare l'esposizione dell'infante facendo assumere il farmaco alla madre subito dopo aver completato l'allattamento al seno o appena prima che il lattante abbia previsto un sonno più prolungato.

Data la scarsità di dati sperimentali, si ricorda l'importanza che i medici riportino ogni eventuale effetto avverso riscontrato in lattanti che hanno ricevuto latte contaminato da farmaci (www.farmacovigilanza.org).

Uso delle tecniche di imaging in gravidanza

Le donne gravide che presentano sintomi neurologici propongono spesso una sfida diagnostica che pone il clinico nella necessità di effettuare delle neuroimmagini. La scelta è spesso resa difficile dalla mancanza di dati scientifici riguardanti l'effetto a lungo termine sul feto.

Secondo le linee guida per l'uso delle immagini diagnostiche in gravidanza [6], l'esposizione a un singolo esame a raggi X non ha un effetto tossico sul feto (specialmente l'esposizione a meno di 5 rad non è associata a un aumento di anomalie fetali e aborti). L'esposizione a un esame a raggi X non è un'indicazione all'interruzione della gravidanza.

Gli effetti pericolosi delle radiazioni dipendono dall'epoca gestazionale in cui il feto viene esposto, essendo osservati maggiormente durante la organogenesi con malformazioni e ritardo di crescita o morte neonatale; durante il periodo fetale è più probabile osservare un ritardo mentale (maggiormente tra l'8^a e la 15^a settimana, e meno tra la 15^a e la 25^a) [7].

I dati disponibili suggerirebbero una dose soglia di 12-20 rad, molto maggiore dunque di quella raggiunta con esami neuroradiologici (TAC cerebrale < 0,01, TAC colonna lombare 0,28-2,4). Oltre al pericolo di teratogenicità è stato riportato il rischio di neoplasie del bambino, soprattutto di leucemia, in caso di esposizione in utero già a 1-2 rad. Una metanalisi ha correlato un aumento del rischio del 6% per 100 rad.

Un altro problema è costituito dal possibile rischio per il feto dal mezzo di contrasto iodinato. Questo è collocato in classe B (FDA), dagli studi disponibili può essere associato a ipotiroidismo neonatale se instillato direttamente nella cavità fetale, ma non se utilizzato ev. In caso di utilizzo viene comunque suggerito uno screening del neonato per eventuale ipotiroidismo.

La RMN potrebbe porre a rischio il prodotto del concepimento per embriotossicità dei campi magnetici, danno termico e danno da rumore. Questi danni sono ancora difficili da quantificare e occorrono ulteriori studi di sicurezza sull'uomo per fare chiarezza sui reali rischi dell'impiego della RMN nelle prime fasi della gravidanza.

Le linee guida consigliano comunque durante la gravidanza di scegliere preferibilmente procedure diagnostiche non associate a radiazioni ionizzanti (come RMN ed ecografia) e di evitare di effettuare esami di RMN nel primo trimestre in assenza di una improcrastinabile urgenza diagnostico-terapeutica. Il mezzo di contrasto (mdc) radio-opaco o paramagnetico dovrebbe essere usato in gravidanza solo se il potenziale beneficio giustifica il potenziale rischio sul feto (il gadolinio è di classe C).

L'uso di isotopi radioattivi è controindicato in gravidanza.

Sono disponibili pochi dati circa l'utilizzo del mdc durante l'allattamento: si consiglia di sospenderlo per almeno 24 ore dopo l'iniezione.

Emicrania

Durante la gravidanza un'alta percentuale di donne diventa libera dagli attacchi emicranici, soprattutto nel caso di emicrania mestruale; per contro, vi sono casi che non migliorano [8-10].

L'emicrania può, sia pure raramente, esordire in gravidanza, soprattutto nel primo trimestre; questo pone problemi di diagnosi differenziale. Poiché le donne gravide sono più suscettibili a sviluppare uno stato di ipercoagulabilità, in caso di sintomi neurologici transitori associati a cefalea bisogna sempre sospettare un possibile evento cerebrovascolare.

Le donne affette da emicrania non presentano in genere un aumentato rischio di complicanze durante la gravidanza, ma vi sono evidenze che confermano l'emicrania come un fattore di rischio per complicanze materne (ad es., preeclampsia) [11]. Le donne con emicrania non presentano un aumentato rischio di partorire figli con difetti congeniti o altri problemi, sia che esse sospendano i comuni trattamenti, sia che li assumano durante la gravidanza [12]. L'emicrania può ricomparire nella prima settimana post-partum o con il ritorno delle mestruazioni. Questo è attribuito alla brusca riduzione di estrogeni e progesterone. Anche l'allattamento, che comporta modificazioni sia vascolari sia neuroumorali, può influenzare l'emicrania. È stato ipotizzato un complesso effetto dell'ossitocina sui vasi cerebrali.

Durante la gravidanza si dovrebbe evitare l'uso di farmaci per il trattamento della cefalea e preferire strategie di trattamento non farmacologico con l'individuazione e la rimozione dei fattori scatenanti ambientali, il riposo, l'uso di impacchi freddi, massaggi, biofeedback, agopuntura e tecniche di rilassamento. Molte donne gravide sono coinvolte nell'apprendimento di strategie di rilassamento in preparazione al travaglio e al parto, e questo può diventare il momento per utilizzare una stessa strategia per più indicazioni.

L'utilizzo di farmaci è indicato soltanto per le cefalee che non rispondono alle misure non farmacologiche [13].

Nelle donne gravide il trattamento dell'emicrania è diretto al controllo dell'attacco acuto severo e alla profilassi di attacchi ricorrenti.

Per controllare l'attacco acuto, paracetamolo (categoria B) dovrebbe costituire il trattamento di prima scelta. Ibuprofene e naprossene (categoria B, D nel terzo trimestre) sono probabilmente sicuri se non troppo in prossimità del termine (nel terzo trimestre i FANS possono infatti interferire con la contrattilità uterina, indurre una chiusura prematura del dotto arterioso e aumentare il rischio di sanguinamento).

Il sumatriptan (categoria C) può essere letale in embrioni di coniglio; nella gravidanza umana l'esposizione a sumatriptan nel primo trimestre non ha evidenziato rischi significativi. Non vi è comunque indicazione al trattamento con i triptani (categoria C) in gravidanza. L'ergotamina (categoria X) è controindicata per il suo potenziale effetto ossitocico sull'utero gravidico con rischio di parto prematuro. La nausea intensa può essere trattata con metoclopramide (categoria B) e può essere necessaria un'idratazione endovenosa con soluzione glucosata.

La codeina e gli altri narcotici (categoria C) devono essere utilizzati con cautela, in modo intermittente, per attacchi che non rispondono ai semplici analgesici (possono causare depressione della respirazione neonatale, inoltre nel primo trimestre sono stati associati con labiopalatoschisi, ernia inguinale, dislocazione dell'anca e difetti cardiopolmonari).

In caso di stato emicranico possono essere utilizzati per breve termine prednisone (categoria B) e desametasone (categoria C) [8].

Nelle donne gravide con cefalee gravi e ricorrenti per le quali si renda necessaria una profilassi si devono utilizzare farmaci alle dosi minime efficaci e possibilmente in monoterapia [13]. In questi casi,

considerati a rischio, si dovrebbe attivare un programma di monitoraggio longitudinale con ecografie fetali e la terapia dovrebbe essere sospesa prima del parto. I farmaci più comunemente utilizzati sono i betabloccanti e gli antidepressivi.

Il propranololo (categoria C) è il betabloccante più ampiamente utilizzato. Sono stati riportati effetti avversi fetali e neonatali, ma dosi inferiori a 160 mg probabilmente non sono associate con complicanze serie. Dosi maggiori sono associate con ritardo di crescita intrauterina, bradicardia e depressione respiratoria.

Gli antidepressivi sono spesso efficaci quando vi è una comorbilità con depressione o ansia. Vi è un'ampia esperienza con l'uso dell'antidepressivo triciclico amitriptilina (categoria C). A fronte dei rischi riportati, l'uso prolungato di amitriptilina in pazienti depresse ha dimostrato la sua relativa sicurezza.

Gli inibitori del reuptake della serotonina come la fluoxetina (categoria B) possono essere efficaci, anche se meno dell'amitriptilina; non vi sono evidenze di teratogenicità, aborti spontanei o altre complicanze fetali nelle donne che hanno assunto fluoxetina nel primo trimestre.

I farmaci antiepilettici sono talora utilizzati per la profilassi, ma i dati finora disponibili non ne giustificano l'indicazione in gravidanza.

La scelta dei calcioantagonisti (categoria C) dovrebbe essere limitata alle donne con ipertensione arteriosa.

Durante l'allattamento sono da evitare ergotamina, bromocriptina, litio; i sedativi vanno somministrati con cautela e il paracetamolo è da preferire all'aspirina. Moderate quantità di caffeina sono compatibili con l'allattamento. La metoclopramide deve essere usata con cautela perché è molto concentrata nel latte materno. Il propranololo può essere utilizzato durante la gravidanza e continuato nell'allattamento.

Sclerosi multipla

La sclerosi multipla (SM) colpisce prevalentemente le donne in età fertile. Nelle donne affette da SM la gravidanza rappresenta un problema medico rilevante. I quesiti principali riguardano il ruolo della gravidanza sull'insorgenza, l'attività e la prognosi della SM e gli effetti che la malattia può avere sul feto e sul parto.

La SM non influenza negativamente la gravidanza e questa non peggiora la SM, anzi è stata riconosciuta una riduzione dell'attività di malattia nel terzo trimestre. Tuttavia nel post-partum (primi 3 mesi dopo il parto) vi è un incremento del rischio di recidive. Non sembra ci sia correlazione tra gravidanza e disabilità a lungo termine da SM [14-16].

La gravidanza realizza uno stato di immunosoppressione, cui concorrono fattori materni, fetali e placentari. Sebbene le recidive siano significativamente ridotte in gravidanza, esse possono comunque manifestarsi e talora essere gravi. Non sono stati condotti studi controllati specifici sul trattamento delle recidive in gravidanza, che vengono trattate in maniera non diversa da quella praticata normalmente.

Di regola, non vengono trattate le recidive lievi. Nelle recidive più gravi si preferisce somministrare metilprednisolone per via endovenosa ad alte dosi, ma per breve tempo. Il prednisone e il metilprednisolone (categoria B) sono ampiamente metabolizzati da enzimi placentari e non passano la barriera placentare. Gli steroidi fluorinati come il desametasone (categoria C) attraversano la placenta e non sono raccomandati in gravidanza. Essi sono indicati unicamente quando è desiderato un effetto corticosteroideo fetale. La somministrazione materna di corticosteroidi può comportare la soppressione adrenergica neonatale. Negli animali, alte dosi di questi farmaci causano un ritardo di crescita fetale e una compromissione nello sviluppo del sistema nervoso centrale (SNC).

Gli interferoni sono inclusi nella categoria C della FDA, per i loro effetti abortivi nell'animale.

Il glatiramer acetato è posizionato nella categoria B; la sperimentazione sull'animale non ha dimostrato effetti avversi sullo sviluppo fetale, sul parto e sulla crescita. L'interferone β-1a e 1b e il glatiramer acetato dovrebbero essere evitati durante la gravidanza e, se possibile, sospesi 1-2 mesi prima del concepimento. Nessuno di questi farmaci è stato testato formalmente in donne gravide e le informazioni derivano unicamente da studi osservazionali di casi clinici con assunzione accidentale [17, 18].

Mitoxantrone, azatioprina, ciclofosfamide (categoria D) e metotrexato (categoria X) dovrebbero essere evitati in gravidanza.

Non vi sono dati adeguati riguardanti l'uso di natalizumab in donne gravide; gli studi effettuati su animali (cavie e scimmie *Cynomolgus*) ne hanno evidenziato la tossicità riproduttiva. Non è noto se sia escreto nel latte materno, ma questa evenienza è stata osservata in studi su animali.

Nelle donne gravide affette da SM la terapia sintomatica (per spasticità, dolore, disturbi vescicali, fatica, depressione) deve essere riservata alle situazioni più gravi [16].

Gli agenti immunomodulanti (glatiramer acetato, interferoni) sono sconsigliati durante l'allattamento. I corticosteroidi sono escreti nel latte materno e l'allattamento deve essere temporaneamente interrotto.

Sono stati proposti e studiati trattamenti di profilassi post-partum con immunoglobuline endovena ad alte dosi [19] o con boli steroidei [20]. Nelle donne non allattanti si dovrebbe riprendere il trattamento con farmaci immunomodulanti il più precocemente possibile dopo il parto per minimizzare il rischio di una recidiva in questo periodo ad alto rischio.

Le modalità del parto e l'allattamento al seno non hanno effetti avversi sulla SM. L'unico tipo di anestesia non raccomandato nella SM è l'anestesia spinale. La SM non ha un effetto significativo sulla fertilità, sul concepimento, sulla vitalità fetale e sul parto. Non vi è una aumentata frequenza di gravidanze ectopiche, di aborti spontanei, di nati morti, né di malformazioni congenite.

Nelle pazienti affette da SM la gestione della gravidanza richiede un'attenta valutazione preconcezionale che consideri aspetti clinici e socio-assistenziali, e deve avvalersi di un team multidisciplinare integrato [21-24].

Epilessia

L'epilessia è il disturbo neurologico più comune in gravidanza (0,3-0,6%). Questa condizione è critica sia per la madre sia per il feto; peraltro la maggioranza delle donne epilettiche ha gravidanze non complicate e con probabilità pari al 95% di avere un figlio sano. La strategia che ha portato a questi risultati è quella di mantenere durante la gravidanza il farmaco antiepilettico più efficace, in monoterapia e ai dosaggi minimi, al fine di ridurre il rischio di crisi epilettiche (rischiose per la madre e il feto) e quello di effetti collaterali [25].

In gravidanza l'epilessia presenta un decorso variabile: riduzione delle crisi (5-25%), aumento delle crisi (20%) o nessuna modificazione degli eventi critici (60-80%). L'effetto della gravidanza può variare da paziente a paziente e nelle diverse gravidanze della stessa paziente [26]. Lo studio osservazionale prospettico EURAP riporta che circa il 60% delle gravidanze è libero da crisi e che l'epilessia parziale, la politerapia e la monoterapia con oxcarbamazepina sono associate in modo indipendente a un aumento del rischio di peggioramento. Un buon controllo delle crisi prima della gravidanza ha un effetto protettivo nei confronti del rischio di peggioramento. Durante il travaglio e nell'immediato post-partum (24 ore) il rischio di crisi è maggiore se il controllo delle crisi in gravidanza è incompleto. La frequenza dello stato di male epilettico durante la gravidanza è dell'1,8% nello studio EURAP [27].

La gravidanza è responsabile di un'alterazione della cinetica dei farmaci antiepilettici (AED) dovuta a modificazioni della motilità gastrointestinale, dell'assorbimento e dell'acidità gastrica. Le modificazioni del volume plasmatico, la crescita fetale e l'incremento del volume extracellulare sono responsabili di un aumento del volume di distribuzione dei farmaci. La riduzione dell'albumina altera la biodisponibilità; con il progredire della gravidanza la riduzione della concentrazione plasmatica dei farmaci antiepilettici (ad eccezione dei livelli di valproato che aumentano) può comportare un aumento di frequenza delle crisi. Nella pratica clinica le variazioni della cinetica possono essere valutate solo misurando le concentrazioni plasmatiche dei farmaci prima, durante e dopo la gravidanza. In genere la posologia dei farmaci antiepilettici non deve essere modificata a meno che non intervengano variazioni del quadro clinico; talvolta il dato di laboratorio può giustificare di per sé un intervento terapeutico se era stata identificata, prima delle gravidanza, la "concentrazione individuale ottimale di riferimento" (da valutare caso per caso). Il metabolismo della lamotrigina e di oxcarbazepina è indotto durante la gravidanza, sono pertanto necessari controlli frequenti clinici e dei livelli plasmatici.

L'epilessia è stata associata in passato ad aumento di complicanze ostetriche. Secondo la letteratura più recente, se il controllo medico è adeguato, l'incidenza di complicanze ostetriche è sovrapponibile a quella della popolazione generale [26].

I problemi fetali sono correlti alle crisi materne e agli effetti teratogeni dei farmaci.

Le crisi convulsive materne possono determinare una riduzione della frequenza cardiaca fetale, ipossia fetale con acidosi ed emorragie intracraniche fetali. Lo stato di male epilettico non sembra significativamente aumentato in gravidanza; nello studio EURAP è riportato un solo caso di morte intrauterina e nessuno di mortalità materna. Non ci sono chiare evidenze che crisi epilettiche durante la gravidanza aumentino il rischio di malformazioni maggiori [27].

In letteratura viene riportata una maggiore frequenza di malformazioni alla nascita nei figli di donne epilettiche, con un rischio più elevato in quelle in terapia con farmaci antiepilettici (AED). Il rischio è maggiore nel caso di una politerapia (v. Cap. 16). Una recente metanalisi ha riconsiderato questi studi e ha concluso che il rischio di malformazioni è pre-

sente solo nei figli di donne epilettiche trattate con AED (*odd ratio* 3,26, 95% intervallo di confidenza 2,15-4,93), mentre è simile alla popolazione generale nei figli delle donne epilettiche non trattate [28].

È invece ben documentato che i farmaci antiepilettici aumentano il rischio di malformazioni fetali maggiori (4-8%) e di anomalie fetali minori (6-20%).

Le malformazioni congenite maggiori includono quelle cardiache (difetto del setto interventricolare, coartazione dell'aorta, tetralogia di Fallot, stenosi valvolare aortica, ipoplasia della valvola mitralica), i difetti del tubo neurale (spina bifida, mielomeningocele e anencefalia), difetti cranio-facciali (labbro- e palato schisi), microcefalia, megacolon congenito e malformazioni urogenitali [29].

Il rischio sembra aumentato anche in donne che assumono AED per indicazioni diverse dall'epilessia [30]. Le madri devono essere informate circa i possibili effetti teratogeni farmaco-specifici. Il rischio di difetti del tubo neurale è dell'1-2% per l'acido valproico e dello 0,5-1% per la carbamazepina; i barbiturici sono associati a rischio di cardiomiopatie congenite. Vi è poi una sindrome fetale aspecifica da farmaci antiepilettici caratterizzata da uno spettro di anomalie minori quali: pieghe epicantali, ipertelorismo, bassa attaccatura dei capelli e delle orecchie, ipoplasia nasale e ungueale, pieghe palmari e anomalie scheletriche pure minori. La labio-palatoschisi si manifesta con una frequenza cinque volte maggiore rispetto alla popolazione generale. Dosi più alte di farmaci e la politerapia aumentano il rischio teratogeno.

Una quota di malformazioni sembrerebbe correlata a predisposizione genetica per difetti congeniti che è presente in alcune famiglie. Per questa ragione è importante un'accurata anamnesi familiare.

Al fine di migliorare l'assistenza delle donne con epilessia durante la gravidanza sono state sviluppate linee guida per la buona pratica clinica [26, 31, 32]. Altri studi cercano di valutare le modalità più efficaci per migliorarne l'utilizzo [33].

L'accuratezza della diagnosi prenatale dipende dal tipo di anomalia, dell'epoca in cui viene cercata, dalla qualità dello strumento impiegato, dall'abilità dell'operatore e dal tempo dedicato all'esame. La valutazione morfologica standard è prevista tra la 19ª e la 21ª settimana di gestazione e l'anatomia fetale deve essere studiata secondo i criteri indicati dalle linee guida della Società Italiana di Ecografia Ostetrica e Ginecologica (SIEOG). Si raccomanda, entro la 13ª settimana di gestazione, di valutare la translucenza nucale, come indicatore di rischio di cardiopatia, e di valutare i difetti del tubo neurale con l'impiego di sonda vaginale; alla 18 ª settimana, valutare la morfologia con particolare attenzione al massiccio facciale, alla colonna vertebrale e al cuore; dopo la 20 ª settimana, eseguire ecocolordoppler cardiaco [26]. Va comunque ricordato che, mentre alcuni farmaci antiepilettici sono classificati nella categoria C della FDA, valproato, carbamazepina e dintoina sono collocati nella categoria D.

Per la prevenzione delle malformazioni del tubo neurale vi è la raccomandazione di somministrare acido folico alla dose di 4 mg/die nelle donne ad alto rischio (storia personale e/o familiare di difetto del tubo neurale o trattamento con valproato o carbamazepina). Nella popolazione generale è stato dimostrato un effetto protettivo dell'acido folico alla dose di 0,4 mg/die. Poiché il massimo beneficio dell'acido folico è raggiunto solo se somministrato prima e dopo il concepimento, tutte le donne epilettiche in età fertile dovrebbero essere sottoposte a questo tipo di profilassi.

Per evitare emorragie fetali da deficit di fattori della coagulazione vitamina K-dipendenti (emorragie interne potenzialmente fatali) nelle donne in terapia con AED è indicata la somministrazione orale di vitamina K alla dose di 10 mg/die nell'ultimo mese di gravidanza. È ormai considerato uno standard terapeutico la somministrazione di vitamina K 1 mg/im nel neonato a scopo profilattico. Alla nascita dovrebbe essere effettuato un esame della coagulazione in campioni di sangue del cordone ombelicale e, in caso di riscontro di un deficit dei fattori della coagulazione vitamina K-dipendenti, si dovrebbe somministrare al neonato plasma fresco congelato 20 ml/kg in 1-2 ore.

Nella gestione del parto vi sono alcune importanti indicazioni generali: il parto per via naturale è consigliato a tutte le donne; durante il travaglio, la terapia antiepilettica deve essere mantenuta per evitare le crisi; in caso di crisi recidivanti è raccomandata la somministrazione aggiuntiva di dintoina; le benzodiazepine devono essere utilizzate con cautela per il rischio di apnea materna e depressione respiratoria neonatale. Va sempre considerata la possibilità di crisi eclamptica. In caso di crisi epilettica con compromissione della coscienza durante il travaglio è consigliato il parto cesareo. Non vi sono controindicazioni all'analgesia epidurale sia nel travaglio di parto che nel parto cesareo; l'analgesia epidurale, abolendo il dolore e riducendo lo stress, potrebbe esercitare un effetto protettivo sul rischio di crisi. Infine, non vi sono documentate controindicazioni all'utilizzo delle prostaglandine per uso locale per l'induzione del parto o in caso di aborto terapeutico.

Poiché i livelli dei farmaci antiepilettici possono aumentare nei due mesi successivi al parto, è necessario monitorizzarne il livello plasmatico. Gli AED passano nel latte materno. Questo passaggio è specifico per ogni farmaco e dipende dal legame alle proteine (acido valproico 2%, fenitoina, fenobarbital, carbamazepina 30-45%, etosuccimide 90%). I farmaci antiepilettici non sono comunque controindicati nel neonato che non presenti segni di tossicità, cioè irritabilità, scarsa alimentazione, ritardo della crescita ponderale. Dopo 1-2 settimane di allattamento è indicato il dosaggio degli AED nel neonato.

I dati sul rischio di ritardo dell'accrescimento fetale in seguito a esposizione prenatale a AED non sono univoci, in parte per motivi metodologici. Anche i dati sullo sviluppo psicomotorio dei bambini esposti a AED in utero sono discordanti; tra i farmaci antiepilettici potenzialmente implicati in una alterazione cognitiva, quello su cui si è focalizzata maggiormente l'attenzione degli studi più recenti è l'acido valproico [34].

Ictus ischemico

Il ruolo della gravidanza come fattore di rischio per l'ictus ischemico è ancora controverso. Non sono disponibili dati epidemiologici consistenti a causa dell'eterogeneità dei disegni di studio che sono retrospettivi e, ad esempio, non considerano differenze tra ictus ischemico, emorragico, trombosi venose cerebrali [35]. Il puerperio, periodo a elevato rischio per eventi ischemici, non è sempre considerato in questi studi. La stima dell'incidenza dell'ictus in gravidanza varia da 4 a 41 casi per 100.000. Le cause di ictus ischemico in gravidanza possono essere classificate in due categorie: eziologie specifiche della gravidanza e fattori di rischio dell'ictus nel giovane. Tra le prime si ricorda l'eclampsia, presente nel 24-47% degli ictus ischemici e nel 14-44% delle emorragie intracraniche. Altre cause specifiche della gravidanza comprendono il corioncarcinoma, l'embolia di liquido amniotico, la cardiomiopatia peripartum e l'angiopatia cerebrale post-partum. Quest'ultima costituisce una condizione rara e reversibile.

L'aumentato rischio in gravidanza è correlato a ipercoagulabilità dovuta in parte a consumo locale di fattori della coagulazione nella circolazione uteroplacentare e alla presenza di inibitori dell'attivazione del plasminogeno prodotti dalla placenta, e in parte a influenza ormonale (analoghe modificazioni si osservano con l'assunzione di contraccettivi orali). Durante la gravidanza le modificazioni della coagulazione prevalgono nel secondo e terzo trimestre e nelle prime 2-4 settimane dopo il parto. Questi periodi coincidono con la maggiore incidenza dell'ictus. L'ipertensione arteriosa è considerata un importante fattore di rischio.

La terapia dell'ictus in gravidanza dipende dall'eziologia. La terapia anticoagulante è raccomandata per la prevenzione secondaria dell'ictus embolico, con l'eccezione dell'embolia da endocardite, da liquido amniotico, gas e grasso. La terapia anticoagulante è indicata per la prevenzione primaria in portatrici di protesi valvolare meccanica o di fibrillazione atriale valvolare. Talora vi è indicazione anche in casi di eventi ischemici ricorrenti da causa sconosciuta, nell'ictus trombotico in evoluzione e nelle trombofilie documentate. Nelle donne con presenza di anticorpi antifosfolipidi o con anamnesi di precedenti insuccessi gravidici o di trombosi è raccomandato il trattamento con eparina e aspirina per la prevenzione dell'aborto; non ci sono analoghe evidenze di efficacia per la prevenzione dell'ictus, sebbene alcuni studi osservazionali sembrino confermarla. La terapia anticoagulante deve essere effettuata con cautela per il rischio di emorragie uteroplacentari.

Il warfarin (categoria X) passa la barriera placentare, è teratogeno nel primo trimestre, causa aborto spontaneo nel 28,1% dei casi ed embriopatia nel 7,9%. Sono riportate anomalie del sistema nervoso centrale associate con il warfarin, tra cui l'agenesia del corpo calloso e la malformazione di Dandy-Walker. Il rischio sembra maggiore tra la 6ª e la 12ª settimana di gestazione, ma le anomalie del SNC possono comparire dopo esposizione in qualsiasi trimestre. Inoltre, la lunga emivita dell'anticoagulante lo rende insicuro in prossimità del parto per le possibili complicanze emorragiche.

L'eparina non penetra la placenta e sembra sicura per il feto (categoria C). Ha un'emivita breve e può essere utilizzata con sicurezza in gravidanza con somministrazione sottocutanea, portando il PTT a 1,5-2 volte il controllo. La principale complicanza è l'emorragia materna, più frequente nel terzo trimestre e nell'immediato periodo post-partum. L'eparina è raramente associata a morte fetale o prematurità; la somministrazione cronica può causare trombocitopenia e comportare un rischio di osteoporosi materna.

L'esperienza con le eparine a basso peso molecolare e gli eparinoidi per la prevenzione dell'ictus in gravidanza è ancora limitata. Sembra che non penetrino la placenta e comportino un minore rischio di osteoporosi. Evidenze recenti suggeriscono che sono sicure per il feto e più convenienti in quanto necessitano di minore monitoraggio (categoria B). Alcuni utilizzano warfarin dalla 13ª alla 32ª settimana eparina prima e successivamente; altri raccomanda-

no eparina non frazionata (somministrata sottocute 2 volte al giorno con monitoraggio del PTT, con valori desiderati 2 volte il controllo), o eparina a basso peso molecolare dosata in base al peso corporeo. Non vi sono ancora dati comparativi di efficacia di queste alternative terapeutiche.

Sebbene l'attivatore tissutale del plasminogeno (rt-PA) sia stato riconosciuto efficace nella popolazione non ostetrica di ictus trattati entro la terza ora dall'esordio dei sintomi, ci sono limitate esperienze di trombolisi in gravidanza [36, 37]. Infatti, il rischio di emorragia materna e fetale ha precluso l'effettuazione di studi clinici e sono disponibili unicamente descrizioni aneddottiche (categoria C). La scelta terapeutica deve essere valutata considerando rischi e benefici nel singolo caso. È importante evitare l'ipotensione arteriosa nelle fasi acute dell'ictus ischemico. Gli antipertensivi vanno evitati nelle prime 48 ore, a meno che la pressione sistolica superi i 220 o quella diastolica i 110 mmHg. Se è necessario un trattamento farmacologico, sono da preferire labetalolo o nicardipina, somministrati in infusione endovenosa continua, titolati per mantenere la pressione sistolica da 160 a 180 mmHg o la pressione diastolica da 90 a 110 mmHg.

L'aspirina (categoria C e D se utilizzata nel terzo trimestre), soprattutto ad alte dosi, è associata a un'aumentata mortalità fetale e con complicanze quali ritardo di crescita, intossicazione da salicilati, emorragie materne. Una metanalisi e un grosso trial randomizzato non hanno documentato un aumento in reazioni avverse con l'utilizzo di 60-150 mg di aspirina durante il 2° o il 3° trimestre. Non ne è nota la sicurezza nel 1° trimestre. L'aspirina è considerata il farmaco di prima scelta per la profilassi secondaria quando la terapia anticoagulante non sia indicata.

Il clopidogrel è collocato nella categoria B. Il dipiridamolo è in categoria B, ma è associato alla aspirina che è in categoria C o D, sia pure a basse dosi.

La necessità di profilassi antibiotica per un parto non complicato in donne con malattia valvolare cardiaca non è stabilita, ma è generalmente raccomandata in portatrici di valvole protesiche. Nei parti vaginali complicati e nel taglio cesareo viene effettuata la profilassi in donne con un più ampio spettro di malattie valvolari, come la malattia reumatica e il prolasso sintomatico della mitrale. Alcuni consigliano un trattamento profilattico mensile con somministrazione di penicillina im.

La gestione dell'ipertensione endocranica dovuta a ictus ischemico è problematica. Gli steroidi sono inefficaci. Il mannitolo (categoria C) può causare una disidratazione pericolosa nel feto, con serie complicanze neurologiche. L'iperventilazione non sembra rischiosa.

Non vi sono linee guida per la gestione del travaglio e del parto nel contesto di un ictus ischemico; è importante il controllo emodinamico per evitare valori estremi di pressione arteriosa; è importante evitare ipocarbia e ipossia, particolarmente nell'ictus acuto. Non vi è accordo sulla necessità di effettuare un parto cesareo piuttosto che un parto vaginale con anestesia epidurale e l'uso di forcipe. Il vantaggio dell'anestesia peridurale nei confronti di quella generale comprende la possibilità di monitorare le condizioni cliniche neurologiche in tempo reale.

Trombosi venosa cerebrale

La trombosi venosa cerebrale (CVT) si manifesta nello 0,04% circa delle donne gravide, più comunemente nel terzo trimestre o nel puerperio. Il seno venoso più colpito è il seno sagittale superiore. Sul piano clinico la CVT si presenta con cefalea, segni neurologici focali, crisi epilettiche e disturbi della coscienza. Le manifestazioni cliniche sono dovute all'ipertensione endocranica e all'infarto cerebrale ischemico o emorragico. Il parto cesareo sembra rappresentare un fattore di rischio (rischio relativo 14). Lo stato di disidratazione, l'anemia e le emorragie aumentano il rischio di CVT in gravidanza. Gli stati trombofilici (deficit di proteina S, proteina C, antitrombina III, resistenza alla proteina C attivata) sono correlati a un aumentato rischio di CVT in gravidanza. Altre condizioni associate con CVT sono: sindrome da iperviscosità, anemia a cellule falciformi, leucemia, policitemia vera, emoglobinuria parossistica notturna e neoplasie [35].

Sebbene il trattamento rimanga controverso, molti studi hanno mostrato l'efficacia della terapia anticoagulante con eparina nella fase acuta, che può essere praticata con sicurezza anche se è presente un infarcimento emorragico [38]. Lo scopo del trattamento è la prevenzione dell'estensione del trombo, pertanto deve essere precoce. La trombolisi locoregionale, in centri selezionati, è riservata a pazienti in cui la terapia convenzionale non sia efficace.

Emorragia intracranica

L'emorragia intracranica è una infrequente complicanza della gravidanza. L'incidenza è stimata tra 5 e 31 per 100.000 gravidanze [35]. La mortalità associata è del 25-60%. Il ruolo della gravidanza come fattore di rischio dell'emorragia intracranica è controverso. Il rischio sembra cinque volte superiore nelle gravide rispetto alle donne fertili, con la massima incidenza nel post-partum.

L'emorragia è associata a condizioni specificamente correlate alla gravidanza come l'eclampsia, il corioncarcinoma metastatico, la coagulazione intravasale disseminata (DIC). Le emorragie secondarie a rottura di aneurismi, malformazioni arterovenose (MAV) e quelle correlate all'ipertensione sono più frequenti negli ultimi trimestri. Oltre all'ipertensione, in gravidanza vi sono elementi emodinamici che possono favorire l'emorragia intracranica. Aumentano, infatti, l'output cardiaco (60%), il volume ematico e la pressione venosa.

Durante il travaglio le contrazioni uterine aumentano l'output del 20%. Nel parto le manovre di Valsalva inducono un incremento rapido della pressione arteriosa e della pressione intracranica che si trasmette sulla parete arteriosa. Il dolore, inoltre, innalza ulteriormente la pressione.

Subito dopo il parto diminuisce il volume vascolare dell'utero e si riduce l'effetto compressivo sulla vena cava con un aumento del ritorno venoso. In base alla quantità di sangue perso, i parametri cardiovascolari ed emodinamici possono rimanere alterati per 2-6 settimane dopo il parto. Questi eventi si combinano nel contribuire al rischio di emorragia intracerebrale nella tarda gravidanza e nel post-partum.

Anche gli effetti ormonali della gravidanza giocano un ruolo: gli aumentati livelli di estrogeni circolanti possono essere responsabili della dilatazione dei vasi anomali, incluse le MAV e le fistole carotido-cavernose, con maggior rischio di sanguinamento. La muscolatura liscia della parete arteriosa cerebrale è simile a quella del miometrio e può andare incontro alle modificazioni involutive post-partum predisponendo forse alla rottura dei vasi.

L'emorragia subaracnoidea rende conto della metà di tutti i sanguinamenti intracranici in gravidanza ed è correlata ad alto rischio di mortalità. La maggioranza delle emorragie subaracnoidee (70-90%) in gravidanza è legata alla presenza di aneurismi cerebrali e MAV; le rimanenti sono legate a eclampsia o preeclampsia, abuso di cocaina, DIC, terapia anticoagulante o altre diatesi emorragiche, endometriosi ectopica, endocardite batterica subacuta e corioncarcinoma. La causa non è identificabile in una piccola percentuale di pazienti.

Il rischio relativo di rottura di aneurisma aumenta progressivamente durante la gestazione e il periodo post-partum. Nel primo trimestre si manifesta nel 6% dei casi, nel secondo nel 30% e nel terzo nel 55%; nelle prime sei settimane post-partum nel 9%. La rottura di aneurisma durante il travaglio e il parto è relativamente rara. Il sanguinamento delle MAV è più frequente nelle donne gravide più giovani, soprattutto nelle primipare o, se pluripare, con storia di gravidanze complicate (56%).

Le MAV tendono a sanguinare con eguale frequenza durante la gravidanza e il puerperio, e sono meno associate all'ipertensione. Le MAV sanguinano prevalentemente dal lato venoso, pertanto nella patogenesi del sanguinamento si ritiene più importante l'aumento del volume ematico e della pressione venosa piuttosto che l'ipertensione arteriosa. In gravidanza, la presentazione più frequente delle MAV è l'emorragia, mentre nelle donne non gravide vi è una maggiore frequenza di crisi epilettiche.

Una caratteristica delle MAV in gravidanza è costituita dalle maggiori dimensioni dell'emorragia e dalla più alta frequenza delle recidive.

In gravidanza, i rischi correlati alle indagini diagnostiche sono relativamente bassi, se comparati alla gravità dell'evento emorragico. Se è necessario eseguire l'angiografia sono importanti la protezione radiologica del feto, il monitoraggio fetale e l'idratazione della madre per prevenire la disidratazione fetale da mezzo di contrasto.

Il trattamento medico dell'emorragia subaracnoidea (ESA) in gravidanza è sovrapponibile a quello standard, tranne che per minori modificazioni.

Il trattamento del vasospasmo associato con l'ESA non è chiaramente definito in gravidanza.

La nimodipina (categoria C), utilizzata normalmente per il vasospasmo nelle donne non gravide, è teratogena nell'animale da esperimento, ma non sicuramente nell'uomo. La nimodipina si rileva nel latte in concentrazioni relativamente equivalenti a quelle plasmatiche. Il vasospasmo sintomatico dovrebbe essere trattato con una terapia ipertensiva ipervolemica e con l'utilizzo di farmaci come fenilefrina, dopamina o noradrenalina; i valori pressori dovrebbero essere aumentati fino all'eliminazione dei nuovi deficit neurologici, fino a un massimo di pressione sistolica di 220 mmHg. La terapia ipervolemica dovrebbe portare la pressione venosa centrale sopra 8 mmHg e la pressione diastolica polmonare sopra 14 mmHg. È necessario un attento monitoraggio delle condizioni cardiocircolatorie per evitare un sovraccarico di liquidi.

Il trattamento neurochirurgico deve avere la priorità sulle considerazioni ostetriche. Se la donna non è in travaglio (che può essere scatenato dall'ESA) o

sofferente per eclampsia e se non vi è sofferenza fetale, il trattamento dovrebbe essere sovrapponibile a quello di una donna non gravida. Se, in base al grado di compromissione neurologica e all'accessibilità neurochirurgica, la donna non è giudicata operabile, è raccomandato un trattamento endovascolare. Una volta effettuato il trattamento, non ci sono ragioni per modificare la gestione del travaglio e del parto. In caso di travaglio in corso, di sofferenza fetale o di eclampsia, deve essere effettuato un parto cesareo urgente e quindi l'intervento neurochirurgico; talora sono state effettuate procedure simultanee. La gestione degli aneurismi non rotti non è chiara. Non sembra raccomandabile il clippaggio di aneurismi il cui diametro sia inferiore al centimetro. Non ci sono dati riguardo ai rischi e ai benefici per dare raccomandazioni.

La gestione delle MAV in gravidanza è meno chiara di quella degli aneurismi. Anche se il rischio di risanguinamento nel corso della medesima gravidanza è del 25-30%, l'escissione chirurgica è spesso rimandata a dopo il parto. Questo dipende dalle maggiori difficoltà chirurgiche che pongono le MAV rispetto agli aneurismi e dalla presenza delle modificazioni emodinamiche associate con la gravidanza che aumentano il rischio chirurgico. Sono necessari ulteriori dati per stabilire la tempistica ideale della chirurgia delle MAV non rotte. Non sono disponibili elementi riguardo l'embolizzazione o la radiochirurgia delle MAV in donne gravide.

La gestione ostetrica della MAV e degli aneurismi non trattati è diretta a minimizzare lo stress emodinamico. Molti consigliano un parto cesareo alla 38ª settimana, ma non vi sono studi prospettici per supportarlo. Non vi sono dati chiari per consigliare un parto vaginale o per la scelta del tipo di anestesia. Gli agenti ossitocici e l'amniotomia per indurre il parto sono stati usati con sicurezza, ma il loro uso è sconsigliato. Durante l'intervento sono necessarie modificazioni anestesiologiche e neurochirurgiche. Sono molto problematiche le necessità contrastanti di mantenere il flusso fetale e di limitare il sanguinamento nel campo operatorio. Nella donna non gravida infatti si induce un'ipotensione controllata, ma ciò comporta rischio di asfissia fetale in gravidanza. Gli agenti ipotensivi utilizzati sono: vasodilatatori, oppioidi, antagonisti simpatomimetici; le raccomandazioni sono comunque su base aneddotica. Sebbene il nitroprussiato venga utilizzato con successo, esso passa la barriera placentare e comporta la formazione di metaboliti tossici per il feto. L'uso di nitroprussiato rende necessario il monitoraggio cardiaco fetale.

Eclampsia, preeclampsia, encefalopatia ipertensiva

La preeclampsia o *toxemia gravidarum* è una sindrome multisistemica presente solo in gravidanza, caratterizzata da un aumento della pressione arteriosa e da proteinuria con edemi; essa si manifesta solitamente dopo la 20ª settimana gestazionale. La condizione è caratterizzata da una disfunzione delle cellule endoteliali di origine genetica e immunologica. L'esatta eziologia è ancora sconosciuta [39]. Le manifestazioni cliniche sono svariate; la presentazione neurologica spesso comprende stato confusionale, cefalea, allucinazioni visive e cecità. Con la comparsa di convulsioni e coma si realizza l'eclampsia.

L'eclampsia-preeclampsia continua a essere una causa maggiore di morbilità e mortalità.

L'eclampsia è solitamente di competenza dell'ostetrico [40]. Il neurologo viene comunque consultato per la gestione di problemi cerebrali focali o in caso di coma o di crisi convulsive non controllabili. Le complicanze di pertinenza neurologica sono la trombosi venosa cerebrale, l'infarto cerebrale e l'emorragia intracranica. Le pazienti che manifestano crisi sono spesso sottoposte a studi neuroradiologici per escludere un sanguinamento secondario all'ipertensione o altre patologie strutturali. In alcuni casi si osserva la presenza di leucoencefalopatia posteriore reversibile, ma spesso le neuroimmagini sono normali.

L'encefalopatia ipertensiva è una sindrome neurologica subacuta che compare durante la seconda metà della gravidanza in pazienti con sostenuto aumento della pressione sistemica (l'ipertensione è definita come un aumento relativo di oltre 15 mmHg nella pressione diastolica o maggiore di 30 mmHg nella pressione sistolica rispetto ai valori pregravidici o dell'inizio gravidanza. Se non sono disponibili i valori precedenti, si considera ipertensione il riscontro di valori ripetuti di almeno 140/90 mmHg). È caratterizzata da segni e sintomi rapidamente progressivi con cefalea, convulsioni, disturbi visivi, alterato stato mentale e/o segni neurologici focali. Possono essere evidenti segni di danno ad altri organi come ischemia miocardica, insufficienza renale, edema polmonare.

La preeclampsia è una causa comune di encefalopatia ipertensiva e si manifesta con elevata pressione diastolica. A parte le cause, il decorso clinico sembra lo stesso. La prognosi è buona se trattata precocemente, ma può essere fatale se misconosciuta o trattata in ritardo.

Le conseguenze neurologiche specifiche dell'eclampsia-preeclampsia sono ancora oggetto di discussione; esse sembrano legate a un vasospasmo cerebrale che, insieme con l'encefalopatia ipertensiva, può causare le convulsioni dell'eclampsia.

Il cervello è normalmente protetto con meccanismi autoregolatori, che mantengono costante la pressione di perfusione. L'encefalopatia ipertensiva rappresenta una rottura di questo meccanismo in corso di grave ipertensione. Il risultato finale è una sovradistensione focale delle arteriole cerebrali con rottura della barriera ematoencefalica e passaggio di liquido e proteine nei tessuti circostanti. Il circolo posteriore è più suscettibile a questo edema vasogenico, ciò spiega la prevalenza di sintomi visivi.

L'obiettivo della terapia è ridurre la pressione media gradualmente, del 20-25% nella prima ora, o la pressione diastolica a 100 mmHg. Una rapida riduzione della pressione media del 50% o più entro la prima ora può determinare un'ischemia cerebrale o cardiaca e diminuire la perfusione placentare, con compromissione fetale.

Il nitroprussiato di sodio (0,5-1,0 µg/kg/min ev, senza eccedere gli 800 µg/min) è il farmaco di scelta per il trattamento dell'encefalopatia ipertensiva nella popolazione non ostetrica. Studi su animali hanno però rilevato che questo farmaco può diminuire selettivamente la perfusione placentare, pertanto è utilizzato come seconda scelta.

In gravidanza è utilizzata di prima scelta l'idralazina (5-10 mg ev in bolo ogni 15-20 minuti, con massimo cumulativo di 20 mg). Alternative accettabili sono il labetalolo (5-15 mg ev in bolo ripetuto ogni 10-20 minuti raddoppiando la dose fino a un massimo di 300 mg, o 0,5-2 mg/min in infusione ev), la nicardipina (5 mg/h ev, aumentabile di 1-2 mg/h ogni 15 minuti fino a un massimo di 15 mg/h), la nifedipina orale (10-20 mg sublinguale, ripetuta a intervalli di 30 minuti, quindi 10-20 mg per os ogni 4-6 ore) [41].

Gli agenti centrali come alfametildopa e clonidina hanno un effetto deprimente sul SNC e dovrebbero essere evitati.

Non sono utilizzati in gravidanza gli antagonisti beta-adrenergici che riducono il flusso utero-placentare e il trimethaphan, che è associato con ileo da meconio.

Gli ACE-inibitori (categoria D) non sono utilizzati per il loro effetto tossico sul rene fetale.

Sono da evitare la restrizione di liquidi e i diuretici (categoria C), perché molte pazienti hanno una deplezione intravascolare.

Nell'eclampsia il magnesio solfato (categoria A) è superiore rispetto alla fenitoina, al diazepam e al cocktail litico (clorpromazina e prometazina) nel ridurre il rischio di convulsioni. Il trattamento con magnesio solfato sembra ridurre, inoltre, la mortalità materna e la morbilità del neonato. È previsto un regime di carico di 4 g ev in una soluzione di 20 ml in 5-10 minuti e un mantenimento ev 1 g/h, con livelli serici target 4-8 mg/dl; alternativamente è possibile la somministrazione im con 10 g iniziali seguiti da 5 g ogni 4 ore. Il protocollo di trattamento prevede il monitoraggio orario dei riflessi rotulei. Se questi diventano ineccitabili, bisogna attendere la loro ricomparsa prima di somministrare altre dosi di magnesio. In caso di depressione respiratoria significativa è indicata la somministrazione di calcio gluconato [42-44]. È stata inoltre validata l'indicazione del trattamento con magnesio solfato anche per la profilassi dell'eclampsia in donne con preeclampsia severa o che richiedono un trattamento antipertensivo [45, 46].

Il trattamento definitivo dell'eclampsia è il parto. Una volta che le convulsioni siano controllate, l'ipertensione severa trattata e l'ipossia corretta, se la gravidanza è a termine, il parto deve essere portato a termine in tempi accelerati.

Miastenia gravis

La *miastenia gravis* (MG) è una malattia autoimmune determinata dalla presenza di anticorpi policlonali diretti contro il recettore nicotinico dell'acetilcolina del muscolo scheletrico. È relativamente rara e si manifesta più frequentemente in donne in età fertile.

Durante la gravidanza la miastenia pone particolari problemi terapeutici per la madre e il feto. L'assistenza alla donna deve considerare gli effetti della gravidanza sulla miastenia, gli effetti della miastenia sulla gravidanza e l'effetto della miastenia materna sul neonato. L'assistenza ottimale è ottenuta con un approccio integrato tra ostetrico, neurologo e pediatra.

Durante la gravidanza i sintomi miastenici possono peggiorare, migliorare o rimanere invariati. La malattia può, inoltre, esordire durante il primo trimestre di gravidanza. Si è rilevato che nel 42% delle donne miasteniche non vi è una modificazione della gravità di malattia con la gravidanza, nel 39% vi è un miglioramento e nel 19% vi è un peggioramento, nel puerperio si è riscontrato un peggioramento nel 28%; la gravidanza peraltro non modifica l'outcome a lungo termine della malattia [47]. Il miglioramento dei sintomi è più frequente nel terzo trimestre, le esacerbazioni nel periodo post-partum. Il decorso della malattia è probabilmente correlato a livelli variabili di alfafetoproteina durante la gravidanza, che agisce da immunosoppressore inibendo il legame degli anticorpi al recettore dell'acetilcolina. La miastenia non rappresenta di per sé un'indicazione all'aborto terapeutico, che può anzi essere associato a un peggioramento della malattia.

La mortalità materna è del 10%, più comunemente per crisi miastenica, ma anche per crisi colinergica ed emorragia post-partum. L'unica complicanza ostetrica che sembra presentarsi più frequentemente nelle donne miasteniche è la rottura prematura delle membrane. La MG non modifica la contrattilità uterina [48].

Gli effetti della miastenia grave sul neonato possono essere permanenti o transitori. Sebbene non completamente noti, essi sembrano dovuti al trasferimento placentare degli anticorpi materni contro il recettore per l'acetilcolina e al conseguente attacco alla giunzione neuromuscolare fetale. Gli effetti permanenti dipendono da un inadeguato movimento fetale dovuto all'ipostenia. L'artrogriposi multipla congenita è caratterizzata da contratture articolari multiple che si sviluppano in utero per la riduzione dei movimenti fetali. Nella progenie di madri affette da miastenia è stata riportata artrogriposi congenita nel 2,2% delle gravidanze [49].

La MG prenatale si può manifestare, inoltre, con *polidramnios* per inadeguata deglutizione e ipoplasia polmonare. I fattori di rischio per deformità prenatali includono la familiarità e la presenza di alti titoli di anticorpi nella madre. Il monitoraggio prenatale dei movimenti fetali e del livello di anticorpi materni è utile nel prevenire questa complicanza. Può essere utile ridurre il titolo degli anticorpi con plasmaferesi (PE).

La maggior parte dei neonati partoriti a termine è sana alla nascita. La miastenia neonatale si manifesta nel 10% circa dei nati. I sintomi di presentazione più comuni nei primi giorni sono difficoltà alla suzione e alla deglutizione, difficoltà respiratoria, ipostenia generalizzata, pianto flebile e ipotonia. Questi sintomi si manifestano nei primi tre giorni di vita. La condizione si risolve spontaneamente nella maggioranza dei casi, ma può durare da 2 a 6 settimane. I neonati non hanno un rischio aumentato di sviluppare successivamente la *miastenia gravis*. L'80% dei casi di miastenia neonatale richiede una gestione di supporto e la somministrazione di farmaci anticolinesterasici prima della nutrizione (neostigmina 0,1 mg im o sc o piridostigmina 0,15 mg im). Ulteriori interventi terapeutici, come la PE, sono raramente necessari. Il meccanismo patogenetico della miastenia neonatale non è completamente noto. Quasi tutti i neonati di madri affette da miastenia sono esposti in utero agli anticorpi materni, ma solo una minoranza sviluppa sintomi. Inoltre miastenia neonatale è stata osservata in figli di madri in remissione. Vi è comunque una correlazione positiva tra titolo di anticorpi anti-recettore materni e miastenia neonatale. Poiché l'alfafetoproteina lega gli anticorpi anti-recettore, la sua riduzione dopo la nascita può essere correlata alla manifestazione dei sintomi.

Il trattamento della MG può essere sintomatico e curativo (v. Cap. 39) [50]. Nella terapia sintomatica vengono utilizzati gli inibitori delle colinesterasi: piridostigmina, edrofonio e neostigmina (categoria C). La piridostigmina si trova nella circolazione fetale a livello dell'85-90% di quella materna, ed è stata utilizzata con sicurezza nei 50 anni da cui è disponibile, se assunta ai dosaggi raccomandati di meno di 600 mg/die. Le formulazioni parenterali sono utilizzate nella pre- o postchirurgia, durante il parto, o nelle prime fasi della gravidanza se vi è iperemesi. La PE e le immunoglobuline endovena (IgGIV) sono alternative terapeutiche per esacerbazioni gravi quando è necessaria una risposta terapeutica rapida. La PE è stata utilizzata efficacemente in gravidanza e non è associata con un'aumentata incidenza di complicanze rispetto alle donne non gravide. Vi è minore esperienza con l'utilizzo delle immunoglobuline endovena in gravidanza (categoria C) [51]. È da considerare che la gravidanza costituisce uno stato di relativa ipercoagulabilità, sebbene non sia stato riportato un aumento di tromboembolia con la terapia a base di immunoglobuline endovena in gravidanza. I pochi dati disponibili non segnalano un effetto teratogeno per i nati da pazienti trattate con IgGIV per malattie diverse dalla MG.

La terapia curativa è indicata quando la malattia è generalizzata, coinvolge funzioni vitali come la ventilazione o la deglutizione o non è gestibile con il solo trattamento sintomatico (v. Cap. 39). Essa comprende vari trattamenti immunosoppressori e immunomodulanti. I corticosteroidi (prednisone, categoria B), azatioprina (categoria D) e ciclosporina (categoria C) sono i farmaci utilizzati più comunemente.

Gli steroidi sono i farmaci di scelta in gravidanza; gli enzimi placentari inattivano il prednisolone e riducono la concentrazione steroidea nel sangue fetale. Bisogna porre molta attenzione nell'instaurare una terapia steroidea nella MG. L'inizio di una terapia steroidea ad alta dose può essere associato a un peggioramento acuto dei sintomi e la donna in questa fase dovrebbe essere tenuta in stretta osservazione, preferibilmente in regime di ricovero. Se le condizioni cliniche lo permettono, è meglio minimizzare questo rischio con un incremento graduale della dose, sebbene ciò ritardi i benefici clinici.

Un timoma è presente nel 10-15% dei pazienti affetti da miastenia e la miastenia si manifesta nel 30% dei pazienti con timoma; nel 70% di pazienti con miastenia è presente un'iperplasia timica. La presenza di timoma maligno in gravidanza è rara, ma la coesistenza della gravidanza ne condiziona una prognosi peggiore. La timectomia precoce è stata associata con minore peggioramento dei sintomi durante la gravidanza e con minore incidenza di miastenia neonatale; è consigliata in donne con miastenia generalizzata che vogliano pianificare una gravidanza. La timectomia è stata effettuata in alcuni casi di donne gravide refrattarie alla terapia, comunque non è indicata in gravidanza.

È necessaria particolare attenzione al momento del parto. Il periodo intra-partum può aumentare la fatica nella madre e può precipitare delle crisi miasteniche. Le donne affette da miastenia possono avere un parto accelerato per l'ipotonia muscolare generalizzata, ciò in contrasto con la forza delle contrazioni uterine (il miometrio infatti non è interessato dall'ipostenia). Il parto può essere compromesso per la richiesta di utilizzo ripetitivo dei muscoli volontari. Può essere aiutato dalla somministrazione di neostigmina ev. Le pazienti che assumono prednisone durante la gravidanza, al momento del parto, necessitano di un trattamento aggiuntivo con idrocortisone per prevenire i sintomi dell'insufficienza surrenalica acuta (ipotensione, sincope). Le donne con MG dovrebbero partorire in una sede con disponibilità di una unità di cura intensiva neonatale.

In alcune donne può essere indicato un parto cesareo, ma la miastenia non ne pone un'indicazione assoluta, visto l'aumentato rischio di complicanze polmonari post-partum. I narcotici e i sedativi devono essere somministrati con osservazione attenta e continua, perché possono fare precipitare i sintomi respiratori. Le pazienti affette da miastenia sono particolarmente sensibili anche a piccole dosi di agenti bloccanti neuromuscolari, specialmente del tipo non depolarizzante come il curaro, pertanto questi farmaci sono da evitare. L'anestetico locale raccomandato è la lidocaina, che non è influenzata dagli anticolinesterasici.

L'anestesia epidurale è il provvedimento di scelta per diminuire il dolore.

L'uso di magnesio solfato per la prevenzione delle convulsioni durante la preeclampsia e il trattamento delle convulsioni durante l'eclampsia è controindicato. Il magnesio, infatti, interferisce con la trasmissione neuromuscolare e porta ad aumentata ipostenia che può essere letale. Il magnesio utilizzato trova un impiego elettivo nelle pazienti con eclampsia anche perché non causa depressione di coscienza nella madre o nel feto. In questo caso, però. il rischio di precipitare una crisi miastenica è di gran lunga peggiore del rischio associato con farmaci anticonvulsivanti più tradizionali e una stretta osservazione della paziente.

Nonostante la presenza di farmaci anticolinesterasici e anticorpi nel latte materno, non vi sono evidenze che l'allattamento materno sia dannoso per la madre o il neonato.

Crampi

I crampi sono raramente un segno di patologia muscolare; sono prevalentemente il segno di un disturbo del nervo o metabolico. Possono manifestarsi in soggetti normali, prevalentemente di notte o correlati all'esercizio. Vari disturbi metabolici possono causare crampi: tra questi l'uremia, l'ipotiroidismo e l'ipocorticosurrenalismo. Una deplezione acuta di volume extracellulare, come quella che si verifica con sudorazione, diarrea, vomito, diuresi ed emodialisi, può essere associata con crampi. Le donne gravide soffrono frequentemente di crampi, probabilmente per i cambiamenti dei parametri metabolici e del volume extracellulare. Il miglior trattamento immediato per la risoluzione dei crampi consiste nello stiramento dei muscoli interessati. Sono stati pubblicati vari trial con supplementi vitaminici minerali, ma ne è stato documentato scarso beneficio. I dati disponibili danno il maggior supporto all'uso di sali di magnesio assunti per os 5 mmol al mattino e 10 mmol la sera [52].

Chorea gravidarum

La gravidanza si può raramente complicare con la manifestazione di una sintomatologia coreica [53].

La *chorea gravidarum*, o corea gravidica, è una sindrome che si manifesta frequentemente in donne con una storia precedente di corea di Sydenham, o può evidenziare la presenza di un lupus eritematoso sistemico (LES) o anche di una malattia di Huntington. La prognosi dipende dall'eziologia sottostante; il tasso di mortalità è inferiore all'1%.

La maggioranza delle sindromi coreiche è associata a malattie autoimmuni o reumatiche.

Le pazienti con corea reumatica hanno una storia precedente di malattia reumatica cardiaca, tonsilliti ripetute o corea di Sydenham. La sindrome clinica si manifesta nel primo trimestre e spesso recede nel secondo e terzo trimestre. Gli studi neuro-

radiologici sono spesso negativi. Gli anticorpi serici antistreptolisina sono elevati e possono aumentare di titolo durante la gravidanza. Spesso è associato un interessamento cardiaco.

Oltre al LES, le cause autoimmuni di corea gravidica comprendono la sindrome da anticorpi anticardiolipina e il *lupus anticoagulant* (LAC). In questo gruppo la sintomatologia si sviluppa nel secondo e terzo trimestre con alterazione dello stato mentale e confusione. La presenza di ipertermia è un fattore prognostico sfavorevole. Le donne con presenza di anticorpi antifosfolipidi e LAC sono a rischio di stroke; pertanto è necessario uno studio completo, specialmente in presenza di anamnesi di pregressi aborti.

Il trattamento della corea gravidica non è usualmente necessario in quanto è spesso lieve e si risolve dopo il parto o dopo la correzione del disturbo metabolico o endocrino sottostante.

Le modalità di trattamento includono l'immunosoppressione con corticosteroidi, nelle forme autoimmuni, ma possono essere efficaci anche i neurolettici.

Nelle pazienti con LAC può essere indicato un trattamento con aspirina. Talora è stata descritta una recidiva in corso di successiva gravidanza.

I neurolettici, compreso l'aloperidolo, devono essere evitati durante il primo trimestre, specialmente durante il periodo di formazione degli arti. Quando è necessario, nel secondo e terzo trimestre è indicato l'aloperidolo (categoria C), per la relativa assenza di embriotossicità.

Restless legs syndrome

La *restless legs syndrome* (RLS) (v. Cap. 6), o sindrome delle gambe senza riposo, è probabilmente il disturbo del movimento più frequente in gravidanza: 10-26% contro 2,5-15% nella popolazione generale.

La RLS viene descritta come un desiderio irresistibile o necessità di muovere gli arti, usualmente associata con sensazioni spiacevoli di *discomfort* che si manifestano più frequentemente di notte in condizione di rilassamento. La sindrome esordisce durante il secondo o il terzo trimestre e recede dopo il parto.

La fisiopatologia rimane non completamente nota e l'obiettività neurologica è normale. È importante dosare la sideremia, in quanto bassi depositi di ferro possono precipitare o aggravare la RLS. Il ferro è cofattore nella produzione endogena di dopamina nel SNC. Anche una carenza di acido folico può contribuire alla RLS [54].

buire alla RLS [54].

I trattamenti raccomandati comprendono una buona igiene del sonno, la correzione di eventuale iposideremia o deficit di acido folico. I trattamenti farmacologici devono essere riservati a condizioni in cui sono strettamente necessari. I farmaci di prima linea per il trattamento della RLS sono i dopaminoagonisti (pramipexolo, categoria C, e ropinirolo, categoria C). Questi composti sono stati associati a ritardo di crescita intrauterina, malformazioni delle dita e morte fetale.

È stata anche utilizzata la levodopa (categoria C). Altri trattamenti di efficacia provata prevedono l'impiego di narcotici, benzodiazepine, AEDs e clonidina (categoria D o C) (v. Cap. 14). Il trattamento con dopaminoagonisti durante l'allattamento è controindicato perché inibiscono la produzione di prolattina [55].

Bibliografia

1. Lee L.K. Physiological adaptations of Pregnancy Affecting the Nervous System. Semin Neurol 2007; 27 (5):405-410.
2. Maggi A, Ciana P, Belcredito S Vegeto E. Estrogens in the nervous system: Mechanisms and nonreproductive functions. Ann Rev Physiol 2004; 66:291-313.
3. Whitacre CC, Reingold SC, O'Looney PA. A gender gap in autoimmunity. Science 1999; 283:1277-1278.
4. WHO, Global Strategy for Infant and Young Children Feeding, World Health Organization, 2003 http://www.who.int/nut/documents/gs_infant_feeding_text_eng.pdf.
5. American Academy of Pediatrics Committee on Drugs. The transfer of drugs and other chemicals into human milk. Pediatrics 2001; 108:766-789.
6. ACOG. Guidelines for diagnostic imaging during pregnancy. Obstet Gynecol 2004; 104:647-651.
7. Brass SD, Copen WA. Neurological disorders in pregnancy from a neuroimaging perspective. Semin Neurol 2007; 27(5):411-424.
8. Menon R, Bushnell C.D. Headache and pregnancy. The Neurologist 2008; 14:108-119.
9. Bousser MG, Ratinahirana H, Darbois X. Migraine in pregnancy: a prospective study in 703 women after delivery. Neurology 1990; 40:437.
10. Silberstein SD. Migraine and pregnancy. Neurol Clin 1997; 15:209-302.
11. Adeney K, Williams M. Migraine headaches and preeclampsia: an epidemiologic review. Headache 2006; 46:794-803.
12. Banhidy F, Acs N, Horvath-Puho E, et al. Pregnancy complications and delivery outcomes in pregnant women with severe migraine. Eur J Obstet Gynecol Reprod Biol 2007; 134:157-163.
13. Silberstein SD. Practice parameter: evidence-based guidelines for migraine headache (an evidence based review): report of the Quality Standards Subcommittee of the American Academy of Neurology. Neurology 2000; 55:754-762.
14. Confavreux C, Hutchinson M, Hours MM et al. Rate of pregnancy-related relapse in multiple sclerosis. Pregnancy in Multiple Sclerosis Group. N Eng J Med 1988; 339: 285-291.
15. Vukusic S Confavreux C Pregnancy and multiple sclerosis: The children of PRIMS. Clinical Neurology and Neurosurgery 2006; 108:266-270.
16. Houtchens MK. Pregnancy and Multiple Sclerosis. Semin Neurol 2007; 27:434-441.
17. De Las Heras V, De Andres C, Tellez N et al. EMPATIE Study Group. Pregnancy in multiple sclerosis patients treated with immunomodulators prior to or during part of the pregnancy: a descriptive study in the Spanish population. Mul Scle 2007; 13(8):981-984.
18. Portaccio E, Ghezzi A, Rizzo A.Amato MP for the MS Study Group of the Italian Neurological Society. Pregnancy outcomes during therapy with interferon beta in patients with multiple sclerosis. Mult Scler 2007; 13:S54-55.
19. Haas J, Hommes OR A dose comparison study of IVIG in postpartum relapsing-remitting multiple sclerosis. Mult Scler 2007; 13:900-908.
20. De Seze J, Chapelotte M, Delalande S et al. Intravenous corticosteroids in the postpartum period for reduction of acute exacerbations in multiple sclerosis. Mult Scler 2004; 10:596-7.
21. Dwosh E, Guimond C, Sadovnick. Reproductive Counselling in MS: a Guide for Healthcare Professionals. Int MS J 2003; 10: 67.
22. Ferrero S, Pretta S, Ragni N. Multiple sclerosis :management issues during pregnancy. Eur J Obstet Gynecol Reprod Biol 2004; 115:3-9.
23. Hellwig K, Brune N, Haghikia A et al. Reproductive counselling, treatment and course of pregnancy in 73 German MS patients. Acta Neurol Scand 2008; 118 (1):24-28.
24. Prunty M, Sharpe L, Butow P and Fulcher G. The motherhood choice: Themes arising in the decision-making process for women with multiple sclerosis. Mult Scler 2008; 14:701-704.
25. Battino D, Tomson T Management of Epilepsy during pregnancy Drug 2007; 67 (18):2727-2746.
26. Conferenza nazionale di consenso su gravidanza, parto, puerperio ed epilessia SIGO Notizie Supplemento a Italian Journal of Gynecology and Obstetrics, 2007; XIX (3): 1-22.
27. The EURAP Study Group Seizure control and treatment in pregnancy Observations from the EURAP Epilepsy Pregnancy Registry. Neurology 2006; 66: 354-360.
28. Fried S Kozer E Nulman I et al. Malformation rates in children of women with untreated epilepsy: a meta-analysis. Drug saf 2004; 27 (3): 197-202.
29. Gilmore J, Pennell PB, Stern BJ. Medication use dur-

29. Gilmore J, Pennell PB, Stern BJ. Medication use during pregnancy for neurologic conditions. In: Evans R (ed). Neurologic Clinics: Iatrogenic Disorders. Phladelphia: W.B. Saunders 1998; 16:189-206.

30. Holmes LB, Harvey EA, Coull BA et al. The teratogenicity of anticonvulsivant drugs. N Eng J Med 2001; 344:1132-1138.

31. American Academy of Neurology Quality Standards Subcommittee. Practice Parameters: management issues for women with epilepsy (summary statement). Neurology 1998; 51:944-948.

32. Delgado-Escueta AV, Janz D. Consensus Guidelines: preconception counselling, management and care of the pregnant woman with epilepsy. Neurology 1992; 42 (Suppl 5):149-60.

33. Kampman MT, Johanse SV, Stenvold H et al. Management of Women with Epilepsy: Are Guidelines Being Followed? Results from Case-note reviews and a Patient Questionnaire. Epilepsia 2005; 46(8):1286-1292.

34. Adab N, Kini U, Vinten J et al. The longer term outcome of children born to mothers with epilepsy. J Neurol Neurosurg Psychiatry 2004; 75:1575-1583.

35. Feske SK. Stroke in Pregnancy. Semin Neurol 2007; 27:442-452.

36. Patel RK, Fasan O, Arya R. Trombolysis in pregnancy. Thromb Haemost 2003; 90:1216-1217.

37. Murugappan A, Coplin WM, Al-Sadat AN et al. Thrombolytic therapy of acute ischemic stroke during pregnancy. Neurology 2006; 66:768-770.

38. SPREAD. Ictus cerebrale: linee guida italiane. V Ed. 16 febbraio 2007. http://www.spread.it /Main/vol_idx.htm

39. Solomon CG, Seely EW. Preeclampsia- Searching for the Cause. N Eng J Med 2004; 350(7):641-642.

40. Royal College of Obstetricians and Gynecologists Guideline. Management of eclampsia www.rcog. org.uk/guidelines.asp?PageID=106&GuidelineID =9.

41. Duley L, Henderson-Smart DJ. Drugs for treatment of very high blood pressure during pregnancy (Cochrane Review) In: The Cochrane Library, Issue 1. Chichester, UK: John Wiley & Sons; 2004.

42. Eclampsia Trial Collaborative Group. Which anticonvulsant for women with eclampsia? Lancet 1995; 45:1455-63.

43. Duley L, Gulmezoglu AM, Henderson-Smart DJ. Magnesium sulphate and other anticonvulsivants for women with pre-eclampsia (Cochrane Review). In: The Cochrane Library, Issue 1. Chichester, UK: John Wiley & Sons; 2004.

44. Duley L, Henderson-Smart D. Magnesium sulphate versus diazepam for eclampsia (Cochrane Review). Cochrane Library, Issue 1 Chichester, UK: John Wiley & Sons; 2004.

45. Makrides M, Crowther CA. Magnesium supplementation in pregnancy. (Cochrane Review). Cochrane Library, Issue 1 Chichester, UK: John Wiley & Sons; 2004.

46. Magpie Trial Collaboration Group. Do women with pre-eclampsia and their babies benefit from magnesium sulphate? The Magpie Trial: a randomized placebo-controlled trial. Lancet 2002; 359 (9321):1877-1890.

47. Batocchi AP, Majolini L, Evoli A et al. Course and treatment of myastenia gravis during pregnancy. Neurology 1999; 52: 447-452.

48. Hoff JM, Dalveit AK, Gilhus NE. Myasthenia gravis: consequences for pregnancy, delivery and the newborn. Neurology 2003; 61: 1362-1366.

49. Hoff JM, Dalveit AK, Gilhus NE Arthrogryposis multiplex congenital- a rare fetal condition caused by maternal myasthenia gravis. Acta Neurol Scand Suppl 2006; 183:26-27.

50. Ciafaloni E, Massey JM. The management of myasthenia gravis in pregnancy. Semin Neurol 2004;24(1):95-100.

51. Clark AL. Clinical uses of intravenous immunoglobulin in pregnancy. Clin Obstet Gynecol 1999; 42: 368-380.

52. Young GL, Jewell D. Interventions for leg cramps in pregnancy (Review). Cochrane Database of Systematic Reviews, 2002.

53. Bordelon YM, Smith M. Movement Disorders in Pregnancy. Semin Neurol 2007; 27:467-475.

54. Lee KA, Zaffke ME, Baratte-Beebe K. Restless legs syndrome and sleep disturbance during pregnancy: the role of folate and iron. J Womens Health Gend Based Med 2001; 10: 335-341.

55. Manconi M, Govoni V, De Vito A et al. Restless legs syndrome and pregnancy. Neurology 2004; 63: 1065-1069.

Letture consigliate

Briggs GC, Freeman RK, Yaffe SJ. Drugs in Pregnancy and Lactation. 7th ed.Philadelphia, Lippincott Williams e Wilkins 2005.

Farmaci e gravidanza La valutazione del rischio teratogeno basata su prove di efficacia. AIFA Ministero della salute Maggio 2004 – contattare gli autori presso: icbd@icbd.org.

HainlineB, Devinsky O. Neurological complications of pregnancy. 2nd ed. Advances in Neurology, vol. 90. Lipppincott Willliams & Wilkins, 2002.

Hale TW. Medications and mothers'milk. 11th ed. Amarillo (Texas) Pharmasoft Publishing 2004.

Janz D, Bossi L, Dam M et al. Epilepsy, Pregnancy and the Child. New York, Raven Press, 1982.

Kaplan PW. Neurologic Disease in Women. Demos Medical Publishing, 1998.

Loftus C. Neurological Aspects of Pregnancy. American Association of Neurological Surgeons. Oark Ridge,IL. 1996.

Morrel MJ, Flynn KL. Women with Epilepsy: a Handbook of Health and Treatment Issues. Cambridge University Press, 2003.

Pennel PB. Neurology Illnesses and Pregnancy. Neurologic Clinics, vol. 22, Issue 4, 2004.

Physicians'Desk Reference. Thomson Healthcare (con informazioni accessibili in Internet: www.pdr.net), 2003.

Physiciancs'Desk Reference for Herbal Medications. Medical Economics, 2003.

Physicians'Desk Reference for Nonprescription Drugs and Dietary Supplements. Medical Economics, 2003.

Washington JM Neurologic Disorders in Pregnancy New York: Parthenon, 2004.

Weiner CP, Buhimschi C. Drugs for Pregnant and Lactating Women. Philadelphia: Churchill Livingston (libro e cd), 2004.

Banche dati
e siti di interesse

MICROMEDEX, REPRORISK, SHEPARD
Cochrane Pregnancy and Childbirth Group
Cochrane Controlled Trials Register
http://nlm.nih.gov/medlineplus/birthdefects.html
http://www.motherisk.org
http://www.perinatology.com
http://www.entis-org.com
http://toxnet.nlm.nih.gov/ (quindi selezionareLactmed, un database di farmaci e allattamento)
http://www.icbd.org
http://www.fda.gov/womens/registries/learnmore.html
http://www.cdc.gov/ncbddd
http://www.farmacovigilanza.org
http://www.epilepsyfoundation.org – Epilepsy Foundation Landover
http://www.eurapinternational.org/index EURAP (Registro Europeo dei Farmaci Antiepilettici e Gravidanza) Central Registry
International Society for the Study of Hypertension in Pregnancy ISSHP
http://www.who.org/reproductive-health/index.htm Maternal Health Research Department of Reproductive Health and Research
http://reprotox.org
http://depts.washington.edu/terisweb/teris/
http://www.agenziafarmaco.it/
http://www.partecipasalute.it/
http://irb.jhmi.edu/Guidelines/mrilangguidance.html
http://www.lice.it/LICE_ita/lineeguida/pdf/Consensus ConferenceGravidazaEpilessia2007.pdf
http://www.fda.gov/womens/registries/registries.html

Servizi informativi disponibili

Tossicologia Clinica Ospedali Riuniti di Bergamo numero verde 800883300 operativo 24 h/24.

Telefono rosso sui fattori di rischio in gravidanza, preconcezionali ed in allattamento, operativo dal lunedì al venerdì dalle 9 alle 13 – 06 3050077 (Policlinico Universitario A.Gemelli Roma).

Centro di informazione sul farmaco – Istituto Mario Negri, Milano – tel. 02 39005070, Laboratorio per la salute materno-infantile, tel. 02 39014478 (dr. Maurizio Bonati).

Tossicologia perinatale – A.O. Ospedale Careggi, Firenze tel. 055 7946859 per sanitari e 055 7946731 per utenti (direttore dottor Carlo Smorlesi).

CAV (Centro Anti Veleni) – A.O. Ospedale Niguarda Ca' Granda, Milano – Informazione farmaci in gravidanza tel. 02 64447056.

Capitolo 13

Demenze degenerative primarie

Orso Bugiani, Gabriella Marcon

La parola "demenza" identifica sia la malattia che il suo sintomo principale. Le demenze sono molte, e nessuna è guaribile. Perciò tutte si propongono per tentativi di terapia basati su ipotesi patogenetiche, e si impongono per il bisogno di assistenza e di cure sintomatiche.

Fisiopatologia della demenza

Demenza è la perdita definitiva di funzioni necessarie alla vita di relazione. L'invalidità del demente dipende in gran parte dall'incapacità di analizzare i problemi e di formulare e mettere in atto procedure adeguate a risolverli. Concorrono a ciò il declino sempre più grave della memoria, i disturbi dell'attenzione, del linguaggio, delle prassie, delle gnosie e dell'orientamento, e la perdita del pensiero astratto. Inoltre, chi ne è colpito non ha modo di compensare i difetti che la demenza gli procura, diventando così dipendente per tutto dalla buona volontà altrui.

La demenza è la conseguenza di lesioni che danneggiano circuiti che hanno il loro principale riferimento anatomico e funzionale nelle strutture limbiche e nella corteccia paralimbica e associativa. Si tratta di circuiti intra- e intercorticali, e fra corteccia, talamo e nuclei della base e del tronco (rafe, *locus coeruleus*). Essi rendono operativo il sistema formato dalle strutture limbiche (setto, sostanza innominata, amigdala, corteccia piriforme, ippocampo), dalle aree paralimbiche (polo temporale, corteccia orbito-frontale, insula anteriore, cingolo, paraippocampo) e dalle aree di associazione unimodale e multimodale dei lobi frontali, temporali, parietali e occipitali. Questo sistema mette in relazione il nostro ambiente interno (controllato dall'ipotalamo e dalle strutture limbiche cui l'ipotalamo afferisce) col mondo intorno a noi (cui ci rapportiamo tramite le aree corticali sensitive e motorie primarie collegate alle aree associative), ed elabora e integra le esperienze interne ed esterne così da produrre il pensiero, la ragione e la mente.

È intuitivo che una qualsiasi malattia del cervello può dar luogo a sintomi che evolvono in demenza, purché essa provochi un danno abbastanza vasto da coinvolgere una massa critica di circuiti che fanno capo a quelle strutture. Ciò ha le maggiori probabilità di verificarsi nelle malattie che presentano un'evoluzione progressiva, e fra queste soprattutto le malattie degenerative della corteccia cerebrale e delle strutture correlate, provocate da una proteina malconformata e malfunzionante. A ogni proteina corrisponde un gruppo di malattie diverse: proteina tau ed demenze frontotemporali, proteina prione e encefalopatie da prioni, β-proteina e malattia di Alzheimer ecc. Passando il tempo, l'invalidità aumenta col progredire della neurodegenerazione e per la comparsa di malattie legate all'invecchiamento.

Questi concetti possono essere utilizzati per proporre una classificazione in cui le malattie che causano la demenza, o possono farlo, sono suddivise in quattro categorie diverse (demenze primarie, associate, secondarie e miste) secondo le lesioni e il rapporto temporale fra il declino cognitivo e comportamentale e il declino motorio che l'accompagna.

Alle demenze primarie appartengono le malattie in cui il deterioramento cognitivo e comportamentale costituisce il sintomo che predomina nel quadro clinico fin dall'esordio, precedendo la comparsa dei disturbi motori.

Nelle demenze associate si verifica la sequenza inversa: la disfunzione progressiva dei meccanismi posturali precede, di poco o di molto, il deterioramento cognitivo. In queste due categorie si vengono a trovare

A. Sghirlanzoni (ed) *Terapia delle malattie neurologiche*. ISBN 978-88-470-1119-9; © Springer-Verlag Italia 2009

quasi solo malattie degenerative, mentre tra le demenze secondarie si collocano, com'è ovvio, malattie di varia natura: vascolare, infiammatoria, metabolica ecc.

Esistono infine le demenze miste, in cui la demenza è frutto dell'effetto cumulativo di due o più malattie. L'elenco che segue nella tabella 13.1 è incompleto, ma il lettore, se vuole, potrà arricchirlo a suo agio.

Il procedimento diagnostico tiene conto della distinzione fra demenza come sintomo e demenza come malattia, e quindi mira non solo a riconoscere e quantificare il deterioramento cognitivo e comportamentale e la perdita di autonomia, ma anche a proporre quale possa essere la malattia responsabile di questi sintomi. Se il problema da indagare sia il deterioramento cognitivo e comportamentale, lo si deduce dall'analisi della storia personale e familiare. Fatto ciò, il protocollo diagnostico procede con la valutazione qualitativa e quantitativa della demenza (mezzi di indagine: scale ad hoc) e col riconoscimento delle strutture più danneggiate (neuropsicologia di localizzazione, neuroimmagini, potenziali evocati, Spet, Pet), e termina con la ricerca dei marcatori biologici conosciuti, molecolari (proteine specifiche nel liquor, ormoni, vitamine ecc.) e genetici (mutazioni significative del DNA, polimorfismi, aplotipi ecc). Con questi mezzi la diagnosi del sintomo è certa, mentre quella della malattia non va oltre la probabilità. La certezza diagnostica è subordinata all'analisi del tessuto nervoso per il riscontro di lesioni specifiche. Tuttavia, la probabilità che la diagnosi neuropatologica confermi l'ipotesi clinica è ragionevolmente elevata (60-80%). L'incertezza della diagnosi clinica sarebbe d'ostacolo a una terapia causale, se ce ne fosse una. Per ora sono disponibili soltanto farmaci per vicariare la funzione di neuroni degenerati e per contrastare la neurodegenerazione. Nonostante ciò la ricerca e la proposta di strategie farmacologiche sono vaste in proporzione alla dimensione epidemiologica della demenza e alla complessità della patogenesi delle malattie che la provocano.

Demenza frontotemporale

La prevalenza della demenza frontotemporale (FTD) è ignota. Nella nosografia, la FTD ha preso il posto della demenza presenile di Pick, un tempo stimata al 2% di tutte le demenze. È ragionevole pensare che la FTD costituisca il 15% del totale.

La patologia cellulare responsabile della FTD è costituita da modificazioni del citoscheletro neuronale e gliale dovute alla proteina tau che cambia struttura e perde le sue funzioni. (Comincia a delinearsi la possibilità che, in pochi casi finora, la patologia

Tabella 13.1 • Demenze

Primarie
Malattia di Alzheimer
Demenze frontotemporali
Demenza a corpi di Lewy
Leucodistrofie a esordio tardivo
Encefalopatie da prioni

Associate
Encefalopatie da prioni
Corea di Huntington
Malattia di Parkinson
Degenerazione corticobasale
Paralisi sopranucleare progressiva
Gliosi sottocorticale progressiva

Secondarie
Encefalopatia multinfartuale
Encefaliti e malattie immunomediate (sclerosi multipla, lupus, sifilide, AIDS ecc.)
Encefalopatie tossiche, carenziali ed endocrine (Wernicke-Korsakoff, dialitica, ipotiroidea, da CO ecc.)
Encefalopatia postraumatica
Idrocefalo normoteso
Tumori endocranici

Miste
Malattia di Alzheimer ed encefalopatia multinfartuale

cellulare responsabile di FTD coinvolga i neurofilamenti del citoscheletro e possa essere associata a sclerosi laterale primaria. Si parla in questo caso di malattia da inclusioni di neurofilamenti o di demenza da neurofilamentopatia.) In condizioni normali tau promuove l'assemblaggio della tubulina in microtubuli e salda i microtubuli fra loro. Così facendo, tau assicura ai neuroni la struttura subcellulare indispensabile per il flusso assonale e per tutte le funzioni cui questo presiede, in primo luogo la trasmissione e la plasticità sinaptiche. La patologia della tau comporta iperfosforilazione e aggregazione della proteina. Tau patologica compromette in sequenza flusso assonale, connettività sinaptica e circuiti, e si accumula nel corpo e nei prolungamenti cellulari sotto forma di strutture filamentose, dando origine a degenerazioni neurofibrillari e a inclusioni. Su questa base, la FTD è una tauopatia primitiva.

Tau fa parte del patrimonio strutturale dei neuroni e della glia, ma non tutti i neuroni né tutta la glia degenerano quando tau è ammalata. Anzi, per effetto di questa vulnerabilità selettiva che fa degenerare alcune popolazioni di cellule assai più di altre, e molte altre ancora ne risparmia, le tauopatie sono malattie focali ancorché estese. Si riconoscono quindi fenotipi molto diversi fra loro a seconda della localizzazione prevalente della degenerazione neuronale e gliale e dell'atrofia lobare che ne costituisce l'effetto macroscopico. Il più frequente è appunto la FTD, in cui la degenerazione prevale nei lobi frontali e/o temporali e nei nuclei caudati, ed è spesso asimmetrica. Si manifesta quasi sempre prima dei 60 anni, e anche nel giovane, con disinibizione, inerzia motoria o apatia, se la degenerazione prevale rispettivamente nella corteccia fronto-orbitale, frontomediale o della convessità frontale. Essa configura un quadro di demenza che incide sul comportamento (cosiddetta demenza comportamentale, da contrapporre alla demenza cognitiva della malattia di Alzheimer) più che sull'insieme delle prestazioni cognitive in senso stretto, comunque gravemente compromesse. Ciò spiega perché questi pazienti, specie se giovani, sono talvolta presi per (e a lungo curati come) psicotici, prima che ci si convinca che sono psicoorganici. La partecipazione della corteccia temporale, a volte isolata, si manifesta con afasia non fluente progressiva e/o disturbi del comportamento alimentare e/o demenza semantica; quella, assai comune, dello striato della sostanza nera, con rigidità extrapiramidale. In alcuni casi di demenza frontale la malattia comporta anche la degenerazione dei motoneuroni spinali con un quadro di amiotrofia progressiva.

Tauopatie diverse dalla FTD (perché la degenerazione prevale nella corteccia parietale e/o nei nuclei della base e nella sostanza bianca del centro semiovale), sono la degenerazione corticobasale, la paralisi sopranucleare progressiva (PSP) e la gliosi sottocorticale progressiva. La demenza è in questi pazienti tardiva e ha molti tratti della demenza sottocorticale, ma il deterioramento cognitivo esordisce precocemente, accompagnando fin dal loro esordio i disturbi posturali che sono caratteristici della degenerazione corticobasale e della paralisi sopranucleare, o l'epilessia focale seguita da sintomi deficitari congrui, caratteristica della gliosi sottocorticale.

Le tauopatie sono malattie sporadiche e familiari. Si conoscono una trentina di mutazioni del gene tau (cromosoma 17) che segregano con le tauopatie familiari, e un aplotipo (H1/H1) considerato di rischio per la degenerazione corticobasale e la paralisi sopranucleare sporadiche. Le mutazioni sono quasi tutte localizzate nella regione del gene (esoni 9-13 e introni adiacenti) che codifica quella parte della proteina che assembla la tubulina e stabilizza il citoscheletro, e quindi sono patogeniche perché alterano la funzione della tau. Il fenotipo clinico associato alle mutazioni è quello di FTD, ma una di loro (P301S, E10) può esprimersi nella stessa famiglia con fenotipi diversi (FTD e degenerazione corticobasale), mentre un'altra (3' + 16, E10) è associata alla gliosi sottocorticale familiare.

I casi sporadici e alcuni casi di tauopatia familiare non sono associati a una mutazione del gene tau. Ciò suggerisce il ruolo patogenico di proteine diverse dalla tau e l'esistenza di difetti genetici localizzati altrove. A conferma di ciò, è stata descritta l'associazione fra FTD e tre mutazioni del gene della presenilina 1 (cromosoma 14): L113P, ins-R352, G183V. Presenilina 1 è una delle proteine coinvolte nel catabolismo del precursore dell'amiloide, e le mutazioni del gene che la codifica (meno queste tre) sono associate a forme familiari di malattia di Alzheimer (v. oltre, "Malattia di Alzheimer").

Non c'è una terapia causale per le tauopatie. Tuttavia, poiché la patologia cellulare comporta accumulo di proteina tau iperfosforilata, sarebbe strategico interferire nei meccanismi di fosforilazione della tau. Sono studiati a questo scopo gli inibitori di due chinasi coinvolte nel processo di iperfosforilazione, Gsk-3 e Cdk-5, confidando che essi riescano a rallentare il processo degenerativo (v. oltre, A β e tau).

Tanto i disturbi posturali quanto quelli cognitivi e del comportamento possono essere oggetto di tentativi di terapia sostitutiva, codificati per i primi, ancora sperimentali per i secondi. I disturbi posturali sono curati con dopamina e con farmaci che ne aumentano l'efficacia. Tuttavia, il risultato è sempre fugace e molto inferiore alle aspettative, se queste sono formulate in base a quanto si può ottenere con gli stessi farmaci nella malattia di Parkinson. Nelle tauopatie, ciò è dovuto al fatto che la degenerazione dello striato, che accompagna quella della sostanza nera, priva la dopamina esogena del suo bersaglio, mentre il massivo coinvolgimento delle aree motorie secondarie e/o del cervelletto arricchisce la sindrome extrapiramidale di sintomi insensibili alla dopamina, quali spasticità, paralisi sopranucleari e atassia. Quanto alla terapia cosiddetta sostitutiva dei disturbi cognitivi e del comportamento, esiste un razionale basato sia sulla perdita di recettori serotonergici e AMPA-ergici e di NMDA nella corteccia frontotemporale degenerata, sia sull'efficacia, riportata in piccole casistiche, degli inibitori delle IMAO-B (selegilina) e del reuptake della serotonina (paroxetina), dei dopaminergici (bromocriptina) e degli equilibratori del tono dell'umore (acido valproico).

Encefalopatie da prioni

Le encefalopatie da prioni (anche encefalopatie spongiformi trasmissibili, TSE) sono malattie neurodegenerative dell'uomo (malattia di Creutzfeldt-Jakob [CJD] in varie forme: sporadica, familiare, iatrogenica, variante [sCJD, fCJD, iCJD, vCJD]; insonnia fatale familiare [FFI]; malattia di Gerstmann-Sträussler-Scheinker [GSS]; kuru) e di altre specie di mammiferi (scrapie di pecore e capre domestiche, encefalopatia trasmissibile del visone, encefalopatia spongiforme di bovini [BSE], ruminanti non domestici e felini, cachessia cronica del cervo e dell'alce canadese in cattività). La CJD è la più diffusa fra le TSE umane (circa un caso per milione per anno, ovunque l'incidenza sia stata calcolata). Così la scrapie fra quelle animali (circa 3% in un gregge). Tutte modificano l'eccitabilità neuronale e compromettono in sequenza i sistemi della postura e quelli della vita di relazione (o viceversa: perciò le TSE sono classificate nella tabella 13.1 sia come demenze primarie sia come demenze associate), provocando atassia, mioclonie e demenza (o disturbi del comportamento negli animali). Il decorso è rapido in CJD e FFI (pochi mesi dall'esordio clinico), lento in GSS (alcuni anni).

PrP^C, PrP^{Sc} e PRNP 129M/V

La proteina malconformata responsabile delle TSE aggredisce le cellule dal di fuori. L'aggressione, mediata dall'interazione della proteina con la membrana e da modificazioni indotte nella struttura di recettori e canali ionici di questa, provoca la reazione della microglia e degli astrociti, e l'edema intracellulare (degenerazione spongiosa) e/o la morte per apoptosi dei neuroni.

Destini cellulari tanto diversi sono forse ugualmente legati all'aumento di Ca^{2+} citosolico. La proteina responsabile di tutto ciò è l'isoforma di una proteina cellulare (rispettivamente PrP^{Sc} e PrP^C, dove PrP sta per proteina prione, ^{Sc} per la scrapie in cui PrP^{Sc} è stata identificata, e ^{C} per cellulare). Un polipeptide di 253 aminoacidi dà origine alla forma matura di PrP^C perdendo i primi 23 aminoacidi e acquistando due siti di glicosilazione (in corrispondenza di Asparagina 181 e 197), un ponte S-S fra cisteine adiacenti (179 e 214), e un'ancora di glicofosfatidilinositolo (GPI). PrP^C si matura transitando dal reticolo endoplasmico al Golgi, poi viene secreta e si aggancia col GPI alla membrana da dove contribuisce all'omeostasi di Cu^{2+}, infine rientra nella cellula e nei lisosomi che la degradano. PrP^{Sc} deriva dalla modificazione della struttura secondaria di PrP^C, da prevalentemente α-elica (questa diminuisce da 42 a 30%) a prevalentemente β-*sheet* (aumenta da 3 a 43). Grazie alla conformazione β-*sheet*, PrP^{Sc} tende ad aggregarsi, diventando parzialmente resistente alla digestione delle proteasi cellulari e accumulandosi nel neuropilo. La presenza di PrP^{Sc} nel neuropilo rappresenta il sigillo morfologico e biochimico di tutte le TSE.

Vi sono molti tipi di PrP^{Sc} a seconda della struttura terziaria della proteina. Le differenze emergono analizzando con l'immunoelettroforesi il residuo non digeribile di PrP^{Sc}. Alla CJD competono due PrP^{Sc}, i tipi 1 e 2, diverse per peso molecolare (21 e 19 kDa) e modalità di deposizione, diffusa o focale, nel tessuto. Ciascuna consta di 3 forme secondo il numero di residui oligosaccaridici attaccati alla proteina (nessuno, 1, 2, cui corrispondono le forme de-, mono- e diglicosilata di PrP^{Sc}). In kuru e vCJD, PrP^{Sc} è di tipo 2, e la forma diglicosilata più abbondante delle altre due. Anche nella FFI PrP^{Sc} è di tipo 2, ma ciò che caratterizza questa TSE è la forma deglicosilata appena percettibile rispetto alle altre. PrP^{Sc} della GSS è più leggera (18 kDa) o uguale alla PrP^{Sc} della CJD, ma è sempre più eterogenea perché contiene anche frammenti di piccole dimensioni. La BSE ha due PrP^{Sc} (quella di gran lunga più frequente è uguale alla PrP^{Sc} di vCJD), e la scrapie una ventina.

Da parte sua, il gene di PrP^C (*PRNP*, cromosoma 20) condiziona l'espressività patogenica di PrP^{Sc}. Ciò avviene soprattutto tramite il polimorfismo metionina/valina del codone 129 (129M/V). Da questa posizione, metionina agevola la formazione di PrP^{Sc} più di quanto non sappia fare valina. Infatti, gli individui MM (circa 35% della popolazione) sono più vulnerabili degli eterozigoti (50%) e dei VV (15%). Maggiore vulnerabilità significa maggior rischio di ammalare e, in caso di malattia, esordio più precoce e attesa di vita più breve. Anche la vulnerabilità degli ovini per la scrapie dipende da polimorfismi, che possono essere diversi da un gregge all'altro.

TSE infettive

Ciò che fa di PrP^{Sc} (ma anche di due proteine del lievito) un fenomeno a sé è che essa interagisce con la PrP^C imponendole (attraverso una serie di passaggi: endocitosi, intervento di altre proteine, forme intermedie) la sua stessa conformazione, e conferendole altrettanta patogenicità. Il processo, detto "conversione", è endocellulare (come PrP^C, PrP^{Sc} viene recuperata dallo spazio extracellulare) e si mantiene da solo accumulando sempre più PrP^{Sc} nel tessuto. Questa caratteristica è alla base della trasmissibilità naturale e/o artificiale delle TSE da un individuo all'altro. (Si parla a questo proposito di infettività, carica infettiva, esposizione, contagio, incubazione, epidemia ecc., applicando alle TSE concetti propri dell'epidemiologia delle malattie infettive, e conferendo al prione, inteso come particella infettante di cui PrP^{Sc} è la parte essenziale o unica, molte delle caratteristiche di un agente infettivo convenzionale, eccetto quella di indurre il sistema immunitario a difendere l'ospite.) La trasmissione ha successo tutte le volte che PrP^{Sc} trova PrP^C (senza PrP^C non ci sarebbe malattia), purché PrP^{Sc} esogena e PrP^C endogena abbiano in comune la stessa sequenza di aminoacidi (100% di omologia). Intuitivamente ciò non si verifica fra specie diverse (cosiddetta barriera di specie) salvo casi di omologia parziale, quando le due PrP sono uguali almeno nelle caratteristiche essenziali per la conversione (sequenza fra i residui 90 e 140, glicosilazione di asparagina 197).

In condizioni sperimentali, le TSE – eccetto alcuni fenotipi GSS, finora – sono trasmissibili a topi, criceti e scimmie di laboratorio tramite l'iniezione intracerebrale di omogenato di cervello ammalato. Altri tessuti e altre vie sono di solito meno efficaci. I caratteri della malattia (intervallo libero, sintomi, durata, tipo e sede delle lesioni) variano in funzione del background genetico dell'animale (questo può essere manipolato per facilitare lo studio dei meccanismi della trasmissibilità: perciò si creano transgenici ad hoc) e delle caratteristiche biologiche delle PrP^{Sc}. A parità di background, il metodo decifra il comportamento biologico delle PrP^{Sc} dai caratteri della malattia (inclusa la topografia delle lesioni) che ciascuna PrP^{Sc} provoca, dalla presenza di PrP^{Sc} in tessuti e organi oltre il cervello, e dalla loro capacità di provocare la malattia sperimentale tramite una via diversa dall'iniezione intracerebrale. Su questa base si è affermato il concetto di un rapporto di specificità fra una malattia da prioni, addirittura ogni suo fenotipo, e una singola PrP^{Sc} identificata come strain. Tuttavia, in almeno un caso di CJD su quattro, i due tipi di PrP^{Sc}, 1 e 2, coesistono nello stesso cervello, seppure in regioni diverse, dimostrando che l'ospite può modificare le caratteristiche di PrP^{Sc}.

Kuru e iCJD

Kuru e iCJD sono casi di trasmissione interumana. Kuru è stato endemico dal 1900 al 1995 fra i Fore della Nuova Guinea perché legato a rituali con cui i vivi (soprattutto donne e bambini, i più colpiti) si tramandavano le virtù dei defunti spalmandosene addosso il cervello, o mangiandoselo. Il contagio fu dunque per via cutanea e mucosa (tubo digerente, prime vie aeree, congiuntiva). Le forme iatrogeniche si sono manifestate in seguito all'uso di ferri neurochirurgici sterilizzati convenzionalmente o di tessuti umani (dura madre per la ricostruzione chirurgica delle brecce durali, ipofisi per la terapia parenterale del nanismo ipofisario) prelevati da cadaveri senza curarsi della causa di morte. Kuru e iCJD sono quasi

scomparse da quando quei rituali sono stati vietati e il procedimento di decontaminazione dei ferri e dei tessuti è stato adeguato alle caratteristiche di PrP^{Sc}. Gli ultimi rarissimi casi di kuru, quasi tutti VV, si sono verificati negli anni Novanta, a testimonianza di un'esposizione debole avvenuta oltre 40 anni prima e dell'influenza di *PRNP* 129M/V sulla vulnerabilità individuale. Indagando al riguardo l'incidenza del kuru secondo il polimorfismo 129M/V dei Fore, si è dedotto che, a parità di esposizione, la malattia si sarebbe manifestata prima negli MM, poi negli eterozigoti e infine nei VV. Quanto a iCJD, la maggior parte degli ammalati erano MM (60%) o VV (30%).

BSE e vCJD

La BSE è comparsa in forma epidemica in Gran Bretagna (accertati dal 1984 al 2000 più di 180.000 bovini ammalati) e di qui si è diffusa sul continente e altrove. È un caso di trasmissione fra specie diverse se, come ritengono i più anche in base all'omologia elevata fra le PrP^C ovina e bovina, è stata provocata dalle farine fatte anche con carcasse di pecore morte di scrapie e date alle mucche da latte per integrarne la dieta. Nella BSE, la propagazione del prione al cervello avviene attraverso il sistema linforeticolare (dall'intestino tenue al circolo, dove si lega al plasminogeno, e passando per le cellule dendritiche centrofollicolari della milza, dove ha luogo gran parte della conversione), l'innervazione vegetativa dell'intestino e il nervo vago. In Gran Bretagna e in Europa l'epidemia di BSE si sta esaurendo da quando è stato bandito l'uso delle farine animali per l'alimentazione dei ruminanti. Ma si stima che, nel frattempo, la carne di un milione di capi ammalati sia entrata nella catena alimentare umana. Ciò avrebbe causato la forma variante di CJD, sconosciuta prima del 1995 e più frequente oltremanica (139 casi dal 1995 a febbraio 2004, più uno in Irlanda) che sul continente e oltremare (6 casi in Francia e 1 in Italia, più 3 in Canada, Hong Kong e USA, dal 1996 al 2004) in ragione della maggior esposizione verificatasi colà. È l'unico esempio di TSE trasmessa dall'animale all'uomo, complice probabilmente l'omologia marcata fra PrP^{Sc} bovina e PrP^C umana. Come per la BSE, il contagio è alimentare e PrP^{Sc} si trova nei tessuti del sistema linforeticolare del tubo digerente (che funge anche da veicolo) oltreché in quello nervoso. Nella vCJD come nella BSE, PrP^{Sc} è di tipo 2, la forma diglicosilata più abbondante delle altre due. Nel cervelletto tende a produrre depositi di amiloide circondati da bolle di spongiosi (cosiddette placche floride). Nella maggior parte dei casi, le differenze cliniche fra CJD e vCJD riguardano l'età d'insorgenza, i primi sintomi e la durata della malattia: 60-80 anni contro 15-40, atassia o deterioramento cognitivo contro disturbi psichici e disestesie, 4-18 mesi contro 12-24. Finora, la vCJD ha colpito soltanto individui MM. Poi potrebbe comportarsi come il kuru, facendo ammalare gli altri dopo un'incubazione più lunga.

TSE sporadiche: sCJD

sCJD rappresenta l'85-90% di tutte le TSE dell'uomo ed è dovuta alla conversione spontanea di PrP^C in PrP^{Sc}. Questa sarebbe causata da una mutazione ex novo di *PRNP* o dalla disfunzione di proteine che dovrebbero aiutare PrP^C a mantenere la sua conformazione. La malattia colpisce fra i 25 e i 95 anni d'età, ma la mortalità maggiore cade fra 60 e 80 anni. La vulnerabilità individuale risente dell'interazione fra polimorfismo 129M/V e tipo di PrP^{Sc}. In base a queste variabili, è stata proposta una nosografia molecolare delle forme di sCJD. Da questa risulta che 129MM o MV e PrP^{Sc} tipo 1 (quindi MM1, MV1) sono associati al fenotipo sCJD più frequente (70%), caratterizzato dalla preminenza di deterioramento cognitivo e mioclono sull'atassia, da onde trifasiche periodiche nell'EEG, e da un'evoluzione molto rapida (media di 4 mesi). Invece, VV2 o MV2 si trovano nel fenotipo con atassia (25%) ed evoluzione più lenta (8-18 mesi). MM2 e VV1 sono molto rari (5%). Il primo provoca decadimento cognitivo progressivo (variante corticale) o una malattia sporadica uguale alla FFI (variante talamica), il secondo causa decadimento cognitivo progressivo. La loro evoluzione è lenta (16 mesi).

TSE familiari

fCJD, FFI e GSS sono malattie autosomiche dominanti associate a mutazioni situate nell'*open reading frame* di *PRNP*. Le mutazioni patogeniche coinvolgono le regioni α-elica della proteina e la regione N-terminale dove si trova un modulo R di otto aminoacidi ripetuto cinque volte (la delezione di un modulo è polimorfica). Si conoscono finora 27 mutazioni puntiformi localizzate nelle eliche e 10 nella regione dove il modulo si replica: due delezioni (meno 2 moduli: R_2R_3 e R_3R_4), e otto inserzioni (più 1, 2, 4-9 moduli). Le delezioni, quasi tutte le inserzioni, e 17 su 27 mutazioni puntiformi sono associate a fCJD, le altre (due inserzioni, nove mutazioni puntiformi e una codonstop) a GSS. Circa la patogenesi, si pensa che nella GSS, malattia a lenta evoluzione, sia implicata l'a-

zione neurotossica di un frammento di PrP^{Sc} depositato nel tessuto. Invece, in fCJD e FFI, che evolvono rapidamente, sarebbe coinvolto un meccanismo simile a quello responsabile delle TSE infettive, innescato dalla proteina endogena mutata che agisce sulla PrP^C codificata dall'allele sano.

fCJD e FFI

Come nella sCJD, anche in queste TSE familiari il fenotipo è quasi più governato dal polimorfismo M/V del codone 129 che dalla mutazione. Infatti, Ins(1-4), Del(2), V180I, E200K e V210I in coppia con 129M sull'allele mutato si associano a un quadro clinico dove emergono deterioramento cognitivo e mioclono, mentre D178N e E200K in coppia con 129V mettono in evidenza disturbi del comportamento e atassia. La regola non è rigida perché questi stessi sintomi caratterizzano anche Ins(5, 6)-129M, T183A-129M e M232R-129M. Nell'aplotipo D178N-129M i disturbi del sonno e la disautonomia, prima o poi riconoscibili in tutti i casi di CJD, sono fin dall'esordio così gravi da far meritare il nome di FFI alla malattia associata a questa mutazione. E200K-129M e V210I-129M sono le forme familiari di CJD più frequenti in Italia. Hanno, specie la seconda, assai poca penetranza cosicché, di tutti i membri di una famiglia portatori della mutazione, può ammalarsene uno solo.

GSS

È caratterizzata da una sindrome atasso-spastica che evolve lentamente verso la demenza. La forma più frequente (25 famiglie) è associata all'aplotipo P102L-129M. Seguono A117V-129V con 8 famiglie, P105L-129V con 5, P102L-129V e F198S-129V (3 per ciascuna), D202N-129V e Q217R-129V (2 per ciascuna), G131V-129M, Y145Stop-129M, H187R-129V, Q212P-129M e M232T (1 per ciascuna). In GSS, i frammenti di PrP^{Sc} sono amiloidogenici. In Y145Stop l'amiloide si deposita anche nella parete dei vasi parenchimali.

Molecole anti-PrP

Si conoscono molte molecole (polianioni, amfotericina B, rosso Congo, iododoxorubicina, tetracicline, tetrapirroli, peptidi sintetici, poliamine, acridina e derivati fenotiazinici, anticorpi anti-PrP) che riducono l'infettività di PrP^{Sc} inibendone la formazione. Ciò si deduce dal fatto che esse arrestano in provetta il processo di conversione, disaggregano le fibrille e rendono PrP^{Sc} digeribile, ostacolano la formazione di PrP^{Sc} da parte di cellule coltivate in vitro, e attenuano la gravità della malattia sperimentale degli animali di laboratorio prolungandone il decorso. Operano in vari modi: bloccando la sintesi di PrP^{C} e il suo trasferimento alla membrana cellulare, stabilizzando la struttura di PrP^{C} così da renderla resistente alla conversione, sequestrando PrP^{Sc}, riportando PrP^{Sc} a una conformazione sensibile all'azione delle proteasi, e inserendosi nell'interazione fra PrP^{C}, PrP^{Sc} e macromolecole che partecipano al processo di conversione.

Anticorpi anti-PrP, polianioni e amfotericina B agiscono legandosi a PrP e/o modificando le caratteristiche di PrP^{C} o di molecole ancillari stabilizzatrici di PrP^{Sc}. Gli anticorpi contro un epitopo fra i residui 132-156 sono in grado di ostacolare l'interazione fra PrP^{Sc} e PrP^{C} e di favorire la disaggregazione di PrP^{Sc}. I polianioni (farmaci antivirali sperimentati per primi quando si credeva che le TSE fossero malattie da virus lenti) aggregherebbero PrP^{C} sottraendola alla conversione, oppure ostacolerebbero la formazione di un'impalcatura di glicosaminoglicani indispensabile per stabilizzare PrP^{Sc}. Amfotericina B modificherebbe la distribuzione di colesterolo e sfingolipidi nella membrana cellulare tanto da bloccare il meccanismo grazie al quale PrP^{Sc} e PrP^{C} entrano nella cellula. Agirebbero nello stesso modo anche i farmaci che diminuiscono la disponibilità di colesterolo (v. oltre).

Rosso Congo, iododoxorubicina, tetracicline, tetrapirroli, peptidi sintetici, poliamine ramificate, acridina e derivati delle fenotiazine si legano a PrP^{Sc} interferendo nella conversione. Da un lato, rosso Congo (testato come anti-prione perché affine all'amiloide) stabilizzerebbe PrP^{Sc} rendendola indisponibile per la conversione di PrP^{C}. Dall'altro vi sono molecole che la destabilizzano. Iododoxorubicina (IDX: disaggrega l'amiloide formata da catene leggere di IgG) saturerebbe la sequenza di PrP^{Sc} necessaria per la conversione. Le tetracicline, che condividono parte della struttura ciclica con IDX e rosso Congo, avrebbero affinità per PrP^{Sc} perché altrettanto idrofobiche. Esse saprebbero invertire in vitro il processo di conversione grazie a questa affinità. Nello stesso modo si comportano i tetrapirroli e i peptidi sintetici omologhi a una sequenza β-*sheet* di PrP^{Sc} (residui 115-122). L'effetto dei primi sarebbe dovuto alla loro struttura aromatica idrofobica. I secondi contengono di proposito residui di prolina che li rendono atti a destabilizzare la struttura β-*sheet* di PrP^{Sc} nella quale si inseriscono. Infine, poliamine ramificate, quinacrina e clorpromazina indeboliscono PrP^{Sc} in ambiente acido e sarebbero in grado di agire in vivo quando PrP^{Sc} transita nei lisosomi.

Altre strategie e altre molecole si sono dimostrate efficaci contro PrP^{Sc} e i suoi effetti. Nell'animale infettato per via intraperitoneale, l'immunoglobulina di fusione LT β R è in grado di contrastare la diffusione del prione nel sistema linforeticolare uccidendo le cellule dendritiche della milza dove quello si accumula. Sono state poi costruite molecole eterocicliche che rendono PrP^{C} resistente alla conversione grazie a catene collaterali attaccate a quattro residui specifici. Acido colominico e memantina proteggono contro l'apoptosi dei neuroni provocata da PrP^{Sc}. Il primo bloccherebbe un ipotetico recettore di PrP^{Sc} glicosilata. Memantina contrasterebbe l'aumento di Ca^{2+} citosolico causato da PrP^{Sc} attraverso un recettore NMDA (v. oltre).

BSE e vCJD hanno imposto il problema della profilassi e della terapia delle TSE. Qualcuna delle molecole descritte, se non è tossica e passa la barriera ematoencefalica, può essere proposta (ma con molte riserve: in condizioni sperimentali, l'efficacia di queste molecole è circoscritta al tempo dell'infezione) per rallentare l'evoluzione della malattia. In qualche caso di CJD è già stata usata quinacrina, antimalarico rapidamente epatotossico. Più maneggevoli le tetracicline, doxiciclina in particolare (100 mg/die per os), prive di effetti collaterali oltre il dismicrobismo intestinale quando l'alimentazione è inadeguata. Si prospetta oggi anche l'uso di clorpromazina, capostipite degli antipsicotici in uso da oltre 50 anni. Altre sostanze (polianioni, rosso Congo, tetrapirroli) potrebbero essere usate come additivi di alimenti a rischio, sfruttando la loro capacità di legare PrP^{Sc} inattivandola.

Malattia di Alzheimer

È la più frequente di tutte le demenze, e si manifesta più nelle donne che negli uomini (circa 1, 5:1) e più in forma sporadica (90%) che familiare. L'incidenza aumenta con l'età (0, 5% per anno a 65 anni, 8% dopo gli 85) così come la prevalenza, e un individuo su due che raggiungono i novant'anni è ammalato. Con l'invecchiamento della popolazione che si è verificato in Italia in questo mezzo secolo, si stima che oggi vivano nel nostro paese mezzo milione di ammalati.

Patologia del citoscheletro

Come nel caso della FTD, anche nella malattia di Alzheimer (AD) la demenza è riconducibile a una tauopatia. Diversamente da quella, però, la tauopatia dell' AD è secondaria. Non sono mai state trovate mutazioni del gene tau nei casi familiari di AD. Evento primario è, secondo l'opinione dei più, la deposizione di β-proteina (Aβ) nel cervello. La patologia cellulare che compromette i circuiti ha la forma della degenerazione neurofibrillare e comporta l'accumulo di filamenti elicoidali appaiati (fra i componenti: tau iperfosforilata e neurofilamenti) nel corpo e nei processi delle cellule nervose. La degenerazione neurofibrillare e, a monte di questa, la vulnerabilità selettiva di alcune popolazioni neuronali nei confronti di Aβ, fanno la differenza fra AD e cervello normale. Molti, ma eterogenei quanto a trasmettitore, sono i sistemi neuronali vulnerabili. Degenerano infatti neuroni di associazione peptidergici della neocorteccia, neuroni colinergici di neocorteccia, setto pellucido (che proiettano all'ippocampo) e nucleo basale di Meynert (alla corteccia frontotemporale), e neuroni monoaminergici di locus coeruleus e nuclei del rafe (alla corteccia frontotemporale). Da questo punto di vista, AD è una degenerazione multisistemica.

Nonostante la presenza di Aβ, molte popolazioni neuronali non degenerano. Fra queste, quelle del cervelletto e del midollo spinale e la maggior parte di quelle del tronco. Nell'anziano, la perdita di memoria costituisce il sintomo con cui più di frequente esordisce la malattia; ciò viene riferito al fatto che i neuroni colinergici dell'ippocampo sono i più vulnerabili e i primi a degenerare in questi pazienti. Le connessioni dell'ippocampo consentirebbero alla degenerazione di progredire fino alla neocorteccia, giustificando così la perdita di altre funzioni cognitive dopo quella della memoria. Tuttavia, sintomi come depressione del tono dell'umore, afasia non fluente progressiva, disorientamento nello spazio, aprassia dell'abbigliamento, amusia ecc., ciascuno dei quali può rappresentare l'esordio di AD in pazienti più giovani, suggeriscono che in questi casi degenerano per primi i neuroni dei nuclei monoaminergici del tronco o quelli di aree circoscritte della neocorteccia.

Riducendo il volume del corpo e dei processi di un gran numero di neuroni, la patologia del citoscheletro comporta anche la riduzione del volume delle strutture grigie dove quei neuroni si trovano, documentabile in vivo con tecniche di immagine. L'ampliamento del corno temporale, cui in un contesto di deterioramento cognitivo si dà valore diagnostico, testimonia del rimpicciolimento dell'ippocampo e correla con la perdita di memoria. L'atrofia corticale è diffusa, anche se spesso prevale nei lobi frontali e temporali, mentre le strutture meno perfuse (Spet ^{99m}Tc) e più compromesse sul piano metabolico (Pet deossiglucosio) sono il giro angolare e la corteccia circostante nelle forme a esordio precoce, le strutture temporali mesiali in quelle a esordio tardivo.

La terapia oggi più in voga (anche perché richiesta e disponibile su larga scala) mira a ripristinare il livello di neurotrasmettitori che la patologia del citoscheletro ha ridotto, ed è basata sull'assunto che la degenerazione risparmi a lungo le cellule sulle quali il neurotrasmettitore agisce. La funzione che si cerca di migliorare è la memoria, perché si pensa che la perdita di memoria (ricordi e capacità di apprendimento) contribuisca in modo determinante alla demenza. La memoria dipende soprattutto dall'attività di neuroni colinergici dell'ippocampo e della corteccia entorinale e dall'innervazione colinergica della neocorteccia, e la perdita di memoria correla con la diminuzione dell'acetilcolina (ACh) e dell'attività colin-acetiltransferasica della corteccia cerebrale. Si può quindi ipotizzare che una memoria debole migliori aumentando l'ACh a disposizione dei bersagli di quei neuroni. Si cerca di ottenere ciò con gli inibitori della colin-acetiltransferasi cerebrale. Questi farmaci bloccano il catabolismo di ACh, permettendo a quella prodotta di agire più a lungo (v. oltre).

β-proteina

Nell'AD, il citoscheletro dei neuroni vulnerabili si ammala molto tempo dopo che la β-proteina (Aβ) ha preso a depositarsi nel tessuto nervoso. Aβ è un peptide presente in due forme, una di 40 aminoacidi, l'altra di 42 (Aβ 1-40 e Aβ1-42), che deriva dal metabolismo di una glicoproteina di membrana, AβPP (Aβ *precursor protein*), il cui gene è nel cromosoma 21. AβPP è associata tanto alla membrana cellulare quanto a quelle intracellulari. Il catabolismo di AβPP può seguire due vie, una non amiloidogenica imputabile all'azione di un enzima (α-secretasi) che taglia AβPP a metà della sequenza corrispondente a Aβ, l'altra amiloidogenica, in cui due enzimi, β-secretasi e γ-secretasi, agiscono in sequenza liberando Aβ. L'attività di β-secretasi è svolta dall'aspartil-proteasi BACE, mentre quella di γ-secretasi è associata e modulata da altre proteine di membrana (preseniline 1 e 2, nicastrina, APH-1, PEN-2) da cui dipende se l'enzima taglia all'altezza del residuo 40 o del 42. L'equilibrio fra le due vie cataboliche è regolato da quello fra colesterolo libero addensato nelle cosiddette zattere lipidiche della membrana cellulare e esteri del colesterolo del citoplasma, mantenuto dall'enzima (acyl-CoA-cholesterol-acyltransferase) che catalizza la sintesi degli esteri dal colesterolo e dagli acidi grassi a catena lunga. Aumentando la disponibilità di colesterolo e favorendo la sintesi degli esteri, si incrementa la via amiloidogenica, e viceversa. Aβ ha una struttura polare che le conferisce la capacità di aggregarsi e di interagire direttamente con la membrana cellulare in presenza di rame, zinco e colesterolo. L'aggregazione avverrebbe dopo che Aβ, liberata dalla γ-secretasi, è passata attraverso la cellula. L'apolipoproteina E (ApoE) è coinvolta in questo passaggio. ApoE è il trasportatore del colesterolo nel cervello. Nello spazio extracellulare, Aβ monomerica e solubile interagisce con ApoE associata a una particella lipidica dando origine a un complesso lipoproteico che entra nella cellula attraverso un recettore. Qui il complesso viene degradato nei lisosomi rilasciando colesterolo. Una frazione di Aβ legata all'ApoE resiste alla degradazione, si aggrega in oligomeri separandosi da ApoE, e con questa viene secreta nello spazio extracellulare, dove continua ad aggregarsi e si deposita come amiloide. Altra Aβ viene prodotta nella cellula a partire dal precursore AβPP associato alle membrane del reticolo endoplasmico, e quindi liberata nello spazio extracellulare.

Le teorie sulla degenerazione neuronale in AD si articolano sul concetto di neurotossicità di Aβ, legato alla capacità di questo peptide di aggregarsi in amiloide e di sollecitare gli astrociti a proliferare e la microglia ad attivarsi. La neurotossicità è riferibile soprattutto alla presenza di micelle di oligomeri solubili e di protofibrille di Aβ, che precedono la formazione di fibrille di amiloide. La relazione fra amiloide, degenerazione neurofibrillare e reazione gliale è suggerita dalla forma a bersaglio delle placche senili, sigillo morfologico della malattia, riconducibile ai neuriti degenerati e alle cellule gliali che si addensano intorno ai depositi di amiloide. Poiché Aβ si deposita nel tessuto nervoso anche nel corso dell'invecchiamento normale, occorrono altre ipotesi per spiegare cosa accade in condizioni di patologia per far degenerare il citoscheletro di neuroni vulnerabili. Si pensa che la differenza fra invecchiamento normale e AD dipenda dalla quantità di Aβ presente nel cervello (nella AD familiare, circa 30% in più), e/o da quella della sua forma più fibrillogenica Aβ1-42, e/o anche da quella di suoi metaboliti solubili (Aβ3-42 e 11-42). La relazione fra quantità di Aβ e AD è documentata. Infatti, gli individui con trisomia 21 (tre dosi del gene per la sintesi di Aβ PP) sviluppano le lesioni di AD in giovanissima età, e molti indementiscono presto. Nell'AD l'attività di BACE è aumentata. Le mutazioni dei geni di AβPP e delle preseniline 1 e 2 (cromosomi 14 e 1), associate alle forme familiari di AD, quasi tutte giovanili, aumentano la produzione di Aβ1-42. La quantità di metaboliti solubili è maggiore nel cervello di pazienti con forme familiari di AD rispetto a quelli con la forma sporadica che si manifesta più tardi, mentre in questi è maggiore che

nei coetanei normali. È come se tutte queste circostanze aumentassero la disponibilità di oligomeri solubili di Aβ .

Legata a questi concetti è pure l'interpretazione del rischio di ammalarsi associato al tipo di ApoE di cui si dispone. Esistono tre ApoE codificate da un gene che si trova nel cromosoma 19. Avere nel proprio genoma l'allele ε4, e quindi l'ApoE(ε4) nel proprio cervello, aumenta il rischio per la forma sporadica tardiva di AD. Rispetto agli omozigoti ε3, il rischio è 3-4 volte maggiore negli eterozigoti e otto volte negli omozigoti (2% della popolazione). Ciò dipende dal fatto che, diversamente dalle altre, ApoE(ε4) introduce nella cellula più Aβ e trasporta più colesterolo alle membrane. In questo modo, ApoE(ε4) mette la cellula nelle condizioni di secernere nello spazio extracellulare più Aβ aggregata o aggregabile.

In base a tutto ciò, è ragionevole pensare che per prevenire e/o curare l'AD si debba contrastare l'accumulo di Aβ nel tessuto nervoso agendo sulla produzione di Aβ e favorendo la disaggregazione e lo smaltimento dell'amiloide. Basterebbe eliminare quel 30% in più di Aβ che fa la differenza fra normalità e patologia. Le categorie di sostanze studiate come farmaci anti-Aβ sono tre: inibitori delle secretasi, anticolesterolici, e disaggreganti.

Inibitori delle secretasi

La produzione di Aβ può essere diminuita utilizzando inibitori di BACE o di γ-secretasi. I primi hanno più prospettive di sviluppo dei secondi, perché in animali transgenici la mancanza di γ-secretasi è incompatibile con la vita, mentre non lo è quella di BACE. Lo sviluppo di sostanze anti-BACE è resa comunque problematica dal fatto che vi sono almeno sei forme dell'enzima (ma nel cervello prevale BACE1) e dalla possibilità che gli inibitori agiscano anche su altri substrati. È il caso di eparansolfato ed eparina, anticoagulanti e inibitori in vitro di BACE1. Paradossalmente si conoscono meglio gli inibitori della γ-secretasi, la maggior parte dei quali agisce contro le preseniline. È dimostrata, in condizioni sperimentali, la loro efficacia nel ridurre la quantità di Aβ che si deposita nel cervello. Dubbi sul loro impiego nascono però dal fatto che γ-secretasi ha altri substrati oltre AβPP (Notch, recettori di fattori di crescita), necessari per la differenziazione e lo sviluppo cellulare, e che il frammento che resta di AβPP quando manca l'azione di γ-secretasi, è neurotossico. Anche alcuni antinfiammatori non steroidei (ibuprofene, indometacina, sulindac) diminuiscono nell'animale la quantità di Aβ1-42, favorendo la trasformazione di questa in un frammento più corto (Aβ1-38). Ciò avverrebbe grazie all'azione di queste sostanze su γ-secretasi e indipendentemente dal loro effetto antinfiammatorio tramite l'inibizione della cicloossigenasi. L'interesse per queste sostanze nacque dall'osservazione che il rischio di ammalarsi era parso minore nei consumatori abituali di antinfiammatori non steroidei. Si era allora ipotizzato che gli antiinfiammatori agissero sulle cellule microgliari che accompagnano l'amiloide, avendo attribuito alla microglia un'attività neurotossica da citochine. Sono falliti però i tentativi di migliorare il deterioramento cognitivo dell'AD utilizzando indometacina, nimesulide, naproxene, inibitori specifici della cicloossigenasi, idrossiclorochina, o anche prednisone, mentre ibuprofene è ancora sotto esame.

Anticolesterolici

Per quanto l'interazione fra AβPP, Aβ, ApoE e colesterolo sia molto complessa, è razionale proporre l'uso di farmaci ipocolesterolemizzanti per la cura dell' AD. Ci si basa sull'osservazione che, in condizioni sperimentali, la produzione di Aβ diminuisce quando si riduce la disponibilità di colesterolo, e viceversa. L'effetto delle statine e di altri agenti ipocolesterolemizzanti sulla produzione di Aβ è analogo a quello degli inibitori dell'enzima che converte il colesterolo libero in estere, mentre è opposto a quello della dieta ricca di colesterolo. Si sostiene, inoltre, che il rischio di indementire sia aumentato negli ipercolesterolemici e diminuito in quelli curati con le statine. Ciò potrebbe essere dovuto anche alla profilassi antiarteriolosclerotica che riduce il rischio di encefalopatia multinfartuale (v. oltre, "Comorbilità").

Disaggreganti

L'accumulo di Aβ e di amiloide dovrebbe diminuire stimolandone lo smaltimento. È quanto è stato fatto in topi transgenici iperproduttori di Aβ iniettando un vaccino contro Aβ e la sua amiloide. Gli animali vaccinati avevano meno Aβ depositata nel cervello ed erano capaci di prestazioni più intelligenti rispetto ai controlli, come se la degenerazione neuronale fosse minore. Su questa base, 375 pazienti con forme medio-gravi di AD sono stati vaccinati contro l'amiloide, ma di fronte a reazioni avverse (encefalite e peggioramento del deterioramento cognitivo) nel 5% dei casi, l'esperimento è stato interrotto prima di poter giudicare l'efficacia della cura. Una reazione tipo encefalite autoimmune è stata documentata in quat-

tro pazienti morti per cause intercorrenti. Si cerca quindi un vaccino non encefalitogeno. Ma si cerca anche un antigene più potente quale potrebbero essere gli oligomeri solubili di Aβ. Questi, in condizioni sperimentali, danno origine a un anticorpo che riconosce la struttura dell'amiloide, qualsiasi sia il monomero che la compone, bloccandone la neurotossicità.

L'efficacia del vaccino sarebbe dovuta agli anticorpi contro Aβ che si legano alle fibrille di amiloide disaggregandole e favorendone la mobilizzazione (diretta e/o mediata dalla microglia) dal tessuto al liquor subaracnoideo attraverso gli spazi periarteriolari di Virchow-Robin. Com'è noto, l'amiloide è un aggregato insolubile di monomeri di una proteina (Aβ, in AD), tutti in conformazione β-*sheet*. Le molecole che si sono dimostrate efficaci nel contenere la progressione della scrapie sperimentale, passano la barriera ematoencefalica e non sono tossiche, sono candidate a essere provate come farmaci per disaggregare l'amiloide formata da Aβ. La doxiciclina, una tetraciclina utilizzata a basso dosaggio (100-200 mgr/die per os), potrebbe essere la più maneggevole. In un trial contro placebo, doxiciclina e rifampicina avrebbero rallentato significativamente l'avanzamento del declino. Altri bersagli della terapia disaggregante sono la proteina S del siero e lo zinco e il rame del tessuto, che favoriscono l'aggregazione di Aβ. A questo scopo, è stata realizzata una molecola che dimerizza la proteina S inattivandola, ed è stato proposto l'uso di cliochinolo, chelante dei metalli. Per disaggregare le fibrille e permetterne la digestione, si è immaginata anche una strategia basata sull'uso di peptidi sintetici omologhi di Aβ, ma modificati in modo da contenere prolina così da opporsi alla formazione e al mantenimento di strutture β-*sheet*).

Ci si aspetta che la disaggregazione dell'amiloide inneschi una sequenza di eventi favorevoli. Essa infatti, comunque ottenuta, ridurrebbe nei neuroni il rilascio di Aβ che, in vitro, è stimolato dall'amiloide attraverso un meccanismo di stress ossidativo. Questo aumenta la produzione di Aβ promuovendo l'attività di BACE. L'effetto amiloidogenico dello stress ossidativo è un elemento a favore dell'uso di antiossidanti nella profilassi e nella terapia dell' AD, anche se mancano prove della loro efficacia. Per uno di loro, deidroepiandrosterone, l'azione anti-BACE è dimostrata in vitro.

β-proteina e vasi cerebrali: amiloide

Oltre che nel parenchima, Aβ si accumula nella parete delle arteriole leptomeningee e intraparenchimali degli emisferi cerebrali e cerebellari. L'accumulo di amiloide aumenta lo spessore della parete fin quasi a chiudere il lume del vaso, e distrugge la lamina muscolare rendendo la parete rigida e fragile. Questa angiomiopatia amiloide diventa sintomatica in ragione del tipo e del volume complessivo delle lesioni che può causare: infarti ischemici fra corteccia e sostanza bianca nel territorio delle arterie penetranti brevi, aree di edema intorno ai ventricoli laterali (leucoaraiosi nella risonanza magnetica) da ipossia cronica nei territori delle arterie penetranti lunghe, microematomi nello spessore della corteccia cerebrale, ematomi intracerebrali spontanei (sostanza bianca dei lobi temporale e frontale) talora recidivanti, ed emorragie subaracnoidee molteplici ancorché circoscritte. A queste lesioni può in parte imputarsi l'aggravamento del deterioramento cognitivo, specie se esso avviene in concomitanza con crisi di cefalea o di epilessia o con segni acuti di sofferenza neurologica focale. Ciò può verificarsi in tutti i casi di AD sporadica, o si verifica nei casi familiari associati a mutazioni del gene AβPP (A692G, E693G, D694N, A713T), nei quali l'angiomiopatia amiloide colpisce la maggior parte delle arteriole cerebrali. Diverso lo scenario creato da altre due mutazioni dello stesso gene dove, mentre l'accumulo di Aβ nel parenchima non genera tauopatia, quello nella parete dei vasi diventa sintomatico in relazione alle emorragie intraparenchimali e subaracnoidee che provoca. In questa malattia, chiamata emorragia cerebrale ereditaria con amiloidosi, tipi olandese (E693Q) e italiano (E693K), il deterioramento cognitivo è di lieve entità e si manifesta tardivamente in seguito al succedersi di lesioni emorragiche nella corteccia cerebrale.

Angiomiopatia amiloide si verifica anche nel corso dell'invecchiamento normale. Non si conosce l'incidenza del fenomeno, ma si sa che quella della sua più probabile complicanza, l'ematoma intracerebrale spontaneo dei normotesi senza malformazioni vascolari, aumenta con l'età: 15% prima dei 70 anni, 40% dopo. Di conseguenza, in quanto fattore di rischio di fragilità vasale legato all'invecchiamento, l'angiomiopatia amiloide, sintomatica o no, associata o no a AD sporadica o familiare, solleva il problema dell'incremento di rischio di ictus emorragico connesso con la profilassi antiaggregante piastrinica che oggi si usa prescrivere a quasi tutti gli anziani. Il problema è tanto più delicato in quanto AβPP, presente anche nelle piastrine, è l'inibitore fisiologico del fattore XI della coagulazione del sangue.

Una terapia dell'angiomiopatia amiloide non è stata ancora proposta, anche se c'è già chi ci pensa. In teoria, il tipo di deposito si presta all'impiego dei disaggreganti dell'amiloide. Ma rimuovere l'amiloide senza ricostruire la tunica muscolare della parete delle arteriole intraparenchimali aumenterebbe il rischio di sanguinamento. È una limitazione di cui tener conto anche nella terapia dell'AD col vaccino, la cui sperimentazione riprenderà prima o poi. Infatti questa cura dovrebbe accentuare l'angiomiopatia amiloide, causa il trasferimento dell'amiloide disaggregata dal tessuto agli spazi di Virchow-Robin. È quanto è stato trovato nel cervello dei quattro pazienti morti dopo essere stati vaccinati. Si è visto anche che, nel cervello di transgenici produttori di Aβ umana e trattati con anticorpi anti-Aβ, la quantità di emorragie era maggiore rispetto ai controlli.

β-proteina e membrana cellulare

È verosimile che Aβ rilasciata nello spazio extracellulare interagisca direttamente con la membrana cellulare e interferisca con alcune funzioni di questa. Alla base di questa ipotesi vi sono non solo considerazioni sulla struttura polare del peptide che lo rende atto a stabilirsi nella membrana cellulare, ma anche lo studio del comportamento di Aβ25-35. Questo è un peptide sintetico che riproduce la sequenza centrale di Aβ e che, come Aβ, si aggrega in fibrille. Come molti peptidi che si aggregano, Aβ25-35 provoca in vitro apoptosi di neuroni, ipertrofia di astrociti, e attivazione di microglia. Questi fenomeni sono innescati dall'aumento della concentrazione di Ca^{2+} citosolico. Ciò avviene perché il peptide modifica la struttura e la funzione dei recettori e dei canali del calcio. Se Aβ si comportasse con la membrana nello stesso modo, questo scenario rinforzerebbe il razionale che giustifica l'uso delle statine nella terapia dell'AD. Infatti, riuscendo a diminuire la quota variabile di colesterolo della membrana cellulare, aumenterebbe la quota proteica e si ridurrebbe per Aβ lo spazio necessario per stabilirsi nella membrana. È però improbabile che Aβ agisca in vivo come Aβ25-35 fa in vitro, perché nell'AD i neuroni non muoiono in poche ore per apoptosi, ma al termine di una malattia pluriennale del citoscheletro. Nonostante ciò, si dà credito alla possibilità che, come in altre malattie neurodegenerative, anche nell'AD una parte di neuroni muoia intossicata dal calcio entrato nel citoplasma in seguito all'abnorme stimolazione del recettore NMDA per il glutammato. In condizioni normali, questo recettore è coinvolto nei meccanismi di eccitazione tonica della membrana, necessaria, fra l'altro, per l'apprendimento e la memoria. Memantina è una sostanza che riesce a opporsi all'eccessivo passaggio di calcio attraverso questo recettore, senza tuttavia modificarne la funzione. Grazie a queste caratteristiche e alla mancanza di effetti collaterali, memantina si propone come buon neuroprotettore (20 mg/die per os), anche se non sembra capace di migliorare il deterioramento cognitivo.

In condizioni sperimentali che simulano in parte quanto succede nell'AD, anche i mitocondri rappresentano un bersaglio per AβPP e Aβ. In cellule transfettate e topi transgenici che producono più AβPP, questo resta intrappolato nella membrana dei mitocondri accumulandovisi e riducendo del 20-40% l'attività citocromo-ossidasica e del 25-50% la quantità totale di ATP. Aβ invece si lega all'alcol-deidrogenasi mitocondriale, modificando il sito di legame del NAD. L'azione di AβPP e Aβ sui mitocondri spiegherebbe lo stress ossidativo, la compromissione dell'attività degli enzimi del metabolismo intermedio, e la disfunzione mitocondriale riscontrati sia nell'AD che in cellule intossicate con Aβ. Questi dati rinforzano il razionale per l'uso di farmaci anti-stress ossidativo nell'AD e stimolano la ricerca di sostanze da utilizzare in vivo per impedire il legame fra Aβ e alcol-deidrogenasi. In vitro, un peptide sintetico capace di tanto è stato in grado di sopprimere lo stress ossidativo, la produzione di radicali liberi e l'apoptosi neuronale causati da Aβ. Da considerare, tuttavia, che l'alcol-deidrogenasi mitocondriale è abbondante negli epatociti, scarsa nei neuroni.

β-proteina e tau

Nonostante in vitro tau possa interagire direttamente col frammento C-terminale di AβPP che resta dal taglio operato da γ-secretasi, una prova che Aβ sia responsabile della tauopatia dell'AD non è stata ancora trovata. Vi sono però importanti indizi. Il primo è rappresentato dalle mutazioni del gene di presenilina 1 associate a FTD familiare. Non si sa come presenilina 1 possa interagire con tau. Ciononostante, l'associazione suggerisce per presenilina 1 un ruolo importante nel rapporto fra tau e AβPP o nella modulazione della vulnerabilità di tau alla β-proteina. Altri indizi, ricavati da colture primarie di neuroni, cellule transfettate e topi transgenici, rinforzano il concetto che, senza tau resa fragile da una mutazione, la neurotossicità di Aβ stenta a manifestarsi. Sotto l'effetto di Aβ, la tau di neuroni in vitro diventa iperfosforilata. Molto più prontamente, la tau umana mutata espressa da transgenici dà origine a degenerazioni neurofibrillari quando Aβ viene iniettata nel cervello o vi si accumula in seguito a una seconda manipolazione che mette gli animali in grado di esprimere anche AβPP umana. Aβ modificherebbe la proteina tau agendo sulle chinasi Cdk-5 e Gsk-3.

Cdk-5 (*cyclin-dependent kinase*) è con tau coinvolta nella crescita dei neuriti e nella migrazione neuronale. L'attività di Cdk-5 dipende dalla subunità p35. Se questa è troncata (p25), Cdk-5 aumenta la fosforilazione della tau e dei neurofilamenti. Nei topi transgenici che esprimono p25 umana, la tau è iperfosforilata e si accumula facendo degenerare i neuroni. La degenerazione è maggiore se gli animali esprimono anche tau umana mutata. Inoltre, la fosforilazione della tau aumenta quando cellule che producono più p25 sono esposte a Aβ1-42 solubile. Che Cdk-5 e p25 abbiano un ruolo effettivo nell'AD è suggerito dal fatto che queste proteine sono presenti nelle degenerazioni neurofibrillari del cervello ammalato. È logico pensare, in base a questi dati, che farmaci capaci di controllare p25 possano interferire nell'iperfosforilazione della tau rallentando la degenerazione del citoscheletro. Il litio ha un'azione di questo genere su Gsk-3. Come Cdk-5, Gsk-3 (*glycogen-synthase kinase*) promuove la fosforilazione di tau nei neuroni e, nel corso di AD, si ridistribuisce in quelli con degenerazione neurofibrillare e granulovacuolare. (Nell'AD, la degenerazione granulovacuolare è un altro modo di ammalare del citoscheletro dei neuroni dell'ippocampo.) L'attività di Gsk-3 aumenta sotto l'effetto di Aβ1-42, ApoE(ε4) e inibitori di fosfoinositol-3 e protein-C chinasi. (Grazie a Gsk-3, Aβ, tau iperfosforilata e ApoE avrebbero trovato finalmente un collegamento reciproco.) Il litio però non si limita a inibire Gsk-3, ma riduce sia la produzione di Aβ agendo sulla γ-secretasi, sia il suo accumulo nel tessuto. Esso perciò contrasterebbe nello stesso tempo la causa della malattia, diminuendo la disponibilità di Aβ, e il meccanismo della degenerazione neuronale, bloccando la fosforilazione della proteina tau. Quindi, somministrato alle dosi ben collaudate dall'uso nella cura delle distimie (LiCO$_3$, 300-900 mg/die per os), il litio potrebbe rivelarsi il mezzo più efficace per la profilassi dell'AD e per rallentare la degenerazione neuronale. È intuitivo che l'impiego del litio e di altri inibitori di Cdk-5 e Gsk-3 può valere in tutte le malattie in cui l'iperfosforilazione della tau è la chiave della degenerazione neuronale e della sintomatologia.

Terapia e profilassi

In pratica, come rispondere alle domande: (1) si può guarire, (2) ci si può curare, (3) si può prevenire la malattia di Alzheimer?

1. Se guarire significa ritrovare l'integrità anatomica e funzionale delle strutture distrutte dal processo degenerativo, alla prima domanda la risposta è no. Nell'AD, nessun farmaco può arrivare a tanto. Però è questo il risultato che ci si aspetta, in futuro, dall'impianto di cellule staminali. Per il successo di questa strategia terapeutica si dovranno superare prove for-

midabili: eliminare dal cervello l'amiloide neurotossica che ucciderebbe l'impianto; essere certi che le cellule del donatore, destinate a una lunga permanenza nel cervello dell'ospite, siano e restino a lungo sane; guidare le cellule staminali verso la ricostruzione dei circuiti della neocorteccia, i più complessi del nostro sistema nervoso; verificare che questi, una volta rifatti, funzionino rispettando le gerarchie create in natura da centinaia di migliaia di anni di evoluzione. È legittimo chiedersi quanto tempo occorrerà prima di aver sviluppato la conoscenza e messo a punto le tecniche necessarie per arrivare a tanto.

2. La risposta alla seconda domanda è affermativa, ma con molte riserve. Le prospettive di cura sono legate all'uso di sostanze che, in base ai risultati della sperimentazione clinica, siano state giudicate capaci di migliorare il decadimento cognitivo. Fanno testo a questo proposito i metodi utilizzati negli Stati Uniti dove, per sottoporre un farmaco per la cura della demenza al giudizio di prescrivibilità, la Food and Drug Administration raccomanda che la sperimentazione clinica duri almeno 6 mesi e preveda l'uso di due scale di valutazione complementari. La prima (*Alzheimer's disease assessement scale, cognitive subscale*) misura le prestazioni di memoria, orientamento, ragionamento, linguaggio e motilità con una scala che va da 0 (normalità) a 70. Per la progressione della malattia, il punteggio aumenta ogni sei mesi del 4-6%, mentre può diminuire nel normale, se questi impara. Per essere giudicato efficace rispetto al placebo, un farmaco deve dimezzare quel 4-6% in sei mesi. Lo stesso deve risultare dall'altra scala (*Clinician interview-based impression of change scale*), che misura la modificazione dell'invalidità da 1 (massimo del miglioramento) a 7 (massimo del peggioramento) in ambiti diversi (attività consuete, linguaggio, comportamento, iniziativa, cura di sé ecc.) sulla base dei giudizi dati dal medico e/o da chi assiste il malato. In sei mesi, il punteggio aumenta meno dell'1% nel normale, dal 2 all'11 nei pazienti deteriorati.

I farmaci sperimentati finora, alcuni dei quali prescrivibili, appartengono a due categorie: quelli che aumentano la trasmissione colinergica, e i neuroprotettori.

Farmaci attivi sulla trasmissione colinergica

I primi inibiscono l'enzima (acetilcolinesterasi) che idrolizza l'ACh rilasciata dal terminale presinaptico. Aumentano perciò la quantità di neurotrasmettitore a disposizione del recettore postsinaptico. I precursori di ACh (lecitina, colina) non sono altrettanto

efficaci, e gli agonisti del recettore colinergico sono stati accantonati per gli effetti collaterali. Gli anticolinesterasici (fisostigmina, tacrina, donepezil, metrifonato, rivastigmina, eptastigmina, galantamina) agiscono in modo diverso uno dall'altro. Alcuni (ad es. tacrina, donepezil) impediscono la formazione del complesso enzima-ACh, altri (ad es. rivastigmina) modificano l'enzima. Alcuni sono inibitori specifici dell'acetilcolinesterasi (ad es. donepezil), altri inibiscono anche la butirrilcolinesterasi (ad es. rivastigmina). Galantamina differisce da tutti perché, oltre a inibire l'acetilcolinesterasi, stimola debolmente il recettore nicotinico postsinaptico. L'emivita varia dall'uno all'altro, cosicché alcuni (ad es. donepezil) possono essere somministrati una volta al giorno, altri (ad es. tacrina) lo devono essere più volte. L'efficacia dipende dal meccanismo di azione e dalla rapidità con cui l'enzima viene risintetizzato. Tre di queste sostanze sono prescrivibili in Italia e sono usate una per l'altra nonostante le diversità: donepezil (dose per os: 5-10 mgr/die), rivastigmina (1,5-12), galantamina (4-12).

I pazienti che possono trarre qualche beneficio dalla terapia con gli anticolinesterasici sono quelli in cui la malattia ha esordito da poco e si presume non abbia ancora danneggiato la massa dei neuroni sensibili al messaggio colinergico. È discutibile se questi pazienti abbiano già varcato la soglia della demenza, e di fatto il loro grado di compromissione cognitiva è di modesta entità. Si sono fatti strada a questo riguardo il concetto di danno cognitivo lieve (qualcosa di più del declino cognitivo legato all'invecchiamento normale, per quanto difficile da distinguere da questo) e il bisogno di fissargli un riferimento quantitativo per giustificare l'indicazione della cura e giudicarne l'efficacia. Si usano allo scopo vari tipi di scale di valutazione oltre le precedenti. Col MMSE (*Mini mental state examination*, il più usato in Italia perché facile da somministrare e dotato di buona specificità per l'AD), questo riferimento è fissato a 26-25 di una scala che va da 30 (assenza di deterioramento) a 0. Il punteggio della demenza di media gravità va da 24 a 10. Con gli inibitori dati a pazienti selezionati con questi mezzi e in base a questo criterio, il deterioramento cognitivo può diminuire in quantità misurabile, per quanto esigua. La somministrazione dei farmaci potrà allora continuare alla dose più alta compatibile con la mancanza di effetti collaterali (nausea, vomito, diarrea, tachicardia, confusione, irrequietezza, eccitazione, allucinazioni) fino a quando sarà ragionevole interromperla. Invece, nei pazienti con meno di 10 al MMSE, l'uso degli anticolinesterasici è discrezionale, per quanto vi sia chi ne sostiene l'utilità proprio in questi casi.

Ci si pone oggi il quesito se gli individui affetti da danno cognitivo lieve siano candidati alla demenza e se la progressione verso la demenza possa essere rallentata, se non fermata, dagli anticolinesterasici. Non c'è per ora una risposta, perché si ignora se gli anticolinesterasici siano efficaci sulla degenerazione del citoscheletro neuronale (non c'è ragione che lo siano) e se il danno cognitivo lieve sia un aspetto dell'invecchiamento normale oltreché di quello patologico (può darsi sia così). Nonostante ciò, molti credono che il danno cognitivo lieve, soprattutto quello della memoria, costituisca sempre l'esordio dell'AD e solo di questa, e che gli anticolinesterasici siano dotati di un'azione di profilassi della degenerazione neuronale. Ciò vale a incoraggiarne l'uso, anche quando si è convinti che siano soltanto dei palliativi.

Gli anticolinesterasici hanno una transitoria efficacia nel trattamento della demenza a corpi di Lewy, una malattia rara in cui il deterioramento cognitivo si associa a parafrenia con pseudoallucinazioni visive, complesse e gradevoli, a ipersensibilità per i neurolettici, e a una sindrome parkinsoniana d'intensità fluttuante. I corpi di Lewy sono inclusioni neuronali di α-sinucleina, ubiquitina e neurofilamenti fosforilati. Ne contengono i neuroni del sistema extrapiramidale (soprattutto sostanza nera), delle strutture temporali mesiali (amigdala, ma non l'ippocampo), e della corteccia cerebrale (insula e cingolo in particolare). Questa malattia stabilisce la continuità fra malattia di Parkinson e un fenotipo AD ricco di corpi di Lewy.

Gli anticolinesterasici sono invece controindicati nei pazienti con FTD nonostante i disturbi della memoria, ma non in quelli con paralisi sopranucleare progressiva o degenerazione corticobasale. Nei primi, infatti, il livello di attività colin-acetiltransferasica corticale è normale, e la somministrazione degli anticolinesterasici fa subito peggiorare il comportamento. Nei secondi, che hanno compromessa l'innervazione colinergica della corteccia frontotemporale in seguito alla degenerazione del nucleo basale di Meynert, gli anticolinesterasici possono accorciare i tempi di reazione e ridurre la bradicinesia, almeno nelle fasi più precoci della malattia, diminuendo temporaneamente l'invalidità motoria.

Neuroprotettori

La maggior parte dei neuroprotettori sperimentati per rallentare l'evoluzione della malattia sono sostanze antiossidanti: α-tocoferolo, idebenone, acetil-L-carnitina, estratti di ginkgo biloba. Altri agiscono diversamente: propentofillina stimola la sintesi e il rilascio di fattori di crescita neuronale, memantina protegge dall'apoptosi. Nessuno di loro è parso in grado di modificare il deterioramento cognitivo e comportamentale anche dopo sperimentazioni di lunga durata. Misurandone l'efficacia attraverso le variazioni del deterioramento cognitivo, era scontato fosse così, visto che i neuroprotettori dovrebbero agire su meccanismi patogenetici (o presunti tali) senza riuscire a compensare le funzioni colpite.

3. Alla terza domanda si può rispondere di sì, ma soltanto se si tratta di prevenire l'AD familiare (un caso su 10) associata a una mutazione conosciuta. Ci si riferisce alla diagnosi prenatale seguita dall'interruzione di gravidanza. Poiché l'AD familiare è dominante, l'accertamento sarà subordinato alla diagnosi di una mutazione patogenica nel padre o nella madre. Questi risulterà appartenere a una famiglia con numerosi membri affetti. Si conoscono oggi oltre 150 mutazioni associate a AD familiare: 20 nel gene di AβPP (di cui 16 patogeniche), 135 (133) in quello di presenilina 1, 10 (9) in quello di presenilina 2. Le famiglie colpite sono 43, 268 e 15. I numeri danno un'idea dell'impegno necessario per la diagnosi genetica di AD e del tempo che questa può richiedere. Perciò, la profilassi genetica ha per il momento un interesse più teorico che pratico, anche se sarà l'unico mezzo efficace per prevenire la malattia familiare.

Se la domanda si riferisce alla prevenzione della malattia sporadica, la risposta è negativa. Non tanto perché manchino farmaci già collaudati con cui affrontare il problema (statine, ibuprofene, litio, eparina e doxiciclina potrebbero essere utilizzati subito a questo scopo, e man mano che la patogenesi di AD si chiarisce, si allarga la prospettiva di avere altre sostanze attive su AβPP, Aβ e tau), quanto perché non si dispone di mezzi certi per riconoscere gli individui a rischio e per verificare l'efficacia della profilassi. L'AD sporadica ci appare legata al concorso di un numero sempre maggiore di fattori genetici e d'ambiente. Il genotipo ApoE(ε4) è l'unico cui si riconosce un valore predittivo ancorché limitato: infatti, l'allele ε4 manca in metà dei pazienti, mentre vi sono omozigoti ε4 sani in età di malattia. Altri geni candidati allo stesso ruolo si trovano, secondo risultati di analisi di linkage, nei cromosomi 6, 9, 10 e 12. A questi andrebbe collegato il rischio di ammalare dei familiari dei pazienti di AD sporadica, circa quattro volte maggiore rispetto a chi non ha parenti di primo o secondo grado ammalati. Del valore dei fattori epigenetici (protettivi: dieta ricca di B6, B12, folati e vitamina E, uso moderato di vino rosso, attività fisica, fumo ecc.; sfavorevoli: traumi cranici con perdita di coscienza, infarto miocardico, ipertensione arteriosa, depressione, basso livello di istruzione, esposizione a sostanze neurotossiche ecc.) discutono da tempo gli epidemiologi. Quanto al modo di giudicare l'efficacia della profilassi, si prospetta l'utilità teorica di misurare le quantità di Aβ1-42 e tau nel liquor. Ciò in base al fatto che la prima diminuisce e la seconda (soprattutto tau fosforilata a livello di treonina 181 o 231) aumenta fin dalle fasi iniziali della malattia. Si tratta tuttavia di differenze esigue che, per quanto dotate di buona specificità e quindi utilizzabili per la diagnosi, si adatterebbero male al controllo dell'efficacia della profilassi. Lo stesso vale per Aβ1-42 nel sangue, aumentata rispetto al normale nelle forme familiari di AD. Un'alternativa a questi metodi potrebbe essere costituita dalle tecniche di immagine Pet su anticorpi specifici marcati iniettati in vena, da quando con questi mezzi Aβ è stata riconosciuta e quantificata nel cervello di transgenici ad hoc e di pazienti. Un'altra alternativa sarebbe lo studio longitudinale del volume corticale, lobo per lobo, che non dovrebbe diminuire oltre il valore atteso in ragione dell'invecchiamento.

Comorbilità

Incidenza e prevalenza della demenza aumentano con l'età seguendo una curva esponenziale. Ciò fa ritenere che la neurodegenerazione faccia parte della vecchiaia normale e che la demenza sia nel destino di ciascuno di noi, basta vivere a lungo. Non tutti condividono questa visione della vecchiaia, perché analisi di prevalenza dimostrerebbero che, rispetto al modello esponenziale, i casi di demenza sono di più dai 75 ai 95 anni, e di meno oltre i 95. Ciò implica che la demenza è una malattia collegata a una specifica fascia d'età (circa 75-95 anni), e che vi sono individui attrezzati geneticamente per raggiungere la grande vecchiaia senza indementire. Su questa base ci si può chiedere se l'invecchiamento della popolazione abbia fatto emergere un confronto fra dementi e non dementi (1:1 oltre i 90 anni d'età) come fra specie diverse, e possa alla fine riproporre una competizione simile a quella che, in uno scenario di selezione naturale, vide Neanderthal soccombere di fronte a Cro-Magnon. Comunque stiano le cose, resta il fatto che a mano a mano che l'età avanza aumenta la probabilità che, negli individui predisposti, il deterioramento cognitivo derivi dalla somma di neurodegenerazione e malattie proprie della vecchiaia. Le più importanti sono l'encefalopatia multinfartuale, che riflette l'usura del sistema cardiocircolatorio e dei vasi cerebrali, e le encefalopatie metaboliche secondarie, che dipendono dalla riduzione della riserva metabolica del cervello legata all'invecchiamento. Prevenire e/o curare questa comorbilità è possibile, e riduce l'invalidità.

Encefalopatia multinfartuale

L'encefalopatia multinfartuale riconosce tutti i fattori di rischio dell'ictus, specialmente ipertensione arteriosa, obesità, diabete e disturbi di ritmo e frequenza cardiaci, ed è dovuta all'occlusione trombotica o embolica delle arteriole penetranti del cervello. È quasi sempre associata a arterio-arteriolosclerosi, angiopatia congofila, arterite e complessi immuni circolanti. Se l'encefalopatia multinfartuale provochi o no demenza (in questo caso demenza vascolare) o vi contribuisca in misura determinante (demenza mista: lesioni vascolari e degenerative sono fra loro in rapporto inverso a parità di deterioramento), dipende dalla sede e dalla quantità degli infarti. La sede significativa sono le aree strategiche della corteccia cerebrale insieme alla sostanza bianca del centro ovale. La quantità necessaria va da 50 a 110 ml di tessuto necrotico, secondo che si associ o no neurodegenerazione. Sul piano clinico, una storia di piccoli ictus (il cui valore relativo è quantificabile con scale ad hoc, ad es. *Hachinski ischemia scale*) e la risonanza magnetica svelano l'encefalopatia multinfartuale e giustificano il sospetto di demenza vascolare o mista, ma non bastano per la diagnosi, nonostante vi siano criteri codificati a questo scopo (*Hachinski ischemia scale*, DSM-IV, NINDS-AIREN). La presunzione della diagnosi dipende dalla valutazione equilibrata, caso per caso, di dati storici, neuropsicologici e di laboratorio. La forma pura è d'altronde rara, addirittura più rara nei vecchi (anche se tutti i vecchi hanno un'encefalopatia multinfartuale: da angiomiopatia congofila, arterio-arteriolosclerosi, cardiopatia e/o vasculopatia emboligena) che nei giovani (da arterite o da complessi immuni). Al contrario, la demenza mista per quanto subordinata a una quantità non banale di tessuto necrotico, è ragionevolmente frequente, se non addirittura prevalente, nell'età avanzata. La finestra temporale giusta per affrontare farmacologicamente il problema della demenza vascolare e della componente vascolare della demenza mista è quella che permette una prevenzione. Angiomiopatia congofila a parte, tutte le malattie che possono essere complicate da encefalopatia multinfartuale sono riconoscibili e curabili in tempo utile per limitare, se non evitare, i danni parenchimali. Una volta che questi si sono verificati in quantità tale da dare segno di sé, non resta che sperare nelle cure sintomatiche. Si dice che gli anticolinesterasici siano molto efficaci nella cura del deterioramento cognitivo di origine vascolare, ma non si capisce ancora perché.

Encefalopatie metaboliche secondarie

L'invecchiamento normale riduce la riserva metabolica del cervello rendendolo vulnerabile a stress metabolici che invece sarebbero ben tollerati in gioventù. Nel vecchio essi alterano lo stato di vigilanza, dalla confusione agitata e apparentemente aggressiva al coma. Il disturbo, se ben interpretato, è curabile e spesso guarisce. L'alterazione cognitiva legata allo stato confusionale veniva chiamata amenza per sottolineare la sospensione, non già la perdita, delle funzioni cognitive e delle regole di comportamento. Oggi la chiamano demenza reversibile, che è una contraddizione in termini, o *delirium* (come è in inglese), ciò che fa pensare che il delirio dovrà presto chiamarsi delusione. È nella sua totalità il segno di una encefalopatia metabolica secondaria in atto. Rispetto al giovane, i presupposti della fragilità metabolica del cervello del vecchio sono la diminuzione del numero di sinapsi, la perdita dell'autoregolazione del circolo cerebrale, l'aumento di permeabilità della barriera ematoencefalica, e il calo di rendimento della catena respiratoria. La loro fisiopatologia è intuitiva. La perdita dell'autoregolazione mette il flusso cerebrale alla mercé della pressione arteriosa media. La maggiore permeabilità della barriera (che può essere accentuata dalla febbre) permette a molecole di grosse dimensioni (tossine batteriche ed endogene, anticorpi ecc.) di raggiungere un territorio altrimenti precluso. La diminuzione di sinapsi e recettori fa sì che l'effetto di tossici neurotropi (farmaci, tossine ecc.) si manifesti a dosi più basse. La disfunzione della catena respiratoria aumenta la vulnerabilità all'ipoperfusione e all'ipossia. Bisogna tener presente, a questo riguardo, che il cervello ricava il 95% dell'energia di cui ha bisogno dall'ossidazione dei carboidrati. Ossigeno e zucchero gli arrivano col sangue. Ciò spiega perché il cervello riceve 1/6 di tutto il sangue che il cuore manda in giro e utilizza il 20-25% di tutto l'ossigeno disponibile, pur essendo soltanto 1/50 del peso corporeo. L'ipoperfusione cronica del cervello potrebbe rappresentare una causa accessoria di neurodegenerazione e di morte neuronale perché riduce la funzione mitocondriale e contribuisce alla patogenesi dello stress ossidativo.

Le encefalopatie metaboliche secondarie vengono ordinate secondo la causa. La più frequente è l'ipossia, quasi sempre ipossiemica (da altitudine, diminuita permeabilità alveolare, anemia ecc.), oligoemica assoluta o relativa (emorragia, ipotensione arteriosa ecc.) o da carenza di substrato (ipoglicemia ecc.). Seguono le condizioni di patologia tossica e infettiva (benzodiazepine, neurolettici in dose inappropriata, ipercapnia, infezioni, insufficienza renale o epatica ecc.), carenziale (vitamine B1, B6, B12, E, folati ecc.), disendocrina (ipotiroidismo ecc.) o autoimmune. Nella stagione molto calda, i vecchi che non bevono accumulano iperosmolarità plasmatica e liquorale, che prima li rende confusi e agitati, poi li manda in coma. Basta l'acqua a salvarli, come di solito può bastare poco, ma in tempo, per correggere le cause di un'encefalopatia metabolica secondaria. Regola della terapia è far arrivare al cervello più ossigeno e meno sostanze capaci di competere con neurotrasmettitori e mediatori chimici. Anche una malattia come l'ipertensione arteriosa può servire allo scopo. Per un anziano da tempo iperteso, infatti, valori di pressione arteriosa normalizzati farmacologicamente possono significare confusione stando in piedi, tanto più se l'anziano è un longilineo e soffre di varici agli arti inferiori. Al contrario, l'ipertensione garantisce una soddisfacente cenestesi.

L'invecchiamento cerebrale patologico accentua la riduzione della riserva metabolica del cervello. Accade spesso che un'encefalopatia metabolica secondaria aggiunga confusione e agitazione a una demenza degenerativa primaria accentuando l'invalidità complessiva. Curare la prima significa ridurre l'invalidità migliorando la qualità di vita dei pazienti con questo problema. Si verifica di solito il contrario, perché confusione e agitazione possono indurre il medico ad abusare di benzodiazepine e di neurolettici.

Terapie vs assistenza

La mancanza di farmaci per la cura della demenza rende faticosa l'assistenza dei dementi e sollecita terapie sintomatiche e compassionevoli.

Il bisogno di assistenza cambia in relazione alle fasi del decorso della demenza, che sono simili in tutti i casi, qualsiasi sia la malattia. Quando compaiono i primi sintomi, la capacità di vita di relazione e l'autonomia sono intuitivamente intatte. In questo periodo, l'attenzione e la preoccupazione sono per ciò che sta cambiando nella mente e nel comportamento e molti ammalati, come i loro parenti più vicini, hanno consapevolezza di ciò. Non sempre la diagnosi è fattibile in questa fase quanto può esserlo nella successiva. Qui la malattia comincia a ridurre l'autonomia degli ammalati, allontanandoli sempre più dalla loro normalità e rendendoli sempre più dipendenti da chi, da solo o con pochi aiuti, si deve a questo punto occupare di loro. Se chi presta l'assistenza è un parente, quasi sempre un congiunto molto stretto, è inevitabile per costui la difficoltà di accettare l'idea di una malattia che da un lato prima cambia, poi cancella i connotati di umanità che reggevano il rapporto emotivo e affettivo con quella persona prima che si ammalasse, dall'altro gli limita la libertà e in prospettiva gliela toglie del tutto. Di qui i tentativi, a volte didattici e stizzosi, di correggere l'ammalato nelle sue manifestazioni di demente, l'insistenza nel chiedersi se non vi sia una cura efficace, la ribellione contro un ruolo non voluto, e la depressione accompagnata dal rancore e dalle rivalse. Ora pesa sul medico la responsabilità di far accettare il destino dell'ammalato ai suoi familiari. L'intervento sui familiari sarà un insieme di informazioni sulla malattia, sostegno delle motivazioni ideali e delle responsabilità, e aiuti pratici, compreso l'intervento sul paziente. Questo è soprattutto partecipazione espressa con atti medici convenzionali, fra i quali anche la prescrizione compassionevole di farmaci inutili o oramai inutili (per esempio, anticolinesterasici quando la demenza è grave), quando ciò serva a sostenere i familiari nella conquista della consapevolezza. Sempre più spesso subentra nell'assistenza un'istituzione o un estraneo mercenario, il cui compito però non va oltre la sorveglianza (non a caso si chiama badante), la risposta ai bisogni elementari, e la funzione di cuscinetto fra l'ammalato e i suoi familiari. È l'anticipo dell'assistenza che serve nell'ultima fase della malattia e che dovrebbe essere improntata a un grande spirito di carità, quando (e perché) le condizioni di questo ammalato avranno bisogno soltanto di quelle cure che fanno degna la vita di chi non può che morire.

Come questo schema si adatta agli individui dipende dalla malattia e dall'età degli ammalati.

Nelle forme sporadiche di encefalopatia da prioni, i pazienti raggiungono in poche settimane lo stato terminale che può durare poi molti mesi. In questa fase, il loro bisogno di farmaci sintomatici si esaurisce con la somministrazione di clonazepam (sol. 2,5 mg/ml, 3-5 gocce nel cavo orale 2-3 volte al giorno) per il controllo delle mioclonie e dell'epilessia. L'effetto di clonazepam può essere rinforzato da levetiracetam (500-1000 mg, 1 cpr per 2) o fenitoina (100 mg, ½-1 cpr per 2-3). L'assistenza di questi pazienti, quasi sempre ricoverati in un ospedale e poi in una struttura per malati terminali (muoiono a casa i più fortunati), trae grande vantaggio dalla presenza continua di un parente stretto (al capezzale si dovrebbero alternare i congiunti più intimi). Nella condizione in cui sono, gli ammalati hanno paura dell'ambiente che non possono vedere, quindi non riescono a controllarsi e soffrono di più. Il congiunto, che essi riconoscono dal tono della voce e dalle carezze e sentono vicino, li rassicura e li tranquillizza. Lo stesso vale per tutti gli altri dementi, quando si trovano in questo stato.

La degenerazione frontotemporale è, nella maggior parte dei casi, una malattia giovanile e di lunga durata. Il bisogno di assistenza è particolarmente accentuato nella fase intermedia, quando i pazienti, man mano che progredisce il loro deterioramento, diventano apatici e inerti, oppure compulsivi, mangiando, fumando, camminando senza posa ecc., e anche fastidiosi, agitati e violentemente reattivi. Non ci sono sintomatici per curare l'inerzia, mentre il rilievo clinico che possono avere la compulsività e l'agitazione giustifica l'impiego di piccole dosi di periciazina (soluzione 20 mg/ml, 2-3 gocce per 2-3). A queste dosi, il rischio di effetti collaterali extrapiramidali (rigidità, acinesia, acatisia, distonia ecc.) è molto modesto, anche se la cura dura a lungo. Aumenta con dosi maggiori e può essere drammatico con altri neurolettici (i più usati: aloperidolo, promazina cloridrato, tioridazina) che, nei pazienti più anziani, provocano anche un'encefalopatia metabolica secondaria. Il rischio di effetti collaterali extrapiramidali è trascurabile coi neurolettici atipici (clozapina, olanzapina, quetiapina, risperidone), alcuni dei quali però gravati da rischi che hanno spinto il ministero della Salute a limitarne l'uso (clozapina e depressione della leucopoiesi, risperidone e rischio di eventi cerebrovascolari, olanzapina e rischio di mortalità e ictus).

La malattia di Alzheimer si è prestata più delle altre a mettere a fuoco problemi che possono peggiorare la qualità di vita degli assistiti e di chi si occupa di loro. Il DSM-IV considera la depressione del tono dell'umore, i deliri e lo stato confusionale. Cita a parte i disturbi del comportamento e ignora quelli del sonno.

La depressione è spesso il sintomo d'esordio. In questo caso, accompagna la perdita di memoria in un malato su quattro, ed è grave in uno su 10. È ragionevole sia curata, soprattutto quando è palese che gli ammalati ne hanno consapevolezza e ne soffrono. Dei trattamenti possibili, i triciclici sono inefficaci e anzi accentuano l'invalidità, non solo perché alcuni (amitriptilina) sono anticolinergici, ma anche per gli effetti collaterali (bocca asciutta, vertigine, ipotensione ortostatica, disturbi del sonno e dell'appetito, accentuazione dello stato confusionale) che un ammalato di demenza non può tollerare. Invece, IMAO tipo A (moclobemide, non disponibile in Italia) e serotoninergici sono efficaci, e i secondi (citalopram, fluoxetina, paroxetina ecc., a dosi dimezzate) sono ben tollerati e maneggevoli, nonostante gli effetti collaterali (insonnia, perdita dell'appetito, diarrea) in alcuni pazienti.

Da quando per la cura delle psicosi sono stati disponibili neurolettici atipici, si è insistito sul fatto che delirio, specie persecutorio, e allucinazioni siano sintomi frequenti e da curare. Forse non è così, e non è comunque chiaro perché questi sintomi debbano essere rimossi farmacologicamente. Infatti, la loro cura non migliora le prestazioni cognitive degli ammalati, anzi le peggiora, se si considera che essi costituiscono la manifestazione di quanto è rimasto delle facoltà cognitive. Se turbano chi è a contatto con gli ammalati, bisognerà spiegare di che si tratta, aggiungendo che scompariranno da soli col progredire della neurodegenerazione.

È intuitivo che i disturbi del comportamento facciano parte della malattia. Essi tuttavia possono mettere in crisi anche la miglior organizzazione assistenziale. Ci si riferisce in particolare a irrequietezza motoria, erraticità, rifiuto del cibo, perdita del controllo degli sfinteri, clamorosità e aggressività, spesso accompagnati da un'accentuazione dello stato confusionale. Di regola questi disturbi stimolano iniziative e atteggiamenti coattivi da parte di chi assiste gli ammalati, ciò che induce questi a comportarsi per così dire peggio. Si può innescare a questo punto una spirale di reazioni, che si conclude invariabilmente con la somministrazione di benzodiazepine e/o neurolettici. La dose è commisurata ai fenomeni da controllare ed è efficace in quanto comporta la comparsa di una encefalopatia metabolica secondaria farmacologica. Prima di reagire istintivamente usando i farmaci come mezzi di contenzione, bisognerebbe chiedersi se dietro a questi sintomi c'è, da parte dell'ammalato, un bisogno fisico o un disagio psicologico. Il demente comunica come può e sta a noi imparare a interpretarne il disagio, comportandoci con lui come faremmo con un neonato o un bambino piccolo. Spesso, dietro un comportamento che ci disturba ci sono bisogni primitivi cui l'ammalato non sa provvedere da sé: fame, sete, dolore, prurito, caldo, freddo ecc., oppure una vera encefalopatia metabolica secondaria (ad es., da farmaci). A volte ci può essere anche un'angoscia dovuta al fatto di non gradire l'ambiente e le persone, o avere paura, o sentirsi abbandonato ecc. (Può bastare una bambola a rasserenare un'ammalata). Si dà anche il caso che i disturbi del comportamento anticipino di qualche giorno la comparsa di una malattia infettiva febbrile.

La confusione degli ammalati si accentua col buio, quando può comparire una verbigerazione copiosa, come se emergesse un'attività onirica residua quando la veglia si riduce. La malattia comporta una progressiva diminuzione della durata delle fasi del sonno. Perciò di notte gli ammalati dormono meno e per periodi sempre più brevi. Molti in compenso dormono di giorno. La frammentazione del sonno notturno degli ammalati si scontra col bisogno di dormire di chi li assiste. Quando non si può risolvere il problema con chi ha riposato di giorno, si utilizzano antistaminici sedativi per indurre, approfondire e prolungare il sonno degli ammalati. La dose dovrà essere personalizzata e la più piccola possibile (ad es., clorfenamina 0,05% sciroppo, 1 cucchiaio la sera e 1 durante la notte, se occorre), ben sapendo che nemmeno così un demente riuscirà a dormire come un coetaneo sano. Bisognerà perciò sapersi accontentare di risultati modesti. Esagerando la dose o usando farmaci molto potenti (neurolettici in qualsiasi forma), lo stato confusionale durerà molte ore (anche giorni) dopo la notte. Da quando flunitrazepam gocce non è più disponibile in Italia, anche le benzodiazepine sono evitate.

In breve, quindi, quanto migliore l'assistenza, tanto minore il ricorso a sedativi. Oppure: l'uso incongruo di sedativi tradisce un'assistenza inadeguata. L'interpretazione del comportamento dei dementi è alla base del metodo di assistenza affettuosa ideato da Moira Jones, in Italia disponibile soltanto per pochi.

Letture consigliate

La maggior parte dei riferimenti usati per scrivere questo capitolo sono rassegne e capitoli di libri e contengono informazioni che poi sono state disperse in più punti. Per questa ragione li abbiamo citati nell'insieme (in ordine alfabetico), suddividendoli secondo i paragrafi cui si riferiscono (Fisiopatologia della demenza, Demenze frontotemporali, Encefalopatie da prioni, Malattia di Alzheimer). Serviranno al lettore per avere una visione più completa del problema.

Fisiopatologia della demenza

American Psychiatric Association DSM-IV. Diagnostic and statistical manual of mental disorders. APA, Washington DC, 1994.

Cohen FE, Kelly JW. Therapeutic approaches to protein-misfolding diseases. Nature 2003; 426:905-909.

Esiri MM, Hyman BT, Beyreuther K, Masters CL. Ageing and dementia. In: Graham DI, Lantos PL (eds.) Greenfield's Neuropathology (6th ed.) Arnold, London Sydney Auckland, 1997; 2:153-233.

Grabowski TJ, Damasio AR (1997) Definition, clinical features and neuroanatomical basis of dementia. In Esiri MM, Morris JH (eds) The neuropathology of dementia. Cambridge University Press, Cambridge, 1997; 1-20.

Greicius MD, Geschwind MD, Miller BL. Presenile dementia syndromes: an update on taxonomy and diagnosis. J Neurol Neurosurg Psychiat 2002; 72:691-700.

Lansbury PT. Back Back to the future: the "old-fashioned" way to new medications for neurodegeneration. Nat Rev Neurosci 2004; 5: S51-S57.

Mesulam MM. Behavioral neuroanatomy. In: Mesulam MM (ed.) Principles of behavioral and cognitive neurology (2nd ed.) Oxford University Press, Oxford, 2000; 1-120.

Peccarisi C. Rating scales delle demenze. Edifarm. Milano, 2003.

Shastry BS. Neurodegenerative disorders of protein aggregation. Neurochem Int 2003; 43:1-7.

Soto C. Protein misfolding and disease; protein refolding and therapy. FEBS Lett 2001; 498:204-207.

Tsuang DW, Bird T. Genetics of dementia. Med Clin North Am 2002; 86:591-614.

World Health Organization. ICD-10. Manual of the international statistical classification of diseases, injuries and causes of death. WHO, Geneva, 1992.

Demenze frontotemporali

Allain H, Bentué-Ferrer D, Tribut O et al. Drug therapy in frontotemporal dementia, Hum Psychopharmacol 2003; 18:221-225.

Bigio EH, Lipton AM, White CL et al. Frontotemporal and motor neurone degeneration with neurofilament inclusion bodies: additional evidence for overlap between FTD and ALS. Neuropathol Appl Neurobiol 2003; 29:239-253.

Dermaut B, Kumar-Singh S, Engelborghs S et al. A novel presenilin 1 mutation associated with Pick's disease but not beta-amyloid plaques. Ann Neurol 2004; 55:617-626.

Delacourte A, Buèe L. Normal and pathological Tau proteins as factors for microtubule assembly. Int Rev Cytol 1997; 171: 167-224.

Goedert M. Tau protein and neurodegeneration. Semin Cell Dev Biol 2004; 5:45-49.

Grossman M. Frontotemporal dementia: a review. J Int Neuropsychol Soc 2002; 8:566-583.

Jope RS. Lithium and GSK-3: one inhibitor, two inhibitory actions, multiple outcomers. Trends Pharmacol Sci 2003; 24:441-443.

Kertesz A. Pick complex: an integrative approach to frontotemporal dementia: primary progrtessive aphasia, corticobasal degeneration, and progressive supranuclear palsy. Neurologist 2003; 9:311-317.

Lau LF, Seymour PA, Sanner MA et al. Cdk5 as a drug target for the treatment of Alzheimer's disease. Mol Neurosci 2002; 19:267-273.

Schraen-Maschke S, Dhaenens CM, Delacourte A et al. Microtubule-associated protein tau gene: a risk factor in human neurodegenerative disesases. Neurobiol Dis 2004; 5:449-460.

Tsuang DW, Bird TD. Genetics of dementia. Med Clin North Am 2002; 86:591-614.

Yancopoulou D, Spillantini MG. Tau protein in familial and sporadic diseases. Neuromolecular Med 2003; 4:37-48.

Yoshiyama Y, Lee VM, Trojanowski JQ. Frontotemporal dementia and tauopathy. Curr Neurol Neurosci Rep 2001; 1:413-421.

Encefalopatie da prioni

Bruce ME, Boyle A, Cousens S et al. Strain characterization of natural sheep scrapie and comparison with BSE. J Gen Virol 2002; 83:695-704.

Casalone C, Zanusso G, Acutis P et al. Identification of a second bovine amyloidotic spongiform encephalopathy: molecular similarities with sporadic Creutzfeldt-Jakob disease. Proc Natl Acad Sci USA 2004; 101:3065-3070.

Collins SJ, Lawson VA, Masters CL. Transmissible spongiform encephalopathies. Lancet 2004; 363:51-61.

DeArmond SJ, Prusiner SB. Perspectives on prion biology, prion disease pathogenesis, and pharmacologic approach to treatment. Clin Lab 2003; Med 23:1-41.

Gambetti P, Parchi P, Chen SG. Hereditary Creutzfeldt-Jakob disease and fatal familial insomnia. Clin Lab Med 2003; 23:43-64.

Ghetti B, Tagliavini F, Takao M, Bugiani O. Hereditary prion protein amyloidoses. Clin Lab Med 2003; 23:65-85.

Goldfarb LG. Kuru: the old epidemic in a new mirror. Microbes Infect 2002; 4:875-882.

Kocisko DA, Baron GS, Rubenstein R et al. New inhibitors of scrapie-associated prion protein formation in a library of 2000 drugs and natural products. J Virol 2003; 7:10288-10294.

Korth C, May BCH, Cohen FE et al. Acridine and phenotiazine derivatives as pharmacotherapeutics for prion diseases. Proc Natl Acad Sci USA 2001; 98:9836-9841.

Kovács GG, Trabattoni G, Heinfellner JA et al. Mutations in the prion protein gene. Phenotypic spectrum. J Neurol 2002; 49:1567-1582.

Nakajima M, Yamada T, Kusuhara T et al. Results of quinacrine administration to patients with Creutzfeldt-Jakob disease. Dement Geriatr Cogn Disord 2004; 17:158-163.

Parchi P, Giese A, Capellari S et al. Classification of sporadic Creutzfeldt-Jakob disease based on molecular and phenotypic analysis of 300 subjects. Ann Neurol 1999; 46:224-233.

Priola SA. Prion protein diversity and disease in the transmissible spongiform encephalopaties. Adv Protein Chem 2001; 57:1-27.

Rossi G, Salmona M, Forloni G, Bugiani O et al. Therapeutic approaches to prion diseases. Clin Lab Med 2003; 23:187-208.

Ward HJT, Head MW, Will RG, Ironside JW. Variant Creutzfeldt-Jakob disease. Clin Lab Med 2003; 23:87-108.

Will RG, Zeidler M, Stewart GE et al. Diagnosis of new variant Creutzfeldt-Jakob disease. Ann Neurol 2000; 47:575-582.

Williams ES. Scrapie and chronic wasting disease. Clin Lab Med 2003; 23:139-159.

Malattia di Alzheimer

Aliev G, Smith MA, Obrenovich ME et al. Role of vascular hypoperfusion-induced oxidative stress and mitochondria failure in the pathogenesis of Alzheimer disease. Neurotox Res 2003; 5:491-504.

Blass JP. Brain metabolism and brain disease: is metabolic deficiency the proximate cause of Alzheimer dementia? J Neurosci Res 2001; 66:851-856.

Conway KA, Baxter EW, Felsenstein KM et al. Emerging beta-amyloid therapies for the treatment of Alzheimer's disease. Curr Pharm Des 2003; 9:427-447.

Dewachter I, Van Leuven F. Secretases as targets for the treatment of Alzheimer's disease:the prospects. Lancet Neurol 2002; 1:409-416.

Doggrell SA, Evans S. Treatment of dementia with neurotransmission modulation. Expert Opin Investig Drugs 2003; 12:1633-1654.

Ehehalt R, Keller P, Haass C et al. Amyloidogenic processing of the Alzheimer beta-amyloid precursor protein depends on lipid rafts. J Cell Biol 2003; 160:113-123.

Golde TE. Alzheimer disease therapy: can the amyloid cascade be halted? J Clin Invest 2003; 111:11-18.

Golde TE, Younkin SG. Presenilins as therapeutic targets for the treatment of Alzheimer's disease. Trends Mol Med 2001; 7:264-269.

Hindupur K, Anandatheerthavarada HK, Biswas C, et al. Mitochondrial targeting and a novel transmembrane arrest of Alzheimer's amyloid precursor protein impairs mitochondrial functions in neuronal cells. J Cell Biol 2001; 161:41-54.

Hardy J. Apolipoprotein E in the genetics and epidemiology of Alzheimer's disease. Am J Med Genet 1995; 60:456-460.

Hardy J. Amyloid, the presenilins and Alzheimers disease. Trends Neurosci 1997; 20 :154-159.

Hardy J. The relationship between amyloid and tau. J Mol Neurosci 2003; 20:203-206.

Hardy J, Selkoe DJ; The amyloid hypothesis of Alzheimer's disease: progress and problems on the road to therapeutics. Science2002; 297:353-356.

Irizarry MC, Hyman BT. Alzheimer disease therapeutics. J Neuropathol Exp Neurol 2001; 60:923-928.

Jones M. Gentle care. Changing the experience of Alzheimer's disease in a positive way. Hartley & Marks, Vancouver, 1999.

Lahiri DK, Farlow MR, Sambamurti K et al. A critical analysis of new molecular targets and strategies for drug developments in Alzheiemr's disease. Curr Drug Targets 2003; 4:97-112.

Lancet Conference. The challenge of the dementias. Lancet 1996; 347:1303-1307.

Loeb MB, Molloy D, Smieja M et al. A randomized, controlled trial of doxycycline and rifampin for patients with Alzheimer's disease. J Am Geriatr Soc 2004; 52:381-387.

Lustbader JW, Cirilli M, Lin C et al. ABAD directly links Abeta to mitochondrial toxicity in Alzheimer's disease. Science 2004; 304:448-452.

Mayeux R, Sano M. Treatment of Alzheimer's disease. N Engl J Med 1999; 341:1670-1679.

Mesulam MM. Aging, Alzheimer's disease, and dementia. In Mesulam MM (ed.) Principles of behavioral and cognitive neurology (2nd ed.) Oxford University Press, Oxford 2000; 439-522.

Michaelis ML. Drug targeting Alzheimer's disease: some things old and some things new..J Pharmacol Exp Ther 2003; 304:897-904.

Nicoll JA, Wilkinson D, Holmes C et al. Neuropathology of human Alzheimer disease after immunization with amyloid-beta peptide: a case report. Nat Med 2003; 9:448-452.

Nussbaum RL, Ellis CE (2003) Alzheimer's disease and Parkinson's disease. N Engl J Med 2003; 348:1356-1364.

Perez M, Hernandez F, Lim F et al. Chronic lithium treatment decreases mutant tau protein aggregation in a transgenic mouse model. J Alzheimers Dis 2003; 5:301-308.

Pfeifer M, Boncristiano S, Bondolfi L et al. Cerebral hemorrhage after passive anti-A immunotherapy. Science 2002; 298:1379.

Phiel CJ, Wilson CA, Lee VM et al. GSK-3alpha regulates production of Alzheimer's disease amyloid-beta peptides. Nature 2003; 423:435-439.

Puglielli L, Tanzi RE, Kovacs DM. Alzheimer's disease: the cholesterol connection, Nat Neurosci 2003; 6:345-351.

Rensink AA, de Waal RM, Kremer B et al. Pathogenesis of cerebral amyloid angiopathy. Brain Res Brain Res Rev 2003; 43:207-223.

Ritchie K, Kildea D. Is senile dementia age-related or ageing-related? – evidence from a meta-analysis of dementia prevalence in the oldest old. Lancet 1995; 346:931-934.

Ritchie K, Lovestone S. The dementias. Lancet 2002; 360:1759-1766.

Rogawski MA, Wenk GL. The neuropharmacological basis for the use of memantine in the treatment of Alzheimer's disease. CNS Drug Rev 2003; 9:275-308.

Scarpini E, Scheltens P, Feldman H. Treatment of Alzheimer's disease: current status and new perspectives. Lancet Neurol 2003; 2:539-547.

Schenk D. Amyloid-beta immunotherapy for Alzheimer's disease: the end of the beginning. Nat Rev Neurosci 2002; 3:824-828.

Schutz H, Bodeker RH, Damian M et al. 1990 Age-related spontaneous intracerebral hematoma in a German community. Stroke, 21:1412-1418.

Selkoe DJ. Alzheimer's disease: genes, proteins and therapy. Physiol Rev 2001; 81:741-766.

Selkoe DJ. Deciphering the genesis and fate of amyloid β-protein yields novel therapies for Alzheimer's disease. J Clin Invest 2002; 110:1375-1381.

Selkoe DJ: Presenilin, Notch and the genesis and treatment of Alzheimer's disease. Proc Natl Acad Sci USA 98:11039-11041.

Senior K Soluble amyloid oligomers: a common cause of neurodegeneration? Lancet Neur 2003; 2:330.

Sigurdsson E, Wisniewski T, Frangione B. A safer vaccine for Alzheimer's disease? Neurobiol Aging 2002; 23:1001.

Simons K, Ehehalt R. Cholesterol, lipid rafts, and disease. J Clin Invest 2002; 110:597-603.

Tanzi RE, Bertram R. New frontiers in Alzheimer's disease genetics. Neuron 2001; 32:181-184.

Walsh DM, Klyubin I, Fadeeva JV, et al. Amyloid-β oligomers: their production, toxicity and therapeutic inhibition. Biochem Soc Trans 2002; 30:552-557.

Zekry D, Duyckaerts C, Moulias R et al. Degenerative and vascular lesions of the brain have synergistic effects in dementia of the elderly. Acta Neuropathol 2002; 103:481-487.

Capitolo 14

Alterazioni metaboliche congenite

Graziella Uziel, Marianna Bugiani

La patologia neurologica da difetti genetici del metabolismo è costituita da un numero rilevante di malattie estremamente eterogenee tra loro, non solo per le manifestazioni cliniche, ma anche rispetto alla patogenesi del danno cerebrale. Questo gruppo di malattie esordisce prevalentemente nell'infanzia, ma alcune di esse possono avere un fenotipo tardivo e manifestarsi nell'età adulta. La classificazione utilizzata abitualmente per le encefalopatie metaboliche prevede una suddivisione in base alla via metabolica compromessa (Tab. 14.1).

Se considerate singolarmente le encefalopatie metaboliche sono rare, ma nel loro insieme coinvolgono un numero rilevante di pazienti; sono per lo più invalidanti, talora a prognosi infausta, di elevato costo sociale. La diagnosi, cruciale, richiede spesso indagini che possono essere effettuate solo in laboratori specializzati. Per quanto riguarda il trattamento delle malattie genetiche si possono riconoscere vari livelli di intervento: terapie sintomatiche che agiscono direttamente sul fenotipo clinico, terapie che agiscono sui meccanismi patogenetici che sostengono la malattia, terapie mirate a sostituire o modificare le proteine mutate e, infine, trattamenti finalizzati a modificare i geni stessi o la loro espressione (v. Cap. 47). La possibilità d'intervenire con terapie efficaci è ancora oggi molto limitata.

Trattamento vitaminico

Esistono malattie dovute a difetti del metabolismo, del trasporto o dell'utilizzo di alcune vitamine. La mancata disponibilità di vitamine comporta la mancata funzione di uno o più enzimi con il conseguente blocco di una via metabolica, accumulo di sostanze tossiche o mancata produzione di metaboliti essenziali. In questi casi il rapido riconoscimento del difetto e la pronta somministrazione della vitamina carente sono in grado di correggere completamente il difetto metabolico e di evitare che si instauri o si aggravi il danno neurologico.

Difetto di vitamina E

Il difetto di vitamina E (AVED) è una malattia autosomica recessiva a esordio giovanile, caratterizzata da atassia progressiva, neuronopatia prevalentemente sensitiva e degenerazione retinica. Entra in diagnosi differenziale con l'atassia di Friedreich. La diagnosi si basa sul riscontro di ridotti livelli di vitamina E nel plasma ed è confermata dall'identificazione di mutazioni nel gene che codifica per la proteina di trasferimento dell'alfa-tocoferolo (TTPA). La vitamina E è uno dei più potenti antiossidanti liposolubili del nostro organismo. Il mantenimento dei suoi livelli circolanti è garantito dalla TTPA che ne faci-

Tabella 14.1 • Cause di encefalopatia metabolica

Disordini del metabolismo degli aminoacidi
Disordini del ciclo dell'urea
Malattie mitocondriali
Malattie perossisomiali
Malattie lisosomiali
Disordini del metabolismo delle vitamine
Disordini del metabolismo glucidico
Disordini del metabolismo lipidico e delle lipoproteine
Disordini del metabolismo delle purine e primidine
Disordini dei neurotrasmettitori
Disordini del trasporto dei metalli
Disordini della glicosilazione proteica

A. Sghirlanzoni (ed) *Terapia delle malattie neurologiche*. ISBN 978-88-470-1119-9; © Springer-Verlag Italia 2009

lita il rilascio da parte del fegato. Nei pazienti affetti da questa malattia, la somministrazione di elevate dosi (900-1200 mg/die) di vitamina E è in grado di arrestarne l'evoluzione [1].

Abetalipoproteinemia (malattia di Bassen Kornzweig)

Condizione clinicamente analoga al difetto di vitamina E, si manifesta con atassia, neuronopatia assonale sensitiva e alterazioni retiniche. È ereditata come carattere autosomico recessivo ed è dovuta a un difetto di trasporto di trigliceridi, esteri del colesterolo e fosfolipidi attraverso la membrana microsomiale. L'alterazione del trasporto dei lipidi coinvolge anche le vitamine liposolubili, cui consegue un difetto secondario delle vitamine A, E, D e K.

La somministrazione di queste vitamine è in grado di prevenire la retinopatia progressiva e di limitare il danno neuronopatico [2].

Difetto primario di carnitina

La carnitina svolge un ruolo importante nella β-ossidazione degli acidi grassi. Esterificando gli acidi grassi, è in grado di trasportarli all'interno dei mitocondri dove vengono ossidati. Il difetto primario di carnitina è una rara malattia autosomica recessiva dovuta a un difetto dei recettori per la carnitina sulla membrana cellulare [3]. Ne consegue una continua perdita di carnitina nelle urine, una pressoché totale indisponibilità della carnitina all'interno delle cellule e una ridotta concentrazione plasmatica. Clinicamente si manifesta con cardiomiopatia dilatativa; ipotonia e debolezza muscolare; gravi episodi ricorrenti di coma ipoglicemico, ipochetosico; insufficienza epatica acuta. Questi episodi possono avere esito fatale o determinare danni cerebrali permanenti.

La somministrazione di carnitina al dosaggio di 100-200 mg/kg/die fa regredire la cardiomiopatia, aumenta la forza muscolare e previene gli attacchi di ipoglicemia.

Esistono poi condizioni metaboliche differenti, ereditarie o acquisite, che possono determinare un difetto secondario di carnitina [4]. Nelle condizioni elencate nella tabella 14.2, una ridotta capacità di assorbimento renale o il sequestro della vitamina da parte di metaboliti tossici causano una minore disponibilità tissutale di carnitina. Anche per queste condizioni è stato accertato il beneficio derivante da una continua assunzione di carnitina a dosi di 100 mg/kg/die.

Difetto multiplo di deidrogenasi riboflavino-dipendente

Questa condizione, di cui è ancora ignoto il preciso difetto metabolico e genetico, è stata descritta sia nell'infanzia (dove si manifesta con episodi acuti di scompenso metabolico, ipoglicemia ipochetosica, epatopatia e danno cerebrale conseguente) sia nell'età govanile-adulta con una miopatia progressiva da accumulo di lipidi.

Gli esami rivelano un'aumentata escrezione di numerosi acidi grassi dicarbossilici, di acido glutarico e di altri metaboliti catabolizzati dalle deidrogenasi che utilizzano la riboflavina come coenzima essenziale [5]. I sintomi regrediscono rapidamente quando è instaurata la terapia con elevate dosi di riboflavina (50-100 mg/die), che non deve essere mai interrotta e può garantire una vita del tutto normale.

Difetto di biotinidasi

La biotina è un coenzima indispensabile nelle reazioni di carbossilazione che avvengono nel catabolismo della leucina, della valina e dell'isoleucina, nella sintesi degli acidi grassi e nella trasformazione del pi-

Tabella 14.2 • Terapia di alcune malattie metaboliche

Malattia	Terapia
Malattia delle urine a sciroppo d'acero	Dieta priva di aminoacidi ramificati
Deficit della deidrogenasi dei chetoacidi a catena ramificata	Tiamina 10 mg/kg/die
Difetto di piruvico deidrogenasi	Tiamina 10 mg/kg/die
Omocistinuria. Difetto di cistationina beta-sintetasi	Pirossidina 500-1.000 mg/die
Difetto del complesso I della catena respiratoria	Dicloroacetato 30 mg/die
Difetto del complesso II della catena respiratoria	Riboflavina 30 mg/die
Difetti della catena respiratoria	Ubidecarenone 30 mg/die

ruvato a ossalacetato. La biotina, dopo essersi legata all'apoenzima e aver svolto la sua funzione, viene liberata dal suo legame con i residui peptidici per poter essere riutilizzata; questa reazione è catalizzata dall'enzima biotinidasi. Difetti genetici che coinvolgono quest'enzima provocano una carenza di biotina, un difetto multiplo di carbossilasi, e l'accumulo di alcuni metaboliti tossici. Le manifestazioni cliniche consistono in episodi acuti di acidosi metabolica, encefalopatia epilettica precoce, ipotonia, ritardo dello sviluppo, rash cutanei e alopecia.

La somministrazione di biotina a dosaggi di 5-10 mg/die determina una rapida regressione dei sintomi [6].

Difetti del metabolismo della cianocobalamina (vitamina B$_{12}$)

La cianocobalamina è assorbita, trasportata e metabolizzata a metilcobalamina nel comparto citosolico e ad adenosilcobalamina nei mitocondri. La metilcobalamina interviene nella metilizione dell'omocisteina a metionina, l'adenosilcobalamina nella reazione catalizzata dalla metilmalonilCoA mutasi che isomerizza l'acido metilmalonico in succinilCoA.

Esistono condizioni patologiche, dovute a un difetto di assorbimento e di trasporto della vitamina, che sono caratterizzate da anemia megaloblastica, ritardo di sviluppo e, talora, mielopatia.

La maggior parte dei pazienti con questo tipo di difetto risponde positivamente alla somministrazione intramuscolare di 1 mg/die di vitamina B$_{12}$; l'assunzione di acido folico può essere considerata, ma deve essere iniziata solo dopo aver instaurato la terapia con la vitamina.

Difetti della via metabolica comune alla sintesi di metilcobalamina e di adenosilcobalamina sono stati definiti nelle classi di complementazione CblC, CblD e CblF. Gli esami di laboratorio rivelano anemia megaloblastica, omocistinuria e metilmalonico aciduria. Il danno neurologico è rilevante, esordisce nel primo anno di vita con difficoltà ad alimentarsi, scarso accrescimento staturoponderale, sopore, ritardo psicomotorio, crisi epilettiche, microcefalia o, nella seconda infanzia, con ritardo mentale, psicosi deficitaria e spasticità. Il quadro clinico viene complicato dalla presenza di una microangiopatia trombotica con danno multiorgano su base ischemica.

In questi casi è da preferire la somministrazione per via parenterale di idrossicobalamina (1 mg/die) associata a carnitina e a betaina, un donatore di gruppi metilici alternativo, al dosaggio di 250 mg/kg/die. La possibilità d'intervenire con terapie efficaci è ancora oggi molto limitata [7].

I gruppi di complementazione CblE e G identificano pazienti con un disturbo isolato della sintesi della metilcobalamina. I sintomi si rendono evidenti nei primi due anni di vita con frequenti episodi di vomito, sopore, ritardo psicomotorio, ipotonia ed epilessia. Una diagnosi precoce consente di iniziare il trattamento in tempo utile a evitare il danno neurologico e, in particolar modo per i pazienti che appartengono alla classe CblF, la prognosi è buona.

I gruppi di complementazione CblA e CblB identificano i pazienti con un difetto isolato di adenosilcobalamina. La diagnosi si compie per il riscontro di un'aumentata escrezione di acido metilmalonico nelle urine. Le manifestazioni cliniche possono variare da un esordio acuto neonatale o nella prima infanzia, con alterazioni dello stato di coscienza, vomito e ritardo o regressione psicomotoria, a una forma più subdola e subacuta caratterizzata essenzialmente da ritardo mentale. Ancora una volta la rapidità con cui si riesce a raggiungere la diagnosi è cruciale nell'intraprendere la terapia con idrossicobalamina (1 mg/die), che risulta efficace.

Difetto di creatina

Il difetto di creatina è una condizione recentemente individuata che comporta un'encefelapatia progressiva a esordio precoce con ritardo mentale, sindrome distonico-ipercinetica ed epilessia farmacoresistente.

È diagnostica l'assenza del picco della creatina alla risonanza magnetica spettroscopica cerebrale. La malattia è dovuta a tre diversi difetti genetici. Due coinvolgono la sintesi della creatina, per difetto degli enzimi arginina-glicina-amidinotransferasi (AGAT) o guanidino-acetato metiltransferasi (GAMT), uno coinvolge il trasporto della creatina all'interno delle cellule per difetto del trasportatore specifico codificato dal gene SLC6A8.

La maggior parte dei pazienti finora descritti presenta un difetto di GAMT e risponde in modo eccellente alla somministrazione di alte dosi di creatina (400-500 mg/kg/die), mentre i pazienti con il difetto del trasportatore della creatina non hanno, purtroppo, alcun beneficio da questa terapia [8].

Difetto di coenzima Q$_{10}$

Il difetto di coenzima Q$_{10}$ (CoQ$_{10}$) è un'altra entità di recente identificazione, caratterizzata da un difetto multiplo dei complessi della catena respiratoria mitocondriale. Si manifesta con uno spettro di sintomi suggestivi di un'encefalomiopatia mitocondriale, caratterizzato da atassia progressiva, crisi epilettiche e segni miopatici. Il difetto biochimico non è noto; è possibile che si tratti di un difetto di sintesi e che la malattia sia trasmessa come carattere autosomico recessivo.

In diversi pazienti la somministrazione di coenzima Q_{10} a dosaggio variabile tra i 90 e 3.000 mg/die ha determinato un sicuro beneficio con completa remissione dei segni miopatici e miglioramento dei sintomi neurologici [9].

Esistono poi malattie metaboliche dovute a deficit enzimatici parziali che possono venir corretti in una certa misura da un'elevata disponibilità del coenzima necessario. Queste malattie sono elencate nella tabella 14.2.

Trattamento dietetico

I primi tentativi di modificare l'evoluzione delle malattie metaboliche si sono basati sul razionale di eliminare dall'organismo i metaboliti che non possono essere correttamente utilizzati e che, pertanto, tendono ad accumularsi esplicando un effetto tossico. Ancora oggi, per diverse malattie questo rimane l'approccio terapeutico più sperimentato ed efficace. Elemento necessario perché si possa prospettare questo tipo di trattamento è che il metabolita che si desidera ridurre o eliminare derivi esclusivamente dall'apporto dietetico e che l'organismo non sia in grado di sintetizzarlo.

Fenilchetonuria

La fenilchetonuria (PKU) ha un'incidenza di 1:10.000-15.000 nati. È stata la prima grave alterazione metabolica per cui è stato approntato un trattamento, nonché tra le prime malattie da errore congenito del metabolismo per la quale sia stato istituito un programma di screening neonatale. Ciò ha praticamente consentito un trattamento precoce ed efficace [10].

È una malattia estremamente grave a espressione prevalentemente neurologica, caratterizzata da ritardo mentale, spasticità e distonia progressive, crisi epilettiche e coinvolgimento sia della sostanza bianca sia di quella grigia. È dovuta a un difetto dell'enzima fenilalanina idrossilasi che consente la trasformazione della fenilalanina in tirosina.

La terapia consiste nel ridurre l'apporto dietetico di fenilalanina, mantenendone la concentrazione plasmatica al di sotto di 300 ∝moli/l.

A questo scopo, sono oggi disponibili latte e alimenti adattati nel loro contenuto aminoacidico in modo da rendere possibile la dieta sin dai primi giorni di vita. Gli unici pazienti con iperfenilalaninemia che non rispondono al trattamento dietetico sono quelli che hanno un difetto della sintesi delle tetraidrobiopterine necessarie alla normale attività delle idrossilasi.

Difetti del ciclo dell'urea

Il ciclo dell'urea permette di eliminare i residui di ammonio derivati dal catabolismo degli aminoacidi tramite la sintesi di urea attraverso cinque reazioni enzimatiche: carbamilfosfato sintetasi, ornitina transcarbamilasi, argininosuccinato sintetasi, argininosuccinico liasi, arginasi. Difetti di questi enzimi causano un'encefalopatia acuta iperammoniemica nei primi giorni di vita o un corredo di sintomi vari, a esordio più tardivo, caratterizzato da disturbi del comportamento, insufficienza mentale e paraparesi spastica progressiva.

Il trattamento consiste nel ridurre l'apporto dietetico di proteine, nel mantenere adeguati livelli di arginina e nel somministrare sostanze che forniscano una via alternativa all'eliminazione dell'ammonio [11].

Malattia di Refsum

Malattia monogenica rara, autosomica recessiva, caratterizzata da polineuropatia ipertrofica demielinizzante, retinite pigmentosa, sordità, atassia cerebellare, iperproteinorrachia e pleiocitosi liquorale, cardiopatia, accumulo plasmatico e tissutale di acido fitanico. L'organismo umano non è in grado di sintetizzare l'acido fitanico, che è quindi esclusivamente di derivazione dietetica e che tende ad accumularsi per un difetto di fitanato idrossilasi. La terapia consiste in una restrizione dietetica di acido fitanico che è contenuto nelle verdure e nella frutta, ma soprattutto nei grassi derivati dal latte e dalla carne degli animali erbivori. Il vantaggio è accertato per quanto riguarda la polineuropatia e la cardiomiopatia, mentre il danno retinico non sembra migliorare durante il trattamento [12] (v. Cap. 35).

Adrenoleucodistrofia

Questa malattia, trasmessa come carattere legato al cromosoma X, determina l'accumulo di acidi grassi saturi a catena molto lunga (VLFA). Sono riconosciute forme differenti in base all'età di esordio e alla gravità di presentazione clinica. Tutte sono dovute ad alterazioni di un unico gene appartenente alla famiglia degli ABC trasportatori che veicola all'interno dei perossisomi gli acidi grassi che vanno incontro all'ossidazione perossisomiale.

I meccanismi alla base del danno neurologico non sono ancora stati completamente chiariti e, in particolar modo, è del tutto ignoto l'elemento che determina i differenti fenotipi clinici, visto che un'identica mutazione può provocare sia la forma a esordio infantile, che ha grave coinvolgimento encefalico, con progressiva demielinizzazione ed esito infausto, sia la forma a esordio nell'età adulta, che risparmia l'encefalo e provoca paraparesi atasso-spastica lentamente progressiva: adrenomieloneuropatia (AMN).

Per questi pazienti, allo scopo di ridurre i VLFA, è stata utilizzata una dieta ipolipidica arricchita con una miscela di trioleato e trierucato (Olio di Lorenzo). Si è di fatto ottenuta una normalizzazione dei VLFA plasmatici senza riuscire però a modificare il decorso della malattia nei soggetti sintomatici [13]. È ancora oggi oggetto di discussione se il trattamento dietetico sia in grado di ritardare l'esordio della malattia nei pazienti asintomatici e di stabilizzare i pazienti affetti da AMN [14].

Malattia di Wilson

La malattia di Wilson o degenerazione epatolenticolare è un disturbo del metabolismo del rame trasmesso con ereditarietà autosomica recessiva (gene ATP7B sito sul cromosoma 13). La malattia, che ha esordio generalmente giovanile, ma che può iniziare anche in età infantile o adulta, è provocata da una riduzione del contenuto serico di ceruloplasmina o da un suo alterato legame con il rame di cui è la proteina veicolante. Di conseguenza, il metallo si accumula in vari organi, in particolare nel cervello e nel fegato.

Accanto alla compromissione epatica, i sintomi neurologici, che hanno decorso in genere lentamente progressivo, sono principalmente rappresentati da tremore, movimenti coreiformi o distonia, disartria, disfagia, perdita di saliva, rigidità; buona parte dei pazienti presenta sintomi di tipo psichiatrico già all'esordio.

Diagnosi

La dimostrazione dell'anello corneale di Keiser-Fleischer è l'elemento diagnostico più importante.

Le sequenze MRN-T2 dimostrano iperintensità di segnale a livello dei nuclei lenticolari, talamici, dentati e del tegmento pontino con strie che possono apparire ipointense agli alti campi magnetici.

Il livello serico di ceruloplasmina è inferiore a 200mg/l; alla biopsia, la concentrazione di rame epatico è maggiore di 200 $\propto$g per grammo di tessuto secco.

Terapia

Lo scopo del trattamento è rimuovere la maggior parte possibile dei depositi di rame.

La penicillamina è il farmaco di prima scelta ed è somministrata per bocca con dosaggio lentamente crescente a partire da 75-150 mg/die fino a dosi medie, singole o refratte, di 1 g/die, 30 minuti prima o 2 ore dopo i pasti [15].

A causa del suo effetto anti-piridossina, alla penicillamina devono essere associati 25 mg al giorno di piridossina. Durante il trattamento è necessario controllare, ogni settimana per un mese, la temperatura corporea, i globuli bianchi, le piastrine, le urine, alla ricerca di proteinuria. Il farmaco deve essere sospeso in caso di rash cutaneo, febbre, leucopenia, trombocitopenia, linfoadenopatia o proteinuria. La somministrazione di prednisone 20 mg/die per circa 2 settimane rende più difficile il verificarsi e il ripetersi di queste reazioni. Può accadere che si verifichino reazioni allergiche ricorrenti prima che la penicillamina possa essere somministrata senza l'uso contemporaneo di steroidi.

Una volta stabilita la terapia con penicillamina, il paziente dovrebbe essere sottoposto ogni 1-3 mesi a controllo neurologico e di laboratorio; quest'ultimo deve comprendere emocromo con piastrine, transaminasi, albuminuria, bilirubinemia, rame serico libero. Un esame con lampada a fessura dovrebbe essere ripetuto ogni anno.

L'obiettivo del trattamento è mantenere la concentrazione di rame libero a un livello inferiore a circa due μmoli/litro (20 $\propto$g/dl). Una concentrazione di rame superiore al 4 $\propto$moli/litro (20 $\propto$g/dl) indica che il dosaggio del farmaco è troppo basso. La penicillamina può provocare una serie di reazioni che vanno dai disturbi ematologici al lupus, alle artralgie, alla miastenia, all'ipertrofia mammaria. La tossicità è qualche volta correlata al dosaggio del farmaco. Gli steroidi possono controllare il lupus e le artralgie.

Seppure molto efficace nel trattamento del Wilson, gli effetti collaterali della penicillamina sono comunque tali da rendere talvolta necessario l'uso di farmaci alternativi.

In questo caso la trientina (diidrocloro trietilene-teramina) costituisce un'accettabile alternativa. Anche se meno potente dalla penicillamina, nei pazienti affetti da Wilson la trientina è efficace nel provocare l'eliminazione urinaria del rame. Il suo dosaggio massimo giornaliero è di 2 g/die per os, in 2-4 dosi per gli adulti e di 1,5 g per i bambini, a stomaco vuoto. La trientina può provocare deficit di ferro superabile con brevi periodi di trattamento marziale. Va tenuto conto che trientina e ferro devono essere assunti ad almeno due ore di distanza l'uno dall'altro.

I sali di zinco sono efficaci, al dosaggio di 150 mg/die di zinco elementare, in pazienti in cui i depositi di rame siano già stati ridotti dalla penicillamina [16]. I sali di zinco non devono comunque essere somministrati in associazione con penicillamina o con trientina in quanto lo zinco può chelare i due composti con formazione di complessi terapeuticamente inefficaci.

Il trapianto di fegato è un'ulteriore opzione terapeutica; esso trova particolare indicazione nei casi in cui la malattia si manifesti con anemia emolitica ed epatite fulminante.

Da ultimo va ricordato che i pazienti affetti da malattia di Wilson devono assumere una dieta povera di rame, e che il trattamento deve durare per tutta la vita.

Sostituzione enzimatica

La terapia enzimatica sostitutiva (ERT) ha trovato in questi ultimi anni la sua applicazione in alcune malattie lisosomiali da accumulo. Si basa sull'infusione dell'enzima ricombinante appropriatamente modificato per raggiungere la membrana plasmatica dei macrofagi e aderirvi. Le malattie per cui oggi è disponibile la ERT sono la malattia di Gaucher tipo I e tipo III in fase precoce, la malattia di Fabry (v. Capitolo 35) e la mucopolisaccaridosi tipo I. Sono in fase di preparazione ERT per la malattia di Niemann Pick tipo B e per la mucopolisaccaridosi tipo II. I risultati ottenuti nella malattia di Gaucher e nella malattia di Fabry sono indubbiamente positivi per quanto riguarda i loro sintomi extraneurologici, ma non sembra esservi alcun beneficio sui danni neurologici [17-19].

Trapianto di cellule staminali

Da diversi anni il trapianto di cellule staminali ematopoietiche è considerato quale terapia per alcune malattie genetiche a difetto metabolico definito [18]. Pur trattandosi di una procedura a elevato rischio di complicanze anche fatali, il miglioramento delle tecniche di condizionamento, di preparazione delle cellule staminali da infondere, di sorveglianza e di cura del paziente, durante e dopo il trapianto, ha ridotto considerevolmente la mortalità. Si tratta, tuttavia, di una procedura complessa da eseguirsi in centri altamente specializzati, che deve essere riservata a pazienti in fase iniziale di malattia e con compromissione neurologica lieve. Le malattie per cui viene preso in considerazione il trapianto di cellule staminali sono:

- leucodistrofia metacromatica forma giovanile tardiva, forma infantile nei rari casi in cui si abbia la possibilità di una diagnosi in fase preclinica;
- malattia di Krabbe forma tardo-infantile;
- adrenoleucodistrofia forma infantile paucisintomatica con accertata alterazione progressiva alla RMN;
- mucopolisaccaridosi tipo I entro i primi 2 anni di vita.

Bibliografia

1. Cavalier L, Ouahchi K, Kayden HJ et al. Ataxia with isolated vitamin E deficiency:heterogeneity of mutations and phenotypic variability in a large number of families. Am J Hum Genet 1998; 62:301-310.
2. MacGilchrist AJ, Mills PR, Nobel M et al. Abetalipoproteinemia in adults:role of vitamin therapy. J Inherit Metab Dis 1988; 11:184-190.
3. Garavaglia B, Uziel G, Dworzak F et al. Primary carnitine deficiency:heterozygote and intrafamilial phenotypic variation. Neurology 1991; 41:1691-1693.
4. De Vivo D, Tein I. Primary and secondary disorders of carnitine metabolism. Int J Pediatr 1990; 5:134.
5. Uziel G, Garavaglia B, Ciceri E et al. Riboflavin-responsive glutaric aciduria type II presenting as a leukodystrophy. Pediatr Neurol 1995; 13:333-335.
6. Wolf B. Disorders of biotin metabolism: treatable neurologic syndromes. In: Rosenberg RN, Prusiner SB, Di Mauro S, Barchi RL (eds). The molecular and Genetic basis of neurological disorders. Boston: Butterworth-Heinemann; 1997:1323-1339.
7. Shevell MI, Cooper BA, Rosenblatt DS. Inherited disorders of cobalamin and folate transport and metabolism. In: Rosenberg RN, Prusiner SB, Di Mauro S, Barchi RL (eds). The molecular and Genetic basis of neurological disorders. Boston:Butterworth-Heinemann; 1997:1301-1321.
8. Stockler S, Isbrandt D, Hanefeld F et al. Guanidinoacetate methyltransferase deficiency: the first inborn error of creatine metabolism in man. Am J Hum Genet 1996; 58:914-922.
9. Musumeci O, Naini A, Slonim AE et al. Familial cerebellar ataxia with muscle coenzyme Q10 deficiency Neurology 2001; 56:849-855.

10. Smith I, Brenton DP. Hyperphenylalaninemias. In: Fernandes J, Saudubray JM, van den Berghe G (eds). Inborn Metabolic Diseases. Diagnosis and Treatment. Berlin:Springer Verlag; 1995:147-160.

11. Batshaw ML, Brusilow, Waber L et al. Treatment in inborn errors of urea synthesis. New Engl J Med 1982; 306:1387.

12. Djupesland G, Flottorp G, Refsum S. Phytanic acid storage disease: hearing mantained after 15 years of dietary treatment. Neurology 1983; 33:237.

13. Uziel G, Bertini E, Bardelli P et al. Experience on therapy of adrenoleukodystrophy and adrenomyeloneuroapthy dev neurosci 1991; 13:274-279.

14. van Geel BM, Assies J, Haverkort EB, Koelman JH, Verbeeten B Jr, Wanders RJ, Barth PG. Progression of abnormalities in adrenomyeloneuropathy and neurologically asymptomatic X-linked adrenoleukocystrophy despite treatment with "Lorenzo's oil". J Neurol Neurosurg Psychiatry 1999; 67:290-299.

15. Escartin Marin P, Garcia Plaza A, Chantar Barrios C. Wilson's disease (experience of long-term treatment with penicillamine. Rev Clin Esp 1974; 133(5):451-454.

16. Bona I, Broussolle E, Neuschwander P, Confavreux C, Fontanges T, Accominotti M, Chazot G. Treatment of Wilson's disease with zinc. 5 cases. Rev Neurol 1993; 149(6-7):393-397.

17. Bembi B, Zanatta M, Carrozzi M, Baralle F, Gornati R, Berra B, Agosti E. Enzyme replacement treatment in type 1 and type 3 Gaucher's disease. Lancet 1994; 344:1679-1682.

18. Sly WS. Enzyme replacement therapy:from concept to clinical practice. Acta Paediatr Suppl 2002; 91:71-78.

19. Schiffmann R, Brady RO. New prospects for the treatment of lysosomal storage diseases. Drugs 2002; 62:733-742.

20. Krivit W, Peters C, Shapiro EG. Bone marrow transplantation as effective treatment of central nervous system disease in globoid cell leukodystrophy, metachromatic leukodystrophy, adrenoleukodystrophy, mannosidosis, fucosidosis, aspartylglucosaminuria, Hurler, Maroteaux-Lamy, and Sly syndromes, and Gaucher disease type III. Curr Opin Neurol 1999; 12:167-176.

Capitolo 15

Cefalee

Gennaro Bussone, Domenico D'Amico

Introduzione

Fra tutti i sintomi per i quali un medico può essere consultato la cefalea è forse quello più frequente, anche se è di volta in volta diversa nella sua espressione, complessa nella sua manifestazione, e difficile da interpretare secondo un unico meccanismo. In alcuni casi si tratta di un evento occasionale e autolimitato, ma altre volte la cefalea è l'espressione di patologie gravi o assume le caratteristiche di patologia ricorrente e invalidante.

È indispensabile distinguere fra forme primarie (in cui la cefalea e i disturbi a essa correlati rappresentano la malattia) e forme secondarie ad altre affezioni morbose (in cui il sintomo cefalea è causato da una patologia sottostante) [1-3]. Questa distinzione è imperativa per un corretto inquadramento e per un'adeguata terapia.

La classificazione stilata dalla International Headache Society (IHS) nel 2004, definita International Classification of Headache Disorders, second Edition (ICDH-II) [3], rappresenta il punto di riferimento a livello internazionale per la nosografia e per la terminologia da applicare al complesso argomento della patologia cefalalgica. La ICDH-II comprende dei criteri diagnostici essenziali per ogni forma di cefalea.

In questo capitolo verranno trattate le tre forme principali di cefalee primarie: emicrania, cefalea di ti-

Tabella 15.1 • Classificazione delle cefalee primarie (International Headache Society, 2004)

1	**Emicrania**
1.1	Emicrania senz'aura
1.2	Emicrania con aura
1.3	Sindromi periodiche dell'infanzia che sono comunemente precursori dell'emicrania
1.4	Emicrania retinica
1.5	Complicanze dell'emicrania (ad es., emicrania cronica e infarto emicranico)
1.6	Probabile emicrania
2	**Cefalea di tipo tensivo**
2.1	Cefalea di tipo tensivo episodica a bassa frequenza
2.2	Cefalea di tipo tensivo episodica frequente
2.3	Cefalea di tipo tensivo cronica
2.4	Probabile cefalea di tipo tensivo
3	**Cefalea a grappolo e cefalee autonomico-trigeminali**
3.1	Cefalea a grappolo
3.1.1	Cefalea a grappolo episodica
3.1.2	Cefalea a grappolo cronica
3.2	Emicrania parossistica
3.2.1	Emicrania parossistica episodica
3.2.2	Emicrania parossistica cronica
3.3	*Short-lasting Unilateral Neuroalgiform hecdache attacks with Conjunctival injection and Tearing* (SUNCT)
3.4	Probabile cefalea trigeminale autonomica
3.4.1	Probabile cefalea a grappolo
3.4.2	Probabile emicrania parossistica
3.4.3	Probabile SUNCT

A. Sghirlanzoni (ed) *Terapia delle malattie neurologiche*. ISBN 978-88-470-1119-9; © Springer-Verlag Italia 2009

po tensivo e cefalea a grappolo (Tabella 15.1). Dopo una parte generale dedicata a concetti generali sulla diagnosi e sulle strategie terapeutiche validi per tutte le cefalee primarie, vengono incluse tre parti dedicate a emicrania, cefalea di tipo tensivo e cefalea a grappolo, con revisione delle terapie specifiche (sia per l'attacco che per la prevenzione), precedute da sessioni dedicate alla presentazione clinica e alla fisiopatogia.

Cefalee primarie: principi generali di diagnosi e di terapia

Iter diagnostico-terapeutico

La diagnosi di cefalea primaria si basa su un iter diagnostico mirato al singolo caso [3-6] che deve prevedere tutti gli aspetti di seguito elencati.

1. Attenta raccolta anamnestica con sintomi riferiti alla cefalea (ad es., frequenza degli attacchi, loro durata, tipo di dolore, comportamento in corso di cefalea, sintomi associati); storia naturale (ad es., età di esordio, fattori scatenanti o favorenti, risposta a farmaci).
2. Esame obiettivo neurologico.
3. Esame obiettivo generale.
4. Eventuali esami strumentali.

Va chiarito che i punti 2, 3, 4 non servono a differenziare le forme di cefalee primarie e a guidare la loro diagnosi, bensì a porre un sospetto di cefalea secondaria. Le eventuali anomalie riscontrate all'esame obiettivo dovranno portare alla richiesta di esami mirati al singolo sospetto clinico.

L'opportunità di un approfondimento strumentale potrà essere motivata anche da atipie della storia clinica e/o dalla presenza di sintomi riferiti dal paziente.

In particolare, sono da considerare come campanelli d'allarme per una cefalea secondaria rilevabili dall'anamnesi o dall'esame obiettivo i seguenti fattori:
- esordio oltre i 50 anni;
- la prima cefalea o la peggiore cefalea nella vita del paziente;
- recenti cambiamenti per caratteristiche o gravità della cefalea;
- cefalea associata a febbre, deficit neurologici, problemi visivi, alterazioni dello stato di coscienza;
- riscontri patologici all'esame clinico o malattie sistemiche in corso;
- recente trauma cranico;
- cefalea scatenata da sforzi fisici.

È possibile enucleare alcune considerazioni generali nel trattamento delle cefalee primarie, anche se bisogna sempre tenere presente (ancor più che in altre patologie) che il trattamento va rivolto non alla diagnosi,

ma al paziente, in rapporto alla soggettività di ogni soggetto che vive in modo del tutto personale il suo "mal di testa", e anche per la variabilità delle manifestazioni che possono presentarsi con aspetti diversi nello stesso soggetto, e per la variabilità interindividuale nelle esigenze terapeutiche e nelle risposte ai farmaci [6-10].

Il piano terapeutico deve essere quindi mirato al singolo paziente e alla situazione clinica in corso, e deve comprendere vari aspetti, di tipo sia farmacologico che non farmacologico.

Rimozione da fattori scatenanti

Alcune modifiche di fattori dello stile di vita che favoriscono o peggiorano la cefalea possono già ridurre la frequenza e l'intensità degli attacchi dolorosi. Il medico deve aiutare il paziente a individuare i potenziali fattori scatenanti modificabili e dare alcuni consigli generali, come quelli sotto elencati.
- Valutare se sono in corso terapie che causano cefalea e possibilmente sostituirle (ad es., nitroderivati o altri vasodilatatori nel caso di emicrania e cefalea a grappolo; cimetidina, trimetoprim, interferone, teofilline o contraccettivo orale nel caso di emicrania).
- Valutare irregolarità nel ritmo sonno-veglia e negli orari dei pasti e provvedere alla loro correzione (ad es., mancanza di sufficienti ore di sonno per la cefalea di tipo tensivo; aumento ore di sonno per l'emicrania; digiuno per emicrania e cefalea di tipo tensivo).
- Sconsigliare cibi e bevande con ruolo scatenante (ad es., alcolici nell'emicrania e nella cefalea a grappolo; vino, cioccolato, frutta secca e formaggi nell'emicrania).
- Ridurre stress e stanchezza fisica (per emicrania e cefalea di tipo tensivo).
- Ridurre il mantenimento di posture innaturali o fisse per molte ore (per cefalea di tipo tensivo)
- Evitare stimoli intensi o prolungati (ad es., ambienti rumorosi o troppo illuminati, oppure odori intensi per emicrania).

Terapie non farmacologiche

In alcune forme di cefalea primaria alcune tecniche non farmacologiche si sono dimostrate efficaci, sia in monoterapia che in associazione ai farmaci.

La tecnica considerata di maggiore efficacia è il biofeedback. Il paziente, con l'ausilio di un apparecchio elettronico, apprende ad autoregolare una funzione che normalmente viene ritenuta fuori dal controllo volontario. Nel caso della cefalea di tipo tensivo è usato il biofeedback elettromiografico (EMG-BFB): il soggetto viene addestrato a rilassare i muscoli del capo o del collo attraverso un progressivo allenamento, la qual cosa risulta più facile nei pazienti in età pediatrica in quanto questi ultimi imparano a rilassarsi molto più rapidamente degli adulti [11-14]. La tecnica si basa sulla rilevazione dell'attività elettrica muscolare in un determinato distretto mediante elettrodi di superficie, che fornisce al paziente informazioni sul proprio livello di tensione muscolare attraverso un segnale sonoro o luminoso. Il paziente impara a essere consapevole delle variazioni del proprio stato di tensione e in seguito apprende come controllare volontariamente queste variazioni. Nel caso dell'emicrania, si può utilizzare anche il controllo della temperatura periferica (*Thermal* BFB); infatti, durante l'attacco emicranico si verifica una situazione di vasocostrizione periferica con diminuzione della temperatura alle estremità (polpastrelli delle dita). Attraverso il rilassamento il paziente stimola la vasodilatazione periferica.

Un aspetto interessante del BFB è la possibilità di realizzare un avvicinamento tra piano biologico e piano psicologico, così intimamente intrecciati nella patogenesi delle cefalee primarie, promuovendo un controllo della riduzione della tensione muscolare, del tono vascolare e, in generale, dei meccanismi di *arousal*.

Una riduzione significativa della cefalea dopo BFB è stata riportata in diverse popolazioni, anche con studi controllati e con un follow-up di diversi anni, per ridurre il più possibile l'effetto placebo [14-18].

Il BFB (come altre tecniche non farmacologiche) ha il vantaggio di non avere effetti collaterali, di potere essere associato a terapie farmacologiche, di essere indicato in pazienti che non vogliono o non possono assumere farmaci. Tale approccio si può considerare di prima scelta in età pediatrica o in soggetti che non possono (o non vogliono) assumere farmaci.

Altre terapie non farmacologiche impiegate nelle cefalee primarie comprendono: *relaxation training* [11], psicoterapie [12], esercizi di stretching e tecniche di fisioterapia [19]. Per l'agopuntura non esistono dati definitivi, e alcuni studi controllati indicano una tendenza a efficacia superiori al placebo, ma senza dimostrazione di significatività statistica [20-22].

L'uso della tossina botulinica è stato recentemente introdotto nel trattamento di varie forme di cefalea primaria. Anche se esistono alcuni studi incoraggianti, non ci sono ad oggi evidenze definitive e non esiste una sufficiente standardizzazione della tecnica (dosi, sede delle iniezioni, periodi di follow-up). I possibili effetti collaterali includono paralisi transitoria dei muscoli o reazioni nella sede di inoculo [23, 24].

Terapie farmacologiche

Nella maggior parte dei pazienti è comunque necessario l'uso di farmaci. Ogni tipo di trattamento farmacologico è basato su un razionale emerso dalla valutazione dei parametri clinici, da indagini di neuroendocrinologia e di farmacologia clinica, oltre che dalla possibile azione dei farmaci sui vari aspetti di fisiopatologia individuati dalla ricerca negli ultimi anni.

La scelta fra le diverse proposte farmacologiche non è sempre agevole [6-10] e dipende in parte dalle precedenti esperienze del medico – e dal suo aggiornamento specifico – e, soprattutto, dalle caratteristiche del singolo paziente. I fattori principali da tenere in conto rispetto ai singoli farmaci e al singolo paziente sono i seguenti:

* efficacia del farmaco provata da evidenze pubblicate in letteratura;
* suo profilo di tollerabilità;
* rischio di effetti negativi su comorbilità o patologie coesistenti;
* possibile effetto terapeutico su comorbilità o patologie coesistenti;
* età, sesso, occupazione del paziente;
* preferenze e stile di vita del paziente.

Nel campo delle cefalee primarie, il trattamento farmacologico si distingue classicamente in due tipi: la terapia dell'attacco (sintomatica) e la terapia preventiva (profilassi) [6, 8, 9, 25-32].

Scopo della terapia sintomatica è prevenire il progredire di un attacco, riducendone la durata e comunque alleviando l'intensità del dolore e dei sintomi a esso associati. Come descritto in seguito, esistono importanti differenze per quanto riguarda le classi (e i singoli farmaci) più attivi nelle diverse forme di cefalea primaria.

La terapia di profilassi si impone laddove il paziente presenti un'alta frequenza di attacchi o comunque nei casi severi e con impatto negativo sulle attività quotidiane. Lo scopo è prevenire l'insorgenza degli episodi dolorosi o interrompere il loro ripetersi quotidiano. Anche se alcuni farmaci possono essere utili nella profilassi di vari tipi di cefalea primaria, le medicine preventive di prima scelta sono diverse nel caso di emicrania, cefalea di tipo tensivo e cefalea a grappolo.

Rapporto medico-paziente

È fondamentale che si instauri un rapporto di reciproca fiducia tra medico e paziente, in modo da favorire la migliore compliance nell'accettare e seguire le terapie prescritte [6-10]. I punti fondamentali da tenere presenti sono:

- dare al paziente spiegazioni sull'origine della cefalea;
- rassicurarlo sulla sostanziale benignità della patologia;
- coinvolgerlo nelle scelte terapeutiche;
- usare un "diario della cefalea", su cui il paziente registra le principali caratteristiche della cefalea – frequenza, intensità, risposta ai farmaci – in modo da fornire al medico elementi validi per una prima prescrizione mirata sulle esigenze del paziente, e soprattutto per valutare l'efficacia delle terapie in corso e l'eventuale opportunità di variazioni di dosi o di farmaci;
- fornire aspettative realistiche sull'azione dei farmaci e sulla prognosi a lungo termine.
Inoltre, sia per la terapia di profilassi che per quella sintomatica esistono regole generali, così riassumibili:
- istruire il paziente con chiarezza su dosi, posologia e periodo (o momento) di assunzione dei farmaci;
- spiegare al paziente il razionale del trattamento e i possibili vantaggi, fornendo aspettative realistiche sulla sua efficacia;
- illustrargli i principali effetti collaterali;
- informarlo su possibili interferenze con patologie coesistenti o terapie in corso;
- educare il paziente ad assumere dosi piene dei farmaci;
- valutare le eventuali preferenze sulle vie di somministrazioni dei farmaci.

Emicrania

Domenico D'Amico, Susanna Usai, Licia Grazzi

Epidemiologia

L'emicrania è una malattia tipicamente episodica che si manifesta con attacchi ricorrenti, separati da intervalli liberi. È però una malattia a decorso cronico, poiché si sviluppa e si mantiene nel corso degli anni, accompagnando gran parte della vita del soggetto che ne è affetto [1-3, 33, 34].

Le caratteristiche epidemiologiche salienti sono [33, 34]:
- frequente insorgenza nell'infanzia o nell'adolescenza (tipicamente in coincidenza con il menarca nel sesso femminile);
- prevalenza compresa tra il 4 e il 9,5% nei maschi e tra l'11,2 e il 25% nelle femmine (rapporto F:M mediamente intorno a 2,5-3:1);

- percentuali di prevalenza maggiori in età giovanile-adulta (la fascia di età più colpita è tra i 25 e i 55 anni), più basse dopo i 70 anni di età (anche se esistono pazienti che peggiorano progressivamente negli anni).

Clinica

L'attacco emicranico può essere suddiviso in quattro fasi [1, 28]:
1. segni premonitori o prodromi: si possono verificare ore o giorni prima del dolore;
2. fase di aura che precede di alcuni minuti la crisi dolorosa;
3. fase del dolore vero e proprio, con i fenomeni associati;
4. fase di risoluzione della cefalea.

Sebbene la maggior parte dei pazienti abbia più di una fase, nessuna fase è obbligatoria per porre la diagnosi di emicrania. La presenza o l'assenza della fase di aura permette di distinguere i due tipi principali di emicrania, definiti appunto emicrania senza aura ed emicrania con aura. I fenomeni premonitori si presentano soprattutto nei soggetti con emicrania senza aura, spesso ore o giorni prima dell'insorgenza del dolore, molto diversi dall'aura, che invece è costituita da disturbi neurologici focali reversibili e di breve durata.

Prodromi

I più comuni sono: cambiamento del tono dell'umore; variazioni del comportamento; ipersensibilità (ad es., fotofobia, iperosmia); disturbi autonomici o generali (ad es., difficoltà di concentrazione, sbadigli, voglia di cibo, sensazione di freddo, anoressia, sete, ritenzione di liquidi).

Aura

L'emicrania con aura è una forma più rara, che colpisce circa il 15-18% dei pazienti emicranici.

Le caratteristiche fondamentali dell'aura sono:
- sviluppo dei sintomi nell'arco di 5-20 minuti;
- durata di ogni sintomo inferiore a 60 minuti;
- completa reversibilità dei sintomi.

Lo stesso paziente può presentare entrambe le forme emicraniche, anche se nella maggior parte dei pazienti l'emicrania con aura si presenta in forma isolata [33].

I fenomeni più comuni dell'aura sono i seguenti:

- disturbi visivi positivi come gli scotomi scintillanti o negativi fino all'emianopsia;
- disturbi sensitivi: parestesie unilaterali, in genere alla mano o in sede peri- o intra-orale;
- disturbi del linguaggio: impaccio nell'eloquio, possibili parafasie.

Esistono forme particolari di aura, come:
- l'aura dell'emicrania basilare: alterazioni dell'equilibrio e della coordinazione, parestesie bilaterali, sintomi cerebellari, acufeni o alterazioni dello stato di coscienza fino alla sincope;
- l'aura dell'emicrania emiplegica: deficit di forza a un arto o a tutto un emisoma (dalla paresi lieve alla plegia). Si tratta in genere di una forma familiare con trasmissione genetica autosomica dominante, a volte associata a disturbi anche gravi come perdita di coscienza, crisi epilettiche, alterazioni di tipo cerebellare.

Fase dolorosa

Il dolore emicranico tipicamente insorge gradualmente, raggiunge l'acme in 2-12 ore e altrettanto gradualmente regredisce. La durata media di una crisi non trattata è di 24 ore, con un range di 4-72 ore nell'adulto e di 1-4 ore nel bambino [1-3, 5].

La cefalea è associata a nausea (90% dei pazienti), meno frequentemente a vomito; è usuale l'ipersensibilità sensoriale con fotofobia, spesso anche osmofobia, pallore, astenia, estremità fredde, difficoltà alla concentrazione.

Una caratteristica costante è il peggioramento del dolore emicranico in seguito alla normale attività fisica o talvolta anche ai soli movimenti del capo.

Tipico quindi il comportamento del paziente emicranico, che tende a isolarsi in ambiente buio e silenzioso, possibilmente sdraiato e immobile.

Fase di risoluzione

Nella fase di remissione il dolore decresce, il paziente può sentirsi stanco, stremato, irritabile, può lamentare dolenzia dei muscoli dello scalpo o manifesta cambiamenti del tono dell'umore, anche per alcuni giorni. Al contrario, talora si può avere uno stato di euforia facilmente correlabile al sollievo per la mancanza del dolore [13].

Impatto personale e sociale

Molti pazienti vivono nel timore continuo della cefalea, che è sempre pronta a ripresentarsi all'improvviso con il corteo dei suoi effetti invalidanti. Gli emicranici tendono a evitare stimoli esterni e situazioni "a rischio", assumendo veri e propri "comportamenti di evitamento" che possono limitarli in ambito sociale, lavorativo, familiare. La malattia presenta la sua massima prevalenza in età giovanile-adulta, cioè al momento delle massime potenzialità produttive e personali di un individuo.

Applicando strumenti malattia-specifici per misurarne la disabilità correlata all'emicrania e questionari generici per valutare la qualità di vita correlata allo stato di salute, è stato possibile studiare in modo sistematico gli aspetti negativi di questa malattia sul vissuto dei pazienti [33-39]:
- riduzione della produttività sul lavoro;
- aumentato assenteismo;
- limitazioni significative nei lavori domestici;
- rinunce a impegni in ambito sociale e familiare.

L'emicrania limita tutti gli aspetti della vita, anche nei periodi liberi da attacchi e comporta:
- alterazioni della qualità di vita che coinvolgono la sfera fisica, sociale ed emotiva [40, 41];
- qualità di vita paragonabile o addirittura peggiore rispetto a malattie comunemente ritenute disabilitanti (artrite, low-back pain, diabete, depressione) [42].

Si noti che, nel rapporto dell'Organizzazione Mondiale della Sanità del 2001 sulle malattie che causano maggiore disabilità nel mondo, l'emicrania figura nei primi 20 posti della lista [43].

Fisiopatologia

Le strutture vascolari del cervello, della pia e dura madre e i grandi seni venosi sono circondati da una fitta rete di fibre nervose amieliniche che, per le strutture sovratentoriali, originano dal ganglio del trigemino e, per quelle sottotentoriali, dalle radici dorsali dei primi metameri cervicali. Nel suo insieme questo sistema si chiama circuito o sistema trigeminovascolare [44, 45]. La stimolazione dei grossi vasi cerebrali, e in generale delle strutture meningee, evoca dolore per l'attivazione delle fibre amieliniche a funzione nocicettiva da cui sono finemente innervate. La stimolazione del trigemino determina infatti il rilascio di sostanza P, CGRP, neurochinina A e altri trasmettitori, con sviluppo di "infiammazione sterile", con vasodilatazione e stravaso di proteine plasmatiche (*plasma protein extravasation*) [46].

L'attivazione del sistema trigeminovascolare rappresenta un fenomeno centrale nello sviluppo dell'attacco emicranico, e i suoi effetti possono essere bloccati da sostanze con elettiva attività antiemicranica, come triptani ed ergotamici [47, 48].

Recenti ricerche hanno postulato che l'attivazione del sistema trigeminovascolare porti a una ipersensibilizzazione (*sensitization*) delle strutture nervose a diversi livelli [49-53]. I neuroni di I ordine del ganglio trigeminale ricevono (come già illustrato) il messaggio nocicettivo dalle arterie meningee, trasmettendolo ai neuroni di II ordine nel nucleo trigeminale caudale e quindi ai neuroni di III ordine a livello talamico. Studi sull'animale e sull'uomo suggeriscono che una volta che l'attacco è avviato i neuroni centrali possono trasmettere i messaggi nocicettivi anche senza la necessità di ulteriori stimoli dalla periferia.

La *sensitization* a livello del neurone di I ordine spiegherebbe il dolore pulsante (percezione anomala della pulsatilità arteriosa); la *central sensitization* (neuroni di II e III ordine) sarebbe la causa dell'allodinia cutanea riferita da molti pazienti emicranici, e definita come percezione dolorosa o sgradevole in seguito a stimoli normalmente innocui (come pettinarsi, radersi, portare occhiali o orecchini). Ma l'emicrania è una malattia complessa, che non può essere compresa attraverso un solo meccanismo.

Le teorie più recenti postulano una complessa disfunzione neurovascolare. Esiste una condizione di ipereccitabilità cerebrale di base nei soggetti con Emicrania [54] che potrebbe essere la conseguenza di una disfunzione dei canali del calcio, di un difetto del metabolismo (per esempio a livello mitocondriale) o di un'alterazione del metabolismo del magnesio [54-56].

Inoltre gli studi di flusso ematico hanno dimostrato che il dolore emicranico esordisce durante una fase di riduzione del flusso cerebrale, che procede lungo la corteccia, dalle regioni occipitali verso quelle frontali, alla velocità di 2-3 mm/min. Questa oligoemia progressiva (*spreading oligoemia*) sembra essere secondaria al fenomeno elettrico corticale della *spreading depression*. La *spreading depression*, infatti, è caratterizzata da un'onda di depolarizzazione neuronale e gliale a partenza dai lobi occipitali e con propagazione anterograda alla velocità di 3-5 mm/minuto. Essa sembra rappresentare il corrispettivo dell'aura emicranica tipica, e potrebbe essere presente in modo "silente" anche negli episodi di emicrania senza aura [57-59]. Questa considerazione appare avvalorata dall'osservazione di una ridotta soglia di attivazione della corteccia occipitale (ipereccitabilità) riscontrata nei pazienti emicranici [55, 56].

L'alta percentuale di familiarità e l'insorgenza precoce della malattia suggeriscono che vi sia un'importante componente genetica. Attacchi emicranici sono presenti in alcune patologie mitocondriali come l'encefalopatia mitocondriale con acidosi lattica ed episodi stroke-like (MELAS).

Questa associazione ha indirizzato l'attenzione verso una probabile base genetica dell'emicrania: è stato quindi individuato il primo locus genico sul cromosoma 19p13 la cui alterazione (mutazione *missense*) è responsabile di un disordine emicranico descritto in numerose famiglie affette da emicrania emiplegica familiare (FHM) [60]. Questa mutazione determina un'alterazione del gene CACNA1A che codifica per i canali neuronali del calcio P/Q, coinvolto nella atassia episodica di tipo 2 e nella atrofia spinocerebellare di tipo 6 [61]. La loro alterata funzione può compromettere il rilascio di serotonina e potrebbe predisporre alle crisi emicraniche. Negli ultimi anni, la FHM è stata associata ad altre mutazioni, con possibile influenza su altri meccanismi potenzialmente rilevanti nella fisiopatogenesi di questa rara patologia (ad es., mutazione ATP1A2 sul cromosoma 1q23 coinvolto nel funzionamento della pompa sodio-potassio; mutazione SCN1A sul cromosoma 2q24 coinvolto nel funzionamento della $\alpha 1$ subunità dei canali voltaggio-dipendenti del sodio) ma anche (teoricamente) nelle forme emicraniche di comune riscontro clinico [62].

In conclusione, l'emicrania è da considerare una patologia complessa [63, 64], poligenica, multifattoriale, alla cui patogenesi contribuiscono fattori sia di tipo genetico che di tipo ambientale. I vari fattori scatenanti (variazioni dell'ambiente esterno o interno) innescano eventi neuronali – probabilmente a partenza dalle aree occipitali e/o da aree ipotalamo-limbiche o del troncoencefalo – con successiva attivazione del sistema trigeminovascolare, seguita da alterazioni del diametro vasale, attivazione delle piastrine, rilascio di sostanze algogene, stimolazione di varie aree cerebrali attraverso proiezioni ascendenti dal nucleo trigeminale con ipersensitizzazione periferica e centrale.

Terapia sintomatica

Scopo del trattamento sintomatico dell'emicrania è prevenire il progredire dell'attacco, riducendone la durata e comunque alleviando l'intensità del dolore e dei sintomi [6, 8, 9, 26, 28-30]. Dopo una valutazione accurata derivante dal colloquio con il paziente, il medico deve educare il paziente sugli aspetti di seguito elencati:
- assunzione di dosi piene del farmaco consigliato.
- differenziazione delle vie di somministrazione; Nonostante i pazienti prediligano generalmente i trattamenti per via orale, nei casi con forte e precoce nausea e/o vomito è preferibile ricorrere alla via parenterale o rettale; inoltre, sono disponibili preparazioni con elevata rapidità d'azione per autosomministrazione sotto cute o per spray nasale (in commercio in Italia il sumatriptan), e anche farmaci in forma orodispersibile (vari triptani), che non necessitano dell'assunzione di liquidi;

* trattamento dell'attacco in tempi brevi (v. oltre);
* riduzione delle attività dopo l'assunzione del farmaco, possibilmente con un breve riposo, ed evitando luce e rumori;
* preferenza per farmaci contenenti un solo principio attivo (v. oltre).

Come segnalato in precedenza, la scelta del farmaco deve sempre basarsi sulla conoscenza delle sue caratteristiche (efficacia, tollerabilità), anche in rapporto alle caratteristiche del singolo paziente (eventuali patologie coesistenti, stile di vita, eventuali preferenze ecc.).

FANS e analgesici

Molti farmaci antinfiammatori non steroidei (FANS) e analgesici si sono dimostrati efficaci sul dolore emicranico, anche in studi randomizzati, controllati e in doppio cieco [6, 26, 28, 30].

Tra i prodotti più usati segnaliamo:
* paracetamolo (cps 500 mg, supposte da 1 g);
* acido acetilsalicilico (cps 500 mg/die; lisina acetilsalicilato in fiale 500-1000 mg. im o ev);
* ketoprofene (cps 50-150-200 mg; supposte 100 mg, fiale 100 mg im e ev);
* naprossene sodico (cps 275 mg e 550, supposte 550 mg);
* diclofenac (cps 75-100 mg, supposte 100 mg, fiale im 75 mg).

Anche l'indometacina (cnf 25 e 50 mg, supposte 25-50 e 100 mg; fiale im o iv 50 mg) e il ketorolac (cps 10 mg, fiale im 10-30 mg) sono di solito efficaci.

Il paracetamolo è preferibile nei bambini e in caso di gravidanza.

I FANS potrebbero costituire un approccio razionale all'attacco emicranico in virtù dei loro effetti sull'inibizione della sintesi delle prostaglandine in sede perivasale e del blocco dei meccanismi che portano all'aumento della permeabilità vasale e alla liberazione di amine vasoattive. All'indometacina è riconosciuta anche un'azione analgesica centrale dovuta alla sua somiglianza strutturale con la serotonina.

La mancata risposta a uno di questi farmaci non necessariamente significa che altri non possano essere di beneficio; pertanto, dovrebbe essere verificata l'efficacia di almeno tre FANS prima di asserire l'inutilità di questa classe di farmaci.

I più frequenti effetti collaterali dei FANS sono disturbi gastrici e dispepsia, che possono essere trattati con vari gastroprotettori, come ranitidina, pantoprazolo, misoprostolo.

Le controindicazioni all'uso dei FANS sono:
* patologia ulcerosa grave;
* diatesi allergica;
* alcune patologie intestinali quali il morbo di Crohn;
* disturbi della coagulazione;
* assunzione concomitante di anticoagulanti.

Dovrebbero essere usati con cautela nei pazienti che soffrono di asma o che assumono steroidi o alcol.

Caffeina, antiemetici, butalbital, codeina

La caffeina migliora l'assorbimento dei FANS e ha di per sé un effetto antiemicranico. Qualche paziente tratta gli attacchi meno intensi bevendo caffè o coca-cola, che contiene caffeina. È importante spiegare che 300 mg/die di caffeina possono essere sufficienti a indurre cefalee da rebound dopo sospensione.

Un antiemetico che contribuisca a sedare la nausea e il vomito può essere utile in alcuni soggetti. La metoclopramide (fiale 10 mg, 5-10 mg im) è la più usata. Essa ha anche un'azione facilitante l'assorbimento degli analgesici e degli ergot-derivati contrastando l'atonia gastrica in corso di attacco emicranico. Il domperidone (cpr e bustine 10 e 20 mg; supposte 10-30-60 mg; sciroppo 0,1%), bloccante periferico postsinaptico dei recettori dopaminergici D_2, elimina l'interessamento vegetativo che spesso precede l'attacco emicranico e facilita l'assorbimento di analgesici e di ergot-derivati. Il dosaggio usuale è di 60 mg/die.

La proclorperazina è in commercio in compresse da 5 mg e in supposte da 10 mg.

Gli effetti collaterali di tutti questi farmaci sono la sonnolenza e la secchezza delle fauci.

In caso di vomito ripetuto, può essere usata clorpromazina; da notare che questo farmaco può indurre capogiri o importante riduzione della pressione arteriosa.

Alcuni prodotti in commercio contengono associazioni di FANS con caffeina e antiemetici (proclorperazine, metoclopramide), oppure anche con barbiturico (butalbital) o oppioidi (codeina). Questi prodotti possono avere maggiori effetti collaterali immediati (sonnolenza, iperattività, incoordinazione, sensazione di confusione, sensazioni vertiginose) e vanno usati con molta cautela, in quanto più facilmente danno assuefazione se usati cronicamente e provocano cefalea da rebound dopo la sospensione o una vera e propria dipendenza se assunti giornalmente per periodi prolungati.

Corticosteroidi

Si rivelano utili nell'emergenza (ad es., desametasone: fiale 4 mg, 8-12 mg im o iv) in caso di attacchi "ribelli" o di "stato di male emicranico" (episodio emicranico che si prolunga oltre i 3 giorni) poiché agiscono a vari livelli, inserendosi nella "cascata dell'acido arachidonico" a livello delle fosfolipasi, bloccano la sintesi delle prostaglandine, il release degli enzimi lisosomiali, delle chinine, dell'istamina, della serotonina ecc., sostanze con ruolo determinante nella permeabilità e nella mobilità vascolare.

Gli effetti collaterali sono di breve durata e di raro riscontro: arrossamento del viso, lieve aumento della pressione arteriosa, sintomi gastroenterici e insonnia.

Ergot-derivati

Erano gli unici farmaci specifici per l'emicrania disponibili in passato.

La diidroergotamina, forma idrogenata di ergotamina, somministrata per via endovenosa, intramuscolare e sottocutanea, è stata il trattamento di elezione dell'attacco emicranico prima dell'avvento dei triptani.

Gli ergot-derivati sono stati praticamente sostituiti dai triptani nella pratica clinica [26, 28, 30]. Sono disponibili: ergotamina confetti 1 mg, supposte 2 mg, associata a caffeina, oppure con caffeina e aminofenazone; ergotamina tartrato, in fiale da 0,25 e 0,50 mg.

Il picco ematico è raggiunto rapidamente, l'eliminazione avviene in due tempi: una prima fase rapida, entro un'ora e mezza, la seconda entro 20 ore; questo comportamento giustifica l'accumulo in caso di assunzioni croniche con ergotismo o cefalea indotta dall'accumulo del farmaco.

Gli ergotaminici possono dare effetti collaterali immediati come crampi, nausea, alterazioni della pressione arteriosa o della frequenza cardiaca. Sono controindicati nell'ipertensione arteriosa, nelle arteriopatie e coronaropatie, nelle tromboflebiti e nelle collagenopatie.

Se usati in modo cronico o eccessivo, possono dare ergotismo, con gravi fenomeni di vasocostrizione periferica o coronarica, fino a disturbi neurologici (confusione, convulsioni ecc.).

Triptani

Attualmente, i farmaci più indicati per il trattamento delle crisi emicraniche, agonisti selettivi dei recettori 5HT1B/1D. I meccanismi principali con cui si esplica la loro attività antiemicranica sembrano essere i seguenti [65]:
- costrizione dei vasi intracranici dilatati dopo attivazione del sistema trigemino-vascolare;
- inibizione della "infiammazione neurogena" e del rilascio di neuropeptidi vasoattivi (CGRP) dalle terminazioni perivascolari meningee del sistema trigemino-vascolare;
- inibizione a livello del nucleo caudale del trigemino con ridotta trasmissione del dolore a livello centrale;
- effetto di blocco presinaptico sulla "ipersensibilizzazione" (*central sensitization*) a livello della trasmissione nei neuroni di II e III ordine.

Sono controindicati nei seguenti casi:
- pazienti che hanno avuto un infarto del miocardio o malattia cardiaca ischemica pregressa o in atto;
- soggetti con ipertensione arteriosa non controllata;
- soggetti in terapia con IMAO.

Non devono essere associati a ergot-derivati. Anche se non esistono dati che indicano un aumentato rischio di sindrome serotoninergica in pazienti che assumono SSRI, l'uso contemporaneo di questi antidepressivi con i triptani richiede prudenza [66].

Effetti collaterali

Possibili effetti collaterali: senso di pressione o bruciore al petto e al collo (*chest syndrome*), nausea, sensazione di caldo/freddo e/o arrossamento del volto, capogiri o vertigini, sensazione di rigidità al collo, astenia, ansia, incremento temporaneo dell'intensità della cefalea.

Questi effetti collaterali, solitamente lievi, appaiono essere propri dei triptani in generale, ma possono variare in intensità e frequenza da farmaco a farmaco. I pazienti, se preventivamente informati, sopportano bene questi sintomi collaterali, raramente si allarmano, tanto più perché i disturbi regrediscono di solito in pochi minuti.

Attualmente i triptani sono considerati utili in tutti gli attacchi emicranici; sono farmaci di prima scelta negli attacchi di maggiore gravità.

Inoltre le linee guida per il trattamento sintomatico dell'emicrania suggeriscono la prescrizione di un farmaco specifico e ad alta efficacia (un triptano) già dalla prima visita in pazienti con intensità media-forte ed effetti disabilitanti di grado moderato-grave (accertati tramite attenta valutazione clinico-anamnestica o, meglio, con questionari specifici come il MIDAS) [38, 39]. Si tratta dell'applicazione del trattamento "stratificato" (*stratified care*) [7, 8, 67, 68], inteso come alternativo allo schema di trattamento "a scalini" (*stepped care*) che prevede la prescrizione di farmaci via via più specifici o con maggiore probabilità di efficacia in visite successive e che comporta il rischio di ritardare una terapia efficace nei pazienti più compromessi e di scoraggiarli nel loro rapporto con il medico, favorendo il ricorso all'automedicazione e all'uso scorretto dei farmaci.

Sumatriptan – Il sumatriptan, capostipite di questa classe, è il più versatile dei triptani: è disponibile nella formulazione orale in cpr 50 e 100 mg, 50-100 mg/die; spray nasale 20 mg, iniettabile (siringhe sc 6 mg) e in supposte da 25 mg. Ciascuna formulazione a diverso dosaggio ha una differente velocità d'azione e un grado di efficacia lievemente differente.

La formulazione per uso sottocutaneo presenta le maggiori rapidità d'azione ed efficacia a 1 e a 2 ore dalla somministrazione. La risposta alle compresse è più lenta rispetto a quella della forma iniettabile, e la risposta allo spray è intermedia tra le due.

Nella pratica clinica la dose massima auspicabile è di 2 iniezioni da 6 mg o 200 mg in compresse/24 ore.

Zolmitriptan – È rapidamente assorbito ed è più lipofilico del sumatriptan; perciò potrebbe penetrare più facilmente la barriera ematoencefalica con maggiore attività centrale. Sono presenti la formulazione in compresse da 2,5 mg e in compresse orodispersibili sempre da 2,5 mg. Si sta sviluppando anche la formulazione in spray nasale, che sembra avere una rapida efficacia d'azione e può essere indicato nei pazienti con crisi a rapida insorgenza, in particolare se associate a nausea e vomito importanti.

Rizatriptan – È disponibile sia in compresse da 5 e 10 mg sia in liofilizzato orale da 10 mg che viene assorbito attraverso la lingua o la mucosa orale. È attivo nella maggior parte dei pazienti, con risposta superiore a 2 ore al sumatriptan.

A causa dell'interazione con il propranololo, che ne rallenta il metabolismo, il rizatriptan dovrebbe essere somministrato al dosaggio di 5 mg ai pazienti che assumono il betabloccante come profilassi antiemicranica o come terapia per ipertensione o altri motivi

Eletriptan – Esiste in compresse da 20 mg e da 40 mg. I dati di efficacia sono buoni con la dose di 40 mg, migliori con 80 mg, anche se con maggiore probabilità di effetti collaterali.

Almotriptan – Disponibile in commercio nella formulazione in compresse da 12,5 mg, ha dimostrato efficacia nell'attacco emicranico e anche nella riduzione delle recidive a 2 ore. Possiede un profilo di tollerabilità in genere migliore degli altri triptani.

Frovatriptan – Mostra un'elevata selettività funzionale per la circolazione cerebrale. Ha emivita più lunga rispetto agli altri triptani e gli studi indicano una buona efficacia, con tollerabilità e percentuale di recidive più bassa rispetto ad altri triptani. Per questi motivi, è particolarmente indicato in attacchi di lunga durata, come quelli perimestruali. È commercializzato in compresse da 2,5 mg.

Varie analisi della letteratura e metanalisi su studi controllati [29, 65, 69] hanno concluso che i triptani sono farmaci molto sicuri se si rispettano le note controindicazioni. Tutti i triptani orali si sono dimostrati sicuramente più efficaci del placebo in numerosi studi controllati, condotti con valutazioni di molti parametri di efficacia. L'assenza totale o costante di risposta è un evento raro, dal momento che il 79-89% dei pazienti risponde ai vari triptani in almeno un attacco trattato su tre.

Il parametro principale considerato negli studi con triptani è la riduzione di dolore dopo 2 ore dall'assunzione con passaggio da dolore severo o moderato a dolore lieve o assente (*2 hours headache response*). Essa è presente in circa il 60% dei pazienti sottoposti a trattamento con triptani.

Nella tabella 15.2 sono riassunti i principali parametri di efficacia, di tollerabilità e di costanza di risposta dei diversi triptani orali.

Tabella 15.2 • Confronto tra i principali parametri di efficacia e di tollerabilità dei triptani orali, rispetto a sumatriptan 100 mg

	Risposta iniziale a 2 ore	Assenza del dolore sostenuta	Costanza	Tollerabilità
Sumatriptan 50 mg	=	=	=/−	=
Sumatriptan 25 mg	−	=/−	−	+
Zolmitriptan 2,5 mg	=	=	=	=
Rizatriptan 5 mg	=	=	=	=
Rizatriptan 10 mg	+	+	+	=
Eletriptan 40 mg	=/+	=/+	=	=
Almotriptan 12,5 mg	=	+	+	+
Frovatriptan 2,5 mg	=	=/+	=	+

Basata sui risultati della metanalisi di questo studio e su quelli degli studi clinici comparativi diretti
= indica l'assenza di differenze rispetto a sumatriptan
+ indica un risultato migliore rispetto a sumatriptan
− indica un risultato peggiore rispetto a sumatriptan

Anche se queste differenze tra i diversi composti sono di entità relativamente modesta, esse possono rivelarsi importanti nel singolo paziente, in cui è utile provare vari farmaci della stessa classe in modo da trovare il triptano più efficace e meglio tollerato oppure perché il paziente possa scegliere tra vari prodotti o vie di somministrazione in base alle caratteristiche di ogni attacco (ad es., intensità, rapidità di insorgenza di nausea, attività in corso).

Esistono dati recenti in letteratura che indicano come l'efficacia dei triptani può essere aumentata, in particolare per quanto riguarda un parametro importante (e sempre più considerato dai pazienti come rilevante): la completa assenza di dolore dopo 2 ore dalla somministrazione (*2 hours pain-free response*). Questa migliore risposta si ottiene impiegando una strategia terapeutica definita come "intervento precoce" (*early intervention*), cioè assunzione del triptano all'inizio dell'attacco, con dolore lieve, e non già progredito a medio-forte.

La base teorica è costituita dall'evidenza che l'azione dei triptani può essere influenzata dalla presenza di allodinia cutanea che è correlato clinico della *central sensitization* che si sviluppa nel corso di molti attacchi emicranici [50-53]. Burstein et al. hanno segnalato che la probabilità di raggiungere la piena efficacia dei triptani può essere aumentata con assunzione prima dello sviluppo di allodinia, somministrando sumatriptan sottocute con tempistiche diverse, valutando la presenza/assenza di allodinia con tecniche standardizzate [52, 53].

La prima dimostrazione di efficacia di un trattamento precoce risale al 2000 [70]. In questi anni sono state pubblicate molte analisi retrospettive su studi con triptani e studi prospettici (di cui molti controllati) [8, 71]. In complesso la *two hours pain-free response* è valutabile intorno al 50%, superiore al 65% in alcuni studi (mentre era 20% con sumatriptan 100 mg nelle precedenti metanalisi, e comunque non superiore al 40% con altri triptani).

Da notare che è fondamentale il ruolo del medico nella valutazione del singolo caso e nell'educazione del paziente: l'applicazione estensiva del trattamento precoce potrebbe indurre una tendenza a eccedere nel consumo di farmaci, incoraggiando pazienti con elevata frequenza di attacchi emicranici e-o quelli con coesistenti episodi di cefalea di tipo tensivo a *medication overuse* (v. oltre, "Emicrania cronica e medication overuse").

Terapia di profilassi

Il trattamento profilattico dell'emicrania è classicamente riservato al paziente con una frequenza media elevata di attacchi: più di 4 giorni al mese di cefalea. Le linee guida indicano con chiarezza che però la frequenza non può essere considerata l'unico parametro per decidere l'opportunità di una terapia preventiva [26, 28, 30, 31]. Devono essere infatti analizzati e considerati tutti i seguenti aspetti:

- alta frequenza degli attacchi;
- importanti limitazioni nelle attività quotidiane (disabilità durante gli attacchi);
- ridotta qualità di vita (anche in periodi liberi da attacchi);
- scarsa efficacia da parte di terapia sintomatica;
- impossibilità di usare adeguata terapia sintomatica per controindicazioni o effetti collaterali;
- presenza di patologie associate che possono giovarsi dell'effetto dei farmaci di profilassi;
- preferenze del paziente.

È fondamentale instaurare un buon rapporto con il paziente, dato che un risultato positivo non è sempre raggiungibile al primo approccio terapeutico ed è comunque necessario un follow-up regolare e continuato nel tempo.

I pazienti dovrebbero essere informati che i farmaci di prevenzione necessitano di un periodo di almeno 4-6 settimane per manifestare il proprio effetto e che la terapia comunque va proseguita per un periodo di almeno 3 mesi per avere dei dati valutabili.

Il trattamento deve essere iniziato con basse dosi poi gradualmente aumentate fino a raggiungere il dosaggio terapeutico, con valutazione di insorgenza e grado di effetti collaterali.

È preferibile utilizzare un farmaco di prevenzione alla volta.

Nella pratica clinica, alcuni pazienti necessitano di due o anche di tre farmaci, in quanto non hanno risultati soddisfacenti con un solo prodotto. Anche se esistono alcuni studi sull'argomento, non ci sono evidenze conclusive sulla superiorità (e tollerabilità) delle politerapie di profilassi nell'emicrania [72].

Ancora più che nei pazienti che usano terapie sintomatiche, l'uso regolare di una carta diaria per la registrazione di frequenza, durata, intensità e numero di farmaci assunti per l'attacco è utile per seguire pazienti in profilassi. Va ricordato che la carta diaria, consegnata alla prima visita e ritirata dopo alcuni mesi, insieme alla somministrazione di questionari di disabilità e qualità di vita, può servire proprio per decidere se avviare una profilassi nei casi non chiari.

Varie classi di farmaci sono impiegate per la profilassi dell'emicrania. Nella tabella 15.3 sono riportati quelli più comunemente usati. Sono anche evidenziati i farmaci per cui esiste in Italia l'indicazione per la profilassi dell'emicrania.

Tabella 15.3 • Principali farmaci utilizzati nella profilassi dell'emicrania

Farmaco	Dose/die(mg)	Controindicazioni	Effetti collaterali
Propranololo*	40-120	Asma o BPCO WQ	Bradicardia
Metoprololo*	100-200	Scompenso cardiaco non controllato Bradicardia Ipotensione Blocco AV di II o III grado Arteriopatia periferica Diabete mellito in trattamento	Ipotensione Scompenso cardiaco Disturbi della conduzione Broncospasmo Vasocostrizione periferica Disturbi gastrointestinali Disturbi del sonno Depressione
Flunarizina*	5 (10)	Depressione Sindromi parkinsoniane Obesità	Sonnolenza Aumento di peso Depressione
Pizotifene*	1-2	Ritenzione urinaria Glaucoma Obesità	Sonnolenza Aumento di peso
Valproato di sodio	500-1500	Epatopatie Obesità Policistosi ovarica Uso di anticoagulanti	Nausea Aumento di peso Alopecia Iperammoniemia Tremori Epatopatie
Topiramato*	50-100	Nefrolitiasi	Parestesie Calo ponderale Problemi di concentrazione Rallentamento dell'eloquio Calcoli renali Turbe visive
Lamotrigina (solo per emicrania con aura)	50-200	Insufficienza renale ed epatica	Rash cutaneo Diplopia Vertigini Sonnolenza Irritabilità
Amitriptilina*	10-50	Glaucoma Ipertrofia prostatica Aritmie e gravi cardiopatie Epilessia Uso di IMAO	Sonnolenza Secchezza delle fauci Aumento di peso Stipsi Ritenzione urinaria Tachicardia Ipotensione

* = farmaci con indicazione per la terapia dell'emicrania in Italia.

β-bloccanti

I più usati sono propranololo (cpr 40 e 80 mg) e metoprololo (cpr 100 e 200 mg); anche altri (nadololo, atenololo bisoprololo e timololo) possono essere efficaci [26, 28, 30, 31, 73].

Propranololo – L'efficacia del propranololo nell'emicrania fu per la prima volta segnalata negli anni Sessanta, in seguito a miglioramento dell'emicrania in soggetto trattato con questo farmaco per la sua angina.

Questi farmaci, bloccando i recettori adrenergici dei vasi piali, potrebbero prevenire la fase di vasocostrizione in risposta a qualsiasi stimolo neurogeno o bioumorale. Anche se il meccanismo d'azione nell'Emicrania non è certo, i β-bloccanti più efficaci sono quelli che non hanno attività agonista parziale [73].

I β-bloccanti sono farmaci di prima scelta nei pazienti emicranici con coesistente ipertensione arteriosa o tachicardia.

Il propranololo è il farmaco con più studi controllati [26, 28, 30, 31, 73-75] e il più usato a livello internazionale. Si somministra con una dose iniziale di 20 mg 2 volte al giorno, che viene gradualmente aumentata; la dose efficace è di norma 80-160 mg al giorno (anche in unica somministrazione, con forme a lento rilascio), ma qualche paziente risponde a dosi più basse o più elevate.

Altri β-bloccanti – Per il metoprololo, si inizia con 50 mg 2 volte/die e si sale gradualmente fino a un massimo di 200 mg/die.

Quando viene impiegato atenololo, la dose iniziale è di 25 mg al giorno; la dose viene quindi gradualmente aumentata fino al dosaggio giornaliero di 50-150 mg [2, 73].

I possibili effetti collaterali dei β-bloccanti sono molteplici, ma si presentano spesso per dosaggi elevati o se la dose viene aumentata troppo rapidamente. Essi includono: astenia, depressione, impotenza, riduzione della pressione arteriosa e della frequenza cardiaca, capogiri, incremento ponderale, disturbi gastroenterici, ridotta resistenza all'attività fisica, raffreddamento delle estremità, turbe del sonno e incubi.

Come noto, i β-bloccanti sono controindicati in molte patologie di tipo internistico (v. Tab.15.3).

Nel caso in cui i β-bloccanti debbano essere sospesi, la dose dovrebbe essere diminuita gradualmente nell'arco di alcuni giorni per ridurre il rischio di tachicardia da rebound, di angina o di sindromi ansiose [28].

Farmaci che agiscono sui recettori serotoninergici

Pizotifene – Tra i farmaci attivi sui recettori serotoninergici, il pizotifene (conf. 0,5 mg; 2-3 conf./die) è l'unico ancora in commercio in Italia (non più nella maggior parte dei paesi europei).

Non è chiaro il meccanismo di azione. Si tratta di un antagonista del recettore 5-HT2, con azione anche antistaminica e debolmente anticolinergica. Tradizionalmente, si postula un'azione proserotoninica centrale e antiserotoninica periferica [2, 76].

La terapia va continuata per periodi di 3-4 mesi, intervallati con sospensioni di qualche mese, soprattutto per limitare gli effetti collaterali, quale importante aumento dell'appetito con aumento ponderale o sonnolenza. Il pizotifene ha una struttura simile agli antidepressivi triciclici, possiede infatti anche un'azione blandamente timolettica e sedativa.

Metisergide – È un composto semisintetico derivato da un alcaloide dell'ergot, introdotto nella terapia dell'emicrania e della cefalea a grappolo come antagonista dei recettori 5-HT 2, ed è un potente vasocostrittore [2, 76]. Non è più in commercio in Italia. Gli effetti collaterali possibili sono: nausea, edemi periferici, confusione. Più temibili gli effetti a lungo termine, come la fibrosi retroperitoneale, per uso prolungato. Controindicato in patologie cardiovascolari e collagenopatie.

Antidepressivi triciclici

Amitriptilina – È efficace nel trattamento dell'emicrania, anche indipendentemente dall'effetto antidepressivo [77]. Agisce come inibitore del reuptake presinaptico di serotonina e di noradrenalina, anche se il suo meccanismo d'azione (nell'emicrania come in altre forme di cefalee primarie) potrebbe essere correlato anche a interazione con recettori NMDA, implicati nei meccanismi di sensibilizzazione delle vie nocicettive.

L'azione antiemicranica dell'amitriptilina (conf. 10 e 25 mg) può comparire anche a dosi basse (anche inferiori a 25 mg/die): è consigliabile l'uso di 10-25 mg in unica somministrazione serale, con incrementi graduali, se necessario.

Altri triciclici – A volte efficaci anche imipramina, nortriptilina e clorimipramina. Gli antidepressivi triciclici devono essere assunti per almeno 2-4 settimane prima di osservare un miglioramento della cefalea, ma alcuni effetti positivi, come quello di favorire il sonno, si possono verificare in pochi giorni. Inoltre i pazienti possono manifestare effetti anticolinergici che tendono a scomparire quando iniziano a tollerare il farmaco, nonostante la dose venga gradualmente aumentata. Comunque l'insorgenza dei noti effetti collaterali va attentamente valutata (v. Tab. 15.3). I triciclici sono da considerare soprattutto in pazienti con associati disturbi ansioso-depressivi, disturbi del sonno, o coesistente cefalea di tipo tensivo [2]. I triciclici sono controindicati in caso di glaucoma, aritmie cardiache, ipertrofia prostatica, epilessia.

Calcioantagonisti

Flunarizina – I calcioantagonisti sono ampiamente prescritti per il trattamento dell'emicrania, in particolare la flunarizina. Sono stati introdotti nella terapia dell'emicrania per il possibile ruolo come vasodilatatori a livello cerebrale e come protettori nei confronti dell'ipossia cerebrale. In realtà, questi meccanismi non sembrano rilevanti nella loro azione terapeutica, che potrebbe essere più verosimilmente legata all'inibizione di liberazione di NO, CGRP e altre sostanze a livello perivascolare o endoteliale in seguito ad attivazione del sistema trigeminovascolare [78].

La flunarizina si è dimostrata efficace in studi controllati in doppio cieco [79-81]. La dose validata negli studi è stata generalmente quella di 10 mg/die, ma nella pratica clinica è indicata la dose di 5 mg in unica somministrazione serale [81], per evitare effetti collaterali (soprattutto aumento ponderale e sonnolenza), riservando la dose di 10 mg a pazienti ben selezionati. Vista la lunga emivita, sono anche possibili schemi terapeutici con brevi periodi di sospensione, con *wash-out* di 1 settimana/mese, o di 2 giorni/settimana.

Il paziente emicranico ideale per il trattamento con flunarizina è l'individuo giovane e tendenzialmente sotto peso, mentre il farmaco va usato con cautela nell'emicranico che tende a essere depresso o nell'anziano, per possibile aggravamento dei sintomi depressivi o sviluppo di parkinsonismo [82] (v. Tab. 15.3).

Altri calcioantagonisti – Tra gli altri farmaci di questa classe talvolta impiegati in clinica vi sono nimodipina, cinnnarizina e verapamil [83].

Antiepilettici

Alcuni farmaci di questa classe hanno dimostrato una elevata efficacia nell'emicrania; negli ultimi anni sono i più utilizzati negli USA e sempre più prescritti in Italia e in altri paesi europei [26, 30, 84, 85].

Acido valproico – Il primo antiepilettico introdotto nella terapia dell'emicrania è stato l'acido valproico. La sicurezza d'impiego e l'efficacia del farmaco (anche nelle forme di combinazione acido valproico più valproato di sodio a rilascio prolungato o come valproato di magnesio) sono dimostrate da molti studi controllati, il primo dei quali è del 1992 [86-90]. Da questi studi risulta che il 30% e il 50% dei pazienti ha ottenuto una riduzione di frequenza degli attacchi pari alla metà o più rispetto al placebo.

L'efficacia a lungo termine è stata valutata in uno studio in aperto con durata prevista di tre anni [91], ma solo il 33% dei pazienti ha continuato la terapia per il periodo stabilito, mentre la maggior parte dei soggetti ha interrotto per scarsa efficacia (16%), effetti collaterali (21%) o altro (31%).

È consigliabile iniziare con basse dosi arrivando a dosi quotidiane di 800-1.500 mg, controllando i livelli ematici per evitare sovradosaggio e, regolarmente, l'esame emocromocitometrico, gli enzimi epatici e l'amilasi (per la rara evenienza di piastrinopenia, epatopatie, pancreatite).

I più comuni effetti collaterali comprendono incremento ponderale, nausea e dispepsia, ma anche alopecia, tremore, sedazione e alterazioni cognitive (v. Tab. 15.3). Il valproato va usato con cautela in gravidanza per la possibilità che si verifichi un difetto del tubo neurale nel feto; non deve essere usato nei pazienti con note epatopatie o in trattamento con anticoagulanti.

Poiché, in caso di somministrazione contemporanea, il valproato di sodio può aumentarne i livelli ematici, benzodiazepine, barbiturici, tranquillanti minori e analgesici contenenti butalbital devono essere usati con cautela.

Topiramato – È un farmaco di recente introduzione ma di provata efficacia come preventivo dell'Emicrania [26, 30, 84, 85].

Vari studi controllati ne hanno confermato la validità, segnalando una efficacia significativamente superiore al placebo, con percentuali di riduzione di frequenza degli attacchi della metà o più comprese tra il 47% e il 54% per le dosi quotidiane di 100-200 mg/die [92-94].

L'analisi cumulativa dei dati derivanti da studi controllati, condotti su ampie popolazioni e con disegno simile [95, 96], ha permesso di confermare l'efficacia del topiramato su tutti i parametri studiati (frequenza attacchi, numero giorni con cefalea, durata attacchi, numero di farmaci sintomatici utilizzati).

Inoltre, dati recenti indicano che il miglioramento si mantiene nel tempo, anche per periodi di trattamento continuativo superiori a un anno [97, 98], e che l'effetto positivo del topiramato è evidente anche quando si considerano indici "globali" come i punteggi a test specifici di disabilità e qualità di vita [98-100].

Il farmaco, che deriva da un monosaccaride naturale (D-fruttosio), è assorbito rapidamente e ha un profilo di effetti collaterali diverso da tutti gli altri antiemicranici (v. Tab. 15.3). Causa raramente disturbi gastrointestinali, non interferisce con parametri cardio-circolatori, e – al contrario di tutti gli altri farmaci di profilassi – non causa aumento ponderale, ma anzi induce frequentemente calo ponderale (media del 3-4% negli studi controllati).

Effetti molto rari sono: calcolosi renale, miopia acuta, acidosi metabolica. L'effetto collaterale più comune è rappresentato da parestesie distali che sono presenti in circa la metà dei soggetti trattati con 100 mg/die; di solito ben tollerate, hanno spesso graduale regressione spontanea e sono causa di interruzione della terapia in circa l'8% dei pazienti reclutati in studi controllati. Nel 6-7% dei soggetti trattati con la dose standard di 100 mg/die sono stati riferiti effetti collaterali di tipo neurologico, come difficoltà della concentrazione, rallentamento dell'eloquio, sonnolenza o alterazioni dell'umore.

Il trattamento con topiramato dovrebbe essere iniziato alla dose di 25 mg/la sera e aumentato settimanalmente fino al raggiungimento di 100 mg/die, che rappresenta la dose efficace nella maggior parte degli emicranici. Dosi inferiori (75 mg/die) o superiori (fino a 200 mg/die) possono essere le "ideali" in alcuni casi.

Altri antiepilettici – Tra gli altri antiepilettici, esistono evidenze sulla possibile efficacia del gapentin, valutato in due studi controllati [101, 102], ma con azione terapeutica non chiara nella pratica clinica.

La lamotrigina riduce la frequenza degli episodi di aura emicranica, come segnalato da vari studi in aperto, condotti anche su lunghi periodi di trattamento e in soggetti con forme cliniche particolarmente gravi per frequenza e intensità dei fenomeni di aura [103-105].

Da notare che topiramato e valproato sono considerati farmaci di prima scelta nella profilassi nelle linee guida internazionali per la terapia dell'emicrania [26, 30]. Dei due composti, solo il topiramato possiede tale indicazione in Italia.

Caratteristica positiva degli antiepilettici è che possono essere prescritti in pazienti emicranici che presentano patologie coesistenti come depressione, disturbi circolatori periferici o cardiaci, asma, ritenzione urinaria, e che impediscono l'uso di altre terapie preventive, come propranololo, flunarizina o amitriptilina. Chiaramente, i farmaci antiepilettici sono di prima scelta in pazienti affetti anche da epilessia.

Anche se non è ben chiaro il meccanismo principale d'azione dei farmaci appena discussi, il razionale per l'uso degli antiepilettici nell'emicrania si fonda sull'ipotesi dell'esistenza di una ipereccitabilità neuronale in questa forma di cefalea primaria, che può essere presente a diversi livelli nel sistema nervoso, in rapporto ad alterato equilibrio tra trasmissione glutamatergica (eccitatoria) e trasmissione GABAergica (inibitoria), come pure in rapporto ad alterazioni elettrolitiche causate da alterato funzionamento di canali ionici. Tutte queste "disfunzioni" potrebbero essere corrette dall'uso di farmaci antiepilettici [107].

FANS

I FANS, prima menzionati quali farmaci efficaci per il trattamento sintomatico dell'emicrania, possono essere somministrati con cautela come agenti preventivi con uno schema di somministrazione giornaliera [108, 109]. Il trattamento con aspirina a basso dosaggio risulta preferenziale nella profilassi dell'emicra-

nia con aura. Alcuni FANS come il naprossene 550 mg per 2 volte al giorno possono essere utili nell'emicrania con cadenza perimestruale [110], con assunzione quotidiana programmata dai 4-7 giorni prima del previsto inizio del flusso mestruale per 10-15 giorni.

Emicrania cronica e medication overuse

Domenico D'Amico, Susanna Usai, Licia Grazzi

La classificazione delle forme di cefalea ad andamento quotidiano o quasi quotidiano non è ancora definitiva [3, 111-116]. Negli ultimi anni la dizione "cefalea cronica quotidiana" è stata abbandonata, mentre è sempre più utilizzata la definizione di "emicrania cronica o trasformata", usata per riferirsi a quelle forme di dolore ad alta frequenza (superiore a 15 giorni/mese), di lunga durata, che rappresentano l'evoluzione peggiorativa di precedenti forme tipicamente emicraniche (di solito emicrania senza aura). In questi casi è spesso presente una cefalea continua o sub-continua con caratteristiche di tipo tensivo, su cui si sovrappongono episodi (simil-)emicranici.

La caratterizzazione clinica del dolore e dei fenomeni associati è particolarmente difficile anche perché l'emicrania cronica si associa spesso a uso eccessivo o improprio di farmaci sintomatici [114-117]. La maggior parte di questi soggetti usa per anni, in modo quotidiano o pluriquotidiano, FANS, triptani, ergotaminici e spesso farmaci di associazione anche in varie combinazioni, configurando una situazione di *medication overuse*. Tale termine, usato nella ICDH-II, ha sostituito il termine di "abuso" [3, 113]. Proprio il *medication overuse* sembra essere una delle più rilevanti cause della cronicizzazione dell'emicrania, insieme alla presenza di componenti psichiatriche, eventi stressanti, coesistenza di altre patologie (ad es., ipertensione arteriosa, alterazioni ormonali, obesità ecc.) [115-118].

Parimenti, non sono disponibili evidenze chiare o linee guida sulle strategie terapeutiche da sfruttare nei pazienti con emicrania cronica con o senza *medication overuse*. I risultati degli studi pubblicati sono poco confrontabili e valutabili per le differenze metodologiche, soprattutto relative ai diversi sistemi di classificazione adottati e ai differenti schemi terapeutici studiati [119-123].

Esiste comunque un accordo generale sul fatto che si tratta di pazienti "difficili", in cui l'interruzione del *medication overuse* rappresenta un momento essenziale del piano terapeutico.

La sospensione dei farmaci di uso cronico deve essere effettuata sotto controllo medico. Anche se esiste la possibilità di trattamenti ambulatoriali o in regime di day hospital, di solito è opportuna la degenza in ospedale, soprattutto per i pazienti con lunga storia di cefalea, presenza di patologie associate, uso di molti farmaci. Il ricovero serve per "sostenere" il paziente nel rinunciare ai sintomatici, per aiutarlo a controllare i sintomi da sospensione brusca. Questi di solito sono rappresentati da cefalea intensa da rebound, vomito, alterazioni pressorie, ansia; i sintomi sono più gravi in chi abusa di ergotaminici e prodotti contenenti oppioidi o caffeina (ad es., insonnia, crampi muscolari, agitazione) o in chi assume cronicamente butalbital (possibile insorgenza di crisi epilettiche da astinenza). I presidi usati nel periodo di *wash-out* possono essere rappresentati da idratazione in vena, antiemetici e ansiolitici, brevi cicli di steroidi (ad es., desametasone 4-8 mg in vena per 4-8 giorni; prednisone per os 75-50 mg per 7-15 giorni), dosi scalari di FANS ecc.

È quindi necessario impostare una terapia di profilassi, scegliendo in base alle caratteristiche individuali (comprese patologie associate di tipo somatico e psichiatrico) e alla storia farmacologica. Si usano in genere farmaci validi nella profilassi dell'emicrania, eventualmente in associazione ad antidepressivi e miorilassanti.

Soltanto alcuni farmaci sono stati valutati in studi controllati [124-130]. Oltre ai problemi metodologici accennati in precedenza, si tratta spesso di esperienze su campioni non numerosi.

Recentemente sono stati pubblicati alcuni studi che hanno valutato l'efficacia del topiramato nell'emicrania cronica contro placebo; questo farmaco antiepilettico sembra poter rappresentare una terapia che riduce significativamente il numero di giorni con cefalea sia in assenza che in presenza di *medication overuse* [128, 129]. Inoltre la terapia riduce la disabilità in questi pazienti [130] che sono fortemente limitati nella loro funzionalità quotidiana e nella qualità di vita [41, 131, 132].

Cefalea di tipo tensivo

Domenico D'Amico, Susanna Usai, Licia Grazzi

Epidemiologia

La cefalea di tipo tensivo (CTT) è certamente la forma più diffusa di cefalea e, in base a vari studi epidemiologici svolti negli anni Novanta, sarebbe presente nel 24-78% della popolazione generale [33]. La discrepanza tra i vari studi epidemiologici dipende da differenze metodologiche e soprattutto dalla non omogeneità dei criteri diagnostici.

Il sesso femminile risulta più colpito, anche se il rapporto tra i due sessi non è così sbilanciato come nell'emicrania (M:F = 4:5). Tutte le età possono essere interessate anche se la massima prevalenza si ha fra i 20 e i 50 anni.

I dati di prevalenza appaiono più chiari sottraendo dall'analisi i soggetti con forme episodiche "infrequenti"; la prevalenza delle forme episodiche "frequenti" risulta essere intorno al 38 % e quella della forma cronica intorno al 2-3%, in studi condotti in vari paesi europei e negli USA [133-137].

Clinica

All'interno della CTT esistono infatti varie forme cliniche. La ICDH-II [3] prevede varie forme:
- CTT episodica, distinta in 2 sottotipi:
  - CTT episodica infrequente, caratterizzata da una frequenza inferiore a un attacco al mese;
  - CTT episodica frequente, con presenza di uno o più attacchi al mese (fino a un massimo di 14 giorni al mese);
- CTT cronica, caratterizzata da una frequenza di almeno 15 giorni/mese di cefalea.

I vari tipi clinici si differenziano quindi per il pattern temporale, mentre i criteri relativi alle caratteristiche del dolore sono identici per tutte le forme:
- dolore in genere lieve o medio, più spesso bilaterale e diffuso a tutto il capo (tipo "casco");
- qualità di tipo compressivo o gravativo;
- assenza di importanti fenomeni di accompagnamento.

Una certa differenza tra le varie forme esiste per quanto riguarda i fenomeni vegetativi associati: mentre nelle forme episodiche la nausea è del tutto esclusa (solo eventuale anoressia), nella forma cronica è ammessa la presenza di nausea "lieve". In tutte le forme di CTT foto- e fonofobia possono essere presenti ma non contemporaneamente.

Un'ulteriore suddivisione di sottotipi prevede la possibilità di individuare forme associate o meno ad anomalie della muscolatura pericranica, valutabili clinicamente come dolorabilità dei muscoli alla loro compressione (*tenderness*).

Clinicamente, gli attacchi di CTT possono essere molto variabili per durata (minuti, ore, giorni) e per localizzazione prevalente del dolore, anche nello stesso soggetto.

L'insorgenza del dolore, o la sua esacerbazione nelle forme croniche, è facilitata da presenza di eventi stressanti e fatica fisica, sforzo attentivo, dal mantenimento di posture che richiedono tensione muscolare. Meno importanti appaiono le variazioni di sonno, le variazioni ormonali, la dieta [138]. Il riposo, ma anche l'attività fisica, possono avere una funzione alleviante.

Fisiopatologia

I meccanismi fisiopatologici alla base della CTT sono noti solo in parte. Mentre precedenti definizioni, come cefalea "muscolo-tensiva" o cefalea "psicogena", suggerivano l'intervento causale diretto della contrazione muscolare e/o di particolari stati psicologici, attualmente si ipotizza una genesi multifattoriale della CTT, basata su meccanismi sia periferici sia centrali.

Non è chiaro se la contrattura muscolare sia un fenomeno primario della CTT o secondario al dolore. Studi condotti con EMG di superficie per misurare la contrazione dei muscoli pericranici e paracervicali hanno dato risultati contrastanti [139]. Anche la dolorabilità miofasciale (muscoli striati, ma anche fasce e inserzioni tendinee) a livello pericranico può di fatto essere presente sia in pazienti con CTT episodica che cronica, anche in fase non dolorosa ma non in tutti [139, 140]. Come ricordato, la ICDH-II [3] prevede la possibilità di forme di CTT non associate ad anomalie muscolari.

I risultati più rilevanti per la comprensione dei possibili meccanismi fisiopatogenetici della CTT derivano da studi della sensibilità nocicettiva centrale e dei meccanismi di sensibilizzazione centrale (*central sensitization*).

Vari studi hanno rilevato, in particolare nei soggetti con CTT cronica, una diminuzione della soglia al dolore da pressione, ma anche soglie ridotte a stimoli termici ed elettrici [141]. Questa ipersensibilità a stimoli di diversa natura dipenderebbe da alterazione dei meccanismi a livello sopraspinale. Infatti, l'abbassamento delle soglie è stato evidenziato sia a livello pericranico che a livello extra-cefalico.

Si può ipotizzare che nella CTT cronica esista una ipersensibilità a livello trigeminale conseguente a prolungati stimoli nocicettivi dalla periferia con conseguente attivazione di recettori che normalmente non mediano stimoli dolorosi (allodinia). Esistono evidenze di *central sensitization* a livello spinale/trigeminale (neuroni di secondo ordine del corno dorsale). Registrando la funzione stimolo-risposta da muscoli altamente dolorabili, se ne evidenzia un andamento lineare che non è invece evidente in registrazioni da muscoli in soggetti di controllo [142]. Altre strutture centrali con ruolo di modulazione ascendente o discendente potrebbero essere coinvolte (nuclei del tronco dell'encefalo, come RVM, *rostral ventromedial medulla,* che contiene neuroni inibitori e anche eccitatori, o come il grigio periacqueduttale o PAG, da cui originano le vie discendenti inibitorie dirette al corno dorsale; aree limbiche e della corteccia motoria deputate a controllo nocicettivo). Questo modello teorico permette anche di spiegare come fattori emotivi e psicologici (stress psicosociale, sindromi ansiose e depressive) o la prolungata contrattura muscolare possano contribuire allo sviluppo della CTT [141, 142].

In conclusione: i meccanismi periferici (stimoli algogeni dai tessuti miofasciali) potrebbero essere prevalenti nella CTT episodica e le progressive alterazioni funzionali a livello del SNC potrebbero giocare un ruolo più importante nella CTT cronica, probabilmente anche in rapporto a componenti di tipo sia genetico sia comportamentale (difficoltà all'adattamento).

Anche nell'approccio terapeutico alla CTT si distinguono trattamenti di profilassi, mirati a prevenire o a diminuire la frequenza degli attacchi, accanto a trattamenti sintomatici o acuti, intesi a interrompere l'attacco doloroso o a ridurne l'intensità [143-145].

L'analisi dei dati della letteratura non è semplice in quanto i criteri diagnostici e i metodi adottati non sono uniformi, sono relativamente pochi i farmaci controllati contro placebo e spesso i risultati di diversi studi non sono concordi sulla significatività dell'efficacia.

Da segnalare che, contrariamente all'attacco di emicrania, il dolore della CTT spesso non è di intensità tale da richiedere una terapia sintomatica. Inoltre, è frequente la scarsa risposta di questo dolore ai farmaci analgesici. D'altra parte è necessario considerare il potenziale rischio di abuso, o meglio di *medication overuse*, e lo sviluppo di cefalea cronica quotidiana favorita da eccessivo uso di farmaci sintomatici, soprattutto quelli contenenti caffeina e barbiturici.

Anche la terapia di profilassi non è indicata in tutti i casi di CTT. Una terapia volta a ridurre la frequenza e la gravità degli attacchi di cefalea deve essere considerata nelle forme ad alta frequenza (in particolare CTT cronica) e nei casi in cui esiste una reale compromissione delle capacità funzionali e della qualità di vita del paziente.

Bisogna inoltre considerare che, vista la parziale conoscenza dei meccanismi fisiopatologici della CTT, l'uso dei farmaci è spesso empirico. Alcuni farmaci possono agire su singoli aspetti (ad es., contrattura muscolare, percezione del dolore, depressione), ma è verosimile che i farmaci comunemente utilizzati agisca soprattutto a livello centrale, interferendo con i meccanismi neurotrasmettitoriali alla base dei fenomeni di *central sensitization*.

Ancor più che in altre forme di cefalea primaria, la strategia terapeutica per il paziente con CTT deve essere decisa caso per caso, anche in considerazione della presenza di patologie concomitanti o con ruolo peggiorativo. Aspetti essenziali per il successo della terapia nella CTT sono i seguenti:

- individuazione e trattamento di fattori muscolari, meccanici, emotivi;
- correzione di fattori scatenanti legati alla mancanza di riposo e di sonno;
- rassicurazione e informazione del paziente;
- considerazione di trattamenti non farmacologici (in particolare biofeedback), anche in associazione a terapie con farmaci;
- prevenzione del *medication overuse*.

Terapia sintomatica

FANS

Diversi farmaci di questa classe sono comunemente utilizzati. Per alcuni di questi esiste la conferma di efficacia nel trattamento della CTT in studi controllati [143-145].

L'aspirina è il farmaco più usato nel mondo per la CTT, e ha mostrato, in studi controllati, un'efficacia superiore al placebo. Le dosi consigliate vanno da 0,5 a 2 g/die.

Il ketoprofene si è dimostrato superiore al placebo per il trattamento della CTT episodica a dosi di 50-150 mg/die per os o 100 mg/die per via intramuscolare o endovenosa.

L'ibuprofene ha mostrato un vantaggio di efficacia uguale o superiore rispetto al placebo in diversi studi ed è caratterizzato da una buona tollerabilità gastrica. Le dosi consigliate sono 200-800 mg/die.

Il naprossene, utilizzato in studi in doppio cieco, si è dimostrato più attivo del placebo e del paracetamolo. Ha un'emivita di 14 ore e risulta per questo particolarmente indicato per gli attacchi di maggiore durata, garantendo un sollievo dal dolore per almeno 12 ore. La tollerabilità gastrica del naprossene è paragonabile a quella dell'aspirina. La dose consigliata è di 550 mg/die, anche se nella pratica clinica è spesso necessario portare il dosaggio a 750-1100 mg.

Anche il diclofenac è spesso utile.

Per il paracetamolo esistono dati contrastanti riguardo alla superiorità rispetto al placebo. Le dosi consigliate sono tra 500 e 1.000 mg/die.

Per altri FANS correntemente usati dai pazienti o consigliati dai medici quali nimesulide, noramidopirina, indometacina, non si hanno dimostrazioni specifiche. Non esistono dati definitivi neanche per gli inibitori della COX-2, farmaci di recente introduzione con minor rischio di tossicità gastrointestinale.

I principali effetti collaterali comuni a tutti i farmaci di questa categoria sono a carico dell'apparato gastrointestinale (pirosi, nausea, vomito, stipsi, diarrea, dolore epigastrico e ulcera). Meno frequenti disturbi a carico della cute (rash e prurito) e del sistema nervoso centrale (cefalea, letargia e confusione). Sono controindicati nei pazienti con ulcera gastroduodenale, diatesi emorragica o in trattamento con anticoagulanti.

Anche in Italia, sono spesso somministrati prodotti di associazione di vari farmaci. La codeina è associata al paracetamolo e la caffeina è presente in molti composti da banco. Anche se la presenza della codeina suggerisce una maggiore effetto, e se è dimostrato che l'associazione della caffeina a molti analgesici ne potenzia l'efficacia, in questi casi la prudenza si impone per evitare cefalee da uso cronico con assuefazione, cefalea da rebound e potenziale *medication overuse*, per cui è necessario limitarne l'uso ai casi di CTT episodica a bassa frequenza.

Miorilassanti

Alcuni farmaci ad azione miorilassante, come le benzodiazepine o la tizanidina, sono talvolta usati per interrompere un attacco di CTT. Il loro uso comunque, appare più appropriato nella terapia di profilassi.

Terapia e profilassi

Antidepressivi triciclici

L'amitriptilina viene considerata come il farmaco di prima scelta nella CTT cronica. Vari studi, anche controllati, ne hanno valutato l'efficacia, fin dagli anni Sessanta. I risultati non sono stati sempre positivi (ad es., assenza di differenze significative tra amitriptlina 50-75 mg e placebo) [146], ma in alcuni studi l'efficacia nella CTT cronica è risultata evidente e anche chiaramente superiore al placebo [147, 148].

La dose iniziale consigliata è di 10 mg prima del sonno da aumentare di 10 mg ogni 5-7 giorni, fino a una dose di mantenimento di 25-75 mg/die. I risultati positivi solitamente iniziano a manifestarsi dopo 1-2 settimane dall'inizio del trattamento.

Il meccanismo d'azione dell'amitriptilina può dipendere dal blocco del reuptake della serotonina (e anche della noradrenalina), ma soprattutto dall'interazione con vari sottotipi di recettori, tra cui gli NMDA, implicati nei meccanismi di elaborazione e cronicizzazione del dolore.

L'amitriptilina è controindicata in soggetti con glaucoma ad angolo chiuso, ipertrofia prostatica, alterazioni del ritmo cardiaco. Possibili effetti collaterali sono secchezza delle fauci, aumento ponderale, astenia, stipsi, sonnolenza; più rari, disturbi della frequenza cardiaca, ipotensione, agitazione o insonnia.

Anche altri triciclici sono utilizzati nella CTT come clomipramina e nortriptilina [148, 149]. La clomipramina, alla dose di 75-150 mg/die, ha mostrato vantaggio superiore al placebo e all'amitriptilina, ma con una percentuale significativa di effetti collaterali [149].

Altri antidepressivi

Nella pratica clinica, sono molti gli inibitori selettivi del reuptake della serotonina usati nella CTT, ma sono pochi gli studi pubblicati che ne dimostrano la reale efficacia.

La paroxetina è risultata efficace (e in modo superiore rispetto alla sulpiride) in uno studio controllato [150]. Evidenze contrarie all'efficacia degli *SSRI* derivano da uno studio in cui il citalopram aveva una efficacia addirittura inferiore al placebo, oltre che all'amitriptilina [147].

La fluvoxamina (50-100 mg) è stata confrontata con mianserina evidenziando una efficace riduzione della gravità e della frequenza degli attacchi, anche in soggetti non depressi [151]. Da una *review Cochrane* della letteratura, gli SSRI nel loro complesso non hanno evidente efficacia nella CTT, anche se sono meglio tollerati rispetto ai triciclici [152].

Maprotilina (75 mg/die), dotiepina (75 mg/die) e mianserina (30-60 mg/die) si sono dimostrate superiori al placebo in alcuni studi e sono in genere ben tollerate [144, 145].

Non esistono studi controllati per altri farmaci a volte utili nella pratica clinica come il trazodone e gli inibitori della MAO.

La mirtazapina (farmaco che agisce sul versante noradrenergico e serotoninergico) ha ridotto la frequenza della CTT cronica alla dose di 15-30 mg/die in uno studio contro placebo in soggetti che non avevano risposto ad amitriptilina [153].

Miorilassanti

L'efficacia della tizanidina (miorilassante ad azione centrale capace di inibire riflessi polisinaptici) nella CTT è stata valutata in due studi controllati. Uno,

contro placebo [154], ha indicato l'efficace azione preventiva del farmaco, mentre in un altro studio la tizanidina 12 mg in formulazione a lento rilascio non è risultata più efficace rispetto al placebo [155].

Le dosi consigliate sono comprese tra 4 e 16 mg/die, ma devono essere individualizzate in base soprattutto alla tollerabilità nel singolo paziente. Gli effetti collaterali più comuni sono: secchezza delle fauci, astenia, diarrea, sonnolenza; più rari ipotensione e bradicardia.

Non esistono studi controllati per altri miorilassanti ad azione prevalentemente periferica (pridinolo, tiocolchicoside), centrale (ciclobenzaprina) o mista (dantrolene), anche se sono spesso utilizzati per via orale, rettale o intramuscolare, in modo empirico, nelle forme di CTT episodica.

Esplicano un'azione miorilassante le benzodiazepine, quali diazepam, bromazepam, clordiazepossido. Anche brevi cicli terapeutici con questi farmaci possono essere sufficienti, soprattutto nei casi in cui è presente una componente ansiosa o insonnia.

Antiepilettici

L'acido valproico si è rivelato efficace in pazienti con forme croniche di cefalea – "cefalea cronica quotidiana" –, ma le percentuali di risposta sono state relativamente basse nei pazienti con forme francamente di tipo tensivo (ridotta frequenza nel 60% nei pazienti con caratteristiche "miste" di tipo sia emicranico che tensivo; nel 21% in pazienti con CTT cronica) [156].

Solo topiramato è stato testato in uno studio su pazienti con CTT cronica in accordo ai criteri dell'ICDH-II [3]. Si tratta di uno studio in aperto in cui si sono avuti risultati importanti e statisticamente significativi su frequenza e intensità della cefalea dopo topiramato 100 mg/die usato per 2 anni [157].

Cefalea a grappolo

Massimo Leone

Terminologia e storia

L'espressione "cefalea a grappolo", prende origine dalla denominazione inglese *cluster headache* (CH) che Kunkle diede per primo a questa forma di cefalea nel 1952 a sottolineare il tipico pattern temporale periodico delle singole crisi dolorose. Numerosi autori hanno descritto forme di cefalea che, ad attenta disamina dei caratteri clinici di presentazione, rientrano nel gruppo della CH: la "neuralgia ciliare" (1926) e la "neuralgia emicranica periodica" (1936) di Harris; la "neuralgia vidiana" di Vail (1932); le nevralgie nasali di Charlin (1931) e alcune forme di "nevralgia sfenopalatina" di Sluder (1910). Nel 1939 Horton introdusse la dizione "cefalea istaminica" usata in seguito per molti anni, partendo dalla forma di "eritromelalgia del capo" proposta in precedenza da Bing.

Nel 1962 la classificazione dell'Ad Hoc Committee on Classification of Headache, inseriva la CH tra le "cefalee vascolari di tipo emicranico" e pertanto fino ai primi anni Ottanta la CH era considerata come una variante dell'emicrania.

Nel 2004 la nuova classificazione dell'International Headache Society (IHS) [3] classifica la CH come entità a parte, al codice numero 3, tra le forme di cefalea primaria (v. Tab. 15.1).

Epidemiologia

La CH è meno diffusa dell'emicrania: la prevalenza varia fra lo 0,04% e lo 0,1% a seconda degli studi presi in considerazione. Questa forma colpisce prevalentemente il sesso maschile con un rapporto M:F di circa 3:1, con un picco di esordio fra i 20 e i 50 anni; può però manifestarsi nelle varie fasce di età, dalla 1ª fino all'8ª decade, pur essendo molto rara in età infantile [158-160].

Clinica

La CH si caratterizza con un quadro clinico così tipico da permettere, nella grande maggioranza dei casi, una diagnosi corretta solo grazie a una adeguata e accurata raccolta dei dati relativi alla crisi dolorosa. Nella tabella 15.4 sono riportati i dati relativi alla classificazione dell'attacco di CH secondo l'IHS [3].

Il dolore è di una intensità estrema; gli attacchi si presentano da 1 a 8 e più volte al giorno, per periodi che possono andare da settimane a mesi, compromettendo in maniera drammatica la qualità di vita del paziente. Durante la crisi il paziente è agitato, non riesce a stare fermo, spesso ne è risvegliato nel cuore della notte, più volte.

Studi su gemelli hanno rivelato una concordanza del 100%, suggerendo l'importanza dei meccanismi genetici nella CH. Gli studi in parenti di primo grado evidenziano un aumento del rischio familiare di sviluppo della malattia [161]. Gli studi effettuati sulle famiglie hanno mostrato che il rischio di avere la malattia nei parenti di primo grado dei pazienti è 39 volte più elevato rispetto alla popolazione generale ed è 8 volte più elevato nei parenti di secondo grado [162, 163]. L'analisi di segregazione, assieme a successivi studi di genetica, suggerisce la possibilità che il coinvolgimento di un gene autosomico dominante rivesta un ruolo nella ereditarietà della CH in alcune famiglie [164].

Contrariamente a quanto osservato nell'emicrania, la CH è prevalente nel sesso maschile [158-160, 165].

Tabella 15.4 • Criteri diagnostici per la cefalea a grappolo, IHS 2004

A.	Almeno 5 attacchi che soddisfino i criteri B-D
B.	Dolore d'intensità severa, unilaterale, in sede orbitaria, sovraorbitaria e/o temporale, della durata da 15 a 180 minuti (senza trattamento)
C.	La cefalea è associata ad almeno uno dei seguenti segni 1. Iniezione congiuntivale o lacrimazione 2. Ostruzione nasale o rinorrea 3. Edema palpebrale 4. Sudorazione facciale 5. Miosi o ptosi palpebrale 6. Agitazione o incapacità a stare fermo
D.	La frequenza degli attacchi è compresa tra 1 attacco ogni 2 giorni e 8 attacchi al giorno. Si deve verificare una delle seguenti condizioni 1. La storia clinica, l'esame obiettivo e quello neurologico escludono i disturbi elencati nei gruppi 5-11 2. La storia clinica e/o l'esame obiettivo e/o l'esame neurologico suggeriscono uno dei tali disturbi che è però escluso da appropriate indagini strumentali 3. Il disturbo è presente, ma la cefalea a grappolo non si presenta per la prima volta in stretta relazione temporale con il disturbo stesso

Le donne rappresentano soltanto il 10-30% del totale. In passato si è anche parlato di caratteristiche fisiche particolari e distintive che si riscontrano regolarmente in pazienti con CH [165]. Graham le sintetizza definendo il volto dei pazienti "di aspetto leonino". Sarebbe piuttosto alta, inoltre, la percentuale di soggetti che abusano di alcolici o che sono forti fumatori.

Cefalea a grappolo episodica

In questa, che è la forma più frequente (circa il 70-80% delle forme di CH), le crisi dolorose tendono a manifestarsi solo per determinati periodi, i cosiddetti periodi "di grappolo" che nella maggior parte dei casi ricorrono con frequenza variabile da uno ogni due anni a due all'anno. Sono possibili anche frequenze minori o maggiori. In genere, i periodi di grappolo si ripetono sempre nello stesso mese, soprattutto in primavera e autunno, e nella maggior parte dei casi durano 1-2 mesi. I criteri diagnostici della classificazione IHS [3] sono illustrati nella tabella 15.5.

Per i rari casi in cui i grappoli si prolunghino per meno di una settimana, Sjaastad ha coniato il termine *minibouts,* cioè "minigrappoli".

L'esordio dei grappoli coincide spesso con importanti eventi della vita quali inizio o cambiamento di attività lavorativa, matrimonio, trasferimenti ecc., o periodi di particolare stress lavorativo.

Le singole crisi ricorrono di solito 1-2 volte al giorno e spesso coincidono con gli orari dei pasti oppure svegliano il paziente durante la notte o un sonnellino pomeridiano. Gli orari di maggior "rischio" sono le 1-3 del pomeriggio, le 1-2 di notte e intorno alle 9 di sera. Esiste una relazione abbastanza precisa tra inizio della crisi e fase REM del sonno ed è dimostrato che si ha una transitoria sospensione degli attacchi con la deprivazione del sonno. Gli attacchi di CH sono in genere brevi e per lo più hanno una durata di 30-120 minuti.

L'assunzione di bevande alcoliche è il più chiaro e frequente fattore in grado di scatenare un attacco di CH, entro 20-40 minuti dall'assunzione. Questo è però possibile solo nella fase di grappolo e mai nei periodi di remissione [165].

Nella CH il dolore si manifesta generalmente dallo stesso lato. Nel 5-15% si può avere un cambiamento del lato colpito. In alcuni rarissimi casi il dolore alterna lato nello stesso grappolo: si può parlare in questi casi di CH bilaterale, anche se il dolore non sopraggiunge mai contemporaneamente da ambo i lati.

La sede in cui più frequentemente il dolore si presenta è quella oculare; molto spesso il dolore si irradia alla regione temporale, occipitale e alla faccia.

Accanto alla brevità, la principale caratteristica della CH è la particolare severità del dolore che all'inizio della crisi può essere di lieve intensità per diventare violentissimo nel giro di pochi minuti e solo verso la fine della crisi può passare attraverso una fase di relativa attenuazione. Il dolore è descritto spesso come "penetrante" o "bruciante" o "a pugnalata"; più raramente è pulsante.

Dallo stesso lato del dolore si associano sempre importanti segni di tipo vegetativo quali lacrimazione, arrossamento dell'occhio, sindrome di Horner parziale (ptosi palpebrale e miosi), congestione nasale e/o rinorrea. Nel corso dell'attacco possono manifestarsi anche altri sintomi sia locali che generali, come sudorazione, nausea, vomito e bradicardia.

Cefalea a grappolo cronica

Le crisi dolorose come anche i fenomeni associati sono indistinguibili da quelli che si verificano nella forma episodica. Ciò che differenzia la forma cronica da quella episodica è l'andamento temporale, cioè nella forma cronica le crisi dolorose sono presenti in modo pressoché continuo nel corso dell'anno. I cri-

Tabella 15.5 • Criteri diagnostici per la cefalea a grappolo episodica, IHS 2004

Soddisfa tutti i criteri per la cefalea a grappolo
Almeno 2 periodi di cefalea (grappoli) che durano da 7 giorni a 1 anno (senza trattamento) separati da periodi di remissione che durano almeno 14 giorni

Tabella 15.6 • Criteri diagnostici per la cefalea a grappolo cronica, IHS 2004

Soddisfa tutti i criteri per la cefalea a grappolo
Periodi di grappolo di durata superiore a 1 anno senza intervalli di remissione o con periodi di remissione che durano meno di 14 giorni

teri temporali per definire la cronicità della CH indicati sono riportati nella tabella 15.6. Si tratta spesso di pazienti che in precedenza soffrivano di una forma episodica, anche più raramente i casi di CH cronica possono presentarsi come tali fin dall'esordio della malattia (cefalea a grappolo cronica primaria). La definizione di CH cronica data dall'IHS, se da un parte permette di fornire una distinzione con potenziale base "biologica", non è d'ausilio per la selezione di pazienti da proporre per una terapia chirurgica in caso di farmacoresistenza [166, 167].

Forme atipiche

Quando ci troviamo di fronte a pazienti con una sintomatologia dolorosa che ricorda una cefalea a grappolo è necessario sempre ricordare di valutare la presenza di una forma sintomatica. Quando un paziente presenta una storia lunga con attacchi tipici, cioè che rispondono pienamente ai criteri dell'IHS [3], il neuroimaging generalmente non aggiunge informazioni utili alla diagnosi. Al contrario, in presenza di fenomeni atipici (ad es., lunga durata, assenza di fenomeni associati, mancanza di risposta alle terapie ecc.), è utile sospettare una forma sintomatica ed effettuare un adeguato studio di neuroimaging [168].

Fisiopatologia

Per poter meglio affrontare e comprendere la fisiopatologia della CH, è necessario tenere nella dovuta considerazione tre principali aspetti clinici della CH: la distribuzione "trigeminale" del dolore, i segni vegetativi omolaterali alla sede del dolore, e la tipica periodicità delle crisi dolorose.

Innanzitutto è utile ricordare le strutture algogene intracraniche: le strutture vascolari del cervello, quelle della pia e dura madre, e i grandi seni venosi che sono circondati da una fitta rete di fibre nervose amieliniche. Per le strutture sovratentoriali tale innervazione origina dal ganglio del trigemino, situato nella fossa cerebrale media; per le strutture sottotentoriali tale innervazione origina dalle radici dorsali dei primi metameri cervicali. Nel suo insieme questo sistema si chiama circuito trigeminovascolare.

I principali neurotrasmettitori impiegati dal circuito trigeminovascolare sono la sostanza P e il peptide correlato alla calcitonina (CGRP) [169]. La stimolazione delle strutture meningee, come anche dei grossi vasi cerebrali, produce dolore tramite l'attivazione delle fibre amieliniche a funzione nocicettiva da cui sono finemente innervate.

Una delle peculiari caratteristiche del circuito trigeminovascolare è che la stimolazione del trigemino provoca il rilascio di sostanza P, CGRP, neurochinina A e altri trasmettitori nella parete dei vasi innervati e nelle meningi (attivazione antidromica) [170]. Il rilascio di queste sostanze determina una infiammazione sterile con secondaria vasodilatazione e stravaso di proteine plasmatiche (*plasma protein extravasation*). Il rilascio di sostanze algogene e la loro presenza nei tessuti produce ipersensibilizzazione delle strutture nervose circostanti e conseguente risposta dolorosa anche nei confronti di stimoli altrimenti innocui quali la pulsazione vasale. Farmaci attivi sulla CH, quali i triptani e l'ergotamina, esercitano il loro effetto verosimilmente prevenendo lo stravaso di queste proteine [171].

A conferma del ruolo svolto dal circuito trigeminovascolare e dalla *plasma protein extravasation* nella CH, durante l'attacco di CH si verifica un aumento di CGRP ma anche di *vasoactive intestinal polipeptide* (VIP) nel sangue venoso refluo dalla vena giugulare esterna dal lato del dolore. L'incremento del VIP indica l'attivazione di fibre parasimpatiche del nervo facciale che originano dal nucleo salivatorio superiore; il rilascio di questo peptide sarebbe secondario all'attivazione del cosiddetto riflesso trigeminofacciale come conseguenza dell'attivazione del circuito trigeminovascolare [172].

La sede retro-orbitaria (prima branca del trigemino) del dolore nella CH ha suggerito, dal punto di vista anatomico, che questo potesse essere legato a un processo infiammatorio o vasculitico a carico del segmento intracavernoso dell'arteria carotide interna o del seno cavernoso. Il riscontro alla risonanza magnetica della normalità del seno cavernoso nei pazienti con CH ha fatto in modo che tale ipotesi venisse definitivamente abbandonata. Studi con *positron emission tomography* (PET) hanno mostrato un incremento di flusso nella regione del seno cavernoso che però non è limitato al dolore della CH. Per esempio, in concomitanza alla comparsa di dolore indotto iniettando capsaicina nel territorio cutaneo della prima branca del trigemino, il flusso sanguigno nel seno cavernoso è ugualmente aumentato [173]. Questo dimostrerebbe che la stimolazione dolorosa (pur di diversa natura) della branca oftalmica produce modificazioni di flusso nel seno cavernoso come parte di un riflesso trigemino-parasimpatico peraltro già ben noto negli animali da esperimento [172]. Le modificazioni di flusso osservate a livello del seno cavernoso (di verosimile pertinenza carotidea-vasodilatazione) sono quindi un fenomeno riflesso, secondario al dolore e non causa del dolore CH.

L'ipotesi di un'origine periferica della CH non era in grado di spiegare, da sola, il dolore, i fenomeni autonomici a esso associati, la prevalenza nel sesso maschile e, soprattutto, la tipica periodicità dei periodi dolorosi e dei singoli attacchi di CH. Questa caratteristica, altamente specifica della CH, permette di ipotizzare la compartecipazione di un orologio biologico e in particolare dell'ipotalamo come *cluster generator*.

Un altro importantissimo elemento che ha da sempre suggerito il coinvolgimento dell'ipotalamo nella genesi della CH è l'efficacia del litio [174]. È noto che il litio è analogamente efficace in un'altra patologia a carattere periodico come la psicosi maniaco-depressiva. Inoltre il litio si accumula prevalentemente nell'ipotalamo, elevandone i livelli di serotonina. Anche il verapamil, efficace nella profilassi della CH [174, 175], agisce nella psicosi maniaco-depressiva [176]. Queste osservazioni hanno rafforzato l'ipotesi di un interessamento dell'ipotalamo nella patogenesi della CH [165].

Una delle principali funzioni dell'ipotalamo è controllare l'attività del sistema neuroendocrino e pertanto lo studio di tale sistema è stato impiegato come finestra per indagare il coinvolgimento dell'ipotalamo nella CH [177]. In particolare è stata osservata un'alterazione dell'asse ipotalamo-ipofisi-surrene caratterizzata da un aumento del cortisolo plasmatico associato a una ridotta risposta in cortisolo e ACTH sia dopo stimolo insulinico che con l'*ovine corticotropin-releasing-hormone* (o-CRH) [177]. Il riscontro di tali anomalie anche in fase di remissione indica che queste non sono una conseguenza del dolore, bensì di una primitiva disfunzione ipotalamica. A conferma di ciò vi sono anche i dati relativi all'alterata produzione ritmica della melatonina plasmatica e del suo principale metabolita, la 6-sulfatossimelatonina [178]. Tali anomalie riscontrate nei pazienti affetti da CH sono presenti non solo in fase di grappolo ma anche in fase di remissione [179], ben lontani quindi temporalmente da condizioni di stress prodotte dal dolore.

Recenti acquisizioni

Resta ancora da chiarire il preciso meccanismo con cui l'ipotalamo può contribuire alle manifestazioni cliniche della malattia. Studi sperimentali hanno dimostrato una connessione diretta tra neuroni delle corna dorsali del midollo spinale e ipotalamo, e in particolare tra ipotalamo posteriore e nucleo trigeminale caudale ove vengono convogliate tutte le informazioni algogene craniocefaliche [180, 181]. Sulla

base di tali osservazioni si è ipotizzato che la periodica attivazione di queste vie nervose derivante da una disfunzione ipotalamica potesse attivare il sistema trigeminovascolare [182].

La dimostrazione definitiva e diretta del coinvolgimento dell'ipotalamo nella CH deriva da recenti studi con PET che hanno documentato l'attivazione del grigio ipotalamico dal lato della cefalea durante l'attacco [183, 184]. Inoltre, uno studio con risonanza magnetica eseguita con analisi *voxel based morphometry* ha dimostrato un'aumentata densità neuronale nella stessa sede dove la PET ha documentato l'attivazione [185]. Questo dato, oltre che confermare ulteriormente il coinvolgimento dell'ipotalamo nella CH, indica per la prima volta in una cefalea primaria un'anomalia strutturale a livello cerebrale, cioè la presenza di un'anomalia strutturale. È molto probabile quindi che il generatore della CH sia effettivamente a tale livello. Un'ulteriore conferma del coinvolgimento ipotalamico nella CH deriva da recenti studi di risonanza spettroscopica in cui è stata documentata una riduzione del rapporto N-acetilaspartato/creatina in questi pazienti [186, 187]. L'introduzione, nove anni fa, della stimolazione ipotalamica nella terapia della CH cronica farmacoresistente [188] ha permesso di raccogliere altre importanti informazioni per comprendere la fisiopatologia della CH. Studi con PET in pazienti con CH hanno dimostrato che la stimolazione acuta dell'ipotalamo posteriore (sede dell'elettrodo) comporta una significativa variazione di flusso ematico (attivazione o deattivazione) in numerose aree cerebrali a distanza [189]. La maggior parte di tali aree fa parte della *pain matrix*: corteccia cingolata anteriore e posteriore, insula, amigdala, area somatosensoriale, talamo posteriore.

Un dato di particolare interesse riguarda l'attivazione contemporanea del nucleo trigeminale dal lato della stimolazione ipotalamica [189]. Questa osservazione conferma per la prima volta nell'uomo l'esistenza di una via (verosimilmente diretta) ipotalamo-trigeminale. È interessante notare che l'attivazione ipotalamo-trigeminale non è accompagnata da fenomeni clinicamente rilevabili nel distretto craniofacciale [189]. In altre parole, i pazienti non provavano né dolore né fenomeni di tipo sensitivo. Questo suggerisce che l'attivazione della via trigemino-ipotalamica non è in grado, da sola, di produrre fenomeni clinicamente rilevabili al momento stesso della stimolazione [190] ed è in accordo con il fatto che la stimolazione in acuto dell'ipotalamo non blocca la crisi di CH se è già in corso [191]. È verosimile che la stimolazione ipotalamica prolungata eserciti una neuromodulazione non solo sul nucleo trigeminale – aumentando la soglia del dolore nei territori trigeminali

[192] – ma anche sulle strutture della *pain matrix*; la neuromodulazione su tali strutture sarebbe alla base del miglioramento clinico della CH [193].

La modulazione del circuito trigemino-ipotalamico da parte della *pain matrix,* e in particolare dell'area limbica [190], potrebbe costituire la base fisiopatologia della cefalea a grappolo e delle cefalee autonomiche trigeminali (TACs) [165, 194]. Infatti, l'attivazione dell'ipotalamo e l'efficacia della stimolazione ipotalamica sono state ben documentate anche in altre forme di TACs [195-197].

Terapia dell'attacco

Il farmaco di gran lunga più efficace nel bloccare la crisi di CH in atto è il sumatriptan. Questo farmaco appartiene alla categoria dei triptani, agonisti diretti dei recettori 5HT1B e 5HT1D. La via sottocutanea è da preferire data la necessità di un'azione rapida [198]. Difatti la dose iniettabile per via sottocutanea (6 mg), è quella ha dimostrato la maggiore rapidità d'azione ed è efficace in pochi minuti dalla somministrazione in più dell'85% degli attacchi. Le compresse (da 50 e 100 mg) danno una risposta più lenta mentre lo spray nasale sembra avere una velocità d'azione intermedia tra le compresse e l'iniezione sottocute.

Il meccanismo d'azione del sumatriptan si svolge attraverso un'azione agonista selettiva sui recettori 5HT1B/1D; induce un certo grado di vasocostrizione a livello del distretto cranio-cefalico dove sono più abbondanti i recettori 5HT1B, agendo potenzialmente a livello delle anastomosi arterovenose. Inibisce inoltre la *plasma protein extravasation* responsabile dell'infiammazione sterile provocata dall'attivazione delle terminazioni perivascolari meningee. Questo effetto è mediato essenzialmente dall'azione selettiva sui recettori presinaptici 5HT1D, recettori presenti anche a livello centrale, lungo le vie centrali del dolore che proiettano al tronco dell'encefalo.

È controindicato nei pazienti che hanno avuto un infarto del miocardio o malattia cardiaca ischemica pregressa o in atto, nei soggetti ipertesi non in compenso; inoltre non dovrebbe essere somministrato ai pazienti trattati nelle 24 ore precedenti con tartrato di ergotamina o con diidroergotamina.

Poiché la monoaminossidasi-A (MAO-A) è l'enzima epatico primariamente coinvolto nel metabolismo del sumatriptan, è controindicato l'uso concorrente di inibitori delle MAO-A.

Uno degli effetti più frequenti e fastidiosi che in generale allarmano i pazienti che ne fanno uso è rappresentato dalla sensazione di costrizione toracica; altri effetti collaterali, usualmente lievi e di breve durata, sono la nausea, il vomito, la sensazione di caldo/freddo e/o l'arrossamento del volto. Nella pratica clinica la dose massima auspicabile è di 2 iniezioni da 6 mg nelle 24 ore.

Anche l'ossigeno (7 litri al minuto per 10 minuti), l'indometacina, preferibilmente per via im e la diidroergotamina (forma idrogenata di ergotamina), somministrata per via ev, im e sc, sono in grado di curare l'attacco di CH.

Terapia di profilassi

Negli ultimi anni importanti innovazioni sono state introdotte nella terapia della CH.

Nelle forme di CH episodica, l'obiettivo principale della terapia di profilassi è indurre una rapida scomparsa degli attacchi per ottenere la conclusione della fase di grappolo. Gli obiettivi secondari sono ridurre la frequenza, l'intensità e la durata dei singoli attacchi.

L'efficacia della terapia di prevenzione è più facile da valutare nelle forme di CH cronica, poiché nelle forme episodiche talora resta il dubbio che il periodo doloroso si sia esaurito spontaneamente piuttosto che grazie alla terapia di profilassi. Di conseguenza, i principi del trattamento di profilassi sono:

- instaurare precocemente il trattamento, in particolare nelle forme episodiche;
- continuare il trattamento per almeno 10-14 giorni dopo la scomparsa delle crisi;
- la sospensione del trattamento deve essere graduale; qualora ricomparissero le crisi occorre risalire alla dose terapeutica;
- iniziare nuovamente il trattamento alla ripresa della successiva fase di grappolo.

La scelta del farmaco dipende da diversi fattori:
- età e stile di vita del paziente (abolire alcol e fumo nei periodi di crisi);
- durata prevista della fase di grappolo;
- tipo di cefalea a grappolo (episodica o cronica);
- risposta a trattamenti precedenti;
- eventuali effetti collaterali riportati;
- controindicazioni all'impiego dei farmaci consigliati.

Calcioantagonisti

I calcioantagonisti, largamente impiegati per il trattamento dell'emicrania, sono oggi considerati farmaci di prima scelta nel trattamento di profilassi della CH episodica e cronica. Ma non tutti i farmaci di questa categoria sono risultati efficaci.

Il verapamil (360 mg/die) è oggi ritenuto il farmaco di prima scelta e il più efficace nella prevenzione della CH sia cronica che episodica [174, 175]. Oltre l'80% dei pazienti trattati ne trae un marcato beneficio, con scarsi effetti collaterali, anche alle dosi più elevate. La dose iniziale è di 120 mg per 3 volte al giorno della preparazione a rilascio prolungato. Circa 2/3 dei pazienti manifestano un miglioramento superiore al 50% già alla dose giornaliera di 240 mg [175]; nei casi più gravi può essere necessario aumentare la dose da 720 mg fino a 1200 mg/die. Il verapamil può essere associato con cautela al litio nei casi più severi; è generalmente ben tollerato e non vi sono interazioni con il sumatriptan, con i corticosteroidi e con altri farmaci di profilassi. L'effetto collaterale più fastidioso è la stipsi.

È consigliabile un elettrocardiogramma prima di somministrare tale terapia per escludere la presenza di un blocco atrio-ventricolare. È utile ricordare che i farmaci appartenenti a questa categoria devono essere impiegati con cautela se somministrati insieme ai β-bloccanti.

Litio

Il litio è efficace nella prevenzione della cefalea a grappolo sia cronica che episodica. Come è noto il litio è impiegato in diverse patologie psichiatriche e mediche. La dose media è di 300 mg per 3 volte al giorno e la dose massima è generalmente di 900-1200 mg/die; l'efficacia si dimostra già dopo pochi giorni di trattamento (al dosaggio di 600-900 mg/die). Il litio è efficace a concentrazioni nel siero (0,4-1,2 mEq/l) più basse di quelle necessarie nei disturbi bipolari; il dosaggio del farmaco nel siero dovrebbe essere effettuato 12 ore dopo l'ultima assunzione e non dovrebbe superare 1,2 mEq/l [174, 199]. Bisogna effettuare periodici controlli della litiemia e, prima e durante il trattamento, delle funzionalità tiroidea e renale. Gli effetti collaterali più frequenti del litio sono: tremori, diarrea, confusione mentale. Il farmaco deve essere impiegato con cautela in associazione ai calcioantagonisti, ad alcuni SSRI, ai diuretici tiazidici, andometacina e diclofenac.

Corticosteroidi

I corticosteroidi come prednisone e desametasone sono estremamente efficaci nel trattamento preventivo della cefalea a grappolo episodica. Vanno però impiegati come seconda scelta dati gli effetti collaterali. Nella forma cronica i corticosteroidi sono in grado di ridurre rapidamente la frequenza delle crisi.

Il prednisone è impiegato in dose di 50-60 mg/die per 2-3 giorni, scalando la dose di 10 mg/die ogni 2-3 giorni. Il desametasone si è dimostrato efficace alla dose di 8 mg/die per 2 settimane seguito da 4 mg/die per 1 settimana [200].

Il metilprednisolone in dose di 500-1.000 mg ev di solito elimina o riduce drasticamente il numero di attacchi entro 1-2 giorni [201].

Finché non compaiono gli effetti collaterali, questi farmaci sono impiegati solo per indurre la remissione nei casi più gravi con attacchi ad alta frequenza e intensità, in particolare nella fase centrale del grappolo.

La cefalea può ricomparire quando la dose di prednisone o desametasone viene ridotta al di sotto di 25 mg e 4 mg/die, rispettivamente. In questo caso si può decidere di associare al cortisone uno dei farmaci di profilassi di prima scelta.

Il periodo di trattamento non dovrebbe superare le 3 settimane.

Nelle forme episodiche ad esordio iperacuto, con molte crisi giornaliere e poco controllabili dalla terapia dell'attacco, può essere utile avviare immediatamente l'assunzione di uno dei farmaci di profilassi (verapamil, litio) e praticare in concomitanza un ciclo per circa 7 giorni con desametasone per via im, quando ancora i farmaci preventivi non hanno iniziato a essere efficaci (terapia transizionale).

Topiramato e miscellanea

Lo studio con topiramato condotto in aperto sulla casistica più ampia (36 pazienti) ha documentato che il 35% dei pazienti presentava una riduzione della frequenza delle crisi superiore o uguale al 50% rispetto al periodo di pretrattamento [202]; la risposta al farmaco non era strettamente correlata alla dose assunta [202].

Studi condotti su casistiche più esigue hanno dimostrato un miglioramento in 10 pazienti affetti da cefalea a grappolo dopo somministrazione di 50-125 mg di topiramato in 2 dosi giornaliere [203]. In nove pazienti la fase di remissione è avvenuta dopo 1-3 settimane di trattamento; due di questi pazienti erano affetti da cefalea a grappolo cronica. Il dosaggio e gli eventuali effetti collaterali possono essere ridotti iniziando il trattamento a basse dosi e incrementando gradualmente il dosaggio.

Gli effetti collaterali riportati sono: sonnolenza, intontimento, atassia e sintomi cognitivi.

Poiché l'efficacia di questo farmaco nella profilassi della cefalea a grappolo è stata dimostrata solo attraverso studi clinici in aperto, saranno necessari ulteriori studi in doppio cieco contro farmaci attivi per valutare l'effettiva collocazione nell'armamentario terapeutico della CH.

Altre terapie sono state impiegate con risultati non sempre incoraggianti [204, 205].

Terapia chirurgica

Selezione dei pazienti

La terapia chirurgica è indicata nei pazienti affetti da CH cronicizzata e totalmente refrattari alla terapia farmacologia [206, 207]. La classificazione dell'IHS [3] fornisce una definizione di CH cronica non adeguata ai fini chirurgici: difatti secondo l'IHS possono essere definiti come cronici anche pazienti con solo 2-3 crisi al mese. Ne risulta che il termine "cronico" così applicato non permette di comprendere il grado di gravità della CH. Inoltre, appare chiaro che pazienti con bassa frequenza di crisi (ad es., meno di 10 crisi/mese) non sono candidabili a procedure di tipo chirurgico.

Sulla base della nostra esperienza riteniamo che siano candidabili per stimolazione cerebrale profonda pazienti resistenti a tutti i farmaci (non solo a 4-5 ecc.) e con crisi pluriquotidiane [166, 167, 193, 207].

Più in generale, i requisiti minimi per poter prendere in considerazione l'ipotesi chirurgica sono:
- cefalea strettamente unilaterale;
- completa refrattarietà alla terapia medica o controindicazioni clinicamente significative alla terapia farmacologica;
- assenza di disturbi di personalità;
- crisi a frequenza quotidiana/subquotidiana.

Lesione del trigemino e di altre strutture nervose periferiche

Tra le varie metodiche chirurgiche impiegate sul trigemino per il trattamento della cefalea a grappolo cronica farmacoresistente, la più diffusa è rappresentata dalla rizolisi percutanea retrogasseriana con glicerolo. In uno studio recente, l'83% (N = 15) dei pazienti trattati (N = 18) ha ottenuto un miglioramento delle crisi dopo 1-2 iniezioni; i pazienti sono stati seguiti con un follow- up di 5,2 anni e nessuno ha lamentato anestesia corneale o disestesie facciali [208]. Il 39% di questi pazienti ha manifestato una recidiva che ha richiesto un secondo intervento [208].

La tecnica può presentare due rischi principali: la comparsa di ulcere corneali per anestesia e dolori facciali da anestesia dolorosa [208, 209] spesso l'anestesia dolorosa che compare dopo l'intervento costituisce un problema terapeutico di difficile trattamento, talora anche più impegnativo sia per il paziente che per il medico, della CH stessa.

Metodiche di neurostimolazione: stimolazione cerebrale profonda (DBS) dell'ipotalamo

Le scarse conoscenze sulla fisiopatologia della CH hanno reso le tecniche chirurgiche molto empiriche e questo spiega la percentuale alta di insuccessi. Recentemente, grazie ai risultati delle ricerche effettuate con neuroimaging, un nuovo e più specifico target terapeutico è emerso con chiarezza. L'attivazione della regione dell'ipotalamo posteriore dal lato del dolore durante gli attacchi di CH ha permesso di ipotizzare che la regione fosse determinante nel generare la crisi dolorosa (v. sopra). L'aumento di flusso documentato alla PET coincide verosimilmente con uno stato di iperattività dei suoi neuroni [183, 184]. È stato ipotizzato che, come avviene già per altre patologie neurologiche, la stimolazione stereotassica dell'area potesse inibirne lo stato di iperattività con miglioramento del quadro clinico. Su tali basi è stato proposto un intervento di impianto stereotassico di elettrodo stimolatore nel grigio ipotalamico posteriore dei pazienti con cefalea a grappolo cronica non responsivi ad alcun trattamento farmacologico [188, 210]. I dati anatomici relativi alle coordinate stereotassiche sono stati ricavati dallo studio di *voxel based morphometry* MRI [185]. I risultati sono stati eccellenti già nel primo paziente operato nel 2000 e questo ha permesso di praticare altri impianti con analoghi risultati positivi [211] anche in altri centri, in Italia [212], in Europa [213, 214] e negli USA [215]. Complessivamente, la percentuale di efficacia della stimolazione ipotalamica in pazienti affetti da CH farmacoresistente con crisi pluriquotidiane, è circa del 60% [193].

È in corso uno studio in doppio cieco che sembra confermare la *safety* della procedura [216, 217] (Lanteri-Minet, comunicazione personale), attualmente considerata tra le terapie chirurgiche più promettenti per la CH cronica farmacoresistente [218, 219].

Stimolazione del nervo grande occipitale

Nella pratica clinica è noto che il blocco periferico del nervo grande occipitale (NGO) può produrre un certo beneficio nella CH [220, 221]; inoltre è noto che le informazioni dolorose trasportate dal NGO terminano nel nucleo trigeminale caudale (NTC) dove giungono tutte le afferenze dolorose del distretto craniofacciale. Su questa base, è stata recentemente sperimentata la stimolazione del NGO nella terapia della CH farmacoresistente [222, 223]. I risultati sono controversi: in un primo studio [222] solo 2 degli 8 pazienti hanno ottenuto un beneficio; un terzo paziente ha presentato un miglioramento dubbio.

In un altro studio [223] i risultati risultano di difficile interpretazione poiché 4 degli 8 pazienti operati presentavano una frequenza di crisi preoperatoria estremamente bassa e mai prima d'ora ritenuta tale da richiedere un approccio chirurgico ($\leq$ 1 crisi/giorno). Inoltre, in 3 pazienti il follow-up era estremamente breve, inferiore a 5 mesi; questo è un intervallo troppo ridotto per trarre qualsiasi tipo di conclusione [167]. In sintesi, questa metodica presenta a nostro avviso dei punti di forza, ma allo stato attuale necessita di ulteriori conferme.

Bibliografia

1. Blau JN. Migraine. London: Chapman and Hall Medical; 1987.
2. Bussone G, Usai S. Malattie del Sistema nervoso: Le Cefalee. In: Zanussi C (ed). Terapia Medica Pratica. 7ª Edizione. Torino: UTET; 2002:791-799.
3. Headache Classification Subcommittee of the International Headache Society. The International Classification of Headache Disorders. 2nd Edition. Cephalalgia 2004; 24:1-151.
4. Silberstein SD, Lipton RB, Goadsby PJ. Diagnostic testing and ominous causes of headache. In: Headache in clinical practice. London: Martin Dunitz Ltd; 2002: 35-46.
5. Olesen J, Dodick WD. The History and Examination of Headache Patients. In: The Headaches 3rd Edition. Philadelphia: Lippincott Williams & Wilkins; 2006:43-53.
6. Mathew NT, Tfelt-Hansen P.General and Pharmacologic Approach to Migraine Management. In: The Headaches 3rd Edition. Philadelphia: Lippincott Williams & Wilkins, 2006; 433-440.
7. D'Amico D. Treatment strategies in migraine patients. Neurol Sci. 2004; 25 Suppl 3:S242-243.
8. D'Amico D, Moschiano F, Usai S, Bussone G. Treatment strategies in the acute therapy of migraine: stratified care and early intervention. Neurol Sci. 2006; 27 Suppl 2:S117-122.
9. Lantéri-Minet M. What do patients want from their acute migraine therapy? Eur Neurol. 2005; 53 Suppl 1:3-9.
10. Loder E, Biondi D. General principles of migraine management: the changing role of prevention. Headache. 2005; 45 Suppl 1:S33-47.
11. McGrath PJ, Penzien D, Rains JC. Psychological and Behavioral Treatments of Migraines. In: The Headaches
12. Holroyd KA, Martin PR, Nash JM. Psychological Treatments of Tension-Type Headaches. In: The Headaches 3rd Edition. Philadelphia: Lippincott Williams & Wilkins; 2006:711-719.
13. Bussone G, Grazzi L, D'Amico D, Leone M, et al. Biofeedback-assisted relaxation training for young adolescents with tension-type headache: a controlled study. Cephalalgia 1998; 18:463-467.
14. Grazzi L, Andrasik F, D'Amico D et al. Electromyographic biofeedback-assisted relaxation training in juvenile episodic tension type headache: clinical outcome at three year follow up. Cephalalgia 2001; 21: 798-893.
15. Beck AT. Cognitive therapy and the emotional disorders. New York: International University press; 1976.
16. Holroyd KA, Andrasik F, Westbrook T. Cognitive control of tension headache. Cogn Ter Res 1977; 1:121-33.
17. Holroyd KA, Penzien DB. Pharmacological versus non-pharmacological prophylaxis of recurrent migraine headache: a meta-analytic review of clinical trials.Pain. 1990; 42(1):1-13.
18. Blanchard EB, Appelbaum KA, Guarnieri P, Morrill B, Dentinger MP. Five year prospective follow-up on the treatment of chronic headache with biofeedback and/or relaxation. Headache. 1987; 27(10):580-3.
19. Jensen R, Mills Roth J. Physiotherapy of Tension-Type Headaches. In: The Headaches 3rd Edition. Philadelphia: Lippincott Williams & Wilkins; 2006:721-725.
20. Tavola T, Gala C, Conte G, Invernizzi G. Traditional Chinese acupuncture in tension-type headache: a controlled study. Pain 1992; 48:325-9.
21. Karst M, Reinhard M, Thum P et al. Needle acupuncture in tension-type headache: a randomised, placebo-controlled study. Cephalalgia 2001; 21:637-42.
22. Melchart D, Linde K, Fischer P, Berman B, White A, Vickers A, Allais G. Acupuncture for idiopathic headache. Cochrane Database Syst Rev. 2001; (1):CD001218.
23. Silberstein SD. Review of botulinum toxin type A and its clinical applications in migraine headache. Expert Opin Pharmacother. 2001; Oct; 2(10):1649-1654.
24. Freitag FG. Botulinum toxin type A in chronic migraine. Expert Rev Neurother. 2007; 7(5):463-470.
25. Rapoport AM Sheftell FD, Purdy RA. Advanced Therapy of Headache. Hamilton: B.C. Decker Inc, 1999.
26. Silberstein S.D., for the US Consortium. Practice parameter: Evidence-based guidelines for migraine headache (an evidence-based review). Report of the Quality Standards Subcommittee of the American Academy of Neurology. Neurology 2000; 55:754-63.
27. Goadsby PJ. The pharmacology of headache. Prog Neurobiol 2000; 62:509-25.
28. Silberstein SD, Saper JR, Freitag F. Migraine: diagnosis and treatment. In: Silberstein SD, Lipton RB, Dalessio DJ, eds. Wolff's headache and other head pain. 7th edition. New York: Oxford University Press; 2001.

29. Rapoport AM, Stewart JT, Bigal ME, Sheftel FD. The triptan formulations. How to mach patients and products. CNS Drug 2003; 17(6):431-447.

30. Members of the task force: Evers S, Afra J, Frese A, Goadsby PJ, Linde M, May A, Sandor PS (2006) EFNS guideline on the drug treatment of migraine – report of an EFNS task force. Eur J Neurol. 2006; 13(6):560-572.

31. Dodick WD, Campbell JK. Cluster Headache: Diagnosis, Management, and Treatment. In: Wolff's Headache. Edited by Silberstein SD, Lipton RB, Dalessio DJ. 2001; Oxford University Press.

32. Silberstein SD, Lipton RB. Chronic Daily Headache, Including Transformed Migraine, Chronic Tension-Type Headache, and Medication Overuse. In: Wolff's Headache. Edited by Silberstein SD, Lipton RB, Dalessio DJ. 2001; Oxford University Press.

33. Lipton RB, Hamelsky SW, Stewart WF. Epidemiology and impact of headache. In: Wolff's Headache. Edited by Silberstein SD, Lipton RB, Dalessio DJ. Oxford University Press, 2001.

34. Jensen R, Stovner LJ. Epidemiology and comorbidity of headache. Lancet Neurol 2008; 7(4):354-361.

35. Lipton RB, Hamelsky SW, Stewart WF. Epidemiology and impact of headache. In: Wolff's Headache. Edited by Silberstein SD, Lipton RB, Dalessio DJ. Oxford University Press 2001.

36. Clarke CE, MacMillan L, Sondhi S, Wells NE. Economic and social impact of migraine. Q L Med 1996; 89:77-84.

37. Stewart WF, Lipton RB, Simon D. Work-related disability: results from the American migraine study. Cephalalgia , 1996; 16(4):215.

38. Stewart WF, Lipton RB, Whyte J et al. An international study to assess the reliability of the Migraine Disability Assessment (MIDAS) score. Neurology 1999; 53:988-994.

39. D'Amico D, Mosconi P, Genco S et al. Reliability of Italian translation of migraine disability assessment (MIDAS) questionnaire. Cephalalgia 2000; 20:317.

40. Terwindt GM, Ferrari MD, Tijhuis M et al. The impact of migraine on quality of life in the general population: the GEM study. Neurology. 2000; Sep 12;55(5):624-629.

41. Bussone G, Usai S, Grazzi L et al. Disability and quality of life in different primary headaches: results from Italian studies. Neurol Sci. 2004; Oct 25 Suppl 3:S105-107.

42. Osterhaus JT, Townsend RJ, Gandeck B et al. Measuring the functional status and well-being of patients with migraine headache. Headache 1994; 34:337-343.

43. Leonardi M, Steiner TJ, Scher AT, Lipton RB. The global burden of migraine: measuring disability in headache disorders with WHO's Classification of Functioning, Disability and Health (ICF) J Headache Pain. 2005; 6(6):429-440.

44. Ruskell GL, Simons T. Trigeminal nerve pathways to the cerebral arteries in monkeys. J Anat 1987; 155:23-37.

45. Liu-Chen LY, Mayberg MR, Moskowitz MA. Immunohistochemical evidence for substance P containing trigeminovascular pathway to pial arteries in cats. Brain Res 1983; 268:162-166.

46. Goadsby PJ, Edvinsson L, Ekman R. Release of vasoactive peptides in the extracerebral circulation of man. Ann Neurol 1988; 23:193-196.

47. Moskowitz MA, Cutrer FM. Sumatriptan: a receptor-targeted treatment for migraine. Ann Rev Med 1993; 44:145-154.

48. Markowitz S, Saito K, Moskowitz MA. Neurogenically mediated plasma extravasation in dura mater: effect of ergot alkaloids. A possible mechanism of action in vascular headache. Cephalalgia 1988; 8:83-91.

49. Burstein R, Yamamura H, Malick A, Strassman AM. Chemical stimulation of the intracranial dura induces enhanced responses to facial stimulation in brain stem trigeminal neurons. J Neurophysiol 1998; 79:964-983.

50. Burstein R, Yarnitsky D, Goor-Aryeh I et al. An association between migraine and cutaneous allodynia. Ann Neurol 2000; 47:614-624.

51. Burstein R, Cutrer MF, Yarnitsky D. The development of cutaneous allodynia during a migraine attack clinical evidence for the sequential recruitment of spinal and supraspinal nociceptive neurons in migraine. Brain. 2000; 123 (Pt 8):1703-1709.

52. Landy S, Rice K, Lobo B. Central sensitisation and cutaneous allodynia in migraine: implications for treatment. CNS Drugs. 2004; 18(6):337-342.

53. Burstein R, Jakubowski M. Analgesic triptan action in an animal model of intracranial pain: a race against the development of central sensitization. Ann Neurol. 2004; 55(1):27-36.

54. Welch KMA, D'Andrea G, Tepley N et al. The concept of migraine as a state of central neuronal hyperexcitability. Neurol Clin 1990; 8:817-828.

55. Welch KMA, Ramadan NM. Mithocondria, magnesium and migraine. J Neurol Sci 1995; 134:9-14.

56. Ramadan NM, Halvorson H, Vande-Linde A, Levine SR, Helpern JA, Welch KM. Low brain magnesium in migraine. Headache. 1989; 29(9):590-593.

57. Olesen J. Cerebral and extracranial circulatory disturbances in migraine: pathophysiological implications. Cerebrovasc Brain Metab Rev 1991; 3:1-28.

58. Cutrer FM, O'Donnell A, Sanchez del Rio M. Functional neuroimaging: enhanced understanding of migraine pathophysiology. Neurology 2000; 55(9 Suppl 2):S36-45.

59. Cutrer FM, Huerter K. Migraine aura. Neurologist. 2007; 13(3):118-125.

60. Joutel A, Bausser MG, Biousee V. A gene for familial hemiplegic migraine maps to chromosome 19. Nat Genet 1993; 5:40-45.

61. Vahedi K, Joutel A, Van Bogaert P. A gene for hereditary paroxysmal cerebellar ataxia maps to chromosome 19p. Ann Neurol 1995; 37: 289-293.

62. Loder E, Harrington MG, Cutrer M, Sandor P, De Vries B. Selected confirmed, probable, and exploratory migraine biomarkers. Headache 2006;46(7):1108-127.

63. Goadsby PJ. Migraine pathophysiology. Headache 2005; 45 Suppl 1:S14-24.

64. Burstein R, Jakubowski M. Unitary hypothesis for multiple triggers of the pain and strain of migraine. J Comp Neurol. 2005; 493(1):9-14.

65. Saxena PR, Tfelt-Hansen P. Triptans, 5HT1B/1D. Receptor Agonists in the Acute Treatment of Migraine. In: The Headaches 3rd Edition. Philadelphia: Lippincott Williams & Wilkins; 2006:469-503.

66. Gardner DM, Lynd LD. Sumatriptan contraindications and the serotonin syndrome. Ann Pharmacother 1998; 32:33-38.

66. Lipton RB. Disability assessment as a basis for stratified care. Cephalalgia 1998; 18 (suppl 22): 40-46.

67. Lipton RB, Stewart WF, Stone AM, Lainez MJ, Sawyer JP; Disability in Strategies of Care Study group. Stratified care vs step care strategies for migraine: the Disability in Strategies of Care (DISC) Study: A randomized trial. JAMA. 2000; 284(20):2599-2605.

69. Ferrari MD, Goadsby PJ, Roon KI, Lipton RB. Triptans (serotonin, 5-HT1B/1D agonists) in migraine: detailed results and methods of a meta-analysis of 53 trials. Cephalalgia. 2002; 22(8):633-658.

70. Cady RK, Lipton RB, Hall C, Stewart WF, O'Quinn S, Gutterman D. Treatment of mild headache in disabled migraine sufferers: results of the Spectrum Study. *Headache* 200; 40(10),792-797.

71. Dowson AJ, Mathew NT, Pascual J. Review of clinical trials using early acute intervention with oral triptans for migraine management. Int J Clin Pract 2006; 60(6):698-706.

72. Krymchantowski AV, Bigal ME (2006) Polytherapy in the preventive and acute treatment of migraine: fundamentals for changing the approach. Expert Rev Neurother; 6(3):283-289.

73. Tfelt-Hansen P, Rolan P. β-Adrenoceptor Blocking Drugs in Migraine Prophylaxis. In: The Headaches 3rd Edition. Philadelphia: Lippincott Williams & Wilkins; 2006:519-537.

74. Diamond S, Medina JL. Double blind study of propranolol for migraine prophylaxis. Headache 1976; 16(1):24-27.

75. Pradalier A, Serratrice G, Collard M, Hirsch E, Feve J, Masson M, Masson C, Dry J, Koulikovsky G, Nguyen G. Long-acting propranolol in migraine prophylaxis: results of a double-blind, placebo-controlled study. Cephalalgia 1989; 9(4):247-253.

76. Tfelt-Hansen P, Saxena PR. Antiserotonin Drugs in Migraine Prophylaxis. In:The Headaches 3rd Edition. Philadelphia: Lippincott Williams & Wilkins; 2006:529-537.

77. Couch JR, Hassanein RS. Amitriptyline in migraine prophylaxis. Arch Neurol 1979; 36:695-699.

78. Asakura K, Kanemasa T, Minagawa K, Kagawa K, Yagami T, Nakajima M, Ninomiya M. Alpha-eudesmol, a P/Q-type Ca(2+) channel blocker, inhibits neurogenic vasodilation and extravasation following electrical stimulation of trigeminal ganglion. Brain Res. 2000; 873(1):94-101.

79. Louis P. A double-blind placebo-controlled prophylactic study of flunarizine (Sibelium) in migraine. Headache 1981; 21(6):235-239.

80. Sørensen PS, Hansen K, Olesen J. A placebo-controlled, double-blind, cross-over trial of flunarizine in common migraine. Cephalalgia 1986;6(1):7-14.

81. Sorge F, De Simone R, Marano E, Nolano M, Orefice G, Carrieri P. Flunarizine in prophylaxis of childhood migraine. A double-blind, placebo-controlled, crossover study. Cephalalgia 1988; 8(1):1-6.

82. Micheli FE, Pardal MM, Giannaula R, Gatto M, Parera I, Paradiso G, Torres M, Pikielny R, Pardal J. Movement disorders and depression due to flunarizine and cinnarizine. Mov Disord. 1989; 4(2):139-146.

83. Toda N, Tfelt-Hansen P. Calcium Antagonists in Migraine Prophylaxis. In: The Headaches 3rd Edition. Philadelphia: Lippincott Williams & Wilkins; 2006:539-544.

84. Silberstein SD, Tfelt-Hansen P. Antiepileptic Drugs in Migraine Prophylaxis. In: The Headaches 3rd Edition. Philadelphia: Lippincott Williams & Wilkins; 2006:545-551.

85. D'Amico D. Antiepileptic drugs in the prophylaxis of migraine, chronic headache forms and cluster headache: a review of their efficacy and tolerability. Neurol Sci. 2007; 28 Suppl 2:S188-197.

86. Hering R, Kuritzky A. (1992) Sodium valproate in the prophylactic treatment of migraine: a double-blind study versus placebo. Cephalalgia; 12(2):81-4.

87. Jensen R, Brinck T, Olesen J. (1994) Sodium valproate has a prophylactic effect in migraine without aura: a triple-blind, placebo-controlled crossover study. Neurology; 44(4):647-651.

88. Mathew NT, Saper JR, Silberstein SD,Rankin L, Markley HG, Solomon S, Rapoport AM, Silber CJ, Deaton RL. (1995) Migraine prophylaxis with divalproex. Arch Neurol; 52(3):281-286.

89. Klapper J. (1997) Divalproex sodium in migraine prophylaxis: a dose-controlled study. Cephalalgia Apr; 17(2):103-108.

90. Freitag FG, Collins SD, Carlson HA, Goldstein J, Saper J, Silberstein S, Mathew N, Winner PK, Deaton R, Sommerville K, Depakote ER (2002) Migraine Study Group. A randomized trial of divalproex sodium extended-release tablets in migraine prophylaxis. Neurology; 58(11):1652-1659.

91. Silberstein SD, Collins SD. (1999) Safety of divalproex sodium in migraine prophylaxis: an open-label, long-term study. Long-term Safety of Depakote in Headache Prophylaxis Study Group Headache; 39(9):633-643.

92. Silberstein SD, Neto W, Schmitt J, et al. (2004) Topiramate in migraine prevention: results of a large controlled trial. Arch Neurol; 61:490-495.

93. Brandes JL, Saper JR, Diamond M, et al. Topiramate for migraine prevention: a randomized controlled trial. JAMA 2004; 291:965-73.

94. Diener HC, Tfelt-Hansen P, Dahlof C, et al. Topiramate in migraine prophylaxis. Results from a placebo-controlled trial with propranolol as an active control. J Neurol 2004; 251:943-950.

95. Bussone G, Diener HC, Pfeil J, et al. (2005) Topiramate 100 mg/day in migraine prevention: a pooled analysis of double-blind randomised controlled trials. Int J Clin Pract; 59:961-968.

96. Silberstein SD, Ben-Menachem E, Shank RP, et al. (2005) Topiramate monotherapy in epilepsy and migraine prevention. Clin Ther; 27:154-165.

97. Rapoport A, Mauskop A, Diener HC, Schwalen S, Pfeil J.(2006) Long-term migraine prevention with topiramate: open-label extension of pivotal trials. Headache; 46(7):1151-1160.

98. Diener HC, Agosti R, Allais G, Bergmans P, Bussone G, Davies B, Ertas M, Lanteri – Minet, Reuter U, Del Rio MS, Schoenen J, Schwalen S, van Oene J; TOPMAT-MIG-303. Investigators Group. Cessation versus continuation of 6-month migraine preventive therapy with topiramate (PROMPT): a randomised, double-blind, placebo-controlled trial. Lancet Neurol 2007; 6(12):1054-1062.

99. Dahlof C Loder E, Diamond M, Rupnow M, Papadopoulos G, Mao L. The impact of migraine prevention on daily activities: a longitudinal and responder analysis from three topiramate placebo-controlled clinical trials. Health Qual Life Outcomes 2007; 4;5(1):56.

100. Brandes JL, et al. Assessing the ability of topiramate to improve the daily activities of patients with migraine. Mayo Clin Proc 2006; 81(10):1311-1319.

101. Di Trapani G, Mei D, Marra C et al. Gabapentin in the prophylaxis of migraine: a double-blind randomized placebo-controlled study. Clin Ter 2000; 151(3):145-148.

102. Mathew NT, Rapoport A, Saper J, Magnus L, Klapper J, Ramadan N,Stacey B, Tepper S. (2001) Efficacy of gabapentin in migraine prophylaxis. Headache; 41(2):119-128.

103. D'Andrea G, Granella F, Cadaldini M, Manzoni GC. (1999) Effectiveness of lamotrigine in the prophylaxis of migraine with aura: an open pilot study. Cephalalgia; 19(1):64-66.

104. Pascual J, Caminero AB, Mateos V, Roig C, Leira R, Garcia-Monco C, Lainez MJ. (2004) Preventing disturbing migraine aura with lamotrigine: an open study. Headache; 44(10):1024-8.

105. Lampl C, Katsarava Z, Diener HC et al. Lamotrigine reduces migraine aura and migraine attacks in patients with migraine with aura. J Neurol Neurosurg Psychiatry; 2005; 76(12):1730-2.

106. Calabresi P, Galletti F, Rossi C, Sarchielli P, Cupini LM. Antiepileptic drugs in migraine: from clinical aspects to cellular mechanisms. Trends Pharmacol Sci. 2007; 28(4):188-195.

107. Welch KM, Ellis DJ, Keenan PA. Successful migraine prophylaxis with naproxen sodium.Neurology 1985; 35(9):1304-1310.

108. Nelson-Piercy C, De Swiet M. Diagnosis and management of migraine. Low dose aspirin may be used for prophylaxis. BMJ 1996; 313(7058):691-692.

109. Sances G, Martignoni E, Fioroni L et al. Naproxen sodium in menstrual migraine prophylaxis: a double-blind placebo controlled study. Headache 1990; 30(11):705-709.

110. Silberstein SD, Lipton RB, Sliwinski M. Classification of daily and near-daily headaches. Neurology 1996; 47:871-875.

111. D'Amico D, Tullo V, Proietti Cecchini A.Application of revised criteria fo Chronic Migraine and Medication Overuse headache in a tertiary care Headache Centre. Neurol Sci 2008; 29:S158-S160.

112. Headache Classification Committee of the International Headache Society. New appendix criteria open for a broader concept of chronic migraine. Cephalalgia 2006; 26:742-746.

113. Mathew NT, Kurman R, Perez F. Drug induced refractory headache-clinical features and management. Headache. 1990;30(10):634-638.

114. Silberstein SD, Lipton RB. Chronic Daily Headache, Including Transformed Migraine, Chronic Tensio-Type Headache, and Medication Overuse. In:Wolff's Headache and Other Head Pain, 7th edition, Silberstein SD, Lipton RB, Dalessio DJ, Eds, Oxford University Press 2001.

115. Bigal ME, Rapoport AM, Sheftell FD, Tepper SJ, Lipton RB (2004) Transformed migraine and medication overuse in a tertiary headache centre – clinical characteristics and treatment outcomes. Cephalalgia; 24: 483-490.

116. Grazzi L, Andrasik F. Medication-overuse headache: description treatment and relapse prevention. Current Pain and Headache Reports 2006; 10: 71-77.

117. Scher AI, Midgette LA, Lipton RB. Risk factors for headache chronification. Headache 2008; 48(1):16-25.

118. Freitag FG, Lake A 3rd, Lipton R et al. US Headache Guidelines Consortium, Section on Inpatient Treatment Chairpersons. Inpatient treatment of headache: an evidence-based assessment. Headache 2004; 44(4):342-360.

119. Katsarava Z, Muessig M, Dzagnidze A. Medication overuse headache: rates and predictors for relapse in a 4-year prospective study. Cephalalgia 2005; 25(1):12-15.

120. Mathew NT The prophylactic treatment of chronic daily headache. Headache 2006; 46: 1552-1564.

121. Andrasik F, Grazzi L, Usai S. Disability in Chronic Migraine With Medication Overuse: Treatment Effects at 3 Years. Headache 2007; 47(9):1277-1281.

122. Zeegerg P, Olesen J, Jensen R. Probable medication-overuse headache: the effect of a 2-month drug-free period. Neurology 2006; 66(12):1894-1898.

123. Krymchantowski AV, Silva MT, Barbosa JS et al. Amitriptyline versus amitriptyline combined with fluoxetine in the preventative treatment of transformed migraine: a double-blind study. Headache 2002; 42(6):510-514.

124. Saper JR, Lake AE 3rd, Cantrell DT et al. Chronic daily headache prophylaxis with tizanidine: a double-blind, placebo-controlled, multicenter outcome study. Headache 2002; 42(6):470-482.

125. Saper JR, Silberstein SD, Lake AE 3rd et al. Double-blind trial of fluoxetine: chronic daily headache and migraine. Headache 1994; 34(9):497-502.

126. Spira PJ, Beran RG; Australian Gabapentin Chronic Daily Headache Group.Gabapentin in the prophylaxis of chronic daily headache: a randomized, placebo-controlled study. Neurology 2003; 61(12):1753-1759.

127. Silvestrini M, Bartolini M, Coccia M et al. Topiramate in the treatment of chronic migraine. Cephalalgia 2003; 23(8):820-824.

128. Silberstein SD, Lipton RB, Dodick DW et al. Topiramate Chronic Migraine Study Group. Efficacy and safety of topiramate for the treatment of chronic migraine: a randomized, double-blind, placebo-controlled trial. Headache 2007; 47(2):170-180.

129. Diener HC, Bussone G, Van Oene JC et al. TOPMAT-MIG-201(TOP-CHROME) Study Group. Topiramate reduces headache days in chronic migraine: a randomized, double-blind, placebo-controlled study. Cephalalgia 2007; 27(7):814-823.

130. Dodick DW, Silberstein S, Saper J et al. The impact of topiramate on health-related quality of life indicators in chronic migraine. Headache 2007; 47(10):1398-1408.

131. Meletiche DM, Lofland JH, Young WB. Quality-of-life differences between patients with episodic and transformed migraine. Headache 2001; 41(6):573-578.

132. D'Amico D, Grazzi L, Usai S et al. Disability pattern in chronic migraine with medication overuse: a comparison with migraine without aura.Headache. 2005 May; 45(5):553-560.

133. Rasmussen BK, Jensen R, Schroll M, Olesen J. Epidemiology of tension-type headache in a general population- a prevalence study. J Clin Epidemio 1991; 44:1147-1157.

134. Gobel H, Petersen-Braun M, Soyka D.The epidemiology of headache in Germany: a nationwide survey of a representative sample n the basis of the headache classification of the International Headache Society 1994; 14(2):97-106.

135. Lavados PM, Tenhamn E. Epidemiology of tension-type headache in Santiago, Chile: a prevalence study. Cephalalgia 1998; 18(8):552-558.

136. Schwartz BSm Stewart WF, Simon D, Lipton RB (1998) Epidemiology of tension-type headache. JAMA 279(5):381-383.

137. Lyngberg AC, Rasmussen BK, Jorgensen T et al. Prognosis of migraine and tension-type headache: a population-based follow-up study. Neurology 2005; 65(4):580-585.

138. Spierings EL. Ranke AH, Honjoop PC. Precipitatine factors of migraine versus tension-type headache. Headache 2001; 41(6):554-558.

139. Jensen R. Pathophysiological mechanisms of tension-type headache: a review of epidemiological and experimental studies.Cephalalgia. 1999;19(6):602-621.

140. Langemark M, Bach FW, Jensen TS, Olesen J. Decreased nociceptive flexion reflex threshold in chronic tension-type headache. Arch Neurol 1993; 50(10):1061-1064.

141 Bendsten L. Central sensitization in tension-type-headache-possible pathophysiological mechanisms. Cephalalgia 2000; 20:486-508.

142. Schoenen J. Tension-type headache: pathophysiologic evidence for a disturbance of "limbic" pathways to the brain stem. Headache 1990; 30:314-315.

143. Silberstein SD, Lipton RB, Goadsby PJ. Tension type headache: diagnosis and treatment. In: Headache in clinical practice. London: Martin Dunitz Ltd; 2002: 113-128.

144. D'Amico D, Grazzi L, Leone M, Moschiano F, Bussone G. A review of the treatment of primary headaches. Part II: Tension-type headache. Ital J Neurol Sci 1998; 19(1):2-9.

145. Mathew NT, Ashina M. Acute Pharmacotherapy of Tension-Type Headaches. In:The Headaches 3rd Edition. Philadelphia: Lippincott Williams & Wilkins; 2006:727-733.

146. Pfanferrath V, Diener HC, Isler H et al. Efficacy and tolerability of amitriptylinoxide in the treatment of chronic tension-type headache: a multicentre controlled study. Cephalalgia 1994; 14:149-155.

147. Bendtsen L, Jensen R, Olesen J. A nonselective (amitriptyline), but not a selective (citalopram), serotonin reuptake inhibitor is effective in the prophylactic treatment of chronic tension-type headache. J Neurol Neurosurg Psychiatr 1996; 61:285-290.

148. Holroyd KA, O'Donnel FJ, Stensland M et al. Management of chronic tension-type headache with tricyclic antidepressant medication, stress management therapy, and their combination: a randomised controlled trial. JAMA 2001; 285:2208-2216.

149. Langemark M, Loldrup D, Bech P, Olesen J. Clomipramine and mianserin in the treatment of chronic tension headache. A double-blind, controlled study. Headache. 1990;30(3):118-21.

150. Langemark M, Olesen J. Sulpiride and paroxetine in the treatment of chronic tension-type headache. An exploratory double-blind trial. Headache 1994; 34: 20-24.

151. Manna V, Bolino F, Di Cicco L.Chronic tension-type headache, mood depression and serotonin: therapeutic effects of fluvoxamine and mianserine.Headache. 1994 Jan; 34(1):44-49.

152. Moja PL, Cusi C, Sterzi RR, Canepari C.Selective serotonin re-uptake inhibitors (SSRIs) for preventing migraine and tension-type headaches. Cochrane Database System 2005 Jul 20; (3):CD002919.

153. Bendtsen L, Jensen R. Mirtazapine is effective in the prophylactic treatment of chronic tension-type headache. Neurology. 2004 May 25;62(10):1706-1711.

154. Fogelholm R, Murros K.Tizanidine in chronic tension-type headache: a placebo controlled double-blind crossover study. Headache 1992; 32(10):509-513.

155. Murros K, Kataja M, Hedman C, Havanka H, Säkö E, Färkkilä M, Peltola J, Keränen T. Modified-release formulation of tizanidine in chronic tension-type headache.Headache 2000; 40(8):633-637.

156. Mathew NT, Ali S. Valproate in the treatment of persistent chronic daily headache. An open label study. Headache 1991; 31: 71-74.

157. Lampl C, Marecek S, May A, Bendtsen L. A prospective, open-label, long-term study of the efficacy and tolerability of topiramate in the prophylaxis of chronic tension-type headache. Cephalalgia 2006; 26(10):1203-1208.

158. Tonon C, Guttmann S, Volpini M, Naccarato S, Cortelli P, D'Alessandro R. Prevalence and incidence of cluster headache in the Republic of San Marino. Neurology 2002; 58: 1407-1409.

159. Manzoni GC. Male preponderance of cluster headache is progressively decreasing over the years. Headache 1997; 37(9):588-589.

160. Russell MB. Epidemiology and geneti cs of cluster headache. Lancet Neurol 2004; 3:279-283.

161. Russell MB. Genetic epidemiology of migraine and cluster headache. Cephalalgia 1997; 17:683-701.

162. Leone M, Russell MB, Rigamonti A, Attanasio A, Grazzi L, D'Amico D, Usai S, Bussone G. Increased familial risk of cluster headache. Neurology 2001; 56(9):1233.

163. Leone M, Rigamonti A, Russell MB, Mea E, Bussone. Selective versus complete family interview for detecting affected in familial cluster headache Cephalalgia 2004; 24:938-939.

164. Baumber L, Sjöstrand C, Leone M, Harty H, Bussone G, Hillert J, Trembath R, Russell MB. A genome-wide scan and hcrtr2 candidate gene analysis in a european cluster headache cohort. Neurology 2006; 66:1888-1893.

165. Kudrow L. Cluster Headache, Mechanism and Management. In. 1 ed. New York: Oxford University Press; 1980.

166. Leone M. Chronic Cluster headache: new and emerging treatment options. Curr Pain Head Rep 2004; 8: 347-352.

167. Leone M, Franzini A, Proietti Cecchini A, Broggi G, Bussone G. Stimulation of occipital nerve for drug-resistant chronic cluster headache. Lancet Neurol 2007; 6(4):289-291.

168. Leone M, Curone M, Mea E, Bussone G. Cluster-tic syndrome resolved by removal of pituitary adenoma: the first case. Cephalalgia 2004; 24:1088-1089.

169. Goadsby PJ, Edvinsson L. Human in vivo evidence for trigeminovascular activation in cluster headache. Brain 1994; 117:427-434.

170. Moskowitz MA. Basic mechanisms in vascular headache. Neurol Clin 1990; 8:801-815

171. Buzzi MG, Moskowitz MA.The trigemino-vascular system and migraine. Pathol Biol (Paris)1992; 40(4): 313-317.

172. Goadsby PJ, Duckworth JW. Effect of stimulation of trigeminal ganglion on regional cerebral blood flow in cats. Am J Physiol 1987; 253:270-274.

173. May A, Kaube H, Buchel L et al. Trigeminal transmitted pain using capsaicin: a PET study. Cephalalgia 1997; 17:377.

174. Bussone G, Leone M, Peccarisi C et al. Double blind comparison of lithium and verapamil in Cluster Headache prophylaxis. Headache 1990; 30:411-417.

175. Leone M, D'Amico D, Frediani F et al. Verapamil in the prophylaxis of episodic cluster headache: A double-blind study versus placebo. Neurology 2000; 54:1382-1385.

176. Giannini AJ, Loiselle RH. Verapamil maintenance therapy in bipolar patients. J Clin Psychiatry 1996; 57 (3):136.

177. Leone M, Bussone G. A review of hormonal findings in cluster headache. Evidence for hypothalamic involvement. Cephalalgia 1993; 13:309-317.

178. Leone M, Lucini V, D'Amico D et al. Alterations in the circadian production of melatonin and cortisol in cluster headache. In: Clifford- Rose (ed) New advances in headache research 4. Smith-Gordon, London, 1994:211-219.

179. Leone M, Lucini V, D'Amico D et al. Abnormal 24-hour urinary excretory pattern of 6-sulphatoxymelatonin in both phases of cluster headache. Cephalalgia 1998; 18:664-667.

180. Malick A, Strassman AM, Burstein R. Trigeminohypothalamic and reticulohypothalamic tract neurons in the upper cervical spinal cord and caudal medulla of the rat. J Neurophysiol. 2000;84:2078-2112.

181. Bartsch T, Levy MJ, Knight YE, Goadsby PJ. Differential modulation of nociceptive dural input to [hypocretin] orexin A and B receptor activation in the posterior hypothalamic area. Pain. 2004; 109:367-378.

182. Leone M and Bussone G. Melatonin in cluster headache: rationale for use and possible therapeutic potential. CNS Drugs 1998; 9:7-16.

183. May A, Bahra A, Buchel C et al. Hypothalamic activation in cluster headache attacks. Lancet 1998; 352:275-278.

184. Sprenger T, Boecker H, Toelle TR et al. Specific hypothalamic activation during a spontaneous cluster headache attack. Neurology 2004; 3(62):516-517.

185. May A, Ashburner J, Buchel C et al. Correlation between structural and functional changes in brain in an idiopathic headache syndrome. Nat Med. 1999; 5:836-838.

186. Lodi R, Pierangeli G, Tonon C et al. Study of hypothalamic metabolism in cluster headache by proton MR spectroscopy. Neurology 2006 25; 66(8):1264-1266.

187. Wang SJ, Lirng JF, Fuh JL, Chen JJ. Reduction in hypothalamic 1H-MRS metabolite ratios in patients with cluster headache. J Neurol Neurosurg Psychiatry 2006; 77:622-662.

188. Leone M, Franzini A, Bussone G. Stereotactic stimulation of posterior hypothalamic gray matter for intractable cluster headache. NEJM 2001; 345(19): 1428-1429.

189. May A, Leone M, Boecker H, Sprenger T, Juergens T, Bussone G, Toelle TR. Hypothalamic deep brain stimulation in PET. J Neurosci 2006; 26 (13):3589-3593.

190. Leone M. Deep brain stimulation in headaches. Lancet Neurology 2006; 5:873-877.

191. Leone M, Franzini A, Broggi G et al. Acute hypothalamic stimulation and ongoing cluster headache attacks. Neurology 2006; 67(10):1844-1845.

192. Jürgens T, Busch V, Leone M et al. Modulation des nociceptiven Systems durch Tiefenhirnstimulation des posterioren Hypothalamus bei Clusterkopfschmerz. Schmerz 2007; Suppl 1:104-105.

193. Leone M, Proietti Cecchini A, Franzini A et al. Lessons from eight years' experience of hypothalamic stimulation in cluster headache. Head Curr 2008. In press.

194. Leone M, Mea E, Genco S, Bussone G. Coexistence of TACs and trigeminal neuralgia: pathophysiological conjectures Headache 2006; 46 (10):1565-1570.

195. May A, Bahra A, Buchel C et al. Functional MRI in spontaneous attacks of SUNCT: short-lasting neuralgiform headache with conjunctival injection and tearing. Ann Neurol 1999; 46:791-793.

196. Matharu MS, Cohen AS, Frackowiak RSJ, Goadsby PJ. Posterior hypothalamic activation in paroxysmal hemicrania. Ann Neurol 2006; 59:535-545.

197. Leone M, Franzini A, D'Andrea G et al. Deep brain stimulation to relieve severe drug-resistant SUNCT. Ann Neurol 2005; 57:924-927.

198. Gobel H, Lindner V, Heinze A, Ribbat M, Deuschl G. Acute therapy for cluster headache with sumatriptan: findings of a one-year long-term study. Neurology 1998; 51:908-911.

199. Steiner TJ, Hering R, Couturier EGM, Davies PTG, Whitmarsh TE. Double-blind placebo-controlled trial of lithium in episodic cluster headache. Cephalalgia 1997; 17:673-675.

200. Prusinsky A, Kozubsky W, Szulc-Kuberska J. Steroid treatment in the interruption of clusters in cluster headache patients. Cephalalgia 1987; 7(Suppl 6):332:333.

201. Cianchetti C, Zuddas A, Marchei F. High dose intravenous methylprednisolone in cluster headache. J Neurol Neurosurg Psychiat 1998; 64:418.

202. Leone M, Dodick D, Rigamonti A et al. Topiramate in cluster headache prophylaxis: An open trial. Cephalalgia 2003; 23:1001-1002.

203. Wheeler SD, Carrazana EJ. Topiramate-treated cluster headache. Neurology 1999; 53:234-236.

204. Leone M, Attanasio A, Grazzi L et al. Transdermal clonidine in the prophylaxis of episodic cluster headache: an open study. Headache 1997; 37:559-560.

205. Leone M and Rapoport A. Preventive and Surgical Management of Cluster Headache: In: Olesen J, Goadsby PJ, Ramadan N, Tfelt-Hansen P, Welch KMA. The Headaches, 3rd Edition. Lippincott Williams & Wilkins, Philadelphia 2006: 809-814.

206. May A. and Leone M. Update on cluster headache. Curr Opin Neurol 2003 Jun; 16(3):333-40.

207. Leone M, May A, Franzini A et al. Deep brain stimulation for intractable chronic cluster headache: proposals for patient selection. Cephalalgia 2004; 24 (11):934-937.

208 Jarrar RG, Black DF, Dodick DW, Davis DH. Outcome of trigeminal nerve section in the treatment of chronic cluster headache. Neurology 2003; 60(8): 1360-1362.

209. Pieper DR, Dickerson J, Hassenbusch SJ. Percutaneous retrogasserian glycerol rhizolisis for treatemnt of chronic intractable cluster headaches: long-term results. Neurosurgery 2000; 46(2):363-370.

210. Leone M, Franzini A, Broggi G, May A, Bussone G. Long-term follow up of bilateral hypothalamic stimulation for intractable cluster headache. Brain 2004; 127:2259-2264.

211. Leone M, Franzini A, Broggi G, Bussone G. Hypothalamic stimulation for intractable cluster headache: long-term experience. Neurology 2006; 67(1):150-152.

212. D'Andrea G, Nordera GP, Piacentino M. Effectiveness of hypothalamic stimulation in two patients affected by intractable chronic cluster headache. Neurology 2006; March Suppl 2 (5): A 140 (abstract).

213. Schoenen J, Di Clemente L, Vandenheede M et al. Hypothalamic stimulation in chronic cluster headache: a pilot study of efficacy and mode of action. Brain 2005; 128:940-947.

214. Bartsch T, Pinsker MO, Rasche D, Kinfe T, Hertel F, Diener HC, Tronnier V, Mehdorn HM, Volkmann J, Deuschl G, Krauss JK. Hypothalamic deep brain stimulation for cluster headache – experience from a new multicase series. Cephalalgia 2008. In press.

215. Starr PA, Barbaro NM, Raskin NH, Ostrem JL. Chronic stimulation of the posterior hypothalamic region for cluster headache: technique and 1-year results in four patients. J Neurosurg 2007; 106:999-1005.

216. Cortelli P, Guaraldi P, Leone M et al. Effect of deep brain stimulation of the posterior hypothalamic area on the cardiovascular system in chronic cluster headache patients. Eur J Neurol 2007; 14:1008-1015.

217. Vetrugno R, Pierangeli G, Leone M et al. Effect on sleep of posterior hypothalamus stimulation in cluster headache. Headache 2007; 47(7):1085-1090.

218. May A, Leone M, Áfra J et al. EFNS guideline on the treatment of cluster headache and other trigemino-autonomic cephalgias. Eur J Neurol 2006; 13:1066-1077.

219. Leone M, Proietti Cecchini A, Franzini A et al. Lessons from eight years' experience of hypothalamic stimulation in cluster headache. Head Curr 2008. In press.

220. Ambrosini A, Vandenheede M, Rossi P et al. Suboccipital injection with a mixture of rapid- and long-acting steroids in cluster headache: a double-blind placebo-controlled study. Pain 2005: 118:92-96.

221. Afridi SK, Shields KG, Bhola R, Goadsby PJ. Greater occipital nerve injection in primary headache syndromes-prolonged effects from a single injection. Pain 2006; 122(1-2):126-129.

222. Burns B, Watkins L, Goadsby PJ. Treatment of medically intractable cluster headache by occipital nerve stimulation: long-term follow-up of eight patients. Lancet 2007; 369 (9567):1099-2006.

223. Magis D, Allena M, Bolla M et al. Occipital nerve stimulation for drug-resistant chronic cluster headache: a prospective pilot study. Lancet Neurol 2007; 6:314-321.

Capitolo 16

Epilessie

Marina Casazza, Tiziana Granata, Giuliano Avanzini

Introduzione

L'epilessia è una condizione caratterizzata dalla ricorrenza di crisi epilettiche. È ormai accettato che il termine si debba riferire all'occorrenza di almeno due crisi.

Le crisi provocano sintomi e segni neurologici improvvisi, transitori, estremamente variabili, di tipo motorio, psichico e sensoriale, con o senza compromissione dello stato di coscienza. Si parla di stato di male epilettico quando la crisi si protrae o diverse crisi si ripetono a intervalli brevissimi, così da configurare una condizione epilettica continua.

Le crisi possono essere spontanee, oppure provocate da cause esogene acute (ischemiche, metaboliche, tossiche), o riflesse a stimoli sensoriali di diverso tipo. Nel caso di crisi provocate, anche se ripetute, può essere discutibile il loro inquadramento in una forma di epilessia.

L'epilessia può essere considerata attiva quando il periodo libero da crisi è inferiore ai due anni; in remissione se è superiore. In genere si può ipotizzare una graduale riduzione e un'eventuale sospensione dei farmaci antiepilettici dopo un periodo libero da crisi compreso tra i due e i cinque anni, secondo il tipo di epilessia, la sua eziologia e l'età del paziente.

Fisiopatologia

I modelli animali dell'epilessia hanno fornito molti dati sulla fisiopatologia della scarica critica. Essa è legata a una condizione di ipereccitabilità neuronale, definita come la tendenza di un aggregato neuronale a scaricare ripetutamente in risposta a uno stimolo che dovrebbe generare un unico potenziale d'azione. L'applicazione di uno stimolo elettrico o di sostanze convulsivanti a un'area corticale determina una depolarizzazione neuronale, seguita da scariche sincrone continue, successivamente diffuse, che costituiscono la crisi.

Lo stimolo epilettogeno esplica la sua azione determinando aumento della eccitabilità neuronale, per alterazione dei canali ionici voltaggio-dipendenti e blocco della attività inibitoria GABAergica, oppure attraverso l'aumentata azione di neurotrasmettitori eccitatori come il glutammato.

Nell'animale si può osservare la formazione del cosiddetto focolaio a specchio, secondario e controlaterale, ma omologo a quello primitivo, che ha andamento asincrono e la capacità di mantenere la propria attività epilettica anche dopo l'asportazione chirurgica del focolaio primitivo. Esistono poi modelli animali di epilessie geneticamente determinate con aspetti elettroclinici delle crisi simili a quelli di alcune forme di epilessie generalizzate idiopatiche dell'uomo.

Nell'uomo, l'epilettogenesi segue regole probabilmente analoghe a quelle osservate negli animali.

Le crisi focali originano da un'area, cosiddetta epilettogena, limitata, con successiva attivazione di circuiti epilettogeni e diffusione della scarica. Nelle epilessie idiopatiche l'insorgenza della scarica critica è probabilmente in relazione a fenomeni funzionali collegati alla maturazione neuronale, espressione di un difetto geneticamente determinato.

Clinica

Sulla base di una classificazione eziopatogenetica, l'epilessia può essere divisa in forme idiopatiche, sintomatiche e criptogenetiche (Tab. 16.1).

A. Sghirlanzoni (ed) *Terapia delle malattie neurologiche*. ISBN 978-88-470-1119-9; © Springer-Verlag Italia 2009

Tabella 16.1 • Classificazione eziopatogenetica delle epilessie (dalla classificazione internazionale)

Epilessie idiopatiche
Focali, età-correlate
– epilessia benigna dell'infanzia a parossismi rolandici
– epilessia benigna dell'infanzia a parossismi occipitali
– epilessia primaria della lettura

Generalizzate, età-correlate
– convulsioni neonatali familiari benigne
– convulsioni neonatali benigne
– epilessia mioclonica benigna dell'infanzia
– assenze dell'infanzia
– assenze dell'adolescenza
– epilessia mioclonica giovanile
– epilessia con crisi di grande male al risveglio
– epilessia con crisi precipitate da modalità specifiche

Epilessie sintomatiche
Focali
– epilessia parziale continua o sindrome di Kojewnikov
– epilessie lobari

Generalizzate
– spasmi infantili (sindrome di West)
– sindrome di Lennox-Gastaut
– epilessia con crisi mioclono-astatiche
– epilessia con assenze miocloniche
– senza eziologia specifica
– encefalopatia mioclonica precoce
– encefalopatia infantile precoce con *suppression-burst* (sindrome di Ohtahara)
– sindromi specifiche
Numerose eziologie metaboliche o degenerative possono essere incluse in questa categoria

Epilessie criptogenetiche
Focali
– come le sintomatiche, ma a eziologia sconosciuta e con caratteristiche non corrispondenti a un'epilessia parziale idiopatica

Generalizzate
– come le sintomatiche, ma a eziologia sconosciuta

Le epilessie idiopatiche sono generalizzate e focali, in genere età-dipendenti, geneticamente determinate, non associate a patologie neurologiche. Hanno abitualmente un buon controllo farmacologico e alcune guariscono anche spontaneamente con l'età.

Le epilessie sintomatiche sono l'espressione di una lesione strutturale, congenita o acquisita, stabile o evolutiva del sistema nervoso centrale (SNC). Nel 20% circa dei casi sono resistenti alla terapia farmacologica, ma questa percentuale può aumentare considerevolmente nelle encefalopatie epilettiche del bambino.

Per epilessie criptogenetiche si intendono epilessie a causa ignota, o almeno non identificabile.

Le crisi sono poi suddivise, sulla base di una classificazione semeiologica, in generalizzate e focali.

Nelle crisi generalizzate la scarica interessa d'emblée i due emisferi, senza alcun segno localizzatorio. Clinicamente si manifestano con assenze, tipiche e atipiche, crisi miocloniche, cloniche, toniche, tonico-cloniche, atoniche, anche variamente associate nella stessa forma. Le alterazioni elettroencefalografiche sono costituite da anomalie bilaterali e sincrone sui due emisferi (punte, punte-onda, polipunte-onda), in fase sia intercritica sia critica.

Le crisi parziali riconoscono invece un esordio focale della scarica, inizialmente limitata a un'area corticale, con successiva eventuale diffusione. La semeiologia critica varia secondo le aree interessate. Se non si ha una rottura del contatto, le crisi sono definite parziali semplici; se invece si ha rottura del contatto, le crisi si definiscono parziali complesse. Entrambe possono essere secondariamente generalizzate.

Alcune crisi non sono classificabili, o per la mancanza di dati sufficienti, come avviene per molte crisi notturne generalizzate, di cui può sfuggire l'esordio focale, oppure per la difficoltà a definirne la semeiologia, come accade in alcune crisi neonatali o della prima infanzia.

Classificazione eziologica

Si ritiene ormai comunemente che le epilessie risultino da una variabile combinazione di fattori genetici e acquisiti.

Nelle epilessie idiopatiche esiste una sicura predisposizione, geneticamente determinata; le crisi appaiono però spesso facilitate o scatenate da fattori esogeni, come la privazione di sonno o la stimolazione luminosa.

Nelle epilessie sintomatiche esiste un fattore esogeno determinante, metabolico o lesionale, che tuttavia si associa a una predisposizione genetica ad avere crisi.

Le epilessie criptogenetiche, pur in assenza di fattori eziologici certi, escono dalla definizione di forme idiopatiche, e sono ritenute sintomatiche di causa non identificata.

Fattori genetici

La trasmissione genetica è spesso multifattoriale. Nelle forme epilettiche in cui la patogenesi sia nota sono presenti modificazioni dei canali sodio- o potassio-dipendenti, con successiva alterazione della trasmissione e dell'eccitabilità neuronale. Sono noti i *loci* di diverse forme di epilessia (Tab. 16.2); in alcuni casi è anche stato identificato il gene coinvolto.

L'epilessia, inoltre, è sintomo prevalente o associato in cromosomopatie e in malattie geneticamente determinate sia statiche (ad es., neurofibromatosi, sclerosi tuberosa, angiomatosi cavernosa familiare, anomalie strutturali della corteccia quali lissencefalie, eterotopia a banda, eterotopia periventricolare nodulare bilaterale), sia progressive (ad es., ceroidolipofuscinosi neuronale, malattie mitocondriali, mioclono-epilessie progressive).

Fattori acquisiti

La sofferenza perinatale di tipo iposso-ischemico, le emorragie intraparenchimali, le infezioni e i disturbi metabolici provocano epilessie a esordio spesso precoce. L'epilessia può conseguire a traumi cranioencefalici e a insulti cerebrovascolari.

I tumori cerebrali, in particolare se a lenta evoluzione, e le malformazioni vascolari sono frequentemente associati a epilessia, spesso parziale e farmacoresistente.

Tabella 16.2 · Epilessie a determinante genetica

Malattia	Trasmissione	Cromosoma
Crisi neonatali familiari benigne	AD	20q13.3
Crisi neonatali-infantili benigne familiari	AD	2q23-q24.3
Crisi infantili benigne familiari	AD	19q
		2q24
Crisi infantili benigne familiari e coreoatetosi parossistica	AD	16p12
Epilessia benigna dell'infanzia con punte centrotemporali	Complessa	4p15
Epilessia rolandica con distonia parossistica kinesigenica	AR	16p12-p11.2
Epilessia autonomica dominante notturna del lobo frontale	AD	20q13.2-q13.3
		1q21
		8p21
		15q24
Epilessia familiare del lobo temporale laterale	AD	10q24
Epilessia focale familiare con foci variabili	AD	2q
		22q11
Epilessia mioclonica dell'infanzia	AR	16p13
Epilessia generalizzata con crisi febbrili plus (GEFS+)	AD	19q13.1
		2q24
		5q31.1-q33.1
		2q23
Epilessia con assenze dell'infanzia e crisi tonico-cloniche	AD	8q24
Epilessia generalizzata idiopatica	Complessa	8q24
		9q32-q33
		14q23
		18q21
		6q2
Grande male del risveglio	AD	3q26-qter
Epilessia mioclonica giovanile	AD	5q34-q35
		3q26-qter
		2q22-q23
Epilessia mioclonica familiare benigna dell'adulto	AD	8q24
		2p11.1-q12.2
Epilessia mioclonica severa dell'infanzia	Complessa	2q24
Crisi febbrili	AD	8q13
		19p13
		2q23
		5q14
		6q22

AD = autosomica dominante; AR = autosomica recessiva

La sclerosi temporo-mesiale dell'ippocampo si associa frequentemente a epilessia temporale.

Strumenti diagnostici

L'esame più specifico nello studio delle epilessie resta l'EEG. Esso fornisce elementi importanti nella classificazione sindromica della malattia.

La presenza di anomalie epilettiformi intercritiche conferma in genere la diagnosi clinica. La loro assenza tuttavia non la esclude.

Gli studi neuroradiologici di immagine forniscono i dati più rilevanti nella classificazione eziologica delle epilessie. La risonanza magnetica (RMN) è l'esame di prima scelta nella diagnosi epilettologica. La RMN può fornire, inoltre, elementi specifici per la diagnosi di quadri malformativi. Di particolare

Tabella 16.3 Elenco dei farmaci antiepilettici

Principio attivo	Nome commerciale	Preparazioni
Carbamazepina	Tegretol	Cpr e Cpr a rilascio controllato (CR) 200-400 mg
		Cpr masticabili 100-200 mg
		Sciroppo 2% (1 ml=20 mg)
Etosuccimide	Zarontin	Cps 250 mg
		Sciroppo 5% (1 ml=50 mg)
Fenitoina	Dintoina	Cpr 100 mg
	Aurantin	Fiale 250 mg (ev)
	Epanutin[1]	Sospensione 0,6% (1 ml=6 mg)
Fenobarbital	Gardenale	Cpr 50-100 mg
	Luminalette	Cpr 15 mg
	Luminale	Cpr 50-100 mg; Fiale 100 mg
Primidone	Mysoline	Cpr 250 mg
Valproato	Depakin	Cpr 200-500 mg
		Sospensione 20% (1 ml=200 mg)
		Infusione iv 400 mg/4 ml (polvere/solvente)
	Depamag	Cpr 200-500 mg
		Sospensione 20% (1 ml=200 mg)
	Depakin chrono	Cpr a lento rilascio 300-500 mg
Clobazam	Frisium	Cps 10 mg
Clonazepam	Rivotril	Cpr 0,25-2 mg
		Gtt 2,5 mg/ml (1 gtt= 0,5 mg)
		Fiale 1 mg
Diazepam	Valium	Cpr 2-5 mg
		Gtt 0,5 % (1 gtt= 0,2 mg)
		Fiale 10 mg
	Micronoan	Microclismi 5-10 mg
Lorazepam	Tavor	Cpr 1-2,5 mg
	Tavor Expidet	Cpr 1-2,5 mg
Felbamato	Taloxa	Cpr 400 e 600 mg
		Sciroppo 600 mg/5 ml
Gabapentin	Neurontin; Aclonium	Cpr 100-300 - 400 mg
Lamotrigina	Lamictal	Cpr 25-50-100-200 mg
Levetiracetam	Keppra	Cps 250-500-750-1000 mg
		Infusione iv fiale 5 ml (100 mg/ml)
Oxcarbazepina	Tolep	Cpr 150; 300-600
Tiagabina	Gabitril	Cpr 5-10-15 mg
Topiramato	Topamax	Cpr 25-50-100-200 mg
Vigabatrin	Sabril	Cpr 500 mg
		Bustina 500 mg
Pregabalin	Lyrica	Cps 25-75-150-300
Zonisamide	Zonegran	Cps 25-50-100

[1] non in commercio in Italia

rilevanza è l'apporto della RMN allo studio dell'epilessia temporale.

L'alterazione più frequentemente osservata nell'epilessia temporale è la sclerosi temporo-mesiale (STM), consistente in atrofia e gliosi dell'ippocampo, che può essere estesa anche all'amigdala e alla corteccia entorinale. Frequentemente si associa ad alterazioni del polo temporale omolaterale di tipo atrofico o displasico.

La tomografia computerizzata (TAC) ha un ruolo oggi complementare rispetto a quello della RMN, per la dimostrazione di calcificazioni patologiche nei tumori cerebrali o nelle patologie infettive oppure per lo studio della struttura ossea.

Esami con radiotraccianti, come PET e SPECT, mostrano immagini diverse: la PET può evidenziare un'area di ipometabolismo corrispondente al focolaio epilettogeno, mentre la SPECT intercritica è scarsamente utile. Essa può essere ipoattiva in coincidenza con una lesione, mentre è utile in fase critica, in quanto metabolicamente iperattiva in coincidenza con la sede del focolaio.

Principi generali di trattamento

Nelle epilessie si riconoscono due grandi capitoli terapeutici, quello medico e quello chirurgico.

A meno di situazioni molto particolari, il trattamento medico va instaurato dopo la seconda o terza crisi epilettica e mantenuto per 2-5 anni in assenza di crisi.

La scelta del farmaco dipende dal tipo di epilessia e dal suo inquadramento sindromico.

In caso di resistenza alla terapia farmacologica, dovrà essere presa in considerazione la terapia chirurgica di ablazione del focolaio epilettogeno. La terapia chirurgica contempla anche tecniche palliative che possono apportare benefici in casi selezionati e particolari di epilessie farmacoresistenti.

Terapia medica

Esistono in commercio numerosi farmaci antiepilettici (FAE), sia di vecchia sia di nuova generazione (Tab. 16.3).

Meccanismo d'azione dei farmaci antiepilettici

Lo stimolo epilettogeno esplica la sua azione determinando aumento della eccitabilità neuronale, per alterazione dei canali ionici voltaggio-dipendenti e blocco della attività inibitoria GABAergica, oppure attraverso l'aumentata azione di neurotrasmettitori eccitatori come il glutammato.

Alcune molecole hanno un effetto stabilizzante sulle membrane cellulari, ottenuto mediante blocco dei canali del sodio voltaggio-dipendenti. Questa è la caratteristica di carbamazepina (CBZ), oxcarbazepina (OXC), fenitoina (PHT), lamotrigina (LTG), topiramato (TPM).

L'etosuccimide (ESM) blocca invece i canali del calcio responsabili della corrente a bassa soglia.

Un altro gruppo di molecole come benzodiazepine (BDZ), fenobarbital (PB), topiramato, vigabatrin (GVG), tiagabina (TGB) esercita il proprio effetto attraverso un'azione GABAergica.

Farmacocinetica dei farmaci antiepilettici

Alcune caratteristiche dei FAE, come la loro emivita, il loro metabolismo e la percentuale del legame proteico sono riportati nella tabella 16.4.

I FAE sono abitualmente somministrati per via orale. Eccezioni sono costituite dal fenobarbital, che può essere somministrato anche per via parenterale, e da fenitoina, diazepam e lorazepam, acido valproico e levetiracetam, impiegabili per via venosa. Si tratta, tuttavia, di usi eccezionali, di fatto riservati a situazioni di emergenza ospedaliera. Il diazepam da 5 e 10 mg, può essere impiegato per via rettale mediante microclismi. L'assorbimento è molto rapido e il farmaco può essere utilizzato per tamponare situazioni d'emergenza anche domiciliari. Nell'uso abituale, la somministrazione per via orale offre un buon assorbimento.

La percentuale di farmaco non legata alle proteine plasmatiche (quota libera) è la sola in grado di attraversare la barriera emato-encefalica e quindi di esplicare la sua azione antiepilettica ed è anche la quota responsabile degli effetti collaterali dose-dipendenti. Nella pratica clinica viene abitualmente dosata nel plasma la quota totale di farmaco, ma bisogna avere presente che, soprattutto in pazienti che assumono più di un farmaco antiepilettico a elevato legame proteico, le quote libere possono aumentare, determinando effetti collaterali non giustificati dal livello plasmatico totale del farmaco.

Molti FAE provocano un'induzione degli enzimi epatici microsomiali, accelerando così la propria eliminazione; questo aspetto è tipico sia della carbamazepina sia di altri FAE metabolizzati per via epatica. Un tipico indice di tale induzione enzimatica è l'aumento dei valori ematici della glutammiltranspeptidasi, variabile da individuo a individuo e, di per sé, non significativo di sofferenza epatica.

Tabella 16.4 • Farmacocinetica dei farmaci antiepilettici

Principio attivo	Dosi medie	Dosi/die	Livelli plasmatici terapeutici μg/ml	Emivita plasmatici (ore)	Legame proteico	Picco di assorbimento (ore)	Metabolismo
Carbamazepina	B:20-30 mg/kg A: 15-25 mg/kg	2-3	4-12	5-26 h	70-75%	4-8	Epatico
Etosuccimide	B: 20-40 mg/kg A: 15-30 mg/kg	2-3	40-80	30-60 h	No	1-4	Epatico
Fenitoina	B: 6-13 mg/kg A: 4-7 mg/kg	2	10-25	4-12 h	70-95%	2-8	Epatico
Fenobarbital	B: 4-6 mg/kg A: 2-4 mg/kg	1-2	15-40	75-120 h	45-60%	3-8	Epatico
Primidone	B: 15-25 mg/kg A: 10-15 mg/kg	2-3	15-40 (PB) 10-15 (PRM)	5-18 h	0-20%	0,5-5	Epatico
Valproato	B: 20-50 mg/kg A: 20-40 mg/kg	2-3	40-100	4-12 h	85-95%	3-6	Epatico
Clobazam	B: 5-15 mg/die A: 10-30 mg/die	1-2	[2]	10-50	85%	1-4	Epatico
Clonazepam	B: 0,05-0,2 mg/kg A: 1-4 mg/die	1-2	[2]	20-80	85%	1-4	Epatico
Felbamato[1]	B: autorizzato > 4 anni 20-60 mg/kg (I infanzia) 15-45 mg/kg (II infanzia) A: 1200-3600 mg	3-4	30-100[2]	13-30 h	20-25%	1-4	Epatico 60% Renale 40%
Gabapentin[1]	B: non autorizzato < 12 anni A: 900-2400 mg	3	4-16[2]	5-9 h	No	2-4	Renale
Lamotrigina	B: non autorizzato < 12 anni A: 100-600 mg	1-3	2-20	15-30 h	55%	1-3	Epatico
Levetiracetam	B: autorizzato > 16 anni 10-30 mg/kg A: 1000-3000 mg	2	20-60[2]	6-8 h	No	1-2	Idrolisi ematica
Oxcarbazepina	B: autorizzato > 3 anni 15-60 mg/kg (I infanzia) 10-50 mg/kg (II infanzia) A: 900-3000 mg	2-3	5-50 10-0H-carbazepina	8-10 h	40%	4-5	Epatico
Tiagabina[1]	B: non autorizzato < 12 anni A: 30-50 mg	3	5-70[2]	4-5 h	95%	1	Epatico
Topiramato	B: 5-9 mg/kg A: 200-600 mg	2	4-25[2]	18-23 h	15%	2	Renale
Vigabatrin	B: 40-100 mg/kg A: 500-4000 mg	3	[2]	4-7 h	No	2	Renale
Pregabalin	B: non autorizzato <12 anni A: 150-600 mg	2-3	[2]	6 h	No	1	Renale
Zonisamide	B: non autorizzato <18 anni A: 300-500 mg	2	[2]	60 h	No	2-5	Renale

(1) Autorizzato solo come FAE aggiuntivo o con specifiche indicazioni. (2) Livelli plasmatici ancora in corso di validazione.

Per quasi tutti i FAE l'eliminazione avviene per via prevalentemente epatica. Tra i nuovi FAE si ricorda l'eliminazione renale del topiramato e del vigabatrin.

Indicazioni generali

Come precedentemente accennato, la terapia dell'epilessia può essere sia medica sia chirurgica.

La terapia medica si imposta in genere dopo la seconda o la terza crisi epilettica. Le linee guida, elaborate dalla Lega Italiana contro l'Epilessia (LICE), per la diagnosi e la terapia della prima crisi raccomandano di non impostare un trattamento medico dopo la prima crisi, fatta eccezione per i casi in cui ci si trovi di fronte a una lesione del SNC o ad un EEG molto attivo, che rendono quindi altamente probabile una recidiva. Anche in questi casi comunque non vi è univocità di indicazione.

Un'eccezione all'impostazione della terapia antiepilettica, pur in presenza di crisi ripetute, è costituita dalle epilessie parziali idiopatiche dell'infanzia il cui andamento, generalmente benigno, la prognosi favorevole legata all'età, la presenza di crisi occasionali e limitate al sonno, possono non richiedere l'impiego cronico di FAE.

Anche in casi particolari di epilessie riflesse, la terapia va evitata se il paziente è in grado di sot-

Tabella 16.5 Principali interazioni tra farmaci antiepilettici

Principio attivo	Azione aumentata da	Azione ridotta da	Aumenta azione di	Riduce azione di
Carbamazepina	VPA, PHT, BDZ, LTG, FBM	PB, PRM, VPA	PB, PRM, VPA	VPA, ESM, Clo, FBM, LTG, TGB, TPM, PRM, PHT
Etosuccimide	VPA	Farmaci induttori degl enzimi microsomiali (riduzione dei livelli plasmatici)	-	-
Fenitoina	CBZ, ESM, PB, PRM, VPA, BDZ	GVG, CBZ, PB, PRM, VPA, BDZ	PB, PRM, VPA	CBZ, VPA
Fenobarbital	PHT, VPA, FBM	PHT, farmaci induttori degli enzimi microsomiali (riduzione dei livelli plasmatici)	PHT	VPA, CBZ, PHT
Primidone	-	-	-	-
Valproato	CBZ, PHT	CBZ, PB, PRM, PHT	PB, PRM, PHT, LTG, ESM, CBZ, BDZ	PHT
Felbamato	VPA	Farmaci induttori degli enzimi microsomiali	CBZ, EPOSSIDO	PHT CBZ
Gabapentin	-	-	-	-
Lamotrigina	VPA	Farmaci induttori degli enzimi microsomiali	aumenta gli effetti tossici da Carbamazepina con meccanismo non noto	-
Levetiracetam	-	-	-	-
Oxcarbazepina	-	-	-	-
Tiagabina	-	Farmaci induttori degli enzimi microsomiali	-	VPA
Topiramato	-	Farmaci induttori degli enzimi microsomiali	-	-
Vigabatrin	-	-	-	PHT
Pregabalin	-	-	-	-
Zonisamide	-	Farmaci induttori degli enzimi microsomiali	-	-

trarsi agli stimoli epilettogeni, per esempio in certe epilessie con crisi scatenate dai videogiochi o da altri stimoli visivi. In questi casi possono essere impiegate con efficacia lenti protettive specifiche (lenti blu Zeiss Clarlett F133-Z1).

Nelle crisi provocate da insulti acuti metabolico-tossici (ipoglicemia, iponatremia, ipocalcemia, abuso o improvvisa astinenza alcolica), la correzione del disordine metabolico, o la rimozione del fattore tossico, eviterà il ripetersi delle crisi e renderà inutile una terapia antiepilettica specifica.

È importante ricordare che esistono numerose sostanze farmacologiche in grado di indurre crisi epilettiche, più facilmente in pazienti epilettici, o con predisposizione genetica. Gli psicotropi sono i farmaci più facilmente responsabili di crisi provocate, sia per assunzione cronica (antipsicotici, imipramina, fluoexitina), sia per sovradosaggio o astinenza (benzodiazepine, barbiturici). Anestetici (ketamina, alotano, propofol, altesin), antimalarici (meflochina, clorochina), stimolanti (aminofillina, amfetamine), antiaritmici per via venosa (lidocaina, procaina) e mezzi di contrasto iodati possono provocare crisi. Anche in questi casi la terapia cronica con FAE non va prescritta.

La scelta del FAE si effettua sulla base dell'inquadramento sindromico dell'epilessia, ma anche delle caratteristiche semeiologiche delle crisi.

Il paziente e i suoi familiari devono essere informati e consci della necessità di una buona compliance, per una terapia che durerà diversi anni, forse per tutta la vita. Va, inoltre, spiegato che il paziente dovrà sottoporsi a controlli seriali dei livelli plasmatici del farmaco e di altri parametri ematochimici, specie all'inizio del trattamento o in fase di cambi terapeutici.

La sospensione brusca di un FAE, o la sua riduzione volontaria o accidentale, sono estremamente pericolose. Possono infatti provocare la ripresa o la moltiplicazione delle crisi. Soprattutto gli adolescenti e i giovani devono essere consapevoli delle modalità di assunzione del farmaco prescritto, e del rischio collegato a dimenticanza, autoriduzione o sospensione del trattamento.

I FAE devono essere assunti mantenendo una discreta, anche se non ferrea, regolarità di orario.

Non vi sono controindicazioni di massima all'assunzione dei farmaci ai pasti. In genere i FAE possono essere assunti anche a stomaco vuoto, fatta eccezione per quelli a componente acida, come il valproato.

La scelta del FAE da parte dello specialista deve tenere conto anche delle caratteristiche di età, di patologie associate, dell'eziologia dell'epilessia e quindi dei possibili handicap presenti nel paziente.

La somministrazione di farmaci che devono essere assunti tre volte al giorno in pazienti con scarsa compliance va in genere evitata. Nel caso di bambini in età scolare va data la preferenza a FAE da somministrare due volte al giorno, dato il rifiuto delle nostre strutture scolastiche a provvedere alla somministrazione di qualunque tipo di farmaco, anche cronico.

Interazioni farmacologiche

Nella tabella 16.5 sono riportate le principali interazioni farmacologiche tra i diversi FAE; nella tabella 16.6 quelle tra i FAE e altri farmaci di comune impiego. Va ricordato comunque che, data la marcata induzione enzimatica provocata dai maggiori FAE (in particolare carbamazepina, fenitoina, fenobarbital, primidone), l'interazione può essere evidente con buona parte dei farmaci a metabolismo epatico. Il legame proteico di molti FAE rende poi ragione delle interazioni provocate dal contemporaneo impiego di FAE e altri farmaci. È quindi buona regola limitare le prescrizioni di farmaci diversi dagli antiepilettici alle effettive necessità, aspettandosi fluttuazioni dei valori plasmatici e degli effetti dei FAE nel senso sia di un peggioramento della frequenza critica, sia della comparsa di segni di sovradosaggio. Il monitoraggio dei livelli dei FAE diviene, in questi casi, estremamente importante.

Effetti collaterali dei farmaci antiepilettici

Gli effetti collaterali indotti dai FAE sono numerosi (Tab. 16.7). Se ne riconoscono di acuti idiosincrasici, tali da minacciare la vita del paziente. Le eruzioni cutanee, possibili con carbamazepina, fenitoina, lamotrigina, raramente con fenobarbital e zonisamide, sono tra i più comuni e possono indurre, anche se in casi eccezionali, una sindrome di Stevens-Johnson. Carbamazepina, etosuccimide, felbamato e zonisamide possono provocare un'anemia aplastica.

Carbamazepina, valproato e fenitoina si associano, eccezionalmente, a epatiti tossiche, anche gravi. Il valproato può provocare piastrinopenia; carbamazepina e oxcarbazepina possono provocare iponatremia; entrambi gli effetti possono costringere a sospendere il farmaco, sostituendolo con un altro.

Il controllo all'introduzione di un FAE deve quindi essere molto attento e mirato.

Alcuni effetti collaterali come sedazione, atassia, vertigini, in genere dose-dipendenti (v. Tab.

Tabella 16.6 • Interazione tra farmaci antiepilettici e altri farmaci

Principio attivo	Aumentata azione da	Ridotta azione da	Diminuisce azione di	Aumenta azione di
Carbamazepina	Calcioantagonisti, propoxifene, cortisonici, amitriptilina, imipramina, furosemide, antibiotici macrolidi, cimetidina, nifimidone, danazol, fluoxetina, fluvoxamina, viloxazina, antistaminici	Fenilbutazone, piridossina, anticoagulanti orali	Anticoagulanti, contraccettivi orali, betabloccanti, aloperidolo, teofillina, doxiciclina	-
Etosuccimide	Non segnalata	Non segnalata	Non segnalata	-
Fenitoina	Amiodarone, cimetidina, isoniazide, vari antinfiammatori incluso l'acido acetilsalicilico, anticoagulanti orali, propoxifene, fenilbutazone, isonioazide, cloramfenicolo, furosemide, contraccettivi, fenotiazine, imipramina, disulfura	Antiacidi, diazossido, piridossina, resurpina	Dicumarolo, steroidi, antimicotici, antiparassitari, teofillina, furosemide, folati, digitossina, aloperidolo, doxiciclina, rifampicina, anticoagulanti orali	Warfarin
Fenobarbital e primidone	Antistaminici, propoxifene, cortisonici, amitriptilina, imipramina, furosemide	Fenilbutazone, piridossina, anticoagulanti orali	Aminopirina, fenilbutazone, doxiciclina, griseofulvina, isoniazide, cloramfenicolo, furosemide, digitossina, metildopa, anticoagulanti orali, contraccettivi orali	-
Valproato	Fenilbutazone, salicilati, anticoagulanti orali	Antiacidi e antiblastici (per ridotto assorbimento)	Non segnalata	Nimodipina
Felbamato	Non segnalata	Non segnalata	Non segnalata	-
Gabapentin	Non segnalata	Antiacidi	Non segnalata	-
Lamotrigina	Non segnalata	Non segnalata	Non segnalata	-
Levetiracetam	Non segnalata	Non segnalata	Contraccettivi orali	-
Oxcarbazepina	Non segnalata	Non segnalata	Non segnalata	-
Tiagabina	Non segnalata	Non segnalata	Non segnalata	-
Topiramato	Non segnalata	Non segnalata	Contraccettivi orali	-
Vigabatrin	Non segnalata	Non segnalata	Non segnalata	-
Pregabalin	Non segnalata	Non segnalata	Non segnalata	-
Zonisamide	Non segnalata	Non segnalata	Non segnalata	-

16.7), interessano il snc e sono possibili con tutti i FAE. Altri effetti collaterali coinvolgono il sistema digerente: nausea, bulimia, anoressia aumento o calo ponderale.

Il dosaggio dei livelli plasmatici dei FAE fornisce spesso informazioni utili per valutarli. In molti casi, infatti, gli effetti indesiderati sono legati a iperdosaggio e la correzione della posologia, specie nei casi di politerapia, ne determina la scomparsa. Va tuttavia sottolineato che, soprattutto per i nuovi FAE, i livelli plasmatici sono puramente indicativi, vengono effettuati in pochi laboratori e necessitano di ulteriore validazione.

Vanno poi considerati gli effetti indesiderati da terapia cronica come l'irsutismo, l'ipertrofia gengivale e l'ingrossamento dei tratti del volto indotti dalla fenitoina, il tremore posturale e la caduta dei capelli provocati dal valproato, la malattia di Dupuytren e la periartrite scapolo-omerale da fenobarbital (v. Tab. 16.7).

Tabella 16.7 • Principali effetti collaterali dei farmaci antiepilettici

Principio attivo	Effetti dose-dipendenti	Effetti idiosincrasici, non dose-dipendenti	Effetti collaterali cronici
Carbamazepina	Cefalea, vertigini, "visione confusa", diplopia, nistagmo, atassia	Anemia aplastica (neutrocitopenia), epatite tossica, aumentata escrezione di ADH, ritenzione idrica con iponatremia, rash cutaneo grave (raro), *rash* cutaneo benigno (frequente), sindrome *lupus-like*	Iponatremia
Benzodiazepine	Sonnolenza, riduzione del tono muscolare, atassia. Nel bambino: ipersecrezioni bronchiali, ipersalivazione, ipereccitabilità paradossa	Depressione respiratoria solo in caso di dosi elevate somministrate in modo rapido	Alterazione delle funzioni cognitive, sindrome da astinenza alla sospensione
Etosuccimide	Gastralgia, nausea, vomito, astenia, cefalea, singhiozzo	Anemia aplastica (neutrocitopenia), *rash* cutaneo, sindrome *lupus-like,* disturbi comportamentali e psichici	-
Fenitoina	Nistagmo, vertigini, diplopia, atassia, discinesie, sedazione, nausea, vomito	Epatite tossica, *rash* cutaneo grave (raro), *rash* cutaneo benigno (frequente), sindrome *lupus-like,* pseudolinfoma, reazioni autoimmuni	Ipertrofia gengivale, ipertricosi, ingrossamento dei tratti del volto, atrofia cerebellare irreversibile, neuropatia periferica, anemia megaloblastica
Fenobarbital	Sedazione, ipereccitabilità paradossa nei bambini	*Rash* cutaneo (raro)	Alterazione delle funzioni cognitive, periartrite scapolo-omerale, malattia di Dupuytren
Primidone	Cefalea, sedazione, nistagmo, diplopia, vertigini, atassia, nausea	Analoghi a quelli del fenobarbital, suo principale metabolita	Analoghi a quelli del fenobarbital, suo principale metabolita
Valproato	Gastralgia, nausea, vomito, astenia, sonnolenza, tremore, iperammoniemia (di derivazione metabolica)	Epatite tossica grave, piastrinopenia, pancreatite acuta, sindrome di Reye, inappetenza o bulimia. Controindicato in pazienti con malattie mitocondriali, acidurie organiche, disordini del ciclo dell'urea	Incremento ponderale, caduta dei capelli, turbe mestruali, trombocitopenia lieve, tremore
Felbamato	Disturbi gastrointestinali, insonnia, astenia, vertigini, cefalea	Aplasia midollare irreversibile, epatite tossica, reazioni psicotiche	Effetto anoressizzante con calo ponderale
Gabapentin	Sonnolenza, vertigini, tremore, diplopia	Non noti	Incremento dell'appetito e aumento di peso
Lamotrigina	Vertigini, cefalea, diplopia, insonnia	*Rash* cutaneo talora grave, sindrome di Stevens-Johnson	Modificazioni dell'umore (talora positive con effetto antidepressivo)
Levetiracetam	Sonnolenza, astenia	Non noti	Alterazioni del comportamento
Oxcarbazepina	Come carbamazepina, senza gli effetti legati all'epossido	Come carbamazepina; meno comuni effetti idiosincrasici	Come carbamazepina
Tiagabina	Vertigini, cefalea, tremore, nervosismo in fase di introduzione	Non noti	-
Topiramato	Rallentamento psicomotorio, turbe psichiatriche con depressione, isolamento, aggressività	Rarissimi casi di acidosi metabolica, parestesie	Turbe cognitive e del linguaggio, urolitiasi, inappetenza, calo ponderale, ipoidrosi
Vigabatrin	Sonnolenza	Psicosi acuta reversibile, alterazioni del comportamento	Retinopatia con restringimento concentrico del campo visivo, in genere asintomatica e irreversibile, aumento di peso
Pregabalin	Vertigini, sonnolenza	Non noti	-
Zonisamide	Sonnolenza, vertigini, atassia, cefalea, anoressia, irritabilità, agitazione	*Rash* cutanei e sindrome di Stevens-Johnson	Urolitiasi, disturbi psicotici, colelitiasi

Teratogenicità

I FAE sono riconosciuti teratogeni. L'impiego dei farmaci tradizionali (fenobarbital, benzodiazepine, fenitoina, primidone) aumenta il rischio di labiopalatoschisi e di malformazioni cardiache.

Un rischio aumentato di anomalie del tubo neurale e di ipospadia è riportato soprattutto nei figli di donne trattate con valproato e, in minor misura, con carbamazepina. Il rischio aumenta in caso di politerapia ed è dose-dipendente. La raccolta di questi dati è comunque molto difficile, le variabili sono estremamente numerose, i risultati vengono continuamente affermati e contraddetti.

Non sono disponibili dati conclusivi sulla teratogenicità dei nuovi farmaci.

Per proteggere il feto dai difetti del tubo neurale, le donne in terapia con FAE, specie se con valproato, devono assumere 4-5 mg/die di acido folico da tre mesi prima del concepimento fino alla conclusione del 3°-4° mese di gravidanza.

Le modalità di gestione della paziente con epilessia durante la gravidanza, raccomandate dalla Lega Italiana Contro l'Epilessia, sono consultabili sul sito LICE, nella sezione "Linee guida" (v. Cap. 12)

Impostazione del trattamento

La terapia antiepilettica deve sempre cominciare con un solo antiepilettico, dando la preferenza a un farmaco maggiore. L'inizio della terapia è graduale, per dare modo al paziente di abituarsi agli inevitabili effetti indesiderati, specie di tipo sedativo.

La precedenza va sempre data agli antiepilettici classici, di cui sono meglio noti vantaggi e svantaggi. Solo in caso di mancata risposta a questi, sarà corretto impiegare le nuove molecole, i cui costi sono più elevati e la cui efficacia non è superiore.

I controlli sia clinici sia di laboratorio saranno più frequenti nelle prime fasi di terapia, e il paziente deve esservi preparato. Secondo la frequenza critica, l'efficacia del farmaco verrà valutata nel giro di qualche settimana o mese.

Il dosaggio dei livelli plasmatici del FAE dovrà essere considerato per stabilire il livello minimo efficace. Se, infatti, un paziente ha un completo controllo di crisi a un livello subterapeutico, non è necessario aumentare la posologia del FAE.

In caso di insuccesso terapeutico, può essere necessario sostituire il primo FAE impiegato, oppure aggiungerne un secondo. Le politerapie complesse sono attualmente quasi del tutto abbandonate, sia per i problemi connessi con le interazioni dei diversi FAE (v. Tab. 16.5), sia per la loro non dimostrata efficacia rispetto a schemi terapeutici più semplici. Vanno riservate ai casi di epilessie farmacoresistenti.

L'inserimento di un nuovo FAE richiede molta cautela. Si mantiene generalmente il farmaco già in corso alla posologia abituale, aggiungendo gradualmente quello nuovo. Se si ottiene il controllo delle crisi, una volta raggiunto il livello terapeutico ottimale può essere decisa la graduale sospensione del primo farmaco. Essa deve essere comunque condotta sempre con molta cautela e lentezza, variabili anche da farmaco a farmaco. Va tenuto comunque presente che, in alcuni casi di epilessia di difficile controllo farmacologico, si raggiunge il controllo proprio con l'associazione tra due FAE.

L'aggiunta di un terzo FAE può essere effettuata con le stesse modalità già descritte, ma è da riservare a casi eccezionali.

Non tutti i FAE sono equivalenti; la scelta del farmaco deve essere condotta sulla base dell'inquadramento sindromico e del tipo di crisi.

Nei pazienti affetti da epilessia con crisi parziali e crisi secondariamente generalizzate, i primi farmaci da considerare sono carbamazepina, fenitoina e valproato. La loro efficacia è sostanzialmente equivalente, anche se il valproato è più efficace nelle crisi secondariamente generalizzate. La fenitoina comporta effetti collaterali più fastidiosi e importanti, ed è un farmaco molto instabile del quale è difficile mantenere costanti i livelli ematici; è quindi poco usata, ma di ottima efficacia.

La commercializzazione dell'oxcarbazepina è recente; tendenzialmente la si sostituisce alla carbamazepina, anche come primo farmaco, per la minor incidenza di effetti idiosincrasici, la miglior tollerabilità individuale, l'assenza di induzione enzimatica. I costi dell'oxcarbazepina sono, tuttavia, molto superiori a quelli della carbamazepina e il farmaco provoca con discreta frequenza iponatremia nei pazienti anziani.

Nei pazienti con epilessie parziali, in caso di resistenza ai tre farmaci sopra citati, è giustificato impiegare i nuovi farmaci. I dati relativi alla loro efficacia sono generici, nessuno ne ha dimostrato un'eventuale superiore validità. Il levetiracetam si sta dimostrando un farmaco efficace, dotato di alcune qualità importanti, in particolare di scarsi effetti collaterali, di facilità e rapidità di titolazione, di scarse interazioni con gli altri farmaci. La lamotrigina è un farmaco che dà buoni risultati, ma è di lenta e difficile titolazione. Il topiramato, anch'esso molto usato, presenta sicura efficacia, in presenza tuttavia di effetti collaterali spesso importanti.

Questi tre farmaci sono approvati per la monoterapia, per cui il loro impiego si è ultimamente molto diffuso e vengono spesso impiegati come farmaci di prima scelta.

La zonisamide è stata recentemente introdotta in Italia come terapia aggiuntiva per le epilessie parziali in pazienti adulti; nonostante il farmaco sia in commercio da diversi anni in paesi extraeuropei, con risultati promettenti, efficacia e tollerabilità sono ancora in corso di valutazione.

Gabapentin, tiagabina e pregabalin vengono anch'essi usati nelle epilessie resistenti, come terapia aggiuntiva, ma l'efficacia è complessivamente modesta.

Il vigabatrin, che si era dimostrato molto utile, è stato quasi del tutto abbandonato dopo la rilevazione di danni retinici e campimetrici irreversibili in una larga percentuale di pazienti. Il farmaco rimane comunque trattamento di scelta in condizioni specifiche quali la sindrome di West e nelle epilessie sintomatiche di sclerosi tuberosa.

Il felbamato è stato anch'esso quasi del tutto abbandonato dopo l'occorrenza di casi letali di anemia aplastica. Mantiene però un'indicazione specifica nei casi di crisi con caduta, e nella sindrome di Lenox-Gastaut; è necessario un monitoraggio almeno quindicinale dell'emocromo.

Nei casi con epilessia parziale è stato praticamente abbandonato l'uso di fenobarbital e primidone, farmaci che, tuttavia, possono rivelarsi efficaci in alcuni pazienti.

L'impiego temporaneo di clobazam può essere utile nel bloccare una fase di peggioramento delle crisi o durante una modificazione della terapia in un paziente con crisi ad alta frequenza.

Nei pazienti con epilessia generalizzata idiopatica il farmaco di prima scelta è il valproato, tanto per le crisi di assenza quanto per le mioclonie e le crisi tonico-cloniche. L'efficacia è praticamente sempre completa, con un ottimo controllo delle crisi, ma talora possono essere necessarie dosi elevate di farmaco.

Nelle assenze del piccolo male dell'infanzia, raramente complicate da crisi generalizzate tonico-cloniche, la terapia di prima scelta è l'etosuccimide.

Nei rari casi di epilessia generalizzata farmacoresistente, possono essere impiegati fenobarbital (in caso di crisi convulsive), lamotrigina, eventualmente benzodiazepine, ultimamente è stata dimostrata l'efficacia di topiramato e levetiracetam. Va comunque considerata la possibilità di un errore diagnostico nell'inquadramento sindromico dell'epilessia, in particolare del mancato riconoscimento di un'epilessia focale del lobo frontale, che spesso può confondersi con una forma generalizzata idiopatica.

Nei pazienti affetti da epilessie miocloniche progressive, forme rare, ereditarie, spesso associate ad altri segni neurologici degenerativi, il valproato è di prima scelta. Tuttavia, questo farmaco, in monoterapia, spesso non è in grado di contrastare l'andamento peggiorativo della malattia. Si possono quindi associare fenobarbital, benzodiazepine, piracetam ad alte dosi, topiramato, levetiracetam e zonisamide.

Fenitoina e carbamazepina possono aggravare le mioclonie, sia nelle epilessie miocloniche progressive sia nelle epilessie miocloniche idiopatiche, come pure aumentare le crisi di assenza nelle epilessie generalizzate idiopatiche.

Mantenimento e sospensione della terapia

Il mantenimento della terapia antiepilettica, in assenza di crisi, va prolungato per 2-5 anni, a seconda del tipo di epilessia e dell'età del paziente. La sospensione della terapia richiede molta attenzione, ma è quasi scevra da rischi di ricaduta nei casi di epilessia parziale idiopatica dell'infanzia e in qualche altro caso di epilessia idiopatica, specie infantile.

In molte forme il rischio di recidiva è elevato; questo vale in particolare per le epilessie sintomatiche o per quelle durate a lungo prima di essere terapeuticamente controllate. In alcuni casi, specie in presenza di persistenti anomalie elettroencefalografiche, la sospensione della terapia è sconsigliata. La sospensione richiede comunque tempi lunghi. La ricomparsa di anomalie epilettiformi al monitoraggio EEG potrà indurre ad arrestare la riduzione delle dosi.

La ripresa di anomalie elettroencefalografiche dopo la sospensione terapeutica è indice certo di un aumentato rischio di ricaduta.

Uso dei prodotti generici

Attualmente i prodotti generici di FAE in commercio determinano differenze minime di concentrazione plasmatica rispetto al prodotto originatore (5-7%). Non vi sono studi controllati sufficienti a consigliare o meno la sostituzione di un FAE con il generico, che non deve essere considerato inferiore al prodotto originatore in quanto a efficacia, e che offre sicuri vantaggi economici. È tuttavia vero che molti antiepilettici hanno ristretti margini terapeutici, con conseguente ripresa di crisi o comparsa di fenomeni da tossicità anche per variazioni modeste. In particolare questo è vero nel caso della fenitoina, che ha una cinetica non lineare.

Le raccomandazioni del gruppo di studio della LICE consigliano quindi di non cambiare un FAE con il generico corrispondente in pazienti che hanno ottenuto il controllo delle crisi. Si può invece iniziare una terapia con il generico, oppure passare a questo in pazienti non controllati, monitorando sempre i livelli plasmatici, senza mai passare da un generico all'altro. Naturalmente le formulazioni a rilascio modificato non sono intercambiabili con quelle a rilascio immediato né del prodotto originatore né del generico.

Aspetti peculiari in età pediatrica

Nell'infanzia, l'epilessia si manifesta con quadri elettroclinici particolari in relazione alle diverse fasi della maturazione cerebrale. In età evolutiva si esprimono sia epilessie ad andamento benigno, sia quadri di encefalopatia epilettica. Ne deriva la necessità di modulare il trattamento che dovrà essere semplice, o che potrà essere addirittura evitato, nelle condizioni a evoluzione benigna, e sarà aggressivo nelle encefalopatie epilettiche.

Quadri sindromici età-dipendenti a evoluzione benigna

Includono, in ordine cronologico di comparsa, le convulsioni neonatali benigne familiari e non, le epilessie parziali benigne del primo anno, l'epilessia mioclonica benigna, l'epilessia con assenze dell'infanzia e le forme parziali idiopatiche del bambino (a punte centro-temporali, a parossismi occipitali), e l'epilessia da lettura. Nella maggior parte dei casi il tipo di crisi, il dato anamnestico di eventuali antecedenti familiari e le caratteristiche elettroencefalografiche sono sufficienti a definire la diagnosi e la prognosi di benignità con certezza.

Encefalopatie epilettiche

Secondo una definizione estensiva, le encefalopatie epilettiche (EE) rappresentano condizioni nelle quali la florida attività epilettica, costituita da crisi frequenti e/o dalla subcontinua attività parossistica intercritica, evidente all'EEG, determina deterioramento delle funzioni cognitive, sensitive o motorie.

Le EE possono rappresentare la modalità di esordio dell'epilessia o l'evoluzione maligna di un'altra forma epilettica, in genere parziale. Possono comparire in bambini con encefalopatia statica o evolutiva, ma non sono rare le condizioni criptogenetiche. Le caratteristiche cliniche ed elettroencefalografiche dipendono dall'eziologia, dalla età di esordio e possono modificarsi nel corso degli anni. La scelta del trattamento si basa sulla corretta diagnosi sindromica, che è anche necessaria per definire le forme ad andamento intrinsecamente sfavorevole, poco responsive ai farmaci (ad es., encefalopatia mioclonica precoce con *suppression-burst*, epilessia mioclonica severa, sindrome di Lennox), nelle quali il trattamento deve mirare al controllo delle crisi maggiori, ma evitare il sovraccarico terapeutico in modo da non aggiungere all'effetto negativo delle crisi anche quello del sovradosaggio farmacologico. Infine, bisogna ricordare che nelle EE alcuni farmaci possono peggiorare la sintomatologia favorendo la diffusione della scarica.

Sindrome di West

Rappresenta la più frequente encefalopatia epilettica del primo anno di vita. È caratterizzata dall'associazione di un particolare tipo di crisi (spasmi in serie), di anomalie parossistiche diffuse all'elettroencefalogramma (ipsaritmia) e di arresto o regressione psicomotoria. Questa forma di epilessia può manifestarsi in bambini senza precedenti patologici (sindrome di West criptogenetica) o in bambini con patologie congenite o acquisite del SNC (sindrome di West sintomatica). La malignità della condizione epilettica e il dato ormai acquisito che l'interruzione degli spasmi e dell'ipsaritmia condizionano la prognosi in modo significativo impongono l'istituzione di un trattamento tempestivo ed efficace.

Terapie di prima scelta sono attualmente considerate gli steroidi (ACTH o steroidi orali) e il vigabatrin. Per entrambe le scelte esistono elementi a favore ed elementi a sfavore. L'efficacia del trattamento steroideo è nota da oltre 40 anni, ma tuttora non vi sono dati sicuri sulla superiorità di uno dei due trattamenti (ACTH o steroidi orali), né esiste uno schema univoco di dose e durata della terapia. Tuttavia, gli studi di follow-up a lungo termine segnalano che, almeno nei pazienti con sindrome di West criptogenetica, l'evoluzione mentale è significativamente legata al rapido e completo controllo degli spasmi e alla scomparsa dell'ipsaritmia e autorizzano un atteggiamento aggressivo con impiego di ACTH, talora a dosi elevate. Il trattamento steroideo è sempre gravato da potenziali effetti collaterali.

Il vigabatrin, alla dose di 100-150 mg/kg/die, rappresenta il farmaco di scelta negli spasmi sintomatici di sclerosi tuberosa, e, secondo molti autori, in tutte le forme di sindrome di West. Alcuni studi hanno infatti dimostrato un'efficacia comparabile a quella dell'ACTH nei pazienti con malformazione cerebrale e con sindrome di West criptogenetica, mentre sembra meno efficace solo negli spasmi sintomatici di danno anosso-ischemico. Elemento a favore della terapia con vigabatrin è la miglior tollerabilità, che rende il trattamento effettuabile anche a domicilio. Elemento contrario è la mancanza di studi a lungo termine sulla recidiva di crisi e, soprattutto, sull'evoluzione mentale. Rispetto alle recenti segnalazioni di un possibile danno retinico indotto da vigabatrin, alcuni autori sottolineano come questo potenziale effetto collaterale sia comunque meno rischioso rispetto alle sequele neurologiche della sindrome di West non adeguatamente trattata e consigliano un ciclo breve di trattamento (3-4 mesi) in modo da prevenire la possibile retinopatia.

Epilessia piridossino-dipendente

È una malattia geneticamente determinata, trasmessa come carattere autosomico recessivo. Si manifesta in epoca neonatale o nei primi mesi di vita, con crisi cloniche multifocali, resistenti ai farmaci antiepilettici. L'ipotesi di piridossino-dipendenza deve essere considerata in tutte le forme di epilessia a esordio nel primo anno di vita. Infatti, il trattamento precoce consente il completo controllo delle crisi e una normale evoluzione psicomotoria. Nelle forme non trattate si osserva invece l'evoluzione in encefalopatia epilettica con grave compromissione dello sviluppo motorio e mentale. Non esistono test di laboratorio di sicuro valore diagnostico. La diagnosi si basa sull'interruzione delle crisi dopo somministrazione di piridossina in acuto alla dose di 100 mg ev, in caso di stato di male. Va ricordato, tuttavia, che sono segnalati casi in cui è stato necessario somministrare fino a 600 mg di vitamina B_6 per ottenere l'interruzione dello stato di male. In caso di crisi isolate la somministrazione avviene per via orale alla dose di 50-100 mg/die. La somministrazione di piridossina per via venosa richiede monitoraggio delle funzioni vitali, in quanto sono possibili crisi di ipotonia e apnea, soprattutto se vengono somministrate alte dosi di farmaco.

Convulsioni febbrili

Sono crisi epilettiche che si manifestano in corso di febbre superiore ai 38,5 °C, in un bambino neurologicamente normale, di età compresa fra i 6 mesi e i 5 anni, che non abbia avuto precedenti crisi in apiressia e che non abbia segni di affezione cerebrale acuta. La durata è di solito inferiore ai 5 minuti; le crisi si verificano più frequentemente durante la fase di salita della febbre, nella prima giornata della malattia intercorrente. La prognosi è favorevole. L'unico trattamento obbligatorio è interrompere la crisi per evitare lo stato di male.

Il trattamento consiste nella somministrazione di diazepam per via rettale alla dose di 0,5-1 mg/kg. Se la crisi persiste, il trattamento deve essere ripetuto alla stessa posologia. In caso di insuccesso, il bambino va ricoverato per il trattamento per via venosa (diazepam 0,2/0,5 mg/kg alla velocità di 1 mg/min in bolo, ripetibile fino a 2-3 mg/kg in 30 minuti). Se anche questa misura risulta inefficace, si dovrà proseguire con il protocollo dello stato di male.

La profilassi delle recidive, continuativa (con fenobarbital o valproato) o intermittente, in corso di rialzo termico (con diazepam 0,5 mg/kg ogni 12 ore per via rettale o 0,33 mg/kg ogni 8 ore per os), nella grande maggioranza dei casi non trova indicazione e va riservata ai bambini di età inferiore ai 18 mesi per i quali non sia possibile garantire il trattamento immediato della crisi. La misura fondamentale è il trattamento immediato dell'ipertermia in tutti i bambini che abbiano presentato convulsioni febbrili.

Le linee guida, elaborate dalla Lega Italiana Contro l'Epilessia, per la gestione delle convulsioni febbrili sono consultabili nel sito della LICE.

Condizioni particolari

Vi sono situazioni particolari, in cui è necessaria una maggiore attenzione nella prescrizione e nel mantenimento della terapia antiepilettica.

Pazienti disabili

L'epilessia è estremamente frequente in pazienti portatori di handicap, specie di tipo psico-intellettivo, sintomatici di encefalopatia stabile o progressiva. La strategia di intervento farmacologico non differisce da quella impiegata in soggetti non disabili, ma vi sono alcuni problemi specifici che devono essere affrontati.

Il primo riguarda la possibile difficoltà di riconoscimento delle crisi, specie parziali, in cui le manifestazioni soggettive possono non venire riferite dal paziente. In questi casi le crisi considerate saranno solo quelle evidenti sul piano clinico: caduta a terra, o secondaria generalizzazione tonico-clonica.

Il secondo problema riguarda gli effetti collaterali, che possono non venire riferiti anche se gravi.

Nei soggetti con lesioni cerebrali si osserva una maggiore tendenza alla comparsa di disturbi psichici;

pazienti con deficit motori preesistenti possono sviluppare più facilmente distonie e discinesie; in particolare, i bambini ipotonici presentano ipotonia da benzodiazepine più grave rispetto ai normo-tonici. Nei pazienti disabili in terapia con alcuni FAE, le abitudini alimentari possono drammaticamente cambiare; è necessario un controllo molto attento per evitare quadri di anoressia o bulimia.

Molte volte si rende necessaria la sospensione di un farmaco per l'insorgenza di effetti collaterali tali da provocare un significativo peggioramento nella qualità della vita del disabile e della sua famiglia, anche in presenza di una buona efficacia sulle crisi.

Gravidanza (v. Cap. 12)

Si è già trattato della teratogenicità dei FAE e dell'opportunità di trattare le donne gravide con acido folico. Vi sono però altri accorgimenti da seguire nei confronti di una paziente in gravidanza. Durante la gravidanza la frequenza delle crisi non è prevedibile, vi sono dati di letteratura che indicano una stazionarietà, ma anche un aumento o una riduzione della frequenza critica. Sembrano più a rischio di peggioramento gravidico le donne con epilessia parziale e scarso controllo delle crisi prima della gravidanza.

Poiché la teratogenicità dei FAE si manifesta nel primo trimestre di gestazione, è opportuno che in tale periodo la posologia dei farmaci sia la più bassa possibile, compatibilmente con il controllo delle crisi. L'occorrenza di crisi tonico-cloniche, o di altre crisi di caduta, comporta infatti rischi significativi di traumi feto-placentari. È quindi da evitare la sospensione brusca dei FAE (v. Cap. 12). È pertanto consigliabile, nei limiti del possibile, che la gravidanza sia programmata in modo da ottimizzare il trattamento riducendo alla minima dose efficace la posologia dei farmaci antiepilettici e sostituendo i farmaci potenzialmente più teratogeni.

I livelli plasmatici dei FAE si riducono in genere a partire dal primo trimestre. La concentrazione totale si riduce meno della frazione legata alle proteine. I livelli plasmatici dei FAE vanno quindi monitorati almeno ogni due mesi, se possibile differenziando la quota libera da quella totale. Può essere necessario, in qualche caso, un incremento posologico, sia per la presenza di aumento o ricorrenza delle crisi, sia per la riduzione dei livelli plasmatici rispetto al periodo pregravidico, a livelli coincidenti, con l'occorrenza di crisi in passato.

In puerperio i FAE devono in genere essere riportati ai dosaggi pregravidici. I livelli plasmatici vanno comunque monitorati.

Preparazione a interventi chirurgici

Nei pazienti affetti da epilessia, interventi chirurgici anche banali possono essere seguiti dalla comparsa di crisi, più facili in pazienti con epilessia grave e non controllata, ma possibili anche in caso di buon compenso. Ne è causa frequente l'irregolarità della somministrazione perioperatoria dei FAE: il giorno dell'intervento, per non rompere il digiuno preoperatorio, nel postoperatorio per le possibili difficoltà di deglutizione. In linea di massima, i FAE vanno somministrati sia prima sia dopo l'intervento, magari in orari differenti rispetto all'usuale.

La sostituzione con farmaci per via parenterale non è in genere possibile, né abitualmente conveniente, a meno di interventi di alta chirurgia e di lunga durata. Se necessario, come copertura si potranno utilizzare benzodiazepine per via endovenosa. Si ricordi che la somministrazione di diazepam e clonazepam ev è da effettuare in bolo, non in infusione, in quanto il farmaco precipita.

L'utilizzo di fenobarbital per via parenterale è indicato nei pazienti già in terapia barbiturica; non ne è invece consigliabile l'uso occasionale, sia per i tempi lunghi necessari a raggiungere il livello terapeutico, sia per il rischio di crisi indotte dalla successiva sospensione.

Le raccomandazioni per la gestione della epilessia durante la gravidanza e il puerperio, elaborate dalla Lega Italiana Contro l'Epilessia, sono consultabile sul sito della LICE.

Pazienti anziani

Nella popolazione anziana l'incidenza dell'epilessia è notevolmente alta, circa il 30% dei nuovi casi si presenta in persone sopra i 65 anni. Si tratta, in genere, di epilessie parziali, in gran parte sintomatiche di encefalopatie vascolari, ma anche di demenze degenerative come l'Alzheimer, nelle quali con discreta frequenza compaiono crisi epilettiche. La compliance farmacologica nei soggetti anziani può essere ridotta; l'assunzione dei FAE deve, quindi, essere spesso controllata.

Anche la farmacocinetica dei FAE risulta facilmente alterata. La contemporanea, frequente assunzione di altri farmaci comporta, poi, l'instaurarsi di interazioni spesso di difficile controllo, con comparsa di effetti collaterali, oppure con riduzione delle quote libere dei FAE e conseguente diminuzione degli effetti terapeutici.

Gli effetti collaterali possono presentarsi negli anziani anche con livelli plasmatici inferiori rispetto ai giovani. Essi hanno spesso caratteristiche diverse, si manifestano con confusione, malessere, comportamenti anomali, che inducono a ipotizzare altri meccanismi eziologici. Frequente è l'osteoporosi, specie nelle donne anziane in terapia con FAE induttori enzimatici, come fenobarbital, carbamazepina e fenitoina. La carbamazepina e la fenitoina possono, inoltre, indurre problemi cardiologici, specie aritmie e ipotensione.

Nei soggetti anziani è, in generale, opportuno prevedere dosi iniziali basse di FAE e livelli di mantenimento inferiori rispetto ai giovani. Purtroppo sono disponibili solo pochissimi studi sulla farmacocinetica dei FAE in questi pazienti che sono abitualmente esclusi dagli studi clinici. Deve quindi essere previsto un controllo più frequente dei livelli plasmatici dei FAE e degli indici metabolici epatici e renali.

Terapia chirurgica

Le epilessie parziali sono farmacoresistenti nel 20-30% dei casi. Il concetto di farmacoresistenza è ancora oggetto di discussioni. Vi sono diversi pareri sul numero di farmaci, variabile tra due e quattro tra quelli di prima generazione, da impiegare prima di definire resistente un'epilessia.

Si definiscono farmacoresistenti anche i pazienti in cui la terapia farmacologica non può essere effettuata in modo adeguato a causa di effetti collaterali intollerabili o pericolosi.

La stessa persistenza delle crisi, anche se costituisce un insuccesso della terapia medica, non riveste sempre un'uguale rilevanza. La tipologia delle crisi è fattore importante di accettazione da parte del paziente. Molto serio è l'impatto sulla qualità della vita di crisi violente con caduta a terra, anche se di frequenza relativamente bassa.

Crisi parziali con immediata rottura di contatto e comportamenti afinalistici incontrollati possono costituire un handicap severo, soprattutto per pazienti con normali abitudini di vita.

Crisi parziali semplici, anche ad alta frequenza, ma costituite solo da brevi sensazioni soggettive, possono essere ben tollerate e non necessitare di un accanimento terapeutico.

In una buona percentuale di casi l'epilessia severa farmacoresistente ha inizio in età infantile, può coincidere con la presenza di altri handicap, determina spesso un arresto di sviluppo o, addirittura, un deterioramento delle condizioni psicointellettive.

La possibilità di un'alternativa chirurgica a quella medica inefficace fornisce in questi casi un'importante possibilità di miglioramento globale delle condizioni e delle acquisizioni del bambino.

Le procedure chirurgiche nei pazienti affetti da epilessia sono riconducibili a diversi approcci:

- lesionectomie temporali ed extratemporali, ossia ablazione di lesioni ritenute epilettogene;
- cortectomie non lesionali, temporali ed extratemporali;
- emisferectomie con asportazione completa o parziale o isolamento funzionale di un emisfero, causa dell'epilessia;
- interventi palliativi: callosotomia, stimolazione vagale, transezione subpiale, stimolazioni di profondità.

Lesionectomie e cortectomie

L'obiettivo primo della terapia chirurgica è rimuovere il focolaio epilettico.

Le moderne tecniche di imaging morfologico e funzionale consentono di riconoscere una lesione anatomica in almeno due terzi delle epilessie parziali. Non sempre, tuttavia, la lesione coincide con la sede del focolaio epilettogeno, quindi la sola lesionectomia può non essere efficace.

Le più frequenti lesioni sottostanti un'epilessia parziale sono i tumori gliali a lento accrescimento come i disembrioneuroepiteliomi, i gangliogliomi e gli astrocitomi di basso grado, le malformazioni vascolari e le displasie corticali. Naturalmente, non vengono considerati in questo gruppo i tumori cerebrali di alto o medio grado, che si manifestano con un'epilessia sintomatica e nei quali il trattamento chirurgico è essenzialmente mirato al trattamento della neoplasia.

Le displasie corticali meritano una considerazione particolare. Esse, infatti, sono spesso più diffuse del focolaio epilettogeno, oppure sono bilaterali, l'intervento deve perciò essere preceduto da uno studio preoperatorio che identifichi l'area epilettogena.

Frequentemente l'epilessia del lobo temporale si associa a sclerosi temporale mesiale; di questa lesione non è stato ancora stabilito se sia causa o conseguenza di crisi ripetute. Di certo la rimozione delle strutture mesiali può non essere sufficiente a interrompere le crisi nelle epilessie in cui è presente.

Gli studi elettroclinici preoperatori sono fondamentali per l'approccio chirurgico. Un accurato studio delle caratteristiche semeiologiche delle crisi può già orientare il clinico verso la possibile sede del focolaio. È importante capire se le crisi sono monomorfe o se ve ne sono di diverso tipo nello stesso paziente, così da ipotizzare la presenza di focolai multipli che escludono la possibilità chirurgica tradizionale. È poi indispensabile registrare le crisi mediante uno studio video EEG dalla superficie. Qualora esso non consentisse una definizione sufficiente del focolaio epilettogeno, può essere necessario studiare le crisi per via stereotassica con impianto di elettrodi di profondità. Solo al termine di tale studio potranno essere ipotizzati l'intervento chirurgico e la sua strategia, tenendo naturalmente conto degli aspetti morfologici e funzionali delle aree da asportare. L'intervento dovrà essere escluso se il focolaio interessa aree funzionali primarie, oppure se i focolai sono multipli.

La prognosi chirurgica delle epilessie è variabile. Nelle epilessie del lobo temporale la guarigione oscilla tra il 60 e l'80% dei casi; in quelli rimanenti si ottiene comunque un significativo miglioramento; solo nel 10-20% l'intervento non determina benefici per il paziente.

Nelle epilessie extratemporali la guarigione si raggiunge in percentuale più ridotta, intorno al 50-60% dei casi. In un'alta percentuale di pazienti si osserva comunque una notevole riduzione della frequenza delle crisi.

Emisferectomie

In caso di patologie strettamente monoemisferiche, soprattutto nella popolazione infantile, in particolare nell'encefalite di Rasmussen, nell'emimegalencefalia, nelle displasie corticali diffuse unilaterali, negli esiti di sofferenza iposso-ischemica, in cui le crisi sono spesso polimorfe, ma ad esordio unilaterale, la terapia chirurgica di scelta è l'emisferectomia, attualmente con preferenza per quella funzionale, che asporta una piccola parte di corteccia e disconnette completamente l'emisfero. I risultati sono molti buoni, specie negli esiti iposso-ischemici e nell'encefalite di Rasmussen, con una guarigione dall'epilessia che arriva al 70-80%. L'intervento determina emiparesi controlaterale e emianopsia, sintomi che, peraltro, sono spesso già presenti nei pazienti candidati a questo tipo di intervento.

Chirurgia palliativa

Qualora, per la sede del focolaio o per la molteplicità di foci, non sia possibile effettuare un intervento tradizionale, si può ricorrere a interventi palliativi.

La callosotomia ha l'obiettivo di interrompere le connessioni interemisferiche per evitare la diffusione della scarica critica. È un intervento impiegato soprattutto nelle epilessie con crisi di caduta, specie nella sindrome di Lennox-Gastaut. Le crisi non scompaiono, ma si ottiene, in genere, una marcata riduzione delle cadute, anche se a prezzo di deficit neuropsicologici di diversa entità.

La stimolazione vagale, effettuata tramite uno stimolatore impiantato chirurgicamente e programmabile dall'esterno, offre vantaggi molto limitati in caso di epilessie severe e non passibili di trattamento chirurgico tradizionale.

Le stimolazioni croniche di profondità costituiscono ancora un capitolo in evoluzione, in quanto non ci sono ancora dati sufficienti né per la definizione del miglior "bersaglio" della stimolazione né sui risultati.

Trattamento dello stato di male

Nello stato di male epilettico la crisi, generalizzata o focale, motoria o meno, si protrae, oppure le crisi si ripetono a intervalli brevissimi, così da realizzare una condizione epilettica continua. Non esiste in letteratura un criterio univoco per definire una crisi come protratta; il gruppo di studio della LICE, che ha elaborato le linee guida per la gestione dello stato di male epilettico, lo definisce come una "situazione nella quale una crisi epilettica si prolunga per più di 20 minuti, o nella quale le crisi si ripetono a intervalli inferiori al minuto".

Tutte le crisi epilettiche possono organizzarsi in stati di male, ma la condizione che si realizza nello stato epilettico può essere molto diversa secondo l'età, l'eziologia e il contesto sindromico in cui si manifesta.

Vi sono, infine, stati di male che rappresentano entità peculiari e che si manifestano solo in definite sindromi (per esempio, stato di male tonico nella sindrome di Lennox, stato di male motorio minore nell'epilessia mioclono-astatica, stato di male elettrico in sonno nella sindrome di Landau-Kleffner o nell'epilessia con stato di male elettrico in sonno lento).

Da un punto di vista pratico è utile affrontare separatamente il trattamento dello stato di male convulsivo da quello non convulsivo. Il carattere di emergenza, il tipo di trattamento e la prognosi sono, infatti, assai diversi nelle due condizioni.

Stato di male convulsivo

Sono inclusi sotto questo termine gli stati di male con crisi tonico-cloniche generalizzate d'emblée, nell'ambito di un'epilessia generalizzata idiopatica o di un'encefalopatia tossico-metabolica, oppure con secondaria generalizzazione, sintomatiche di una lesione cerebrale acuta focale o complicanza di un'epilessia parziale sintomatica o criptogenetica già nota.

Lo stato di male convulsivo rappresenta un'emergenza neurologica che comporta rischio di morte o di lesioni permanenti. Il trattamento deve essere immediato e contemporaneo alla ricerca del fattore causale. Esso è spesso preceduto da un periodo prodromico durante il quale si verifica un progressivo incremento della frequenza delle crisi. In questa fase il trattamento con farmaci per via parenterale, endorettale o endovenosa, soprattutto se istituito precocemente, può prevenire lo sviluppo del vero e proprio stato di male. I familiari di un paziente con epilessia devono essere addestrati all'uso di benzodiazepine per via rettale o orale.

Una volta instauratosi lo stato di male, vengono abitualmente considerate tre fasi (stato epilettico iniziale, definito e refrattario), cui corrispondono trattamenti e misure generali di assistenza (Tab. 16.8).

Negli ultimi anni sono state utilizzate anche altre soluzioni terapeutiche molto promettenti, ma non incluse nei tradizionali protocolli di trattamento dello stato epilettico (SE) perché non ancora completamente validate. Possono costituire un'alternativa efficace nei pazienti con controindicazioni ai farmaci soprariportati (ad es., in pazienti affetti da blocco atrio-ventricolare) (Tab. 16.9).

Questi trattamenti sono in grado di interrompere la maggior parte degli stati di male. In caso di fallimento devono essere attentamente valutate le possibili cause di insuccesso. Le più comuni sono: insufficiente dosaggio dei farmaci, interruzione della terapia antiepilettica cronica o mancata istituzione di un trattamento di mantenimento, errore nell'identificazione o nel trattamento della causa dello SE, mancato riconoscimento o trattamento delle complicanze mediche (per esempio, ipoglicemia, alterazione elettrolitica), errore nella diagnosi differenziale dello stato di male (ossia mancata diagnosi di uno pseudo-stato di male).

Stato di male non convulsivo

Rientrano in questa definizione sia stati di male a espressione confusionale (stato di male parziale complesso, stato di assenza) sia stati di male parziali elementari, senza compromissione della coscienza. In questi casi non vi sono evidenze che l'attività epilettica continua induca danno neuronale (con l'eccezione dello stato di male parziale complesso, per il quale i dati sperimentali e clinici non sono univoci). In generale, negli stati di male non convulsivi non vi è indicazione al trattamento aggressivo e anche la terapia infusionale è raramente necessaria. Nella maggior parte dei casi il trattamento acuto viene effettuato per il breve periodo necessario a ottimizzare la terapia cronica orale. Negli stati parziali, in questa fase, è utile un ciclo di trattamento con benzodiazepine orali.

Nella tabella 16.10 sono schematicamente riportate le terapie di scelta nelle condizioni che più comunemente possono richiedere trattamento acuto.

Stati di male tipici dell'età infantile

Si tratta di condizioni particolari, che compaiono nell'ambito di sindromi epilettiche tipiche dell'età infantile. Riportiamo solo le condizioni per le quali è indicato un trattamento specifico.

Stato di male febbrile

Può costituire una manifestazione ricorrente nelle fasi precoci dell'epilessia mioclonica severa oppure manifestarsi in modo isolato, in genere come primo episodio convulsivo febbrile in un bambino senza precedenti personali. Le convulsioni febbrili prolungate, generalizzate o unilaterali, possono provocare un danno cerebrale con conseguenti deficit neurologici focali, deficit intellettivo ed epilessia. L'esito tipico di un'emiconvulsione prolungata è la sindrome HHE (emiconvulsione, emiplegia, epilessia). Una convulsione febbrile che si prolunghi per più di 15 minuti richiede, pertanto, un intervento d'urgenza. Il trattamento consiste nella somministrazione per via venosa di diazepam 0,2/0,5 mg/kg alla velocità di 1 mg/min in bolo, ripetibile fino a 2-3 mg/kg in 30 minuti. Se lo stato non si interrompe, il trattamento prosegue come per gli stati di male convulsivi.

Stato di male motorio minore

Si manifesta con elevata frequenza, in un terzo circa dei casi, nell'epilessia mioclono-astatica. È caratterizzato da apatia, stupore, mioclonie irregolari del volto e dei segmenti distali degli arti e brevi serie di crisi atoniche. L'EEG è caratterizzato da un'attività ipersincrona polimorfa molto irregolare. In questa situazione le benzodiazepine vanno evitate perché possono favorire la comparsa di crisi toniche o addirittura di uno stato di male tonico. La terapia di scelta consiste in un ciclo di ACTH o idrocortisone.

Stato di assenza atipica

È caratteristico della sindrome di Lennox-Gastaut. È spesso preceduto per ore o giorni da modificazione dell'umore, delle condotte motorie e da deflessione delle attività intellettive. Clinicamente è caratterizzato da una condizione fluttuante di interruzione del con-

Tabella 16.8 • Trattamento classico dello stato di male convulsivo

	Trattamento farmacologico per via endovenosa (adulto)	Trattamento farmacologico per via endovenosa (bambino)	Misure generali
Stato epilettico iniziale (primi 20-30')	Lorazepam* 0,05-01 mg/kg ev velocità massima: 2 mg/min ripetibile dopo almeno 10 minuti oppure Diazepam* 0,1 mg/Kg ev in almeno 60 secondi ripetibile dopo almeno 10 minuti	Lorazepam* 0,1 mg/kg, max 4 mg, max velocità 2 mg/min, ripetibile dopo 10 minuti oppure Diazepam* 0,1 mg/kg ripetibile dopo 10 minuti	Assicurare pervietà vie aeree Somministrare ossigeno Monitorare parametri cardiorespiratori Monitorare ECG Assicurare accesso venoso Prelievo venoso per esami di routine, dosaggio FAE, eventuali esami tossicologici Somministare glucosata Monitorare e trattare acidosi Monitorare e trattare ipertermia
Stato epilettico definito (dopo 20-30' fino a 60-90')	Fenitoina** 15-18 mg/kg, max velocità 50 mg/min, utilizzare accesso venoso indipendente, in grosso vaso per ridurre il rischio di flebite; dose di mantenimento da stabilire sulla base del livello plasmatico; utile dosaggio 2 ore dopo il bolo	Fenitoina** 20 mg/kg, max velocità 25 mg/min, utilizzare accesso venoso indipendente, dose di mantenimento da stabilire sulla base del livello plasmatico; utile dosaggio 2 ore dopo il bolo	Monitorare frequenza cardiaca Monitorare e trattare PA Stabilire la causa dello stato epilettico Monitorare EEG Allertare terapia intensiva Correggere eventuali squilibri metabolici Stabilire la causa dello stato di male
Stato epilettico refrattario (dopo 60-90')	Thiopentone*** 5-7 mg/kg ev in 20", seguito da 50 mg ogni 3' fino a ottenere il controllo delle crisi e il quadro EEG di suppression-burst oppure Propofol*** 2-5 mg/kg in bolo, seguito da infusione continua con 1 mg/kg/h per almeno un'ora	Thiopentone*** 4 mg/kg in 20", seguito da 1-3 mg/kg/h	Assistenza rianimatoria Monitoraggio EEG Ottenere la scomparsa delle crisi cliniche e dell'attività epilettica elettrica con comparsa del pattern EEG di suppression-burst

* Attenzione al rischio di insufficienza respiratoria

** Controindicata in presenza di blocco atrio-ventricolare o ipotensione grave. Attenzione, in ogni caso, al rischio di ipotensione, aritmia cardiaca, reazioni cutanee.

*** Il trattamento infusionale continuo verrà mantenuto per 12-48 ore; e le successive modificazioni terapeutiche decise nel singolo caso. Attenzione al rischio di ipotensione, bradiaritmie, depressione respiratoria, alterazione elettroliti.

Tabella 16.9 • Altre soluzioni terapeutiche nel trattamento dello stato di male convulsivo

Farmaco	Dosi adulto	Dosi bambino
Valproato di sodio ev	15 mg/kg ev in almeno 5′; proseguire con 1-2 mg/kg/h in infusione continua	15 mg/kg ev in almeno 5′; proseguire con 1-2 mg/kg/h in infusione continua
Fenobarbital ev	10-20 mg/kg	Neonato: 20-30 mg/kg < 6 anni: 15-20 mg/kg 6-12 anni: 10-15 mg/kg > 12 anni: 8-10 mg/kg (velocità di infusione: 50-75 mg/min)
Midazolam* ev	0,1-0,3 mg/kg in bolo (max velo 4 mg/min) ripetibile dopo 15′ seguito da infusione continua 0,05-0,4 mg/kg/h	0,15-0,3 mg/kg in bolo (max 2 mg) seguito da infusione continua (0,05-0,2 mg/kg/h)**
Lidocaina ev	1,5-2 mg/kg (max velo 50 mg/min) ripetibile una volta. Infusione continua: 3-4 mg/kg/h (max 12 ore)	-
Isoflorano (inalazione)	Produrre concentrazione 0,8-2% per mantenere *suppression-burst*	-

* Nel caso non sia disponibile un accesso venoso il farmaco è somministrabile per via orale (con siringa o catetere) alla dose di 10 mg, o per via rettale (5-10 mg nell'adulto, 0,15-0,3 mg/kg nel bambino). In alternativa può essere usata la via intramuscolare alle stesse dosi.

** Iniziare l'infusione con 1 μg/kg/min, aumentare della stessa dose ogni 15 minuti fino alla scomparsa delle crisi. Mantenere l'infusione alla dose efficace per 24 ore, poi ridurre di 1 μg/kg/min ogni due ore fino a sospensione.

Tabella 16.10 • Trattamento dello stato di male non convulsivo

Tipo di stato	Terapia e. v.	Terapia orale d/male
SDM mioclonico	Benzodiazepina Valproato -	Valproato Benzodiazepina Piracetam (nelle mioclono-epilessie progressive)
SDM assenza	Benzodiazepina Valproato	Valproato Etosuccimide
SDM parziale complesso	Benzodiazepina Fenitoina	Ciclo benzodiazepine Ottimizzare terapia cronica

tatto, talora configurante uno stato confusionale, che viene intercisa da crisi con minima componente motoria, mioclonica o tonica. Il tracciato EEG è caratterizzato da complessi punta-onda (PO) lenti diffusi, subcontinui. Come il precedente, anche questo stato è favorito dalle condizioni che inducono sonnolenza; è pertanto da evitare, in terapia cronica, il sovraccarico di farmaci antiepilettici con azione sedativa, mentre risente positivamente di stimolazioni che inducono aumento della vigilanza. Nei pazienti con sindrome di Lennox, anche carbamazepina e vigabatrin possono precipitare questo tipo di stato di male. Nel trattamento acuto deve essere evitato l'impiego di benzodiazepine per via endovenosa, perché scarsamente efficace e perché talora può indurre uno stato di tipo tonico.

Stato di male tonico

Si manifesta nella sindrome di Lennox-Gastaut con brevi crisi toniche assiali, associate a compromissione della coscienza, apnea e tachicardia, che si ripetono in serie. All'EEG si registra il pattern tipico delle crisi toniche (ritmo rapido diffuso). Anche in questo caso deve essere evitato l'uso di benzodiazepine per via endovenosa e di farmaci sedativi; è preferito il trattamento orale con valproato o lamotrigina.

Epilessia parziale continua

L'epilessia parziale continua (EPC) è una condizione caratterizzata da clonie regolari o irregolari, circoscritte a un segmento corporeo, che coinvolgono contemporaneamente i muscoli agonisti e antagonisti. Le clonie sono spontanee, ma talora aggravate da stimoli sensitivi e dal movimento; continuano per ore, settimane o addirittura anni. Esistono molte cause con incidenza diversa nelle diverse fasce di età: neoplasie, danni cerebrovascolari, malformazioni corticali, patologia infiammatoria (l'encefalite cronica di Rasmussen è la causa più frequente di EPC nell'infanzia), encefalopatie mitocondriali. In una parte dei casi, l'eziologia rimane sconosciuta (20-50% nelle casistiche pediatriche). L'EPC è particolarmente resistente al trattamento medico e la remissione, quando si verifica, è spesso indipendente dalla terapia. Vengono comunque utilizzati, almeno per prevenire la potenziale secondaria generalizzazione, tutti i farmaci anti-crisi focali, sia di vecchia che di nuova generazione, tenendo conto degli effetti collaterali, delle interazioni, della diversa velocità di titolazione. Secondo alcuni autori l'impiego di barbiturico ad alte dosi rimane uno dei trattamenti piu efficaci.

In letteratura è segnalata (soprattutto, ma non solo, nei pazienti con encefalite di Rasmussen) l'efficacia di steroidi ad alte dosi in boli ev, di steroidi orali, di immunoglobuline ev e della plasmaferesi, ma sempre in termini aneddotici. Il trattamento chirurgico di ablazione dell'area epilettogena deve essere preso in considerazione, ma va attentamente valutato l'inevitabile esito in deficit motori permanenti. Nell'encefalite di Rasmussen, il trattamento chirurgico di elezione è rappresentato dalla emisferotomia.

Letture consigliate

Avanzini G, Franceschetti S. Cellular biology of epileptogenesis. Lancet Neurol 2003; 2:33-42.

Battino D, Dukes G, Perucca E. Anticonvulsants. In: Dukes MNG, Aronsons JK (eds). Meyler's side effects of drugs. 14 ed. Amsterdam: Elsevier Science; 2000:164-197.

Beghi E, De Maria G, Gobbi G et al. Diagnosis and treatment of the first epileptic seizure: guidelines of the Italian League against Epilepsy. Epilepsia. 2006;47 (S5):2-8.

Commission on Classification and Terminology of the International League Against Epilepsy. Proposal for revised clinical and electroencephalographic classification of epileptic seizures. Epilepsia 1981; 22:489-501.

Commission on Classification and Terminology of the International League Against Epilepsy. Proposal for revised classification of epilepsies and epileptic syndromes. Epilepsia 1989; 30:389-399.

Drislane F. W. (ed.) Status epilepticus: a clinical perspective. Humana Press Inc; 2005.

Engel J Jr. A proposed diagnostic scheme for people with epileptic seizures and with epilepsy: report of the ILAE Task Force on Classification and Terminology. Epilepsia 2001; 42:796-803.

Engel J. Jr. and Pedley, T. A. (eds), Epilepsy: A Comprehensive textbook, 2nd edition, Lippincott 2007; 2297-2301.

Miller JW and Silbergeld DL (eds). Epilepsy Surgery: Principles and controversies. Taylor & Francis Group; 2006.

Minicucci F, Muscas G, Perucca E et al. Treatment of status epilepticus in adults: guidelines of the Italian League against Epilepsy. Epilepsia. 2006; 47 (S5):9-15.

Perucca E, Albani F, Capovilla G et al. Recommendations of the Italian League against Epilepsy working group on generic products of antiepileptic drugs. Epilepsia. 2006; 47 (S5):16-20.

Roger J, Dravet C, Bureau M et al. (eds). Epileptic syndromes in infancy, childhood and adolescence with video. Eastleigh, UK: John Libbey & Co. Ltd; 2006.

Shorvon S. Handbook of epilepsy treatment. 2nd ed. Blackwell Publishing Ltd; 2005.

Shorvon SD, Perucca E, Fish D, Dodson WE (eds) The treatment of epilepsy. 2nd edition, Blackwell Publishing; 2004.

Wyllie E (ed). The treatment of epilepsy: principles and practice. 3rd ed. Philadelphia: Lippincott-Williams & Wilkins; 2005.

Nel sito ufficiale della Lega Italiana Contro l'Epilessia ((http://www.lice.it), nella sezione "linee guida" sono consultabili le raccomandazioni sui seguenti argomenti: diagnosi e terapia della prima crisi epilettica, gestione delle convulsioni febbrili, trattamento dello stato epilettico nell'adulto, gravidanza ed epilessia, utilizzo di prodotti generici dei farmaci antiepilettici.

Capitolo 17

Mioclono

Laura Canafoglia, Tiziana Granata, Silvana Franceschetti

Definizione

Il mioclono costituisce un particolare disordine del movimento che può derivare da diversi generatori del sistema nervoso, avere modalità di comparsa variabile ed eziologie eterogenee.

Una definizione generale proposta da Marsden et al. [1] è quella di "scossa muscolare ad andamento irregolare o ritmico, generata dal sistema nervoso centrale". Elementi distintivi del mioclono sono la modalità di occorrenza improvvisa o *shock-like* e la durata relativamente breve. Tuttavia, accanto a scosse brevissime, tipiche del mioclono "corticale", nella definizione del mioclono sono incluse anche contrazioni relativamente lunghe, tipiche del mioclono sottocorticale, abitualmente non eccedenti i 500 ms, anche se il limite superiore di durata non è definito con chiarezza. Il mioclono si distingue poi per la modalità di comparsa, spontanea o riflessa, per la distribuzione, massiva o segmentaria, per l'andamento temporale (ritmico, irregolare, periodico). Accanto al classico mioclono positivo, visibile come brusca contrazione muscolare, si classifica come negativo il mioclono costituito da un brusco cedimento del tono muscolare.

La poligrafia, comprendente più derivazioni muscolari – da muscoli cefalici, scheletrici prossimali e distali – e la contemporanea registrazione EEG sono lo strumento di base per classificare il mioclono, per attribuirlo (almeno ipoteticamente) a uno specifico generatore e collocarlo in uno specifico quadro sindromico. La classificazione del mioclono è quindi un punto importante per decidere il trattamento, prevedere la sensibilità ai farmaci, nonché per la definizione diagnostica e prognostica.

Eziologia

L'eziologia del mioclono è eterogenea. Secondo la classificazione del mioclono proposta per la prima volta da Marsden et al. nel 1982 e rivista da Fahn nel 1986 [2], il mioclono di origine centrale è suddiviso in quattro categorie eziologiche:

- mioclono fisiologico;
- mioclono essenziale;
- mioclono epilettico;
- mioclono sintomatico.

Il mioclono fisiologico, che comprende le mioclonie ipniche, non richiede, ad esempio, un trattamento. Il mioclono essenziale si manifesta come sintomo isolato, in assenza di degenerazione del sistema nervoso centrale (non è abitualmente associato a crisi epilettiche e deficit neurologici). È una patologia rara, talora famigliare, come nel caso della *myoclonus-dystonia syndrome*.

Il mioclono epilettico si presenta in una serie di condizioni cliniche estremamente eterogenee, sia idiopatiche che sintomatiche, caratterizzate dalla presenza di crisi epilettiche, in particolare nelle forme di epilessia generalizzata idiopatica con mioclonie, e nell'epilessia parziale continua.

Tipicamente sintomatico è invece il mioclono che si manifesta nell'ambito di malattie del sistema nervoso centrale (SNC) di origine degenerativa, tossico-metabolica, da danno ipossico o traumatico. Anche in tali forme l'epilessia può essere presente, come accade in forme di epilessia mioclonica progressiva, ma non costituisce un sintomo necessario. Sintomatico è anche il mioclono che compare nel corso di malattie metaboliche o tossiche sistemiche, come ipoglicemia, scompenso epatico, insufficienza renale, squilibrio elettrolitico o intossicazione da farmaci [3].

A. Sghirlanzoni (ed) *Terapia delle malattie neurologiche*. ISBN 978-88-470-1119-9; © Springer-Verlag Italia 2009

Trattamento

Quando la sintomatologia mioclonica esprime una condizione patologica specifica e reversibile, abitualmente originata al di fuori del sistema nervoso, come nel caso di disordini tossico-metabolici, il trattamento è prioritariamente quello della malattia di base. Nella maggioranza delle forme, il trattamento del mioclono è però, di necessità, sintomatico e si avvale di vari farmaci scelti sulla base di criteri legati al tipo di mioclono o di malattia/sindrome.

La decisione terapeutica è in parte indirizzata dalla presunta sede di generazione del mioclono. Sulla base del generatore, si distingue in primo luogo il mioclono di origine centrale da quello – meno comune – di origine periferica, dovuto presumibilmente a sofferenza del nervo, come nel caso dell'emispasmo facciale (classificato insieme agli altri tipi di mioclono). Il trattamento in questa circostanza utilizza terapie locali, in particolare l'iniezione di tossina botulinica nel ventre dei muscoli coinvolti dallo spasmo, che, a dosi adeguate, determina un blocco neuromuscolare limitato alla zona circostante la sede di iniezione e una conseguente attenuazione dello spasmo (v. Cap 33).

Il mioclono di origine centrale, che a sua volta comprende il mioclono corticale, sottocorticale e spinale, viene trattato secondo alcune indicazioni derivabili per lo più dai risultati di studi clinici su casistiche di pazienti – spesso piuttosto limitate – o da opinioni riportate dagli specialisti (studi di classe III). La maggior parte dei farmaci comunente utilizzati è stata approvata dagli organi competenti per l'uso nell'epilessia con mioclonie ma, a parte il 5-OH-triptofano in cui il mioclono postanossico è riportato in scheda tecnica, non vi è per nessun altro farmaco l'esplicita indicazione per il mioclono.

Mioclono corticale

Nel mioclono di origine corticale – o talamo-corticale – si utilizzano comunemente farmaci antiepilettici, tra cui l'acido valproico, che è quello di prima scelta [4-6]. Quando però si considerano specifiche sindromi epilettiche caratterizzate da mioclono corticale, è necessario distinguere almeno due condizioni differenti: epilessie generalizzate idiopatiche con mioclonie e forme di epilessia mioclonica progressiva, con mioclono corticale riflesso e mioclono segmentario.

Nel primo gruppo, si includono condizioni benigne, talora familiari, caratterizzate da crisi miocloniche, tra cui tipicamente l'epilessia mioclonica giovanile – o sindrome di Janz – ma anche forme più rare come le epilessie miocloniche idiopatiche o sintomatiche a esordio infantile.

Nel secondo gruppo, si comprendono malattie ereditarie rare, in cui il mioclono segmentario ha andamento peggiorativo nel tempo. Nella maggioranza delle forme, si associano al mioclono crisi epilettiche, per lo più generalizzate (mioclonie massive, crisi tonico-cloniche), più raramente focali.

Una caratteristica comune alle forme di mioclono - epilessia progressiva è la presenza di mioclono riflesso, in particolare del mioclono d'azione che costituisce un particolare tipo di mioclono attivato dal movimento volontario, ma spesso anche dalla semplice intenzione di effettuare un movimento oppure dal movimento passivo.

La prognosi di tali forme è generalmente meno favorevole e il mioclono risulta spesso parzialmente resistente alla terapia, che tipicamente viene impostata utilizzando più farmaci (politerapia). L'obiettivo primario nelle forme miocloniche progressive è infatti quello di controllare – sia pure parzialmente – sia le crisi che il mioclono segmentario, tenendo conto che spesso non è possibile eliminare completamente quest'ultimo se non a prezzo di eventi avversi intollerabili [3].

Alcune differenze emergono poi dall'uso di nuovi farmaci antiepilettici: infatti, nelle epilessie generalizzate idiopatiche, l'acido valproico può essere sostituito dalla lamotrigina in monoterapia [4], mentre nel secondo gruppo l'uso di lamotrigina potrebbe essere controindicato [7]. L'uso di topiramato [4, 8], levetiracetam [9, 10] e zonisamide [11, 12] come terapia *add-on* può essere adeguato in entrambi i gruppi di pazienti, ma costituisce uno strumento prezioso soprattutto nelle forme resistenti. Nei pazienti con mioclono ed epilessia progressiva, può essere inoltre utilizzato il piracetam ad elevati dosaggi (fino a 24 g/die), come terapia *add-on* [13, 14].

Un tipo particolare di mioclono corticale è quello che caratterizza alcune forme di epilessia dell'area motoria, che si discostano quindi sia dal mioclono talamo-corticale delle epilessie generalizzate idiopatiche, sia dal mioclono corticale multifocale riflesso (o talamo-corticale) delle mioclono-epilessie progressive e dei quadri correlati. In tal caso il trattamento sarà quello delle epilessie focali, in particolare delle epilessie parziali continue (v. Cap. 16, "Epilessia parziale continua" e Cap. 9). Anche in tali forme è possibile identificare talora una facilitazione riflessa agli stimoli sensoriali dei fenomeni epilettici motori, ed è quindi possibile un trattamento simile a quello del mioclono corticale riflesso, abitualmente in associazione con altri farmaci.

Da ultimo, il mioclono epilettico, con caratteristiche corticali o talamo-corticali, può comparire in encefalopatie epilettiche infantili, in associazione con altri fenomeni di ipereccitabilità a carattere critico. In tal caso è difficile stabilire un limite fra efficacia antiepilettica e antimioclonica, e i generatori stessi del mioclono possono essere diversi in un medesimo soggetto. Il trattamento si avvarrà comunque di farmaci efficaci sul mioclono corticale o talamo-corticale, in associazione con farmaci tesi a contrastare le altre crisi (v. Cap. 16).

Mioclono sottocorticale

Nell'ambito delle forme di mioclono sottocorticale, il mioclono reticolare riflesso si distingue clinicamente da quello corticale in quanto è prevalentemente prossimale e bilaterale, laddove il mioclono corticale è preminentemente distale e multifocale. Il mioclono reticolare riflesso è spesso conseguente ad anossia cerebrale, e si manifesta di solito in associazione a mioclono di origine corticale.

Il trattamento del mioclono postanossico prevede l'uso iniziale di clonazepam, le cui proprietà sedative possono anche essere sfruttate per tranquillizzare i pazienti nel periodo immediatamente successivo al risveglio dallo stato di coma postanossico. In seguito si può inserire in *add-on* piracetam e/o levetiracetam, efficaci anche sul mioclono corticale associato [15].

Un'altra possibile opzione terapeutica è costituita da L5-idrossitriptofano (dosi medie: 600-1.000 mg/die da suddividere in 3 somministrazioni giornaliere). Questo farmaco dovrebbe essere associato a carbidopa – non disponibile in Italia, ma acquistabile in farmacie internazionali –, per ottimizzare l'azione sul SNC e ridurre possibili effetti collaterali a carico del sistema gastroenterico che possono derivare dall'uso di dosi elevate di farmaco.

Anche il mioclono essenziale, tipico della *myoclonus-dystonia syndrome*, è di probabile origine sottocorticale (tronco-encefalo e/o gangli della base). Esso presenta caratteristiche cliniche parzialmente sovrapponibili al mioclono reticolare riflesso, ma anche fenomeni motori segmentari e distali, più tipici di forme di mioclono corticale.

Il trattamento del mioclono essenziale prevede l'utilizzo di clonazepam e levetiracetam; tuttavia questi farmaci non sono abitualmente sufficienti a controllare completamente il disordine del movimento, che al contrario viene spesso significativamente attenuato dall'assunzione di alcol. Su questo tipo di mioclono e su altri disordini del movimento alcol-responsivi

(tra cui anche alcuni casi di mioclono postanossico) è stato sperimentato con successo l'acido γ-idrossibutirrico (in commercio in Italia soltanto con l'indicazione per il trattamento dell'alcolismo cronico, alla dose di 50-100 mg/kg/die da suddividere in 3 somministrazioni giornaliere) [16].

Il mioclono (o tremore) palatale è una condizione rara caratterizzata da scosse ritmiche del palato molle e talora anche di altri muscoli a innervazione cranica o spinale. Può essere essenziale, ma più comunemente è sintomatico, causato da una patologia del cosiddetto triangolo di Guillain-Mollaret (regione tronco-cerebellare), associata a lesione specifica delle olive inferiori – degenerazione ipertrofica [17]. Il mioclono palatale è tipicamente resistente ai trattamenti, anche se in casi isolati sono stati riferiti buoni risultati dalla terapia con carbamazepina, 5-idrossitriptofano [17] e lamotrigina [18]. Di recente, l'iniezione di tossina botulinica nell'inserzione dei muscoli elevatore e tensore del velo del palato si è dimostrata una terapia spesso efficace e sicura [19].

La sindrome opsoclono-mioclono si manifesta con movimenti oculari involontari e caotici associati a mioclono dell'asse e degli arti. La sindrome può essere paraneoplastica, quindi associata alla presenza di tumori, o seguire un'infezione (parainfettiva). Si ritiene che sia dovuta a un processo immunomediato autolimitante, con recupero nella maggior parte delle forme idiopatiche o postinfettive. I sintomi si risolvono spontaneamente o con l'assunzione di farmaci [20, 21]. Esiste una grande varietà di trattamenti, tra cui le immunoglobuline ev e il metilprednisolone ad alte dosi; anche la plasmaferesi si è dimostrata efficace [22].

La sindrome da esagerata reazione *startle* (soprassalto) a stimoli improvvisi può essere sporadica o familiare, talora associata a mutazioni della subunità alfa1 del recettore della glicina (GLRA1). In questi casi, il trattamento di scelta è il clonazepam [23].

Indicazioni per il trattamento del mioclono spinale, molto raro, emergono da segnalazioni isolate con utilizzo di clonazepam, tetrabenazina, acido valproico e topiramato [24].

Trattamenti non farmacologici

La stimolazione cerebrale profonda (pallido interno) è stata utilizzata con successo in casi isolati affetti da *myoclonus-dystonia syndrome* [25]. Gli aneddotici tentativi su altre forme di mioclono non hanno dati confortanti e non permettono di ipotizzare un target utile per gli altri tipi di mioclono.

Bibliografia

1. Marsden CD, Hallett M, Fahn S. The nosology and pathophysiology of myoclonus. Mov Disord 1982:196-248.
2. Fahn S, Marsden CD, Van Woert MH. Definition and classification of myoclonus. Adv Neurol 1986; 43:1-5.
3. Nirenberg MJ, Frucht SJ. Myoclonus. Curr Treat Options Neurol 2005; 7:221-230.
4. Prasad A, Kuzniecky RI, Knowlton RC, Welty TE, Martin RC, Mendez M, Faught RE. Evolving antiepileptic drug treatment in juvenile myoclonic epilepsy. Arch Neurol. 2003; 60:1100-1105.
5. Shahwan A, Farrell M, Delanty N: Progressive myoclonic epilepsies: a review of genetic and therapeutic aspects. Lancet Neurol 2005; 4:239-248.
6. Kalviainen R, Khyuppenen J, Koskenkorva P et al. Clinical picture of EPM1-Unverricht-Lundborg disease. Epilepsia 2008; 49:549-556.
7. Genton P, Gelisse P, Crespel A. Lack of efficacy and potential aggravation of myoclonus with lamotrigine in Unverricht-Lundborg disease. Epilepsia 2006; 47(12):2083-2085.
8. Aykutlu E, Baykan B, Gurses C et al. Add-on therapy with topiramate in progressive myoclonic epilepsy. Epilepsy Behav 2005; 6:260-263.
9. Noachtar S, Andermann E, Meyvisch P et al. N166 Levetiracetam Study Group. Levetiracetam for the treatment of idiopathic generalized epilepsy with myoclonic seizures. Neurology 2008; 70:607-616.
10. Magaudda A, Gelisse P, Genton P. Antimyoclonic effect of levetiracetam in 13 patients with Unverricht-Lundborg disease: clinical observations. Epilepsia 2004; 45:678-681.
11. Kothare SV, Valencia I, Khurana DS et al. Efficacy and tolerability of zonisamide in juvenile myoclonic epilepsy. Epileptic Disord 2004; 6:267-270.
12. Henry TR, Leppik IE, Gumnit RJ et al. Progressive myoclonus epilepsy treated with zonisamide. Neurology 1988; 38:928-931.
13. Koskiniemi M, Van Vleymen B, Hakamies L et al. Piracetam relieves symptoms in progressive myoclonus epilepsy: a multicentre, randomised, double blind, crossover study comparing the efficacy and safety of three dosages of oral piracetam with placebo. J Neurol Neurosurg Psychiatry 1998; 64:344-348.
14. Uthman BM, Reichl A. Progressive Myoclonic Epilepsies. Curr Treat Options Neurol 2002; 4:3-17.
15. Frucht SJ. The clinical challenge of posthypoxic myoclonus. Adv Neurol 2002; 89:85-88.
16. Frucht SJ, Bordelon Y, Houghton WH et al. A pilot tolerability and efficacy trial of sodium oxybate in ethanol-responsive movement disorders. Mov Disord 2005; 20:1330-1337.
17. Deuschl G, Wilms H. Palatal tremor: the clinical spectrum and physiology of a rhythmic movement Disorder. Adv Neurol 2002; 89:115-130.
18. Nasr A, Brown N. Palatal myoclonus responding to lamotrigine. Seizure 2002; 11(2):136-137.
19. Penney SE, Bruce IA, Saeed SR. Botulinum toxin is effective and safe for palatal tremor: a report of five cases and a review of the literature. J Neurol 2006; 253:857-860.
20. Pranzatelli MR. The immunopharmacology of the opsoclonus-myoclonus syndrome. Clin Neuropharmacol 1996; 19:1-47.
21. Glatz K, Meinck HM, Wildemann B. Parainfectious opsoclonus-myoclonus syndrome: high-dose intravenous immunoglobulins are effective. J Neurol Neurosurg Psychiatry 2003; 74: 279-280.
22. Yiu VW, Kovithavongs T, McGonigle LF et al. Plasmapheresis as an effective treatment for opsoclonus-myoclonus syndrome. Pediatr Neurol. 2001; 24:72-74.
23. Doria Lamba L, Giribaldi G, De Negri E et al. A case of major form familial hyperekplexia: prenatal diagnosis and effective treatment with clonazepam. J Child Neurol 2007; 22:769-772.
24. Chang VC, Frucht SJ. Myoclonus. Curr Treat Options Neurol. 2008;10:222-229.
25. Cif L, Valente EM, Hemm S et al. Deep brain stimulation in myoclonus-dystonia syndrome. Mov Disord. 2004; 19:724-727.

Capitolo 18

Sindromi vertiginose

Antonio Nardone, Alessandro Prestinari

L'equilibrio e l'orientamento del corpo nello spazio dipendono da informazioni visive, somatosensoriali e vestibolari. Queste sono integrate nelle strutture nervose centrali per produrre un'attivazione di diversi gruppi muscolari mirata a mantenere l'equilibrio e la corretta postura del corpo durante la stazione eretta e il cammino. Pertanto un disturbo del controllo dell'equilibrio e della postura può dipendere da alterazioni dei recettori periferici, di strutture diverse del sistema nervoso centrale e periferico nonché dell'apparato locomotore. Non è quindi del tutto inaspettato che la prevalenza di questi disturbi cresca con l'età della popolazione e diventi uno dei più frequenti sintomi nei pazienti con più di 75 anni [1].

I pazienti descrivono i loro sintomi utilizzando una varietà di espressioni talvolta difficili da decifrare. La nomenclatura medica italiana indica come vertigine tutti i sintomi attraverso i quali il paziente esprime un'alterazione nel controllo dell'equilibrio. La terminologia anglosassone è più precisa poiché usa la parola *dizziness* come termine generico per indicare una sensazione di alterazione dell'orientamento spaziale e utilizza *vertigo* per identificare una intensa "illusione di movimento", generalmente rotatorio, talvolta lineare, la cui durata è esattamente definibile.

La tabella 18.1 riassume per sommi capi alcune situazioni cliniche che rientrano nell'ambito della *dizziness*. Questa può comparire per un'ampia gamma di affezioni che interessano strutture anatomo-funzionali coinvolte direttamente o indirettamente nel controllo della postura e dell'equilibrio. In questo capitolo si tratteranno essenzialmente le vertigini associate alle patologie delle strutture vestibolari periferiche e quelle causate dalle lesioni del tronco cerebrale e del cervelletto. Nella nostra nomenclatura il sintomo *vertigo*, così bene caratterizzato, è spesso indicato come "vertigine periferica". L'aggettivo indica caratteristiche semeiotiche che si incontrano nelle patologie vestibolari periferiche. Tuttavia queste caratteristiche possono presentarsi anche in eventi patologici acuti del sistema nervoso centrale quali le ischemie del tronco cerebrale e del cervelletto, strutture coinvolte nella trasmissione e integrazione di informazioni vestibolari. Il termine "vertigine centrale", al contrario, viene utilizzato per indicare un'alterata percezione della propria posizione nello spazio, subcontinua e di limitata intensità. Anche in questo caso è meglio che l'aggettivo venga utilizzato solo per identificare gli aspetti semeiotici piuttosto che la sede della lesione. Quest'ultima può essere ipotizzata solo considerando anche le caratteristiche del paziente, la sua storia clinica e valutando la presenza di altri sintomi e segni neurologici e audiologici.

La terapia delle malattie caratterizzate da vertigini può essere sintomatica, specifica, riabilitativa.

- La terapia sintomatica è indicata quando i sintomi raggiungono una particolare intensità.
- La terapia specifica mira all'eliminazione della causa o al blocco dei meccanismi patogenetici che generano l'attacco e da essa ci si attende la prevenzione delle recidive. È sempre indicata se possibile e giustificata dal bilancio fra benefici e rischi.
- La terapia riabilitativa vestibolare permette la guarigione da una lesione permanente delle strutture vestibolari favorendo i fenomeni di "compenso".

Terapia sintomatica

Le vie vestibolari fruiscono di un considerevole numero di neurotrasmettitori: glutammato, acetilcolina, acido γ-aminobutirrico (GABA), glicina, dopamina,

---

A. Sghirlanzoni (ed) *Terapia delle malattie neurologiche*. ISBN 978-88-470-1119-9; © Springer-Verlag Italia 2009

Tabella 18.1 • Tipi di *dizziness*

Tipo	Meccanismo	Caratteristiche cliniche	Focalizzazione dell'indagine diagnostica
Vertigo	Squilibrio dei riflessi tonici vestibolari (riflesso vestibolo-oculomotore, riflesso vestibolo-spinale)	Sensazione di movimento rotatorio o lineare, di se stessi o dell'ambiente, con nistagmo, nausea, difficoltà di controllo dell'equilibrio, oscillopsia	Organi vestibolari periferici, vie vestibolari centrali, apparato uditivo
Disequilibrio	Alterazione anatomo-funzionale vestibolo-spinale, somatosensoriale, cerebellare, motoria	Sensazione di instabilità nella stazione eretta e nella marcia; sintomo subcontinuo	Nervi periferici, orecchio interno, visione, sistema nervoso centrale, valutazione della terapia farmacologica in atto
Presincope	Ischemia cerebrale diffusa	Sensazione di imminente svenimento, sudorazione, pallore, palpitazioni	Sistema cardiovascolare
Psichico	Alterazione dell'integrazione centrale di segnali sensoriali, iperventilazione	Sensazione di galleggiamento nell'aria o nell'acqua, di avere lasciato il proprio corpo, di sentire girare la testa però senza vertigine	Valutazione psichiatrica
Ipoglicemico	Riduzione dell'apporto di glucosio al sistema nervoso centrale, aumento delle catecolamine circolanti	Sensazione di imminente svenimento, sudorazione, pallore, palpitazioni	Valutazione metabolica
Farmacologico	Ototossicità, cerebellopatia, sedazione, ipotensione	Variabili a seconda dei farmaci implicati, disequilibrio, oscillopsia	Valutazione della terapia farmacologica in atto
Oculare	Conflitto visuo-vestibolare a causa di una menomazione visiva	Comparsa del disturbo dopo aver cambiato occhiali, dopo intervento per cataratta	Valutazione oculistica
Multisensoriale	Perdita parziale della funzione di più sistemi sensoriali	Disequilibrio in soggetti anziani, diabetici, pazienti con riduzione dell'acuità visiva	Sistema uditivo e vestibolare, nervi periferici, orecchio interno, visione, sistema nervoso centrale
Conflitto sensoriale	Combinazione inusuale di ingressi sensoriali	Cinetosi, "vertigine" da altitudine	Evitare le situazioni provocanti

5-idrossitriptamina, istamina. La molteplicità dei mediatori consente di avere a disposizione numerosi farmaci potenzialmente utili. Alcuni neuromediatori del sistema vestibolare intervengono anche nel meccanismo del riflesso del vomito.

La terapia sintomatica ha una serie di caratteristiche importanti [2]:

- è un trattamento urgente;
- mira a sopprimere le manifestazioni cliniche più intense (illusione di movimento, nausea, vomito) nelle situazioni che derivano dallo sbilanciamento dei segnali provenienti dai due labirinti;
- è indicata quando la durata dei sintomi si prolunga almeno per il tempo necessario all'inizio dell'azione dei farmaci (30 minuti);

- utilizza farmaci che interferiscono con i processi di compenso; per questa ragione il loro impiego deve essere il più breve possibile e non superare i due o tre giorni; una somministrazione prolungata può divenire essa stessa causa di difficoltà nel controllo dell'equilibrio.

Si ritiene che i farmaci antivertiginosi agiscano deprimendo la frequenza di scarica dei recettori vestibolari e riducendo la trasmissione dei segnali dai neuroni vestibolari primari, situati nel ganglio dello Scarpa, a quelli secondari, presenti nel tronco cerebrale. La farmacologia del sistema vestibolare consente una parziale sovrapposizione fra l'effetto antivertiginoso e l'effetto antiemetico. Pertanto, entro certi limiti, è possibile controllare entrambi i sintomi con lo stesso farmaco. In alternativa si possono utilizzare associazioni sinergiche; in tal caso occorre porre attenzione alle interazioni farmacologiche che possono potenziare gli effetti collaterali. È opportuno utilizzare il minor dosaggio possibile soprattutto nei pazienti anziani, più suscettibili agli effetti collaterali. I farmaci più utili nella terapia sintomatica sono riassunti nella tabella 18.2.

Le fenotiazine (prometazina, tietilperazina, proclorperazina) costituiscono una possibile "prima scelta": possiedono un significativo effetto antiemetico e sedativo, e presentano il vantaggio di avere più vie di somministrazione, comprese la parenterale e la rettale particolarmente utili in presenza vomito.

Altri farmaci utilizzabili come prima scelta sono le benzodiazepine, delle quali il diazepam costituisce la molecola più utilizzata per le diverse vie di somministrazione possibili. Sotto questo aspetto è interessante anche l'utilizzo di lorazepam sublinguale. Le benzodiazepine, dotate di un utile effetto ansiolitico, sono sinergiche al GABA, importante neuromediatore che inibisce la trasmissione dei segnali provenienti dal labirinto. In questo senso le benzodiazepine sono farmaci "antivertiginosi". Quando a queste è necessario associare un farmaco antiemetico è preferibile l'utilizzo di una molecola che presenta scarsi effetti sedativi.

La tabella 18.3 presenta due possibili schemi di trattamento sintomatico delle patologie vestibolari acute. Il trattamento sintomatico è normalmente praticato anche nel caso delle cinetosi. I farmaci più utili, in questo caso, sono il dimenidrinato o la scopolamina transdermica da assumere, come prevenzione, poco prima del viaggio.

Terapia specifica

La terapia specifica differisce, entro certi limiti, in relazione alla malattia in causa (Tab. 18.4) . Ai fini terapeutici si possono classificare le patologie vestibolari in:

- vestibolopatie acute, caratterizzate da un unico episodio e da deficit funzionale del labirinto colpito;
- vestibolopatie ricorrenti, nelle quali la sintomatologia presenta numerose riacutizzazioni e la funzione labirintica nelle fasi intercritiche rimane per lungo tempo normale;
- vestibolopatie croniche, caratterizzate dalla presenza di *dizziness* per un'insufficienza funzionale labirintica mono o bilaterale.

Vestibolopatie acute a episodio unico

Le patologie acute delle vie vestibolari possono essere "periferiche", se colpiscono i recettori vestibolari, i neuroni del ganglio di Scarpa e le fibre che costituiscono il nervo vestibolare, oppure "centrali" quando coinvolgono le vie nervose centrali e i circuiti che elaborano le informazioni vestibolari. In genere, le vestibolopatie periferiche presentano esordio acuto con vertigine, vomito, nistagmo orizzontale, incapacità di mantenere la stazione eretta. Mancano segni neurologici centrali. L'evoluzione è caratterizzata da una lenta risoluzione dei sintomi. L'obiettività mostra i segni di deficit vestibolare periferico monolaterale. Il deficit vestibolare nella maggior parte dei casi è definitivo, come testimonia l'assenza di risposta alla stimolazione labirintica termica (*canal paresis*), ma viene compensato da fenomeni di plasticità centrale grazie ai quali la sintomatologia presente in fase acuta scompare. Gli eventi ischemici che coinvolgono il tronco cerebrale e il cervelletto possono simulare la sintomatologia delle forme periferiche, ma inevitabilmente si accompagnano ai segni neurologici del coinvolgimento centrale.

Vestibolopatie acute periferiche

Neurite vestibolare

È la più frequente delle vestibolopatie acute periferiche [3]. Benché un'infezione virale sia ritenuta la causa più probabile di questa manifestazione, non è stato identificato un virus specifico tranne che nel caso della sindrome di Ramsay-Hunt, determinata dall'herpes zoster. La sintomatologia insorge repentinamente, talvolta a seguito di un episodio di tipo influenzale, e si risolve in alcuni giorni. Durante la fase acuta il paziente riferisce violenta vertigine rotatoria, non riesce a mantenere la stazione eretta, presenta nistagmo spontaneo e vomito. La prova calorica bitermica, fattibile quando la fase acuta volge al termine, rivela ipoeccitabilità labirintica unilaterale del lato leso mentre l'esame audiometrico risulta normale. La RMN è utile nella diagnosi differenziale per escludere una lesione ischemica o un focolaio di sclerosi multipla nella zona d'ingresso della radice dell'ottavo nervo cranico o nei nuclei vestibolari omolaterali. Nel caso della sindrome di Ramsay-Hunt, oltre alle manifestazioni della neurite vestibolare, sono presenti paralisi periferica del nervo facciale, eruzione vescicolare sul padiglione auricolare e nel cavo orale, e ipoacusia neurosensoriale omolaterale. Il trattamento specifico di questi pazienti è controverso per le incertezze relative alla eziopatogenesi della malattia. L'efficacia degli steroi-

Tabella 18.2 • Farmaci per la terapia sintomatica delle vertigini negli adulti. Alcuni di questi farmaci sono sconsigliati nei bambini o vanno impiegati a dosi inferiori a quelle indicate

Farmaco	Formulazione più usata	Dosi/die	Classe	Meccanismo d'azione	Attività antiemetica	Precauzioni	Effetti collaterali	Interazioni
Prometazina	cpr 25 mg f. im 50 mg scir. 5 ml = 5 mg	25 mg × 3 25-50 mg	Fenotiazinico	Antistaminico (H_1) Antidopaminergico (D_2) Antimuscarinico	Moderata	Asma Glaucoma Ipertrofia prostatica Ritenzione urinaria Cardiopatia Epatopatia	Secchezza delle fauci Sonnolenza Ipotensione Effetti extrapiramidali Convulsioni	Alcol Ipnoinducenti Antidepressivi Sedativi Tranquillanti Antiaritmici
Tietilperazina	cnf 6,5 mg supp. 6,5 mg	6,5 mg × 3	Fenotiazinico	Antistaminico (H_1) Antidopaminergico (D_2) Antimuscarinico	Moderata	Come prometazina	Come prometazina	Come prometazina
Proclorperazina	cpr 5 mg supp. 10 mg	5 mg × 3 10 mg × 2	Fenotiazinico	Antistaminico (H_1) Antidopaminergico (D_2) Antimuscarinico	Forte	Come prometazina	Come prometazina	Alcol Beta-bloccanti Ansiolitici Dopaminergici Diuretici tiazidi Fenitoina Anticoagulanti Antiaritmici Antidepressivi Antiepilettici
Diazepam	cps 2 mg cps 5 mg gtt 20 = 4 mg f. im 10 mg	5-20 mg	Benzodiazepina	$GABA_A$ agonista	Debole	Glaucoma Additivo con altri depressori del SNC	Sonnolenza Depressione respiratoria Dipendenza Confusione Atassia	Alcol Fenotiazine Barbiturici Antidepressivi Scopolaminici Antibatterici
Lorazepam	cpr 1 mg cpr orodisp. 1 mg gtt 20 = 1 mg f. im 4 mg	1 mg	Benzodiazepina	$GABA_A$ agonista	Debole	Come diazepam	Come diazepam	Come diazepam
Metoclopramide	cpr 10 mg f. im 10 mg f. ev 10 mg	10 mg × 3	Benzamide	Antidopaminergico (D_2) Antagonista 5-HT	Forte	Nefropatia Epatopatia Occlusione intestinale Feocromocitoma	Acatisia Sonnolenza Effetti extrapiramidali	Anticolinergici Alcol Antipsicotici Digossina Dopaminergici
Domperidone	cpr 10 mg supp. 60 mg	10-20 mg × 3 60 mg × 2	Antidopaminergico	Antidopaminergico (D_2) periferico	Moderata	Occlusione intestinale	Emorragia gastrointestinale Crampi intestinali Galattorrea Ginecomastia	Anticolinergici Analgesici Dopaminergici
Dimenidrinato	cpr 50 mg	50 mg × 4	Etanolamina	Antistaminico (H_1) Antimuscarinico	Moderata	Asma Glaucoma Ipertrofia prostatica	Sonnolenza	Alcol Sedativi Tranquillanti
Scopolamina	cr. 1,5 mg	0,5 mg	Alcaloide della belladonna	Antimuscarinico	Moderata	Glaucoma Tachiaritmia Ipertrofia prostatica	Allergia topica Sonnolenza Visione offuscata Difficoltà nella minzione	Come dimenidrinato

Tabella 18.3 • Schemi di terapia sintomatica delle vertigini negli adulti

Farmaci utilizzabili	Dosi/die	Impiego	Altri provvedimenti
Tietilperazina	supp. 6,5 mg × 2-3	Domiciliare/ospedaliero. Può essere autosomministrata all'esordio dei sintomi in caso di vertigini ricorrenti	Riposo a letto riducendo al minimo gli stimoli visivi; prevenzione della disidratazione e degli squilibri elettrolitici
Diazepam	f. im 5-20 mg oppure	Ospedaliero	
Lorazepam	cpr orodisp. 1 mg	Domiciliare / ospedaliero	
Domperidone	cpr 10 mg × 3 oppure supp. 60 mg × 1-2	Domiciliare / ospedaliero	

La terapia sintomatica deve essere condotta per il tempo strettamente necessario, interrompendola appena la vertigine e il nistagmo diminuiscono di intensità e la nausea e il vomito regrediscono. Normalmente, anche nei casi più importanti, sono sufficienti 48-72 ore di trattamento. La terapia sintomatica, utile all'esordio dei sintomi, diviene un ostacolo al compenso vestibolare quando viene prolungata oltre il necessario. Anche il riposo a letto e l'assenza di stimolazioni visive, inevitabili nelle prime fasi del decorso, devono lasciare posto alla stimolazione visiva e alla mobilizzazione precoce del paziente che costituiscono i primi elementi riabilitativi.

di non è definitivamente assodata; tuttavia nella letteratura scientifica aumentano le segnalazioni di una migliore ripresa della funzione vestibolare a seguito della loro somministrazione [4]. Pertanto al momento attuale sembra razionale utilizzarli in modo simile a quanto si fa nel trattamento delle ipoacusie a esordio improvviso. Le dosi d'attacco, a causa del vomito, devono essere somministrate per via parenterale, diminuendo progressivamente la dose e passando alla somministrazione orale appena possibile. I farmaci antivirali (aciclovir, famciclovir) sono d'obbligo nella sindrome di Ramsay-Hunt, mentre il loro impiego per le neuriti non erpetiche non ha mostrato vantaggi nei riguardi del placebo.

Vasculopatie acute dell'orecchio interno

Tutto il labirinto è irrorato dall'arteria uditiva interna, che origina dall'arteria cerebellare antero-inferiore (AICA) o direttamente dall'arteria basilare [5]. Per le modalità di irrorazione dell'orecchio interno, un evento ischemico o emorragico può menomare contemporaneamente la funzione vestibolare e uditiva o una sola delle due. I pazienti sono in prevalenza soggetti di età superiore a 50 anni, cardiopatici, ipertesi, diabetici, ipercolesterolemici, arteriopatici, affetti da alterazioni della coagulazione. L'esordio è acuto, la sintomatologia si protrae, come nel caso delle neuriti, per alcuni giorni. L'ischemia delle strutture vestibolari periferiche può essere l'unica manifestazione di una lesione vasco-lare nel distretto vertebro-basilare ma può anche costituire un prodromo all'estensione dell'evento ischemico a settori del tronco e del cervelletto. La RMN può mostrare un quadro di encefalopatia multiinfartuale o segni emorragici. L'ecocolordoppler dei vasi sovraortici può rivelare la presenza di placche endoteliali e stenosi dei vasi. L'infarto labirintico costituisce un'indicazione all'uso degli antiaggreganti piastrinici nella fase postacuta. Tutti i fattori di rischio cardiovascolare devono inoltre essere posti sotto controllo.

Labirintite batterica

È un'infiammazione acuta degli spazi intralabirintici determinata da agenti biologici che penetrano attraverso le finestre ovale e rotonda oppure tramite una fistola del canale semicircolare laterale. L'infezione può conseguire a un'otite acuta, ma è l'otite cronica colesteatomatosa la situazione predisponente più temibile [6]. La labirintite può ulteriormente complicarsi con un'infezione sistemica o meningea. L'esordio di una labirintite è rapido, spesso caratterizzato da febbre, con sintomatologia simile a quella della neurite vestibolare; l'esame obiettivo rivela la patologia dell'orecchio medio, e costante è la presenza della ipoacusia. Gli indici di flogosi acuta risultano alterati. La comparsa di una vestibolopatia in corso di otite acuta o in pazienti affetti da otite cronica è indicazione imperativa alla terapia antibiotica. Il trattamento chirurgico può essere necessario in presenza di un'otomastoidite che

Tabella 18.4 • Terapia specifica di alcune vestibolopatie negli adulti. Per tutte le forme nella fase acuta è associabile il trattamento sintomatico riassunto nelle tabelle 18.2 e 18.3.

Malattia	Farmaco	Formulazione più usata	Dosi medie/die	Altri provvedimenti
Vestibolopatie acute				Precoce mobilizzazione del paziente
Neurite vestibolare	Metilprednisolone	f. 125 mg cpr 4-16 mg	125 mg ev, a scalare	
Sindrome di Ramsay-Hunt	Aciclovir oppure famciclovir	f. 250 mg cpr 250-500 mg	10 mg/kg ev × 3 per 5 giorni 500 mg × 3 /die per 7 giorni	
Vasculopatie acute dell'orecchio interno	Acido acetilsalicilico oppure ticlopidina	cpr 100 mg cpr 250 mg	100 mg 250 mg × 1-2	
Labirintite batterica	Antibiotici			
Vestibolopatie ricorrenti				
Canalolitiasi	I farmaci non sono utili tranne che per ridurre un'eventuale marcata sintomatologia vertiginosa scatenata dalle manovre liberatorie in pazienti sensibili			Manovre liberatorie
Malattia di Ménière	Mannitolo 10%		500 ml ev (200 ml/h) × 1-2 (in fase acuta)	Provvedimenti dietetici
	Betaistina	cpr 8-24 mg	8-24 mg × 2 per 6-12 mesi (non sono previste limitazioni di durata ed è opportuno protrarre a lungo il trattamento)	Eventuale trattamento soppressivo (gentamicina intratimpanica o neurectomia)
	Acetazolamide oppure idroclorotiazide in associazione con amiloride	cpr 250 mg cpr 50 mg cpr 5 mg	250 mg × 2 50 mg/die o a giorni alterni 5 mg/die o a giorni alterni	
Vertigine correlata con l'emicrania	Profilassi contro l'emicrania			
Malattia autoimmune dell'orecchio interno*	Prednisone	cpr 25 mg cpr 5 mg	1 mg/kg per 10 giorni, riduzione graduale a un mantenimento con 10 mg a giorni alterni	
Labirintite luetica*	Antibiotici		Protocollo diverso a seconda di forma precoce o tardiva	
Atassie episodiche famigliari*	Acetazolamide	cpr 250 mg	250 mg × 2	
*Disabling vertigo**	Carbamazepina	cpr 200 cpr 400 mg	100 mg × 1-2 aumentando gradualmente in base alla risposta fino a 200 mg ×-4	

*Data la rarità di queste vestibolopatie, le terapie sono riportate come indicazione di massima e vanno valutate nel singolo caso.

non si risolva rapidamente con il trattamento medico e quando la complicanza labirintica rivela la presenza di una otite cronica colesteatomatosa.

Patologia vestibolare post-traumatica

La comparsa di vertigine può essere l'immediata conseguenza di un trauma cranico a causa dell'onda d'urto che interessa il vestibolo [7]. Il trauma può essere a sua volta complicato o meno dalla frattura della rocca petrosa. La lesione vestibolare è rivelata dalla comparsa di vertigine e nistagmo a cui possono associarsi ipoacusia, emotimpano, paralisi periferica del nervo facciale, otorragia, otoliquorrea, rinoliquorrea. La TAC ad alta definizione dell'osso temporale può mettere in evidenza l'esistenza di fratture. Nella prima fase del decorso, accanto ai farmaci sintomatici sono impiegati antibiotici e steroidi. La presenza di vertigini ricorrenti e/o ipoacusia fluttuante a distanza di un trauma cranico può rivelare la presenza di una fistola labirintica e costituisce un'indicazione al trattamento chirurgico.

Lesioni vestibolari iatrogene

La chirurgia otologica e la somministrazione di farmaci ototossici possono essere responsabili di patologia vestibolare [8-10]. Le complicanze chirurgiche si manifestano con una vestibolopatia acuta, che viene trattata con terapia sintomatica e con la somministrazione di antibiotici, steroidi e antiedemigeni, oppure con vertigini ricorrenti, sintomatiche della presenza di fistole le quali richiedono revisione chirurgica. Un'ampia schiera di farmaci ototossici (ad es., aminoglicosidi, furosemide, acido acetilsalicilico) può determinare un danno progressivo che più facilmente si manifesta come disturbo subcontinuo dell'equilibrio.

Vestibolopatie acute centrali

Sono sindromi determinate da lesioni acute delle vie vestibolari centrali e delle regioni cerebellari che ricevono informazioni dal vestibolo e a loro volta proiettano ai nuclei vestibolari. Si tratta in genere di eventi ischemici o emorragici a carico del tronco cerebrale e del cervelletto. Gli infarti del tronco cerebrale o del cervelletto sono causati da ischemia nel territorio di distribuzione delle arterie cerebellari postero-inferiore (PICA), AICA o dall'arteria cerebellare superiore [5]. Dato che tutto il labirinto è irrorato dall'arteria uditiva interna, che fa parte del sistema vertebrobasilare, si giustifica l'associazione tra una lesione vascolare del sistema nervoso centrale e una

analoga lesione del labirinto. Gli infarti confinati al tronco cerebrale sono di solito dovuti a una trombosi arteriosa prossimale alla PICA o all'AICA, mentre gli infarti cerebellari isolati sono quasi sempre causati da emboli originati nelle cavità cardiache o nei grandi vasi prossimali. Molti pazienti colpiti da patologie acute delle vie vestibolari centrali hanno in precedenza sofferto di attacchi ischemici transitori e di altre malattie vascolari. L'esordio è acuto con vertigine rotatoria, nistagmo spontaneo e segni neurologici focali: deficit di forza degli arti, atassia, disfonia, disfagia, diplopia, calo del visus, cefalea, vomito. La prova calorica bitermica può risultare normale o mostrare ipoeccitabilità unilaterale se la zona d'ingresso dell'ottavo nervo cranico nel tronco è coinvolta dalla lesione. Gli esami neuroradiologici possono mostrare la presenza di ischemia o emorragia a livello di midollo allungato, ponte, cervelletto. Per il trattamento della fase acuta si rimanda alle parti del trattato che si occupano delle patologie cerebrovascolari (v. Cap. 1). Dopo l'evento acuto molti pazienti continuano a lamentare instabilità e oscillopsia disabilitanti; in queste situazioni è utile la riabilitazione vestibolare, della quale si tratterà più avanti in questo capitolo.

Vestibolopatie ricorrenti

Attacchi ricorrenti di vertigine compaiono quando la menomazione dell'attività di un labirinto è temporanea e si ripete più volte; nelle fasi intercritiche la funzione vestibolare ritorna più o meno normale. Numerose malattie, molte delle quali possono beneficiare di trattamenti specifici, possiedono queste caratteristiche. La terapia sintomatica viene utilizzata con le solite indicazioni e non differisce da quella praticata nelle vestibolopatie acute "a episodio unico". Il trattamento specifico, soprattutto volto alla prevenzione delle recidive, trova nelle patologie ricorrenti un ruolo particolarmente importante (v. Tab. 18.4).

Canalolitiasi

Le canalolitiasi sono sindromi causate dalla presenza di corpuscoli di densità superiore a quella dell'endolinfa in uno o, raramente, più canali semicircolari. Nella gran parte dei casi i corpuscoli responsabili della sintomatologia sarebbero otoliti provenienti dalla macula utricolare. Le canalolitiasi sono caratterizzate da vertigine e nistagmo parossistici, scatenati in modo stereotipato da alcuni movimenti: sdraiarsi o girarsi nel letto, estendere il capo, ruotarlo rapidamente. Nel caso più frequente è coinvolto il canale semicircolare posteriore (CSP), in misura minore è interessato il canale semicircolare laterale (CSL), detto anche orizzontale. Il coinvolgimento del canale semicircolare superiore (CSS) è invece poco frequente [11-13].

La canalolitiasi può fare seguito a un altro evento (traumi cranici, infezioni, interventi di chirurgia otologica, ischemie labirintiche, malattia di Ménière) ma quasi sempre è idiopatica. La diagnosi è in genere agevole. Nel caso di canalolitiasi del CSP la manovra diagnostica di Dix-Hallpike (rapido posizionamento da seduto a supino con capo iperesteso e ruotato di 45° a destra o a sinistra, come mostrato nella Fig. 18.1 A-B) dà origine, dopo una breve latenza, a un nistagmo orizzonto-rotatorio orario nel caso di canalolitiasi sinistra o antiorario nel caso di canalolitiasi destra. Il coinvolgimento del CSS si distingue da quello del CSP per una componente verticale del nistagmo diretta verso il basso. Per la canalolitiasi del CSL la manovra diagnostica è quella di McClure: a paziente supino la rapida rotazione della testa verso destra o sinistra determina la comparsa di un nistagmo parossistico orizzontale che batte il più delle volte verso terra (nistagmo geotropo) o, più di rado, nel verso opposto (nistagmo apogeotropo).

La canalolitiasi, per la brevità della vertigine, non rappresenta di solito un'indicazione all'uso di farmaci sintomatici; essi possono talvolta essere somministrati almeno 30 minuti prima dell'esecuzione delle manovre terapeutiche che a volte sono gravate dalla comparsa di nausea o vomito. Tali manovre hanno lo scopo di spostare i corpuscoli otolitici lungo il canale semicircolare coinvolto fino all'utricolo. In questo modo la sintomatologia acuta può essere risolta in un'unica o in poche sedute. La manovra liberatoria è specifica del canale colpito: si utilizzano la manovre di Epley, la manovra di Semont e la tecnica di Brandt-Daroff per il CSP, la manovra di Epley per il CSS, e la manovra "a barbecue" per il CSL.

Manovra di Epley

Nel caso di canalolitiasi del CSP destro e del CSS sinistro (Fig. 18.1 A-E).

• Il paziente seduto sul lettino con il capo ruotato di 45° verso il lato patologico (a) viene portato in posizione supina e con il capo iperesteso determinando in tal modo la comparsa dell'attacco vertiginoso; questa prima parte della manovra di

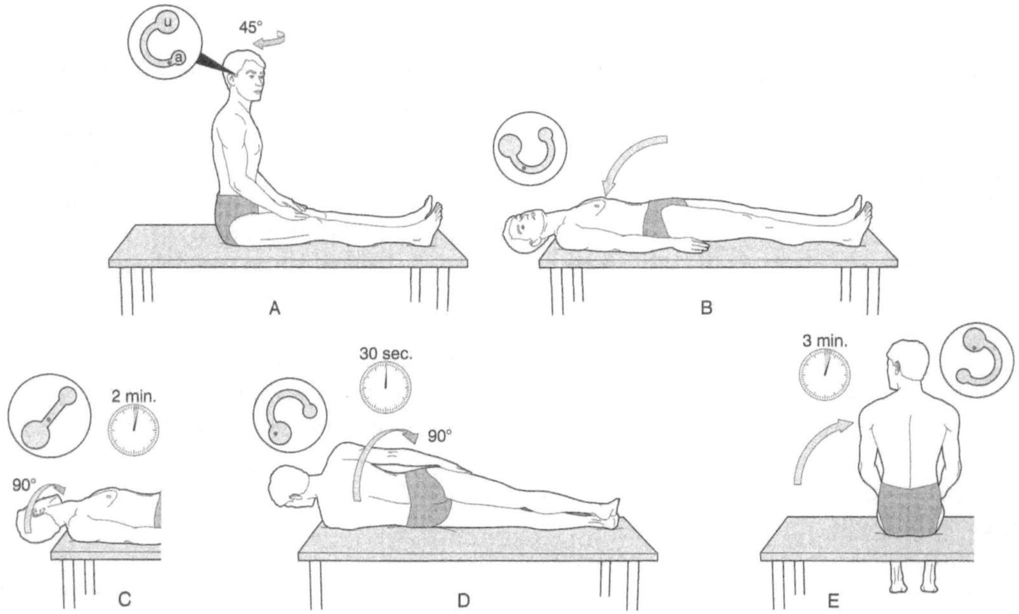

Figura 18.1 • Manovra di Epley nel caso di canalolitiasi del canale semicircolare posteriore destro: vengono indicate le fasi (A-E) del posizionamento del capo e del corpo del paziente. Si noti che le fasi A e B corrispondono alla manovra diagnostica di Dix-Hallpike. Nella pratica le posizioni vengono fatte assumere rapidamente al paziente con l'aiuto dell'esaminatore. L'estremità ampollare (a) e quella utricolare (u) del canale sono mostrate separate nonostante siano in continuità anatomica con l'utricolo; tuttavia i detriti otolitici (rappresentati con un pallino nero) non possono passare direttamente dall'estremità ampollare all'utricolo in quanto la cupola (membrana tesa tra l'epitelio sensoriale e la volta dell'ampolla) separa i due ambienti. Il cronometro indica per quanto tempo deve essere mantenuta la posizione mostrata in ogni fase della manovra.

Epley coincide con la manovra diagnostica di Dix-Hallpike (b).

- Dopo 2 minuti il capo viene ruotato di 90° verso il lato sano e lasciato in questa posizione per 30 secondi (c).
- Il corpo del paziente viene ruotato di 90° verso il lato sano e contemporaneamente, se possibile, il capo viene ulteriormente ruotato nella stessa direzione (quindi complessivamente il capo ha effettuato una rotazione di 180°-225° in due tempi) (d).
- Dopo circa 3 minuti il paziente viene riportato nella posizione seduta mantenendo il capo ruotato verso il lato sano (e); questa fase è delicata poiché può scatenare vertigine intensa e instabilità del paziente. È bene attendere circa 20 minuti prima di congedare il paziente in quanto durante questo periodo è stata segnalata la possibile insorgenza di una importante vertigine parossistica.

La manovra di Epley consente anche il trattamento della canalolitiasi del CSS. Questa varietà di presentazione non è facilmente distinguibile dalla più comune canalolitiasi del CSP; inoltre la manovra diagnostica di Dix-Hallpike può evidenziare il coinvolgimento sia del CSS omolaterale che del controlate-

rale. Di fronte a una presunta canalolitiasi del CSP che non trova soluzione è necessario pensare alla possibilità che si tratti del coinvolgimento del CSS controlaterale, curabile con una manovra di Epley effettuata in modo speculare partendo dal lato opposto.

Manovra di Semont

Nel caso di canalolitiasi del CSP destro (Fig. 18.2).

- Il paziente è seduto sul bordo del lettino con il capo ruotato di 45° verso il lato sano (A).
- Da questa posizione il paziente viene rapidamente coricato sul fianco patologico scatenando l'attacco (B).
- Al termine della vertigine il paziente viene portato, con un movimento di "pendolo invertito", in decubito sul lato sano senza modificare la rotazione del capo e tenuto in questa posizione per alcuni minuti (C).
- Il paziente viene quindi riportato nella posizione seduta mantenendo il capo ruotato verso il lato sano (D); anche in questo caso è bene osservare le stesse norme di prudenza suggerite al termine della manovra di Epley.

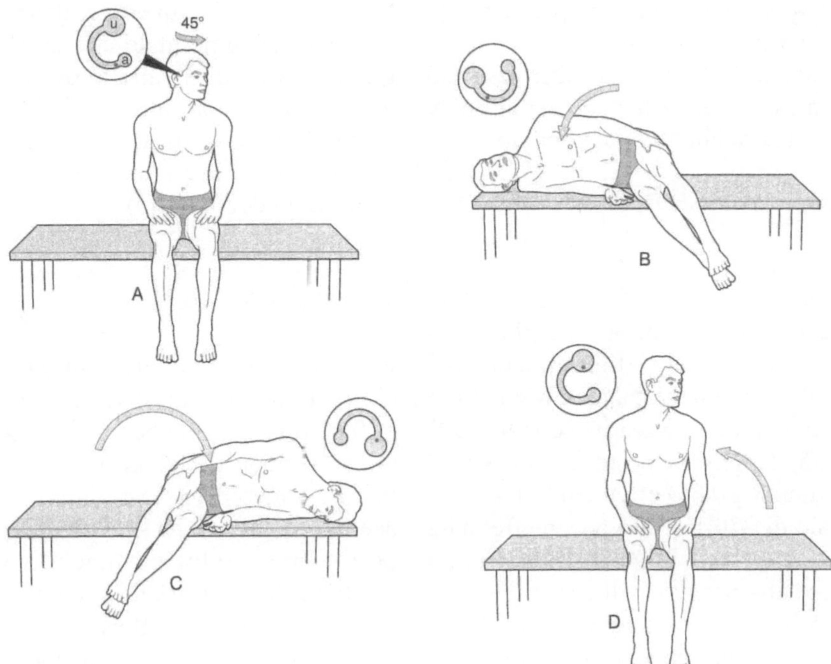

Figura 18.2 • Manovra di Semont nel caso di canalolitiasi del canale semicircolare posteriore destro. Sono indicate le fasi (A-D) del posizionamento del capo e del corpo del paziente. Nella pratica le posizioni vengono fatte assumere rapidamente al paziente con l'aiuto dell'esaminatore. L'estremità ampollare (a) e quella utricolare (u) del canale sono mostrate separate nonostante siano in continuità anatomica con l'utricolo; tuttavia i detriti otolitici (rappresentati con un pallino nero) non possono passare direttamente dall'estremità ampollare all'utricolo in quanto la cupola (membrana tesa tra l'epitelio sensoriale e la volta dell'ampolla) separa i due ambienti. Ciascuna posizione viene mantenuta per 30 secondi o fino alla scomparsa dell'eventuale vertigine.

Questa tecnica, rispetto alla manovra di Epley, risulta di più difficile applicazione nei pazienti obesi o affetti da patologie della colonna vertebrale lombare.

Tecnica di Brandt-Daroff

Nei casi refrattari è possibile ricorrere anche a una ginnastica riabilitativa che il paziente esegue al proprio domicilio: si utilizza la tecnica di Brandt-Daroff, che ricalca la tecnica di Semont ed è messa in atto dal paziente per proprio conto più volte al giorno.

- Dalla posizione seduta con la testa ruotata verso il lato sano il paziente si sdraia rapidamente sul fianco controlaterale.
- Si riporta poi alla posizione seduta.
- Quindi si sdraia rapidamente sul fianco sano.
- Infine il paziente torna alla posizione seduta.
- Ogni posizione va mantenuta fino all'esaurirsi della vertigine, quando essa compare, o per 30 secondi.
- Quando, in una o più posizioni, compare vertigine si ripete la sequenza fino a quando nessun movimento induce la comparsa di sintomi.
- Questi esercizi vanno ripetuti 5-10 volte al giorno e possono essere interrotti quando per 2 giorni non compaiono sintomi.

È opportuno limitare gli esercizi domiciliari a quei pazienti che sono in grado di comprenderne lo scopo e metterli in atto correttamente.

In alternativa alla tecnica di Brandt-Daroff si può proporre al paziente di eseguire la manovra di Epley in forma di ginnastica riabilitativa domiciliare.

Tecniche di rotazione a barbecue

Per il CSL.
- Il paziente viene coricato sul fianco patologico, che nel caso del nistagmo geotropo è quello in cui il nistagmo è più ampio e la vertigine più intensa.
- Al termine della vertigine il paziente viene fatto ruotare verso il lato sano a passi successivi di 90° ogni 30 secondi: dapprima è posto supino, poi sul fianco sano, quindi prono, effettuando così una rotazione totale di 270°; si può anche effettuare una rotazione completa di 360°, riportando in ultimo il paziente alla posizione di partenza.
- La tecnica può essere autosomministrata a domicilio per più volte al giorno e per più giorni fino alla scomparsa della sintomatologia vertiginosa.

La litiasi del CSL caratterizzata da nistagmo apogeotropo è di difficile trattamento ma fortunatamente poco persistente: in genere, in tempi brevi, si trasforma nella varietà geotropa, più facilmente trattabile con la tecnica qui descritta, o in una canalolitiasi del CSP.

Per tutti i tipi di canalolitiasi la pronta risposta alle manovre liberatorie è un importante criterio diagnostico; viceversa la mancata risposta deve fare riconsiderare la correttezza della diagnosi e portare a escludere altre patologie quali vestibolopatie centrali e fistole labirintiche. Talvolta, nonostante la risoluzione della vertigine parossistica con le manovre liberatorie, il paziente continua a lamentare un significativo disequilibrio nei giorni immediatamente successivi: occorre rassicurarlo sul buon esito del trattamento e sulla rapida risoluzione del suo disturbo. Al contrario i casi che non vengono risolti dalle manovre liberatorie possono essere sottoposti a metodiche dette di "decubito coatto": il paziente deve tenere per alcune ore un decubito che favorisca l'uscita degli otoliti dal canale. Si tratta di una terapia difficile da applicare alla quale si ricorre solo dopo ripetuti tentativi falliti con le manovre liberatorie.

Per i casi assolutamente refrattari e che rimangono fortemente sintomatici per almeno un anno è stata proposta anche una metodica chirurgica: la resezione nel ramo "singolare" del nervo vestibolare inferiore che innerva l'ampolla del CSP [8]. Questo intervento è delicato ed applicabile solo ai casi sicuramente dovuti al CSP senza incertezze sul lato coinvolto. Per questo e altri trattamenti proposti [9] è fondamerntale che la malattia induca un grado elevato di invalidità per giustificare i rischi di una terapia che mira a sopprimere la funzione vestibolare (ipoacusia, in un paziente normoacusico, possibilità di trattare l'orecchio che non è responsabile dei sintomi).

Malattia di Ménière

La malattia di Ménière è un'affezione dell'orecchio interno che esordisce più frequentemente fra i 40 e i 60 anni ma che viene diagnosticata talvolta anche dopo i 70 anni. È possibile, ma raro, che la malattia colpisca in età infantile. La malattia di Ménière è idiopatica, ma gli stessi sintomi possono rivelare patologie congenite o acquisite (infezioni virali o batteriche, traumi, flogosi di natura autoimmunitaria, malformazioni labirintiche). Si parla di sindrome menieriforme in caso di vertigine di tipo menierico non associata agli altri sintomi della Ménière (descritti più avanti) e attribuibile a una causa nota. La malattia è episodica con attacchi intervallati da periodi di remissione ed è bilaterale in una percentuale che varia dal 2 al 78% dei casi in relazione ai parametri clinico-strumentali valutati [14, 15].

L'ipotesi patogenetica comunemente sostenuta prevede un aumento della pressione endolinfatica per un'alterazione dell'equilibrio fra la produzione e l'eliminazione dell'endolinfa. L'accumulo di endolinfa (idrope) determinerebbe la dilatazione del labirinto membranoso fino alla rottura della barriera anatomica fra il compartimento endolinfatico (a elevata concentrazione di ioni K^+) e quello perilinfatico (a basso contenuto di K^+). L'annullamento del gradiente di potenziale tra i due compartimenti sarebbe responsabile del blocco dell'attività dei recettori vestibolari. Ne deriverebbe un'asimmetria funzionale tra il labirinto colpito e il controlaterale con comparsa della sintomatologia vertiginosa.

Il quadro clinico è caratterizzato dalla combinazione di quattro sintomi:

- attacchi vertiginosi ricorrenti che normalmente non superano le 24 ore;
- ipoacusia fluttuante o permanente;
- acufeni;
- sensazione di pressione e di pienezza auricolare.

Durante le fasi acute si rileva nistagmo spontaneo la cui fase rapida batte verso il lato malato o in direzione opposta. L'audiometria mostra ipoacusia neurosensoriale fluttuante o stabile. Nelle fasi intercritiche l'esame clinico e strumentale della funzione labirintica può presentarsi normale o evidenziare segni di ipofunzione del lato interessato. La diminuzione della funzione labirintica è di solito proporzionale alla durata della storia naturale della malattia ma non raggiunge l'areflessia. L'assenza completa di risposte alle prove di stimolazione labirintica deve quindi suggerire altre ipotesi diagnostiche. Lo studio neuroradiologico mediante RMN è entrato nell'uso clinico comune per escludere alcune malattie che possono simulare la Ménière: neurinoma dell'acustico, lesioni vascolari, sclerosi multipla.

Nella maggioranza dei casi i fattori più invalidanti sono l'intensità e la frequenza degli attacchi vertiginosi. La terapia è volta al trattamento sintomatico delle crisi acute e alla profilassi a lungo termine degli attacchi.

Il trattamento sintomatico della crisi acuta si avvale dei farmaci che sono stati già indicati come sintomatici, in associazione ad antiedemigeni somministrati per via endovenosa (mannitolo, glicerolo). Il trattamento specifico può essere differenziato in "conservativo" e "soppressivo" della funzione labirintica. Le opinioni sono difformi riguardo all'efficacia del trattamento conservativo, tuttavia esso è opportuno in quanto il paziente con malattia di Ménière ha caratteristiche psicologiche (depressione e ansia) che incidono in misura notevole sulla partecipazione alla vita sociale e che risentono positivamente dall'impegno che il medico dimostra nel suo trattamento.

Il trattamento conservativo si avvale di un adeguato stile di vita e della somministrazioni di farmaci secondo i criteri sotto descritti.

1. Astensione da fumo, alcolici, caffeina, teina, teobromina, formaggi, limitazione dell'introduzione di NaCl a 1-2 g/die. Sono da evitare gli eccessivi carichi idrici, ma non bisogna indurre il paziente a diminuire l'introduzione di acqua poiché il conseguente aumento del livello di ormone antidiuretico potrebbe aumentare il rischio di idrope labirintica.

2. A questi provvedimenti si associa, di solito, l'impiego della betaistina, sebbene la sua utilità sia controversa. La sua azione si eserciterebbe grazie a un incremento della circolazione a livello della *stria vascularis* (struttura secernente l'endolinfa, sita nella parte superiore del dotto cocleare) e a un'inibizione dei circuiti polisinaptici dei nuclei vestibolari.

3. Il passo successivo consiste nell'impiego di diuretici, sebbene la loro utilità appaia controversa: tiazidi, eventualmente associati a risparmiatori di potassio, oppure acetazolamide. Anche la furosemide è stata oggetto di studi valutativi ma la sua potenziale ototossicità ne sconsiglia l'impiego.

4. A questi provvedimenti, in alcuni casi, può essere necessario associare la psicoterapia.

La maggior parte dei casi (75-80%) può essere controllata con questi provvedimenti. Tuttavia l'insuccesso della terapia conservativa e la riduzione della partecipazione alla vita sociale per l'intensità e la frequenza delle crisi costituiscono l'indicazione al trattamento soppressivo, che si avvale della somministrazione intratimpanica di gentamicina, della sezione chirurgica del nervo vestibolare per via retrosigmoidea o di altre tecniche volte a sopprimere la funzione labirintica. La scelta della tecnica si basa su considerazioni relative all'età e alle condizioni generali e uditive del paziente, tuttavia la somministrazione di gentamicina trova sempre maggiori consensi in virtù di un rapporto molto favorevole fra il beneficio e i rischi. L'esperienza relativa all'uso di gentamicina [10] evidenzia come sia possibile ridurre il numero delle somministrazioni, dunque il rischio di effetti tossici del farmaco, e ottenere ugualmente un buon controllo della sintomatologia. Inoltre la somministrazione intratimpanica normalmente non è difficoltosa: è di competenza dello specialista otorinolaringoiatra ma non richiede particolare esperienza di chirurgia dell'orecchio medio e viene eseguita con una semplice anestesia locale in regime ambulatoriale. Al contrario, la neurectomia retrovestibolare e le altre tecniche di "labirintectomia" sono di realizzazione molto più impegnativa.

Fistola labirintica

Il CSL, il CSS e la finestra ovale possono essere sedi di fistole labirintiche responsabili di vertigini scatenate dai movimenti del capo, dalla compressione sul padiglione auricolare, dal soffiarsi il naso, dall'esecuzione della manovra di Valsalva, dall'esposizione a intensi stimoli sonori (fenomeno di Tullio) [16]. Le fistole possono dipendere da processi patologici erosivi delle pareti ossee (colesteatoma), conseguire a fratture o a interventi chirurgici oppure essere apparentemente spontanee. La diagnosi è relativamente semplice quando l'anamnesi rivela elementi caratteristici; risulta invece laboriosa nel caso della fistola del CSS in cui la sintomatologia può simulare una canalolitiasi. Quando la fuoriuscita di perilinfa consegue a un evento acuto di semplice diagnosi sono opportuni i provvedimenti che diminuiscono la pressione liquorale nel distretto cefalico, innanzitutto il riposo a letto per 2-3 settimane con la testa elevata. In molti casi la presenza di un colesteatoma, la coesistenza di ipoacusia, l'importanza della vertigine costituiranno le indicazioni al trattamento chirurgico con tecniche che differiranno in relazione alla causa.

Insufficienza vertebrobasilare transitoria

Non è sempre chiaro se la vertigine origini dall'ischemia del labirinto o del tronco cerebrale o di entrambe le strutture perché l'apporto ematico dipende in tutti i casi dal sistema vertebrobasilare. Va quindi tenuto presente che la vertigine ricorrente può essere l'unica manifestazione di ischemia vertebrobasilare transitoria [5]. I pazienti hanno spesso un'età superiore a 50 anni, con storia di malattia vascolare. La vertigine ha un esordio improvviso, dura diversi minuti, è frequentemente associata a nausea e vomito. Possono coesistere allucinazioni visive, *drop attack*, debolezza muscolare, sensazioni viscerali, difetti del campo visivo, diplopia e cefalea. L'esame obiettivo può essere invece normale in fase intercritica. L'insufficienza vertebrobasilare costituisce un'indicazione all'uso degli antiaggreganti piastrinici e al controllo dei fattori di rischio cardiovascolare.

Vertigine correlata con l'emicrania (v. Cap. 15)

Nella classificazione delle emicranie dell'International Headache Society l'unica sindrome vertiginosa considerata una manifestazione emicranica è la vertigine parossistica benigna dell'infanzia [17, 18]. Tuttavia sono conosciute alcune sindromi neuro-otologiche, caratterizzate anche dalla presenza di vertigine, che dal punto di vista eziopatogenetico sono riconducibili all'emicrania (emicrania basilare, vertigine ricorrente benigna dell'adulto) e altre che hanno maggiore prevalenza nei pazienti emicranici (cinetosi, malattia di Ménière, vertigine parossistica posizionale benigna). La vertigine ricorrente benigna dell'adulto emicranico è di tipo menieriforme ma senza associazione con i sintomi a carico dell'apparato uditivo tipici della malattia di Ménière. Nei pazienti affetti da cefalea emicranica la vertigine può comparire come precursore della cefalea (aura), come unico sintomo di una crisi emicranica abortiva (vertigine emicranica equivalente) o, infine, come un sintomo associato a una crisi cefalalgica vera e propria (vertigine emicranica concomitante). Nei pazienti colpiti da vertigini menieriformi che non sono affetti da cefalea emicranica la diagnosi è suggerita dalla familiarità per l'emicrania. Quando un paziente che lamenta vertigini ricorrenti ha precedenti anamnestici riconducibili all'emicrania è ragionevole iniziare un trattamento antiemicranico con lo scopo di conseguire il controllo della sintomatologia vertiginosa. Al trattamento farmacologico si possono associare interventi dietetici (riduzione o eliminazione di aspartame, cioccolato, caffeina, alcol), cambiamenti dello stile di vita (esercizio, riduzione dello stress, miglioramento del ritmo sonno-veglia), esercizi di riabilitazione vestibolare.

Vertigine in età infantile

La vertigine compare meno frequentemente nell'infanzia che nell'età adulta, ma la rilevanza del problema non è trascurabile. Tralasciando le patologie centrali espansive, degenerative e malformative nel cui quadro clinico possono trovare posto i disturbi dell'equilibrio, si può affermare che tutte le malattie caratterizzate da vertigine che colpiscono l'età adulta possono presentarsi, sia pure raramente, durante l'infanzia. Esiste anche un'entità nosologica tipica dell'età pediatrica considerata, come detto sopra, una manifestazione emicranica: la "vertigine parossistica benigna dell'infanzia". Colpisce bambini fra i 3 e gli 8 anni che per alcuni minuti presentano pallore e incapacità a mantenere autonomamente la stazione eretta. La vertigine non è posizionale. Le crisi scompaiono spontaneamente nel volgere di alcuni mesi. Non è richiesta terapia [18]. I principi di trattamento farmacologico e riabilitativo delle altre vertigini infantili sono simili a quelli applicati all'età adulta adattando i dosaggi e le indicazioni dei farmaci all'età pediatrica.

Malattia autoimmune dell'orecchio interno

I segni e sintomi sono simili a quelli della malattia di Ménière ma, al contrario di questa, nel giro di settimane o mesi compare un coinvolgimento dell'orecchio controlaterale. È rilevabile ipoacusia neurosensoriale eventualmente associata a processi infiammatori oculari, articolari, tiroidei o di altri organi [19]. Gli esami di laboratorio possono mostrare aumento di VES e PCR, positività di crioglobuline, complemento, fattore reumatoide, anticorpi antinucleo e anti-DNA. La malattia autoimmune dell'orecchio interno dovrebbe essere presa in considerazione ogniqualvolta una perdita uditiva neurosensoriale bilaterale progressiva e/o una sindrome vestibolare rimangono inspiegate, nonostante approfonditi esami diagnostici.

Labirintite luetica

La causa è un'osteite dovuta all'infezione da *Treponema pallidum* che distrugge la capsula otica e determina la comparsa di idrope endolinfatica. Pertanto i sintomi e segni sono simili a quelli della malattia di Ménière con perdita uditiva bilaterale progressiva. In anamnesi si riscontra una precedente malattia a trasmissione sessuale oppure un'infezione congenita. Gli esami di laboratorio possono mostrare positività di TPHA e VDRL. La terapia è quella eziologica con antibiotici [20].

Sclerosi multipla

La vertigine è spesso associata alla sclerosi multipla [21]. Infatti nella malattia è frequente la compromissione delle vie vestibolari, cerebellari e oculomotrici con nistagmo e oftalmoplegia internucleare. La RMN dell'encefalo mostra le lesioni multifocali iperintense nella sostanza bianca. Il trattamento è quello della patologia di base. I pazienti possono avvalersi con beneficio della riabilitazione vestibolare.

Vertigine epilettica

La vertigine può essere l'aura della crisi epilettica o il suo sintomo principale. È una vertigine improvvisa, accompagnata da deviazione o rotazione di occhi, testa e corpo in direzione opposta alla lesione e da nistagmo [22]. L'EEG può essere positivo per alterazioni elettrofisiologiche nei lobi temporali. Il trattamento è quello dell'epilessia di base.

Atassie episodiche familiari

Sono patologie genetiche chiamate dagli Autori anglosassoni *episodic ataxia* (EA) e classificate in due tipi (EA1 ed EA2) (v. Cap. 29) [23]. Sono caratterizzate, rispettivamente, dall'anomalo funzionamento dei canali del potassio e del calcio presenti sulla membrana dei neuroni. Nel caso della EA2 gli attacchi di vertigine sono provocati da esercizio e stress; può esserci emicrania nel 50% dei casi. Si rileva nistagmo spontaneo solo durante l'attacco, mentre nei periodi intercritici i segni clinici e neuroradiologici sono assenti. Il trattamento delle EA si avvale dell'acetazolamide.

Disabling vertigo

La causa è la presenza di un conflitto neurovascolare fra l'ottavo paio dei nervi cranici e un vaso arterioso (AICA, PICA, arteria basilare) o venoso. La *disabling vertigo* è caratterizzata da attacchi vertiginosi brevi e frequenti spesso associati a movimenti del capo. Col tempo può comparire un progressivo decremento della funzione vestibolare e uditiva. Inoltre durante gli attacchi si può mettere in evidenza un nistagmo spontaneo e/o di tipo posizionale (cioè provocato da alcune posizioni assunte dal capo). L'esame calorico può mostrare ipoeccitabilità labirintica unilaterale. L'angio-RMN può mostrare la presenza del conflitto neurovascolare. È stato proposto il trattamento con carbamazepina come nel caso della nevralgia trigeminale e di quella del glossofaringeo e di alcune epilessie. In taluni casi è stato effettuato un trattamento chirurgico decompressivo secondo le modalità messe in atto per le nevralgie trigeminali o del glossofaringeo o per gli spasmi facciali [24].

Vertigine e disequilibrio di origine cervicale

Questi termini non possono essere utilizzati come diagnosi specifiche, in quanto rappresentano un'entità clinica mal definita che può avere numerosi e diversi meccanismi fisiopatologici [25]. Tra questi va annoverata l'occlusione vascolare delle arterie vertebrali da spondiloartrosi cervicale o da instabilità atloassiale. Si ritiene che nei pazienti con malattia aterosclerotica la circolazione cerebrale, già compromessa, possa essere ulteriormente alterata dalla compressione vertebrale che si verifica durante movimenti di rotazione o estensione del collo, causando così un'insufficienza vertebrobasilare. Un altro meccanismo fisiopatologico consisterebbe nell'alterazione dell'ingresso propriocettivo cervicale a causa di lesioni che coinvolgono le fibre afferenti propriocettive nelle strutture profonde del rachide cervicale (capsule articolari e legamenti innervati dalle radici C_1-C_3, fusi neuromuscolari dei muscoli paravertebrali). Dato che esistono ingressi sensoriali ai nuclei vestibolari provenienti dalle afferenze propriocettive cervicali, è verosimile attendersi una modificazione della funzionalità vestibolare a causa dell'alterato ingresso dal rachide cervicale. Tuttavia, una dimostrazione certa di questo fenomeno non è mai stata ottenuta nell'uomo. Il colpo di frusta è una causa di disequilibrio e di vertigine spesso riferita dai pazienti. In molti pazienti che hanno subito un trauma cranico o cervicale, la causa del disturbo è spesso da ricercare in una canalolitiasi e/o una concussione labirintica. A seconda della causa in gioco le caratteristiche della vertigine e del disequilibrio, nonché i risultati degli esami strumentali, possono essere molto variabili. Il trattamento di queste malattie, da modulare in relazione alla gravità delle manifestazioni, comporta provvedimenti medici, fisioterapici e chirurgici.

Vestibolopatie croniche

Le vestibolopatie croniche sono caratterizzate dalla perdita di funzione labirintica mono- o bilaterale (ad es., esiti di vestibolopatie acute periferiche, malattia di Ménière in fase avanzata o sottoposta a trattamento soppressivo, neurinoma del nervo acustico, trattamenti con farmaci ototossici).

Tali sindromi possono dare origine a sensazioni ricorrenti e transitorie di vertigine lieve e disequilibrio. Si tratta di malattie nel cui quadro clinico a volte prevalgono sintomi e segni extravestibolari. Ad esempio, i tumori dell'ottavo nervo cranico (neurinomi) raramente provocano vertigine a causa della loro lenta crescita, ma si manifestano in genere con perdita di udito e acufeni, deficit del nervo facciale o segni centrali. Al contrario, l'esposizione a farmaci ototossici (soprattutto gli antibiotici aminoglicosidici) può determinare un danno vestibolare bilaterale che causa instabilità del cammino e oscillopsia.

La terapia delle vestibolopatie croniche prevede, in molti casi, un trattamento specifico, per esempio il neurinoma necessita spesso del trattamento chirurgico, ma è sempre indicato per tutte un programma di riabilitazione vestibolare.

Terapia riabilitativa vestibolare

Quando il labirinto è stato danneggiato in modo permanente, lo stato iniziale di squilibrio a livello dei nuclei vestibolari causa una vertigine acuta.

Gradualmente il paziente si adatta a questo squilibrio attraverso un processo di compenso che richiede l'integrità della vista, un normale ingresso propriocettivo dal rachide cervicale e un normale ingresso somatosensoriale dagli arti inferiori. Le vie nervose centrali che trasmettono queste afferenze svolgono un ruolo importante nel compenso e un danno a queste strutture determina un recupero meno efficace. Il compenso vestibolare avviene più rapidamente e completamente se il paziente inizia a effettuare esercizi di riabilitazione vestibolare il più presto possibile dopo una lesione. Al contrario, il compenso è rallentato dai farmaci sedativi del sistema vestibolare. Per questi motivi, dopo che sia stata individuata una lesione vestibolare, i programmi di riabilitazione dovrebbero essere iniziati il più presto possibile e l'uso di farmaci sedativi dovrebbe essere limitato allo stadio acuto. I programmi di riabilitazione vestibolare sono indicati in tutte le vestibolopatie in cui esista un danno permanente al sistema vestibolare e il disequilibrio rappresenti il sintomo più importante. Una recente revisione Cochrane ha concluso che la riabilitazione vestibolare è efficace nel ridurre la sintomatologia dovuta alla disfunzione vestibolare unilaterale [26]. Tuttavia, sembra che la rieducazione vestibolare sia utile anche nei casi di lesioni delle vie vestibolari centrali. Inoltre, la riabilitazione vestibolare è in grado di migliorare le attività e la partecipazione nella vita quotidiana dei pazienti. Il protocollo originale di esercizi di Cawthorne e Cooksey utilizza esercizi effettuati con difficoltà crescente per favorire il recupero funzionale: gli esercizi consistono dapprima in movimenti degli occhi, poi della testa e degli occhi insieme, del tronco e infine di tutto il corpo. Oltre a questi esercizi possono essere utilizzati con beneficio la stimolazione otticocinetica o l'addestramento al mantenimento dell'equilibrio su pedane mobili [27].

Oltre a causare vertigine, le lesioni vestibolari interferiscono con i riflessi che controllano i movimenti degli occhi durante i movimenti attivi della testa e interferiscono con i riflessi posturali. L'interferenza può provocare oscillopsia durante i movimenti della testa e la tendenza a deviare o cadere verso il lato leso durante il cammino. Questi sintomi possono essere migliorati da esercizi attivi progettati per accelerare il compenso. Molti esercizi scatenano disequilibrio e nausea. È però opportuno che venga raggiunta questa sensazione spiacevole, che testimonia una sufficiente stimolazione vestibolare, per innescare i processi necessari al compenso centrale. Gli esercizi dovrebbero essere eseguiti perlomeno 2 volte al giorno per diversi minuti, ma possono essere effettuati quanto più spesso il paziente possa tollerare.

La riabilitazione di un paziente colpito da una lesione vestibolare procede per tappe successive con l'intento di fornirgli la maggior quantità possibile di stimoli visivi, somatosensoriali e vestibolari. Quando il nistagmo è presente, il paziente dovrebbe tentare di dirigere gli occhi e mantenerli nella direzione che provoca il massimo disequilibrio. Quando il nistagmo si riduce al punto che un bersaglio visivo può essere guardato in tutte le posizioni dello spazio, il paziente dovrebbe iniziare gli esercizi di coordinazione tra occhi e testa. Un utile esercizio consiste nel fissare un bersaglio visivo mentre si oscilla la testa o da un lato all'altro o in alto e in basso. La velocità dei movimenti della testa può essere gradualmente aumentata fintanto che il bersaglio venga mantenuto fisso. Sono anche utili movimenti combinati della testa e degli occhi per "saltare" rapidamente avanti e indietro tra due bersagli visivi molto distanti.

Il paziente dovrebbe tentare di stare in piedi e camminare mentre il nistagmo è ancora presente. Nelle prime fasi della riabilitazione può essere necessario camminare a contatto del muro o con l'assistenza di una persona. All'inizio le inversioni del cammino dovrebbero essere effettuate lentamente e con l'appoggio a una persona. Man mano che avviene il miglioramento, dovrebbero essere aggiunti dei movimenti della testa mentre il paziente è in piedi e poi anche mentre cammina: prima i movimenti devono essere lenti, da un lato all'altro o in alto e in basso, poi possono consistere in veloci rotazioni della testa in tutte le direzioni.

Il compenso centrale richiede da 2 a 6 mesi. Il disequilibrio che persiste oltre questo periodo può indicare uno scarso compenso o la presenza di una patologia vestibolare ricorrente. In questo caso l'anamnesi del paziente dovrebbe essere riconsiderata, ogni farmaco inibente il sistema vestibolare dovrebbe essere sospeso e andrebbero valorizzati i segni di coinvolgimento delle vie nervose centrali e di menomazione visiva o somatosensoriale. Se la rivalutazione del paziente risultasse negativa, allora dovrebbe essere iniziato un programma di esercizi di abitudine al disequilibrio. A questo scopo si identificano i movimenti che causano disequilibrio e si invita il paziente a ripeterli il più spesso possibile per provocare il sintomo. Questo approccio si propone il fine di indurre l'abitudine allo stimolo che determina la vertigine e ridurre l'intensità di quest'ultima fino alla sua scomparsa.

Bibliografia

1. Neuhauser H. Epidemiology of vertigo. Curr Opin Neurol 2007; 20:40-46.
2. Hain TC, Yacovino D. Pharmacologic treatment of persons with dizziness. Neurol Clin 2005; 23:831-853.
3. Baloh RW. Vestibular neuritis. N Engl J Med 2003; 348:1027-1032.
4. Strupp M, Zingler VC, Arbusow V, Niklas D, Maag KP, Dieterich M, Bense S, Theil D, Jahn K, Brandt T. Methylprednisolone, valacyclovir, or the combination for vestibular neuritis. N Engl J Med 2004; 351:354-361.
5. Savitz SI, Caplan LR. Vertebrobasilar disease. N Engl J Med 2005; 352:2618-2626.
6. Miyamoto RC, Miyamoto RT. Pediatric neurotology. Semin Pediatr Neurol 2003; 10:298-303.
7. Marzo SJ, Leonetti JP, Raffin MJ, Letarte P. Diagnosis and management of post-traumatic vertigo. Laryngoscope 2004; 114:1720-1723.
8. Gacek RR. Singular neurectomy update. II. Review of 102 cases. Laryngoscope 1991; 101:855-862.
9. Brantberg K, Bergenius J, Tribukait A. Gentamicin treatment in peripheral vestibular disorders other than Ménière's disease. ORL J Otorhinolaryngol Relat Spec 1996; 58:277-279.
10. Bertino G. Durso D. Manfrin M. Casati L. Mira E. Intratympanic gentamicin in monolateral Ménière disease: our experience Eur Arch Otorhinolaryngol 2006; 263:271-275.
11. Epley JM. The canalith repositioning procedure: for treatment of benign paroxysmal positional vertigo. Otolaryngol Head Neck Surg 1992; 107:399-404.
12. Nuti D, Vannucchi P, Pagnini P. Benign paroxysmal vertigo of the horizontal canal: a form of canalolithiasis with variable clinical features. J Vestib Res 1996; 6:173-184.
13. Vannucchi P, Giannoni B, Pagnini P. Treatment of horizontal semicircular benign paroxysmal positional vertigo. J Vestib Res 1997; 7:1-6.
14. James A, Thorp M. Ménière's disease. Clin Evid 2005; 14: 659-665.
15. Minor LB, Schessel DA, Carey JP. Ménière's disease. Curr Opin Neurol 2004; 17:9-16.
16. Minor LB. Labyrinthine fistulae: pathobiology and management. Curr Opin Otolaryngol Head Neck Surg 2003; 11:340-346.
17. Riina N, Ilmari P, Kentala E. Vertigo and imbalance in children. A retrospective study in a Helsinki University Otorhinolaryngology Clinic. Arch Otolaryngol Head Neck Surg 2005; 131:996-1000.
18. Neuhauser H, Lempert T. Vertigo and dizziness related to migraine: a diagnostic challenge. Cephalalgia 2004; 24:83-91.
19. Ågrup C, Luxon LM. Immune-mediated inner-ear disorders in neuro-otology. Curr Opin Neurol 2006; 19:26-32.
20. Yimtae K, Srirompotong S, Lertsukprasert MA. Otosyphilis: a review of 85 cases. Otolaryngol Head Neck Surg 2007; 136:67-71.

21. Rae-Grant AD, Eckert NJ, Bartz S, Reed JF. Sensory symptoms of multiple sclerosis: a hidden reservoir of morbidity. Mult Scler 1999; 5:179-183.
22. Galimberti CA, Versino M, Sartori I, Manni R, Martelli A, Tartara A. Epileptic skew deviation. Neurology 1998; 50:1469-1472.
23. Jen JC, Graves TD, Hess EJ, Hanna MG, Griggs RC, Baloh RW; CINCH investigators. Primary episodic ataxias: diagnosis, pathogenesis and treatment. Brain 2007; 130:2484-2493.
24. Møller AR, Møller MB. Microvascular decompression operations. Prog Brain Res 2007; 166:397-400.
25. Brandt T, Bronstein AM. Cervical vertigo. J Neurol Neurosurg Psychiatry 2001; 71:8-12.
26. Hillier SL, Hollohan V. Vestibular rehabilitation for unilateral peripheral vestibular dysfunction. Cochrane Database Syst Rev 2007; 4:CD005397.
27. Corna S, Nardone A, Prestinari A, Galante M, Grasso M, Schieppati M. Comparison of Cawthorne-Cooksey exercises and sinusoidal support surface translations to improve balance in patients with unilateral vestibular deficit. Arch Phys Med Rehabil 2003; 84:1173-1184.

Testi di approfondimento

Brandt T. Vertigo. Its multisensory syndromes. London: Springer; 2003.
Dufour A, Mira E, Pignataro O. Otoneurologia clinica. Milano: CRS Amplifon; 1993.
EMC Trattato di Otorinolaringoiatria. Issy les Moulineaux: Elsevier Masson SAS; 2006.
Herdman SJ. Vestibular Rehabilitation. Philadelphia: F.A. Davis Company; 2000.
AOOI. Vestibolometria clinica e strumentale, Quaderni monografici di aggiornamento, C Vicini (Ed.). Galatina: TorGraf; 2003.

Capitolo 19

Paralisi periodiche e miopatia da deplezione potassica

Folco Fiacchino

Introduzione

La paralisi periodica ipopotassiemica (pp-IPO-k), la paralisi periodica iperpotassiemica (pp-IPER-k), la paramiotonia congenita (PMC) e la sindrome di Andersen-Tawil (SAT) sono canalopatie ereditarie di tipo autosomico dominante caratterizzate dal ripetersi di fenomeni "critici" nel corso dei quali la potassiemia si discosta dal suo valore basale e il paziente presenta un disturbo motorio generalizzato o parcellare. In linea di massima, se la potassiemia scende, il disturbo motorio è di tipo deficitario (debolezza o paralisi); se aumenta, può essere di tipo deficitario e/o di tipo miotonico. Le variazioni della potassiemia possono essere anche minime e talvolta addirittura assenti. Ciò, secondo Mc Ardle [1], potrebbe dipendere anche dal fatto che il muscolo in crisi è tendenzialmente ipoperfuso e il suo liquido interstiziale subisce un relativo ristagno. Nei casi dubbi, l'induzione farmacologica con glucosio o con potassio consente di formulare la diagnosi di pp-IPO-k o, rispettivamente, di pp-IPER-k.

Le caratteristiche comuni alla pp-IPO-k e alla pp-IPER-k sono numerose. Attività muscolari intense e protratte, freddo, alcol e stress emotivo sono agenti induttori comuni. In entrambe le patologie, il sarcolemma è lievemente depolarizzato negli intervalli intercritici e fortemente depolarizzato durante la crisi. In entrambe, la crisi compare soltanto durante il riposo, quando la perfusione ematica è bassa e l'effetto propulsivo delle contrazioni è assente; è preceduta da oliguria, accompagnata da aumento di volume della muscolatura interessata e seguita da diuresi abbondante.

Il mantenimento di una modica attività può prevenire la crisi, può posticiparla o risolverla se già in atto; l'efficacia di questo fenomeno *walk-off* è stata attribuita all'aumento della perfusione ematica, al deflusso del liquido interstiziale, all'attivazione della pompa Na/K e all'acidosi.

Identiche sono le lesioni anatomo-patologiche e sorprendentemente simili l'alto contenuto di Na+ e il relativamente basso contenuto di K+ riscontrati nella muscolatura quando la crisi è assente.

Non è del tutto eccezionale la possibilità che lo stesso individuo [2] o individui appartenenti alla stessa famiglia [3] o affetti dalla stessa patologia [4] abbiano crisi spontanee con potassiemie discordanti.

Entrambe le patologie possono avere una guarigione spontanea o una evoluzione verso una miopatia progressiva.

Acetazolamide e diclorofenamide possono essere efficaci in entrambe, anche se, in entrambe, alcuni pazienti non rispondono o peggiorano.

Acetazolamide e diclorofenamide

Questi diuretici inibitori dell'anidrasi carbonica provocano una modesta kaliuresi, una modesta natriuresi e una discreta perdita urinaria di bicarbonato con relativa produzione di acidosi ipercloremica. Il loro primo impiego fu per il trattamento della pp-IPER-k e la loro efficacia fu attribuita alla possibilità di ottenere e mantenere potassiemie e natremie relativamente basse, mentre all'acidosi ipercloremica fu attribuito il ruolo di un effetto collaterale difficilmente eliminabile [1].

Nel 1970 fu osservato che l'acetazolamide può essere efficace anche nel trattamento della pp-IPO-k perché l'acidosi da essa provocata può contrastare il passaggio "critico" del potassio dal plasma al muscolo [5]. Più recentemente, l'importanza dell'acidosi ottenibile con questo farmaco e con il fenomeno *walk-off* è stata sottolineata da Kuzmenkin et al. [6], i quali os-

A. Sghirlanzoni (ed) *Terapia delle malattie neurologiche.* ISBN 978-88-470-1119-9; © Springer-Verlag Italia 2009

servano che la disfunzione di canali "mutati" per sostituzione di un aminoacido cationico come l'arginina con un aminoacido neutro come l'istidina può essere ridotta o annullata se l'acidosi fornisce all'istidina gli idrogenioni H+ che la rendono più simile all'arginina; la disfunzione aumenta, invece, se l'alcalosi, sottraendo idrogenioni, rende l'istidina meno cationica. Gli stessi autori notano che, in alcune mutazioni, l'istidina da acidificare si trova nell'interno della cellula, e in altre è all'esterno di essa; pertanto, solo un'acidosi intracellulare sarebbe utile nel primo caso e solo un'acidosi extracellulare lo sarebbe nel secondo. Inoltre, non sempre la "somiglianza" degli aminoacidi scambiati è modulabile con le variazioni del pH perché non tutte le mutazioni sono pH-sensibili. In altri termini, l'acidosi ottenuta con l'acetazolamide può essere ugualmente efficace in due pazienti affetti da canalopatie diverse (se le mutazioni sono dello stesso tipo) e non esserlo in due pazienti affetti dalla stessa canalopatia (se le mutazioni non sono identiche).

All'acetazolamide sono stati attribuiti: un effetto anti-miotonico per attivazione dei canali CL [7], un effetto anti-insulinico [8] simile a quello del diazossido [9], un effetto attivatore dei canali K-ATP che promuovono la fuoriuscita di K+ quando l'ATP cellulare si abbassa [10], un effetto attivatore dei canali K-Ca che promuovono la fuoriuscita di K+ quando il Ca++ cellulare aumenta [11]. Fatta eccezione per il primo, tutti gli altri effetti sembrano ad esclusivo vantaggio della pp-IPO-k che ha nell'insulina il suo principale induttore e nell'ipopotassiemia la sua espressione più tipica.

L'impiego attuale di acetazolamide prevede un dosaggio che va da 125 mg a giorni alterni fino a 250 mg ogni 6 ore; in alcuni casi, la dose giornaliera efficace è di 1.500 mg. Il suo effetto collaterale maggiore è la nefrolitiasi. Diclorofenamide, più potente, può essere usata in alternativa al dosaggio compreso tra 25 mg ogni 12 ore e 25-50 mg ogni 8 ore; in questo caso, stati di confusione mentale possono comparire nel 25-30% dei pazienti.

Paralisi periodica ipopotassiemica (pp-IPO-k)

Le crisi hanno insorgenza tardiva (2ª decade), sono prevalentemente notturne, di lunga durata e bassa frequenza, non accompagnate da miotonia, favorite dall'assunzione di carboidrati o di pasti abbondanti. Le canalopatie della pp-IPO-k sono di tre tipi.

Tipo 1 – Mutazioni del gene CACNLA del cromosoma 1 con ridotta funzione del DHPR, canale Ca++ voltaggio-dipendente situato nel tubo T e funzionalmente collegato al recettore rianodinico. La disfunzione del DHPR non è sufficiente, da sola, a spiegare il deficit motorio né l'ipopotassiemia che l'accompagna. In questi pazienti, tuttavia, è stata ipotizzata una disfunzione dei canali K-Ca (canali che lasciano uscire K+ quando Ca++ intracellulare aumenta) conseguente al ridotto ingresso di Ca++ attraverso il difettoso DHPR [11] ed è stata dimostrata una scarsa attività dei canali K-ATP (canali che lasciano uscire K+ quando ATP scende) [10]. Inoltre, le mutazioni D2/S4 (arg-528-ist), D4/S4 (arg-1239-ist) e D4/S4 (arg-1239-glic) che interessano la sub-unità alfa del DHPR sono molto simili a quelle che caratterizzano il tipo 2.

Tipo 2 – Mutazioni del gene SCN4A del cromosoma 17 con aumento patologico dei meccanismi di inattivazione (*loss of function*) dei canali Na-voltaggio dipendenti. Recentemente è stato osservato che le mutazioni D2/S4 (arg-669-ist) (arg-672-ist) (arg-672-glic) che interessano la sub-unità alfa del canale Na non favoriscono soltanto l'inattivazione del canale, ma anche la creazione di una via accessoria che diviene pervia ai cationi extracellulari quando la cellula è al suo normale potenziale o, più ancora, quando è iperpolarizzata [12-14]. Si tratta di correnti cationiche molto deboli in confronto a quelle che attraversano il canale attivato, ma sufficienti a condizionare (e forse a spiegare) la composizione ionica e la lieve ipopolarizzazione della fibra nei periodi intercritici.

È stata individuata anche una mutazione D2/S4 (R672S) nei confronti della quale l'acetazolamide avrebbe un sicuro effetto peggiorativo [15].

Tipo 3 – Mutazione arg-83-ist del gene KCNE3 del cromosoma 11 che codifica il peptide MIRP2. Questo peptide normalmente si aggancia al canale del potassio Kv3.4 e gli conferisce una maggiore conduttanza al K+ in uscita e una minore permanenza nello stato di inattivazione. La mutazione riduce la conduttanza e crea una condizione paragonabile alla paralisi indotta dal bario [16]. La stessa mutazione è stata osservata in un paziente affetto da pp-tireotossica [17].

Nei pazienti affetti da pp-IPO-k la gravità della crisi è quasi sempre proporzionale alla gravità della ipopotassiemia, come dimostrato anche dal fatto che la potassiemia ha valori diversi nel sangue venoso proveniente da distretti muscolari più o meno intensamente colpiti; non sempre, però, la relazione è tale da consentire la definizione del valore critico in corrispondenza del quale la crisi inizia [18].

Induzione

A scopo diagnostico le crisi possono essere indotte con: glucosio 2gr/kg (per os) +/– insulina 10-15 unità (sc).

Trattamento della crisi

Con KCL 0,5-1 mEq /kg (soluzione orale). Altri preferiscono somministrare la dose di 0,2-0,4 mEq/kg e ripeterla ogni 15-30 minuti [19]. Lo scopo è raggiungere una potassiemia che riporti il potenziale d'equilibrio di questo elettrolita dal valore troppo negativo (che ha bloccato i canali responsabili della fuoriuscita del K+) al valore fisiologico che normalmente li mantiene aperti; raggiunto questo valore, si avrà un efflusso passivo di K+ che in gran parte si sommerà a quello fornito per risolvere la crisi [20].

Il caso segnalato da Sestoft [21] è indicativo di come un trattamento eccessivo può risolvere transitoriamente la crisi IPO-k per trasformarla in una paralisi da trattare con glucosio e insulina.

La risoluzione della crisi potrebbe avvantaggiarsi anche del massaggio [1] o della mobilizzazione passiva degli arti, manovra che ha insieme l'effetto di una spremitura meccanica dei muscoli "ingolfati" e anche quello di una attivazione del circolo e del respiro [22].

Prevenzione

Evitare pasti abbondanti, specialmente quelli serali; ridurre carboidrati e sodio; favorire un'alimentazione ricca in potassio; evitare trattamenti alcalinizzanti ed esposizioni al freddo; passare gradualmente dall'attività muscolare alla posizione di riposo; mantenere un modesto e regolare allenamento fisico. Già nel 1970, però, veniva ricordato che il potassio ad alte dosi, lo spironolattone, le diete ipoglucidiche e povere in sodio "have been tried with limited success" [5] sia nella prevenzione della crisi, sia in quella della debolezza intercritica.

Terapia

Acetazolamide o diclorofenamide se le crisi sono molto frequenti o invalidanti. Il farmaco è efficace nell'85% dei pazienti [23]. In alternativa, triamterene (25-100 mg/die). Risultati discreti, ma temporanei, sono stati segnalati in 5 pazienti trattati con diazossido a dosi crescenti da 300 a 600 mg. Un sicuro effetto preventivo è stato segnalato per il gluconato di litio, ma la segnalazione si riferisce a un solo paziente.

Miopatia da deplezione di potassio

Non fa parte delle canalopatie responsabili delle paralisi periodiche se non come forma "secondaria" a un bilancio negativo del potassio e alle sue eventuali oscillazioni.

Le sue cause possono essere molteplici (v. Cap. 10). Per la possibilità di prevenirne lo sviluppo, si ricordi che la miopatia da deplezione di potassio può essere provocata dall'eccessiva ingestione di acido glicirrizico (liquirizia) – che è anche componente di presidi della medicina tradizionale cinese – dall'alcolismo e persino da aperitivi analcolici al gusto di anice.

In linea di massima, ogni perdita netta di 100 mEq comporta una riduzione della potassiemia di circa 0,25-0,30 mEq/L; questa relazione non è piu valida se la perdita netta supera i 500 mEq.

Contrariamente alla pp-IPO-k, il deficit motorio è sempre preceduto e accompagnato da debolezza, iperCKemia, polidipsia, alterazioni acido-basiche, inappetenza e poliuria che si risolvono con la normalizzazione della potassiemia e non ricompaiono se si riesce a normalizzare stabilmente il bilancio [18].

Contrariamente al fenomeno *walk off*, l'attività muscolare peggiora la sintomatologia creando mialgie e fenomeni rabdomiolitici.

Come nella pp-IPO-k, l'insulina può causare una forte depolarizzazione del sarcolemma e trasformare acutamente la debolezza in paralisi [24].

Terapia

Il potassio cloruro (KCL) è la terapia di scelta, a meno che la deplezione non sia accompagnata da acidosi; in questo caso si userà potassio bicarbonato, acetato o aspartato.

Clausen [25] suggerisce di evitare correzioni troppo rapide perché in questi pazienti esiste una *down regulation* della pompa Na/K e quindi una minore protezione nei confronti della iperpotassiemia. Se la somministrazione è per via venosa, la velocità di infusione non dovrebbe superare i 10 mEq/ora. Nel caso in cui le condizioni cardiache o quelle respiratorie lo richiedessero, la velocità di infusione può essere portata a 40 mEq/ora mediante vena centrale o mediante vene periferiche multiple.

1 g di KCL = 13 mEq di K; 1 g di K-acetato = 10 mEq di K;

1 g di K - bicarbonato = 10 mEq di K; 1 g di K - aspartato = 5.8 mEq di K

Paralisi periodica tireotossica

Potrebbe essere definita come una pp-IPO-k che si manifesta solo in presenza di ipertiroidismo e regredisce (non essendo più neanche evocabile con glucosio e insulina) quando l'ipertiroidismo è corretto [26]. Questi pazienti avrebbero una predisposizione alla iperattivazione della pompa Na/K da parte degli ormoni tiroidei e dell'insulina [27]. L'efficacia dei beta-bloccanti viene spiegata con l'inibizione che questi farmaci possono esercitare sulla pompa. La malattia è quasi sempre sporadica. Colpisce più frequentemente il sesso maschile. La gravità delle crisi è proporzionale alla caduta della potassiemia e non alla entità della sintomatologia ipertiroidea (che può essere anche molto scarsa). In un solo paziente è stata dimostrata la presenza di una mutazione identica a quella che caratterizza la pp-IPO-k di tipo 3 [17].

Trattamento della crisi

Propranololo 3-4 mg/kg (per os); KCL 2 gr (per os) ogni 2 ore; oppure KCL 10 mEq/ora (ev) da incrementare in presenza di problemi cardiaci dovuti all'ipopotassiemia.

Terapia

Correzione dell'ipertiroidismo [26].

Paralisi periodica iperpotassiemica (pp-IPER-k)

La paralisi periodica iperpotassiemica o adinamia episodica ereditaria presenta crisi a insorgenza precoce (primi mesi di vita) prevalentemente diurne, brevi e frequenti, favorite dal digiuno o da cibi ricchi in potassio, spesso accompagnate da miotonia, non sempre accompagnate da incrementi significativi del potassio plasmatico.

Le mutazioni riguardano il gene SCN4A come nella pp-IPOk di tipo 2, ma la disfunzione che causano nei canali Na voltaggio-dipendenti è di tipo opposto. I canali, infatti, diventano ipereccitabili e meno facilmente inattivabili, il che si traduce in una più facile attivazione dei canali Na e in un più facile e prolungato ingresso del sodio. L'effetto depolarizzante diretto (dovuto all'ingresso del sodio) e l'effetto depolarizzante indiretto (dovuto al prolungamento dello *spike* e al conseguente accumulo di potassio nel tubo T) sono i fattori responsabili della paralisi e dei fenomeni miotonici. Le mutazioni più frequenti sono la T704M e la M1592V. La prima sarebbe associata a una età di insorgenza più precoce e a crisi più frequenti. La sensibilità alla acetazolamide (riscontrabile nel 75% dei pazienti) sembra essere meno frequente se è presente la mutazione T704M [23].

Induzione della crisi

Con KCL 0,5-1 mEq/kg (per os).

Trattamento

Glucosio 2 g/kg (per os); salbutamolo (puff 0,1 mg); può essere utile anche il calcio gluconato 0,5-2 gr (ev). L'importanza della calcemia è stata sottolineata recentemente in un lavoro sperimentale [28] nel quale si dimostra che la muscolatura del topo con mutazione M-1592-V (ma non quella del topo normale) perde forza se il calcio del mezzo di coltura è basso (come se "l'ipocalcemia" favorisse l'ingresso di sodio e potenziasse l'effetto paralizzante del potassio extracellulare). Anche in questo caso, come nella pp-IPO-k, la risoluzione della crisi potrebbe essere facilitata dal massaggio [1] o dalla mobilizzazione passiva degli arti.

Prevenzione

Evitare digiuni, esposizioni al freddo, bevande fredde, cibi o bevande particolarmente ricchi in potassio, passaggi repentini dall'attività muscolare al riposo.

Terapia

Idroclorotiazide 12,5 mg/die o 25 mg a giorni alterni incrementabili lentamente fino a 100-200 mg/die e/o acetazolamide o diclorofenamide che potrebbero essere efficaci anche nei confronti della sintomatologia miotonica.

Paralisi periodica normopotassiemica

Di solito è considerata come una pp-IPER-k ma attualmente si ritiene che una forma di pp-NORMO-k possa esistere come entità nosologica specifica [29].

La composizione ionica del muscolo, le lesioni anatomopatologiche e la ipopolarizzazione intercritica sono identiche a quelle delle altre forme [30]. Le crisi possono essere indotte con il potassio e non con il glucosio. Quelle spontanee sono favorite dal freddo e dal riposo prolungato. Sono di lunga durata e bassa frequenza. Lo spironolattone è inefficace e lo è anche l'acetazolamide, ma non sempre. Efficace, invece, può essere la somministrazione di soluzioni ipertoniche di NaCl [30]. Non è noto se l'effetto terapeutico in questo caso dipenda dal richiamo di liquidi in circolo, dalla dilatazione del tubo T o dall'aumento dei cloruri nel plasma.

Paramiotonia congenita

Anche questa, come le altre canalopatie, è trasmessa con modalità autosomica dominante. Le mutazioni più frequenti sono la T1313M e la R1448C e interessano il gene SCN4A con una relativa *gain of function* dei canali Na voltaggio-dipendenti. Può essere associata alla pp-IPER-k e condividerne gran parte della sintomatologia o manifestarsi come forma a sé stante. In questo caso, la sua evidenziazione può essere ottenuta raffreddando un arto e attivando ripetitivamente i suoi muscoli. Questa metodica consente di osservare che il freddo attiva i fenomeni miotonici, le contrazioni ripetitive li accentuano (miotonia paradossa) e l'ingresso patologico di Na+ [31] depolarizza la membrana e provoca debolezza o paralisi.

La terapia di scelta è la mexiletina alle dosi di 300-900 mg/die. Tremori e disturbi gastroenterici sono i suoi effetti collaterali.

La tocainide (400-1.200 mg/die) può essere impiegata in alternativa alla mexiletina; il suo effetto collaterale maggiore è la depressione del midollo osseo.

Fenitoina (300 mg/die) e carbamazepina (400-1.200 mg/die) sono farmaci di seconda scelta.

La sintomatologia attribuibile alla eventuale pp-IPER-k va trattata con idroclorotiazide o con acetazolamide e può essere associata a mexiletina o a tocainide.

Sindrome di Andersen-Tawil

È caratterizzata da paralisi periodiche, alterazioni del ritmo cardiaco e dimorfismi [4]. Le mutazioni interessano il gene KCNJ2 del cromosoma 17 e la disfunzione è a carico del canale del potassio Kir 2,1. La paralisi che caratterizza questa sindrome è clinicamente simile alla pp-IPO-k: può essere indotta con glucosio e risolta con K+, ma le crisi spontanee possono essere NORMO-k (20%) o IPER-k (15%).

La terapia proposta da Sansone e Tawil è qui di seguito descritta.

Terapia della paralisi periodica – Acetazolamide (250-1500 mg/die) oppure diclorofenamide (50-200 mg/die). In alternativa, spironolattone (25-100 mg/die) o triamterene (25-100 mg/die).

Terapia delle aritmie cardiache – Propranololo (2-3 mg/kg/die) anche in presenza di pace-maker o di defibrillatore. Gli autori ricordano l'utilità del potassio nel ridurre l'intervallo QT e sottolineano la necessità di ricordare che numerosi farmaci (dagli antiaritmici agli antibiotici) possono avere l'effetto opposto.

Bibliografia

1. Mc Ardle B. Adynamia episodica ereditaria and its treatment. Brain 1962; 85:121-148.
2. Pearson CM. The periodic paralysis: differential features and pathological observations in permanent myopathic weakness. Brain 1964;87;341-353.
3. Bradley WG. Adynamia episodica hereditaria: clinical, pathological, and electrophysiological studies in an affected family. Brain 1969; 92: 345-378.
4. Sansone EV, Tawil R. Management and treatment of Andersen-Tawil syndrome (ATS). Neurotherapeutics 2007; 4:233-237.
5. Griggs RC, Engel WK, Resnick JS. Acetazolamide treatment of hypokalemic periodic paralysis. Prevention of attacks and improvement of persistent weakness. Ann Internal Med 1970; 73:39-48.
6. Kuzmenkin A, Muncan V, Jurkat-Rott K et al. Enhanced inactivation and pH sensitivity of Na+ channel mutations causing hypokalemic periodic paralysis. Brain 2002; 125:835-843.
7. Eguchi H, Tsujino A, Kaibara M et al. Acetazolamide acts directly on the human skeletal muscle chloride channel. Muscle-Nerve 2006; 34:292-297.
8. Johnsen T. Effect upon serum insulin, glucose and potassium concentrations of acetazolamide during attacks of familial periodic hypokalemic paralysis. Acta Neurol Scand 1977; 56:533-541.
9. Johnsen T. Trial of the prophylactic effect of Diazoxide in the treatment of familial periodic hypokalemic paralysis. Acta Neurol Scand 1977; 56:525-532.
10. Tricarico D, Servidei S, Tonali P et al. Impairment of skeletal muscle adenosine triphosphate-sensitive K+ channels in patients with hypokalemic periodic paralysis. J Clin Invest 1999; 103:675-682.
11. Tricarico D, Barbieri M, Conte Camerino D. Acetazolamide opens the muscular Kca++ channel: a novel

mechanism of action that may explain the therapeutic effect of the drug in hypokalemic periodic paralysis. Ann Neurol 2000; 48:304-312.

12. Sokolov S, Scheuer T, Catterall WA. Gating pore current in an inherited ion channellopathy. Nature 2007; 446:76-78.

13. Horn R. Legacy of leaky channels. Nature 2007; 446:32-34.

14. Struyk AF, Cannon SC. A Na+ channel mutation linked to hypokalemic periodic paralysis exposes a proton-selective gating pore. J Gen Physiol 2007; 130:11-20.

15. Bendahhou S, Cummins TR, Griggs RC et al. Sodium channel inactivation defects are associated with aceta-zolamide-exacerbated hypokalemic periodic paralysis. Neurology 2001; 50:417-420.

16. Abbott GW, Butler MH, Bendahhou S et al. MiRP2 forms potassium channels in skeletal muscle with Kv3.4 and is associated with periodic paralysis. Cell 2001; 104:217-231.

17. Dias da Silva MR, Cerutti JM, Arnaldi RAT et al, A mutation in the KCN3 potassium channel gene is associated with susceptibility to thyrotoxic hypokalemic periodic paralysis. J Clin Endocrinol Metab 2002; 87:4881-4884.

18. Fiacchino F, Pelucchetti D, Boiardi A et al. La paralisi periodica familiare ipopotassiemica e la miopatia da deplezione di potassio: correlazioni clinico-morfologiche e metaboliche. Anest Rianim 1980; 21:233-254.

19. Brown RH, Amato AA, Mendell JR. Muscular dystrophies and other muscle diseases. In: Harrisons' "principles of internal medicine" 17° ed.2008; 382:2678-2695.

20. Struyk AF, Cannon SC. Paradoxical depolarization of BA++-treated muscle exposed to low extracellular K+: insights into resting potential abnormalities in hypokalemic paralysis. Muscle Nerve 2008; 37:326-337.

21. Sestoft L. Direct transition from hypo- to-hyperkalemic paralysis during potassium treatment of familial periodic paralysis. Danish Med Bull 1967; 14:157-160.

22. Scott AC, Francis DP, Davies LC et al. Contribution of skeletal muscle "ergoreceptors" in the human leg to respiratory control in chronic heart failure. J Physiol 2000; 529:863-870.

23. Miller TM, Dias da Silva MR, Miller HA et al. Correlating phenotype and genotype in the periodic paralysis. Neurology 2004; 63:1647-1655.

24. Ruff RL. Insulin-induced weakness in hypokalemic myopathy. Ann Neurol 1979; 6:139-140.

25. Clausen T. Na+-K+ pump regulation and skeletal muscle contractility. Physiol Rev 2003; 83:1269-1324.

26. Kung AW. Thyrotoxic periodic paralysis: a diagnostic challenge. J Clin Endocrinol Metab 2006; 91:2490-2495.

27. Fontaine B, Fournier E, Sternberg D et al. Hypokalemic periodic paralysis: a model for a clinical and research approach to a rare disorder. Neurotherapeutics 2007; 4:225-232.

28. Hayward LJ, Kim JS, Lee My, Zhou H et al. Targeted mutation of mouse skeletal muscle sodium channel produces myotonia and potassium-sensitive weakness. J Clint invest 2008;118:1427-36

29. Jurkat-Rott K, Lehmann-Horn F. Genotype-phenotype correlation and therapeutic rationale in hyperkalemic periodic paralysis. Neurotherapeutics 2007; 4:216-224.

30. Poskanzer DC, Kerr DNS. A third type of periodic paralysis with normokalemia and favourable response to sodium chloride. Am J Med 1961; 31:328-342.

31. Weber NA, Nielles-Vallespin S, Huttner HB et al. Evaluation of patients with paramyotonia at 23Na MR imaging during cold-induced weakness. Radiology 2006; 240:489-500.

Capitolo 20

Tumori cerebrali

Marica Eoli, Antonio Silvani, Paola Gaviani, Amerigo Boiardi

Principi generali

Con la dizione tumori cerebrali sono comunemente indicate le neoplasie che crescono all'interno della teca cranica, anche se non tutte, come i meningiomi e i linfomi, hanno però origine dal parenchima cerebrale. Si tratta infatti di un gruppo eterogeneo di tumori con comportamento biologico e prognosi differenti, che richiedono pertanto strategie terapeutiche diverse.

I tumori cerebrali provocano sia sintomi focali sia sintomi generali. I sintomi generali (cefalea e, nelle fasi più avanzate, nausea, vomito, diplopia da paralisi del sesto nervo cranico) sono provocati dall'aumento della pressione intracranica. Tale condizione è il risultato di una serie di fattori quali: reazione edemigena del tessuto peritumorale, ostruzione del flusso venoso e della circolazione liquorale.

I sintomi focali come afasia, paresi, crisi epilettiche riflettono la sede del tumore. L'epilessia è presente in una percentuale di casi variabile tra il 15 e il 95% a seconda del tipo istologico del tumore. Si tratta di crisi focali, spesso con secondaria generalizzazione. Per quanto riguarda la terapia dell'epilessia si rimanda al capitolo 16.

Quando il quadro clinico è suggestivo della presenza di un tumore cerebrale, bisogna effettuare esami neuroradiologici: tomografia assiale computerizzata (TAC) encefalo con mezzo di contrasto (mdc) e risonanza magnetica nucleare (RMN) encefalo con mdc per confermare il sospetto e determinare la sede. Le caratteristiche radiologiche dei diversi tumori cerebrali sono riassunte nella tabella 20.1.

Recenti progressi nella tecnica di RMN hanno permesso l'acquisizione di sequenze particolari che possono, in alcuni casi, essere utili nella diagnosi di tumore cerebrale. Le sequenze di diffusione (DWI) mostrano il movimento delle molecole d'acqua nel tessuto. La ridotta diffusibilità corrisponde ad un elevato segnale in DWI e, al contrario, a una riduzione nel coefficiente di diffusione apparente dell'acqua (ADC). I tumori con elevata densità cellulare presentano ridotta diffusione, mentre tumori a scarsa cellularità o caratterizzati dalla presenza di necrosi presentano valori di diffusione normali o aumentati.

Le sequenze di perfusione permettono di ottenere mappe che riflettono variazioni nella microvascolarizzazione e nella permeabilità dei vasi del tumore e del tessuto circostante. La maggiore permeabilità riflette la fragilità del circolo tumorale indotta dalla neoangiogenesi: un incremento del volume cerebrale sanguigno è associato, di solito, alla presenza di tumore di alto grado e può essere utilizzato per aiutare a distinguere un tumore da una radionecrosi. Sensibilità e specificità della diffusione e della perfusione sia nella diagnosi di tumore cerebrale sia nell'attribuire alla lesione espansiva uno specifico grado di malignità sono attualmente oggetto di studio.

La risonanza con spettroscopia (MRS) è una tecnica basata sulle proprietà magnetiche dei nuclei di alcuni atomi/isotopi, che permette di ricavare informazioni riguardanti i metaboliti cerebrali. Nei gliomi di alto grado vi è una riduzione di N-acetil–aspartato (NAA) e un aumento della colina (Cho); l'utilizzo potenziale della spettroscopia include il perfezionamento della diagnosi preoperatoria, il monitoraggio della risposta al trattamento e soprattutto la distinzione fra effetti del trattamento radioterapico e progressione della malattia [1].

Il controllo dell'edema indotto dal tumore è un obiettivo primario nel trattamento del paziente con tumore cerebrale in ogni fase della malattia. Spesso, quando l'edema è massivo, sia i sintomi focali sia

A. Sghirlanzoni (ed) *Terapia delle malattie neurologiche*. ISBN 978-88-470-1119-9; © Springer-Verlag Italia 2009

Tabella 20.1 • Principali caratteristiche radiologiche dei più diffusi tumori cerebrali

Tumore	Aspetto radiologico
Glioblastoma	TAC: lesione ipodensa, con *enhancement* ad anello o eterogeneo, effetto massa
	RMN: ipointenso in T1, iperintenso inT2, importante effetto massa, en*hancement* ad anello o eterogeneo
Astrocitoma anaplasico	TAC: lesione ipodensa, +/- *enhancement*
	RMN: iso-ipointenso in T1, iperintenso in T2, effetto massa, +/- *enhancement*
Astrocitoma basso grado	TAC: lesione ipodensa, senza *enhancement*
	RMN: iso-ipointenso in T1, iperintenso in T2, minimo effetto massa: senza *enhancement*
Oligodendroglioma anaplasico	TAC: lesione ipodensa, +/- *enhancement* ad anello o eterogeneo, a volte calcificazioni
	TAC: iso-ipointenso in T1, iperintenso in T2, +/- *enhancement*
Oligodendroglioma basso grado	TAC: lesione ipodensa, minimo *enhancement*, calcificazioni
	RMN: iso-ipointenso in T1, iperintenso in T2, minimo *enhancement*
Ependimoma	TAC: lesione isodensa, calcifico (50%), cistico
	RMN: segnale eterogeneo, + *enhancement* ad anello o IV ventricolo, sopratentoriale
Meningioma	TAC: impianto durale, iper-isodenso, omogeneo *enhancement* +++
	RMN: impianto durale, iper-isointenso in T1, omogeneo *enhancement* +++
Medulloblastoma	TAC: lesione iperdensa, omogeneo *enhancement* +++
	RMN: ipo-iper-isointenso in T1, iperintenso in T2, omogeneo *enhancement*, a volte assente
PCNLS non (HIV)	Singolo /multiplo
	TAC: iso-iperdenso, omogeneo *enhancement*
	RMN: iper-isointenso in T1, iperintenso in T2, omogeneo *enhancement*
PCNLS (HIV)	Singolo /multiplo
	TAC: necrosi centrale con *enhancement* ad anello
	RMN: iper-isointenso in T1, iperintenso in T2, *enhancement* ad anello o assenza di *enhancement*.

quelli generali sono legati più alla reazione edemigena del tessuto che alla distruzione del tessuto sano da parte delle cellule.

Gli steroidi e i diuretici osmotici sono i farmaci utilizzati per ridurre l'edema cerebrale.

Steroidi

Non si conosce con precisione il meccanismo d'azione, ma probabilmente agiscono riducendo la permeabilità cerebrovascolare. Il miglioramento dei sintomi focali e dell'ipertensione endocranica inizia in 24-48 ore, è massimo in quarta-quinta giornata di trattamento, ma può proseguire anche per settimane. La risposta è indipendente dal tipo di steroide utilizzato a parità di dose equivalente. Il desametasone è il farmaco più utilizzato, per lo scarso effetto sodioritentivo. Non esistono schemi fissi e le dosi impiegate si basano su osservazioni empiriche. Dosi comunemente utilizzate sono 4-8 mg/die, ma il quadro clinico di alcuni pazienti in cui non si osserva un miglioramento a dosi standard può

migliorare in modo significativo somministrando desametasone 20-30 mg/die. Una volta ottenuta la risposta clinica, la dose va progressivamente ridotta fino a raggiungere la quantità minima che permette di mantenere stabili le condizioni del paziente. Non esistono schemi fissi secondo i quali ridurre la posologia dello steroide: la riduzione va pianificata tenendo conto dei sintomi neurologici del paziente, dell'effetto massa della lesione e degli effetti collaterali della terapia.

Diuretici osmotici

Permettono una rapida riduzione della pressione endocranica e il loro impiego dovrebbe essere riservato ai casi d'ipertensione endocranica acuta scompensata, con segni clinici di ernia cerebrale (midriasi, scomparsa del riflesso fotomotore, emiplegia, alterazione dello stato di coscienza). La rapida infusione di una soluzione ipertonica di mannitolo riduce l'edema cerebrale, creando un gradiente osmotico tra il parenchima cerebrale e il plasma.

Il mannitolo è di solito somministrato alla dose di 1 g/kg in 10-15 minuti (in un soggetto adulto pari a 250 ml di mannitolo al 20%) e comporta una riduzione della pressione intracranica del 30-60% per le successive 2-4 ore. Pertanto la somministrazione va ripetuta più volte nella giornata; contemporaneamente dovrebbe essere iniziata la terapia steroidea per il suo effetto antiedemigeno a lungo termine. Inoltre, col tempo il mannitolo si diffonde nel parenchima cerebrale e può provocare un aumento da rebound della pressione intracranica, per cui il trattamento deve essere effettuato per pochi giorni.

Antiepilettici

Il trattamento antiepilettico dovrebbe essere riservato ai soli pazienti che abbiano una anamnesi positiva per crisi epilettica. Infatti, l'efficacia della profilassi antiepilettica in pazienti che non hanno mai presentato crisi non è suffragata da dati scientifici e può esporre il malato a rischi e tossicità inutili. Inoltre, alcuni antiepilettici detti epatoinduttori (AEDs) (dintoina, fenobarbitale, carbamazepina) interferiscono con il metabolismo di diversi chemioterapici (nitrosouree, temozolomide, paclitaxel, ciclofosfamide, topotecan, irinotecan, thiotepa, adriamicina, methotrexate ecc.) riducendone l'efficacia attraverso l'azione del citocromo P450. In caso di effettiva necessità, per il trattamento antiepilettico si dovrebbero utilizzare farmaci non induttori (NAEDs): valproato, leviracetam, lamotrigina, topimarato Voxglurba mazepi-g [2].

La chirurgia, la radioterapia e la chemioterapia (CHT) giocano un ruolo rilevante nel trattamento dei tumori cerebrali. Poiché l'indicazione e il momento più adatto in cui effettuare ciascun trattamento dipendono dal tipo istologico del tumore, le diverse strategie terapeutiche saranno discusse nei paragrafi dedicati ai diversi tipi istologici.

Nella tabella 20.2 sono riportati i principali effetti collaterali del trattamento radiante e nella tabella 20.3 i principali effetti collaterali dei chemioterapici utilizzati nella terapia dei tumori cerebrali.

Astrocitomi di alto grado

L'astrocitoma anaplasico (astrocitoma di grado III secondo la classificazione OMS) e il glioblastoma multiforme (astrocitoma di grado IV secondo la classificazione OMS) sono i tumori gliali più comuni: la loro incidenza è pari a 3-4 casi ogni 100.000 abitanti ogni anno. Inoltre, il glioblastoma rappresenta l'80%, dei tumori gliali maligni. Il picco di incidenza dell'astrocitoma anaplasico è nella quarta e quinta decade di vita, mentre quello del glioblastoma nella sesta e settima. I gliomi di alto grado sono di solito localizzati negli emisferi cerebrali, nel troncoencefalo e nel talamo. La localizzazione negli emisferi cerebellari è rara nell'adulto, meno insolita nel bambino.

Il fattore prognostico più importante per i tumori gliali di alto grado è l'istologia: le mediane di sopravvivenza per i pazienti trattati con glioblastoma e astrocitoma anaplasico sono rispettivamente di 12 e 36 mesi. Anche l'età è un fattore prognostico rilevante: i pazienti con meno di 40 anni sopravvivono più a lungo di quelli con età superiore; tra le persone con più di 65 anni si osserva la sopravvivenza minore, la mediana è di circa 6 mesi. Infine, i pazienti in migliori condizioni, cioè con un elevato indice di Karnofsky, vivono più a lungo [3].

All'esame TAC di base i gliomi di alto grado appaiono come un'area ipodensa con una porzione iperdensa se si è verificata un'emorragia; la presa di contrasto è ad anello, oppure nodulare; la presenza di necrosi è rappresentata da ipodensità; le calcificazioni sono rare e suggeriscono che si tratta di una lesione di basso grado che si è trasformata in una più maligna. Alla RMN in T1 sono caratterizzati da un'area ipodensa circondata da *enhancement* ad anello o nodulare, in T2 la sostanza bianca che circonda la lesione è iperintensa; tale alterazione di segnale rappresenta sia l'edema vasogenico sia il tessuto infiltrato da cellule tumorali.

Il trattamento del glioblastoma e dell'astrocitoma anaplasico è lo stesso.

L'intervento chirurgico rappresenta il primo atto terapeutico e permette sia di confermare la diagnosi istologica sia di ridurre l'ipertensione endocranica.

Tabella 20.2 • Principali effetti collaterali della radioterapia nei pazienti con tumori cerebrali

	Comparsa	Sintomi
Encefalopatia postattinica precoce	1-4 mesi	Deterioramento neurologico focale *e/o* generalizzato
Leucoencefalopatia postattinica		Demenza
		Atassia
		Minzio-c
Radionecrosi	3 mesi-20 anni	Dipendono dall'area irradiata

Tabella 20.3 • Principali effetti collaterali dei chemioterapici utilizzati nel trattamento dei tumori cerebrali

Farmaco	Somministrazione	Effetti collaterali
BCNU	ev	Nausea, vomito Mielosoppressione Fibrosi polmonare (dose cumulativa > 1.400 mg/m^2)
CCNU	os	Nausea, vomito Mielosoppressione Fibrosi polmonare (dose cumulativa > 1.100 mg/m^2)
Procarbazina	os	Mielosoppressione Neuropatia periferica Nausea, vomito
Temozolomide	os	Nausea Mielosoppressione
Vincristina	ev	Neuropatia periferica Vescicante
Cisplatino	ev	Nausea Insufficienza renale Neuropatia periferica Mielosoppressione
Ciclofosfamide	ev	Nausea Mielosoppressione

Cellule tumorali sono state osservate anche al di fuori dell'area che assume il contrasto alla TAC o dell'alterazione di segnale in T2 alla RMN encefalo [4]. Pertanto, anche una resezione radiologicamente completa, in realtà, non è in grado di eliminare tutte le cellule neoplastiche.

Studi di tipo retrospettivo dimostrano che la sopravvivenza è maggiore tra i soggetti che hanno subito un'ampia asportazione della lesione e che un'ampia rimozione spesso migliora le condizioni neurologiche e la qualità di vita [3]. Anche in diversi studi prospettici l'entità della resezione risulta essere un fattore prognostico favorevole [5], ma l'utilità di un'ampia exeresi non è mai stata valutata in studi randomizzati prospettici. Una recente metanalisi del gruppo Cochraine sostiene che al momento non vi sono dati sufficienti per dimostrare l'efficacia di una resezione il più estesa possibile rispetto a una parziale o alla sola biopsia [6].

Il trattamento radiante segue l'intervento chirurgico e consiste nella somministrazione di 60 Gy con frazioni giornaliere di 180-200 cGy; tale trattamento è in grado di prolungare significativamente la sopravvivenza [7].

Dosi superiori o diversi schemi di trattamento non sono risultati più efficaci. Il trattamento viene generalmente limitato all'area dove è localizzato il tumore incrementata di un margine di 2-3 cm, perché la maggioranza delle neoplasie gliali recidiva nella sede della neoplasia primitiva [3]. La radioterapia panencefalica non è quindi di solito praticata.

La terapia radiochirurgica eseguita mediante un acceleratore lineare Cyberknife o una sorgente di cobalto (Gamma Knife) consente di somministrare alte dosi di radiazioni a un volume definito di tessuto, al fine di eliminare, in modo non invasivo, le cellule neoplastiche.

La natura altamente infiltrante dei tumori primitivi cerebrali e la loro modalità di crescita rendono controverso l'uso di questa tecnica di trattamento [8]. Alcuni studi retrospettivi non controllati mostrano un miglioramento nel controllo locale della malattia e della sopravvivenza. Il dato non è però stato confermato dallo studio RTOG 93-05 in cui 203 pazienti affetti da glioblastoma, a seconda del gruppo in cui venivano casualmente assegnati, ricevevano radiochirurgia seguita da radioterapia convenzionale e carmustina (80 mg/mq/die per 3 giorni ogni 8 settimane, oppure radioterapia convenzionale e chemioterapia: la sopravvivenza è risultata sovrapponibile nei due gruppi di trattamento 13,5 mesi *versus* 13,69 [9]. In ogni caso il trattamento radiochirurgico non è di prima linea ma è utilizzato solitamente nelle recidive tumorali.

Lo studio pubblicato da Stupp [10] è stato il primo trial clinico a dimostrare l'efficacia della chemioterapia in aggiunta alla radioterapia nei glioblastomi. In realtà, in precedenza due metanalisi avevano dimostrato un sicuro vantaggio dall'aggiunta della chemioterapia alla radioterapia in termini di sopravvivenza, anche se di modesta entità. Il primo studio, pubblicato nel 1993, aveva preso in considerazione 16 studi randomizzati a cui avevano partecipato complessivamente più di 3.000 pazienti, dimostrando che vi è un incremento nella percentuali di pazienti vivi pari al 10% a 1 anno e pari al 9% a 2 anni [11]. La seconda metanalisi, che aveva coinvolto 12 sperimentazioni per complessivi 3.000 pazienti, mostrava un aumento assoluto della sopravvivenza del 6% e della mediana di sopravvivenza di 2 mesi [12].

Nello studio di Stupp, 573 pazienti affetti da glioblastoma di nuova diagnosi sono stati randomizzati in due sottogruppi terapeutici: il primo trattato con la sola radioterapia, il secondo con temozolomide 75 mg/mq durante il trattamento radiante, seguito da 6 cicli di chemioterapia con temozolomide 150-200 mg/mq per 5 giorni ogni 28 giorni. Dopo un periodo di osservazione mediano di 24 mesi, la mediana di sopravvivenza era pari a 14,6 mesi nei pazienti trattati con radioterapia e temozolomide rispetto a 12,1 mesi in quelli sottoposti alla sola radioterapia (p < 0,001, *long rank-test*). In realtà non tutti i pazienti trattati con chemioterapia traevano un reale beneficio dal trattamento, ma solo un particolare sottogruppo, rappresentato dai pazienti con il promotore del gene di MGMT metilato.

Metil-guanina-metil-trasferasi (MGMT) è un enzima riparatore del DNA che vanifica l'effetto di agenti alchilanti, in quanto capace di eliminare in modo selettivo i gruppi alchilici inseriti dai chemioterapici nel DNA. Nelle cellule eucariote, quando il promotore di un gene è metilato, il gene non è espresso. Monica Hegi [13] ha analizzato mediante PCR specifica lo stato di metilazione di MGMT in 206 dei 573 pazienti inseriti nel trial clinico di Stupp. Nel 45% dei casi il promoter di MGMT era metilato, pertanto il gene non era espresso e il tessuto tumorale non era in grado di vanificare l'effetto della chemioterapia. In questo sottogruppo la differenza nella mediana di sopravvivenza tra pazienti trattati con radioterapia e chemioterapia rispetto a quelli sottoposti alla sola radioterapia era di 21,7 mesi rispetto a 15,3; nell'altro sottogruppo, quelli con il promoter non metilato in cui l'enzima era espresso e in grado di vanificare l'effetto della chemioterapia, non si osservavano differenze tra i due gruppi di trattamento (sopravvivenza mediana 12,7 rispetto a 11,8 mesi). Lo stato di metilazione di MGMT è più frequente nei glioblastomi secondari, cioè quelli che derivano da un glioma di grado inferiore, ed è associato a perdita di eterozigosi sul cromosoma 17p o 19c [14].

Lo stato di metilazione di MGMT, infine, deve essere analizzato mediante tecniche di biologia molecolare; l'analisi mediante immunoistochimica non correla con la sopravvivenza [15]. La determinazione della risposta alla terapia e della comparsa di una recidiva implica l'esecuzione di periodici controlli radiologici che dovrebbero essere eseguiti utilizzando un solo tipo di esame (TAC o RMN con mezzo di contrasto) e valutati seguendo precisi criteri [16].

Diversi studi di fase II suggeriscono che la chemioterapia, somministrata al momento della progressione della lesione (chemioterapia di salvataggio) ostacola la progressione del tumore. A seconda dei criteri impiegati nel valutare la risposta alla terapia e nella selezione dei pazienti, le percentuali di risposte ottenute variano da uno studio all'altro, ma complessivamente si ottiene una stabilizzazione della malattia nel 20-30% dei casi e una parziale risposta in una analoga percentuale. I farmaci più utilizzati sono le nitrosouree e temozolomide, se non usati inizialmente, e procarbazina.

La possibilità di somministrare un agente chemioterapico direttamente nella sede tumorale (chemioterapia locoregionale) ha il vantaggio teorico di superare la barriera ematoencefalica, ottenendo nella cavità residua all'intervento chirurgico concentrazioni di chemioterapico elevate con riduzione delle tossicità sistemiche. A oggi l'unico trattamento di questo tipo approvato dalla FDA consiste nell'utilizzo di polimeri impregnati con BCNU (Gliadel® *wafers*) che sono posizionati direttamente nella cavità operatoria durante l'intervento chirurgico e rilasciano gradualmente il chemioterapico. Il trattamento è effettuato nei pazienti con diagnosi di glioma ad alto grado di malignità in aggiunta all'intervento chirurgico e alla radioterapia [17]. L'uso è indicato inoltre come seconda linea in pazienti con gliomi di alto grado recidivi.

La somministrazione per via arteriosa della chemioterapia è stata sperimentata sia in fase adiuvante sia come terapia di salvataggio, al momento della recidiva.

Questa via di somministrazione non è più vantaggiosa di quella sistemica ed è gravata da maggiori effetti collaterali.

Si ritiene che l'astrocitoma anaplasico e il glioblastoma del bambino siano più sensibili rispetto a quelli dell'adulto alla chemioterapia e, al di sotto dei 2 anni, si ottengono discreti risultati utilizzando la chemioterapia in assenza del trattamento radiante. Al momento della recidiva sono state impiegate con discreto vantaggio vincristina e ciclofosfamide o etoposide.

Astrocitomi di basso grado

Gli astrocitomi di basso grado comprendono l'astrocitoma pilocitico (astrocitoma di grado I secondo la classificazione OMS), l'astrocitoma fibrillare, protoplasmatico e gemistocitico (astrocitoma di grado II secondo la classificazione OMS), e gli oligodendrogliomi e oligoastrocitomi di grado II.

Poiché la storia naturale e la sensibilità ai chemioterapici degli oligodendrogliomi e degli oligoastrocitomi è diversa rispetto a quella degli astrocitomi diffusi, i principi di terapia verranno sviluppati con quelli degli oligodendrogliomi e degli oligoastrocitomi di grado III.

Si tratta in realtà di un gruppo eterogeneo di neoplasie con comportamenti clinici differenti. L'astrocitoma pilocitico è il glioma più frequente nell'infanzia: rappresenta il 10% dei gliomi cerebrali e, l'85% di quelli cerebellari [18]. Il 90% dei pazienti con astrocitoma pilocitico è vivo 10 anni dopo la diagnosi e raramente, a differenza degli altri astrocitomi, la neoplasia si trasforma in tumore di grado più elevato.

Le sedi più frequenti degli astrocitomi pilocitici sono: l'ipotalamo, le vie ottiche, il talamo, il cervelletto e gli emisferi cerebrali. Alla TAC e alla RMN appaiono come lesioni ben delimitate che assumono in modo deciso il contrasto; spesso comprendono una componente cistica e si può osservare la presenza di una componente solida nodulare che non assume il contrasto adesa alla parete della cisti; di solito l'edema è minimo, mentre l'effetto massa è evidente.

Gli astrocitomi di grado II hanno un'incidenza annua pari a 1 caso ogni 100.000 e l'età media alla diagnosi è 35-40 anni. L'epilessia rappresenta il sintomo più comune e interessa circa l'80% dei pazienti, probabilmente a causa della localizzazione superficiale della neoplasia e della sua lenta crescita [19]. Deficit neurologici focali sono rari – si riscontrano nel 30% circa dei pazienti – e disturbi delle funzioni superiori sono ancor meno frequenti. Sintomi provocati dall'aumento della pressione intracranica si osservano in meno del 10% dei casi.

Gli astrocitomi di grado II possono crescere ovunque negli emisferi cerebrali, ma il lobo frontale e quello temporale rappresentano le sedi più frequenti. Alla TC appaiono come aree ipodense che non assumono il contrasto, alla RMN sono meglio visibili, appaiono come lesioni ipointense in T1 e iperintense in T2, e possono essere presenti calcificazioni e cisti. L'assunzione o meno di contrasto non è un criterio certo per discriminare tra astrocitomi di grado II e III grado: una minoranza degli astrocitomi di grado II assume il contrasto e un terzo circa degli astrocitomi anaplasici non assume il contrasto. Il decorso di queste neoplasie è scarsamente prevedibile, sia perché il loro ritmo di crescita e la loro tendenza alla progressione sono molto variabili, sia perché i dati sono tratti da studi retrospettivi che spesso includono anche altri sottogruppi di gliomi di basso grado, come gli oligodendrogliomi che hanno una prognosi migliore, oppure includono pazienti trattati in modo differente (soggetti biopsiati e operati, soggetti sottoposti a radioterapia e solo a controlli periodici) [20]. L'età sembra giocare un ruolo rilevante nella prognosi: la sopravvivenza è più lunga nei soggetti con meno di 35 o 40 anni. In molti studi la malattia sembra avere un decorso più favorevole, quando l'epilessia ne è l'unico sintomo. L'origine cellulare del tumore è probabilmente un fattore prognostico importante: i pazienti con astrocitoma gemistocitico hanno una prognosi peggiore [21].

Il valore prognostico di parametri come volume della lesione, estensione della resezione, assunzione del contrasto, è controverso [22].

Per gli astrocitomi pilocitici la chirurgia è il trattamento d'elezione, perché è risolutiva nella maggioranza dei casi. Quando la sede del tumore, ad esempio le vie ottiche o l'ipotalamo, impedisce la resezione completa, il tumore può recidivare anche dopo molti anni, perciò sono necessari controlli radiologici seriati per lungo tempo [23]. L'utilità della radioterapia nei tumori pilocitici non asportati completamente non è chiara. La radioterapia è invece raccomandata nei casi con tumore in progressione che non è più suscettibile di exeresi chirurgica completa.

Negli astrocitomi di grado II lo scopo della chirurgia è duplice. Ottenere un campione di tessuto che permetta una precisa diagnosi istologica e ridurre la massa tumorale allo scopo di alleviare sintomi o segni neurologici, qualora presenti. Infatti la sola biopsia stereotassica in questo tipo di tumore che spesso presenta una struttura eterogenea dal punto di vista anatomopatologico, non è considerata il metodo migliore per porre una corretta diagnosi istologica. Un trattamento aggressivo è raccomandato anche nelle persone più giovani con segni di ipertensione endocranica, deficit neurologici dovuti all'effetto massa della lesione e crisi epilettiche non controllabili dalla terapia [20].

Secondo una recente revisione sistematica della letteratura, non è però dimostrato che negli astrocitomi di grado II l'estensione dell'intervento influenzi la prognosi della malattia [22]. Analogamente non è dimostrato che né la radioterapia né la chemioterapia migliorino la sopravvivenza di questi malati. Un approccio conservativo, ovvero controlli semestrali con la RMN con mezzo di contrasto fino alla comparsa di segni di progressione di malattia, è consigliato nelle persone con età inferiore ai 40 anni, anche se con epilessia, ma senza altri segni neurologici.

Per quanto riguarda la radioterapia, di solito sono citati due studi clinici: l'*American Radiation Therapy Oncology Groups* [24], che non mostra differenze nella sopravvivenza tra i soggetti sottoposti a radioterapia a bassa dose e ad alta dose, e il trial EORTC in cui, senza riscontrare alcuna differenza nella sopravvivenza, si paragona l'efficacia della radioterapia (54 Gy) eseguita subito dopo l'intervento chirurgico o rimandata al momento della progressione [25]. Purtroppo l'interpretazione dei risultati è difficile perché nel primo studio la maggior parte (68%) dei pazienti con glioma di basso grado era affetta da oligodendrogliomi e oligoastrocitomi, mentre il 22% dei casi inclusi nello studio EORTC sono stati riclassificati, in una revisione centrale, come astrocitomi anaplasici. Al momento, non ci sono dati certi che suggeriscono che il trattamento radiante possa prevenire o ritardare la trasformazione di un glioma di basso grado in astrocitoma di alto grado. Nel formulare il piano terapeutico va anche tenuto conto dei possibili effetti collaterali a medio e lungo termine del trattamento radiante.

Secondo un recente studio multicentrico olandese, il rischio di encefalopatia è associato all'uso di frazioni giornaliere elevate (> 2 Gy) tanto che gli autori concludono che nei gliomi di basso grado il declino delle capacità intellettive è legato alla neoplasia in sé e ai possibili effetti collaterali degli antiepilettici [26].

Esistono pochi studi sull'efficacia della chemioterapia nei gliomi di basso grado. L'unico studio prospettico non mostra differenze tra i pazienti trattati con radioterapia e lomustina, e quelli trattati solo con radioterapia. Lo studio retrospettivo con più ampia casistica è quello di Kaloshi: trattandosi però soprattutto di oligodendrogliomi e oligoastrocitomi sarà analizzato in seguito.

Nei bambini l'uso della chemioterapia per controllare la crescita del tumore o ritardare il trattamento radiante è sempre più diffuso. L'interpretazione dei dati è difficile, perché si tratta di casistiche eterogenee. Tale strategia terapeutica è stata infatti utilizzata soprattutto nei gliomi chiasmatici e ipotalamici, che nella maggior parte dei casi sono astrocitomi pilocitici, nei gliomi del tronco e del diencefalo, e più recentemente anche in quelli emisferici.

Gliomi del troncoencefalo

Rappresentano un sottogruppo particolare dei tumori del sistema nervoso centrale (SNC) a causa della loro sede e del loro comportamento. Nell'80% dei casi colpiscono bambini, ma si osserva un secondo picco di incidenza nella seconda decade di vita; sono poco frequenti in età più avanzata. Dal punto di vista neuropatologico comprendono astrocitomi di basso e alto grado; gli oligodendrogliomi sono rari. In base alla sede possono essere suddivisi in neoplasie del troncoencefalo (80% dei casi), del mesencefalo e lesioni esofitiche della giunzione bulbo-midollare [27].

Non sempre i tumori del troncoencefalo sono visibili con la TAC; la RMN è l'esame di scelta per la diagnosi e il follow-up. Nei gliomi del ponte, le immagini sagittali mostrano un allargamento diffuso della struttura, le lesioni sono ipointense o isointense nelle immagini pesate in T1 e iperintensi in T2. Non sempre assumono il contrasto e l'*enhancement* può essere ad anello o a chiazze. I gliomi del mesencefalo di solito sono localizzati nella porzione dorsale del mesencefalo e invadono le strutture adiacenti, sono iperintensi in T2 e non assumono il contrasto. I gliomi della giunzione cervico-midollare appaiono come una massa esofitica, iso- o ipointensa in T1, iperintensa in T2, che assume in modo vivace e diffuso il contrasto (come gli astrocitomi pilocitici); si possono osservare cisti.

A causa della loro localizzazione, i gliomi del troncoencefalo non sono suscettibili di exeresi chirurgica; soltanto quelli con componente esofitica possono essere facilmente biopsiati. In quelli del troncoencefalo e del mesencefalo la diagnosi si basa di solito sul risultato della RMN, ma non sempre la presenza di *enhancement* è segno di malignità.

L'interpretazione dei risultati di studi sulla storia naturale della malattia e di trial clinici è complessa, perché la maggior parte delle casistiche è di epoca pre-RMN, oppure i pazienti non sono stati sottoposti a biopsia o, infine, vengono valutati nello stesso studio pazienti con diagnosi istologiche differenti [28].

Data la sede, nei gliomi del troncoencefalo la chirurgia è di solito evitata. La radioterapia (55-60 Gy) è il trattamento più utilizzato ed è in grado di alleviare i sintomi. Con questo tipo di trattamento l'80% dei pazienti muore entro 18 mesi; se vi è associata neurofibromatosi il decorso può essere più benigno.

Diversi chemioterapici sono stati utilizzati nel trattamento di queste neoplasie, ma nessuno sembra prolungare significativamente la sopravvivenza. Nei bambini più piccoli la chemioterapia è utilizzata per differire nel tempo la radioterapia o per controllare la progressione della malattia [28]. Quando la sede è mesencefalica, molti pazienti rimangono stabili per diversi mesi dopo la diagnosi. Per questo motivo molti autori non consigliano la radioterapia al momento della diagnosi, ma un accurato follow-up. Se è presente idrocefalo la derivazione ventricolo-peritoneale e la cisternostomia possono alleviare i sintomi. Scarse sono le informazioni sui risultati ottenuti con diversi trattamenti effettuati al momento della progressione; la radioterapia è probabilmente utile.

Nelle neoplasie della giunzione bulbomidollare con componente esofitica la resezione è possibile in molti casi e diversi pazienti rimangono stabili per mesi o anni. Poiché la maggior parte delle lesioni è data da gliomi di basso grado, l'efficacia della radioterapia effettuata al momento della diagnosi è controversa.

Oligodendrogliomi e oligoastrocitomi di grado II e III

Gli oligodendrogliomi e gli oligoastrocitomi rappresentano circa il 7% dei tumori cerebrali. La forma pura, l'oligodendroglioma, è meno frequente di quella mista. Purtroppo non esiste un criterio diagnostico unico per distinguere i due sottogruppi, perché, per porre diagnosi di oligoastrocitoma, a seconda del laboratorio, ci si basa sulle proporzioni differenti delle cellule tumorali (di derivazione oligodendrogliale o astrocitaria). In questi due tipi di tumore anche la suddivisione tra le forme di grado II e quelle anaplasiche è più difficile rispetto agli altri astrocitomi. La forma più frequente è quella mista di grado II [29]. L'età media alla diagnosi è 40 anni circa.

Nella maggioranza dei casi si tratta di lesioni sottocorticali negli emisferi cerebrali; raramente sono localizzati nel troncoencefalo o nel midollo. Di solito si tratta di lesioni singole ma, soprattutto tra i bambini, sono stati riportati casi di lesioni multiple.

L'epilessia è il sintomo d'esordio più comune (colpisce circa la metà dei pazienti) e, nel corso della malattia, l'88% dei soggetti soffre di crisi epilettiche.

Alla TAC appaiono come lesioni sottocorticali; sono frequenti le calcificazioni e nel 10% dei casi si osservano emorragie.

Alla RMN encefalo appaiono come lesioni ipointense nelle immagini pesate in T1 e iperintense in T2. La presenza di contrasto è associata ad anaplasia, anche se, soprattutto nei pazienti anziani, l'assenza di contrasto non la esclude.

La mediana di sopravvivenza per gli oligodendrogliomi puri di grado II è 10 anni, per quelli anaplasici è 5-7 anni. La sopravvivenza nelle forme miste, a parità di grado, è lievemente inferiore.

Oltre all'età, inferiore o superiore ai 35-40 anni, anche fattori genetici influenzano la prognosi. La perdita di eterozigosi sui cromosomi 1p e 19q è associata a una maggiore sopravvivenza e a una migliore risposta alla chemioterapia, mentre la perdita di eterozigosi sul cromosoma 10q è associata a prognosi infausta [30].

La chirurgia, oltre a ridurre l'effetto massa della lesione e quindi ad alleviare i sintomi, permette la diagnosi istologica esatta. Per quanto riguarda l'exeresi di queste lesioni, valgono le considerazioni già espresse a proposito degli astrocitomi di basso grado.

Per i successivi trattamenti bisogna distinguere tra le lesioni di grado II e quelle di grado III. Si tratta comunque di tumori ad elevata chemiosensibilità. Nelle lesioni di basso grado alcuni autori consigliano di rimandare successivi trattamenti radioterapici e chemioterapiaci alla progressione della lesione.

Kaloshi ha trattato con temozolomide 149 pazienti con glioma di grado II in progressione, per la maggior parte dei casi oligodendrogliomi, e oligoastrocitomi e ha osservato una risposta parziale nel 53% dei casi, stabilità di malattia nel 37% e progressione di malattia solo nel 10% dei casi. La risposta alla chemioterapia poteva essere osservata solo dopo 6 mesi di trattamento ed era massima a 12 mesi; si correlava, inoltre, a perdita di eterozigosi sui cromosomi 1p e 19 q [31].

Nei pazienti con oligodendroglioma e oligoastrocitoma di grado III molti autori propongono chemioterapia secondo il protocollo PCV (procarbazina, CCNU, vincristina) subito dopo l'exeresi seguita da radioterapia; altri preferiscono posporre l'inizio della radioterapia al momento della progressione, se c'è stata una risposta alla chemioterapia [32]. Tuttavia, due recenti studi clinici controllati, uno europeo e l'altro americano, che confrontano la radioterapia con la radioterapia associata a chemioterapia con PCV in, complessivamente, oltre 500 soggetti con oligodendroglioma e oligoastrocitoma di grado III, non mostrano un miglioramento della sopravvivenza nei soggetti trattati con entrambe le terapie, mentre rilevano un aumento del tempo libero di progressione a discapito di una tossicità da chemioterapia non irrilevante [33, 34].

Meningiomi

Non si tratta di veri e propri tumori del SNC, perché hanno origine dalle cellule meningoendoteliali delle meningi, ma poiché crescono all'interno del cranio, sono classificati tra i tumori encefalici. Rappresentano circa il 20% dei tumori primitivi del SNC e la loro incidenza annua è pari a 7,8 per 100.000. Spesso si tratta di tumori asintomatici riscontrati casualmente al tavolo autoptico: l'incidenza delle lesioni sintomatiche è di 2 ogni 100.000. I meningiomi sono più frequenti nelle donne, soprattutto quelli spinali. L'età media alla diagnosi è 62 anni. Nel 10% dei casi circa sono tumori multipli; nella maggior parte si tratta di soggetti affetti da neurofibromatosi di tipo II [35].

I meningiomi possono formarsi in qualsiasi punto delle meningi. Quelli parasagittali e della convessità rappresentano il 40% delle lesioni, quelli dell'ala dello sfenoide il 15-20%, quelli della doccia olfattoria il 10%, quelli soprasellari il 10%, quelli della falce il 5%. I sintomi dipendono dall'esatta localizzazione della neoplasia; di solito crescono lentamente, per cui i disturbi sono dovuti alla compressione delle strutture adiacenti.

Alla TAC appaiono come neoformazioni che hanno origine dalla dura e che assumono in modo omogeneo il contrasto; l'edema perilesionale può essere trascurabile o abbondante, il 15-20% è calcificato, si può osservare iperostosi dell'osso adiacente.

Alla RMN sono isointensi rispetto alla sostanza grigia e iperintensi nelle immagini pesate in T2, assumono in modo omogeneo il contrasto. L'aspetto alla RMN e alla TAC è simile, ma la RMN permette di definire meglio i rapporti con le strutture vascolari adiacenti ed eventuali occlusioni dei seni durali.

Nella maggioranza dei casi si tratta di lesioni istologicamente benigne; sono atipici in circa il 5%; francamente maligni nel 2% [36].

Meningiomi di piccole dimensioni, asintomatici, che vengono diagnosticati casualmente quando si effettuano esami radiologici per altre ragioni, non necessitano di provvedimenti terapeutici immediati, ma la loro evoluzione può essere seguita con esami radiologici seriati. Possono infatti non crescere e rimanere asintomatici anche per tutta la vita.

Nella maggioranza dei casi l'exeresi completa è un trattamento definitivo. A 10 anni dall'intervento recidiva il 20% delle lesioni sottoposte ad exeresi completa e l'80% di quelle operate in modo parziale.

La radiochirurgia stereotassica rappresenta un'alternativa terapeutica alla chirurgia nelle lesioni inferiori ai 3 cm non adiacenti ai nervi ottici o ad altre strutture critiche.

La radioterapia conformazionale può bloccare la crescita di lesioni non operabili e di meningiomi recidivi.

Il ruolo della chemioterapia è controverso. Vi sono state segnalazioni di risposte all'idrossiurea e a doxorubicina, ma la maggior parte degli studi non dimostra un'efficacia di questi farmaci [37]. Nei meningiomi atipici e maligni la radioterapia è parte integrante del trattamento iniziale: ciò nonostante la maggior parte delle lesioni recidiva. La sopravvivenza a cinque anni varia tra il 41% e l'85%.

Linfoma primitivo del sistema nervoso centrale

Il linfoma cerebrale primitivo è un linfoma a localizzazione extranodale confinato nel SNC. È raro: ha incidenza dello 0,5 per 100.000 per anno; rappresenta dall'1 al 6% di tutte le neoplasie cerebrali e l'1-2% di tutti i linfomi a localizzazione extranodale. Nell'ultimo decennio è segnalato un aumento della sua frequenza, solo in parte dovuto all'incidenza della neoplasia nei pazienti HIV positivi.

La presentazione clinica del linfoma cerebrale è variabile e include sia sintomi legati all'aumento della pressione intracranica, sia deficit focali. Alcuni pazienti possono lamentare disturbi del visus, dovuti all'interessamento vitreale. Le crisi epilettiche, visto il preferenziale interessamento di strutture profonde da parte del linfoma, con risparmio relativo della corteccia, sono rare.

Il linfoma si presenta alla TAC e alla RMN come una lesione unica o, meno frequentemente, multipla (40% dei casi); una maggiore incidenza di localizzazioni multiple è riscontrata nei pazienti HIV positivi (fino all'80%). Più frequentemente le localizzazioni sono sovratentoriali (70-80%); le localizzazioni in fossa cranica posteriore sono rare (15%) come pure rara è la combinazione di lesioni sovra- e sottotentoriali. Preferenzialmente sono interessate le strutture profonde del parenchima cerebrale e soprattutto i nuclei della base. Alla RMN le lesioni si presentano generalmente ben delineate; cisti tumorali, calcificazioni ed emorragie sono rare [38].

L'elevata cellularità del linfoma e la relativa scarsità in contenuto d'acqua è alla base di alcuni aspetti radiologici TAC-RMN importanti nella differenziazione da metastasi e gliomi. Alla TAC basale il linfoma si presenta più comunemente iperdenso o isodenso. Nelle sequenze in T1 della RMN più frequentemente è ipointenso o isointenso. In T2 le lesioni sono più comunemente iperintense o isointense. Dopo la somministrazione di gadolinio o contrasto iodato (per la TAC) le lesioni in oltre il 70% dei casi sono caratterizzate da *enhancement* omogeneo e intenso. La presa di contrasto con aspetto ad anello, simile a quella del glioma maligno, è più comune nei pazienti HIV positivi.

Il linfoma ha spiccata tendenza alla disseminazione a carico dell'ependima e delle meningi (60-80% dei casi).

La diagnosi del linfoma deve essere istologica; la biopsia può essere evitata solo nei casi nei quali sia possibile una diagnosi su liquor o sull'aspirato vitreale. Nell'80-90% dei casi la diagnosi istologica è di linfoma maligno a grandi cellule B.

L'interessamento sistemico è raro (< 5%) mentre le localizzazioni oculari, che possono precedere l'esordio neurologico della malattia in circa il 10% dei casi, rappresentano una sede non rara di recidiva o progressione di malattia.

Nello staging si raccomanda la ricerca di una eventuale sieropositività per HIV o di altre forme di immunodeficienza, la ricerca di inclusi nel vitreo con lampada a fessura, radiologia convenzionale e liquor.

L'approccio chirurgico va interpretato alla luce di una neoplasia con caratteristiche di crescita diffusamente infiltrative, spesso multifocale, per la quale non è perseguibile l'exeresi chirurgica. Sarà quindi la biopsia la scelta necessaria a ottenere l'esame istologico [39].

Il trattamento steroideo, in genere desametasone (8-16 mg/die) è in grado di indurre un miglioramento della sintomatologia clinica e del quadro radiologico: sono linfomi con percentuali di risposte complete che in letteratura superano il 40%. A differenza di altre neoplasie, la risposta non è dovuta a una riduzione dell'edema perilesionale, ma a lisi delle cellule tumorali. Le riposte, anche drammatiche, non sono durature e il linfoma è destinato a recidivare dopo intervalli di mesi, anche se sono occasionalmente riportati in letteratura casi con risposte durate anni.

Per decidere il momento più opportuno in cui effettuare la biopsia va tenuto presente il comportamento del linfoma durante la terapia steroidea. L'accertamento bioptico eseguito durante la terapia steroidea o con un intervallo troppo breve tra steroide e biopsia può inficiarne il risultato.

Date le sue caratteristiche di crescita e le modalità di recidiva, nel linfoma è generalmente consigliato un trattamento radiante *whole brain*. 40 Gy su tutto l'encefalo con l'esecuzione o meno di un *boost* di 10 Gy sulla sede originaria di malattia; il trattamento sul nevrasse è stato abbandonato. L'utilizzo di dosi superiori a 50 Gy non ha migliorato la sopravvivenza, ma ha significativamente aumentato le neurotossicità.

La percentuale di risposte positive supera il 90%, ma la loro durata è breve: a differenza dei linfomi sistemici, quelli primitivi cerebrali presentano in circa l'80% dei casi una recidiva entro l'anno. La sopravvivenza mediana con la sola radioterapia è 10-18 mesi. Non esistono ampie casistiche circa l'impiego della radioterapia nelle localizzazioni oculari (15-20% dei casi); abitualmente vengono somministrate su entrambi i comparti-menti oculari dosi tra i 30 e 45 Gy. Gli effetti collaterali più frequenti sono la comparsa di retinopatie e cataratte.

La chemioterapia, seguita o meno da radioterapia, è oggi considerata il trattamento di scelta. La chemioterapia prima della radioterapia è generalmente sconsigliata, soprattutto se i farmaci impiegati sono metotrexate (MTX) o Ara-C per l'alta incidenza di neurotossicità.

Il MTX ad alte dosi (> 2,5 g/mq) è ritenuto oggi il chemioterapico più attivo, ma sono ancora da definire le dosi e le eventuali associazioni. Il MTX ai dosaggi di cui sopra garantirebbe buoni livelli terapeutici anche in condizione di barrieraematoencefalica reintegrata. Al momento non esistono studi randomizzati che dimostrino che l'aggiunta di uno o più chemioterapici a MTX ad alte dosi garantisca migliori risultati in termini di risposte e sopravvivenza. In una metanalisi sui trattamenti dei linfomi solo l'aggiunta sequenziale alle alte dosi di MTX dell'Ara-C ad alte dosi avrebbe dimostrato vantaggi.

La somministrazione di alte dosi di MTX deve essere seguita da terapia con acido-folinico, in quanto il farmaco blocca la deidrofolato-reduttasi.

Le alte dosi di MTX rendono virtualmente inutile e gravato da rischi l'uso della profilassi intratecale con MTX o Ara-C attualmente consigliata solo in caso di riscontro liquorale o RMN di disseminazione subependimale.

In virtù della buona risposta ai chemioterapici è dibattuto il momento più opportuno in cui eseguire la radioterapia nei pazienti con risposte complete dopo chemioterapia. Pur in assenza di ampi studi randomizzati, diversi autori suggeriscono in questo caso – soprattutto nei soggetti giovani con fattori prognostici favorevoli o, all'opposto, negli anziani più a rischio per le complicanze tardive della radioterapia – di ritardare il trattamento radiante al momento della ripresa di malattia.

Medulloblastoma e PNET

Il medulloblastoma è una neoplasia maligna classificata come neoplasia neuro-ectodermica primitiva (PNET). Gli PNET sono tumori altamente indifferenziati che originano dalla matrice germinale del tubo neurale. Rappresentano dal 4 al 6% di tutte le neoplasie cerebrali dell'infanzia con una incidenza annua di 0,5/100.000. Circa l'80% compare prima dei 15 anni. Nell'adulto sono meno frequenti, compaiono soprattutto tra i 20 e i 30 anni e rappresentano meno dell'1% di tutte le neoplasie cerebrali.

Il medulloblastoma origina nella fossa cranica posteriore dalle strutture del verme o dagli emisferi cerebellari a partenza dalle cellule neuroepiteliali primitive localizzate nel pavimento del IV ventricolo. Queste cellule migrano in superficie e lateralmente a formare lo strato dei granuli esterni del cervelletto. Il medulloblastoma è in grado di originare in un qualsiasi punto della migrazione. È un tumore caratterizzato da alta cellularità; frequenti le mitosi, spesso atipiche. L'aspetto istologico è simile a quello degli altri tumori embrionari (neuroblastoma, pinealoblastoma).

Le metastasi, a caduta lungo lo spazio subaracnoideo, sono frequenti e interessano circa il 40% dei casi; sono per lo più localizzate a livello del tratto lombosacrale e toracico, rare sono le localizzazioni intramidollari. Nel 5% dei pazienti sono segnalate metastasi al di fuori del SNC: osso, polmone e fegato [40].

La sintomatologia più frequente è legata allo sviluppo di idrocefalo o a ipertensione endocranica rapidamente ingravescente. Nel giovane adulto, in cui il tumore è spesso lateralizzato, il disturbo esordisce con atassia, seguita da ipertensione endocranica; la disseminazione subaracnoidea è spesso asintomatica.

L'esame strumentale di scelta è la RMN con gadolinio, che permette una migliore valutazione dei limiti della neoplasia ed è anche l'esame di prima scelta nella ricerca di metastasi lungo il nevrasse. I medulloblastomi sono in genere rotondeggianti, omogenei, a limiti sufficientemente netti. L'idrocefalo è presente in oltre il 70% dei casi. L'edema non è in genere massivo e occasionalmente possono essere presenti aree cistiche necrotiche e piccole calcificazioni.

Appaiono ipointensi-isointensi nelle sequenze in T1 senza mezzo di contrasto. Nelle sequenze in T2 e densità protonica (DP) possono dimostrarsi isointensi o iperintensi. Le immagini dopo contrasto sono caratterizzate da un *enhancement* intenso e talora disomogeneo. L'esame con contrasto è in grado di mostrare disseminazioni subaracnoidee o a carico del sistema ventricolare, nonché disseminazioni lungo il nevrasse a sede intradurale e raramente subpiali [41].

Nella stesura del piano terapeutico rivestono un ruolo importante la definizione dei fattori prognostici e la possibilità di suddividere i malati in pazienti ad alto rischio e a rischio standard. Esiste infatti una relazione stretta tra l'età dei pazienti, l'estensione della chirurgia, dose e volume del trattamento radiante e la prognosi [42].

Fattori prognostici negativi sono: età inferiore ai 3 anni, residuo post-operatorio superiore a 1,5 cm, invasione del troncoencefalo, disseminazione subaracnoidea documentata dall'esame liquorale o dalla RMN.

Dopo la chirurgia, la radioterapia rappresenta il più importante trattamento. Le dosi utilizzate sono di circa 36 Gy estese a tutto il nevrasse con un *boost* di 18-20 Gy sulla fossa cranica posteriore, raggiungendo una dose totale di 54-56 Gy. Vari studi indicano che queste dosi sono in grado di ottenere percentuali di sopravviventi a 5 anni nell'ordine del 40-50% degli adulti e 55-70% dei bambini [43].

Nel trattamento del medulloblastoma sono efficaci diversi chemioterapici (platino e suoi composti, etoposide, ciclofosfamide, nitrosuree).

Per quanto concerne l'uso della chemioterapia nei bambini l'approccio consigliato nei pazienti con rischio standard è quello della radioterapia seguita da chemioterapia di mantenimento; questo sarebbe più efficace del trattamento neoadiuvante (chemioterapia *up-front*) [44].

Per ridurre le dosi di radioterapia e le possibili sequele, nel bambino con rischio standard sono utilizzate combinazioni di radioterapia ridotta a 23,4 Gy su tutto il nevrasse più un *boost* di 18 Gy sulla fossa cranica posteriore, seguita da chemioterapia secondo l'associazione cisplatino, vincristina e CCNU.

Nei pazienti con alto rischio, invece, l'aggiunta della chemioterapia è in grado di indurre una maggiore percentuale di sopravviventi, ma i risultati, che restano comunque modesti, stanno indirizzando alla sperimentazione di chemioterapie ad alte dosi effettuate prima della radioterapia.

Il trattamento dell'adulto è mutuato da quello del bambino e deve tenere conto della maggiore incidenza di recidive tardive tipiche dell'età adulta. Gli studi retrospettivi indicano che è necessario un trattamento radiante su tutto il nevrasse seguito da un *boost* sulla fossa cranica posteriore. Sono in genere utilizzate le dosi impiegate nei bambini. Nell'adulto, e soprattutto nei pazienti con rischio standard, il ruolo della chemioterapia non è del tutto chiarito; tuttavia, recenti segnalazioni indicano come il trattamento chemioterapico sia in grado di ritardare la ripresa di malattia sia nei pazienti a rischio standard sia in quelli ad alto rischio. Va però tenuto conto della maggiore tossicità ematologica dei trattamenti sequenziali radioterapia-chemioterapia in questa fascia d'età.

Tumori germinali

I tumori germinali costituiscono un gruppo eterogeneo di neoplasie che rappresenta circa lo 0,4-3,4% di tutte le neoplasie cerebrali. Si osserva il picco di incidenza in età pubere, anche se nelle età più giovanili prevalgono le forme non germinatose.

Possono svilupparsi in ogni parte dell'encefalo, privilegiando la linea mediana; tuttavia le sedi più frequenti sono la regione pineale e quella sovrasellare. Il 20% circa risulterà bifocale. Nella tabella 20.4 è riportata la classificazione dei tumori germinali proposta dalla WHO.

La presentazione clinica dipende dalla sede della neoplasia. Le neoplasie delle regioni pineali più frequentemente si manifestano con una sintomatologia da idrocefalo e con turbe visive che nelle condizioni più tipiche si estrinsecano in una sindrome di Parinaud.

Le lesioni della regione sovrasellare si manifestano più frequentemente con disfunzioni dell'asse ipotalamo-ipofisario, tra le quali il diabete insipido è la più frequente.

La RMN è l'esame di elezione per la diagnosi e per il corretto staging. Più frequentemente questi tumori si mostrano isointensi o lievemente ipointensi nelle sequenze in T1 rispetto alla sostanza grigia e isointensi nelle sequenze in T2. La presenza di un segnale iperintenso in T1 può essere legata ad aree emorragiche, iperproteiche o di grasso e può avere una certa utilità nel differenziare tra germinomi e non germinali. I germinomi han-

Tabella 20.4 • Classificazione WHO dei tumori germinali intracranici

Germinoma
Teratoma
– Maturo
– Immaturo
Teratoma con trasformazione maligna
Tumori del sacco vitellino
Carcinoma embrionario
Corioncarcinoma
Tumori germinali misti

no una presa di contrasto generalmente omogenea. Quando l'*enhancement* risulta disomogeneo, è spesso espressione di cisti o di componenti necrotiche. Le formazioni cistiche sono osservate più frequentemente a livello della regione sovrasellare e nei rari casi con sviluppo a carico dei nuclei della base.

In passato molti tumori germinali venivano trattati anche in assenza di una sicura diagnosi istologica: è questo un atteggiamento non più accettato. Il miglioramento delle tecniche chirurgiche ha reso la biopsia la procedura di prima scelta nell'ottenere una diagnosi istologica, anche alla luce del fatto che non è dimostrato il ruolo prognostico di un'exeresi parziale.

Per quanto riguarda l'idrocefalo, negli ultimi anni, con l'intenzione di ridurre al minimo il rischio di disseminazioni, è stata ridotta l'indicazione alla derivazione ventricolo-peritoneale a favore della ventriculo-cisternostomia [45]. Anche questa metodica tuttavia non è scevra dal rischio di disseminazione della malattia, per cui recentemente è stata segnalata una piccola serie di pazienti trattati con radioterapia dopo l'applicazione di una derivazione esterna, rimossa alla conclusione della radioterapia [46].

La prognosi dei tumori germinali risulta sostanzialmente indipendente dalla localizzazione della lesione ed è strettamente legata al subtipo istologico.

Ad eccezione dei teratomi maturi, tutti gli altri tumori germinali devono essere considerati maligni. La prognosi dei germinomi puri è considerata buona con una sopravvivenza a 5 anni superiore al 90%. Per il germinoma nel quale si riscontrino aree cellulari di sincizio-trofoblasto viene segnalata in alcune casistiche una prognosi peggiore, anche se non tutti gli autori concordano su questo dato. La prognosi è invece molto peggiore, con una sopravvivenza a 5 anni che varia dal 40 al 70%, nelle forme non germinali (tumori germinali misti, carcinomi embrionari, tumori del sacco di Yolk) [47].

L'approccio terapeutico deve essere multidisciplinare e deve tener conto dell'istotipo. Per questo la corretta diagnosi, lo staging e quindi l'identificazione dei fattori rischio risultano fondamentali. In particolare ha assunto importanza la determinazione su liquor dei marker tumorali (α-feto proteina e HCG) [48] che può avere un ruolo di rilievo nella identificazione delle così dette forme secernenti, che per molti autori sono caratterizzate da una prognosi peggiore [49]. Altri elementi significativi dal punto di vista prognostico sono la presenza di malattia metastatica, con citologico positivo, o di localizzazioni nodulari multiple alla RMN. Non ha lo stesso significato prognostico negativo il riscontro di una malattia multifocale

La radioterapia estesa a tutto l'encefalo con dosi comprese tra 45 e 50 Gy ha rappresentato per anni il trattamento di prima scelta nei germinomi, con percentuali di sopravviventi a 5 anni superiori al 90%. La buona prognosi dei germinomi ha reso tuttavia più importante la valutazione dei possibili effetti tardivi della radioterapia. Con particolare attenzione agli eventuali disturbi neuroendocrini, psichici, ma anche a quadri meno considerati, come la sofferenza vascolare o il rischio di neoplasie indotte. In quest'ottica sono numerosi gli autori che riportano studi mirati a ridurre i dosaggi e l'ampiezza dei campi somministrati [50].

Molti lavori, soprattutto di scuola giapponese, suggeriscono trattamenti radianti circoscritti al solo letto tumorale con risparmio del tessuto circostante. Per alcuni l'obiettivo dichiarato è la somministrazione di dosi inferiori a 24 Gy, dose considerata limite per la comparsa di disturbi neuroendocrini [51].

La contrazione delle dosi e dei campi espone, tuttavia, a un maggior rischio di recidive; in particolare vengono riportate in questi pazienti percentuali del 10-15% di disseminazioni subependimali e localizzazioni meningee isolate. Questo suggerisce che il trattamento radiante dovrebbe essere esteso a coprire tutto il volume ventricolare. È invece generalmente accettato che l'irradiazione di tutto il nevrasse sia da eseguire solo nel caso di disseminazione della malattia.

Numerosi studi prevedono l'impiego della chemioterapia. In effetti, i germinomi sono molto sensibili ai derivati del platino, tuttavia la sola chemioterapia non è in grado di garantire risposte durature [52]. È invece esplorato da molti il ruolo della chemioterapia in associazioni sequenziali chemioterapia-radioterapia, con l'intento di permettere una più sicura contrazione delle dosi e dei campi irradiati [53].

L'orientamento terapeutico è differente per le forme non germinatose, poiché la prognosi peggiore suggerisce trattamenti più aggressivi. In questo caso il trattamento radiante viene esteso a tutto il nevrasse, tuttavia una considerevole parte di questi tumori presenta una recidiva entro l'anno dalla diagnosi. Secondo alcuni studi recenti, la chemioterapia eseguita prima della radioterapia sarebbe in grado di aumentare la durata della risposta e la sopravvivenza. I chemioterapici che sono ritenuti più attivi sono: cisplatino, carboplatino, etoposide, bleomicina, ifosfamide e vinblastina.

Ependimoma

L'ependimoma origina dalla trasformazione neoplastica delle cellule ependimali. Rappresenta dal 2 al 10% di tutte le neoplasie cerebrali, ma oltre il 12% delle neoplasie pediatriche. Oltre il 50% degli ependimomi esordisce nelle prime due decadi di vita. È una neoplasia a prevalente sviluppo sottotentoriale, che origina in genere sulla linea mediana dal pavimento del IV ventricolo. Il 50% dei casi a sviluppo sovratentoriale ha origine dalle pareti dei ventricoli.

È generalmente caratterizzato da una crescita lenta e quindi i sintomi possono essere non specifici e, se trascurati, possono portare allo sviluppo di neoplasie di dimensioni anche cospicue. Nel caso di neoplasie a sviluppo sottotentoriale, più frequentemente si avrà nausea, vomito per irritazione dell'area postrema, accompagnati da segni di sofferenza cerebellare.

Viste le sedi di crescita di queste neoplasie, la RMN è l'esame di elezione sia per la diagnosi sia per uno studio finalizzato alla pianificazione dell'intervento. Nelle sequenze in T1 si presenta ipo-isointenso, mentre è più spesso iperintenso in T2. Dopo gadolinio ha frequentemente una presa di contrasto intensa, ma spesso eterogenea.

Alla TAC più frequentemente risulta ipodenso, dopo mezzo di contrasto l'*enhancement* è intenso ed omogeneo; talora sono presenti cisti e calcificazioni.

La sopravvivenza a 10 anni varia dal 40 al 79% nelle varie casistiche; la prognosi rimane condizionata dalla difficoltà di ottenere una exeresi totale e dalla frequente disseminazione della malattia. La disseminazione subependimale è riportata dal 3 al 10% dei casi operati per ependimoma intracranico [56]; nelle serie autoptiche questa percentuale sale al 25% interessando più frequentemente le varianti maligne della neoplasia e la localizzazione infratentoriale.

L'ependimoma spinale nella variante mixopapillare è caratterizzato da un'ottima prognosi. Le variabili che sembrano influenzare favorevolmente la sopravvivenza sono: età adulta, sede sovratentoriale della neoplasia, resezione totale, istologia più differenziata e variante mixopapillare.

Il trattamento dell'ependimoma è multidisciplinare. La chirurgia rappresenta in genere la prima tappa e la radicalità dell'intervento è elemento di rilievo; una resezione parziale condiziona in modo significativo l'evoluzione della malattia [54]. Tuttavia, per la sede e le strutture coinvolte, l'exeresi totale non può essere eseguita in circa il 50% dei casi.

L'ependimoma è considerato moderatamente radiosensibile. La radioterapia assume un ruolo di rilievo nel ritardare la ripresa di malattia nei pazienti in cui l'exeresi è stata parziale o subtotale. I dosaggi utilizzati variano dai 30 ai 70 Gy somministrati in 5 settimane. In molti lavori viene consigliata una dose differenziata in funzione del grado di malignità: 54 Gy in 30 frazioni su 6 settimane negli ependimomi di basso grado, mentre per gli ependimomi ad alto grado di malignità vengono consigliati 59 Gy in 33 frazioni per una durata del trattamento di 6 settimane e mezzo [55]. In genere viene irradiato il letto tumorale, identificato con la RMN prima dell'intervento, estendendo l'area irradiata a un margine di sicurezza di 2-3 cm. Nel caso di lesione della fossa cranica posteriore la dose raccomandata è di 50-54 Gy. Il trattamento sul nevrasse è consigliato solo in presenza di disseminazione subependimale (RMN o citologica).

Non esistono studi che mostrino un ruolo significativo della chemioterapia nel trattamento degli ependimoni. Nei soggetti più giovani alcuni autori hanno suggerito un trattamento chemioterapico upfront nel tentativo di ritardare le sequele della radioterapia.

In genere i chemioterapici considerati più efficaci sono i derivati del platino: cisplatino e carboplatino, mentre per altri, quali ciclofosfamide, nitrosouree e metotrexato non vi sono evidenze significative di efficacia. Recentemente, temozolomide in monoterapia è stata segnalata come utile in pazienti con ependimomi recidivi alla radioterapia e al trattamento con carboplatino.

Metastasi cerebrali

Il 20-40% dei pazienti affetti da tumore svilupperà nel corso della malattia una metastasi cerebrale (MTSc). Il suo riscontro è più frequente nelle fasi tardive della malattia, spesso come primo sito di ricaduta; tuttavia nel 30% dei casi il rilievo avviene contemporaneamente o prima del tumore primitivo, e nel 15% dei casi il tumore primitivo rimane sconosciuto.

Nell'adulto le neoplasie del polmone (36-64%), della cute (melanoma 15-25%) e della mammella (5-20%) ne rappresentano le origini più comuni [57].

La maggioranza delle cellule tumorali raggiunge il SNC per via arteriosa, nel 80% dei casi risultano localizzate negli emisferi cerebrali, nel 15% nel cervelletto e nel 5% nel tronco encefalico. La sintomatologia di esordio è comune a quelle delle altre neoplasie cerebrali. La cefalea è un sintomo frequente, più comune in presenza di metastasi multiple o nel caso di lesioni che interessino la fossa cranica posteriore. In ordine di frequenza seguono i deficit focali, mentre nel 10% dei casi la sintomatologia di esordio sarà una crisi epilettica.

La sintomatologia spesso è subdola, in particolare quando si presenta con alterazioni dello psichismo e va sospettata nei pazienti con un'anamnesi di neoplasia sistemica.

Lo strumento più sensibile nella diagnosi della metastasi cerebrale è la RMN con contrasto. Non ci sono aspetti radiologici (TAC e RMN) patognomici, tuttavia la localizzazione sottocorticale, l'aspetto sferico, l'*enhancement* ad anello circondato da una importante reazione edemigena e la frequente molteplicità delle lesioni suggeriscono un secondarismo.

Molti autori ritengono favorevoli alcuni fattori prognostici: Alto *performance status*, metastasi cerebrale singola in assenza di malattia sistemica o con malattia sistemica controllata ed età inferiore ai 60-65 anni [45]. Gaspar, sfruttando il database della RTOG (*radiation therapy oncology group*), ha creato una classificazione dei pazienti in classi di rischio sulla base di alcuni fattori prognostici detta RPA (*recursive-partitioning analysis*) che è utilizzata per selezionare i pazienti deputati ai trattamenti più intensivi (Tab. 20.5) [58].

I dati che sostengono il ruolo della chirurgia nel caso di singole metastasi derivano da studi randomizzati di piccole dimensioni, tuttavia si ritiene che l'intervento chirurgico abbia un significato in gruppi selezionati di pazienti. I risultati migliori della chirurgia sono quelli ottenuti in pazienti con lesioni accessibili e in presenza di una malattia sistemica sotto controllo o in assenza di malattia sistemica residua. Talora l'approccio chirurgico si rende necessario per ottenere la diagnosi istologica, quando la malattia primitiva non è nota. Ancora meno chiaro è il significato della chirurgia nel caso di metastasi multiple. L'intervento chirurgico talora risulta indispensabile in presenza di metastasi multiple quando una delle lesioni rappresenti un pericolo per la vita o alteri la qualità di vita (ad es., per metastasi in fossa cranica posteriore).

La radioterapia è considerata il trattamento di scelta per molte metastasi, la natura spesso multifocale della malattia rende necessario un trattamento *whole brain* in molti pazienti. Non esiste un consenso generalizzato circa le dosi da somministrare. Attualmente lo schema radioterapico più applicato consiste in brevi trattamenti della durata di 7 o 15 giorni, utilizzando dosi-frazione relativamente alte (da 150 a 400 cCy/die), raggiungendo dosi totali comprese tra i 3.000 e i 5.000 cGy. Circa la metà dei pazienti trattati con radioterapia *wholebrain* (WBRT) muore per la progressione della malattia sistemica e non per la metastasi cerebrale.

La radioterapia sterotassica è una metodica che permette di ottenere elevate irradiazioni focali (15-18 Gy) utilizzando un acceleratore lineare (LINAC) o una Gamma Knife (Cobalto-60). Non sostituisce il trattamento radiante convenzionale, ma potrebbe rappresentare una valida alternativa alla chirurgia nel caso di lesioni singole con diametro inferiore ai 3 cm [47]. Inoltre, la radiochirurgia può costituire un trattamento di salvataggio in quei pazienti che sviluppino una recidiva dopo trattamento radioterapico *whole brain*.

Un altro quesito di rilievo è stabilire se, nel caso dell'asportazione completa di una singola metastasi o di una risposta completa dopo radiochirurgia, sia necessario eseguire o meno il trattamento radiante panencefalico. I dati a riguardo sono pochi e per la maggior parte derivano da studi retrospettivi gravati da *bias* di campionamento. Tuttavia, emerge che i pazienti che non ricevono WBRT hanno un maggior rischio di sviluppare ricadute multiple cerebrali; per contro viene sottolineata la tossicità tardiva della WBRT.

Il ruolo della chemioterapia è da sempre ritenuto secondario nella terapia delle MTSc, ma in questi ultimi anni diversi studi ne hanno rivalutato il significato. Sono presenti due atteggiamenti: a) utilizzare nelle metastasi cerebrali gli stessi schemi utilizzati per la malattia sistemica o b) privilegiare farmaci di cui è nota la capacità di attraversare la barriera emato-encefalica (BEE) (temozolomide, fotemustina). Oggi si ha la tendenza a ridimensionare l'ostacolo della BEE, il cui ruolo

Tabella 20.5 • *Recursive-partitioning analysis* (RPA) come fattore prognostico nei pazienti affetti da metastasi cerebrale

Età	KPS	Tumore primitivo	Metastasi extracraniche	Sopravvivenza mediana
Classe I				
≤ 65	≥ 70	Controllato	Assenti	7,1 mesi
Classe II				
≤ 65	≥ 70	Non controllato	Presenti	4,2 mesi
Classe III				
–	< 70	–	–	2,3 mesi

Tabella 20.6 • Indicazioni al trattamento chemioterapico nelle metastasi cerebrali

Stato della malattia sistemica	Numero metastasi	Sintomi	Trattamento
Controllata	Unica	Assenti	Chirurgia o SRT ± WBRT
		Presenti	Chirurgia o SRT ± WBRT
	Multiple	Assenti	WBRT
		Presenti	WBRT + CHT
Non controllata	Unica	Assenti	STRT e/o CHT
		Presenti	WBRT o STRT + CHT
	Multiple	Assenti	WBRT
		Presenti	WBRT + CHT

WBRT: radioterapia panencefalica; STRT: radioterapia stereotassica; CHT: chemioterapia protettivo è completo solo a livello del parenchima cerebrale integro o delle micrometastasi. Si ritiene che l'efficacia della chemioterapia (CHT) nelle metastasi cerebrali sia molto simile, in ordine di risposte, a quello ottenuto per le metastasi sistemiche. In linea di massima vi sono delle indicazioni generali che guidano l'utilizzo della CHT; in particolare per i tumori ritenuti chemioresponsivi: i tumori della mammella (in particolare se non pre-trattatati), quelli polmonari a piccole cellule (SCLC) e i tumori germinali.

A tutt'oggi la CHT è utilizzata preferenzialmente in due situazioni:

- come parte di protocollo associato alla radioterapia;
- come terapia di salvataggio nelle recidive dopo chirurgia e/o radioterapia.

Restano comunque irrisolte diverse questioni riguardo al reale ruolo di questa modalità terapeutica; questo perché gli studi a nostra disposizione sono scarsamente confrontabili per la diversità dei criteri di arruolamento, i differenti trattamenti effettuati, e soprattutto per la natura del tumore primitivo. Quando proporre una chemioterapia a un paziente con metastasi cerebrali è di massima indicato nella tabella 20.6.

Bibliografia

1. Henson JW, Gaviani P, Gonzalez RG. MRI in treatment of adult gliomas. Lancet Oncol 2005; 6:167-175.
2. Glantz MJ, Cole BF, Forsyth PA et al. Practice parameter: anticonvulsivant prophylaxis in patients with newly diagnosed brain tumors. Report of Quality Standards Subcommittee of American Academy of Neurology. Neurology 2000; 54:1888-1983.
3. DeAngelis L. Brain Tumors N Engl J Med 2001; vol. 344:114-123.
4. Halperin EC, Burger PC, Bullard DE. The fallacy of the localized supratentorial malignant glioma Int J Rad Oncol Biol Phys 1988; 15:505-509.
5. Simpson JR, Horton J, Scott C et al. Influence of localisation and extent on survival of patients with glioblastoma multiforme: results of three consecutive RTOG clinical trials. Int J Radiol Oncol Biol Phys 1993; 6:338-343.
6. Cochraine data base Chemotherapy for high grade glioma Sist Rev 2002; (4):CD 003913.
7. Kristiansen K, Hagen S, Kollevodt T et al. Combined modality therapy of operated astrocytomas grade III and IV. Confirmation of the value of post-operative irradiation and lack of potention of bleomycin on survival time. Cancer 1981; 47:186-190.
8. Yoshikawa, K Saito, K Kajiwara et al. CyberKnife ste-reotactic radiotherapy for patients with malignant glioma. Minim Invasive Neurosurg 2006; 49(2):110-115.
9. Sounami L, Seiterfeld W, Brachman D et al. Randomized comparison of stereotactic radiosurgery followed by conventional radiotherapy with carmustine to conventional conventional radiotherapy with carmustine for patients with glioblastomi multiforme: report of Radiation Therapy Oncology group 93-05 Int J Rad Oncol Biol Phys 2004; 60:853-860.
10. Stupp R, Mason W, van den Bent M et al. Radiotherapy plus cocomitant and adjuvant temozolomide for glioblastoma. N Engl J Med 2005; 352:987-996.
11. Fine HA, Dear KB, Loeffer JS et al. Meta-analysis of radiation therapy with and without adjuvant chemotherapy for malignant gliomas in adults. Cancer 1993; 71:2585-2597.
12. Stewart LA. Chemotherapy in adult high grade glioma: a systemic review and meta-analysis of individual patients from 12 randomized trias. Lncaet 2002; 359 (9311):1011-1018.
13. Hegi M, Diserens AC, Gorlia Thamou MF et al. MGMT gene silencing and benefit from Temozolomide in glioblastoma. N Engl J Med 2005; 352:997-1003.
14. Eoli M, Menghi F, Bruzzone MGB et al. Methylation of O6-Methylguanine DNA Methyltransferase and Loss of Heterozygosity on 19q and/or 17p Are Overlapping Features of Secondary Glioblastomas with Prolonged Survival. Clin Cancer Res. 2007 May 1; 13(9):2606-2613.
15. Preusser M, Janzer RC, Felsberg J et al. Anti MGMT immunohistochemestry in glioblastoma multiforme. Observer variabilità and lack of association with patient survival impedì its use as clinical biomarkers. Brain Pathology, 2008.
16. Macdonald D, Cascino TL, Schold SC et al. Response criteria for phase II studies of sopratentorial malignant gliomas J Clin oncol 1990; 8:1277-1280.
17. Sposto R, Ertel IJ, Jenkin RDT et al. The effectiveness of chemotherapy for treatment of high grade astrocytoma in children: results of a randomized trial. I Neurooncol 1989; 7:165-177.
18. Westphal M, Hilt DC, Bortey E et al. A phase 3 trial of local chemotherapy with biodegradable carmustine (BCNU) wafers (Gliadel wafers) in patients with primary malignant glioma. Neuro Oncol 2003; Apr5(2):79-88.
19. Smith DF, Hutton JL, Sandemann D et al. The prognosis of primari intracerebral tumors presenting with epilepsy: the outcome of medical and surgical manegement. J Neurol Neurosurg Psychiatry 1991; 54:915-920.
20. Wessels PH, Weber W, Raven G et al. Supratentorial grade II astrocitoma: biological features and clinical course. The Lancet neurol 2003; 2:395-403.
21. Piepmeier JM, Fried I, Makuch R. Low grade astrocytomas may arise from different astrocytomas lineages. Neurosurg 1993; 33:627-632.

22. Keles GE, Lamborn KL, Berger MS. Low grade hemispheric gliomas in adults: acritical review of extent of resection as a factor influencing outcome J Neurosurg 2001; 95:735-745.

23. Palma L, Guidetti B. Cysric pilocytic astrocytomas of the cerebral hemispheres. J Neurosurg 1985; 62: 811-816.

24. Shaw E, Arusell R, Scheithauser B et al. Prospective randomized trial of low versus high dose radiation therapy in adults with supratentorial low grade glioma:initial report of North Central Cancer treatment Groups. J Clin Oncol 2002; 20:2267-2276.

25. Karim ABMF, Afra D, Cornu P et al. Randomized trial on the efficacy of radiotherapuy for cerebral low grade glioma in the adult. Int J Radiat Oncol Biol Phys 2002; 52:316-324.

26. Klien M, Heimas JJ, Aaronson NK et al: Effect of radiotherapy and other treatment related factors on mild term to long term cognitive sequele in low grade gliomas: a comparative study. Lancet 2002; 360:1361-1368.

27. Landolfi JC, Thaler H, DeAngelis LM. Adult brainstem gliomas: Neurology 1998; 51(4):1136-1139.

28. Shiminski-Maher T. Brainstem tumors in childhood: preparing patients and families for long and short term care. Pediatr Neurosurg. 1996; 24 (5): 267-271.

29. Paleonlogos NA, Cairncross GJ. Treatment of oligodedrogliomas: an update. Neuro-oncology 1999; 1:61-68.

30. Eoli M, Bissola L, Bruzzone MG et al. Reclassification of oligoastrocytomas by loss of heterozygosity studies.Int J Cancer. 2006 Jul 1; 119(1):84-90.

31. Kaloshi G. Benouaich-Amiel Diakite F et al. Temozolomide for low grade gliomas: predictive impact of 1p and 19q loss on resposnse and outcome. Neurology 2007; 68:1831-1836.

32. Levin VA. Chemotherapy fro brain tumors of astrocytic and oligodendroglial lineage: the past decade and where we are heading. Neuro-oncology 199; 1 (1):69-80.

33. Van den Bent M, Carpentier AF, Brandes A et al. Adjuvant PCV inproves progressione free survival but not overall survival in newly diagnosed anaplastic oligodendrogliomas and oligoastrocytomas: a randomized eEORT of cancer phase III trail J Clin Oncol 2006; 24:2715-2722.

34. Carncross G, Berkey B et al. Phase III trila of chemotherapy plus radiotherapy compared with radiotherapy alone for pure and mixed anaplastic oligodendroglioma: IRTOG trial 9402 J Clin Oncol 2006; 24: 2707-2714.

35. Antinheimo J, Sankila R, Carpen et al. Population based analysis of sporadic and type 2 neurofibromatosis associated meningiomas and schwannomas. Neurology 200; 54:71-76.

36. Kleihues P. Canevee WK eds. Pathology & genetics of tumors of the nervous systel. WHO classification of tumours. Lyon France LARC Press, 2000.

37. Chamberlain MC. Adjuvant combined modality therapy for malignant meningiomas. J Neurosurg 1996; 84:733-736.

38. Buhring U, Herrlinger U, Krings T, Thiex R, Weller M, Kuker W.MRI features of primary central nervous system lymphomas at presentation. Neurology 2001 Aug 14; 57(3): 393-396.

39. Basso U, Brandes AA. Diagnostic advances and new trends for the treatment of primary central nervoussystem lymphoma. Eur J Cancer 2002 Jul; 38(10):1298-1312.

40. Rutka JT. Medulloblastoma. Clin Neurosurg 1997; 44:571-585.

41. Stark DD, Bradley WG. Medulloblastoma. In: Magnetic Resonance Imaging. 3rd ed. Mosby-Year Book; 1999:1474.

42. Bloom HJ, Glees J, Bell J, et al. The treatment and long-term prognosis of children with intracranial tumors: a study of 610 cases, 1950-1981. Int J Radiat Oncol Biol Phys 1990; Apr. 18(4):723-745.

43. Kun LE. Brain tumors. Challenges and directions. Pediatr Clin North Am 1997; Aug; 44(4):907-917.

44. Pizza PA, Poplack DD: Principles and Practice of Pediatric Oncology. 3rd ed. Lippincott-Raven 1997; 651-652.

45. Ellenbogen RG, Moores LE.Endoscopic management of a pineal and suprasellar germinoma with associated hydrocephalus: technical case report. Minim Invasive Neurosurg 1997; Mar;40(1):13-534.

46. Buatti JM, Friedman WA. Temporary ventricular drainage and emergency radiotherapy in the management of hydrocephalus associated with germinoma. J Neurosurg 2002; Jun;96(6):1020-1022.

47. Shirato H, Nishio M, Sawamura Y et al.Analysis of long-term treatment of intracranial germinoma Int J Radiat Oncol Biol Phys 1997; Feb 1;37(3):511-515.

48. Inamura T, Nishio S, Ikezaki K et al.Human chorionic gonadotrophin in CSF, not serum, predicts outcome in germinoma. J Neurol Neurosurg Psychiatry 1999; May 66(5):654-657.

49. Shibamoto Y, Takahashi M, Sasai K. Prognosis of intracranial germinoma with syncytiotrophoblastic giant cells treated by radiation therapy. Int J Radiat Oncol Biol Phys 1997; Feb 1;37(3):505-510.

50. Dattoli MJ, Newall J. Radiation therapy for intracranial germinoma: the case for limited volume treatment. Int J Radiat Oncol Biol Phys 1990; Aug19(2):429-433.

51. Shibamoto Y, Sasai K, Oya N et al. Intracranial germinoma: radiation therapy with tumor volume-based dose selection. Radiology 2001 Feb; 218(2):452-456.

52. Balmaceda C, Heller G, Rosenblum M et al. Chemotherapy without irradiation—a novel approach for newly diagnosed CNS germ cell tumors: results of an international cooperative trial. The First International Central Nervous System Germ Cell Tumor Study. J Clin Oncol 1996; Nov;14(11):2908-2915.

53. Aoyama H, Shirato H, Ikeda J et al. Induction Chemotherapy Followed by Low-Dose Involved-Field Radiotherapy for Intracranial Germ Cell Tumors. J Clin Oncol 2002; 20:857-865.
54. Paulino AC, Wen BC, Buatti JM et al. Intracranial ependymomas: an analysis of prognostic factors and patterns of failure. Am J Clin Oncol 2002; Apr;25(2):117-122.
55. Paulino AC, Wen BC. The significance of radiotherapy treatment duration in intracranial ependymoma Int J Radiat Oncol Biol Phys 2000; Jun 1;47(3): 585-589.
56. Pollack IF, Gerszten PC, Martinez AJ et al. Intracranial ependymoma of childhood: long term outcome and prognostic factors. Neurosurgery 1995; 37:655-667.
57. Soffietti R, Rudà R, Mutani R. Management of brain metastases. J Neurol 2002; 249:1357-1369.
58. Gaspar L, Scott C, Murray K et al. Validation of the RTOG recursive partitioning analysis (RPA) classification for brain metastases. Int J Radiat Oncol Biol Phys 2000; 47:1001-1006.

Capitolo 21

Tumori ipofisari

Sandro Lodrini, Renato Cozzi

Dal punto di vista terapeutico, è opportuno distinguere i tumori primitivi dell'ipofisi in non secernenti e secernenti, ulteriormente suddivisi, secondo le loro dimensioni, in microadenomi (che danno soltanto sintomi endocrinologici e sono strettamente intrasellari) e macroadenomi (che crescono al di fuori della sella e provocano anche sintomi da compressione delle vie ottiche e dei seni cavernosi o, in casi estremi, ipertensione endocranica). Sulla base di queste caratteristiche, il trattamento potrà essere farmacologico, chirurgico, radioterapico o una combinazione dei tre [1].

Adenomi non secernenti

Microadenomi non secernenti

I microadenomi non secernenti sono assai rari e spesso di riscontro occasionale durante esami di risonanza magnetica encefalica eseguiti per altre ragioni. Se asintomatici, la norma è di osservarne il decorso e di sottoporli ad exeresi per via rino-sfenoidale in caso di crescita (ricordiamo che è frequente il riscontro anatomo-patologico di microadenomi silenti in necroscopie effettuate per altre ragioni). Un eventuale deficit ormonale, raro in questi casi (ipocortisolismo o ipotiroidismo), deve essere ricercato e corretto con adeguata terapia sostitutiva.

Macroadenomi non secernenti

I macroadenomi non secernenti riconoscono come primo approccio soltanto la terapia chirurgica. Poiché si sviluppano subdolamente, possono raggiungere dimensioni assai ragguardevoli e invadere il basicranio e le strutture nobili vicine, difficilmente aggredibili (seno cavernoso in particolare): ciò impedisce spesso un'asportazione completa e predispone a un rilevante numero di recidive (25-30%). L'intervento mira soprattutto alla decompressione delle vie ottiche e al ripristino della loro funzione. All'eventuale recidiva, deve essere preso in considerazione un nuovo intervento chirurgico. Il trattamento radiante è inevitabile se consistenti porzioni tumorali residuano dall'intervento.

Molti di questi adenomi non secernenti producono tuttavia porzioni non funzionali di ormoni o loro precursori, soprattutto FSH ed LH.

Adenomi secernenti

Prolattinomi

Tra i secernenti, i prolattinomi (Prl sec) sono la categoria più numerosa.

Microprolattinomi

I microprolattinomi, statisticamente i più frequenti, provocano tipicamente la sindrome amenorrea-galattorrea e interessano quasi esclusivamente il sesso femminile. Nell'uomo sono rari e provocano impotenza e talora ginecomastia. A volte sono di difficile diagnosi, perché così piccoli da essere sotto il limite delle capacità discriminative della RMN: un valore basale di Prl superiore a 200 ng/ml è sufficiente a far porre diagnosi sicura.

Il loro trattamento è controverso: l'intervento chirurgico, per via rino-sfenoidale, risolve la malattia normalizzando il quadro endocrino circa nel 90% dei casi [2] con una percentuale di recidiva attorno al 5-

A. Sghirlanzoni (ed) *Terapia delle malattie neurologiche*. ISBN 978-88-470-1119-9; © Springer-Verlag Italia 2009

10%; tuttavia il rischio intrinseco, anche se basso, di un intervento (ipopituitarismo, fistola liquorale) conduce molti endocrinologi a scegliere come prima terapia quella farmacologica con dopaminergici, che inibiscono la secrezione delle cellule Prl-secernenti e il loro volume.

La bromocriptina è il farmaco storicamente più importante: va somministrato a dosaggi crescenti (da 1/2 compressa da 2,5 mg/die fino a 15 mg/die in 3 somministrazioni) attestandosi sul dosaggio più basso che controlli i sintomi (ripresa delle mestruazioni, cessazione della galattorrea) senza che sia necessario normalizzare i livelli plasmatici di Prl, in base alla tolleranza individuale. Gli effetti collaterali, costituiti da ipotensione ortostatica, nausea e cefalea possono essere anche intensi e indurre alla sospensione del farmaco.

La cabergolina è un farmaco più recente, assai più efficace e ad azione più lunga della bromocriptina: in pratica l'ha completamente sostituito. I dosaggi richiesti sono assai bassi (in genere da 0,5 a 2,0 mg/settimana) e gli effetti collaterali meno evidenti. Al successo clinico spesso si associa la scomparsa radiologica del microadenoma.

Il limite del trattamento con dopaminergici è che questi farmaci non sono citocidi, tanto che, anche nel caso più favorevole, l'interruzione della terapia porta quasi invariabilmente alla ricomparsa dei sintomi, dell'iperincrezione di Prl e, ove scomparso, alla ricomparsa del microadenoma. Il trattamento con dopaminergici è quindi da considerare cronico, perlomeno fino alla menopausa, con obbligo di monitoraggio endocrinologico e radiologico periodico.

L'intervento è ovviamente d'obbligo in casi di resistenza o di intolleranza al farmaco.

È buona norma discutere con le pazienti la scelta terapeutica, medica o chirurgica, illustrando i pro e i contro ed esprimendo il proprio giudizio tecnico su quella che è la scelta migliore nel singolo caso. Si tenga presente che, se i sintomi non sono disturbanti, l'iperprolattinemia può essere considerata un contraccettivo naturale e, se la donna non desidera in quel periodo una gravidanza, o non vuole sottoporsi a trattamento, si può anche proporre un periodo di non terapia, sotto controllo endocrino e radiologico.

Macroprolattinomi

Questi tumori interessano prevalentemente il sesso maschile; mancando il sintomo dell'amenorrea, possono raggiungere dimensioni assai cospicue, distruggendo il basicranio, infiltrando nervi e vasi del seno cavernoso e stirando grossolanamente i nervi ottici.

I valori di Prl possono essere molto elevati, fino a molte migliaia di ng/ml, comunque sempre superiori a 200 ng/ml.

Il trattamento iniziale è medico: la bromocriptina e ancor più la cabergolina hanno un effetto straordinario sull'iperprolattinemia e, riducendo il volume e l'attività di ogni singola cellula Prl-secernente, provocano una drastica riduzione globale del tumore (*shrinkage*). La sensibilità al trattamento è proporzionale al valore iniziale di Prl. L'effetto sul volume tumorale è talora così rapido e massivo da provocare una rino-liquorrea, attraverso la soluzione di continuo osteodurale causata dal tumore che si contrae sotto l'effetto dei farmaci [3]; anche per questo la somministrazione di dopaminergico deve essere cauta e la regressione della massa tumorale deve essere monitorata con TAC o RMN periodiche. I livelli di Prl ematici spesso si normalizzano, con ripresa delle funzioni endocrine e scomparsa dei sintomi, soprattutto quelli oculistici. Anche in questo caso il trattamento è da considerare cronico, vita natural durante.

La chirurgia dei macroprolattinomi va riservata come primo approccio ai rari casi di insensibilità al trattamento medico, ai casi in cui è necessario decomprimere rapidamente i nervi ottici per un subitaneo deficit visivo (ad es., nell'apoplessia dell'adenoma) oppure quando il tumore ha uno sviluppo sovrasellare regolare (tipicamente ovoidale) e non compromette ancora le strutture laterali, invadendole [3].

Un approccio combinato medico-chirurgico può essere programmato nel tentativo di liberare il paziente dalla necessità dell'assunzione cronica di farmaci che possono dare disturbi: ottenuta con i dopaminergici la riduzione delle parti periferiche, infiltranti, del tumore, si può asportare la parte residua intrasellare cercando di essere radicali.

Nei casi in cui la porzione di tumore che infiltra i seni cavernosi non si riduca o tenda ad accrescersi (fenomeno dello "scappamento" dalla terapia medica) la radioterapia ha la possibilità di bloccarne lo sviluppo.

Adenomi secernenti ormone della crescita (GH sec)

Questi tumori provocano la classica sindrome acromegalica; il loro trattamento è imperativo poiché, ben oltre le deturpanti dismorfie, l'eccesso di ormone della crescita (GH) provoca gravi danni sui sistemi cardiovascolare (cardiomegalia, ipertensione), osteoarticolare (sindromi da intrappolamento e da canale ristretto, spondilosi diffusa) e metabolico (diabete, dislipidemie), con conseguente aumento della mortalità. L'obiettivo è la normalizzazione del GH (> 1 ng/ml dopo il test di tolleranza al glucosio-GTT e dell'IGF-1 (il fattore di crescita, indotto a livello epatico dal GH, che media le risposte periferiche del GH; i suoi valori normali variano secondo il sesso e l'età).

La cura dell'acromegalia è ancora oggi difficile, poiché l'intervento chirurgico normalizza i livelli ormonali in un numero limitato di pazienti. Perciò il trattamento dell'acromegalia è multimodale: il trattamento medico riveste oggi grande importanza e si avvale sia dei dopaminergici che degli analoghi della somatostatina. I dopaminergici sono di moderata efficacia sia sulla iperincrezione che sulla riduzione della massa tumorale e sono attualmente usati nei tumori misti GH-Prl sec.

Assai più potente è l'azione degli analoghi della somatostatina, che è l'inibitore della sintesi del GH. Octreotide è stato il primo analogo sintetico: la sua somministrazione provoca un dimezzamento dei livelli di GH nell' 87% dei casi sensibili e la sua normalizzazione nel 50%; ha tuttavia una breve emivita (va somministrato sottocute ogni 8-12 ore) ed è di difficile conservazione (si conserva al freddo).

Il lanreotide e l'octreotide LAR sono analoghi "deposito" della somatostatina: somministrati intramuscolo, hanno durata anche fino a 28 giorni, normalizzano il valore di GH nel 75% dei pazienti sensibili e riducono il volume tumorale [4]. Anche questi farmaci non sono tumoricidi: la loro sospensione ripristina in breve le condizioni di iperscrezione e di volume tumorale pretrattamento. Gli analoghi della somatostatina vanno testati individualmente prima del trattamento, per individuare i pazienti sensibili; la loro dose va stabilita da uno specialista in base alla risposta ormonale e al volume tumorale.

Il trattamento chirurgico per via rino-sfenoidale deve essere considerato la prima scelta nel caso dei microadenomi GH sec; la guarigione è ottenuta nel 60-80% dei casi.

Macroadenomi GH sec

I macroadenomi GH sec sono oggi più rari grazie ad una maggior precocità della diagnosi; possono essere trattati chirurgicamente se non sono diffusamente invasivi o se compromettono in rapida progressione le vie ottiche. Ottenere la soluzione definitiva è difficile con l'intervento come primo approccio; in alternativa, nei casi di livelli di GH elevati e/o invasione delle strutture circostanti, si può iniziare un trattamento medico, da proseguire fino al momento di massima riduzione del volume e dell'iperincrezione di GH; si decide allora se intervenire chirurgicamente (la riduzione chirurgica della massa aumenta la risposta all'octreotide) oppure se continuare semplicemente con la cura medica.

È evidente che la chirurgia è obbligatoria nei casi non sensibili alle cure mediche o in cui queste ultime non controllino adeguatamente l'acromegalia.

Nei casi refrattari alla medicina e alla chirurgia, la terapia radiante sui residui tumorali ancora attivi può fornire un buon supporto palliativo, con blocco sia della crescita tumorale che dell'iperincrezione di GH; la "cura" clinico-endocrinologica della malattia è tuttavia raramente raggiunta.

Di recente è stato messo a disposizione il pegvisomant, un antagonista recettoriale del GH, sintetizzato con tecniche di genetica molecolare, che inibisce l'espressione di IGF-1 anche in presenza di alti livelli di GH; va riservato a pazienti ospedalizzati in cui tutte le altre terapie non abbiano condotto al controllo dell'acromegalia.

Adenomi secernenti ACTH

Costituiti al 95% da microadenomi, danno la classica e devastante sindrome di Cushing. L'adenomectomia selettiva è l'unico trattamento valido nell'ipercortisolismo da iperincrezione di ACTH ipofisario; la diagnosi può anche essere difficile, rispetto ad altre forme di ipercortisolismo da ACTH ectopico (carcinoide polmonare, feocromocitoma, microcitoma polmonare), ma quando la genesi ipofisaria dell'iperincrezione di ACTH è sicura, il paziente va avviato alla chirurgia anche quando non vi sia una visualizzazione radiologica del microadenoma; in questi casi si utilizza il test di cateterismo selettivo dei seni petrosi, si misura, mediante microcateterismo, il dosaggio del GH nel sangue venoso refluo da ciascuno dei seni petrosi, se quello di un lato prevale nettamente sull'altro, si interviene asportando la metà della ghiandola del lato maggiormente coinvolto.

Il successo terapeutico si misura sulla normalizzazione della cortisolemia e su un prolungato stato di ipocortisolismo post-operatorio. È indispensabile uno stretto monitoraggio post-operatorio dei pazienti con pregressa malattia di Cushing, per evitare complicanze dovute a temporanea incapacità di produrre cortisolo endogeno, carenza che è talora fatale.

Una terapia medica con inibitori della steroidogenesi (chetoconazolo, con dosaggi variabili da 400 a 1.200 mg/die) abbinata a radioterapia è possibile, con effetti parziali, in attesa di un intervento o in caso di insuccesso chirurgico.

Adenomi secernenti rari (THS sec, gonadotropinomi)

Anche i rarissimi adenomi secernenti ormoni TSH e i gonadotropinomi hanno come unico trattamento la terapia chirurgica; i gonadotropinomi sono spesso classificati come "non secernenti" perché espimono soltanto pezzi non attivi degli ormoni sessuali completi.

Tecniche chirurgiche

Attualmente sono due gli approcci chirurgici ai tumori della regione sellare: transcranico e transnaso-sfenoidale. Il primo è riservato a quei tumori, generalmente molto grandi, che si sviluppano asimmetricamente dalla sella supero-posteriore (nel terzo ventricolo) o lateralmente (sotto il lobo temporale o frontale). Il secondo (di gran lunga il più diffuso) è usato per i tumori che crescono in modo simmetrico, verticalmente dalla sella, in basso verso il seno sfenoidale e in alto verso le cisterne optochiasmatiche. Le tecniche per la via nasale sono due: microscopica ed endoscopica. La prima, tradizionale, permette un'ottimo controllo visivo della regione operatoria. La seconda è più duttile: consente di vedere anche porzioni laterali del tumore ed è più rispettosa dell'anatomia normale delle cavità nasali. I risultati ottenuti sono ottimi con entrambe le tecniche.

Radioterapia

È riservata ai casi di insuccesso delle terapie specifiche, mediche o chirurgiche: a seconda delle dimensioni dell'adenoma da irradiare, si sceglie la radioterapia convenzionale o le più moderne tecniche di radiochirurgia (Linac, Gamma Knife, Cyberknife).

Bibliografia

1. Attanasio R, Cozzi R, Papini E et al. Diagnosi e terapia delle malattie della regione ipotalamo-ipofisaria. AME-SIMeL: Manuali di endocrinologia clinica 2007.
2. Frankel RH, Tindall GT. Prolactinomas. In: Krisht AF, Tindall GT (eds); Baltimore, 1999:199-208.
3. Cappabianca P, Lodrini S, Felisati G et al. Cabergoline induced rhinorrhea in patients with macroprolactinomas. J Endocrinol Invest 2001; 24:183-187.
4. Cozzi R, Barausse M, Sberna M et al. Lanreotide 60: a longer-acting somatostatin analogue; tumor shrinkage and hormonal normalization in acromegaly. Pituitary 2000; 3:231-238.

Capitolo 22

Tumori del sistema nervoso periferico

Marco Sinisi

Premessa e definizione

I tumori del sistema nervoso periferico sono lesioni espansive rare che possono avere origine da qualsiasi nervo. Sono caratterizzati dall'abnorme proliferazione di cellule che costituiscono la struttura del nervo. Possono essere schematicamente divisi in:

- neoplasie di derivazione mesenchimale, che interessano le guaine e le cellule di sostegno;
- lesioni di derivazione ectodermica, che interessano la componente propriamente neurale del nervo.

Queste neoplasie sono solitamente benigne, ma possono avere le caratteristiche della malignità (Tab. 22.1).

Tabella 22.1 • Classificazione dei tumori del sistema nervoso periferico [2]

Benigni mesenchimali	Maligni
Neurofibroma solitario	Sarcoma neurogenico
Neurofibroma plessiforme	Sarcoma dei tessuti molli
Perineuroma	
Schwannoma melanotico	**Secondari**
Desmoide/fibromatosi	Carcinomi
Cisti gangliare	Linfomi
Amartoma fibrolipomatoso	
Emangiopericitoma	
Tumore gnomico	
Amartoma neuromuscolare	
Benigni neurali	**Maligni neurali**
Schwannoma	Trasformazione
Neuroblastoma	maligna di tumori benigni
Ganglioneuroma	
Neuroepitelioma	
Feocromocitoma	
Paraganglioma	

Fisiopatologia

La lesione espansiva benigna del nervo provoca progressiva perdita della funzione dei fascicoli da cui ha origine. Soltanto in rari casi, l'aumento volumetrico del tumore provoca deficit da dislocazione e compressione di gruppi fascicolari diversi da quelli da cui nasce la neoplasia.

È importante tenere in considerazione questo fatto al momento dell'intervento, perché la sezione dei soli fascicoli non funzionanti e il rispetto dell'integrità dei rimanenti permettono di ridurre i deficit neurologici postoperatori.

Nel caso di una lesione maligna, i fascicoli perdono la loro funzionalità per progressiva infiltrazione da parte delle cellule tumorali.

Il nervo può anche essere leso per ischemia da compressione sui vasi da parte di lesioni che originano nelle sue immediate vicinanze [1].

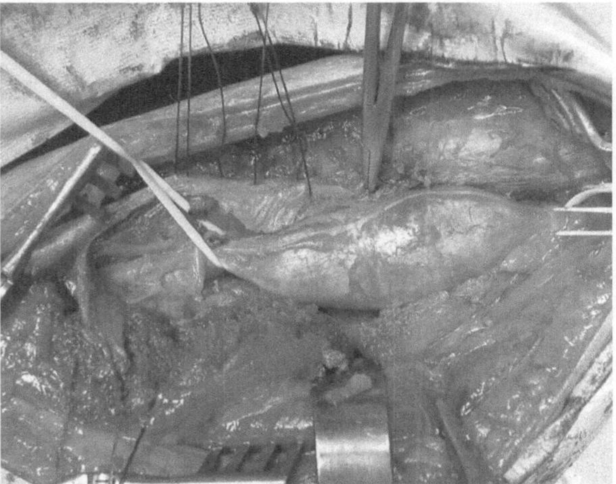

Figura 22.1 • Neurinoma del nervo tibiale al terzo medio-prossimale della gamba destra.

A. Sghirlanzoni (ed) *Terapia delle malattie neurologiche*. ISBN 978-88-470-1119-9; © Springer-Verlag Italia 2009

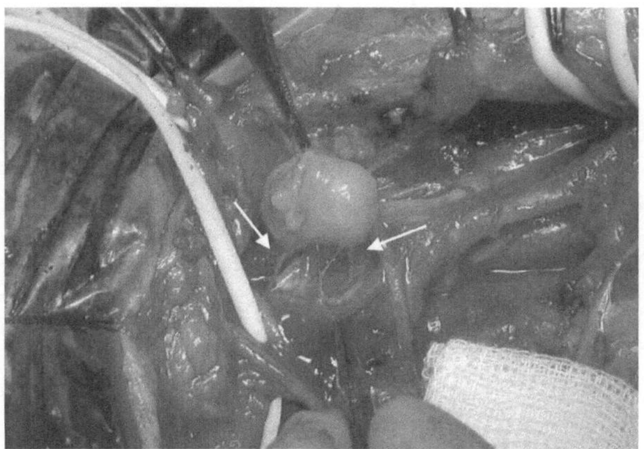

Figura 22.2 • Neurinoma del plesso brachiale: si possono notare, dopo approccio interfascicolare, il fascicolo al polo prossimale e il fascicolo al polo distale (frecce bianche).

Clinica

Anamnesi

I pazienti segnalano spesso la presenza di masse non dolenti, talvolta associate a parestesie, dolore urente, allodinia nella regione di distribuzione del nervo coinvolto. I sintomi sono in genere provocati da affaticamento, cambio di temperatura o compressione. Talvolta, in caso di lesione non palpabile, il paziente lamenta sintomi provocati dalla contrazione dei muscoli adiacenti o dalla mobilizzazione anche passiva della parte interessata (Fig. 22.1).

Sono rari i deficit stenici o sensitivi, ma possono essere però provocati o esacerbati da biopsia, agoaspirato o da tentativi non completi di rimozione [3].

Le lesioni benigne, assai spesso schwannomi o neurofibromi, hanno lento accrescimento. Le lesioni maligne hanno in genere velocità di accrescimento molto marcata e raggiungono dimensioni notevoli in breve tempo (*malignant peripheral nerve sheet tumor*).

Strumenti diagnostici

Elettrofisiologia

Lo studio neurofisiologico intraoperatorio permette di ridurre al minimo la possibilità di danneggiare fascicoli funzionanti.

Neuroradiologia

La TAC è in grado di individuare lesioni espansive dei tessuti molli, ma non è altrettanto valida nella definizione dei tronchi nervosi e quindi nel determinare l'origine della neoplasia.

La risonanza magnetica (RMN) è molto più sensibile e rappresenta l'esame di scelta nello studio delle lesioni espansive delle parti molli, in particolare del sistema nervoso periferico. La RMN consente di individuare il tronco nervoso da cui origina la lesione [4]. Molto buona è la corrispondenza tra i fascicoli funzionanti allo studio neurofisiologico intraoperatorio e quelli che appaiono risparmiati alla RMN preoperatoria [5].

Aspetti peculiari dell'età infantile

È da sottolineare una molto minore frequenza di lesioni espansive del sistema nervoso periferico nei bambini rispetto agli adulti e la possibile presenza di predisposizione genetica (neurofibromatosi) che deve essere immediatamente ricercata.

Chirurgia

Lesioni benigne

Il trattamento è chiaramente chirurgico. Indipendentemente dall'istologia, tutte le lesioni benigne possono essere asportate con ridotti deficit neurologici postoperatori [6, 7].

Quando si sospetta l'origine nervosa della neoplasia, non è di nessun aiuto o è addirittura pericolosa l'esecuzione di biopsie e di aspirazioni tramite ago. L'asportazione chirurgica dei tumori benigni del nervo diviene molto più rischiosa dopo biopsia o tentativo, non riuscito, di asportazione completa.

I tumori intranervosi, schwannomi e neurofibromi nella grande maggioranza dei casi sono benigni. La tecnica di asportazione è comunque sempre la stessa e consiste nell'isolare il nervo da cui origina il tumore, esponendo sia prossimalmente che distalmente il tessuto sano per poi procedere all'esposizione completa della lesione previo spostamento dei fascicoli nervosi da essa stirati (Fig. 22.2).

Nel caso di alcuni neurofibromi, i fascicoli anche funzionanti che passano all'interno della capsula tumorale possono essere sezionati per essere poi ricostruiti mediante innesto interfascicolare autologo.

Nei pazienti con malattia di von Reckinlghausen possono esserci più lesioni sullo stesso nervo. Anche in questo caso, l'approccio interfascicolare riduce al minimo il rischio di deficit postoperatorio [8].

Se ben eseguita, la chirurgia delle lesioni tumorali nervose risulta positiva per la risoluzione della sintomatologia algica ed evita deficit postoperatori in circa il 90% degli schwannomi e nell'80% dei neurofibromi [9].

Lesioni a malignità locale

Il neurofibroma plessiforme, per la sua caratteristica tendenza all'invasività nei confronti del tronco nervoso, è difficilmente asportabile in maniera completa senza danni al nervo. Per la grande frequenza di recidive locali e la trasformazione maligna nel 3-5% dei casi [10], deve essere per quanto possibile asportato in maniera completa.

Lesioni maligne

Richiedono l'esecuzione di uno screening per individuare la presenza di eventuali metastasi [11]. In questi casi l'obiettivo di salvare l'integrità funzionale del nervo è ovviamente meno importante. Le ulteriori decisioni terapeutiche dipendono dalla natura della lesione, dalle specificità del paziente, dai risultati della stadiazione.

Bibliografia

1. Spinner M. Nerve decompression. In Morrey BF: Master Techniques in Orthopaedic surgery. The Elbow. New York1994; Raven Press.
2. Angelov L, Feldkamp MM, Guha A: Peripheral nerve tumors. In A Kaye, P McL Black: Operative Neurosurgery; Churchill Livingstone.
3. Donner TR, Voorhies RM, Kline DG (1994) Neural sheath tumors of major nerves. J Neurosurg 1994; 81:362-373.
4. Stull MA, Moser RP, Krandsorf MJ. MR imaging of benign peripheral nerve sheath tumors. Skeletal Radiol 1991; 20:9-14.
5. Kuntz C, Blake L, Britz GW et al. Magnetic resonance neurography of peripheral nerve lesions in the lower extremity. Neurosurgery 1996; 39:750-757.
6. Donner TR, Voorhies RM, Kline DG. Neural sheath tumors of major nerves. J Neurosurg 1994; 81:362-373.
7. Guha A, Bilboa J, Kline D et al. Tumors of the peripheral nervous system. In: Youmans JR, editor. Neurological surgery 1996; 4th ed. Philadelphia: Saunders.
8. Grant GA, Goodkin R, Kliot M. Evaluation and surgical management of peripheral nerve problems. Neurosurgery 1999; 44:825-840.
9. Spinner JR, Kline DG. Surgery for peripheral nerve and brachial plexus injuries or other nerve lesions. Muscle and nerve 2000; 23:680-695.
10. Sorensen S, Mulvhill J, Nielsen A. Longterm follow-up of von Recklinghausen neurofibromatosis. Survival and malignant neoplasm. N Engl J Med 1986; 314:1010-1015.
11. Kline DG, Hudson AR. Nerve injuries: operative results for major nerve injuries, entrapments and tumors. Philadelphia Saunders,1995.

Capitolo 23

Sindromi paraneoplastiche

Angelo Sghirlanzoni

Principi generali

Le sindromi paraneoplastiche sono manifestazioni tumorali che non hanno contiguità con la neoplasia che le determina né con le sue metastasi [1].

È ormai ampiamente accertato che le sindromi paraneoplastiche sono per gran parte immuno-mediate e che le loro manifestazioni neurologiche sono dovute a meccanismi collegati alle cellule T citotossiche o ad anticorpi (Ab) diretti contro antigeni di superficie (nella neuromiotonia paraneoplastica, nella sindrome miasteniforme di Lambert-Eaton) o intracellulari (sindrome anti-Hu): non è ancora chiaro il ruolo relativo dell'immunità umorale rispetto a quella cellulare [2]. Sono tuttavia noti esempi di malattie paraneoplastiche, come la cachessia da tumore, l'ipercalcemia e la sindrome di Cushing, non mediate per via immunitaria [3].

Le lesioni paraneoplastiche coinvolgono potenzialmente qualsiasi parte del sistema nervoso a volte in modo diffuso, come nelle encefalomieliti paraneoplastiche, oppure limitandosi addirittura a una singola popolazione cellulare, quella del Purkinje, nella degenerazione cerebellare subacuta. Sono definite "classiche" le sindromi che sono spesso associate a tumore.

Sindromi paraneoplastiche sono riscontrabili in meno dell'1% dei tumori; la loro sintomatologia è variabile, ma alcune caratteristiche sono comuni:
- sono in genere gravi, spesso disabilitanti, qualche volta letali;
- in circa il 60% dei pazienti i deficit neurologici precedono anche di anni, fino a 5, la diagnosi del tumore che li determina;
- la sintomatologia neurologica può manifestarsi in giorni o mesi;
- le neoplasie responsabili di queste sindromi sono spesso asintomatiche, tanto che il paziente di solito consulta il medico solo a causa dei disturbi neurologici.

Diagnosi

I criteri per diagnosticare la presenza di una sindrome paraneoplastica sono [4]:
- presenza di tumore;
- presenza di una sindrome riconosciuta come classica (Tab. 23.1);
- presenza di anticorpi onconeurali ben caratterizzati, cioè assai frequentemente associati a tumori specifici.

La presenza di anticorpi nel siero o nel liquor di pazienti affetti da sindromi paraneoplastiche è di grande importanza diagnostica perché gli anticorpi, pur non avendo significato patogenetico, sono marcatori specifici sia delle sindromi sia dei tumori a esse associati.

La sindrome anti-Hu, che fa parte dell'encefalomielite paraneoplastica, è caratterizzata dalla presenza di Ab anti-nucleo neuronale (ANNA-1), di una neoplasia e di compromissione del sistema nervoso centrale, periferico e autonomico. Come per tutti gli altri anticorpi, non è stata dimostrata la patogenicità degli anti-Hu, ma la loro specificità nell'indicare una sindrome paraneoplastica è superiore al 90%, tanto che il reperto di Ab anti-Hu, in assenza di tumore dimostrabile, è interpretato come la traccia immunitaria di una neoplasia ormai cancellata dalla reazione immunitaria.

Nel liquor dei pazienti è in genere riscontrabile una lieve pleiocitosi (30-40 cell/mm^3) e un aumento delle proteine. Il riscontro di bande oligoclonali è

A. Sghirlanzoni (ed) *Terapia delle malattie neurologiche*. ISBN 978-88-470-1119-9; © Springer-Verlag Italia 2009

Tabella 23.1 • Sindromi neurologiche paraneoplastiche: classiche e non classiche (modificata da Graus F et al. 2004 [4])

Sindromi paraneoplastiche del sistema nervoso centrale (SNC)
Encefalomielite°
Encefalite limbica°
Encefalite del tronco
Degenerazione cerebellare subacuta°
Opsoclono-mioclono *
Neurite ottica
Retinopatia
Stiff-man
Mielopatia necrotizzante**
Malattie del motoneurone**
Sindromi paraneoplastiche del sistema nervoso periferico (SNP)
Neuronopatia sensitiva subacuta (m. subacuta della cellula sensitiva)°
Neuropatia acuta sensitiva e motoria
Sindrome di Guillain-Barré**
Neurite brachiale**
Neuropatie sensitive e motorie subacute/croniche *
Neuropatie associate a paraproteinemia
Neuropatie associate a vasculiti **
Neuropatie autonomiche
Pseudo-ostruzione intestinale cronica°
Pandisautonomia acuta**
Sindromi del muscolo e della giunzione neuromuscolare
Miastenia gravis
Sindrome miastenica di Lambert-Eaton°**
Neuromiotonia acquisita**
Dermatomiosite**
Miopatia necrotizzante acuta**

° Sindromi classiche
* Sindromi associate ad anticorpi onconeurali solo in caso di particolari tumori
** Sindromi neurologiche non associate ad anticorpi onconeurali noti

frequente e permanente; quello di anticorpi onconeurali è possibile [5].

La tomografia *whole-body* a emissione di protoni (PET) è probabilmente il metodo migliore di screening per identificare un'eventuale neoplasia che resti occulta dopo indagini più usuali quali TAC, RMN e altro [6].

Terapia

Le sindromi paraneoplastiche sono per gran parte immuno-mediate, possono quindi essere razionalmente affrontate con due modalità terapeutiche:

- rimozione della sorgente antigenica con il trattamento del tumore causale;
- soppressione della risposta immunitaria e, nel caso di malattie provocate da antigeni posti sulla superficie di membrane cellulari, rimozione degli anticorpi con metodiche aferetiche.

Possono – almeno teoricamente – migliorare le sindromi paraneoplastiche in cui ci sia risparmio dei corpi cellulari [7] e quelle in cui sia possibile, ad esempio con la plasmaferesi (PEX), rimuovere gli anticorpi diretti contro antigeni collocati sulla superficie cellulare ed esterni alla barriera ematoencefalica [2]. Nello specifico, la neuropatia periferica associata a mieloma osteosclerotico trae spesso beneficio dalla terapia radiante della neoplasia; la sindrome di Lambert-Eaton (LEMS) risponde al trattamento immunosoppressore associato alla chemioterapia del tumore sottostante; può anche rispondere alla terapia l'opsoclono-mioclono dell'adulto che spesso non comporta distruzione cellulare e alterazioni anatomopatologiche. L'eventuale efficacia di una manipolazione che riduca la reazione immunitaria contro la neoplasia non sembra poter stimolare la crescita del tumore causale.

Le sindromi paraneoplastiche che coinvolgono i corpi delle cellule nervose, come l'encefalomielite e la degenerazione cerebellare paraneoplastica, sono associate ad anticorpi diretti contro antigeni interni alla cellula e pertanto di difficile rimozione, sia quando risultino prevalentemente citoplasmatici, come Tr e amfifisina, che nucleari, come avviene per le proteine della famiglia Hu. Inoltre, queste sindromi seguono la legge delle affezioni che distruggono le strutture del sistema nervoso centrale (SNC) e possono soltanto stabilizzarsi, in caso di trattamento efficace del tumore. Mancano anche dimostrazioni di miglioramento di pazienti con sindromi paraneoplastiche associate ad anticorpi anti-Hu e tumore SCLC, o ancora dovute a tumori dell'apparato genitale femminile associati ad anticorpo anti-Yo, sottoposte a trattamento con immunoglobuline ad alte dosi (0,5 g/kg/die per 5 giorni), ciclofosfamide (600 mg/mq in unica somministrazione) e metilprednisone (1 g/die per 3 giorni). I risultati sono soprattutto negativi nei pazienti gravemente inabilitati. Uno studio in cui 20 pazienti sono stati curati con plasmaferesi più chemioterapia antitumorale convenzionale (10 pazienti) o plasmaferesi più ciclofosfamide per bocca in cronico, dimostrerebbe invece un buon miglioramento nel 50% dei pazienti appartenenti al secondo gruppo [8].

Sindromi che colpiscono più livelli del sistema nervoso centrale e periferico

Encefalomielite paraneoplastica

L'encefalomielite paraneoplastica è caratterizzata dalla compromissione di più aree del SNC e periferico, dei gangli delle radici dorsali, del plesso mienterico. Le sindromi che ne fanno parte si differenziano per la diversa localizzazione delle lesioni; la più frequente è l'anti-Hu. Nel 55% dei pazienti gli anticorpi anti-Hu sono connessi a compromissione del neurone sensitivo, nell'85% a neoplasia polmonare: istologicamente un microcitoma (SCLC) in oltre il 75% dei casi [9].

Sindromi che colpiscono il sistema nervoso centrale

Nelle encefaliti paraneoplastiche la immunoterapia (plasmaferesi, cortisonici, ciclofosfamide) è in gran parte inefficace. È come sempre importante il trattamento del tumore sottostante, il cui controllo sembra a volte poter preludere a un miglioramento anche neurologico.

Encefalite limbica paraneoplastica

L'encefalite limbica è una malattia non del tutto rara che esordisce in giorni o settimane (fino a 12) e che ha patogenesi tipicamente, non unicamente, paraneoplastica. Il sintomo più caratteristico è l'amnesia subacuta per i fatti recenti; la perdita di memoria è solitamente accompagnata da confusione, deterioramento intellettuale, crisi comiziali.

La diagnosi definitiva è in genere raggiunta con la risonanza magnetica nucleare (RMN) che dimostra alterazioni di segnale a carico delle regioni temporo-mesiali in circa il 50% dei pazienti, ma che può anche essere negativa o evidenziare atrofia cerebrale, possibile esito di un processo infiammatorio.

La prognosi dell'encefalite limbica è in generale sfavorevole ma, contrariamente ad altre sindromi paraneoplastiche, questa encefalite può anche regredire: un 44% di pazienti risulta migliorato dopo un follow-up medio di 8 mesi [10]. Anche il tipo di anticorpi anti-neuronali può influenzare la prognosi. Si ha miglioramento nel 38% dei pazienti con positività anti-Hu, nel 30% dei pazienti anti-Ta positivi e nel 64% di quelli privi di anticorpi dimostrabili [10].

Nell'ambito delle sindromi amnesico-confusionali è molto importante differenziare la sindrome paraneoplastica dalle forme passibili di trattamento efficace come il Korsakoff (v. Cap. 10) o come l'encefalite temporo-mesiale associata ad anticorpi anti-canali potassio voltaggio-dipendenti (*voltage gated potassium channel* – VGKC) che può essere trattata efficacemente con steroidi, plasmaferesi, immunoglobuline endovena [11].

Terapia

Il miglior trattamento della patologia paraneoplastica resta quello del tumore sottostante. Le terapie anti-immuni sono inefficaci. Si utilizzano solitamente uno o più presidi terapeutici, quali le immunoglobuline ad alte dosi, la plasmaferesi o gli steroidi. Si effettua quindi la necessaria terapia sintomatica contro l'epilessia e per i sintomi psichiatrici eventualmente presenti [12].

Tumori associati – Tumore polmonare nel 50-60% dei pazienti; nel 20%, tumore delle cellule germinative del testicolo.

Anticorpi associati – Anti-Hu, nel 36% dei casi; anti-Ta, nel 20%; anti-Ma, nel 4%.

Encefalite del tronco

Nel caso di mancata dimostrazione del tumore, questo sottogruppo sindromico pone considerevoli problemi diagnostici differenziali con altre malattie del tronco quali i disturbi vascolari, le malattie del motoneurone, la sclerosi multipla. La sintomatologia è in generale caratterizzata dalla presenza contemporanea di segni di sofferenza della cellula motoria, delle vie lunghe motorie e sensitive e da eventuale nistagmo. Perdita dei movimenti oculari volontari sul piano orizzontale, spasmi della muscolatura del viso, di quella masticatoria e faringea, lieve atassia della marcia sono stati descritti in una sindrome da encefalite del tronco associata a carcinoma prostatico [13].

Le encefaliti limbiche o del tronco dell'encefalo associate agli anticorpi anti-Ma2 differiscono probabilmente dalle altre forme. Sono prevalentemente associate a tumori del testicolo, in minor misura ai tumori polmonari o ad altre neoplasie e possono rispondere al trattamento con plasmaferesi, immunoglobuline, steroidi o con ciclofosfamide. In caso di convulsioni è opportuno aggiungere un trattamento antiepilettico o comunque una terapia sintomatica per alleviare le principali manifestazioni neurologiche se non per incidere in modo sostanziale sulla malattia. È importante distinguere questa sindrome perché si può ottenere miglioramento in più del 50% dei pazienti, soprattutto se portatori di tumore testicolare a cellule germinali.

Tumori associati – Soprattutto polmonari e delle cellule germinative testicolari.

Anticorpi associati – Anti-Hu, anti-Ta, anti-Ma.

Mielite

I sintomi sono quelli della sofferenza midollare acuta o subacuta con segni piramidali, livello sensitivo, disturbi sfinterici. La diagnosi di mielite paraneoplastica è possibile solo in caso di dimostrazione del tumore sottostante e di eventuali anticorpi onconeurali associati.

È incerta la possibilità di forme pure di malattie motoneuronali paraneoplastiche; le segnalazioni di sofferenza isolata delle cellule motorie in occasione di linfomi o tumori polmonari sono così rare da rendere probabile che la compromissione motoneuronale sia dovuta a pura coincidenza.

Degenerazione cerebellare subacuta

La sindrome paraneoplastica classica si manifesta con i sintomi di grave sofferenza pancerebellare senza evidenza di atrofia cerebellare alla RMN e raggiunge, in meno di 12 settimane, il punteggio di 3 alla scala di Rankin [4]. La concomitanza con altre sindromi paraneoplastiche o la positività di Ab-anti- *voltage gated calcium channels* (Ab anti-VGCC), evidenziabile in circa il 40% dei pazienti con degenerazione cerebellare e tumore polmonare, può confermare la genesi paraneoplastica.

Terapia

La prognosi è grave. L'istologia del tumore è variabile indipendente significativa per la sopravvivenza, ne consegue che il trattamento migliore è quello del tumore sottostante. In caso di associazione della sindrome cerebellare con il linfoma di Hodgkin e anticorpi anti-Tr, il successo nel controllo della neoplasia può portare a miglioramento anche dei sintomi neurologici. Ci sono segnalazioni di efficacia della terapia in pochi pazienti sottoposti a cicli con immunoglobuline, steroidi o plasmaferesi. I pazienti con anticorpi anti-Hu hanno prognosi peggiore.

Tumori associati – Solitamente microcitoma, tumori ovarici e linfoma.

Anticorpi associati – Anti-Yo nei pazienti con tumori della mammella e dell'ovaio; anti-Tr nei pazienti con linfoma di Hodgkin; anti-VGCC in qualche paziente con microcitoma; anti-Hu in caso di encefalomielite; anti-mGluR1 in alcuni pazienti.

Opsoclono-mioclono paraneoplastico (OMP)

L'opsoclono è costituito da oscillazioni involontarie, grossolane, aritmiche degli occhi sia sul piano orizzontale che verticale. Può presentarsi come sintomo neurologico unico o essere accompagnato da atassia e mioclono che origina dal tronco encefalico e che può coinvolgere la muscolatura assiale, degli arti, del palato e del diaframma. Il mioclono di origine spinale è invece del tutto eccezionale [14]. Nei bambini, la sindrome OMP è in genere provocata dal neuroblastoma. Negli adulti è dovuta a diversi altri tumori quali il microcitoma, il linfoma di Hodgkin, le neoplasie della mammella, della tiroide e della vescica. L'OMP può essere anche idiopatico.

Sebbene l'OMP sia presente soltanto nel 2% dei bambini affetti da neuroblastoma, questo tumore è stato diagnosticato nel 20-50% dei bambini con OMP [15].

Terapia

È una sindrome soprattutto infantile che, nella sua variante idiopatica, può migliorare, anche nell'adulto, con terapia steroidea e con immunoglobuline (v. Cap. 17). Sono segnalate remissioni spontanee o dopo terapia con clonazepam e con tiamina. Nel bambino con POM paraneoplastica la terapia migliore resta probabilmente la chemioterapia del tumore.

Anticorpi associati – Anti-Ri in un piccolo gruppo di pazienti, ma solo il 50% dei pazienti con Ab anti-Ri manifesta opsoclono. L'OMP può far parte della encefalomielite paraneoplastica ed essere associato ad Ab anti-Hu e a microcitoma. Indipendentemente dalla presenza di OMP, nel 15% dei neuroblastomi sono reperibili Ab anti-Hu.

Tumori associati – Tumori polmonari e della mammella negli adulti, neuroblastoma nei bambini.

Retinopatia paraneoplastica

La *cancer associated retinopathy* (CAR) è una sindrome rara, caratterizzata da grave fotosensibilità, scotomi centrali o ad anello, perdita della percezione dei colori, e della visione notturna. Meno frequentemente, le sindromi visive paraneoplastiche coinvolgono l'uvea e i nervi ottici. I sintomi possono iniziare in modo unilaterale e progredire senza dolore fino alla cecità.

Terapia

Stabilizzazione e minimo miglioramento visivo sono stati aneddoticamente riportati dopo immunoterapia con steroidi, plasmaferesi o immunoglobuline.

Tumori associati – Nel 90% dei casi la CAR è associata al microcitoma, ma può esserlo ad altri tumori polmonari, al carcinoma della mammella, a quello prostatico e al rabdomiosarcoma embrionario.

Anticorpi associati – Anti-CAR che riconosce una proteina del fotorecettore chiamata ricoverina.

Stiff-Person syndrome

È una malattia eterogenea dal punto di vista clinico, neurofisiologico e sierologico. Proteiforme è anche la patogenesi, paraneoplastica solo in alcuni pazienti.

Tipicamente questa malattia comincia insidiosamente con iperreflessia, rigidità dolorosa e spasmi muscolari ingravescenti, spontanei o precipitati da fattori psicologici, stimoli uditivi e tattili. La rigidità colpisce prevalentemente il tronco e gli arti inferiori; può essere migliorata dal sonno e dall'anestesia generale. Contrariamente a quanto avviene nel tetano, i nervi cranici sono in genere risparmiati.

Esiste una variante encefalomielitica della sindrome caratterizzata da rigidità, con andamento progressivo fino alla morte in pochi mesi. La risonanza magnetica è, in genere, normale.

Terapia

La rigidità e gli spasmi rispondono alla terapia con baclofen e diazepam (v. Cap. 32). Sono state riportate risposte alla terapia con steroidi, plasmaferesi e immunoglobuline che va aggiunta a quella del tumore.

Tumori associati – Della mammella, microcitoma, Hodgkin e timoma.

Anticorpi associati – Anti-GAD (acido glutammico decarbossilasi); questi Ab sono però più frequenti nei pazienti non-paraneoplastici. Gli Ab anti-amfifisina, segnalati in casi di tumore della mammella, non sono specifici di questa sindrome perché sono reperibili anche in pazienti non tumorali.

Sindromi paraneoplastiche del sistema nervoso periferico

Malattia del neurone sensitivo (MNS) (neuronopatia sensitiva–gangliopatia)

La più frequente sindrome neurologica paraneoplastica è quella caratterizzata da sofferenza del corpo della cellula sensitiva sita nei gangli delle radici dorsali (GRD) [16].

La diagnosi della sua forma "classica" prevede:
- esordio subacuto;
- punteggio di almeno 3 alla scala di Rankin (sintomi che impediscono la completa indipendenza) entro le prime 12 settimane dall'esordio;
- marcata asimmetria dei deficit di esordio;
- coinvolgimento degli arti superiori;
- ipoestesia propriocettiva;
- diffuso e marcato coinvolgimento sensitivo alla neuronografia con assenza dei potenziali sensitivi in almeno un nervo [4].

La sintomatologia neurologica è soprattutto caratterizzata da una marcata atassia che è tipicamente assente nelle fasi precoci delle polineuropatie assonali.

La RMN può evidenziare iperintensità in T2 delle colonne midollari posteriori (v. Fig. 23.1) [16].

La malattia paraneoplastica della cellula sensitiva è complicata nel 20% dei casi da coinvolgimento di aree cerebrali diverse, di nervi motori e del sistema nervoso autonomo le cui alterazioni possono, di per sé, essere causa di morte.

Terapia

Il trattamento del tumore può migliorare la prognosi, ma la malattia neurologica decorre spesso in modo indipendente dalla neuplasia. L'immunoterapia (plasmaferesi, cortisonici, ciclofosfamide) è inefficace in gran parte dei casi. È stato invece saltuariamente segnalato un miglioramento della sintomatologia neurologica in caso di trattamento efficace di un sottostante linfoma di Hodgkin. In uno studio retrospettivo riguardante oltre 200 pazienti con malattia paraneoplastica della cellula sensitiva, l'efficacia del trattamento del tumore non è risultata predittiva nei confronti del miglioramento e della stabilizzazione dei deficit neurologici [9].

Anticorpi associati – Anti-Hu in gran parte dei casi.

Tumori associati – Microcitoma in gran parte dei casi.

Neuropatia autonomica paraneoplastica

Questa sindrome del sistema nervoso periferico è normalmente associata a compromissione del neurone sensitivo, della giunzione neuromuscolare (Lambert-Eaton), alle neuropatie con compromissione delle piccole fibre o a encefalo-mielite. Come atteso, la neuropatia autonomica provoca ipotensione posturale, riduzione della motilità gastrointestinale fino alla pseudo-ostruzione, aritmie cardiache, anidrosi con intolleranza al caldo, disturbi vescicali, secchezza delle fauci.

Terapia

La terapia dell'ipotensione ortostatica neurogena è per gran parte sintomatica e prevede l'uso di calze elastiche e di corsetti addominali per ridurre l'ipotensione ortostatica che è la causa più frequente di morte. I pazienti devono bere molto per aumentare la volemia, dormire con il capo rialzato di 20-30 centimetri dal piano del letto perché questa posizione stimola il sistema renina-angiotensina, evitare gli sforzi in espirazione a glottide bloccata, come avviene nella tosse, nello starnuto, nei premiti. L'unico farmaco approvato dalla Food and Drug Administration per il trattamento dell'ipotensione ortostatica neurogena è midodrina a un dosaggio fino a 2,5-10 mg × 2-4 volte al giorno [17]. Ma il farmaco di prima scelta è il 9-a–fluoridrocortisone (0,05-0,3 mg/die) (v. Cap. 37) che agisce riducendo la natriuresi e aumentando il volume plasmatico.

La piridostigmina (30-60 mg × 3-4 volte al giorno) agisce aumentando la neurotrasmissione simpatica gangliare ed è particolarmente efficace durante la stazione eretta. Utile può essere l'impiego di FANS come indometacina e flurbiprofene che inibiscono la produzione di sostanze vasodilatatrici quali le prosta-

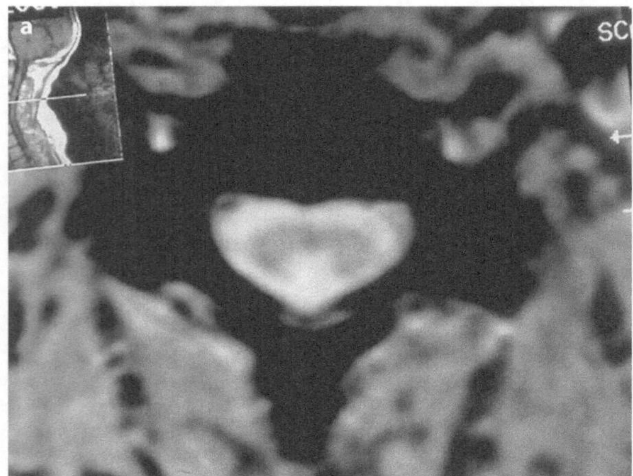
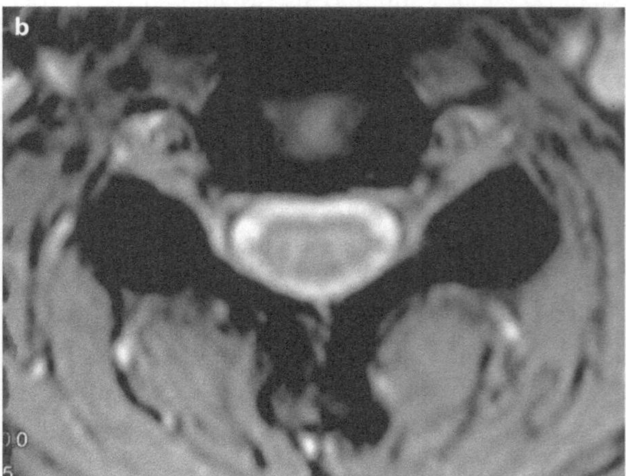

Figura 23.1 • Malattia del neurone sensitivo-RMN 1.5T. La sezione assiale ottenuta con sequenza GRE-T2 all'altezza di C4 evidenzia una marcata iperintensità di segnale dei cordoni midollari posteriori (a) paragonata con una sezione ottenuta in un soggetto sano (b).

glandine e inducono vasocostrizione (v. Cap. 37). Va ricordato che è di gran lunga più importante ottenere un buon controllo dell'ipotensione in ortostatismo piuttosto che dell'ipertensione presente in clinostatismo in circa il 50% dei pazienti [17]. Devono quindi essere evitati gli anti-ipertensivi, i diuretici, gli antagonisti degli - α adrenocettori che sono impiegati nella terapia dell'ipertrofia prostatica.

Anticorpi associati – Anti-Hu e anti-CV$_2$/Crmp5.

Tumori associati – Microcitoma, tumori testicolari e del pancreas, carcinoidi e linfomi.

Neuropatie associate a disglobulinemia

Sindrome POEMS

La POEMS (polineuropatia, organomegalia, endocrinopatia, gammopatia monoclonale, alterazioni cutanee-skin) è una sindrome multisistemica spesso associata a mieloma osteosclerotico.

La compromissione polineuropatica e la gammopatia monoclonale sono gli elementi che meglio caratterizzano la sindrome e sono obbligatori per la diagnosi. La sofferenza nervosa periferica è demielinizzante, prevalentemente motoria, con esordio soprattutto distale e senza blocchi di conduzione. La gammopatia è quasi sempre IgA o IgG-λ (v. Cap. 35).

Terapia

Le IgIV non sono efficaci. La PE ottiene benefici solo transitori. I pazienti con lesioni osteosclerotiche isolate sono trattati con radioterapia. Quelli con lesioni ossee più diffuse sono sottoposti a chemioterapia ad alte dosi con melfalan e/o autotrapianto. È stato di recente introdotto un trattamento con anticorpi monoclonali anti-VEGF (bevacizumab) con risultati potenzialmente promettenti, ma ancora controversi. Miglioramento della POEMS è stato anche ottenuto con il tamoxifene [18] e, più recentemente, con talidomide [19].

Anticorpi associati – Non noti.

Tumori associati – Plasmocitoma osteosclerotico nel 50% dei pazienti. La variante osteosclerotica costituisce a sua volta solo il 2-3% di tutti i mielomi. Infrequenti il mieloma litico, il plasmocitoma extra-midollare, l'iperplasia linfonodale angiofollicolare o malattia di Castleman.

Neuropatie con gammopatie monoclonali e altre neuropatie disglobulinemiche

Neuropatia da anticorpi anti-MAG; Macroglobulinemia di Waldeström. (v. Cap. 35).

Malattie paraneoplastiche della giunzione neuromuscolare e del muscolo

Sindrome miasteniforme di Lambert-Eaton

È una sindrome caratterizzata dalla presenza di autoanticorpi contro i canali calcio siti nella parte presinaptica della giunzione neuro-muscolare (*voltage gated calcium channels* – VGCC).

L'attacco anticorpale provoca una riduzione nel rilascio di acetilcolina con esauribilità muscolare simile a quella della *miastenia gravis*. Caratteristici nella Lambert-Eaton sono la distribuzione dei deficit, a carico della muscolatura respiratoria e degli arti, e l'interessamento del sistema nervoso autonomo con ipotensione ortostatica, stipsi, secchezza delle fauci.

La sindrome si associa a microcitoma polmonare in circa il 50% dei pazienti, ma può non essere provocata da tumore.

La diagnosi è confermata dal dosaggio degli Ab contro i canali del calcio e dalla stimolazione ripetitiva ad alta frequenza (50-100 Hz) dei nervi periferici che provoca un marcato aumento del potenziale di sommazione muscolare. L'esame elettromiografico ad ago è invece caratterizzato dalla ridotta ampiezza dei potenziali d'azione motori.

Terapia (v. Cap. 39)

È basata sul controllo del tumore causale, se presente. Per quanto riguarda l'aspetto più strettamente neurologico, il trattamento della Lambert-Eaton prevede l'impiego di steroidi e degli immunosoppressori ai dosaggi normalmente impiegati nella miastenia gravis (prednisone 1-1,5 mg/kg/die; azatioprina fino a 2-3 mg/kg/die, come dosi di attacco).

I pazienti più gravi vanno sottoposti a plasmaferesi. È segnalata l'efficacia della terapia con immunoglobuline endovena ad alte dosi (400 mg/kg/die × 5 giorni consecutivi). Sono anche previsti trattamenti sintomatici con farmaci che facilitino il rilascio di acetilcolina dalle terminali nervosi (3,4-diaminopiridina a un dosaggio massimo di 5-20 mg 2-4 volte al giorno; piridostigmina 30-60 mg ogni 4 ore).

Tumori associati – Microcitoma nel 50% dei pazienti.

Anticorpi associati – Anti-VGCC presinaptici.

Neuromiotonia

È una canalopatia spesso associata a timoma che è provocata da anticorpi contro i canali potassio voltaggio dipendenti siti nella parte presinaptica della giunzione neuromuscolare (VGKC).

I sintomi sono costituiti da movimenti continui del muscolo che possono essere focali o generalizzati e tali da provocare crampi, contrazioni muscolari, rigidità esacerbata dall'esercizio fisico.

Molti sono i termini impiegati per descrivere il fenomeno clinico: neuromiotonia, attività muscolare continua, sindrome di Isaacs, corea fibrillare di Morvan. Anche in quest'ultima sindrome sono presenti Ab anti-VGKC, ma la corea di Morvan è contraddistinta da manifestazioni encefalopatiche come insonnia, allucinazioni, confusione mentale, dovute a compromissione dei VGKC del SNC.

Sia la neuromiotonia che la miochimia (movimento muscolare spontaneo, vermicolare, continuo, che non provoca spostamento del segmento), sono caratterizzate da alterazioni neurofisiologiche che assumono l'aspetto di scariche miochimiche e neuromiotoniche ad alta frequenza (150-300 Hz), della durata di pochi secondi, con esordio e cessazione improvvisi. Le scariche sono spontanee o provocate dallo sforzo volontario e dai movimenti dell'ago-elettrodo.

Terapia

Il trattamento sintomatico prevede l'uso di carbamazepina 200-600 mg/die o di fenitoina 200-400 mg/die. La plasmaferesi può essere efficace nei pazienti che non rispondano alla terapia sintomatica. La PEX può indurre un miglioramento clinico che si prolunga anche per 6 settimane; le immunoglobuline endovena ad alte dosi possono essere efficaci. L'utilità degli steroidi è incerta ma sono stati segnalati casi di miglioramento con steroidi associati o meno ad azatioprina o metotrexate. La sindrome può migliorare con il controllo del tumore.

Anticorpi associati – Gli Ab anti-VGKC sono presenti nel 50% dei pazienti.

Tumori associati – Polmonari, timoma, linfoma di Hodgkin.

Vasculiti del muscolo

Prevalgono nella tarda età e coinvolgono soprattutto pazienti affetti da microcitoma e da linfoma.

Terapia

L'efficacia del trattamento e la prognosi variano con l'entità dei deficit e con le loro cause. Il trattamento del tumore può migliorare la prognosi, ma la sindrome neurologica decorre spesso in modo indipendente dal tumore. È stato saltuariamente segnalato miglioramento neurologico di pazienti sottoposti a trattamento efficace di un sottostante linfoma di Hodgkin.

Miopatia necrotizzante

La polimiosite e la dermatomiosite hanno patogenesi paraneoplastica nel 25% dei pazienti. Questa patogenesi è riconosciuta anche nel determinismo della miopatia acuta necrotizzante che è sindrome spesso mortale costituita da astenia rapidamente ingravescente degli arti, della muscolatura faringea e di quella respiratoria. Gli esami bioumorali dimostrano aumento degli enzimi muscolari; la biopsia muscolare è caratterizzata da estese aree necrotiche. Gli steroidi e la terapia del tumore in genere non controllano la malattia.

Tumori associati – Microcitoma, tumori gastro-intestinali, della mammella, del rene e della prostata.

Bibliografia

1. Honnorat J, Antoine JC. Paraneoplastic neurological syndromes. Orphanet J Rare Dis 2007; 2:22. Review.
2. Dalmau J, Gultekin HS, Posner JB. Paraneoplastic neurologic syndromes: pathogenesis and physiopathology. Brain Pathol 1999; 9:275-284.
3. Darnell RB, Posner JB. Paraneoplastic syndromes involving the nervous system. N Engl J Med 2003; 349:1543-1554.

4. Graus F, Delattre JY, Antoine JC et al. Recommended diagnostic criteria for paraneoplastic neurological syndromes. J Neurol Neurosurg Psychiatry 2004; 75:1135-1140.

5. Bernal F, Shams'ili S, Rojas I et al. Anti-Tr antibodies as markers of paraneoplastic cerebellar degeneration and Hodgkin's disease. Neurology 2003; 60:230-234.

6. Linke R, Schroeder M, Helmberger T et al. Antibody-positive paraneoplastic neurologic syndromes: value of CT and PET for tumor diagnosis. Neurology 2004; 63:282-286.

7. Keime-Guibert F, Graus F, Fleury A et al. Treatment of paraneoplastic neurological syndromes with antineuronal antibodies (Anti-Hu, anti-Yo) with a combination of immunoglobulins, cyclophosphamide, and methylprednisolone. J Neurol Neurosurg Psychiatry 2000; 68(4):479-482.

8. Vernino S, O'Neill BP, Marks RS et al. Immunomodulatory treatment trial for paraneoplastic neurological disorders. Neuro Oncol 2004; 6(1):55-62.

9. Graus F, Keime-Guibert F, Rene R et al. Anti-Hu-associated paraneoplastic encephalomyelitis: analysis of 200 patients. Brain 2001;124:1138-1148.

10. Gultekin SH, Rosenfeld MR, Voltz R et al. Paraneoplastic limbic encephalitis: neurological symptoms, immological findings and tumour association in 50 patients. Brain 2000;123:1481-1488.

11. Vincent A, Buckley C, Schott JM et al. Potassium channel antibody-associated encephalopathy: a potentially immunotherapy-responsive form of limbic encephalitis. Brain 2004; 127:701-712.

12. Vedeler CA, Antoine JC, Giometto B et al. Management of paraneoplastic neurological syndromes: report of an EFNS Task Force. Eur J Neurol 2006; 13(7):682-690.

13. Baloh RW, DeRossett SE, Cloughesy TF et al. Novel brainstem syndrome associated with prostate carcinoma. Neurology 1993; 43:2591-2596.

14. Salsano E, Ciano C, Romano S et al. Life-Threatening Propriospinal Myoclonus as Paraneoplastic Presentation of Breast Cancer. J Neurol Neurosurg Psychiatry. 2006; 77(3):422-444.

15. Scaravilli F, An SF, Groves M, Thom M. The neuropathology of paraneoplastic syndromes. Brain Pathol. 1999; 9:251-260.

16. Sghirlanzoni A, Pareyson D, Lauria G. Sensory neuron diseases. Lancet Neurol 2005; 4:349-361.

17. Freeman R. Neurogenic orthostatic hypotension. N Engl J Med 2008; 358:615-624.

18. Enevoldson TP, Harding AE. Improvement in the POEMS syndrome after administration of tamoxifen. J Neurol Neurosurg Psychiatry 1992; 55:71-72.

19. Sinisalo M, Hietaharju A, Sauranen J, Wirta O. Thalidomide in POEMS syndrome: case report. Am J Hematol. 2004; 76:66-68.

Capitolo 24

Idrocefalo

Sandro Lodrini, Laura Valentini

Principi generali

Si definisce "idrocefalo" (dal greco *hýdōr* = acqua e *kephalé* = testa) l'aumento del volume dei ventricoli cerebrali e/o degli spazi subaracnoidei. Può essere provocato dalla riduzione della massa cerebrale, a sua volta conseguente ad anomalie congenite o a malattie degenerative, o essere dovuto a eccessivo volume liquorale. Solo quest'ultima condizione patologica è suscettibile di trattamento.

L'idrocefalo può essere: congenito, acquisito, ostruttivo, aresorptivo.

La conoscenza della dinamica liquorale in condizioni normali o patologiche è essenziale per la comprensione dell'origine come per il trattamento di questa malattia [1]. Il cuore pompa a riposo circa 1 l/min di sangue nel cervello a una pressione di circa 90 mmHg; 0,33 ml/min di questo litro divengono liquor (*cerebrospinal fluid* – CSF); il resto passa attraverso il cervello come flusso ematico cerebrale (*cerebral blood flow* – CBF). La filtrazione attraverso il plesso corioideo e il passaggio nella microvascolatura cerebrale abbassano la pressione del sangue che nelle vene di scarico è di circa 10 mmHg per raggiungere lo zero nel seno sagittale superiore (SSS).

Il liquor è prodotto attivamente dai plessi corioidei ad una velocità costante, in pratica indipendente dalla pressione endocranica (*intracranial pressure* – ICP): ne vengono prodotti 450-500 ml /die (0,33 ml/h circa). Circa l'80% del liquor è prodotto con secrezione attiva dai plessi corioidei, sotto il controllo enzimatico dell'anidrasi carbonica; il resto del liquor è secreto passivamente dal parenchima cerebrospinale.

Il liquor formato nei ventricoli laterali fluisce lungo il sistema ventricolare e cisternale fino agli spazi subaracnoidei della volta cranica, dove è riassorbito dai villi corioidei con meccanismo passivo dipendente dalla ICP che è pressoché la stessa nei ventricoli e negli spazi subaracnoidei della volta; tra questi e i seni venosi, invece, esiste una differenza pressoria di 5-7 mmHg.

I villi aracnoidei funzionano come una valvola a resistenza con una pressione di apertura di 5 mmHg (circa 70 mmH_2O). Se la differenza pressoria è inferiore a questo valore, il riassorbimento liquorale sarà nullo finché il liquor di nuova formazione avrà ripristinato una ICP a valori fisiologici. Se invece la ICP è alta, la velocità di riassorbimento aumenterà di conserva. I ritmi produzione-assorbimento si incrociano circa alla ICP di 140 mm d'acqua che è considerata come la ICP normale. Questa valvola naturale ha un vantaggio su tutti i sistemi artificiali: l'ingresso (spazio subaracnoideo) e l'uscita (seni venosi) sono in stretta contiguità, non risentono dei movimenti del capo e non risentono dell'"effetto sifone", così importante negli shunt artificiali.

Trattamento

Sono comunemente in uso tre tipi di trattamento dell'idrocefalo:
- drenaggio ventricolare esterno (DVE);
- derivazione liquorale interna (shunt);
- ventricolocisternostomia endoscopica (ETV).

A. Sghirlanzoni (ed) *Terapia delle malattie neurologiche*. ISBN 978-88-470-1119-9; © Springer-Verlag Italia 2009

Drenaggio ventricolare esterno

È una procedura temporanea d'urgenza e serve:
- ad alleviare l'ipertensione endocranica in attesa di un intervento risolutivo sulla causa dell'idrocefalo (ad es., rimozione di un tumore cerebellare) o per controllare la pressione liquorale nel periodo postoperatorio, se si è convinti che si ristabilirà la normale circolazione liquorale;
- a controllare l'idrocefalo e somministrare una terapia intratecale, in caso di infezione liquorale.

La DVE consiste nell'inserire un catetere multiperforato nel ventricolo laterale dell'emisfero non dominante, collegandolo a un apparato di raccolta del liquor sterile e sigillato. Il flusso liquorale è controllato semplicemente regolando l'altezza dell'apparato di drenaggio rispetto al capo del paziente.

Derivazione liquorale interna

È indicata per ogni caso di idrocefalo: del bambino e dell'adulto, ostruttivo o aresorptivo.

Negli anni Cinquanta, Stookey e Scarff concepirono l'idea di bypassare un'ostruzione al deflusso liquorale tra i ventricoli laterali e il IV ventricolo inserendo un semplice tubo di drenaggio tra uno dei ventricoli laterali e la cisterna magna. Pochi anni dopo, Pudenz introdusse il concetto di derivazione extracranica: il liquor stagnante nei ventricoli può essere deviato con un catetere verso una cavità naturale dove può essere riassorbito.

I sistemi di derivazione liquorale sono moltissimi; si possono classificare secondo il meccanismo che controlla il loro flusso [2].
1. Gli "apparati a resistenza" hanno una valvola che si apre a una pressione predeterminata. Si distinguono in valvole a bassa e ad alta resistenza: nel primo caso, superata la pressione di apertura, il flusso segue passivamente la differenza di pressione tra l'estremità cranica e quella distale dell'apparato di derivazione (δP). Nel secondo caso la valvola si apre progressivamente con il crescere di δP. Ciascuna di queste valvole ha diversi sottotipi a pressione di apertura differenti, da 10 a 150 mm di acqua, per adattarle alle varie esigenze cliniche. Indipendentemente dalle caratteristiche tecniche di produzione, gli shunt precedentemente descritti sono meccanismi passivi influenzati soprattutto dal δP e ciò porta sovente a un iperdrenaggio durante la stazione eretta (effetto sifone).

2. Perciò sono stati sviluppati sistemi "antisifone", che sostanzialmente consistono in un apparato montato nella pompa-valvola della derivazione, che chiude il flusso quando la pressione nell'apparato stesso diventa negativa rispetto alla pressione atmosferica. Di concezione moderna sono poi gli "apparati a controllo di flusso": sono valvole che contengono elementi a resistenza variabile, che mantengono costante il flusso, con la possibilità di incrementarlo se la ICP eccede i valori normali

3. Sono stati studiati "apparati a compenso di gravità" specifici per le derivazioni lombo-peritoneali, con due circuiti a differente pressione di apertura in cui, a paziente eretto, una microsfera ostruisce la via a bassa pressione facendo passare il flusso per la via a più alta resistenza. A paziente supino avviene il contrario.

4. Gli "apparati programmabili" sono i più moderni; danno la possibilità di scegliere l'appropriata pressione di apertura della valvola mediante un regolatore magnetico esterno.

In realtà, è poco noto come funzioni uno shunt in vivo [2]. Si ritiene che l'apparato resti inattivo per la maggior parte del tempo e che si crei un flusso intermittente con i cambiamenti di posizione della testa o durante le fisiologiche manovre di Valsalva. Uno shunt inserito in ventricoli grandi e sotto pressione funzionerà finché la ICP sarà superiore alla sua pressione di apertura, poi i ventricoli tenderanno a collassare attorno al catetere ventricolare, bloccando il flusso.

Gli studi in soggetti normali non derivati dimostrano che, passando da sdraiato a seduto, vi è una riduzione dell' ICP da +10 a –2 mmHg in circa 15 secondi.Questa variazione fisiologica è riproducibile solo con alcune valvole a controllo di flusso, mentre le valvole a resistenza provocano una ipotensione precoce, profonda e duratura. Non vi sono ragioni per preferire un apparato a un altro: esaminando vaste casistiche, la maggior parte dei pazienti derivati sta bene indipendentemente dal tipo di shunt.

Lo shunt ideale dovrebbe connettere due strutture vicine tra di loro, ad esempio i ventricoli e il seno sagittale superiore (SSS) o il bulbo giugulare (*retrograde jugular shunt*), in maniera da evitare squilibri pressori al cambio di posizione della testa: ciò è tecnicamente fattibile [3], ma i rischi di chiusura di vitali strutture venose rendono queste opzioni poco popolari.

Attualmente le modalità di inserzione di uno shunt sono tre:

- derivazione ventricolo-peritoneale (VP);
- derivazione ventricolo-cardiaca (VC);
- derivazione spino-peritoneale (SP).

Derivazione ventricolo-peritoneale [4]

È attualmente la più diffusa. Il catetere viene introdotto nel corno frontale e, attraverso la pompa-valvola prescelta, viene collegato a un catetere distale a sua volta inserito nel sottocute fino alla regione paraombelicale e da qui alla cavità peritoneale per circa 20 cm. È una pratica semplice e con pochi rischi operatori.

Le complicanze della VP sono numerose [5].

Ostruzione prossimale o distale – L'ostruzione prossimale resta la causa più frequente di malfunzione; essa è dovuta o all'aderenza del catetere al plesso corioideo o alle pareti ventricolari oppure a componenti anomali del liquor, come sangue, proteine, residui tumorali, o anche a una subottimale posizione del catetere. L'ostruzione del catetere distale può essere dovuta a posizionamento improprio nella cavità addominale, a infezione o a incapacità di assorbimento del peritoneo. Causa di malfunzionamento è anche l'accorciamento relativo del catetere provocato dalla crescita corporea. Il catetere distale può inoltre disconnettersi dalla pompa-valvola e migrare nell'addome. La sostituzione del catetere espone al pericolo di emorragia intraventricolare.

Infezione – È una complicanza assai comune, la cui frequenza media è stimata attorno al 15%. L'infezione può essere cutanea, addominale o liquorale. Queste ultime sono le più gravi e sono in genere provocate da stafilococchi: *epidermidis* nel 40%, *aureus* nel 20% dei casi. Pazienti particolarmente a rischio sono i prematuri e i bambini molto piccoli; quelli in cui si verifica perdita di liquor nel postoperatorio, quelli con scadenti condizioni generali o cutanee e i pazienti sottoposti a più interventi di revisione dello shunt. Per ridurre le infezioni, Choux et al. [6] hanno proposto numerosi accorgimenti: riduzione del personale in camera operatoria, programma della derivazione come primo intervento della giornata, lavaggio dell'apparato in soluzione antibiotica prima dell'impianto, profilassi antibiotica endovenosa. Se accertata, l'infezione liquorale va trattata con rimozione immediata dell'apparato infetto e la sua sostituzione con una DVE per la terapia specifica intratecale, che viene rafforzata con antibiotici per via generale fino alla terza consecutiva coltura liquorale sterile. Solo allora si reimpianterà un nuovo apparato definitivo.

Iperdrenaggio – È dovuto al cosiddetto "effetto sifone" e si manifesta con una vasta gamma di sintomi e sindromi, talora assai gravi, il cui trattamento consiste nella sostituzione dell'apparato valvolare con uno a resistenza più elevata, antisifone o programmabile.

L'iperdrenaggio può provocare sindromi o sintomi di seguito elencati.

1. Sindrome da ipotensione ortostatica. È caratterizzata da cefalea ortostatica, risolta dal clinostatismo tanto più tardivamente quanto più a lungo è stata mantenuta la stazione eretta (o seduta). Spesso i sintomi si risolvono spontaneamente.

2. *Slit ventricles syndrome* [7]. Il nome fa riferimento all'aspetto radiologico dei ventricoli, che sono molto piccoli o virtuali. I sintomi sono quelli del punto precedente, ma possono essere assai più gravi: stato stuporoso o letargico con bradicardia e movimenti di decerebrazione; si pensa siano causati da un meccanismo di ipo- ipertensione alternate: l'effetto sifone cronico fa collabire le pareti dei ventricoli sul catetere, ostruendolo. Il cervello, tuttavia, proprio per la cronica ipotensione, ha perso la sua normale capacità di adattarsi a variazioni volumetriche (compliance), quindi l'accumulo di liquor dovuto al non funzionamento dello shunt si traduce non in un allargamento dei ventricoli "rigidi", ma in un aumento della ICP; quando il catetere riprenderà a funzionare sotto la spinta della elevata ICP, si tornerà ad avere ipotensione. In questi casi è necessario sostituire la parte valvolare dell'apparato di derivazione con un antisifone o una valvola programmabile, lasciando la parte intracranica, la cui rimozione e sostituzione può essere fonte di gravi complicanze. Da notare che nella maggioranza dei casi una situazione di *slit ventricles* è ben sopportata dai pazienti, che sono asintomatici oppure presentano segni lievi: in questo caso può essere utile una terapia medica con steroidi e analgesici.

3. Raccolte fluide subdurali. Il collasso dei ventricoli può dare luogo a rotture delle vene a ponte corticodurali con conseguente ematoma sottodurale, da evacuare chirurgicamente. Più spesso, tuttavia, lo spazio che viene a crearsi tra dura e corteccia per il collabire del cervello si riempie di liquor e si forma un igroma. Non sempre gli igromi vanno trattati chirurgicamente: la loro risoluzione talora è spontanea oppure cronicizzano senza dare gravi disturbi neurologici.

4. Craniostenosi. Se lo shunt è impiantato in piccoli pazienti con suture aperte, l'iperdrenaggio può provocare una precoce saldatura delle suture, prevalentemente della sagittale, che richiede talora l'esecuzione di una craniectomia decompressiva per far espandere il cervello in crescita.

5. Sindrome da ventricoli esclusi. L'assenza di flusso liquorale dovuto a shunt iperfunzionante può condurre alla chiusura dei punti anatomicamente più stretti del sistema ventricolare: i forami di Monro (con conseguente dilatazione del ventricolo non derivato), l'acquedotto, i fori di Luska e Magendie (con dilatazione del IV ventricolo escluso). Nel primo caso la terapia consiste nella perforazione endoscopica del setto pellucido, che ristabilisca una comunicazione con il sistema di derivazione; nel secondo caso si deve inserire una nuova derivazione nel IV ventricolo oppure si può tentare una dilatazione endoscopica o stereotassica dell'acquedotto con posizionamento di un catetere tra le due cavità ventricolari.

Derivazione ventricolo-cardiaca [4]

È identica alla VP per quanto riguarda il tempo cranico; il catetere distale viene invece inserito nella vena giugulare superiore tramite la vena facciale e guidato fino all'imbocco della cava superiore nell'atrio destro. Le difficoltà si incontrano nel reperire la vena facciale (alternativamente si può aprire direttamente la vena giugulare) e nel posizionare correttamente il catetere cardiaco; ciò può essere ottenuto con controlli radiologici senza o con iniezioni di mezzo di contrasto, con ecocardiografia o ECG.

Le complicanze dello shunt VC, oltre a quelle elencate per la VP, sono molte e potenzialmente letali quali: trombosi giugulare, emopneumotorace, perforazione cardiaca, endocardite batterica, glomerulonefrite (*shunt nephritis*), cuore polmonare cronico, infezioni, batteriemie ed emboli settici. Per queste ragioni la VC è, nella nostra pratica, un intervento di seconda linea, quando la VP abbia fallito o sia impraticabile.

Derivazione spino-peritoneale [8]

Consiste nell'inserimento del catetere prossimale a livello dello spazio subaracnoideo lombare, con scarico nel peritoneo. L'apparato sarà sottoposto costantemente alla pressione idrostatica della colonna di liquor, fino a 60 cm d'acqua, che dai ventricoli graverà sul catetere lombare.

Per evitare l'iperdrenaggio è necessario inserire una valvola a compenso di gravità. La SP si applica nei casi di *pseudotumor cerebri* refrattari al trattamento medico e negli idrocefali non ostruttivi in cui la VP o la VC abbiano dato complicanze non correggibili. Oltre alle solite complicanze infettive, la SP ha nella sindrome di Chiari acquisita una complicanza quasi costante anche se talora asintomatica; nei casi più gravi, si può avere la formazione di una siringomielia.

Ventricolocisternostomia endoscopica [9, 10]

Dopo gli interventi pionieristici di Dandy (1922) questa tecnica è caduta in disuso, ma è stata prepotentemente rivitalizzata dai recenti progressi tecnici nel campo degli endoscopi. Si tratta in sostanza di inserire, tramite un foro di trapano coronarico, un endoscopio nel ventricolo laterale, di attraversare il forame di Monro, visualizzare il pavimento del ventricolo laterale e perforarlo sul davanti dei corpi mammillari, per creare una comunicazione diretta tra il III ventricolo e la cisterna mesencefalica. È una tecnica semplice, veloce ed efficace, che non richiede l'impianto di corpi estranei e che offre una via di deflusso liquorale quanto più vicina a quella fisiologica. È ideale nel trattamento di tutti gli idrocefali causati da ostruzioni a valle del terzo ventricolo, tumorali o non. La ETV trova la sua la più classica applicazione nella stenosi dell'acquedotto [11]. Soprattutto in età pediatrica, viene con sempre maggior frequenza applicata negli idrocefali da tumore della regione pineale o della fossa posteriore [12, 13].

L'efficacia della ETV può essere documentata, oltre che con le normali TAC e RMN, con la cine-RMN, che mostra la presenza di flusso liquorale attraverso la stomia.

Le complicanze di questa tecnica, tutte soprattutto legate ai primi tempi dell'apprendimento della metodologia [14], comprendono: sanguinamenti parenchimali, ventricolari o subaracnoidei, lesioni dell'apice della basilare o dei suoi rami perforanti, bradicardia o arresto cardiaco, infezioni, contusioni dei nuclei basali, liquorrea dal tramite chirurgico.

Idrocefalo infantile

L'idrocefalo infantile può essere congenito o acquisito.

Congenito – È associato a:
* spina bifida;
* malformazione di Dandy-Walker;

- stenosi dell'acquedotto;
- malformazioni cerebrali complesse.

Acquisito – È in relazione con:
- tumori della fossa posteriore (medulloblastoma ecc.);
- tumori pineali;
- tumori dei plessi corioidei;
- glioma del chiasma;
- craniofaringioma;
- emorragie perinatali.

I casi di idrocefalo congenito sono in genere trattati con una derivazione ventricolo-peritoneale. Fa eccezione la stenosi dell'acquedotto che richiede in prima istanza una ETV [11]. Inoltre, nelle malformazioni cerebro-ventricolari complesse (in cui il sistema ventricolare può essere irregolarmente sepimentato) può essere necessario abbinare la derivazione interna con un intervento endoscopico che metta in comunicazione tra loro le varie cavità con camerate.

La cura dell'idrocefalo secondario consiste normalmente nella rimozione della lesione causale. Tuttavia, se i sintomi ipertensivi endocranici preoperatori sono gravi e pericolosi per la vita, si può eseguire una DVE temporanea o una ETV; quest'ultima può oltre tutto ridurre i rischi di un idrocefalo postoperatorio [13]. In alcuni casi (soprattutto nei gliomi del chiasma), l'intervento di ablazione del tumore può o non essere fattibile o essere insufficiente a controllare l'idrocefalo: si ricorre allora alla derivazione interna.

Idrocefalo dell'adulto

Può essere schematicamente diviso in due categorie: ostruttivo e aresorptivo.

Ostruttivo – Può essere determinato da:
- lesioni espansive intra ed extraassiali della fossa posteriore;
- lesioni espansive primitivamente ventricolari;
- tumori della regione sellare e optochiasmatica;
- malformazione di Chiari;
- stenosi dell'acquedotto.

Aresorptivo (cronico e acuto) – Può essere:
- postraumatico;
- postemorragico;
- postchirurgico;
- postinfettivo;
- idiopatico.

L'idrocefalo ostruttivo è normalmente controllato con l'eliminazione chirurgica della causa, sempre con l'eccezione della stenosi dell'acquedotto (trattato con ETV). Un idrocefalo postoperatorio richiede generalmente una derivazione interna.

L'idrocefalo aresorptivo [15] è causato dall'incapacità cronica di riassorbimento completo del liquor da parte dei villi aracnoidei. L'accumulo di liquor è lento e la sintomatologia si sviluppa subdolamente, senza ipertensione endocranica: i pazienti mostrano un lento declino psichico, un progressivo peggioramento del cammino e, infine, incontinenza urinaria: triade di Hakim. La dizione *normal pressure hydrocephalus* (NPH), è utilizzata impropriamente come sinonimo di aresorptivo (che non è a pressione normale) e genera confusione con l'idrocefalo atrofico (il vero NPH) che non risente della derivazione, ma che può esserne aggravato. È essenziale quindi distinguere tra queste due forme di idrocefalo che interessano quasi sempre persone anziane.

Depone essenzialmente per un idrocefalo ostruttivo cronico l'anamnesi di fatti endocranici (traumi, emorragie, infezioni) pregressi che possano rallentare la capacità di assorbimento dei villi. In mancanza di un precedente patologico certo, si ricorre ad alcuni esami, talora cruenti, per diagnosticare il cosiddetto idrocefalo aresorptivo "idiopatico":
- il quadro TAC ed RMN con ventricoli ampi e simmetrici e assenza dei solchi al vertice, talora con cisterne localmente ampie o "sequestrate";
- la presenza di importanti elevazioni notturne della ICP di lunga durata (A *waves*) e di treni di onde più basse diurne (B *waves*);
- l'aumento sostenuto della ICP basale dopo infusione di moderate quantità di liquor artificiale nello spazio subaracnoideo;
- una chiara risposta (miglioramento del 30% ai test psicometrici e nel cammino) al *tap test* (sottrazione di 20 cc di liquor per via lombare);
- un aumento della velocità di flusso nell'acquedotto mediante cine-RMN è stato recentemente proposto quale metodo diagnostico di un idrocefalo "attivo" e sembrerebbe ricalcare i dati cruenti ottenuti con la ICP [16].

L'idrocefalo aresorptivo va trattato con una derivazione extracranica (VP o VC) a media pressione, oppure con un apparato regolabile. Alcuni autori hanno consigliato l'uso di derivazioni a bassa pressione di apertura, per garantire un flusso costante anche a valori di ICP bassi, ma il rischio di sifonamento con comparsa di ematomi o igromi subdurali è elevato.

Di recente sono state pubblicate casistiche di guarigioni con la ventricolo-cisternostomia, ma la validità di questo metodo non è sufficientemente acquisita. Meyer [17] afferma che ne beneficiano i pazienti in cui vi è un aumento della resistenza al deflusso liquorale al test di infusione ventricolare, mentre quelli che lo hanno al test di infusione lombare devono essere sottoposti a derivazione interna.

È inoltre di fondamentale importanza la tempestività dell'intervento, che deve essere comunque eseguito prima che il paziente risulti gravemente compromesso sul piano psichico. Dopo un anno dall'insorgenza dei sintomi, compaiono lesioni irreversibili nelle fibre lunghe di connessione a decorso periventricolare cronicamente stirate che rendono impossibile il recupero clinico. Ricordiamo infine che vi è un idrocefalo aresorptivo acuto, conseguente a blocco del riassorbimento liquorale da recente sanguinamento subaracnoideo, con chiari segni ipertensivi endocranici. In questi casi è spesso sufficiente una DVE, posizionata per alcuni giorni al fine di depurare il liquor dal sangue. In circa il 30% dei casi si dovrà poi comunque ricorrere a uno shunt definitivo.

Bibliografia

1. Cutler RW, Page L, Galicich J. Formation and absorption of CSF in man. Brain 1968; 93:707-720.
2. Rekate HL. Biophysics of cerebrospinal fluid and shunts. Techniques in Neurosurgery 2002; 7 (3):186-196.
3. El Shafey IL,El Shafey HI. The retrograde ventriculosinus shunt. Child Nerv Syst 1997; 17: 457.
4. Piatt JH. Insertion of venriculoperitoneal and ventriculovenous CSF shunts. Techniques in Neurosurgery 2002; 7 (3):197-205.
5. Weprin BE, Swift DM. Complication of ventricular shunts. Tecniques in Neurosurgery 2002; 7 (3): 224-242.
6. Choux M, Genitori L, Lang D. Shunt implantation: reducing the incidence of shunt infections. J Neurosurg 1992; 77:875-880.
7. Rekate HL et al. Classification of slit-ventricles syndromes using *ICP* monitoring. Pediatr Neurosurg 1993; 17: 304-309.
8. Moss SD. Shunting techniques:lumboperitoneal shunts. Techniques in Neurosurgery 2002; 7 (3):216-218.
9. Gangemi M et al. Endoscopic third ventriculoscopy for hydrocephalus. Minim Invas Nerosurgery 1999; 4:128-132.
10. Jones RF Stening WA, Brydon M. Endoscopic third ventriculostomy. Neurosurgery 1990; 26: 86-91.
11. Loh JH. Endoscopic third ventriculoscopy in the managementof hydrocephalus caused by aqueductal stenosis. J Neurol Sci 2000; 16:510-516.
12. Ferrer E et al. Neuroendoscopic management of pineal region tumors. Acta Neurochir 1997; 139:12-21.
13. Saint-Rose C et al. Management of hydrocephalus in pediatric patients with posterior fossa tumors: the role of endoscopic third ventriculostomy. J Neurosurg 2001; 95:791-797.
14. Schroeder HW,Niendorf WL, Gaab MR. Complications of endoscopic third ventriculostomy. J Neurosurg 2002; 96:1032-1040.
15. Hakim S, Adams M. The special clinical problem of symptomatic hydrocephalus with normal CSF pressure. J Neurol Sci 1965; 2:307-327.
16. Poca MA et al. Agreement between CSF flow dynamics in MRI and *ICP* monitoring in the diagnosis of *NPH*. Acta Neurochir 2002; Suppl 81:7-10.
17. Meier U, Zeilinger FS, Shonherr B. Endoscopic ventriculostomy versus shunt operations in *NPH*: diagnosis and indications. Acta Neurochir Suppl 2000; 76:563-566.

Capitolo 25

Ipertensione endocranica idiopatica

Andrea Salmaggi

Diagnosi

La diagnosi di ipertensione endocranica idiopatica (IEI), detta anche *pseudotumor* o ipertensione endocranica benigna, si basa sulla presenza dei seguenti segni/sintomi e dati strumentali:

- segni/sintomi di ipertensione endocranica (diplopia da deficit del VI nervo cranico, papilledema, offuscamento visivo, acufeni, cefalea);
- normalità dei dati di *neuroimaging* (TAC senza e con mezzo di contrasto, RMN e angiografia), tranne che per ventricoli di piccole dimensioni o *empty sella*;
- pressione iniziale del liquor elevata oltre i 25 cm H_2O quando prelevato in decubito laterale, con normale composizione liquorale.

La diagnosi differenziale comprende, in generale, i processi occupanti spazio endocranico e l'idrocefalo, ma più specificamente sono da escludere – come originanti una sintomatologia da ipertensione endocranica idiopatica – le trombosi venose cerebrali, le meningiti croniche, le iperproteinorrachie In questi casi, infatti, la risoluzione del quadro si ottiene con la terapia specifica dell'affezione causale.

Diagnosi differenziale

L'esclusione di una trombosi venosa cerebrale può essere asserita ragionevolmente mediante il solo studio RMN soltanto tra il 5° e il 30° giorno dall'esordio in assenza di ipersegnale a livello dei seni nelle immagini pesate sia in T1 sia in T2. Nei casi dubbi va presa in considerazione l'opportunità di eseguire un angio-RMN venosa e/o un'angiografia. L'angio-RMN venosa è raccomandata in casi atipici come quelli che si verificano

in uomini, bambini in età preadolescenziale, donne che assumono estroprogestinici, pazienti con più di 45 anni all'esordio, pazienti longilinei e pazienti non responsivi ai trattamenti.

Un'*empty sella* si riscontra nel 20-40% di questi pazienti.

Dal punto di vista epidemiologico, è nota da molti decenni l'associazione della IEI con il sesso femminile e con il sovrappeso corporeo, nonché con patologie disendocrine (malattia di Addison, Cushing, ipotiroidismo); casi di IEI sono stati riportati in corso di lupus eritematoso sistemico, anemia da carenza di ferro, insufficienza renale cronica.

La IEI si può sviluppare in individui affetti da broncopneumopatie croniche ostruttive, cuore polmonare cronico, apnee del sonno.

Anche la gravidanza può associarsi allo sviluppo di IEI di cui sono anche descritti rari casi familiari.

Inoltre, l'insorgenza di quadri tipo IEI è stata descritta in corso di assunzione di numerosi farmaci (Tab. 25.1).

Tabella 25.1 • Farmaci correlati alla comparsa di *pseudotumor*

Steroidi e loro sospensione
Amiodarone
Retinoidi
Tetracicline
Vitamina A
Sulfamidici
Cimetidina
Litio carbonato
Fenitoina
Tamoxifene
Acido nalidixico
Nitrofurantoina
Anabolizzanti

A. Sghirlanzoni (ed) *Terapia delle malattie neurologiche*. ISBN 978-88-470-1119-9; © Springer-Verlag Italia 2009

La fisiopatologia dell'IEI non è nota: sono ipotizzate anomalie del riassorbimento del liquor a livello delle granulazioni dell'aracnoide, un aumento della produzione di liquor, un incremento della pressione venosa cerebrale, una condizione di edema cerebrale cronico.

Studi recenti hanno evidenziato, nella quasi totalità di pazienti con diagnosi di IEI, stenosi bilaterali dei seni venosi cerebrali studiati mediante RMN-venografia con gadolinio (*Auto-Triggered Elliptic-Centric-Ordered Three-Dimensional Gadolinium Enhanced MRV Venography* – ATECO MRV) [1].

Frequenza dei sintomi/segni

Il papilledema è riscontrabile nella totalità dei casi. La cefalea è presente in più del 70% dei pazienti, con caratteristico miglioramento dopo sottrazione di liquor. Possono essere individuate caratteristiche simil-emicraniche, come fotofobia, fonofobia e nausea.

I disturbi del visus, tipo amaurosi bilaterale transitoria della durata di pochi secondi (spesso scatenata da manovre di Valsalva), sono presenti nel 50% circa dei pazienti, mentre lievemente meno frequente è il riscontro di diplopia da deficit del VI nervo cranico. Si associa riduzione dell'acuità visiva, allargamento della macchia cieca, deficit campimetrico infero-nasale e riduzione concentrica del campo visivo, a evoluzione variabile.

Gli acufeni sono assai frequenti. Più rari sono atassia, vertigini, paresi facciale e torcicollo, mentre la presenza di febbre, meningismo e alterazioni nel sensorio deve suggerire una diagnosi diversa [2].

Clinica

La IEI provoca, come complicanza in assoluto più temibile, la perdita rapida o progressiva dell'acuità visiva associata a deficit campimetrici, in relazione alla condizione di stasi.

Il più completo studio prospettico disponibile ha evidenziato la frequenza tutt'altro che trascurabile di tali complicanze, sottolineando l'esigenza di un monitoraggio campimetrico prolungato [3].

Trattamento

Le decisioni terapeutiche nel corso di IEI si distinguono in:
- trattamento in acuto prevalentemente della cefalea: a tale scopo, le sottrazioni di liquor possono portare a un beneficio sia sulla cefalea sia sui disturbi del visus, ancorché di breve durata;
- trattamento preventivo della IEI, a sua volta distinto in:
  - misure dietetiche (calo ponderale);
  - trattamento farmacologico;
  - trattamento chirurgico: derivazione spinoperitoneale [4]; fissurazione della guaina meningea del/i nervo ottico [5]; stenting dei seni venosi [6].

Il trattamento farmacologico viene effettuato con acetazolamide; il farmaco inibisce la produzione di liquor a livello delle cellule dei plessi corioidei attraverso l'inibizione dell'enzima anidrasi carbonica. Il dosaggio è da 500 mg 2 volte al dì a 1.000 mg 2 volte al dì, con monitoraggio degli elettroliti.

Il trattamento chirurgico deve essere riservato ai casi in cui si manifesti persistenza/aggravamento della sintomatologia nonostante la terapia medica: in linea generale, la derivazione spinoperitoneale va preferita se il quadro è dominato dai disturbi non visivi (cefalea), mentre la fenestrazione della guaina del nervo ottico va preferita in caso di deficit visivo ingravescente. Si ricordi che circa il 50% dei pazienti trattati con procedure di derivazione deve essere sottoposto a revisione chirurgica entro 6 anni, con maggior frequenza nelle derivazioni spino-peritoneali rispetto alle derivazioni ventricolo-peritoneali.

Per quanto riguarda lo stenting dei seni venosi, studi non controllati hanno evidenziato, dopo tale procedura, un miglioramento clinico in una parte di pazienti con IEI in cui la venografia e la manometria cerebrale avevano dimostrato un'ipertensione venosa prossimale ai tratti stenotici dei seni laterali.

È necessario riferire il paziente a chirurghi con specifica esperienza. Va, infine, considerata la possibilità di complicazioni in entrambe le procedure (ematomi subdurali, ostruzione del catetere di derivazione, ematomi intraorbitari).

La revisione critica della letteratura [7] non ha evidenziato alcun trial randomizzato controllato in cui una modalità di trattamento dell'IEI sia stata confrontata con un placebo o con altro tipo di trattamento.

Bibliografia

1. Farb RI, Vanek I, Scott JN et al. Idiopathic intracranial hypertension. The prevalence and morphology of sinovenous stenosis. Neurology 2003; 60: 1418-1424.

2. Friedman D.I. Idiopathic intracranial hypertension. Curr. Pain Headache Reports 2007; 11: 62-68.

3. Wall M, George D. Idiopathic intracranial hypertension: a prospective study of 50 patients. Brain 1991; 114: 155-180.

4. Eggenberger ER, Miller NR, Vitale S. Lumboperitoneal shunt for the treatment of pseudotumor cerebri. Neurology 1996; 46: 1524-1530.

5. Spoor TC, McHenry JG. Long-term effectiveness of optic nerve sheath decompression for pseudotumor cerebri. Arch Ophtalmol 1993; 111: 632-635.

6. Higgins JNP, Cousins C, Owler B.K, Sarkies N, Pickard JD. Idiopathic intracranial hypertension: 12 cases treated by venous sinus stenting. J Neurol Neurosurg Psych 2003; 74: 1662-1666.

7. Lueck C, McIlwaine G. Interventions for idiopathic intracranial hypertension. Cochrane review. In: The Cochrane Library. Chichester, UK: John Wiley & Sons, Ltd., Issue 4, 2003.

Capitolo 26

Sindrome da ipotensione liquorale spontanea

Luisa Chiapparini

La sindrome da ipotensione liquorale spontanea è una sindrome clinica caratterizzata da cefalea ortostatica e ipovolemia liquorale senza precedenti di puntura lombare o procedure chirurgiche cranio-spinali [1, 2].

La maggior parte dei casi è dovuta a perdita liquorale attraverso una spontanea soluzione di continuo della dura madre. La sede più frequente è la regione spinale toracica [1, 2]. Sono considerati cofattori sia i traumi lievi come tosse, cadute, colpi di frusta, sia soprattutto una particolare debolezza della dura madre dovuta a cisti di Tarlov o a connettivopatie [2-4].

La diagnosi è clinica e, principalmente, radiologica.

La definizione di questa sindrome è relativamente nuova, codificata negli ultimi anni grazie ai numerosi casi riportati in letteratura, ed è sicuramente ancora in fase di precisazione; l'errore e il ritardo nella diagnosi sono ancora comuni [5].

La caratteristica principale della sindrome, cioè la cefalea ortostatica, può non essere il sintomo clinico dominante e può essere associata a nausea, vomito, fotofobia, disturbi dell'udito, diplopia e cervicalgia. La cefalea in rari casi può mancare, la pressione liquorale alla puntura lombare può non essere ridotta [6] e presentazioni inusuali sono riportate sempre più spesso in letteratura [1, 2].

L'esame neuroradiologico di scelta per suggerire e confermare la diagnosi è la risonanza magnetica (RMN) dell'encefalo senza e con mezzo di contrasto. Essa dimostra caratteristiche peculiari e abbastanza costanti come:

- schiacciamento in senso cranio-caudale del tronco dell'encefalo, che in alcuni casi può essere molto marcato [7] (Fig. 26.1a);
- falde subdurali lungo le convessità cerebrali (Fig. 26.1b) che possono essere molto sottili o, talvolta, molto spesse e che possono essere anche ematiche (Fig. 26.1c);

- ispessimento e marcato *enhancement*, dopo mezzo di contrasto, della dura madre lungo le convessità cerebrali, la falce, il tentorio e il clivus [8] (Fig. 26.1d). Concomita di solito un ingrossamento della ghiandola ipofisaria e un aumento di calibro dei principali seni venosi durali, secondari all'iperemia venosa.

Gli studi spinali con RMN possono indicare il punto di fistola dimostrando una tasca radicolare particolarmente allungata e irregolare; la mielo-TAC e la cisternografia con radioisotopo possono confermare il punto preciso della perdita liquorale [9].

Nella maggior parte dei casi, per fortuna, la malattia si risolve da sola o con terapia conservativa; talvolta, tuttavia, alcune sue complicanze, come gli ematomi subdurali o l'impegno tonsillare nel forame magno, possono diventare emergenze cliniche.

Terapia

Le strategie terapeutiche conservative includono: riposo a letto protratto anche per 4-8 settimane, idratazione e steroidi. Il tentativo di correzione della soluzione di continuo della dura si può ottenere con *blood-patch* epidurale, infusioni epidurali saline o iniezioni epidurali di colla di fibrina e solo di rado è necessaria la riparazione chirurgica [2].

Il *blood-patch* epidurale è considerato il trattamento di scelta nei pazienti nei quali il trattamento conservativo non è stato efficace. Esso consiste in una iniezione nello spazio epidurale lombare (di solito all'altezza dello spazio intersomatico L3-L4) di 20-30 ml di sangue omologo + 2-3 ml di mezzo di contrasto iodato, seguita da 10 minuti circa in posizione di Trendelemburg (30°) per facilitarne la risalita per

A. Sghirlanzoni (ed) *Terapia delle malattie neurologiche*. ISBN 978-88-470-1119-9; © Springer-Verlag Italia 2009

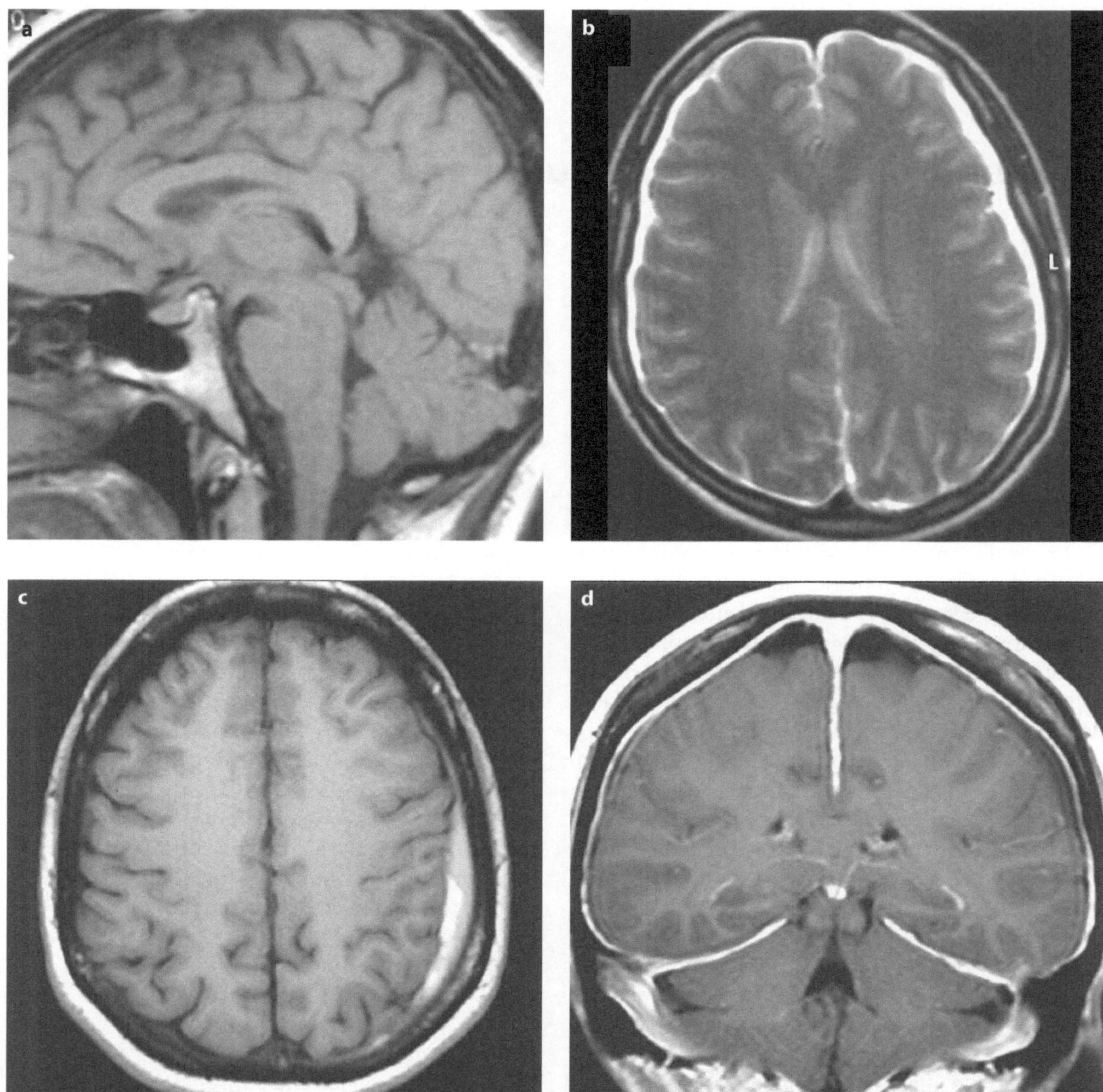

Figura 26.1(a-d) • RMN, sezione sagittale T1 pesata (a), sezione assiale T2 pesata (b), sezione assiale T1 pesata (c) e sezione coronale T1 pesata dopo mezzo di contrasto (d). La sezione sagittale sulla linea mediana (a) evidenzia lo schiacciamento in senso cranio-caudale del tronco con netto assottigliamento della cisterna interpeduncolare e delle cisterne sovrasellari, e l'abbassamento e la deformazione del chiasma ottico. In (b) si osservano le sottili falde subdurali lungo le convessità cerebrali. In (c) è visibile una falda subdurale ematica a sinistra. In (d) è ben rappresentato l'ispessimento e l'*enhancement* continuo e lineare della dura madre, delle convessità cerebrali e del tentorio.

quanti più metameri possibili [10]. È una procedura ripetibile e di solito sicura. L'iniezione epidurale di colla (4 ml di sangue omologo + 1 ml di colla di fibrina + 1 ml di mezzo di contrasto iodato) viene invece effettuata nello spazio epidurale corrispondente al presumibile punto di perdita liquorale.

La visualizzazione del *blood-patch* che "vernicia" le pareti del sacco durale è possibile mediante l'esecuzione di TAC volumetrica dopo la procedura.

Quando la terapia conservativa e il *blood-patch* epidurale o l'iniezione epidurale di colla di fibrina non si dimostrano risolutivi, non resta che la chirurgia. Nel planning prechirurgico è indispensabile ottenere la localizzazione radiologica del punto di fistola. Il chirurgo può non vedere il punto di perdita durale, ma ricoprendo l'area sospetta con gelfoam, colla di fibrina, muscolo, riesce quasi sempre a chiudere la fistola.

Bibliografia

1. Mokri B. Headaches caused by decreased intracranial pressure: diagnosis and management. Curr Opin Neurol 2003; 16:319-326.
2. Schievink WI. Spontaneous spinal cerebrospinal fluid leaks and intracranial hypotension. JAMA 2006; 295:2286-2296.
3. Mokri B, Maher CO, Sencakova D. Spontaneous CSF leaks: underlying disorder of connective tissue. Neurology 2002; 58:814-816.
4. Mokri B. Familial occurrence of spontaneous spinal CSF leaks: underliyng connective tissue disorder. Headache 2008; 48:146-149.
5. Schievink WI, Maya MM, Louy C, Moser FG, Tourie J. Diagnostic criteria for spontaneous spinal CSF leaks and intracranial hypotension. AJNR Am J Neuroradiol. 2008; 29:53-56.
6. Mokri B, Hunter SF, Atkinson JLD, Piepgras DG. Orthostatic headaches caused by CSF leak but with normal CSF pressure. Neurology 1998; 51:786-790.
7. Savoiardo M, Minati L, Farina L, De Simone T, Aquino D, Mea E, Filippini G, Bussone G, Chiapparini L. Spontaneous intracranial hypotension with deep brain swelling. Brain. 2007; 130:1884-1893.
8. Pannullo SC, Reich JB, Krol G, Deck MDF et al. MRI changes in intracranial hypotension. Neurology 1993; 43:919-926.
9. Chiapparini L, Farina L, D'Incerti L, Erbetta A et al. Spinal radiological findings in nine patients with spontaneous intracranial hypotension. Neuroradiology 2002; 44:143-150.
10. Fishman RA, Dillon WP. Some lessons learned about the diagnosis and treatment of spontaneous intracranial hypotension. AJNR Am J Neurorad 1998; 19:1001-1002.

Capitolo 27

Malattia di Parkinson

Floriano Girotti, Vincenza Fetoni

Introduzione

La malattia di Parkinson (MP) è una patologia neurodegenerativa evolutiva e rappresenta una delle più frequenti malattie neurologiche dell'età media-avanzata. La prevalenza nella popolazione generale è di 120-180 casi per 100.000 individui; l'incidenza e la prevalenza aumentano con il progredire dell'età. È possibile un esordio precoce di malattia nel 5-10% dei pazienti in cui i sintomi iniziali compaiono tra i 21 e 40 anni. In forme più rare, definite a esordio giovanile, i sintomi compaiono prima dei 20 anni.

La degenerazione delle cellule dopaminergiche nigrali che proiettano dalla sostanza nera *pars compacta* allo striato (nucleo caudato e *putamen*) è all'origine della disfunzione dei circuiti striato-talamo-corticali implicati nel controllo della motricità.

Braak et al. [1] hanno dimostrato che la degenerazione neuronale nella MP inizia a livello del midollo allungato (nucleo motore dorsale del vago e nucleo olfattorio), si diffonde al tronco encefalico e coinvolge tardivamente la sostanza nera *pars compacta* (stadio III di Braak). La perdita dei neuroni dopaminergici della sostanza nera *pars compacta* con gliosi e la presenza di inclusioni eosinofile citoplasmatiche – definiti corpi di Lewy – sono i marcatori patologici e relativamente specifici della malattia che la differenziano dagli altri parkinsonismi. I segni motori della malattia diventano evidenti allorché viene perso circa il 50-70 % della popolazione neuronale della sostanza nera e circa l'80% della dopamina striatale, anche se l'iposmia da coinvolgimento dei nuclei olfattori sembra essere un sintomo molto precoce. Nella MP si verifica una rapida perdita dei neuroni dopaminergici(intorno al 45% per decade) superiore di 10 volte a quanto si osserva nell'invecchiamento cerebrale

fisiologico. I corpi di Lewy sono reperibili nella sostanza nera, nel locus coeruleus, nel nucleo basale di Meynert, nei gangli del sistema nervoso periferico e, in misura meno rilevante, nel sistema limbico e nella neocorteccia. Le alterazioni dopaminergiche sono più diffuse e interessano la proiezione nigro-striatale, le proiezioni meso-corticali e meso-limbiche dell'area A10 del mesencefalo e del sistema tubero-ipofisario. Oltre alle cellule dopaminergiche risultano alterati altri sistemi neurotrasmettitoriali, quali quello noradrenergico, serotoninergico, colinergico, GABAergico, glutamatergico. L'insieme delle modificazioni patologiche dei diversi sistemi neuronali contribuisce all'insorgenza delle complicanze motorie e non motorie che si riscontrano con il progredire della malattia.

L'eziologia della MP rimane sconosciuta. La dimostrazione di alcuni agenti esogeni all'origine della malattia è derivata dalla scoperta occasionale di una sostanza tossica selettiva per i neuroni dopaminergici, la 1 metil-4-fenil-1,2,3,6-tetraidropiridina (MPTP) che induce in modo subacuto un parkinsonismo simile alla MP idiopatica. Nei primati la morte dei neuroni dopaminergici, dopo intossicazione con MPTP, è dovuta all'inibizione del complesso I della catena respiratoria mitocondriale, con conseguente deficit energetico cellulare e aumento della produzione dei radicali liberi endogeni.

Dati epidemiologici hanno identificato un insieme di sostanze, simili per struttura molecolare all'MPTP, contenute in insetticidi ed erbicidi il cui uso rappresenta fattore di rischio per la malattia, senza tuttavia identificare uno specifico agente eziologico tossico.

L'importanza di fattori causali genetici è stata enfatizzata da studi che evidenziano una più elevata incidenza di MP nei parenti dei pazienti e un tasso di concordanza più elevato nei gemelli omozigoti

A. Sghirlanzoni (ed) *Terapia delle malattie neurologiche*. ISBN 978-88-470-1119-9; © Springer-Verlag Italia 2009

rispetto ai dizigoti. Nell'ultimo decennio sono state identificate diverse mutazioni che determinano circa il 10% di tutti i casi di MP. Sette geni sono stati associati a quattro parkinsonismi a ereditarietà autosomica dominante (AD) (α-sinucleina, UCHL 1, NURR 1, LRRK 2-dardarina) e tre a parkinsonismi autosomico-recessivi (AR) (DJ 1, PINK 1, parkina). I fenotipi clinici dei pazienti con MP familiare si discostano in parte da quelli della malattia sporadica): hanno esordio generalmente più precoce e, soprattutto le forme PARK 2, PARK 6, PARK 7, una evoluzione più lenta, buona e prolungata risposta alla levodopa, comparsa precoce di fluttuazioni motorie e discinesie (Tab. 27.1). Le ricerche di genetica molecolare sono importanti per conoscere l'eziopatogenesi della malattia e per definire alcuni fenotipi clinici, ma i test genetici hanno scarsa rilevanza clinica. L'analisi genetica per la mutazione parkina (PARK 2) può essere consigliabile nei pazienti con esordio precoce di malattia; tuttavia la mutazione è identificata in meno del 5% nei casi sporadici al di sotto dei 45 anni. La probabilità aumenta nei pazienti con familiarità positiva ed esordio sotto i 30 anni.

Tabella 27.1 • Geni associati alla malattia di Parkinson

Nome	Locus	Gene	Modalità di trasmissione	Frequenza	Età di esordio; variabilità Clinica	Istologia
PARK 1	4q21	α-sinucleina	AD	Molto rara	Giovanile, progressione rapida, frequente; presenza di demenza, bassa prevalenza di tremore	Corpi di Lewy α-sinucleina positivi
PARK 2	6q25	Parkina	AR	10% MP giovanili (esordio < 40 anni)	20-40 anni, progressione lenta, buona risposta alla levodopa; discinesie e distonie frequenti	Molto variabile: assenza di corpi di Lewy o presenza di inclusioni molto simili ai corpi di Lewy
PARK3	2p13		AD		Media 60 anni; demenza in alcuni casi	
PARK 4	4q21	Triplicazione α-sinucleina	AD	Rara	Giovanile, quadro variabile tra MP e demenza con corpi di Lewy; disfunzioni autonomiche	Corpi di Lewy α-sinucleina positivi
PARK 5	4p14	UCHL1	AD	Molto rara		Nessun dato
PARK 6	1p35-36	PINK-1	AR	1-2% MP precoce, giovanile	Precoce: simile alla MP, progressione lenta. Giovanile: spasticità, demenza, oftalmoparesi sopranucleare	Nessun dato
PARK 7	1p36	DJ-1	AR	1% MP giovanile	Giovanile, simile alla MP	Nessun dato
PARK 8	12p11.2-q13,1	LRRK2	AD	In Italia: 1-2% sporadici 4-5 % familiari	Età di esordio molto variabile, anche tardiva. Quadro clinico simile alla MP	Variabile: corpi di Lewy, α-sinucleina positivi; taupatia tipica per PSP; degenerazione nigrostriatale aspecifica
PARK 10	1p-32	NR4A2	AD (?)		50-60 anni	Nessun dato
PARK 11	2p-13		AD (?)			Nessun dato
AD = ereditarietà autosomica dominante; AR = autosomica recessiva						

PARK1, a trasmissione AD, è stata la prima forma riconosciuta legata a una mutazione dell'α-sinucleina, una proteina che costituisce uno dei principali componenti dei corpi di Lewy. Più recentemente è stata identificata un'altra forma AD, la PARK 8, con mutazioni puntiformi nel gene codificante la *leucine rich repeat kinasi* (LRRK 2). La mutazione genica è stata identificata nel 5-6% dei pazienti con forme AD e nell'1,6% dei pazienti con malattia sporadica.

La malattia è in gran parte sporadica; è ragionevole ipotizzarne una genesi multifattoriale, da interazione tra fattori genici e ambientali.

Diagnosi

La diagnosi clinica viene formulata sull'evidenza della classica triade bradicinesia, rigidità muscolare e tremore a riposo a 4-6 Hz. Le condizioni necessarie per porre una corretta diagnosi di MP idiopatica sono la combinazione di due o più segni motori cardinali e l'esclusione di altri sintomi neurologici atipici. Ulteriori elementi clinici rilevanti per il riconoscimento della MP sono costituiti dall'esordio asimmetrico dei segni motori e dalla costante e duratura responsività alla levodopa. L'instabilità posturale non è sintomo cardinale perché assente all'esordio della malattia. L'evidenza iniziale di segni neurologici piramidali, cerebellari, disautonomici, oculomotori, cognitivi indicativi del coinvolgimento patologico di altri sistemi neuronali orienta la diagnosi verso altri parkinsonismi degenerativi, quali l'atrofia multisistemica, la paralisi sopranucleare progressiva, la demenza a corpi di Lewy diffusi o verso parkinsonismi secondari a lesioni vascolari diffuse, idrocefalo, encefaliti.

Un aspetto ulteriore della MP è l'eterogeneità di presentazione e di evoluzione della malattia da cui deriva la possibilità di identificarne alcuni sottotipi (Tab. 27.2).

La MP a esordio precoce, prima dei 45 anni, mostra una più alta incidenza di casi familiari, maggiore frequenza di aspetti distonici, risposta più consistente alla levodopa, predisposizione a sviluppare precocemente discinesie e fluttuazioni motorie, minore rilevanza di deterioramento cognitivo.

Tabella 27.2 • Sottotipi clinici della malattia di Parkinson

Parkinson a esordio precoce
Parkinson con tremore predominante
Parkinson con rapida comparsa di instabilità posturale e disturbi del cammino

La forma prevalentemente tremorigena ha una moderata evolutività e una minore disabilità motoria rispetto alla forma con precoce comparsa di instabilità posturale e disturbi del cammino.

La storia naturale della MP è stata in parte modificata, negli ultimi quarant'anni, dalla terapia con levodopa che ha portato a un consistente miglioramento della qualità e dell'aspettativa di vita, ma ha peraltro determinato la comparsa di nuovi sintomi e nuove problematiche terapeutiche sconosciute prima dell'introduzione del farmaco.

La levodopa rappresenta, comunque, il cardine terapeutico fondamentale della MP.

Principi generali di terapia

Obiettivi terapeutici

Il trattamento ideale della MP si propone due obiettivi:
- controllare la sintomatologia in modo costante e protratto per tutta la durata della vita del paziente;
- agire sul processo neurodegenerativo attraverso un effetto neuroprotettivo.

A oggi, un farmaco di questo tipo non esiste; i reali obiettivi terapeutici nella gestione dei pazienti con MP sono pertanto quelli di controllare i sintomi e l'indipendenza funzionale il più a lungo possibile. Ne consegue che il trattamento deve essere personalizzato sulle esigenze del singolo paziente, con le possibili modifiche richieste dal decorso della malattia.

Trattamento della malattia di Parkinson

Il trattamento nella maggior parte dei soggetti richiede un approccio comportamentale e farmacologico.

Approccio comportamentale

Il deficit motorio e i sintomi non motori della malattia possono compromettere gravemente la qualità di vita e le capacità del paziente di svolgere le normali attività quotidiane. Un aspetto importante per convivere con la malattia consiste nell'adottare strategie di comportamento atte a conservare nel tempo le massime capacità funzionali. Questi risultati si possono ottenere con un'adeguata educazione/counseling e gruppi di supporto, esercizio fisico e riabilitazione, accorgimenti dietetici e modifiche dell'ambiente domestico.

Terapie farmacologiche

I farmaci per la MP agiscono con vari meccanismi per compensare il deficit dopaminergico responsabile della sintomatologia (Tab. 27.3).

La terapia è soprattutto sintomatica; controlla i sintomi ma non necessariamente rallenta la progressione di malattia; la terapia neuroprotettiva, mirata a bloccare la progressione del processo degenerativo, manca di dati certi di efficacia.

Il trattamento farmacologico può essere suddiviso in:

- trattamento della fase precoce (*early Parkinson*) riferito a soggetti con diagnosi di MP e disabilità funzionale che richiedono una terapia sintomatica;
- trattamento delle fase tardiva (*advanced Parkinson*) per i soggetti già in trattamento con terapia dopaminergica che presentino fluttuazioni motorie e non motorie

Terapia chirurgica funzionale

La stimolazione cerebrale profonda (DBS) generalmente del nucleo subtalamico (SNT), del globo pallido interno (Gpi) e del nucleo intermedio laterale del talamo (VIM) è indicata in pazienti complicati con fluttuazioni motorie non adeguatamente controllate dal trattamento farmacologico.

Terapia neuroprotettiva

La neuroprotezione è mirata a proteggere i neuroni dopaminergici rallentando o bloccando la progressione del processo degenerativo.

Il meccanismo fisiopatologico alla base dell'azione neuroprotettiva può essere rivolto a modificare:
- il deficit mitocondriale del complesso I della catena respiratoria;
- il danno da radicali liberi e stress ossidativi;
- la disfunzione del sistema proteosoma-ubiquitina;
- l'apoptosi;
- l'infiammazione da attivazione microgliale.

A oggi, non ci sono evidenze sicure di farmaci con effetto neuroprotettivo [2, 3].

Non ci sono risultati conclusivi che supportino l'uso del riluzolo, del coenzima Q_{10}, del fattore neurotrofico gliale (GDNF), della vitamina E.

La selegilina, somministrata nelle fasi precoci della MP, pospone l'introduzione del trattamento dopaminergico di più di 6 mesi, suggerendo una più lenta progressione di malattia [4]. Tuttavia il vantaggio è transitorio [5] e mancano dimostrazioni sicure a favore del ruolo neuroprotettivo o dell'azione sintomatica del farmaco.

Nello studio TEMPO la rasagilina ha dimostrato un effetto sintomatico [6] e un possibile effetto neuroprotettivo [7].

Un recente e importante studio in doppio cieco (ELLDOPA) [8] ha analizzato vantaggi e svantaggi dell'impiego della levodopa nelle fasi iniziali di malattia. Lo studio è stato condotto in pazienti parkinsoniani *de novo* randomizzati a ricevere terapia con levodopa a dosi crescenti (150, 300, 600 mg) o placebo. Al termine delle 40 settimane di trattamento è stato dimostrato un significativo miglioramento della sintomatologia clinica in tutti e tre i bracci del trattamento attivo rispetto al placebo; l'effetto è risultato dose-dipendente. Dopo un periodo di *wash-out* di 2 settimane i pazienti in trattamento con levodopa hanno manifestato gradi di peggioramento dei sintomi motori inferiori a quelli del gruppo placebo, rendendo plausibile un effetto neuroprotettivo della levodopa secondario ad attivazione dei circuiti nigro-striatali.

Studi clinici controllati randomizzati con bromocriptina, pramipexolo e ropinirolo non hanno dato risultati convincenti in senso neuroprotettivo [9-11].

Terapia sintomatica

Levodopa

La levodopa (L-3-4-diidrossifenilalanina), precursore metabolico della dopamina, è il farmaco più efficace nel trattamento della MP. La levodopa è inerte e la

Tabella 27.3 • Meccanismo d'azione dei farmaci antiparkinsoniani

Farmaco	Meccanismo d'azione
Levodopa	Aumenta la produzione di dopamina
Dopamino-agonisti	Stimolano direttamente i recettori dopaminergici striatali
Inibitori MAO-B	Riducono il catabolismo della dopamina
Anticolinergici	Bloccano l'attività colinergica striatale
Amantadina	Incrementa il rilascio della dopamina
Inibitori delle COMT	Incrementano l'assorbimento e riducono il catabolismo della levodopa

sua attività terapeutica, così come i suoi effetti collaterali, derivano dalla sua decarbossilazione a dopamina. Dopo somministrazione per bocca viene rapidamente assorbita dal tratto prossimale dell'intestino tenue, utilizzando il sistema di trasporto degli aminoacidi aromatici a catena ramificata. La concentrazione plasmatica raggiunge il picco tra 0,5-2 ore, l'emivita è di 60-90 minuti. La velocità e l'entità dell'assorbimento dipendono dalla velocità di svuotamento gastrico, dal pH del succo gastrico e dalla durata del contatto della levodopa con gli enzimi degradativi della mucosa gastrointestinale. L'assorbimento della levodopa è ostacolato dagli aminoacidi assunti con la dieta; la somministrazione ai pasti ne ritarda l'assorbimento e ne riduce i picchi plasmatici. L'ingresso del farmaco nel cervello attraverso la barriera ematoencefalica è un processo attivo mediato dai trasportatori degli aminoacidi aromatici e anche a questo livello vi può essere competizione con gli aminoacidi assunti con la dieta. Nel cervello la levodopa è assunta dalle cellule della sostanza nera, decarbossilata a dopamina e quindi liberata per esocitosi dalle vescicole presinatpiche a stimolare i recettori dopaminergici del neurone postsinaptico striatale. Dopo il rilascio dal terminale dopaminergico viene ricaptata nel terminale stesso o degradata dagli inibitori della mono-amino ossidasi (MAO) e delle catecol-O-metiltrasferasi (COMT).

Nelle preparazioni in commercio la levodopa è associata con un inibitore della dopa-decarbossilasi (carbidopa, benserazide) per prevenirne la conversione periferica a dopamina. Gli inibitori della dopa-decarbossilasi incrementano la biodisponibiltà della levodopa, consentendo di ridurne le dosi e gli effetti collaterali gastrici e l'ipotensione ortostatica. Il farmaco migliora in modo considerevole tutti i segni parkinsoniani ed è parimenti efficace su tremore, rigidità e bradicinesia [12] (Tab. 27.4).

L'effetto terapeutico della singola dose si manifesta con latenza e durata molto variabili da soggetto a soggetto e a seconda nelle diverse fasi evolutive della malattia. All'esordio della MP, la durata di azione della levodopa può essere superiore alla sua emivita nel plasma, suggerendo che il sistema dopaminergico nigrostriatale è ancora capace di immagazzinare e di rilasciare livelli tonici di dopamina, malgrado la somministrazione periodica delle dosi orali. Tuttavia, con l'evoluzione della malattia, le dosi orali di levodopa diventano meno efficaci e la finestra terapeutica si restringe. Infatti i terminali dopaminergici continuano a degenerare perdendo la capacità di "tamponare" la levodopa esogena. Altri tipi di cellule possono utilizzare la levodopa esogena, convertirla in dopamina che non viene "immagazzinata" e si disperde nel terminale presinaptico.

Con il progredire della malattia i livelli striatali di dopamina si modificano con le concentrazioni plasmatiche della levodopa, oscillando con lesomministrazione orali giornaliere, ripetute e intermittenti. Questa stimolazione pulsatile determina alterazioni molecolari delle cellule striatali che ricevono l'input dopaminergico e dei neuroni postsinaptici GABAergici determinando una up-regolazione che contribuisce allo sviluppo di fluttuazioni motorie e discinesie (vedi oltre).

Formulazioni in commercio – Standard: levodopa 100 mg + benserazide 25 mg cps; levodopa 200 mg + benserazide 50 mg cpr divisibili; levodopa + carbidopa 100mg/25 mg cpr, 250 mg/25 mg cpr).

Pronta disponibilità: levodopa 100 mg + benserazide 25 mg cpr dispersibile, melevodopa cloridrato 314 mg + 25 mg carbidopa (equivalente a 250 mg di levodopa); melevodopa cloridrato157 mg + 12,5 mg carbidopa (equivalente a 125 mg di levodopa); melevodopa cloridrato 125,6 mg + 25 mg carbidopa (equivalente a 100 mg di levodopa).

A rilascio modificato: levodopa 200 mg + 50 mg benserazide; levodopa 100/200 mg + 25/50 mg carbidopa.

In associazione con inibitore delle COMT: levodopa 50, 100, 150 mg + carbidopa 12, 5, 25, 37, 5 mg + entacapone 200 mg.

Gel intestinale-duodopa: (1ml di duodopa contiene 20 mg di levodopa e 5 mg di carbidopa); somministrato con pompa portatile in duodeno tramite un sondino permanente posizionato tramite gastrostomia endoscopica percutanea (PEG).

Tabella 27.4 • Vantaggi e svantaggi del trattamento con levodopa

Vantaggi	Svantaggi
È la più efficace terapia sintomatica	Complicanze motorie (fluttuazioni motorie e discinesie)
Tutti i pazienti con MP sono responsivi	Disturbi neuropsichiatrici (confusione, psicosi)
Migliora la disabilità e prolunga la capacità di mantenere un'occupazione e l'autonomia funzionale	Non controlla tutti i sintomi della MP, come il freezing, l'instabilità posturale, la demenza
Riduce l'indice di mortalità	Non blocca la progressione della malattia

La dose ottimale giornaliera di levodopa dovrebbe essere determinata sulle esigenze di ciascun paziente. Nelle fasi iniziali della malattia o quando la levodopa è aggiunta a un altro trattamento, la dose è compresa tra un minimo di 150 mg il 400 mg /die in 2-4 somministrazioni.

Con la progressione della malattia il dosaggio giornaliero si modifica e può raggiungere un massimo di 1.000-2.000 mg/die in somministrazioni frazionate (ogni 2-3 ore) nell'arco della giornata.

Effetti collaterali – La risposta alla levodopa si accompagna a diversi effetti collaterali di tipo periferico o centrale comuni ad altri dopaminoagonisti. Nausea e, meno sovente, vomito sono sintomi segnalati all'inizio della terapia e sono la conseguenza dell'effetto stimolante della dopamina sui chemocettori dell'*area postrema* del tronco encefalico. L'associazione con gli inibitori della dopa-decarbossilasi, l'incremento graduale delle dosi di levodopa attenuano la nausea e il vomito che regrediscono nel tempo per lo sviluppo di tolleranza da parte del paziente. L'uso di 60 mg/die di domperidone può controllare efficacemente i disturbi gastroenterici.

L'ipotensione ortostatica della MP è dovuta a disfunzione dei neuroni autonomici periferici e centrali ed è accentuata dalla levodopa e da altri farmaci dopaminoagonisti. L'incremento graduale dei dosaggi può minimizzarne l'espressione.

Le complicanze motorie rientrano nella definizione di "sindrome a lungo termine da levodopa" e sono rappresentate da fluttuazioni motorie e discinesie (Tab. 27.5). Questi fenomeni si rendono evidenti dopo un periodo di 2-5 anni dall'inizio del trattamento in circa il 50% dei soggetti. L'incidenza è maggiore nei pazienti con esordio precoce di malattia.

Nella fase iniziale della terapia il paziente gode di piena autonomia motoria, stabile per tutta la giornata. Con il procedere della malattia insorgono fluttuazioni dello stato di benessere motorio; l'effetto di una singola dose di levodopa si esaurisce dopo alcune ore dall'assunzione e il paziente mostra un calo delle prestazioni motorie. Pertanto, si verifica una fluttuazione da uno stato di benessere motorio (fase *on*) a uno di ricomparsa dei segni parkinsoniani (fase *off*) e globale peggioramento della disabilità.

In rapporto alla gravità dei fenomeni si distinguono diversi tipi di fluttuazioni motorie.

- Deterioramento di fine dose: la durata efficace della risposta di una singola dose di levodopa si prolunga per 3-5 ore e si esaurisce gradualmente in un periodo di 1-2 ore.
- *On* ritardato: graduale incremento della latenza tra l'assunzione della dose di levodopa e la risposta motoria che ritarda sino a oltre 1 ora dopo l'assunzione del farmaco.
- Fenomeno *on-off*: repentina, e talvolta imprevedibile, comparsa di fase *off* dopo una fase di benessere motorio. Il quadro motorio oscilla tra *off* e *on* con una risposta alle singole dosi di levodopa variabile nella giornata e da giorno a giorno. Talvolta nelle fasi *off* si osservano fenomeni di iperattività simpatica quali tachicardia, sudorazione, ansia e depressione.

Le discinesie sono un'ulteriore complicanza legata alla terapia cronica prolungata con levodopa; dopo 5 anni di terapia hanno una frequenza compresa tra il 30 e il 40 %

Le discinesie sono caratterizzate da movimenti involontari di tipo coreiforme e/o distonico che possono interessare tutti i distretti corporei. Si sviluppano più facilmente nella MP a esordio giovanile o precoce e sono solitamente più severe nel lato più compromesso all'esordio della malattia. Sono classificate in:

- discinesie di picco-dose: compaiono nelle fasi di maggior benessere motorio, in rapporto ai picchi plasmatici della levodopa. Sono solitamente movimenti involontari coreici abitualmente ben tollerati dai pazienti che, nelle fasi iniziali, spesso non ne hanno consapevolezza; tendono a divenire più ampie e a continuare per tutto la giornata con il progredire della malattia;
- discinesie bifasiche: presenti all'inizio e alla fine del ciclo di risposta alla levodopa; sono ipercinesie ampie, ripetitive di tipo coreo-ballico che si verificano nel passaggio dalla fase *off* a quella *on* o al termine dell'on prima della successiva fase *off*;
- distonie *off*: si caratterizzano per posture innaturali, solitamente dolorose, localizzate distalmente agli arti inferiori che compaiono nelle fasi *off* prima dell'inizio della risposta alla levodopa.

Tabella 27.5 • Complicanze motorie della terapia con levodopa

Fluttuazioni motorie	Discinesie
Deterioramento di fine dose (*wearing-off*)	Discinesie di picco-dose
Fluttuazioni motorie imprevedibili (fenomeno *on-off*)	Discinesie bifasiche
Dosi inefficaci (*on-ritardato*)	Distonie in *off*

La comparsa delle fluttuazioni motorie e delle discinesie è in rapporto a diversi fattori clinici intrinseci della malattia, quali la sua lunga durata e la gravità, che determinano la progressiva degenerazione dei terminali dopaminergici. La stimolazione anomala e intermittente della dopamina esogena a livello postsinaptico, a differenza della stimolazione continua fisiologica, risulta dipendere dai livelli plasmatici della levodopa a loro volta determinati dalle modalità di somministrazione. Il problema della stimolazione "pulsatile" della levodopa non è esclusivamente di tipo farmacocinetico; infatti, hanno un ruolo nello sviluppo delle fluttuazioni motorie anche fattori di tipo farmacodinamico, presumibilmente correlati alla riduzione delle terminazioni dopaminergiche e alla comparsa di modificazioni postsinaptiche delle cellule GABAergiche striatali [13].

Alla base delle discinesie è stata considerata l'ipotesi del *priming*: il paziente che assume la compressa di levodopa ogni 4 ore modifica il setting delle proteine postrecettoriali in maniera acuta determinando supersensitività dei recettori dopaminergici e, di conseguenza, lo sviluppo di discinesie. Questa ipotesi è stata confermata dalla dimostrazione che la stimolazione dopaminergica pulsatile è in grado di determinare modificazioni geniche e proteiche (attivazione della via CREB, attivazione Fos/Jun, aumentata espressione di dinorfine ed encefaline) a livello del neurone postrecettoriale [14].

La progressione della degenerazione dopaminergica e dei sistemi non dopaminergici è all'origine anche delle complicanze motorie tardive, quali i disturbi del cammino, l'instabilità posturale e la disartria-disfonia che non rispondono alla terapia dopaminergica.

Dopaminoagonisti

I farmaci dopaminoagonisti si legano direttamente al recettore dopaminergico postsinaptico e mimano l'effetto della dopamina. Sono state identificate e successivamente clonate due classi di recettori: D1 (sottotipi D1-D5) e D2 (sottotipi D2, D3, D5). L'attività sui recettori dopaminergici D2 è fondamentale per una buona risposta antiparkinsoniana e l'azione combinata sui D2 e D1 è in grado di riprodurre risultati più fisiologici.

I dopaminoagonisti in aggiunta alla terapia con levodopa sono stati introdotti per le fasi avanzate della MP, ma è ormai dimostrata la loro efficacia in monoterapia anche nelle fasi iniziali del MP, soprattutto a esordio giovanile, allo scopo di ritardare lo sviluppo delle fluttuazioni motorie [15-17]. L'entità della risposta motoria alla monoterapia con dopaminoagonisti è inferiore a quella ottenuta con levodopa e, in circa il 70% dei soggetti, è comunque necessaria l'aggiunta di levodopa per ovviare al progredire della malattia.

Il neuroimaging funzionale ha consentito di studiare il possibile meccanismo neuroprotettivo di alcuni dopaminoagonisti (pramipexolo, ropinirolo, pergolide) in pazienti *de novo* trattati per lungo periodo e confrontati con i pazienti in terapia con levodopa. È emerso che i soggetti trattati con i dopaminoagonisti conservano una maggiore funzionalità neuronale dopaminergica rispetto ai controlli in monoterapia con levodopa. I dati ottenuti dall'imaging funzionale potrebbero però riflettere solo un effetto farmacologico sulle proteine presinaptiche degli assoni dopaminergici nigrostriatali senza confermare il ruolo neuroprotettivo dei dopaminoagonisti.

Formulazioni in commercio – Ergot-derivati: bromocriptina, lisuride, pergolide, cabergolina.

Non ergot-derivati: pramipexolo, ropinirolo, rotigotina, apomorfina.

I vari dopaminoagonisti si differenziano tra loro per dosaggio, durata d'azione, profilo recettoriale (Tab. 27.6).

Effetti collaterali – I dopaminoagonisti provocano effetti collaterali periferici e centrali: nausea, vomito, gastralgie, ipotensione ortostatica, vertigini, edemi periferici, sonnolenza, insonnia, allucinazioni, sogni

Tabella 27.6 • Dopaminoagonisti

Dopaminoagonista	Emivita (ore)	Profilo recettoriale	Range terapeutico (mg/die)	Classe
Bromocriptina	13-15	D2	15-60	Ergolinico
Pergolide	15-42	D1/D2	1,5-5	Ergolinico
Cabergolina	62-68	D2	0,5-6	Ergolinico
Pramipexolo	8-12	D2/D3	1,5-4,5	Non-ergolinico
Ropinirolo	6	D2	9-24	Non-ergolinico
Rotigotina pasc	4-6	D3/D2/D1	4-16 /24 ore	Non-ergolinico
Apomorfina sc	0,67	D1/D2	2-6 in bolo	Non-ergolinico

vividi. Gli effetti collaterali possono essere dose- e tempo-dipendenti e si manifestano spesso all'inizio del trattamento. Per attenuare gli eventi avversi periferici (nausea, vomito) è preferibile iniziare con basse dosi del farmaco e incrementarne lentamente la posologia e, nel caso, fare uso di domperidone (60 mg/die) che è efficace nel contrastare gli effetti collaterali gastroenterici perché migliora lo svuotamento gastrico con un buon effetto antiemetico.

I *dopaminoagonisti ergot-derivati* causano, seppur raramente, sierositi pleuriche, pericardiche e peritoneali e/o fibrosi. Nel trattamento prolungato è opportuno il controllo periodico radiografico del torace e della velocità di eritrosedimentazione (VES).

Studi clinici ed ecocardiografici recenti [18, 19] hanno evidenziato che pergolide e cabergolina possono provocare valvulopatie cardiache. Entrambi i farmaci dimostrano alta affinità per i recettori serotoninergici 5-HT2B che sono espressi sulle valvole cardiache e potrebbero aumentare la proliferazione dei fibroblasti [20]. La fibrosi valvolare è presumibilmente dose-dipendente e correla con la dose cumulativa. In seguito a tali segnalazioni l'uso di pergolide e cabergolina è stato raccomandato come seconda linea di trattamento successivo all'impiego dei dopaminoagonisti non ergot-derivati. Le dosi non devono superare i 5 mg/die per pergolide e 6 mg/die per cabergolina. Gli esami ecocardiografici vanno eseguiti all'inizio del trattamento e successivamente con regolari controlli periodici. L'impiego della pergolide e della cabergolina è controindicato nei soggetti con valvulopatia cardiaca.

Bromocriptina (cpr 2,5-5-10 mg) è stato il primo dopaminoagonista utilizzato nella MP; è un agonista D2 con deboli proprietà anti-D1. L'emivita è di 13-15 ore e la dose consigliata è compresa fra 5 e 60 mg/die con dose media di 15 mg/die. In monoterapia o in associazione con levodopa è opportuno eseguire un lento incremento della dose per minimizzare gli effetti collaterali.

Pergolide (cpr 0,05-0,25-1 mg) è un ergot-derivato agonista D2 con debole attività sui D1 e i D3. L'emivita è considerevolmente lunga (15-42 ore); è rapidamente assorbita dal tratto gastrointestinale, altamente legata alle proteine ed eliminata per il 50% per via renale. Si è dimostrata efficace sia in monoterapia che associata alla levodopa. Per controllare i sintomi parkinsoniani viene titolata lentamente fino a raggiungere la dose ottimale (dose massima raccomandata 4-5 mg/die in dosi suddivise). Da considerare le limitazioni di prescrivibilità dovute alla possibilità di valvulopatie cardiache.

Cabergolina (cpr 1-2 mg) è un agonista dopaminergico ergot-derivato con alta affinità per i recettori

D2. L'emivita plasmatica è molto lunga (tra 63 e 68 ore); il picco plasmatico compare dopo 1 e 2 ore. In monosomministrazione, la dose massima complessiva è di 6 mg/die iniziando con 0,5 mg e aumentando progressivamente per evitare la comparsa di effetti collaterali. Il farmaco è efficace sia in monoterapia che associato a levodopa, nelle fasi più avanzate di malattia. Per la prescrivibilità valgono le limitazioni della pergolide.

Ropinirolo (cpr 0,25-0,5-1-2-5 mg) è un dopaminoagonista non-ergolinico con affinità per i recettori D2, D3 e D4. È rapidamente assorbito dal tratto gastrointestinale e raggiunge il picco plasmatico dopo 1-2 ore; l'emivita è di circa 6 ore; è legato alle proteine per circa il 40%; viene metabolizzato prevalentemente a livello epatico. La dose iniziale è generalmente di 0,25 mg per 3 volte/die; la posologia è poi aumentata lentamente fino a un massimo di 8 mg per 3 volte/die. In numerosi studi il farmaco si è dimostrato efficace nel trattare i sintomi precoci della MP in monoterapia e i sintomi avanzati in associazione con levodopa. In particolare, uno studio multicentrico randomizzato a cinque anni in pazienti mai trattati ha dimostrato l'utilità del farmaco nel ridurre le discinesie con minore efficacia rispetto alla levodopa sui sintomi motori. In un recente studio [21] randomizzato e controllato in MP in fase avanzata di malattia, è stata valutata l'efficacia e la tollerabilità di ropinirolo a rilascio prolungato nelle 24 ore in monosomministrazione giornaliera (compresse 2-4-8 mg) che permette una stimolazione dopaminergica continua.

Pramipexolo (cpr 0,18-0,7 mg) è un selettivo agonista D2 non ergot-derivato, attivo anche sui recettori D3, con emivita di 8-12 ore. Il farmaco è risultato efficace, in studi clinici randomizzati, in monoterapia nei pazienti *de novo* nel ridurre le complicanze motorie (discinesie e fluttuazione) rispetto ai soggetti trattati con solo levodopa, anche se nel 53% dei pazienti è stato necessario aggiungere levodopa per il controllo dei sintomi motori. Studi randomizzati di pramipexolo associato a levodopa in MP complicata hanno mostrato moderata efficacia nel ridurre la durata dell'*off* (tra il 20 e il 30%) e la posologia di levodopa giornaliera. La posologia varia da 0,18 mg per tre volte al giorno fino a raggiungere la dose complessiva di 0,7 mg, tre volte al giorno.

Rotigotina (patch 2, 4, 8 mg/24 ore) è un nuovo dopaminoagonista non-ergolinico sviluppato per la somministrazione transcutanea. L'innovativo sistema di rilascio del farmaco garantito dal cerotto transdermico consente di disporre di costanti livelli plasmatici del farmaco nelle 24 ore. Il composto possiede una elevata affinità per i recettori D3, ma anche D2 e D1 e parziale sui D4.

Studi clinici randomizzati in doppio cieco hanno dimostrato l'efficacia in monoterapia nelle fasi iniziali [22] e in associazione con levodopa nelle fasi avanzate di MP [23]. In monoterapia la dose singola è di 2 mg/24 ore con incrementi settimanali di 2 mg/24 ore fino al massimo di 8 mg/24 ore; la dose efficace viene raggiunta entro 3-4 settimane. Nello stadio avanzato di malattia, in associazione con levodopa, la dose iniziale è di 4 mg/24 ore con aumenti settimanali di 2 mg/24 ore fino alla dose massima di 16 mg/24 ore; nella maggior parte dei casi la dose efficace è raggiunta entro 3-7 settimane.

Gli effetti collaterali sono i soliti dei dopaminoagonisti. Le reazioni locali sono l'eritema e il prurito nel sito di applicazione; deve essere evitata l'applicazione del cerotto nello stesso sito prima di 14 giorni.

Apomorfina (stylo 3 ml/30 mg sc f. penject; 5 ml/50 mg scf): è un potente D1-D2 agonista con scarsa solubilità orale. È utilizzata soltanto per via sottocutanea; ha una emivita breve (30 minuti); la risposta clinica si prolunga per 45-60 minuti. Il trattamento, in infusione continua tramite micropompa, alla dose di 1-7 mg/ora per 12 ore, è indicato per la MP complicata da gravi fluttuazioni motorie. L'infusione continua permette di ottenere una cospicua riduzione delle ore *off*, della durata e della intensità delle discinesie con conseguente riduzione della posologia giornaliera di levodopa. L'apomorfina agisce rapidamente e può essere utilizzata anche in boli ripetuti da 2 sino a 5 mg/sc per superare le fasi *off* gravi e imprevedibili [24].

L'infusione sc può portare alla formazione di noduli fibrosi sottocutanei e, più raramente, a necrosi cutanea. Altri effetti collaterali comprendono nausea, ipotensione ortostatica, ipersessualità; sono segnalati rari casi di anemia emolitica.

Inibitori delle catecol-O-metiltransferasi (COMT)

Le COMT convertono la levodopa a 3-O-metildopa (3-OMD) determinando una perdita di potenziale substrato per la formazione di dopamina striatale. Il razionale dell'uso degli inibitori delle COMT deriva dalla possibilità di una degradazione più lenta della levodopa e di una ridotta produzione di 3-OMD con conseguente prolungamento dell'emivita e della biodisponibilità della dopa.

Nella pratica clinica sono disponibili due inibitori delle COMT: entacapone e tolcapone. Il loro impiego aumenta l'emivita della levodopa del 30-50% e la concentrazione plasmatica del 25-100% senza aumentarne la concentrazione di picco [25]. Molti degli effetti sono legati all'azione di inibizione periferica delle COMT, ma il tolcapone possiede anche una azione di inibizione centrale dell'enzima. Studi clinici controllati verso placebo hanno documentato l'efficacia di questi farmaci nella MP complicata, riducendo il periodo *off* e la dose totale di levodopa, migliorando le fasi *on* e la disabilità motoria.

Il *tolcapone* (100 mg cpr) è utilizzato alla dose di 100 mg per 3 volte/die nei soggetti che non rispondono all'entacapone; come requisito mandatorio è necessario il monitoraggio degli enzimi epatici a intervalli di 2 settimane nel primo anno di trattamento e successivamente un monitoraggio più distanziato nel tempo. I risultati derivanti da uno studio randomizzato in doppio cieco verso entacapone hanno dimostrato che il tolcapone aumenta la fase *on* per un tempo superiore a 1 ora nel 53% dei pazienti rispetto al 43% dell'entacapone e superiore a 3 ore nel 13-25% dei pazienti [26].

L'*entacapone* (cpr 200 mg) è usato, attualmente, in combinazione con levodopa a diversi dosaggi (50, 100, 150 mg) e carbidopa (12,5, 25, 37,5 mg). Tale combinazione è meglio accettata dai pazienti [27] e consente di raggiungere dosaggi giornalieri di 5-6 cpr/die con la possibilità di ottimizzare la terapia secondo i diversi dosaggi di levodopa.

Gli effetti collaterali principali e più frequenti sono di tipo dopaminergico (discinesie e, meno spesso, nausea, vomito, ipotensione e disturbi neuropsichiatrici). Se l'entacapone aumenta le discinesie da dopa, è necessario ridurre di circa il 15-30% il dosaggio di quest'ultimo farmaco. Con un intervallo anche di settimane o mesi dall'inizio del trattamento con tolcapone ed entacapone, può insorgere diarrea severa che richiede l'interruzione della terapia. Un metabolita del farmaco può provocare alterazione della colorazione delle urine.

Inibitori delle MAO-B

Selegilina e rasagilina aumentano la biodisponibilità della dopamina perché inibiscono l'azione catabolica delle monoamino-ossidasi di tipo B (MAO-B).

La *rasagilina*, a differenza della selegilina, non possiede metaboliti di tipo anfetamino-simile; entrambe non causano reazioni di tipo tiraminico (*cheese-effect*) dopo l'assunzione di cibi ricchi di tiramina.

La *selegilina* (5 mg cp) è utilizzata alla dose di 10 mg/die in due somministrazioni; la rasagilina 1 mg cpr, di più recente commercializzazione, viene usata alla dose di 1 cpr/die.

Tutti e due i farmaci sono impiegati nelle fasi iniziali la MP per il loro possibile ruolo neuroprotettivo e per un effetto sintomatico positivo. La rasagilina viene somministrata anche nelle fasi complicate di malattia [28]. Gli effetti collaterali sono di tipo dopaminergico.

L'*amantadina* (cpr 100 mg) è un farmaco antivirale del quale è stata scoperta casualmente l'attività antiparkinsoniana. Il meccanismo di azione è legato presumibilmente all'aumento del rilascio e al blocco del reuptake della dopamina. L'amantadina ha un'emivita plasmatica di 10-28 ore e può essere assunta alla dose di 100-300 mg/die con miglioramento di circa il 30% di tutte le manifestazioni parkinsoniane. Nei soggetti parkinsoniani in fase avanzata, alla dose di 300 mg/die, è in grado di attenuare le discinesie di picco-dose da levodopa. Tale effetto è da ricondurre a un antagonismo non competitivo sui recettori glutamatergici N-metil-D-aspartato (NMDA).

Gli effetti collaterali includono: *livedo reticularis*, xerostomia, insonnia, disturbi psicotici.

Anticolinergici

I farmaci anticolinergici sono stati i primi presidi terapeutici della MP.

Il meccanismo di azione si fonda sull'ipotesi che la MP, oltre alla denervazione dopaminergica, vi sia una iperattività colinergica correggibile con farmaci anticolinergici che agirebbero antagonizzando i recettori muscarinici.

L'impiego degli anticolinergici può migliorare alcuni sintomi secondari della malattia quali la scialorrea e l'incontinenza urinaria. Gli anticolinergici in monoterapia riducono in media la disabilità motoria di circa il 10-25% con una discreta efficacia su tremore e rigidità, ma scarsi risultati sulla bradicinesia (Tab. 27.7).

Per i loro effetti collaterali tali farmaci sono particolarmente rischiosi nei pazienti con disturbi vescicali e rettali, ipertrofia prostatica, glaucoma ad angolo chiuso, disturbi mnesici.

Effetti indesiderati relativamente frequenti, anche se generalmente di non particolare gravità, sono rappresentati da secchezza delle fauci, disturbi dell'accomodazione con visione offuscata, stipsi. Allucinazioni e confusione mentale sono osservati generalmente in pazienti anziani con sintomi di compromissione cognitiva. Da ricordare che gli anticolinergici possono interferire con l'assorbimento della levodopa, perché rallentano lo svuotamento gastrico, e facilitare le discinesie indotte dal farmaco. Il suggerimento è di evitarli nelle fasi avanzate e complicate della malattia, anche se talvolta vengono utilizzati per migliorare i fenomeni distonici.

La somministrazione parenterale intramuscolare di biperidene può essere efficace nei soggetti con gravi fasi *off*.

Trattamento in fase iniziale di malattia

La valutazione del deficit funzionale è il parametro principale per l'impostazione di un trattamento che deve controllare i sintomi motori e prevenire le complicanze. Essa si basa su numerosi fattori quali presenza e localizzazione di sintomi specifici, esigenze funzionali, percezione soggettiva della disabilità.

La scelta iniziale del farmaco dipende dall'età del paziente e dalle sue condizioni di salute generale e di attività lavorativa.

Le prime opzioni terapeutiche, secondo le raccomandazioni della Federazione Europea delle Società Neurologiche (EFNS) [3], includono l'utilizzo di:

- inibitori delle MAO-B, come selegilina e rasagilina: l'effetto sintomatico è più modesto di quello della levodopa e probabilmente dei dopaminoagonisti, ma gli inibitori sono facili da somministrare e non richiedono titolazione;
- amantadina o anticolinergici: anche questi farmaci sono meno efficaci della levodopa; gli anticolinergici, inoltre, sono da evitare nei soggetti anziani;
- levodopa: associata all'inibitore della dopadecarbossilasi, rappresenta il *gold standard* per il trattamento della malattia parkinsoniana, ma la sua efficacia diminuisce per la graduale riduzione della durata della risposta terapeutica e la successiva comparsa di fluttuazioni motorie e discinesie, soprattutto nei pazienti con esordio precoce di malattia. L'esordio di malattia dopo i 70 anni suggerisce la necessità di una terapia iniziale con dosaggi medio-bassi di levodopa (200-600

Tabella 27.7 • Farmaci anticolinergici

Anticolinergici	Formulazioni	Dose giornaliera
Orfenadrina	Cnf 50 mg; f. 40 mg	2-6 cnf ; 1-2 f.
Metixene	Cpr 5 mg	2-4 cpr
Triesifenidile	Cpr 2 mg	2-4 cpr
Biperidina	Cpr 4 mg; f. 5 mg	1-2 cpr ; 1-2 f.
Bornaprina	Cpr 4 mg	2-4 cpr

mg/die) suddivisi in 2-4 assunzioni perché gli anziani sono più sensibili alle reazioni avverse di tipo neuropsichiatrico e meno allo sviluppo di fluttuazioni motorie. L'uso iniziale di levodopa a rilascio modificato non rappresenta un reale vantaggio rispetto alle formulazioni standard nel ridurre le fluttuazioni motorie;
- dopaminoagonisti: pramipexolo e ropinirolo sono efficaci in monoterapia nelle fasi iniziali per un minor rischio di sviluppare le fluttuazioni motorie e sono raccomandati nei soggetti con esordio precoce di malattia che più facilmente sviluppano queste fluttuazioni. Sono meno attivi rispetto alla levodopa e causano con maggiore frequenza allucinazioni, sonnolenza, edemi periferici, intolleranza gastrica, nausea e vomito, ipotensione ortostatica e vertigini. Gli ergot-derivati, come pergolide, bromocriptina e cabergolina non sono consigliati come farmaci di prima scelta per il rischio di reazioni fibrotiche polmonari e cardiache. L'apomorfina sc non è indicata in questa fase di malattia. La combinazione iniziale di basse dosi di dopaminoagonista e basse dosi di levodopa costituisce un'altra valida opzione terapeutica;
- riabilitazione: non ci sono dati di evidente efficacia clinica in questa fase della malattia

Modificazione dell'iniziale monoterapia in soggetti senza fluttuazioni motorie

Pazienti non in terapia dopaminergica

Se il soggetto ha iniziato il trattamento con inibitori delle MAO-B, anticolinergici, amantadina o una combinazione di tali farmaci e vi è necessità di aggiungere altri farmaci per la progressione della disabilità motoria, conviene:
- aggiungere levodopa o dopaminoagonisti. Nel paziente *de novo* la scelta tra levodopa e dopaminoagonisti dipende principalmente dal grado di disabilità motoria (meglio la levodopa) comparata al rischio di sviluppare complicanze motorie (meglio i dopaminoagonisti) e complicanze neuropsichiatriche (maggiore con gli agonisti). L'età giovanile favorisce la comparsa di fluttuazioni motorie; le complicanze neuropsichiatriche sono invece più frequenti negli anziani e nei pazienti con deterioramento cognitivo. Generalmente la terapia dopaminergica dovrebbe essere iniziata con farmaci dopaminoagonisti nei soggetti giovani, mentre la levodopa è da riservare ai pazienti più anziani.

Tabella 27.8 • Dosi equivalenti di dopaminoagonisti (per esempio 4 mg di cabergolina = 10 mg di bromocriptina)

DA-agonisti	Dosi equivalenti (mg)
Cabergolina	4
Bromocriptina	10
Pergolide	1
Pramipexolo	0,7
Ropinirolo	5

Pazienti con risposta insoddisfacente

Se in monoterapia con dopaminoagonisti:
- aumentare la dose del dopaminoagonista;
- cambiare dopaminoagonista (Tab. 27.8, conversione dei farmaci dopaminergici);
- aggiungere levodopa.

Se in monoterapia con levodopa:
- aumentare la dose di levodopa o aggiungere un dopaminoagonista sino a ottenere il miglioramento dell'autonomia funzionale.

Pazienti con tremore persistente e disabilitante

Se il tremore persiste nonostante la terapia dopaminergica, si possono adottare le seguenti opzioni:
- anticolinergici, facendo attenzione agli effetti collaterali soprattutto nei soggetti anziani;
- clozapina, uso sperimentale e in casi eccezionali [29];
- β-bloccanti (propanololo): possono essere efficaci sia sul tremore a riposo che posturale [30];
- stimolazione cerebrale profonda, usualmente del nucleo subtalamico e più raramente con stimolazione talamica, limitata a quei pazienti con tremore disabilitante.

Terapia nella fase intermedia-avanzata di malattia scompensata

La condizione di scompenso motorio si realizza quando:
- non vi è un adeguato controllo dei sintomi motori e, di conseguenza, si verifica un incremento della rigidità, della bradicinesia e del tremore;
- comparsa di fluttuazioni motorie che, in ordine di gravità, comprendono il deterioramento di fine dose, l'acinesia mattutina, il fenomeno *on-off* e le discinesie nelle diverse modalità di presentazione (di picco, di inizio e fine dose, distonia in *off*).

Tali eventi sono in parte correlati alla progressione e alla gravità della malattia e si rendono manifesti dopo prolungato trattamento con levodopa [31, 32].

Deterioramento di fine dose

Si definisce effetto di fine dose o *wearing- off* il venir meno della risposta terapeutica alla/alle singole dosi di levodopa; generalmente si ritiene che si possa identificare l'effetto di fine dose quando la risposta svanisce dopo 4 ore o meno. Questo fenomeno si può osservare, seppur raramente, con l'uso di dopaminoagonisti.

Paziente scarsamente controllato dalla monoterapia con levodopa o associata a dopaminoagonisti

In questo caso occorre:
- aggiungere un dopaminoagonista o aumentare la frequenza e/o le dosi del dopaminoagonista;
- aggiungere un inibitore delle COMT;
- aumentare la frequenza e/o le dosi di levodopa pronta o a rilascio modificato;
- sostituire *in toto* o in parte la levodopa pronta con levodopa a rilascio modificato;
- aggiungere inibitori delle MAO-B (selegilina, rasagilina);
- aggiungere boli di apomorfina.

Paziente in monoterapia con dopaminoagonisti

In questo caso occorre:
- aumentare la frequenza e /o le dosi del dopaminoagonista;
- aggiungere levodopa pronta o a rilascio modificato;
- aggiungere inibitori delle MAO-B.

I preparati a rilascio modificato di levodopa hanno una biodisponibiltà inferiore a quelle delle formulazioni standard per cui è necessario aumentare del 30% la dose del farmaco. Questo tipo di formulazione terapeutica, somministrata prima dell'addormentamento, è di vantaggio nel trattamento dell'acinesia notturna e mattutina.

È opportuno istruire il paziente ad assumere la dose di levodopa prima dei pasti (1 ora prima o 1 ora dopo ciascun pasto) e a evitare di assumere alimenti abbondanti e ricchi di proteine in quanto gli aminoacidi competono con la levodopa per l'assorbimento intestinale e il passaggio della barriera ematoencefalica.

I farmaci come il domperidone, che facilita lo svuotamento gastrico e il transito della levodopa nel duodeno, sono presidi terapeutici che ne favoriscono l'assorbimento.

Se la terapia orale fallisce possono essere adottate le seguenti strategie:
- apomorfina sc come *penject* o in pompa;
- formulazione e vie di somministrazione alternative di levodopa:
  - levodopa dispersibile per via orale che potrebbe risolvere il *delayed on*;
  - levodopa/carbidopa gel somministrata attraverso gastrostomia percutanea (PEG) nelle gravi fluttuazioni motorie refrattarie;
- neurochirurgia funzionale (*DBS* del nucleo subtalamico).

Fenomeno on-off (risposta imprevedibile)

Il paziente nella fase avanzata di malattia, in genere dopo circa 5 anni di risposta terapeutica efficace, presenta fluttuazioni motorie erratiche, imprevedibili, non correlate con le singole dosi e solitamente assume una terapia farmacologica composita (levodopa più dopaminoagonisti). In questa condizione sono solitamente presenti discinesie di vario tipo, soprattutto in fase *on*, alternate con fasi *off* di acinesia completa. Questa situazione clinica richiede di:
- semplificare la terapia attraverso la riduzione del numero dei farmaci e la frequenza delle dosi;
- sospendere la levodopa a rilascio modificato: con questa condotta di solito si trasforma il fenomeno *on-off* – a risposta imprevedibile – in *wearing-off* – effetto di fine dose, ma con risposta prevedibile. A questo punto si adottano le strategie terapeutiche del *wearing-off* e si procede con l'aggiunta di:
- un inibitore delle COMT;
- apomorfina sc in bolo o in pompa, se il periodo *off* è prolungato;
- dieta aproteica o ipoproteica al pasto di mezzogiorno per evitare la competizione degli aminoacidi con la levodopa nell'assorbimento intestinale e il passaggio della barriera ematoencefalica;
- formulazione di levodopa solubile per bocca o per via infusionale tramite PEG (levodopa/carbidopa gel);
- neurochirurgia funzionale (*DBS* del nucleo subtalamico).

Discinesie indotte da levodopa

Sul piano semeiologico le discinesie indotte da levodopa vengono distinte in coreiche, balliche, distoniche e miocloniche. La terapia è simile per tutti i tipi di discinesie ad esclusione di quelle miocloniche, per le quali sono stati individuati alcuni farmaci

specifici. Poiché le discinesie coreiche sono quelle più frequentemente osservate, a meno di una diversa precisazione con il termine discinesie ai disturbi precedentemente elencati. Come già segnalato, è importante rilevare il tempo di comparsa della discinesia in rapporto alla singola dose di levodopa; vengono infatti distinte in:
* discinesie di picco dose;
* discinesie di inizio e fine dose;
* distonia della fase *off*.

Alcuni autori tengono separate le distonie di picco dose; è opportuno, invece, considerarle insieme alle discinesie di picco dose poiché sono identici sia l'epoca di comparsa che il trattamento farmacologico.

L'osservazione clinica alla base di questa classificazione permette di suggerire alcuni meccanismi patogenetici. Si può ipotizzare che la discinesia di picco dose sia dovuta a una eccessiva dose di levodopa e coincida con il livello ematico più elevato della stessa; la discinesia di inizio e fine dose coincide con la fase incrementale e decrementale dei livelli plasmatici che determina una stimolazione incompleta dei recettori dopaminergici.

La distonia delle fasi *off*, il cui esempio più noto e tipico è la *early morning painful foot distonic*, è ritenuta l'espressione di un ridotto tono dopaminergico dopo un periodo più o meno lungo di attivazione presente nelle ore diurne.

Le strategie terapeutiche possono essere raggruppate in tre principali modalità:
* modificazioni dei trattamenti in atto;
* uso di sostanze con possibile azione antidiscinetica;
* trattamenti chirurgici (*DBS* del SNT o GPi)

Trattamento delle discinesie coreiformi

Discinesie di picco dose:
* aggiungere amantadina al dosaggio di 200-400 mg/die; il beneficio è di breve durata;
* sospendere levodopa a rilascio modificato;
* sospendere inibitori MAO-B o COMT con il rischio di peggiorare il *wearing-off*;
* aggiungere un dopaminoagonista se in monoterapia con levodopa e /o aumentare la dose del dopaminoagonista se in terapia combinata con levodopa. In entrambi i casi ridurre la posologia delle singole dosi di levodopa;
* infusione sc con apomorfina in pompa per ridurre globalmente la levodopa;
* infusione per via digiunale tramite PEG di levodopa/carbidopa gel (in questi due ultimi casi si predilige la stimolazione continua recettoriale dopa-

minergica che determina una parziale reversibiltà della sindrome a lungo termine da levodopa);
* aggiungere antipsicotici atipici, clozapina alla dose di 12,5 e 75 mg/die fino a 200 mg/die [33] o quetiapina [34]. La clozapina è associata a seri effetti collaterali (agranulocitosi e miocardite) che ne limitano l'uso nella pratica clinica;
* terapia chirurgica (DBS del STN o GPi) e conseguente riduzione della terapia dopaminergica.

Discinesie di inizio e fine dose:
* aumentare la frequenza delle dosi di levodopa; in questo modo si eliminano le discinesie durante la giornata conservando la discinesie della prima dose, e cioè la discinesia di inizio dose che compare quando il livello plasmatico della levodopa passa da zero a quello terapeutico e quella dell'ultima dose della giornata quando il livello di levodopa ritorna a zero;
* aggiungere un dopaminoagonista o, se già in terapia, sostituirlo con un altro a più lunga emivita o aumentare la dose del dopaminoagonista;
* sospendere la levodopa a rilascio modificato e sostituirla con quella standard. Infatti è assai verosimile che la preparazione a rilascio modificato determini livelli ematici di levodopa tali da non ottenere l'effetto terapeutico e che permetta lo sviluppo di uno stato discinetico che si protrae nel tempo;
* utilizzare levodopa a rapido assorbimento per bocca o per via infusionale. Nel primo caso l'assorbimento più rapido e i livelli plasmatici più elevati determinano una riduzione del periodo incrementale del farmaco e, di conseguenza, anche della discinesia;
* infusione di apomorfina sc e terapia chirurgica.

Distonia al risveglio o distonia della fase off

Il disturbo, presente al risveglio, è conseguente alla ridotta stimolazione dopaminergica per cui i provvedimenti terapeutici da adottare sono quelli rivolti a incrementare il tono dopaminergico:
* somministrare levodopa a rilascio modificato serale o un dopaminoagonista a lunga emivita o aggiungere un inibitore delle COMT;
* somministrare una dose aggiuntiva di levodopa al mattino, preferendo una formulazione a rapido assorbimento;
* infiltrazione locale di tossina botulinica nei muscoli coinvolti nella contrazione distonica, qualora le strategie precedenti non risultino efficaci;
* terapia chirurgica (DBS del SNT o GPi).

Acinesia notturna

È una manifestazione motoria della fase avanzata della malattia che impedisce al malato di potersi muovere nel letto facilitandone il risveglio. È il risultato di una carenza del tono dopaminergico; il trattamento farmacologico cercherà di compensare tale deficit. Le strategie farmacologiche sono sovrapponibili a quelle della distonia al risveglio, ma non è previsto l'impiego della tossina botulinica.

Altri disturbi motori nella fase avanzata di malattia

Nella fase avanzata di malattia il paziente presenta alcuni gravi disturbi che richiedono particolare attenzione medica. Lo sviluppo di sintomi motori poco responsivi al trattamento dopaminergico, dovuti al coinvolgimento di sistemi motori non dopaminergici, è l'espressione prevalente del progredire della neurodegenerazione.

La disfagia e la disartria sono sintomi tardivi che coinvolgono i muscoli orofaringei e laringei; sono più evidenti nelle fasi *off* e sembrano rispondere alla levodopa. Il sintomo disfagia può provocare insufficiente apporto alimentare, incompleta assunzione di farmaci, ristagno di liquidi e polmonite *ab ingestis*.

L'instabilità posturale e i disturbi della marcia, con le discinesie e l'ipotensione ortostatica, sono all'origine di cadute anche rovinose.

L'instabilità posturale e il *freezing* rispondono scarsamente alla terapia farmacologica, ma possono trarre parziale vantaggio da un trattamento riabilitativo. Può essere consigliabile l'uso di tutori per la deambulazione.

Il *freezing*, in particolare quello della deambulazione, si presenta generalmente in fase *off*. Va trattato come il *wearing-off*.

Trattamento sintomatico dei disturbi non motori

La MP viene identificata per l'elettivo coinvolgimento del movimento, ma i sintomi non motori sono una importante componente della malattia; essi precedono talvolta l'esordio dei sintomi motori e tendono ad acuirsi per la progressione del danno dopaminergico, il coinvolgimento di più sistemi neuronali e gli effetti dei farmaci. Le complicanze non motorie sono suddivise in:
* disturbi psico-comportamentali;
* demenza e disturbi cognitivi;
* disturbi del sonno;
* disturbi autonomici;
* disturbi sensitivi e sindromi dolorose.

Disturbi psico-comportamentali

Depressione

La prevalenza complessiva dei disturbi depressivi ammonta al 35% con una media del 17% per la depressione maggiore, del 13% per la distimia e del 22% per la depressione minore [35]. Le caratteristiche della depressione nella MP sono scarsa evidenza di sentimenti di colpa e bassa frequenza di suicidi. Vi è una maggiore prevalenza di sintomi somatici quali astenia, perdita di energia e iniziativa, attribuibile in parte al quadro motorio della malattia. Probabilmente la depressione riconosce cause patogenetiche differenti legate sia al disagio psichico dovuto alla regressione nella scala dei valori sociali e lavorativi per un prematuro "invecchiamento sociale" sia al coinvolgimento neurodegenerativo dei sistemi dopaminergici mesolimbico/prefrontali, serotoninergici e noradrenergici implicati nel controllo della sfera affettiva.

Un particolare disturbo dell'umore, sovente associato ad attacchi di panico, si osserva in alcuni pazienti durante la fase *on-off*. In *off* sono presenti depressione, angoscia e ansia. La ricostituzione dei livelli di dopamina dopo la somministrazione di levodopa e il passaggio alla fase *on* porta alla rapida normalizzazione del tono dell'umore e dell'ansia, come per uno specifico effetto biologico della dopamina sul controllo dell'affettività. L'ansia compare più frequentemente nella MP rispetto alla popolazione generale; è correlata alle alterazioni neurobiologiche e non è la semplice espressione di una reazione alla disabilità motoria. I disturbi di ansia si manifestano come ansia generalizzata, fobie e crisi di panico. Benzodiazepine e SSRI sono i farmaci da preferire per la loro gestione.

Trattamento della depressione nella MP

L'indicazione per il trattamento farmacologico della depressione parkinsoniana [31] è quella di ottimizzare la terapia dopaminergica, soprattutto nei pazienti con fluttuazioni dell'umore in rapporto ai sintomi motori. Nelle fasi di *off* il soggetto è spesso depresso e ansioso, e l'appropriato incremento della levodopa è l'opzione ragionevole per il controllo dei sintomi depressivi.

Dopaminoagonisti – Un piccolo studio ha paragonato l'efficacia antidepressiva a dosi standard di pergolide e pramipexolo, come terapia aggiuntiva; dopo 8 mesi ambedue i trattamenti avevano migliorato il punteggio della depressione [36].

Inibitori delle MAO-B – Mancano studi sulla loro efficacia nella depressione.

Antidepressivi triciclici (nortriptilina, imipramina, desimipramina) – Sono da preferire triciclici a breve emivita, rapida clearance e ridotta attività anticolinergica quali la nortriptilina e la desimipramina. Il solo studio randomizzato controllato verso placebo riguarda l'uso della nortriptilina (25 mg/die fino a un massimo di 150 mg/die) che migliora i disturbi depressivi nei confronti del placebo. Recenti revisioni della letteratura supportano l'impiego di antidepressivi triciclici nella MP [37].

Inibitori selettivi della serotonina (SSRI) – Da diversi studi in aperto risulta l'efficacia di fluoxetina (20 mg/die), sertralina (50-100 mg/die), paroxetina (20 mg/die) nella depressione della MP. Due studi non controllati su un campione numeroso di soggetti trattati con paroxetina alla dose di 20 mg/die, per un periodo di 3-6 mesi, hanno mostrato un significativo miglioramento alla scala di Hamilton (HAM-D) senza variazioni della UPDRS motoria [38]. Isolate segnalazioni di effetti negativi sulle funzioni motorie e la rara comparsa di sintomi da "sindrome serotoninergica" a esordio subacuto (mioclono, confusione mentale, tremore, febbre, iperpiressia, sudorazione) non precludono l'impiego di questi farmaci nella depressione. Vi è un rischio, seppur remoto, della comparsa di sindrome serotoninergica per interazione tra SSRI e selegilina. I minori effetti anticolinergici e antiistaminergici, e la ridotta cardiotossicità rispetto agli altri antidepressivi triciclici, sono elementi a favore di un impiego più ampio degli SSRI nella depressione parkinsoniana.

Mirtazapina e venlafaxina – (30 mg/die), antagonista presinaptico $\alpha2$ e stimolante la trasmissione noradrenergica, e serotoninergica e venlafaxina (150 mg/die), inibitore misto del reuptake di noradrenalina e serotonina, hanno migliorato il disturbo depressivo in studi su campioni ridotti e per breve tempo.

Psicosi

I disturbi psicotici possono presentarsi in ogni stadio della MP, ma tendono ad aumentare in modo rilevante nelle fasi tardive di malattia. Più del 50% dei pazienti può sviluppare sintomi psicotici [39] e il 30% può avere esperienza di allucinazioni entro i primi 5 anni dall'esordio. Sebbene le allucinazioni visive siano più frequenti fino a interessare in alcuni studi più del 90% dei casi, nel 40% dei casi sono

state riportate anche allucinazioni uditive [40] e raramente allucinazioni tattili e olfattive.

Il delirio, solitamente paranoideo, o i fenomeni di misidentificazione delirante (sindrome di Capgras) sono meno comuni, ma costituiscono un serio problema di gestione medico/assistenziale. Tutti i disturbi psicotici sono fattori prognostici sfavorevoli e predispongono alla istituzionalizzazione del paziente. La loro eziopatogenesi è complessa e prevede l'intervento di meccanismi dopaminergici da possibile ipersensitività dei recettori dopaminergici limbici; questo è il motivo per il quale i sintomi psicotici si manifestano con tutti i farmaci dopaminergici. L'ipofunzione del sistema serotoninergico e il deficit colinergico ne sono altri fattori causali.

Da considerare che i sintomi psicotici compaiono frequentemente nel corso di stati confusionali acuti dovuti a malattie mediche intercorrenti.

Trattamento della psicosi nella MP

È necessario:
- controllare i fattori scatenanti e trattare le infezioni e i disordini metabolici, quali disidratazione e alterazioni dell'equilibrio elettrolitico; trattare i disturbi del sonno;
- ridurre la politerapia; ridurre o sospendere i farmaci antidepressivi, le benzodiazepine e gli altri farmaci con azione sedativa;
- ridurre i farmaci antiparkinsoniani. Sospendere nell'ordine anticolinergici, amantadina, dopaminoagonisti ergolinici e non ergolinici, inibitori delle MAO-B e COMT e da ultimo la levodopa. La riduzione del dosaggio dei farmaci antiparkinsoniani deve tenere in considerazione la possibilità di un peggioramento della disabilità motoria;
- valutare la possibilità di aggiungere antipsicotici atipici. Questi nuovi farmaci determinano una trascurabile incidenza di effetti collaterali extrapiramidali perché hanno bassa affinità antagonista sui recettori D2 striatali e una prevalente azione sui recettori serotoninergici 5HT2.

I principali antipsicotici atipici utilizzati sono:
- clozapina è il capostipite dei neurolettici atipici. Alla dose di 25-50 mg/die per bocca si è dimostrata efficace nel controllo dei disturbi psicotici senza peggiorare i sintomi extrapiramidali. Il trattamento con clozapina richiede un periodico controllo dell'emocromo e della formula leucocitaria per la possibile comparsa di granulocitopenia. Altri effetti collaterali sono rappresentati da sedazione, ipotensione ortostatica, crisi epilettiche, aumento della secrezione salivare.

Quetiapina, al dosaggio di 50-100 mg/die, è in grado di controllare la psicosi parkinsoniana senza incidere negativamente sui segni motori, sebbene sembri meno potente della clozapina e talvolta è necessario raggiungere alti dosaggi giornalieri (fino a 400 mg) del farmaco. Olanzapina (2,5-5 mg) e risperidone (1-2 mg) non sono raccomandati per il possibile peggioramento dei sintomi parkinsoniani. Rivastigmina [41] e donepezil [42] sono farmaci inibitori delle colinesterasi centrali efficaci sui sintomi psicotici

Sindrome disregolatoria da dopamina

Anomalie del comportamento sono state osservate nei pazienti parkinsoniani in trattamento cronico con levodopa e dopaminoagonisti. Alcuni pazienti sviluppano un uso compulsivo ed eccessivo di farmaci dopaminergici superiore alle necessità di controllo dei sintomi motori. I fenomeni di ipersessualità e di iperattività afinalistica che possono sviluppare sono solitamente reazioni da sovradosaggio dopaminergico. Una singolare anomalia comportamentale è rappresentata dal collezionismo sterile di oggetti (*punding*) e dal gioco d'azzardo patologico (*gambling*).

In queste situazioni è indicata, dove possibile, la riduzione dei farmaci e soprattutto di quelli dopaminergici non-ergolinici, quali pramipexolo e ropinirolo, che sembrano maggiormente coinvolti in alcuni comportamenti anomali, soprattutto nel gioco d'azzardo [43].

Demenza

La compromissione cognitiva e la demenza sono sovente associate alla MP. La demenza è un sintomo tardivo e interessa circa il 30-40% dei pazienti [44] con un rischio relativo variabile tra l'1,9 e il 5,9 rispetto ai controlli di pari età. Fattori predisponenti includono l'età avanzata di esordio della malattia, la severità dei disturbi motori soprattutto assiali, la precoce comparsa di disturbi psicotici indotti dai farmaci, la presenza di compromissione cognitiva all'esordio.

La demenza parkinsoniana rientra nell'ambito delle demenze sottocorticali da prevalente alterazione patologica dei circuiti striato-talamo-frontali.

Uno squilibrio colinergico corticale e sottocorticale del nucleo basale di Meynert, analogo a quanto rilevato nella demenza da corpi di Lewy diffusi (DLB), è più evidente nei pazienti parkinsoniani con demenza rispetto ai non dementi. Di qui la proposta di trattamento della demenza parkinsoniana con farmaci inibitori centrali dell'acetilcolinesterasi.

Trattamento della demenza nella MP

Occorre:
- sospendere i farmaci potenzialmente aggravanti, quali anticolinergici, amantadina. Sospendere, se necessario, gli antidepressivi triciclici, tolterodina e oxibutina ad azione anticolinergica, benzodiazepine;
- aggiungere inibitori delle colinesterasi. La rivastigmina (6-12 mg/die), in uno studio multicentrico randomizzato e controllato, ha migliorato le funzioni cognitive, le allucinazioni e i disturbi del sonno. Anche il donepezil (5-10 mg/die), in piccoli studi controllati e in aperto, ha migliorato il deficit attentivo e i disturbi comportamentali. Un risultato simile è stato riportato con galantamina. I principali eventi avversi sono colinergici. Durante il trattamento non si sono osservate, modificazioni del quadro motorio. Il beneficio dei farmaci inibitori delle colinesterasi sul decadimento demenziale parkinsoniano risulta, comunque, complessivamente modesto.

Disturbi del sonno

Molti malati parkinsoniani lamentano difficoltà nell'addormentamento e frequenti risvegli notturni. Diversi fattori quali acinesia notturna, sindrome delle gambe senza riposo, pollachiuria, depressione ed effetto dei farmaci contribuiscono alla frammentazione del sonno. Una discreta percentuale di pazienti presenta disturbi comportamentali del sonno caratterizzati da perdita della normale atonia muscolare in fase REM, sogni terrifici e agitazione motoria. I disturbi comportamentali del sonno sembrano fenomeni più rilevanti nei pazienti con allucinazioni e deterioramento cognitivo; la sonnolenza diurna rappresenta la conseguenza della disorganizzazione del sonno notturno o degli effetti dei farmaci dopaminergici.

Se l'insonnia è associata a ricomparsa dei segni parkinsoniani, è indicata la somministrazione serale di levodopa a rilascio modificato o di un dopaminoagonista a lunga emivita.

La difficoltà dell'addormentamento viene superata con la somministrazione di benzodiazepine a breve emivita o altri ipno-inducenti non benzodiazepinici.

Anche la sindrome delle gambe senza riposo risente favorevolmente del trattamento con levodopa e/o di dopaminoagonisti associati o meno a clonazepam (0,2-2 mg) (v. Cap. 6).

Se la sonnolenza diurna è dovuta alla levodopa e ai dopaminoagonisti, è necessaria la riduzione del dosaggio dei farmaci dopaminergici e/o la sospensione di altri farmaci sedativi.

Disturbi disautonomici

I più frequentemente osservati nella MP sono: ipotensione ortostatica, disfunzioni gastrointestinali e disfuzioni genito-urinarie.

Ipotensione ortostatica

È il più frequente disturbo disautonomico, stimato intorno al 20% [45]; è causato da una alterazione patologica dei neuroni autonomici periferici e centrali evidenti dalla terapia farmacologica.

Trattamento dell'ipotensione ortostatica (v. Cap. 37)

Il domperidone (30 mg/die), antagonista dei recettori D2 periferici e modulatore del rilascio di noradrenalina, è stato proposto recentemente nel trattamento di questa forma di ipotensione [47].

Disfunzioni gastrointestinali

Costipazione e ridotta motilità gastrica sono problemi comuni nella MP.

- La stipsi richiede come trattamento una dieta ricca di fibre, aumento di liquidi per via orale, uso di lattulosio e macrogel in grado di facilitare il transito intestinale. L'apomorfina sc è considerata una valida alternativa in casi di grave stipsi nei periodi *off*
- La somministrazione del procinetico domperidone riduce gli effetti collaterali gastrointestinali dei farmaci dopaminergici e migliora il transito gastrico.

Disfunzioni genito-urinarie

La nicturia e l'urgenza minzionale sono sintomi da iperreflessia del muscolo detrusore vescicale; traggono vantaggio da farmaci anticolinergici ad azione periferica come ossibutina (cpr 5 mg fino a 3 cpr /die) e toltoredina (cpr 1-2 mg fino a 4 mg/die) (v. Cap. 37); questi farmaci sono controindicati in caso di ipoattività del muscolo detrusore o di ostruzione meccanica delle vie urinarie. La desmopressina

spray nasale migliora la nicturia [48]. Il cateterismo vescicale intermittente deve essere preso in considerazione nei casi di ritenzione urinaria refrattaria alle cure farmacologiche.

Per la disfunzione erettile si è dimostrato efficace il sildenalfil; gli effetti collaterali includono cefalea, disturbi visivi transitori e, più raramente, ipotensione, arresto cardiaco.

L'apomorfina, somministrata 30 minuti prima dell'attività sessuale, è indicata per la correzione della disfunzione erettile.

Sindromi dolorose e disturbi sensitivi

I parkinsoniani possono lamentare parestesie, ma è soprattutto il sintomo dolore quello più frequentemente riferito (38-54% dei pazienti). Nella MP sono state identificate specifiche sindromi dolorose.

- Il dolore muscolo-scheletrico, ad esempio da rigidità della spalla o da deformazione artrosica spinale, e il dolore radicolare traggono vantaggio dal trattamento con farmaci dopaminergici, dall'uso di FANS e da esercizi di mobilizzazione. Nei dolori radicolari refrattari può essere indicata la decompressione chirurgica.
- Il dolore distonico da contrazione in torsione di qualsiasi segmento corporeo, ma più frequente agli arti inferiori, è dovuto a carenza dopaminergica. La distonia del piede al risveglio risponde favorevolmente all'uso notturno di levodopa a rilascio modificato o di levodopa combinata con inibitore delle COMT. Analogamente, le distonie dolorose delle fasi di *wearing-off* traggono vantaggio dalla somministrazione più frequente delle dosi di levodopa. L'uso di boli di apomorfina è indicato per ottenere un rapido miglioramento delle distonie dolorose. In casi selezionati può essere utile l'impiego della tossina botulinica.
- Il dolore primario centrale è dovuto a deficit della dopamina striatale implicata, con le vie serotoninergiche e noradrenergiche discendenti, nella modulazione della sintomatologia dolorosa. Il paziente lamenta bizzarri dolori urenti-trafittivi, diffusi in varie parti del corpo. Il dolore tende a essere più rilevante nelle fasi *off* e può essere controllato dalla terapia dopaminergica (levodopa e apomorfina). In caso di mancata efficacia della levodopa possono essere utilizzati farmaci antidepressivi, analgesici convenzionali, oppioidi. La duloxetina (60 mg/di), inibitore del reuptake della serotonina e noradrenalina, è utile nel controllo del dolore centrale parkinsoniano.

Altri deficit

Le alterazioni delle funzioni respiratorie delle fasi avanzate sono dovute a difetto respiratorio di tipo restrittivo, provocato da deformazione della gabbia toracica combinata con la postura distonica in anti-latero flessione del tronco. La scarsa espansione toracica riduce la capacità vitale e porta ad atelettasia, che insieme alla disfagia e alla ipovalidità della tosse predispongono alle polmoniti *ab ingestis*. Le anomalie restrittive polmonari rispondono al trattamento con levodopa e traggono vantaggio da una riabilitazione respiratoria.

L'accumulo delle secrezioni salivari da disfagia (scialorrea) può rendere utile l'infiltrazione della tossina botulinica nelle ghiandole parotidee [49] (v. Cap. 33).

Chirurgia stereotassica

La chirurgia stereotassica consente di raggiungere un *target* prestabilito nella cavità cranica con l'aiuto di coordinate matematiche.

La chirurgia stereotassica nella MP prevede tre diversi interventi:
- chirurgia lesionale di alcuni nuclei cerebrali profondi, quali il nucleo intermedio laterale del talamo (VIM), il globo pallido interno (Gpi), il nucleo subtalamico (SNT);
- stimolazione elettrica cronica (*deep brain stimolation* – DBS) degli stessi nuclei;
- trapianto cellulare e applicazione di fattori trofici.

Chirurgia lesionale

La terapia chirugica lesionale e ablativa interessante la corteccia motoria, il pallido o il tratto piramidale risale all'inizio del secolo scorso; è stata abbandonata per l'alta morbidità e mortalità. Laitinen nel 1992 ha reintrodotto gli interventi lesionali come la pallidotomia posteroventrale mediale, la talamotomia del nucleo ventrale intermedio (VIM) e del nucleo subtalamico. La procedura chirurgica lesionale è associata a elevata frequenza di deficit neurologici, specie quando gli interventi sono effettuali bilateralmente.

Gli interventi sul VIM migliorano il sintomo tremore, ma sono poco efficaci su bradicinesia e rigidità. La pallidotomia unilaterale agisce migliorando le discinesie indotte da levodopa, ma è poco attiva su bradicinesia, rigidità e tremore [50].

La chirurgia lesionale sul nucleo subtalamico uni- e bilaterale ha dato risultati incerti.

Stimolazione cerebrale profonda (deep brain stimulation)

Come la chirurgia lesionale, la stimolazione cerebrale profonda (DBS) ad alta frequenza richiede la corretta individuazione del target tramite microregistrazione associata a macrostimolazione locale. Gli elettrodi quadripolari per l'individuazione del target sono posizionati con metodica stereotassica previa esecuzione di RMN stereotassica, o ventricolografia o tecniche di fusione RMN-TAC. Sulla base dell'imaging viene calcolata la traiettoria per raggiungere i nuclei bersaglio; in fase intraoperatoria e in anestesia locale il corretto posizionamento degli elettrocateteri viene confermato utilizzando tecniche di registrazione dell'attività neuronale tipica delle strutture cerebrali attraversate e prove di stimolazione che consentono di verificare in acuto l'efficacia della stimolazione sui sintomi e la eventuale comparsa di effetti collaterali stimolo-correlati. Una volta posizionati, gli elettrodi vengono fissati alla teca cranica e in un successivo intervento chirurgico sono connessi a un generatore di impulsi posto in una tasca sottocutanea sottoclaveare. Tramite un programmatore esterno, il sistema consente di regolare le caratteristiche della stimolazione intracerebrale e di adeguarle in tempi successivi alle necessità del paziente. Ogni elettrodo presenta al suo estremo, posto in prossimità del nucleo bersaglio prescelto, quattro contatti separati, che possono essere scelti alternativamente per erogare lo stimolo elettrico. Nella maggior parte dei casi si usa la stimolazione monopolare catodica che consente di stimolare elettricamente un considerevole volume di tessuto cerebrale attorno al contatto prescelto (circa 2 mm di raggio). La stimolazione bipolare, nella quale un contatto-catodo ed un contatto-anodo si trovano nello stesso elettrocatetere, è utilizzata più raramente poiché gene-

Tabella 27.9 • Stimolazione continua con impulsi elettrici ad alta frequenza

Tipo di stimolazione	Monopolare
	Bipolare
Frequenza dello stimolo	130-185 Hz
Durata dell'impulso	60-120 us
Voltaggio	da 1 a 4 V

ralmente è meno efficace (minore diffusione dello stimolo elettrico nelle strutture circostanti); comporta però minori effetti collaterali. La regolazione della durata, intensità e frequenza dello stimolo permette di adattare la stimolazione ai bisogni del paziente (Tab. 27.9).

I vantaggi della procedura DBS, rispetto alla chirurgia lesionale, sono quelli della reversibilità, della modulazione del trattamento, dell'applicazione bilaterale, dei minori effetti collaterali.

La neurochirurgia funzionale ha costi economici elevati; il suo successo dipende dall'appropriata sele-

Tabella 27.10 • Criteri di selezione per la stimolazione cerebrale profonda (DBS)

Criteri di inclusione
Malattia di Parkinson clinicamente definita
Stadio di malattia 2-4 secondo Hoehn a Yahr
Risposta alla levodopa con ben definiti periodi *on-off*
Fluttuazioni motorie disabilitanti nonostante il miglior trattamento farmacologico con:
– almeno 3 ore di *off* giornaliero
– periodo *off* imprevedibile
– discinesie invalidanti
Stato cognitivo integro valutato con test neuropsicologici e assenza di disturbi psichiatrici
Compliance del paziente e dei familiari, e possibilità di effettuare visite ambulatoriali frequenti
Criteri di esclusione
Parkinsonismi (degenerativi, vascolari, iatrogeni)
Demenza , psicosi, depressione
Età: non ci sono limiti precisi, ma di ciò si deve tener conto per il maggior rischio operatorio nei soggetti con età > 70 anni
Gravi patologie internistiche non stabilizzate, terapia anticoagulante, presenza di pace-maker cardiaco
Grave atrofia cerebrale tale da determinare difficoltà di reperimento del target
Altre condizioni intracerebrali che controindicano l'intervento chirurgico: tumori, infarti cerebrali ecc.
Scarsa compliance del paziente e difficoltà di controllo nel follow-up

Tabella 27.11 • Eventi avversi correlati alla DBS del SNT e Gpi (Videnovic A et al. [53])

Eventi avversi	SNT (N = 928)		GPi (N = 226)	
	N pazienti	%	N pazienti	%
Modificazioni dello stato mentale e comportamentale	171	18,4	21	9,3
Infezioni	19	2	6	2,6
Emorragia cerebrale sintomatica	19	2	4	1,8
Malposizionamento dell'elettrodo	16	1,6	2	0,9
Disturbi articolazione della parola	14	1,5	9	3,9
Emorragia cerebrale asintomatica	11	1,2	3	1,3
Crisi epilettiche	11	1,2	1	0,4
Raccolta siero-ematica	5	0,5	1	0,4
Ematoma	4	0,4	4	1,8
Aprassia palpebrale	3	0,3	1	0,4
Erosione cutanea	3	0,3	2	0,9
Perdita liquorale	2	0,2	0	0
Ballismo	2	0,2	0	0
Infarto cerebrale	2	0,2	5	2,2
Dolore	2	0,2	2	0,9
Complicanze generali dello stato di salute	27	2,8	1	0,4

Tabella 27.12 • Eventi avversi dell'impianto di stimolazione associati alla DBS nel SNT e Gpi (Videnovic A et al. [53])

Eventi avversi	N pazienti	%
Infezione	28	2,4
Malfunzionamento	12	1,0
Scarsa efficacia	11	0,9
Precoce esaurimento della batteria	10	0,8
Improvvisa perdita di efficacia dello stimolatore	10	0,8
Rottura dell'elettrodo	9	0,7
Migrazione dell'elettrodo	8	0,6
Raccolta siero-ematica	6	0,5
Dislocazione	3	0,2
Stiramento degli elettrodi	3	0,2
Erosione	1	0,08
Anormale risposta	1	0,08
Totale	102	8,7

mente del 50-60%; il periodo *off* si riduce fino al 61% e le discinesie del 59-75% [52]. Con la DBS non migliorano i sintomi farmaco resistenti, cioè l'instabilità posturale e l'ipofonia.

Eventi avversi dovuti alla procedura chirurgica o ad alterazioni dello stato mentale sono rilevabili nel 20% dei pazienti (Tab. 27.11, 27.12); altri effetti collaterali permanenti della stimolazione dovuti alla progressione della malattia sono riscontrabili in una discreta percentuali di casi (Tab. 27.13. 27.14). La variabilità sulla incidenza degli eventi avversi è presumibilmente dovuta all'assenza di criteri standardizzati per il loro riscontro [53]. Da considerare che alcuni deficit rilevati nel follow-up come le alterazioni della marcia e dell'equilibrio, la disartria e il decadimento cognitivo, sono da porre in relazione anche alla progressione della malattia, mentre altri sintomi, quali la depressione, sono probabilmente in rapporto a riduzione della terapia dopaminergica.

zione dei candidati, che devono essere scelti applicando rigidi criteri di inclusione ed esclusione (Tab. 27.10).

Stimolazione del nucleo subtalamico

Questa tecnica è efficace nel controllare i sintomi motori: rigidità, tremore, bradicinesia e le fluttuazioni motorie farmaco-indotte. I suoi benefici si mantengono nel follow-up a lungo termine [51]. Il miglioramento del punteggio motorio alla UPDRS è del 53% e il dosaggio di levodopa è ridotto contemporanea-

Stimolazione del nucleo pallido posteroventrale

La metodica può migliorare, di circa il 33% il punteggio della UPDRS della fase avanzata della malattia parkinsoniana; tuttavia l'efficacia della risposta si deteriora nel tempo. L'effetto più consistente della DBS pallidale è la riduzione delle discinesie e del periodo *off* (dal 35 al 60%) che sembra durare nel tempo [54].

I rischi chirurgici e gli eventi avversi sono analoghi a quelli per la DBS del SNT, seppure si osservi una minore frequenza di effetti psico-comportamentali permanenti [53].

Tabella 27.13 • Modificazioni dello stato mentale e comportamentale associate alla DBS del SNT e del GPi (entro 30 giorni dall'intervento) (Videnovic A et al [53])

Eventi avversi	SNT (N = 928)		GPi (N = 226)	
	N pazienti	%	N pazienti	%
Confusione	97	10,2	14	6,2
Delirium	15	1,6	0	0
Depressione	12	1,3	2	0,9
Alterazioni cognitive	12	1,3	2	0,9
Psicosi	12	1,3	1	0,4
Aumento della libido	8	0,8	2	0,9
Ipomania	5	0,5	0	0
Alterazioni caratteriali	5	0,5	0	0
Allucinazioni	2	0,2	0	0
Ansia	2	0,2	0	0
Sonnolenza	1	0,1	0	0

Tabella 27.14 • Eventi avversi associati alla DBS nel SNT e GPi correlati alla stimolazione permanente e alla progressione della malattia (Videnovic A et al. [53])

Eventi avversi	SNT (N = 256)		GPi (N = 17)	
	N pazienti	%	N pazienti	%
Aumento di peso	96	37,5	3	17,6
Disartria	33	12,8	2	11,8
Aprassia palpebrale	29	11,3	0	0
Demenza/declino cognitivo	15	5,8	0	0
Depressione	11	4,3	0	0
Apatia	9	3,5	0	0
Labilità emotiva/disinibizione	8	3,1	0	0
Ipofonia	4	1,6	0	0
Ipersalivazione	3	1,2	0	0
Sonnolenza diurna	3	1,2	0	0
Allucinazioni	3	1,2	0	0
Incremento di levodopa	3	1,2	0	0
Difficoltà di avvio di marcia	0	0	3	17,6
Acinesia psichica	2	0,8	0	0
Contrazione muscolare tetanica	2	0,8	0	0
Cambiamenti di umore	2	0,8	0	0
Ipomania	2	0,8	0	0
Distonia arti inferiori	1	0,4	0	0
Atassia	1	0,4	0	0
Disestesie arti inferiori	1	0,4	0	0
Ipersessualità	1	0,4	0	0

Trapianti cellulari e fattori trofici

Lo scopo dei trapianti cellulari è quello di ripristinare la funzione dei neuroni dopaminergici danneggiata dal processo neurodegenerativo. Alcuni trial clinici di trapianti intrastriatali di tessuto mesencefalico embrionale umano hanno dimostrato, con studi PET [55] e autoptici [56], che i neuroni dopaminergici possono sopravvivere, formare contatti sinaptici con i neuroni ospiti e reinnervare lo striato. Tuttavia recenti trial chirurgici [57, 58] controllati in doppio cieco (*sham surgery*), hanno dimostrato solo un modesto miglioramento clinico e lo sviluppo di discinesie, presenti anche durante la fase *off*, nel 7-15% dei pazienti trapiantati. Allo stato attuale, il trapianto di tessuto mesencefalico embrionale non è un'opzione terapeutica per la malattia parkinsoniana.

L'impianto di cellule staminali può diventare una alternativa al trapianto di tessuto embrionale umano. Esistono almeno quattro tipi di cellule staminali umane che sono state studiate a questo proposito: cellule staminali nervose, cellule staminali adulte o fetali derivate da tessuti non nervosi (cute e midollo osseo), staminali embrionali, cellule staminali partenogenetiche (derivate da cellule uovo non fecondate).

Un'ulteriore possibilità terapeutica riguarda l'impiego di fattori trofici. La neurotrofina che ha ricevuto maggior attenzione è il GDNF (*glial derived neurothophic factor*) somministrato in sede intraputaminale. In un recente trial la terapia con GDNF ha determinato un miglioramento motorio alla UPDRS dopo dodici mesi di trattamento [59]. Tale terapia necessita comunque di studi sperimentali più approfonditi così come la terapia genica con vettore virale nel nucleo subtalamico [60] (v. Cap. 47).

Bibliografia

1. Braak H, Del Tredici K, Rub U et al. Staging of brain pathology related to sporadic Parkinson's disease. Neurobiol Aging 2003; 24:197-211.
2. Suchowersky O, Gronseth G, Perlmutter J et al. Practise Parameter : Neuropr
ective strategies and alternative therapies for Parkinson disease(an evidence-based review). Report of the Quality Standards Subcommittee of the American Academy of Neurology. Neurology 2006; 66:976-982.

3. Horstink M, Tolosa E, Bonuccelli U et al. Review of the therapeutic management of Parkinson's disease. Report of a Joint task force of the European Federation of Neurological Societies and the Movement Disorder Society-European Section. Part I : early (uncomplicated) Parkinson's disease. European Journal of Neurology 2006;13:1170-1185.

4. Myllyla VV, Sotaniemi KA, Vuorinen JA et al. Selegiline as initial treatment in de novo parkinsonian patients. Neurology 1992; 42:339-342.

5. Parkinson Study Group. Impact of deprenyl and tocopherol treatment on Parkinson's disease in DATATOP patients requiring levodopa. Ann Neurol 1996; 39:37-41.

6. Parkinson Study Group. A controlled trial of rasagiline in early Parkinsons disease. The Tempo study. Arch Neurol 2004; 59:1937-1943.

7. Parkinson Study Group. A controlled, randomized, delayed-start study of rasagiline in early Parkinson disease. Arch Neurol 2004; 61:561-566.

8. Parkinson Study Group. Levodopa and the progression of Parkinson's disease. NEJM 2004; 351:2498-2508.

9. Olanow CW, Hauser RA, Gauger L et al. The effect of deprenyl and levodopa on the progression of Parkinson's disease. Ann Neurol 1995; 38:771-777.

10. Parkinson Study Group. Dopamine transporter brain imaging to assess the effects of pramipexolo vs levodopa on Parkinson disease progression. J Am Med Ass 2002; 287:1653-1661.

11. Whone AL,Watts RL, Stoess AJ et al. Slower progression of Parkinson's disease with ropinerolo versus levodopa: the Real-Pet study. Ann Neurol 2003; 54:93-101.

12. Goetz Cg,Koller WC, Poewe W et al. Management of Parkinson's disease: a evidence-based rewiew. Mov Disord 2002; 17:S1-S166.

13. NyholmD. The rationale for continuos dopaminergic stimulation in advanced Parkinson's Disease. Parkinsonism and Related Disorders 2007; 13:S13-S17.

14. Calon F, Hadj TA, Blanchet PJ et al. Dopamine-receptor stimulation: biobehavioral and biochemical consequences. Trends Neurosci 2000; 23 (supll 10): S92-100.

15. Shannon Km, Bennet JP, Friedman JH. Efficacy of pramipexolo, a noveel dopaminoagoniste, as mono-therapy in mild tomoderate Parkinson's disease. The Pramipexolo Study Group. Neurology 1997; 49:724-728.

16. Adler Ch, Sethi KD, Hauser RA et al. Ropinirolo for the treatment of early Parkinson's disease.Neurology 1997; 49:393-399.

17. Rascol O, Brooks DJ et al. A five year study of the incidence of dyskinesia in patients with early Parkinson's disease who were treated with ropinirolo or levodopa. New Engl J Med 2000; 342:1484-1491.

18. Zadikoff C, Rochon P, Lang A. Cardiac valvulopathy associated with pergolide use. Can J Neurol Sci 2006; 33:27-33.

19. Dhawn U, Medcalf P, Stegie F et al. Retrospective evaluation of cardio-polmonary fibrotic side effects in symtptomatic patients from a group of 234 Parkinson's disease patients treated with cabergoline. J Neurol Trasm 2005; 112:661-668.

20. Antonini A, Poewe W. Fibrotic heart-valve reactions to dopamine-agonist treatment in Parkinson's disease. Lancet Neurology 2007; 6:826-829.

21. Pahwa R, Stacy MA, Factor DO et al: Ropinirolo 24-hour prolonged release. Randomized, controlled study in advanced Parkinsons disease. Neurology 2007; 68:1108-1115.

22. Watts RL, Jankovic J, Waters C et al. Randomized, blind,controlled trial of transdermal rotigotine in early Parkinson disease. Neurology 2007; 68:272-276.

23. LeWitt PA, Lyons KE, Pahwa R et al: Advanced Parkinson disease treated with rotigotine transdermal system: PREFER Study. Neurology 2007; 68:1262-1267.

24. Stacy M, Silver D. Apomorfine for the acute treatment of "off" episodes in Parkinson's Disease. Parkinsonism and Related Disorders 2008; 14:85-92.

25. Bonifati V, Meco G. New selective catechol-O-methyltransferase inhibitors as therapeutic agents in Parkinson's disease. Pharmacology and Therapeutics 1999; 81(1):1-36.

26. The Entacapone to Tolcapone Switch Study Investigators. Entacapone to Tolcapone switch multicenter double-blind, randomised, active-controlled trial in advanced Parkinson's disease. Mov Disord 2007; 22(1):14-19.

27. Myllyla Vhaapaniemi TA et al.New triple combination levodopa/carbidopa/entacapone is a preferred treatment in patients with Parkinson's disease. Neurology 2003, 60 (suppl.).

28. Parkinson Study Group. A randomized placebo-controlled trial of rasagiline in levodopa treated patients with Parkinson disease and motor fluctuations. The PRESTO Study. Arch Neurol 2005; 62:241-248.

29. Bonuccelli U, Ceravolo R, Solvetti S et al. Clozapine in Parkinson's disease tremor. Effect of acute and chronicadministration. Neurology 1997; 49:1587-1590.

30. Crosby NJ, Deane KHO, Clarke CE. Beta-blocker therapy for tremor in Parkinson's disease. Cochrane Database Systemic Reviews 2003;1:CD003361.

31. Horstink M, Tolosa E, Bonuccelli U et al. Review of the therapeutic management of Parkinson's disease. Report of a Joint task force of the European Federation of Neurological Societies and the Movement Disorder Society-European Section. Part II : late (complicated) Parkinson's disease. Eur J Neurol 2006; 13:1170-1185.

32. Pahwa R, Factor DO et al. Practice Parameter : Treatment of Parkinson disease with motor fluctuations and dyskinesia (an evidence-based review). Neurology 2006; 66:983-995.

33. Durif F, Debilly B, Galitzky M. Clozapine improves dyskinesias in Parkinsons disease: a double-blind placebo-controlled study. Neurology 2004; 62:381-388.

34. Katznschlager R, Manson AJ, Evans A et al. Low dose quetiapine for drug induced dyskinesias in Parkinson's

disease- a double blind cross over study. J Neurol Neurosurg Psychiatry 2004; 75:295-297.

35. Cummings JL.Depression and Parkinson's disease : a review. Am J Psychiatry 1992; 149:443-454.

36. Rektorovà I,Rektor I,Bares M et al. Pramipexole sand pergolide in the treatment of depression in Parkinson's disease: a national multicentre prospective randomized study. Eur J Neurol 2003; 10:399-406.

37. Ghazi-Noori S, Chung TH, Deane KHO et al. Therapies for depression in Parkinson's disease. Cochrane Database of Systemic Reviews 2003; 2:CD3465.

38. Ceravolo R,Nuti A, Piccinni A et al. Paroxetine in Parkinson's disease: effects on motor and depressive symptoms. Neurology 2000; 55:1216-1218.

39. Ravina B, Marden K, Fernandez HH et al. Diagnostic Criteria for Psychosis in Parkinson's Disease : Report of NINDS, NIMH Work Group. Mov Disord 2007; 22,8: 1061-1068.

40. Graham JM, Grunewald RA et al Hallucinosis in idiopathic Parkinson's disease. J Neurol Neurosurg Psichiatry 1997; 63:434-440.

41. Reaching P, Luca A, McKeith I. Rivastigmine in the treatment of parkinsonian psychosis and cognitive impairment. Mov Disord 2001; 16:1171-1174.

42. Fabbrini G, Barbanti P, Aurilia C et al. Donepezil in the treatment of hallucinations and delusions in Parkinson's disease. Neurol Sci 2002; 23:41-43.

43. Weintraub D, Siderowf AD, Potenza MN et al.Association of dopamine agonist use with impulse control disorders in Parkinson disease. Arch Neurol 2006; 63:969-973.

44. Schrag A. Psychiatric aspects of Parkinson's disease-an update. J Neurol 2004; 251:795-804.

45. Senard JM, Rai S , Lapeyere-Mestre et al. Prevalence of orthostatic in Parkinson's disease. J Neurol Neurosurg Psychiatry 1997; 63: 584-589.

46. Low PA, Gilden FL, Freeman R et al. Efficacy of midodrine vs placebo in neurogenic orthostatic hypotension. A randomized double-blind multicenter study.Midodrine study group. JAMA 1997; 277:1046-1051.

47. Hoehn MM. L-Dopa induced postural hypotension. Treatment with fludrocortisone. Arch Neurol 1975; 32:50-51.

48. Schoffer KL, Henderson RD, O'Maley K et al. Non-pharmacological treatment, fludrocortisone and dom-

peridone for orthostatic hypotension in Parkinson's disease. Mov Disord 2007; 22,11:1543-1549.

49. Cordivari C, Misra VP, Catania S et al. New therapeutic indications for botulinum toxins. Mov Dis 2004,19,Suppl. 18: S157-S151.

50. Lozano AM, Lang AE. Pallidotomy for Parkinson's disease. Adv Neurol 2001; 83:413-420.

51. Rodriguez-Oroz MC et al Bilateral deep brain stimulation in Parkinson's disease: a multicentre study with 4 years follow-up. Brain 2005; 128:2240-2249.

52. Liang GS, Chou KL et al. Long-term outcomes of bilateral sbthalamic nucleus stimulation in patients with advanced Parkinson's disease. Stereotact Funct Neurosurg 2006; 84:221-227.

53. Videnovic A, Metman LE. Deep Brain Stimulation for Parkinson's Disease: Prevalence of Adverse Events and Need for Standardized Reporting. Mov Disord 2008; 23, 3:343-349.

54. Volkmann J, Allert N, Voges J et al. Long-term results of bilateral pallidal stimulation in Parkinson's disease. Ann Neurol 2004; 55:871-875.

55. Freed CR, Breeze RE, Rosenberg NL et al. Survival of implanted fetal dopamine cells and neurologic improvement 12 to 46 months after transplantation for Parkinson's disease. N Eng J Med 1992; 327:1549-1555.

56. Kordower JH, Freeman TB, Snow BJ et al. Neuropathological evidence of graft survival and striatal reinnervation after transplantation of fetal mesencephalic tissue in a patients with Parkinson's disease. N Eng J Med 1995; 332:1118-1124.

57. Freed CR, Greene PE, Breeze RE et al. Transplantation of embryonic dopamine neurons for severe Parkinson's disease. N Eng J Med 2001; 344:710-719.

58. Olanow CW, Goetz CG, Kordower JH et al. A double-blind controlled trial of bilateral fetal nigral transplantation in Parkinson's disease. Ann Neurol 2003; 54:403-414.

59. Slevin JT, Gash DM, Smith CD et al. Unilateral intra-putaminal glia cell line-derived neurotrophic factor in patients with Parkinson disease: response to 1 yera of treatment and 1 yera of withdrawal.J Neurosurg 2007; 106(4):614-620.

60. Kaplitt MG, Feigin A ,Tang C et al. Safety and tolerability of gene therapy with an adeno-associated virus (AAV) borne GAD gene for Parkinson's disease: an open label, phase I trial.Lancet 2007; 369:2097-2105.

Capitolo 28

Parkinsonismi secondari

Floriano Girotti, Vincenza Fetoni

Introduzione

La diagnosi di malattia di Parkinson (MP) presuppone – oltre ai segni cardinali e alle modalità evolutive – la presenza di una buona e persistente risposta alla terapia con levodopa. È questo un elemento essenziale nella diagnosi differenziale della MP idiopatica dai parkinsonismi secondari, in cui la risposta alla levodopa è solitamente scarsa e di durata limitata.

Numerose sono le eziologie dei parkinsonismi secondari (Tab. 28.1). In qualche caso sono possibili specifiche terapie mirate sui meccanismi eziopatogenetici. In altri casi (ad es., nei parkinsonismi indotti da farmaci) i segni motori sono reversibili dopo la sospensione del trattamento, solitamente antipsicotici che agiscono sul recettore dopaminergico striatale presinaptico tramite deplezione di catecolamine.

La trattazione sarà rivolta alla terapia dei parkinsonismi degenerativi atipici e al parkinsonismo vascolare che pongono i maggiori problemi diagnostici con la MP. Si tratterà in particolare dell'atrofia multisistemica, della paralisi progressiva sopranucleare, della degenerazione corticobasale, del parkinsonismo vascolare e della demenza da corpi di Lewy.

Tabella 28.1 • Parkinsonismi secondari

Infettivi o post-infettivi
Indotti da farmaci
Tossici
Metabolici
Familiari
Conseguenti ad alterazioni strutturali cerebrali
– neoplasie
– lesioni vascolari
– idrocefalo
Parkinsonismi degenerativi atipici

Per la terapia dei parkinsonismi degenerativi è necessario precisare che non esistono schemi derivati da studi controllati.

Parkinsonismi degenerativi atipici

Atrofia multisistemica

L'atrofia multisistemica (MSA) ha una prevalenza di circa 3/100.000; la sindrome presenta una varia combinazione di segni parkinsoniani, cerebellari e disautonomici conseguenti a degenerazione neuronale e gliosi di diverse strutture cerebrali che includono la sostanza nera, il *locus coeruleus*, il *putamen*, i nuclei pontini, la corteccia cerebellare, il nucleo olivare inferiore e le colonne intermedio-laterali del midollo. Un suo marcatore patologico selettivo è rappresentato da inclusioni basofile citoplasmatiche oligodendrogliali contenenti α-sinucleina. In relazione alla prevalenza dei segni parkinsoniani o dei segni cerebellari si distinguono due varianti: rispettivamente MSA-P (prevalentemente extrapiramidale) e MSA-C (prevalentemente cerebellare). La disautonomia è peculiare in entrambi le varianti della MSA e comprende disfunzioni urogenitali, gastrointestinali e ipotensione ortostatica.

Nel 30-40% dei pazienti i segni parkinsoniani mostrano una moderata risposta iniziale alla terapia con levodopa; è pertanto indicata una terapia con questo farmaco più inibitori della decarbossilasi da un dosaggio minimo di 300-400 mg/die fino a dosaggi di 750 mg/die, se tollerati.

Nei soggetti con MSA possono svilupparsi discinesie da levodopa, talvolta ampie e severe, con caratteristiche coreo-distoniche, prevalenti nel distret-

A. Sghirlanzoni (ed) *Terapia delle malattie neurologiche*. ISBN 978-88-470-1119-9; © Springer-Verlag Italia 2009

to craniofacciale. La comparsa di discinesie e fluttuazioni motorie crea problemi diagnostici con la MP; tuttavia nella MSA la risposta alla levodopa si esaurisce rapidamente per effetto della perdita neuronale e quindi dei recettori dopaminergici striatali. L'amantadina (200 mg/die), il cui impiego trova indicazione in caso di mancata risposta al trattamento dopaminergico, e i farmaci anticolinergici sono stati utilizzati con scarso successo nella MSA-C.

I dopaminoagonisti non sembrano offrire un sostanziale vantaggio rispetto alla levodopa e possono acuire i disturbi disautonomici.

Il controllo dei disturbi disautonomici assume particolare rilevanza nella MSA. L'ipotensione ortostatica trae beneficio dall'impiego di alcuni provvedimenti di tipo fisico-meccanico e da trattamenti farmacologici (v. Cap. 37).

I disturbi vescicali, quali urgenza minzionale e incontinenza urinaria, derivanti da iperreflessia del muscolo detrusore vescicale, rispondono al trattamento con anticolinergici come l'ossibutina (5 mg per 3 volte/die). Il cateterismo vescicale evacuativo è indicato in condizioni di eccessivo residuo vescicale da incompleto svuotamento (v. Cap. 37).

La stipsi viene trattata con provvedimenti dietetici, uso di lassativi osmotici ed enteroclismi.

Le apnee notturne e lo stridore laringeo possono essere trattate con CPAP (*continuous positive airways pressure*), ricorrendo in casi estremi alla tracheostomia.

La stimolazione cerebrale profonda del nucleo subtalamico (DBS-SNT) è stata applicata ad alcuni casi di MSA-P, ma i risultati clinici sono modesti e temporanei con insorgenza di importanti effetti collaterali soprattutto sulle funzioni motorie e bulbari.

La malattia tende ad avere un decorso rapidamente evolutivo e causa grave handicap motorio con una mediana di sopravvivenza compresa tra 7,5 e 9,5 anni [1].

Paralisi progressiva sopranucleare

La paralisi progressiva sopranucleare (PSP) è inclusa nell'ambito delle *taupatie* degenerative per l'accumulo di proteina τ abnormemente fosforilata nei neuroni e nelle cellule gliali (v. Cap. 13).

Le aree più coinvolte dal processo degenerativo sono la sostanza nera, il *locus coeruleus*, il globo pallido, il nucleo subtalamico, la sostanza grigia periacqueduttale, i collicoli superiori e i nuclei del rafe.

L'aspetto clinico peculiare della PSP è costituito dalla paralisi verticale di sguardo, movimenti saccadici oculari lenti e risparmio dei riflessi oculocefalici. I disturbi oculomotori si manifestano in fase avanzata e si associano ad altri segni più precoci quali grave disequilibrio, disordini della locomozione e bradicinesia. Nel decorso tardivo si evidenzia rigidità assiale in iperestensione, paralisi pseudobulbare e decadimento demenziale di tipo frontale [2]. Come per altri parkinsonismi degenerativi non esiste un trattamento adeguato.

La terapia con levodopa è sempre auspicabile, ma l'effetto è blando e dimostrabile solo in una minoranza di casi; sono, inoltre, segnalati effetti collaterali di tipo discinetico da levodopa.

Il donepezil o altri farmaci ad attività colinergica non hanno migliorato i segni motori e i sintomi cognitivi.

Singole segnalazioni indicano che amantadina e amitriptilina possiedono una certa efficacia sui disturbi della marcia e sulla rigidità.

La tossina botulinica viene utilizzata per il trattamento del blefarospasmo e della rigidità degli arti.

La terapia fisica è di scarso beneficio per correggere l'instabilità posturale.

La disfagia e il rischio di aspirazione sono frequenti complicanze delle fasi avanzate e possono essere parzialmente corretti dalla somministrazione di cibi di consistenza adeguata e dalla modificazione delle posture anomale in estensione del capo che ostacolano la deglutizione. L'aspettativa di vita è simile a quella della MSA.

Degenerazione corticobasale

La degenerazione corticobasale (CBD) è una malattia degenerativa sporadica, caratterizzata da perdita neuronale, gliosi, deposizione di proteina τ abnormemente fosforilata nelle aree corticali frontali posteriori e parietali e in alcune strutture sottocorticali come la sostanza nera, il nucleo subtalamico, il pallido, il putamen e il talamo.

La CBD si manifesta con una sindrome acinetico-rigida distonica asimmetrica prevalente all'arto superiore, e con segni corticali quali aprassia ideomotoria e/o mielocinetica, disturbi della sensibilità corticale, mioclono e fenomeno dell'arto alieno.

Non sono attualmente disponibili trattamenti farmacologici specifici. La terapia si avvale di provvedimenti sintomatici.

La maggior parte dei pazienti è trattata con levodopa o dopaminoagonisti con risultati modesti. Studi retrospettivi hanno dimostrato una limitata attività di questi farmaci sui segni parkinsoniani: solo il 24% dei soggetti trattati mostrava un certo beneficio, senza la possibilità di stabilire l'entità e la durata della risposta.

Benzodiazepine, baclofen, anticolinergici sono utilizzati rispettivamente per il controllo del mioclono, della rigidità e del tremore. L'infiltrazione locale di tossina botulinica è indicata per ridurre la rigidità distonica degli arti e il dolore a essa associato [3].

Parkinsonismo vascolare

Il parkinsonismo vascolare consegue a lesioni vascolari ischemiche da microangiopatia con sofferenza vascolare diffusa e infarti lacunari multipli nella sostanza bianca e/o nei nuclei della base e leucoaraiosi. L'esordio può essere insidioso e graduale, meno spesso è acuto.

I sintomi si caratterizzano per bradicinesia, prevalente disturbo della marcia a passi corti e striscianti, evidente esitazione nell'avvio del cammino, paralisi pseudobulbare, segni piramidali e decadimento cognitivo di tipo sottocorticale.

La diagnosi è supportata dall'evidenza di lesioni ischemiche all'imaging dell'encefalo.

La risposta alla terapia con levodopa è sporadica e si può verificare, soprattutto quando sia presente un ridotto uptake con 123 I- FPCIT che è espressione di danno della via nigro-striatale [4]. È ipotizzabile che in questi pazienti la levodopa esogena sia convertita a dopamina nei terminali dopaminergici e sia in grado di riattivare i circuiti striatali. Si raccomanda, pertanto, anche nei casi di parkinsonismo vascolare l'uso di un adeguato dosaggio di levodopa (fino a 1 g/die), per un periodo prolungato ad almeno 3 mesi [5].

Demenza da corpi di Lewy (v. Cap. 13)

La demenza a corpi di Lewy (LBD) è la seconda causa di demenza dopo la malattia di Alzheimer e si associa, in un'alta percentuale di casi (> 85%), a segni parkinsoniani. La diagnosi differenziale con la MP non è agevole, ma solitamente il decadimento demenziale nella LBD precede o compare dopo 1 anno dall'esordio dei segni motori. La demenza della LBD mostra aspetti assai simili alla demenza parkinsoniana, ma manifesta una discreta incidenza di disordini corticali quali afasia e agnosia visiva, non rilevabile nella demenza parkinsoniana [6].

Tra gli elementi suggestivi per la diagnosi di LBD vi sono la presenza di: 1) disturbi comportamentali del sonno REM, 2) vulnerabilità al trattamento con neurolettici, 3) alterazione alla SPECT nei nuclei della base del trasportatore della dopamina e ridotto uptake di MIBG alla scintigrafia miocardica.

L'uso di neurolettici tradizionali deve essere evitato; per il trattamento della psicosi si deve ricorrere agli antipsicotici atipici come clozapina (12,5 mg/die), olanzapina (2,5 mg/die), quetiapina (25 mg/die) e risperidone (0,25 mg/die). Tali farmaci vanno somministrati al più basso dosaggio possibile prestando particolare attenzione agli effetti indesiderati, in particolare a quello sedativo.

La depressione è relativamente frequente nella LBD e può essere trattata con SSRI (citalopram, sertralina, paroxetina) evitando l'uso di antidepressivi triciclici per i loro effetti anticolinergici.

I segni parkinsoniani non sono diversi da quelli della MP, anche se sono rilevabili alcune differenze per la prevalenza dei sintomi assiali e dei disordini del cammino mentre il tremore a riposo è meno frequente.

La levodopa a bassi dosaggi è utilizzata ed è attiva nel trattamento dei segni motori parkinsoniani, ma ne vanno valutate le possibili conseguenze negative sui disturbi mentali [4].

Le allucinazioni e il decadimento cognitivo si correlano con una considerevole riduzione dell'attività colinergica corticale, di qui l'utilizzo di farmaci colinomimetici, malgrado il loro possibile effetto parkinsoniano. La rivastigmina, inibitore dell'acetil- e butirril-colinesterasi, a dosi di 6-12 mg/die, ha determinato in uno studio controllato una risposta favorevole sui deficit cognitivi e sui sintomi psicotici senza incidere sui disturbi motori. Effetti vantaggiosi sono stati osservati anche con l'uso di donepezil (5-10 mg/die). Nella LBD l'impiego dei farmaci colinomimetici diventa, pertanto, il trattamento di scelta per contrastare il progredire del decadimento cognitivo e controllare i sintomi psicotici e comportamentali: apatia, allucinazioni, delirio, disturbi del sonno.

Corea

Il movimento coreico è un movimento involontario rapido, irregolare e afinalistico. In rapporto alla distribuzione spaziale dei muscoli coinvolti, la corea è distinta in generalizzata, lateralizzata a un emisoma, focale o segmentale quando ne sono colpiti due distretti corporei contigui.

Il movimento ballico può essere considerato una variante di quello coreico e si riferisce a un ampio movimento severo e violento che interessa la porzione prossimale degli arti.

In base a una classificazione eziologica, le coree possono essere differenziate in: primarie, genetiche e secondarie (Tab. 28.2).

Tabella 28.2 • Classificazione delle coree in base all'eziologia: coree genetiche primarie e coree secondarie

Coree genetiche primarie	
Autosomiche dominanti	**Autosomiche recessive**
HD (4p16,3, huntingtina)	HD-like 3
HD-like 1 (20p12, Prp – fenotipo simile a HD)	Neuroacantocitosi
HD-like 2 (16q24, JPH3 – fenotipo simile a HD)	Malattia di Wilson
Corea benigna familiare a esordio precoce (14q13,1, TITF-1)	
Corea benigna familiare a esordio adulto (8q21)	X-linked
Dentato-rubro-pallido-luysiana (DPRLA-12p13,31)	Sindrome di Lesh-Nyham
Atassia spinocerebellare (SCA17-6q27, TBP)	
Atassia spinocerebellare (SCA 3-14q32.1, MJD1)	
Coree secondarie	
Coree immunomediate	Corea di Sydenham
	Lupus eritematoso sistemico (SLE)
	Sindrome da anticorpi anti-fosfolipidi
Coree infettive	Encefalite
	Meningite
Coree metaboliche-endocrine	
Coree indotte da farmaci	Discinesie tardive da bloccanti dopaminergici
	Discinesie da levodopa e dopaminoagonisti
Coree da lesioni strutturali	Vascolari
	Traumatiche
	Neoplastiche

L'aumentata attività dei recettori dopaminergici o l'eccesso di stimolazione dopaminergica sono i meccanismi proposti per spiegare l'insorgenza di corea da danno striatale. Ne consegue che le strategie terapeutiche per il controllo del sintomo coreico siano prevalentemente rivolte all'uso di farmaci bloccanti il recettore D2 striatale o farmaci depletori della dopamina presinaptica. Mentre la cura sintomatica dell'ipercinesia coreica è sostanzialmente simile nelle diverse eziologie, il trattamento specifico delle coree secondarie deve essere mirato, se possibile, alla causa della malattia [1].

Malattia di Huntington

La malattia di Huntington è una delle più importanti patologie neurodegenerative autosomico-dominanti dell'adulto. Si caratterizza per la triade sintomatologica: movimenti coreici, declino cognitivo sino alla demenza, disturbi psichiatrici e comportamentali. L'espansione della sequenza trinucleotidica CAG, da 40 o più triplette, nel gene IT-15 sul braccio corto del cromosoma 4 è la causa della malattia; espansioni maggiori si associano a un'età più precoce di esordio; soggetti portatori di 36-39 triplette possono sviluppare un fenotipo coreico per una penetranza incompleta del gene che codifica per una proteina di circa 348 kda denominata huntingtina.

L'inizio dei sintomi avviene solitamente nella 4ª-5ª decade di vita; la durata della malattia è compresa tra i 15 e i 20 anni [2]. La sua prevalenza in Europa è di 5-10/100.000.

L'anatomia patologica dimostra una progressiva atrofia dei nuclei caudati e putamen dove sono presenti gliosi e perdita dei neuroni spinosi GABAergici con inclusioni intranucleari neuronali derivanti dall'aggregazione di huntingtina mutata e ubiquitina.

Sebbene il movimento coreico sia l'aspetto distintivo della malattia, questo non risulta predittivo della disabilità che correla invece con la componente motoria acinetica, i sintomi distonico-rigidi e il deterioramento cognitivo-comportamentale [3].

Premesso che non vi sono terapie capaci di rallentare la progressione della malattia, alcune strategie terapeutiche sono mirate al controllo dei sintomi motori e psichiatrici.

Basse dosi di farmaci antipsicotici come aloperidolo (1-5 mg/die), pimozide (4-12 mg/die), tiapride (100-300 mg/die), sulpiride (200-600 mg/die), migliorano le ipercinesie coreiche bloccando i recettori dopaminergici striatali.

Anche tra i farmaci depletori delle monoamine a livello delle vescicole presinaptiche (soprattutto della dopamina), la tetrabenazina (50-100 mg/die) ha un effetto positivo sulla corea perché ne riduce le discinesie e ne migliora la disabilità motoria [4].

Il farmaco è ben tollerato adottando una lenta titolazione e gli effetti collaterali quali sedazione, acatisia, depressione, parkinsonismo sono abbastanza contenuti.

Singole segnalazioni sugli antipsicotici atipici – clozapina (150-400 mg/die), risperidone (1-6 mg/die), olanzapina (5-10 mg/die) – ne indicano la capacità di esercitare un'azione significativa sulle ipercinesie [5]. Gli antipsicotici sono utilizzati anche nella terapia di alcune manifestazioni psichiatriche quali delirio, aggressività e mania, frequenti nei pazienti coreici e relativamente indipendenti dal deterioramento motorio e cognitivo (v.Tab. 28.3).

Gli antipsicotici si iniziano a basse dosi e si aumentano gradualmente; il trattamento deve essere impiegato nelle ipercinesie soltanto se queste divengono disabilitanti e/o assumono aspetti severi di tipo ballico. L'uso degli antipsicotici può comportare l'acuirsi della componente acinetica e la comparsa di discinesie tardive contribuendo così a un'ulteriore diminuzione dell'autonomia motoria. È consigliabile, quindi, adottare più frequentemente gli antipsicotici atipici per la loro bassa incidenza di effetti collaterali di tipo extrapiramidale. Un approccio farmacologico alternativo nella cura delle ipercinesie consiste nell'impiego di benzodiazepine, come farmaci dotati di effetto sedativo e capaci di potenziare la trasmissione GABAergica.

La depressione e l'elevato rischio suicidario rendono necessario l'uso di SSRI (citalopram, escitalopram, fluoxetina, fluvoxamina, paroxetina, sertralina), degli inibitori misti del reuptake della serotonina e noradrenalina (duloxetina, venlafaxina) e dei più tradizionali antidepressivi triciclici.

I più recenti SSRI sono da considerarsi i farmaci di prima scelta nel trattamento dei disturbi depressivi.

L'irritabilità e i disturbi esplosivi sono sintomi frequenti nelle fasi iniziali e traggono beneficio da carbamazepina e valproato, come farmaci stabilizzanti dell'umore. Non esistono farmaci efficaci sulle funzioni cognitive e gli inibitori delle colinesterasi (rivastigmina e donepezil) non hanno modificato in modo significativo la progressione del deficit cognitivo.

Trattamenti neuroprotettivi mirati a controllare le funzioni ossidative mitocondriali con il coenzima Q_{10} o la ramacemide non hanno rallentato la progressione della disabilità funzionale.

Anche farmaci ad attività antiglutamatergica (baclofen, lamotrigina) non risultano vantaggiosi nel modificare il declino funzionale dei pazienti.

Nella malattia di Huntington il trapianto di cellule neuronali fetali ha dimostrato la sopravvivenza delle cellule nello striato dei pazienti, ma la risposta clinica è apparsa molto controversa. Questa procedura è, per il momento, soltanto sperimentale. In pochi casi di gravi discinesie coreiche sono state sperimentate tecniche di stimolazione cerebrale profonda del pallido con temporanea riduzione dei movimenti anomali.

Discinesie indotte da farmaci

Numerosi farmaci sono causa di ipercinesie coreiche. Gli antipsicotici bloccanti il recettore dopaminergico sono i medicamenti più frequentemente implicati, anche se calcioantagonisti, antistaminici, antiepilettici e dopaminoagonisti ne possono essere all'origine. Le due principali manifestazioni discinetiche da farmaci riguardano le discinesie acute e le discinesie tardive [6].

Le discinesie acute assumono un aspetto prevalentemente distonico, coinvolgono il distretto bucco-linguo-facciale e, in grado minore, la muscolatura assiale. Insorgono a breve distanza di tempo dalla somministrazione del farmaco e scompaiono dopo la sospensione dello stesso. Nella fase acuta si ottiene una buona regressione dei sintomi con l'uso di benzodiazepine come il diazepam o di anticolinergici per via parenterale come il biperidene 5 mg im.

Il termine "discinesie tardive" si applica a movimenti involontari persistenti, talora irreversibili, che compaiono dopo un trattamento prolungato con neurolettici o altri farmaci che interferiscono con la trasmissione dopaminergica. Nell'insieme i movimenti indotti da farmaci sono estremamente variabili e comprendono discinesie diverse (Tab. 28.4). L'ipercinesia coreica è comunque il sintomo più frequentemente osservato e si manifesta con movimenti rapidi e iterativi, diversi dalla variabilità del movimento coreico osservato nella malattia di Huntington. I movimenti anomali predominano nel distretto bucco-linguo-facciale,

Tabella 28.3 • Incidenza dei disordini psichiatrici nella Malattia di Huntington - revisione di studi diversi

Disordine psichiatrico	Incidenza (%)
Apatia	70
Depressione	23
Mania	4,8
Disturbi di personalità	20,2
Disturbi schizofreniformi	7,8
Irritabilità e disturbi esplosivi intermittenti	41,5
Suicidio	2,6
Disturbi della condotta sessuale	10,8

Tabella 28.4 • Discinesie tardive causate da farmaci che interferiscono con la trasmissione dopaminergica

Movimenti coreici bucco-linguo-masticatori
Stereotipie motorie
Distonie tardive
Tourettismo tardivo
Acatisia
Tremore tardivo
Mioclono tardivo

ma possono coinvolgere la muscolatura assiale e, in grado minore, gli arti. La prevalenza delle discinesie tardive varia dal 17 al 30% dei soggetti trattati con neurolettici. Fattori di rischio sono rappresentati da: età avanzata, preesistente encefalopatia, esposizione prolungata e posologia elevata dei farmaci.

Malgrado siano state proposte varie strategie terapeutiche, la prevenzione costituisce la misura più efficace di controllo. È consigliabile limitare l'uso dei farmaci neurolettici e valutare attentamente la necessità di arrivare a una loro sospensione, tenendo in considerazione che la remissione delle discinesie può avvenire dopo mesi dall'interruzione della terapia.

In caso di indicazione di un trattamento a lungo termine sono da privilegiare i neurolettici atipici come clozapina, olanzapina e quetiapina.

In presenza di discinesie coreiche gravi, trova indicazione l'uso di depletori della dopamina come la tetrabenazina (25-100 mg/die).

Le benzodiazepine, come il clonazepam, sono anche efficaci nelle forme lievi di discinesia. L'impiego degli anticolinergici (triesifenidile, biperidene) è consigliato nel trattamento delle discinesie tardive con aspetti distonici. In questi casi anche la tossina botulinica ha le medesime indicazioni adottate per le distonie focali primarie e secondarie.

Tremore

Il tremore è un movimento involontario, ritmico, oscillatorio di un segmento corporeo rispetto a un asse di equilibrio. Costituisce il disordine del movimento più diffuso nella pratica neurologica. Sulla base della fenomenologia clinica sono distinti due sottotipi di tremore: tremore a riposo e tremore di azione [7].

Il tremore a riposo compare in una parte corporea non attivata dal movimento e quando è stata eliminata la gravità.

Il tremore d'azione si presenta in occasione di una contrazione muscolare volontaria e comprende a sua volta il tremore posturale, il tremore isometrico e il tremore cinetico.

Il tremore posturale si osserva nel mantenimento della postura contro gravità, il tremore isometrico si manifesta quale effetto di una contrazione isometrica applicata contro un oggetto non spostabile.

Il tremore cinetico è ancora suddiviso in tremore cinetico semplice e in tremore intenzionale. Il tremore cinetico semplice si osserva durante un movimento volontario non diretto a un bersaglio specifico, mentre il tremore intenzionale si evidenzia in movimenti volontari finalizzati a una mira con l'ampiezza che si incrementa nella fase finale del movimento.

Il tremore compito-specifico compare in occasione di specifiche attività gestuali, come per esempio, la scrittura.

La diagnosi è formulata in rapporto a una classificazione sindromico-eziologica del tremore. In questo capitolo la terapia farà riferimento esclusivamente al tremore essenziale e a quello parkinsoniano, che sono le forme più frequentemente diagnosticate dal neurologo.

Tremore essenziale

Il tremore essenziale è un tremore posturale che tende a progredire lentamente negli anni, rimane monosintomatico e ha ereditarietà autosomica-dominante nel 60% dei casi. È prevalentemente localizzato agli arti superiori, ma può interessare, in ordine di frequenza, il capo, la mandibola, gli arti inferiori e l'apparato fonatorio.

Il trattamento di prima scelta prevede la somministrazione di propanololo (betabloccante non selettivo) a una posologia di 80-320 mg/die in 2-3 somministrazioni. Il farmaco va incrementato gradualmente iniziando con una dose di 20-40 mg/die. L'assunzione della formulazione ad azione protratta in unica somministrazione mattutina garantisce una migliore aderenza alla terapia. La risposta si manifesta sull'ampiezza e non sulla frequenza del tremore e il farmaco tende a perdere efficacia negli anni. Controindicazioni alla terapia con propanololo sono il blocco atrio-ventricolare, lo scompenso cardiaco congestizio, l'asma bronchiale.

Un altro farmaco rilevante nella cura del tremore è il primidone alla dose di 60-250 mg/die in singola somministrazione serale. Il dosaggio del primidone deve essere titolato lentamente da basse dosi (60 mg/die) che sono aumentabili in relazione alla risposta clinica osservata. Eventi avversi come nausea, sedazione, vertigini sono riscontrati frequentemente.

Il fenobarbital (100 mg/die) è una valida alternativa al primidone in caso di intolleranza a quest'ultimo. La combinazione di propanololo-primidone è raccomandata se il singolo farmaco è inefficace nel controllo della sintomatologia tremorigena.

Non vi sono dati concordanti sull'uso del gabapentin; tuttavia esso può essere utilizzato alla posologia di 1200-2400 mg/die.

Il clonazepam (1-6 mg/die) è impiegato per il tremore essenziale prevalentemente intenzionale, ma trova indicazione specifica per il tremore ortostatico primario, considerato una variante del tremore essenziale. Il tremore ortostatico si caratterizza per l'elettiva comparsa agli arti inferiori, e talora al tronco, durante la stazione eretta e si associa a una soggettiva sensazione di disagio e instabilità. Il rilievo obiettivo è caratterizzato da una fine vibrazione palpabile a livello dei muscoli quadricipiti; la diagnosi viene confermata dal tracciato EMG dove si registra un tipico pattern di attività oscillatoria a 16-18 Hz.

Nel trattamento del tremore ortostatico sono utili anche farmaci come primidone, propanololo e gabapentin.

Il tremore distonico è un tremore posturale/cinetico che si manifesta in segmenti corporei distonici. La tossina botulinica iniettata nei muscoli flesso-estensori del polso è efficace sia nel tremore distonico che nel tremore essenziale degli arti superiori.

Recentemente è stato riproposto un approccio neurochirurgico di DBS nel nucleo ventrale intermedio del talamo (VIM), efficace nei casi di grave tremore ipercinetico invalidante non responsivo al trattamento farmacologico.

Tremore parkinsoniano

Il tremore della MP può presentarsi, oltre che con il classico tremore a riposo a 4-6 Hz, come tremore d'azione posturale. Esistono alcune forme di MP che, nei primi anni di malattia, manifestano una sintomatologia esclusivamente tremorigena.

La levodopa è il trattamento di elezione e il più efficace del tremore parkinsoniano, ma sono impiegabili tutti i farmaci antiparkinsoniani.

Gli anticolinergici trovano un impiego limitato nelle forme iniziali prevalentemente tremorigene; l'associazione di propanololo e primidone alla levodopa e ai dopaminoagonisti è consigliata in presenza di un ampio tremore posturale. Nel tremore parkinsoniano, come seconda scelta, è attiva anche la clozapina (12,5-75 mg/die) in combinazione con la levodopa.

Bibliografia

Parkinsonismi

1. Geser F, Colosimo C, Wenning G. Multiple system atrphy (*MSA*). In: Beal F, Lang A, Ludolph A, eds. Neurodegenerative Disease: Neurobiology, Pathogenesis and Therapeutics. Cambridge University Press 2005; pp. 623-662.
2. Tolosa E, Vallderiola F, Pastor P. Progressive Supranuclear Palsy. In: Jankovic SS, Tolosa E, eds. Philadelphia: Lippincott-Williams & Wilkins 2002; pp. 152-169.
3. Girotti F, Soliveri P. Degenerazione Corticobasale. In: Martinelli P (eds.), Malattia di Parkinson e Sindromi Parkinsoniane. Bologna: CLUEB 2003; pp. 93-110.
4. Zijlmans J, Evans A, Fontes F et al.[123 I] FP-CIT Spect Study in Vascular Parkinsonism and Parkinson's disease. Mov Dis 2007; 22, 9:1278-1285.
5. Costantinuscu R, Richard I. Kurland R. Levodopa Responsiveness in Disorders with Parkinsonism: A review of the Literature. Mov Dis 2007; 22,15:2141-2148.
6. McKeith IG, Dickon DW et al. Diagnosis and management of dementia with Lewy bodies. Neurology 2006; 65:1863-1872.

Corea – Tremore

1. Gretz CG, Horn S. Chorea. In: pp. 228-233.
2. Biglan KM, Shoulson I. Huntington's disease. In: Jankovic SS, Tolosa E,eds, Parkinson's Disease and Movement Disorders. Philadelphia: Lippincott-Williams & Wilkins 2002; pp.212-227.
3. Van Vugt JP, Piett KK, Vink Lj et al. Objective assessment of motor slowness in Huntington's Disease: clinical correlates and 2 years follow-up. Mov Disord 2004;19:285-297.
4. Huntigton Study Group. Tetrabenazine as antichorea therapy in Huntigton. Neurology 2006; 66:336-372.
5. Girotti F, Carella F, Scagliano G et al. Effect of neuroleptic treatment of involuntary movements and motor performances in Huntigton's disease. J Neurol Neurosurg Psychiatry 1984; 47:848-852.
6. GershanikO. Drug-induced dyskinesias. In: Jiankovic SS, Tolosa E (eds.) Parkinson's disease Movement and Disorders. Philadelphia: Lippincott-Williams & Wilkins 2002; pp. 365-379.
7. Calzetti S. Tremore essenziale. In: Colosimo C (eds.). La Malattia di Parkinson e i Disturbi del Movimento. Roma: CIC 2005; pp. 307-343.

Capitolo 29

Atassie

Caterina Mariotti, Stefano Di Donato

Introduzione

Le atassie rappresentano un gruppo eterogeneo di patologie neurologiche, caratterizzate clinicamente da incoordinazione motoria e disturbi dell'equilibrio e del cammino. Questi disturbi possono presentarsi per patologie a carico di diverse regioni e/o vie di associazione del sistema nervoso centrale e periferico che controllano o partecipano al controllo del movimento, quali:
- cervelletto;
- cellule dei gangli dorsali;
- vie sensitive cordonali posteriori;
- vie spinocerebellari;
- contingente sensitivo dei nervi periferici.

Nelle atassie cerebellari i disturbi del cammino e l'incoordinazione dei movimenti volontari si accompagnano a disartria e ad anomalie dei movimenti oculari. La classificazione clinica e la diagnosi differenziale sono complicate dalla grande variabilità dei fenotipi clinici, di quelli neuropatologici e dei possibili aspetti genetici associati a queste patologie.

Le sindromi atassiche cerebellari e spinocerebellari possono essere sommariamente suddivise in:
- atassie congenite;
- forme acquisite, dovute a cause identificabili;
- atassie ereditarie;
- forme neurodegenerative sporadiche ad eziologia ignota (Tab. 29.1).

Le atassie congenite sono caratterizzate da anomalie nello sviluppo embrionario del cervelletto e delle sue connessioni. Queste forme sono spesso genetiche, per lo più a trasmissione di tipo autosomico recessivo o legata al cromosoma X. La definizione clinica di queste forme tiene conto sia del difetto di embriogenesi, sia della presenza di specifiche caratteristiche cliniche associate.

Le atassie acquisite comprendono patologie ad eziopatogenesi diversa, tra cui le forme da intossicazione da farmaci o sostanze neurotossiche, le autoimmuni (ad es., sclerosi multipla, sindromi paraneoplastiche), le infettive e post-infettive (meningiti, encefaliti virali), e quelle associate a malattie sistemiche (amiloidosi, celiachia, patologie endocrine). La terapia di queste affezioni dipende, ovviamente, dalla natura del processo eziopatogenetico (v. capitoli specifici). Per quanto riguarda le sindromi neurodegenerative idiopatiche, si tratta per lo più di patologie a esordio tardivo e a carattere progressivo per le quali l'approccio terapeutico è di tipo puramente sintomatico-palliativo.

In questo capitolo sarranno presentate in dettaglio le principali forme di atassia ereditaria, con particolare riferimento a quelle patologie per le quali è attualmente disponibile una terapia.

Atassie ereditarie

Le atassie ereditarie sono suddivise a seconda della modalità di trasmissione e del gene coinvolto (Tab. 29.1).

Atassie cerebellari autosomico-dominanti

Le atassie cerebellari a trasmissione autosomica dominante (*autosomal dominant cerebellar ataxias* – ADCA) sono state inizialmente classificate, sulla base di criteri esclusivamente clinici, in quattro sottogruppi: ADCA di tipo I, II, III, e atassie episodiche (EA) [1].

A. Sghirlanzoni (ed) *Terapia delle malattie neurologiche*. ISBN 978-88-470-1119-9; © Springer-Verlag Italia 2009

Tabella 29.1 • Classificazione delle sindromi atassiche

Congenite	Difetti di sviluppo embrionario	Esordio neonatale-infantile. Sporadiche, autosomico-recessive o legate all'X. Spesso segni clinici associati (ritardo mentale, atrofia ottica, spasticità) Forme non evolutive
Ereditarie	Autosomico-dominanti	ADCA tipo I-II-III (SCA e DRPLA) Atassie episodiche (EA)
	Autosomico-recessive	Atassia di Friedreich Atassia telangiectasia Atassia con aprassia oculomotoria Atassia da deficit di vitamina E Abetalipoproteinemia Refsum disease Altre atassie metaboliche
	X-linked	XLSA/A: atassia con anemia sideroblastica
	DNA mitocondriale	NARP-neuropatia, atassia, retinite pigmentosa MELAS, Encefalopatia mitocondriale, Acidosi lattica, episodi ictali (stroke)
Malattie SNC e SNP	Immunitarie	Sclerosi multipla, sindromi paraneoplastiche, autoimmuni
	Infettive	Infezioni virali acute, meningiti
	Neuropatie Neoplasie	Neuropatie sensitive, ganglionopatie
Malattie sistemiche	Endocrine Gastrointestinali	Ipoparatiroidismo-ipotiroidismo Celiachia, malassorbimento vitamina E
Degenerative sporadiche idiopatiche	Atrofia multisistemica (MSA)	Atrofia olivopontocerebellare (OPCA) Degenerazione striatonigra (SND) Sindrome di Shy-Drager (SDS)

Nelle ADCA di tipo I il quadro clinico è caratterizzato da atassia del cammino, incoordinazione degli arti e presenza di altri segni neurologici, quali: oftalmoplegia, rallentamento dei movimenti oculari saccadici, sintomi di tipo extrapiramidale (rigidità, parkinsonismo, discinesie, distonia), spasticità, amiotrofia, disturbi sfinterici, deterioramento cognitivo e neuropatia periferica.

Le ADCA di tipo II si caratterizzano per la presenza di retinite pigmentosa. Per il resto, il fenotipo clinico è sovrapponibile a quello delle ADCA di tipo I.

Le ADCA di tipo III sono rappresentate da forme di atassia cerebellare "pura", a esordio tardivo e lentamente evolutive.

Un quarto sottogruppo clinico è rappresentato dalle atassie periodiche (*episodic ataxias* – EA), suddivise in due forme: EA1 ed EA2 a seconda del tipo e della durata dei sintomi neurologici durante la fase critica e della sintomatologia presente nei periodi intercritici della malattia [1]. Nella EA1 gli attacchi sono di breve durata, alcuni secondi o minuti, e nel periodo intercritico sono presenti miochimie dei muscoli periorbitali o delle mani. L'EA2 si caratterizza per episodi di vertigine, atassia e disturbi dell'equilibrio che possono durare da alcune ore a qualche giorno. L'EA1 è causata da mutazioni nel gene per il canale del potassio, mentre l'EA2 nella maggior parte dei casi è causata da mutazioni nel gene codificante per il canale del calcio [2, 3].

Negli ultimi anni, la classificazione clinica delle ADCA I-II-III è stata ampiamente riconsiderata e ampliata alla luce delle scoperte genetico-molecolari, che hanno portato alla definizione di numerosi sottotipi di atassia spinocerebellare in base al locus genetico coinvolto [4, 5]. Fino a oggi sono stati descritti 28 sottotipi genetici di atassia spinocerebellare [4-8]. È inoltre comunemente inclusa nel gruppo delle atassie a trasmissione dominante la forma associata ad atrofia dentato-rubro-pallido luysiana (DRPLA) [9].

Il gene e la specifica mutazione genetica responsabile della malattia sono stati identificati in 15 di queste forme e in ben 7 casi (SCA1-2-3-6-7-17 e DRPLA)

la mutazione è rappresentata da una espansione patologica di una regione di triplette ripetute CAG. Studi
di correlazione tra genotipo e fenotipo hanno dimostrato che in molte di queste forme esiste una correlazione inversa tra lunghezza del tratto espanso ed età
di esordio e gravità della malattia [4, 5].

Da un punto di vista clinico è piuttosto difficile
differenziare i vari sottotipi genetici in modo da
poter indirizzare in maniera adeguata la diagnosi
molecolare. Tuttavia, sono state evidenziate alcune

caratteristiche cliniche che sembrano essere più frequentemente associate all'uno o all'altro genotipo
(Tab. 29.2). Per un inquadramento diagnostico
molecolare il più possibile efficace e rapido, può
risultare utile considerare, insieme alla storia famigliare e alle caratteristiche cliniche distintive di ciascun paziente, anche la provenienza geografica della
famiglia. Infatti, la frequenza relativa dei diversi
genotipi SCA varia a seconda della popolazione studiata [4-5].

Tabella 29.2 • Caratteristiche cliniche più frequentemente associate a specifici genotipi SCA e aspetti di diagnostica molecolare

	Caratteristiche cliniche distintive	Locus	Proteina	Mutazione
SCA1	Segni piramidali, nistagmo, riflessi OT aumentati	6p23	Ataxin 1	Espansione CAG 38-83
SCA2	Saccadici lenti, neuropatia periferica, ridotti riflessi OT, demenza, mioclono	12q24	Ataxin 2	Espansione CAG 35-64
SCA3	Restrazione palpebrale, segni extrapiramidali, nistagmo, amiotrofia	14q32	Ataxin 3	Espansione CAG 61-84
SCA4	Cerebellare pura o associata a neuropatia assonale sensitiva	16q22	PLEKHG4 Puratrophin-1	Mutazioni puntiformi
SCA5	Cerebellare pura, progressione lenta, esordio precoce	11p12	β-III Spectrin (SPTBN2)	Delezioni – Mutazioni puntiformi
SCA6	Progressione molto lenta, sindrome cerebellare pura	19p13	CACNA1A	Espansione CAG 20-33
SCA7	Retinopatia	3p14	Ataxin 7	Espansione CAG 37- > 300
SCA8	Neuropatia sensitiva	13q21	Ataxin 8 (Kelch-like 1)	Espansione CTG (3' UTR) 100-250
SCA10	Sindrome cerebellare pura, epilessia	12q13	Ataxin 10	ATTCT Intron 9 800-4500
SCA11	Sindrome cerebellare molto lentamente ingravescente	15q14	τ tubulin kinase 2 (TTBK2)	Inserz - Delez.- Mutaz. puntiformi
SCA12	Tremore, decadimento cognitivo	5q31	Protein phosphatase 2 PPP2R2B	Espansione CAG (5' UTR) 66-78
SCA13	Esordio precoce, bassa statura, ritardo mentale	19q13.3	KCNC3	Mutazioni puntiformi
SCA14	Mioclono	19q13.4	Protein kinase C γ (PRKCG)	Mutazioni puntiformi
SCA15	Sindrome cerebellare pura	3p26-p25	Inositol triphosphate receptor, type 1 (ITPR1)	Delezioni
SCA16	Tremore al capo e arti superiori	3p26,2	ITPR1	Stesso gene di SCA15
SCA17	Demenza, psicosi, coreoatetosi	6q27	TBP	Espansione CAG > 45
SCA18	Atassia cerebellare con disturbi sensitivi e atrofia muscolare neurogena	7q31-q32	?	?
SCA19	Atassia con decadimento cognitivo	1p21-q21	?	?
SCA20	Atassia con disfonia e calcificazione nuclei dentati	11	?	?
SCA21	Atassia e segni extrapiramidali	7p21.3	?	?
SCA22	Cerebellare pura (stesso locus SCA19)	1p21-q23	?	?
SCA23	Atassia del cammino e disartria	20p13-12,3		
SCA25	Atassia e neuropatia sensitiva	2p15		
SCA26	Cerebellare pura	19p13.3		
SCA27	Atassia, tremore, discinesia	13q34	FGF14	Mutazioni puntiformi
SCA28	Atassia, oftalmoplegia, iperreflessia	18p11		
DRPLA	Corea, demenza, mioclono, epilessia	12p	Atrophin 1	Espansione CAG 49-88

In Italia i genotipi più comuni sono rappresentati da SCA1 (41%, SCA2 (29%), e SCA 17 (5%) mentre SCA3, SCA6 e DRPLA sono molto rare (ciascuna circa 1%) [10]. Nel caso in cui, in una particolare famiglia, sia stata trovata la mutazione genetica responsabile della patologia ereditaria, è possibile eseguire lo stesso test anche su famigliari che sono a rischio di avere ereditato la malattia e non hanno manifestazioni cliniche (diagnosi presintomatica).

Bisogna comunque tenere presente che gli esami genetici disponibili per una analisi diretta di mutazione consentono di diagnosticare circa il 70% delle famiglie con ADCA. Vale a dire che circa il 30% dei pazienti con sicura storia famigliare per atassia ereditaria a trasmissione autosomica dominante non hanno mutazioni nei geni fino a oggi identificati.

Principi di terapia

Nel gruppo delle atassie ereditarie a trasmissione dominante, le uniche forme per le quali esista un'indicazione terapeutica precisa sono rappresentate dalle atassie episodiche. In queste forme il trattamento con acetazolamide, alla dose di 250-500 mg/die, si è dimostrato in grado di ridurre drasticamente la frequenza degli attacchi [11]. L'acetazolamide è stata anche impiegata nelle forme di SCA6 causate da un'espansione di triplette CAG nello stesso gene coinvolto nelle EA2, tuttavia i risultati della sperimentazione hanno dimostrato un'efficacia solo transitoria sulla sintomatologia atassica [12].

Per quanto riguarda le altre atassie spinocerebellari autosomico-dominanti, la terapia è attualmente di tipo puramente sintomatico-palliativo. Alcuni studi hanno evidenziato un parziale effetto del buspirone, agonista della 5-idrossitriptamina (5-HT), nell'attenuare l'instabilità posturale e l'incoordinazione motoria in pazienti con atassia cerebellare pura [13, 14]. Il buspirone è stato anche provato in pazienti con SCA3, e i risultati sono stati di un parziale miglioramento in un paziente e nessun beneficio in altri due pazienti. Il dosaggio usato è di 40-60 mg/die [15]. È stato dimostrato di recente un miglioramento della sintomatologia e degli aspetti neuropatologici in un modello animale di topo SCA1 trattato con litio, tuttavia non ci sono dati sperimentali su pazienti [16].

Atassie cerebellari autosomico-recessive

Solo alcune delle atassie autosomico-recessive sono state caratterizzate dal punto di vista genetico-molecolare. In queste forme la patogenesi sembra essere associata a "perdita di funzione" di specifiche pro-teine cellulari, coinvolte nei processi di omeostasi metabolica, nel controllo del ciclo cellulare o nei processi di riparazione del DNA.

Le forme più frequenti in Europa sono rappresentate da: atassia di Friedreich, atassia telangiectasia e atassia con aprassia oculare. Le altre forme note sono molto rare, ma importanti per le implicazioni terapeutiche ad esse associate [17].

Atassia di Friedreich

L'atassia di Friedreich (FRDAMIM 22300) è l'atassia genetica autosomico-recessiva più comune, ha una prevalenza nelle popolazioni di origine caucasica di 2×10^{-5} e una frequenza di soggetti portatori stimata di circa 1 su 100 individui. La malattia si caratterizza per un esordio generalmente antecedente i 25 anni e per la presenza di atassia progressiva del cammino, incoordinazione motoria, disartria, assenza dei riflessi osteotendinei, segno di Babinski e perdita delle sensibilità propriocettive [1]. La maggior parte dei pazienti presenta, inoltre, una cardiopatia ipertrofica.

Nella maggior parte dei casi la malattia è dovuta all'espansione patologica di un tratto di triplette GAA nel primo introne di un gene, localizzato sul cromosoma, che codifica per una proteina a localizzazione mitocondriale, chiamata frataxina [18]. Negli individui sani, la lunghezza del tratto GAA ripetuto contiene da 6 a 36 triplette, mentre nei pazienti con atassia di Friedreich la stessa regione può comprendere da 60 a 1.300 triplette. Nel caso dei pazienti omozigoti è stato dimostrato che per l'espansione, la lunghezza del tratto GAA dell'allele meno espanso correla inversamente con l'età di esordio dei sintomi [1]. Pazienti con espansioni ridotte hanno un esordio dei sintomi tardivo (anche dopo i 25 anni), un fenotipo clinico più lieve e di solito non presentano segni ecocardiografici di cardiomiopatia [20].

Da un punto di vista ezio-patogenetico, la malattia è associata a riduzione dei livelli cellulari di frataxina. La funzione precisa di questa proteina non è stata ancora del tutto chiarita. Studi sperimentali dimostrano che la carenza di frataxina si associa a un aumento della quantità di ferro intramitocondriale e a un difetto dell'attività degli enzimi fosfo-ossidativi [21, 22].

Principi di terapia

I dati a oggi disponibili hanno fatto supporre che i danni neurologici presenti nell'atassia di Friedreich derivino da un eccesso cellulare di radicali liberi. Di recente sono stati condotti diversi trial clinici basati sullo studio di una possibile attività terapeutica di diversi agenti antiossidanti, quali: la vitamina E, il coenzima Q_{10} e l'idebenone. Trattamenti con alte dosi di coenzima Q_{10} (400 mg/die) e vitamina E (2.100 UI/die) si sono dimostrati capaci di migliorare il metabolismo energetico muscolare e cardiaco dei pazienti [23]. Diversi trial clinici hanno invece dimostrato che l'idebenone riduce alcuni alcuni valori ecocardiografici indicativi di cardiomiopatia ipertrofica, quali lo spessore del setto interventricolare e la massa del ventricolo sinistro [24]. Il dosaggio usato in questi primi studi clinici è stato di 5 mg/kg/die. Tuttavia, il trattamento con idebenone a questo dosaggio non sembrava avere effetti specifici sulla sintomatologia neurologica. Recentemente, in uno studio controllato-randomizzato [25] è stato dimostrato un lieve miglioramento nei punteggi della scala neurologica specifica per le forme atassiche (ICARS) in pazienti trattati con idebenone alla dose di 45 mg/kg/die. L'effetto è stato particolarmente evidente nel gruppo dei pazienti che ancora non erano costretti in sedia a rotelle [26-28].

In questi ultimi anni sono stati studiati diversi nuovi approcci terapeutici per l'atassia di Friedreich, suggeriti da osservazioni riguardanti le caratteristiche neuropatologiche ed eziologiche della malattia. Partendo dall'osservazione di un importante accumulo di ferro nei pazienti con atassia di Friedreich, un gruppo di ricercatori ha tentato un approccio terapeutico basato sulla somministrazione di un farmaco chelante il ferro, il deferiprone. In questo studio "in aperto", è stato osservato che nel gruppo di pazienti trattati il contenuto di ferro (misurato tramite RMN) nei nuclei dentati cerebellari risultava ridotto e questo era associato a un minimo miglioramento del cammino [29]. Partendo invece dall'osservazione che l'eritropoietina umana ricombinante (r-HuEPO) è in grado di incrementare di circa 2 volte la quantità di fratassina in cellule FRDA trattate in vitro, Boesch et al. [30] hanno recentemente condotto uno studio su 12 pazienti ai quali è stata somministrata eritropoietina per via sottocutanea (5.000 U per 3 volte la settimana) per 12 settimane. In questo studio pilota è stato osservato un significativo aumento di fratassina nei linfociti dei pazienti trattati [30].

Atassia telangiectasia

L'atassia telangiectasia (AT, MIM 20800) ha una prevalenza di 1:100.000. La malattia si caratterizza clinicamente per atassia cerebellare a esordio precoce, aprassia oculare, ridotti riflessi osteotendinei, difetti immunitari, e predisposizione ai tumori. Tra i sintomi neurologici si possono osservare anche: coreoatetosi, distonia, mioclonie e tremore intenzionale. Le telangiectasie si manifestano in genere tardivamente rispetto all'esordio della sintomatologia neurologica. I difetti immunitari sono rappresentati da livelli ridotti di immunoglobuline IgA, IgE e IgG; circa il 30 % dei pazienti ha difetti dell'immunità cellulo-mediata e in particolare delle cellule T [31]. Inoltre, le cellule dei pazienti con AT presentano un'aumentata sensibilità alle radiazioni ionizzanti. Il gene responsabile della malattia è stato mappato sul cromosoma 11q22-q23. Il gene codifica per una proteina che sembra essere coinvolta nei processi di controllo-riparazione dei danni del DNA [32].

Non è disponibile alcuna terapia specifica per questa forma. Importante nella cura di questi pazienti e dei famigliari eterozigoti per la mutazione, la sorveglianza clinica per una diagnosi precoce di neoplasie.

Atassia con aprassia oculomotoria

L'atassia con aprassia oculomotoria (AOA, MIM 20820) è una sindrome eterogenea. Infatti, sono state identificate due forme distinte, una legata a un locus genetico sul cromosoma 9p13(AOA1) e un'altra associata a un locus sul cromosoma 9q34 (AOA2). La forma AOA1 è causata da mutazioni nel gene APTX, che codifica per una proteina chiamata apratassina, e si caratterizza per aprassia oculomotoria, atassia a esordio precoce (2-6 anni) e ipoalbuminemia [33, 34]. In pazienti di origine giapponese è stata inoltre segnalata la presenza di neuropatia periferica, ritardo mentale e, solo occasionalmente, aprassia oculomotoria (*early-onset cerebellar ataxia and hypoalbuminemia* – EOCA-HA). La forma AOA2, associata al locus 9q, è caratterizzata da atassia a esordio più tardivo (11-22 anni), occasionalmente accompagnata da aprassia oculomotoria o da aumentati livelli plasmatici di creatinchinasi, γ-globuline e α-fetoproteina. Il difetto genetico è dovuto alla perdita di funzione della proteina senatassina, probabilmente implicata nel controllo della riparazione del DNA di una singola elica [35].

Alcuni pazienti affetti da AOA1 hanno riduzione del contenuto muscolare di coenzima Q_{10} questo fatto suggerisce la possibilità di un beneficio associato a un trattamento con tale molecola. Al momento, tuttavia non ci sono dati sperimentali che supportino l'ipotesi [36].

Atassia associata a difetto di vitamina E

La vitamina E è una vitamina liposolubile a elevato potere antiossidante in grado di prevenire la perossidazione dei lipidi di membrana. È assorbita a livello intestinale e trasportata dai chilomicroni al fegato, dove, per azione di un trasportatore specifico, l'α-TTP (*alfa-tocopherol transfer protein*), è incorporata nelle lipoproteine a densità molto elevata. Ridotti livelli plasmatici di vitamina E possono derivare sia da un malassorbimento dovuto a patologie prevalentemente a carico dell'intestino, sia da malattie geneticamente determinate, quali l'abetalipoproteinemia e il deficit primario di vitamina E.

Abetalipoproteinemia

Nell'abetalipoproteinemia (MIM 200100), il quadro clinico è caratterizzato da atassia a esordio precoce, nistagmo, disartria, assenza dei riflessi osteotendinei, perdita delle sensibilità propriocettive e retinite pigmentosa. Gli esami di laboratorio dimostrano: assenza delle lipoproteine, VLDV e LDL, basse concentrazioni di colesterolo, trigliceridi e vitamine liposolubili, A, E, e K, e un'alta percentuale di acantociti nel sangue (50-100%) [37].

Da un punto di vista genetico, la malattia è eterogenea. In alcuni pazienti sono state descritte mutazioni nel gene che codifica per una subunità della proteina MTP (*microsomal triglyceride transfer protein*) implicata nella formazione e secrezione epatica di VLDL [38].

Atassia da difetto primario di vitamina E

L'atassia da difetto primario di vitamina (AVED, MIM 277460) è caratterizzata da un fenotipo clinico del tutto sovrapponibile a quello dell'atassia di Friedreich, a eccezione del coinvolgimento cardiaco [39]. Una caratteristica clinica considerata tipica dei pazienti con AVED è la presenza di *titubatio* del capo, presente in circa il 30% dei casi [39]. La malattia è piuttosto frequente nelle popolazioni dell'area mediterranea, in particolare nel Nord Africa.

Geneticamente questa forma è dovuta a mutazioni nel gene che codifica per l'α-*TTP*, sul cromosoma 8q13 [40]. La mutazione più frequentemente riscontrata nei pazienti è la delezione del nucleotide in posizione 744 (744delA). In alcuni pazienti, in particolare in quelli con la mutazione H101Q, l'atassia si associa a retinite pigmentosa [41].

Terapia

Il trattamento con alte dosi di Vitamina E (900-2100 UI/die) nella forma AVED, e di vitamine E e A nell'abetalipoproteinemia, è in grado di arrestare la progressione dei sintomi.

Naturalmente il trattamento è tanto più efficace quanto più precocemente iniziato. Risultano pertanto estremamente importanti la tempestività della diagnosi e l'analisi genetica dei famigliari asinto-

matici a rischio, nei quali la diagnosi molecolare, e quindi la somministrazione vitaminica, sono possibili anche prima dell'esordio della sintomatologia neurologica.

Malattia di Refsum

La malattia di Refsum (MIM 266500) è una forma di atassia recessiva molto rara. Si caratterizza per la presenza di atassia cerebellare, polineuropatia, retinite pigmentosa, iperproteinorachia, e per un accumulo a livello ematico e tissutale di acido fitanico [42]. La malattia è causata dalla mancanza di una proteina perossisomale denominata fitanolo-coenzima A-idrossilasi (PHYH), che catalizza la reazione di α-ossidazione dell'acido fitanico.

Il gene codificante per la PHYH è stato identificato e sono state descritte diverse mutazioni genetiche che inattivano l'enzima [43, 44].

Terapia

Il riconoscimento di questa rara malattia è importante perché l'acido fitanico è di origine alimentare ed è possibile arrestare o prevenire il danno neurologico con un appropriato regime dietetico [42-45].

Atassia da deficit primario di coenzima Q_{10}

Il difetto primario di coenzima Q_{10} (MIM 607426) si associa a tre distinti fenotipi clinici. In alcuni casi il disturbo è prevalentemente miopatico e si caratterizza per intolleranza all'esercizio e mioglobinuria, associati a epilessia e atassia. In un secondo gruppo di pazienti le manifestazioni cliniche sono rappresentate da una grave encefalopatia e da disturbi renali a esordio molto precoce. Altri pazienti, invece, si caratterizzano per atassia con atrofia cerebellare e, in alcuni casi, epilessia. In tutti questi pazienti è riscontrabile una ridotta concentrazione di CoQ_{10} a livello del muscolo, che varia dal 26 al 35 % dei valori normali [46, 47].

Terapia

Nei casi descritti fino ad ora, la somministrazione di CoQ_{10} al dosaggio di 10-20 mg/kg/die ha portato ad un significativo miglioramento dei disturbi neurologici, con scomparsa delle crisi epilettiche, riduzione dei disturbi atassici e miglioramento della stenia segmentaria.

Bibliografia

1. Harding AE. Classification of the hereditary ataxias and paraplegias. Lancet 1983; 1:1151-1155.
2. Browne DL, Gancher ST, Nutt JG et al. Episodic ataxia/myokymia syndrome is associated with point mutations in the human potassium channel gene, KCNA1. Nat Genet 1994; 8:136-140.
3. Jen JC, Graves TD, Hess EJ et al. Primary episodic ataxias: diagnosis, pathogenesis and treatment. Brain 2007; 130:2484-2493.
4. Taroni F, DiDonato S. Pathways to motor incoordination: the inherited ataxias. Nature Rev Neurosci 2004; 5:641-655.
5. Schöls L, Bauer P, Schmidt T et al. Autosomal dominant cerebellar ataxias: clinical features, genetics, and pathogenesis. Lancet Neurol 2004; 3: 291-304.
6. Dueñas AM, Goold R, Giunti P. Molecular pathogenesis of spinocerebellar ataxias. Brain 2006; 129:1357-1370.
7. Houlden H, Johnson J, Gardner-Thorpe C et al. Mutations in TTBK2, encoding a kinase implicated in tau phosphorylation, segregate with spinocerebellar ataxia type 11. Nat Genet 2007; 12:1434-1436.
8. Ishikawa K, Toru S, Tsunemi T et al. An autosomal dominant cerebellar ataxia linked to chromosome 16q22.1 is associated with a single-nucleotide substitution in the 5' untranslated region of the gene encoding a protein with spectrin repeat and rho Guanine-nucleotide exchange-factor domains. Am J Hum Genet 2005; 77:280-296.
9. Koide R, Ikeuchi T, Onodera O et al. Unstable expansion of CAG repeat in hereditary dentatorubral-pallidoluysian atrophy (DRPLA). Nat Genet 1994; 6:9-13.
10. Filla A, Mariotti C, Caruso G et al. Relative frequencies of CAG expansions in spinocerebellar ataxia and dentatorubropallidoluysian atrophy in 116 Italian families. Eur Neurol 2000; 44:31-36.
11. Jen J.Familial Episodic Ataxias and Related Ion Channel Disorders.Curr Treat Options Neurol 2000; 2:429-431.
12. Yabe I, Sasaki H,Yamashita I et al. Clinical trial of acetazolamide in SCA6, with assessment using the Ataxia Rating Scale and body stabilometry.Acta Neurol Scand 2001; 104:44-47.
13. Truillas P, Xie J, Adeleine P.Treatment of cerebellar ataxia with buspirone:a double-blind study. Lancet 1996; 348:759.
14. Truillas P, Xie J, Adeleine P et al. Buspirone, a 5-hydroxytryptamine$_{1A}$ Agonist, Is Active in cerebellar Ataxia. Arch Neurol 1997; 54:749-752.
15. Friedman JK. Machado-Joseph Disease/Spinocerebellar Ataxia 3 Responsive to Buspirone. Movement Disorders 1997; 12:613-614.
16. Watase K, Gatchel JR, Sun Y et al. Lithium therapy improves neurological function and hippocampal dendritic arborization in a spinocerebellar ataxia type 1 mouse model. PLoS Med 2007; 4:e182.
17. Fogel BL, Perlman S. Clinical features and molecular genetics of autosomal recessive cerebellar ataxias. Lancet Neurol 2007; 6:245-257.
18. Campuzano V, Montermini L, Moltò MD et al. Friedreich's Ataxia: Autosomal Recessive Disease Caused by an Intronic GAA Triplet Repeat Expansion. Science1996; 271:1423-1427.
19. Dürr A, Cossée M, Agid Y et al. Clinical and Genetic Abnormalities in patients with Friedreich's Ataxia. N Engl J Med 1996; 335:1169-1175.
20. Gellera C, Pareyson D, Castellotti B et al. Very late onset Friedreich's ataxia without cardiomyopathy is associated with limited GAA expansion in the X25 gene. Neurology 1997; 49:1153-1155.
21. Babcock M, De Silva D, Oaks R et al. Regulation of Mitochondrial Iron Accumulation by Yfh1p, a Putative Homolog of Frataxin. Science 1997; 276:1709-1712.
22. Koutnikova H, Campuzano V, Foury F et al. Studies of human, mouse and yeast homologues indicate a mitochondrial function for frataxin. Nat Genet 1997; 16:345-335.
23. Lodi R, Hart PE, Rajagopalan B et al. Antioxidant treatment improves in vivo cardiac and skeletal muscle bioenergetics in patients with Friedreich's ataxia. Ann Neurol 2001; 49:590-596.
24. Rustin P, von Kleis-Retzow JC, Chantrel-Groussard K et al. Effect of idebenone on cardiomyopathy in Friedreich's ataxia: a preliminary study. Lancet 1999; 354:477-479.
25. Mariotti C, Solari A, Torta D et al. Idebenone treatment in Friedreich patients: one-year-long randomized placebo-controlled trial. Neurology 2003; 60:1676-1679.
26. Di Prospero NA, Baker A, Jeffries N et al. Neurological effects of high-dose idebenone in patients with Friedreich's ataxia: a randomised, placebo-controlled trial. Lancet Neurol 2007; 6:878-886.
27. Pineda M, Arpa J, Montero R, e al. Idebenone treatment in paediatric and adult patients with Friedreich ataxia: Long-term follow-up. Eur J Paediatr Neurol 2008; Jan 28 [Epub ahead of print].
28. Ribaï P, Pousset F, Tanguy ML et al. Neurological, cardiological, and oculomotor progression in 104 patients with Friedreich ataxia during long-term follow-up. Arch Neurol 2007; 64:558-564.
29. Boddaert N, Le Quan Sang KH, Rötig A et al. Selective iron chelation in Friedreich ataxia: biologic and clinical implications. Blood 2007; 110:401-408.
30. Boesch S, Sturm B, Hering S et al. Friedreich's ataxia: clinical pilot trial with recombinant human erythropoietin. Ann Neurol. 2007 62:521-524.
31. Gatti RA, Boder E, Vinters HV et al. Ataxia telangiectasia: an interdisciplinary approach to pathogenesis. Medicine 1991; 70:99-117.
32. Savitsky K, Bar-Shira A, Gilad S et al. A single Ataxia Telangiectasia Gene with a Product Similar to PI-3 Kinase. Science 1995; 268:1749-1753.
33. Date H, Onodera O,Tanaka H et al. Early-onset ataxia with ocular motor apraxia and hypoalbuminemia is

caused by mutations in a new HIT superfamily gene. Nature Genet 2001; 29: 184-188.

34. Moreira M C, Barbot C, Tachi N et al. The gene mutated in ataxia-oculomotor apraxia 1 encodes the new HIT/Zn-finger protein aprataxin. Nature Genet 2001; 29: 189-193.

35. Moreira MC, Klur S, Watanabe M et al. Senataxin, the ortholog of a yeast RNA helicase, is mutant in ataxia-ocular apraxia2. Nature Genet 2004; 36: 225-227.

36. Le Ber I, Dubourg O, Benoist JF et al. Muscle Coenzyme Q_{10} deficiencies in ataxia with oculomotor apraxia 1. Neurol 2007; 68: 295-297.

37. Conner KE, Rosemberg RN. The genetic basis of ataxia: Abetalipoproteinemia. In Rosenberg RN, Prusiner SB, Di Mauro S, Barchi RL (eds) The Molecular and Genetic Basis of Neurological Disease (Second Edition) Boston: Butterworth-Heinemann 1997; 504-506.

38. Sharp D, Blinderman L, Combs KA et al. Cloning and gene defects in microsomal triglyceride transfer protein associated with abetalipoproteinemia. Nature 1993; 365:65-69.

39. Kayden HJ.The neurologic syndrome of vitamin E deficiency: a significant cause of ataxia. Neurology 1993; 43:2167-2169.

40. Ouahchi K, Arita M, Kayden H et al. Ataxia with isolated vitamin E deficiency is caused by mutations in the α-tocopherol transfer protein. Nat Genet1995; 9:141-145.

41. Yokota T, Shiojiri T, Arita M et al. Friedreich-like Ataxia with Retinitis Pigmentosa Caused by the His[101]Gln Mutation of the α-Tocopherol Transfer Protein Gene. Ann Neurol 1997; 41:826-832.

42. Refsum S, Salomonsen L, Skatvedt M Heredopathia atactica polyneuritiformis in children. J Pediat 1949; 35:335-343.

43. Jansen GA, Ofman R, Ferdinandusse S et al (1997) Refsum disease is caused by mutations in the phytanoyl-CoA hydroxylase gene. Nat Genet 1997; 17:190-199.

44. Jansen GA, Hogenhout EM, Ferdinandusse S. Human phytanoyl-CoA hydroxylase: resolution of the gene structure and the molecular basis of Refsum's disease. Hum Mol Genet 2000; 9:1195-1200.

45. Hungerbuhler JP, Meier C, Rousselle L et al. Refsum's disease: management by diet and plasmapheresis. Eur Neurol 1985; 24:153-159.

46. Di Giovanni S, Mirabella M, Spinazzola A et al. Coenzyme Q_{10} reverses pathological phenotype and reduces apoptosis in familial CoQ_{10} deficiency. Neurology 2001; 57:515-518.

47. Musumeci O, Naini A, Slonim AE. Familial cerebellar ataxia with muscle coenzyme Q_{10} deficiency. Neurology 2001; 56:849-855.

Capitolo 30

Tic e sindrome di Gilles de la Tourette

Giovanna Zorzi, Nardo Nardocci

Definizione e classificazione dei tic

I tic rappresentano uno dei disturbi del movimento più frequentemente incontrati nella patologia neurologica del bambino. Il tic si definisce come un movimento rapido e improvviso (tic motorio) o una emissione di suoni prodotti dal passaggio di aria attraverso il naso, la bocca o la gola (tic vocale) [1].

I tic sono classificati in base alla localizzazione anatomica, al numero, alla frequenza e all'intensità; possono essere inoltre semplici o complessi. I tic motori semplici coinvolgono un unico gruppo di muscoli, possono essere improvvisi, bruschi e rapidi (tic clonici) o più lenti e tali da determinare una postura anomala (tic distonici e tic tonici). Esempi di tic motori semplici sono: ammiccamento, arricciamento del naso, scosse del capo, movimenti oculogiri, apertura forzata della bocca. I tic motori complessi sono sequenze coordinate di movimenti, più o meno finalizzate.

I tic vocali semplici sono suoni involontari prodotti dal passaggio di aria attraverso il naso, la bocca o la gola, quali ad esempio inspirazioni con il naso, schiarimenti di gola, colpi di tosse ecc. Tic vocali complessi includono parole o espressioni più articolate, talora con carattere di oscenità (coprolalia) [1].

Le sindromi ticcose sono classificate in base al tipo di tic e all'andamento temporale. In accordo con il DSM-IV si distinguono quattro principali categorie [2]:
- sindromi ticcose transitorie;
- sindromi ticcose croniche;
- sindrome di Gilles de la Tourette;
- sindromi ticcose non altrimenti classificabili.

Sindrome di Gilles de la Tourette

La sindrome di Gilles de la Tourette (*Tourette syndrome* – TS) è caratterizzata dalla presenza di tic motori multipli associati a uno o più tic vocali. In passato era considerata una condizione rara, oggi si ritiene abbia una prevalenza di circa 5 per 10.000, ma alcuni studi riportano percentuali maggiori, fino a 299 per 10.000 [3, 4]. La condizione è più frequente nel sesso maschile con un rapporto di 4:1.

L'età d'esordio è compresa tra 2 e 18 anni (media 6-7 anni), generalmente con tic motori cui si associano nel tempo tic vocali. La sintomatologia ticcosa presenta un andamento fluttuante, con variazioni d'intensità, di frequenza e di morfologia. Generalmente raggiunge la massima espressione durante l'adolescenza, per attenuarsi nella vita adulta [5, 6].

Oltre alle manifestazioni ticcose, nella TS vi è una frequente comorbidità con alcuni disturbi comportamentali, che sono rappresentati principalmente dal disturbo da deficit di attenzione con iperattività (*attention deficit hyperactivity disorder* – ADHD) e disturbo ossessivo-compulsivo (*obsessive-compulsive disorder* – OCD) [2].

L'ADHD occorre dal 21 al 90% dei casi di *TS*, con valori significativamente superiori a quelli riscontrabili nella popolazione normale [7].

L'OCD, la cui prevalenza nella popolazione generale è stata calcolata tra 1,9 e 3,2%, si trova in associazione alla TS con percentuali che vanno dal 37 al 49% [8, 9]. Altre condizioni psicopatologiche, quali ansia, depressione, disturbi di personalità e disturbi della condotta, sono frequentemente descritti in questi pazienti, ma la loro relazione

A. Sghirlanzoni (ed) *Terapia delle malattie neurologiche*. ISBN 978-88-470-1119-9; © Springer-Verlag Italia 2009

con la TS non è chiara né è stata dimostrata una prevalenza maggiore rispetto alla popolazione generale [10].

Principi generali del trattamento dei tic e della sindrome di Gilles de la Tourette

Data la complessità delle manifestazioni cliniche osservate nella TS, il trattamento richiede un approccio multidisciplinare, che includa oltre a quello farmacologico – che rappresenta uno degli aspetti fondamentali – anche l'utilizzo di terapie educative-comportamentali e psicologiche. In linea di principio, non necessitano di farmaci quei pazienti con sintomatologia clinica lieve o moderata che mostrino di aver saputo integrare e adattare i sintomi nella propria vita. La scelta del tipo di trattamento farmacologico, comunque riservato ai casi in cui la sintomatologia clinica determini un significativo disfunzionamento, richiede una valutazione clinica accurata mirata a identificare il sintomo più invalidante della malattia. Numerosissimi sono i trattamenti farmacologici proposti per la TS, relativamente pochi sono i dati sulla loro reale efficacia derivanti da studi controllati su un cospicuo numero di pazienti, in particolare in età infantile.

Trattamento farmacologico dei tic

I farmaci più comunemente impiegati nel trattamento dei tic motori e vocali appartengono alla classe dei neurolettici: quelli di maggior impiego sono aloperidolo, pimozide, sulpiride e risperidone. Tra i farmaci a differente meccanismo d'azione trovano un esteso impiego la clonidina, le benzodiazepine e la tetrabenazina. In tabella 30.1 sono riportate le posologie delle principali sostanze impiegate.

Neurolettici

I farmaci neurolettici agiscono principalmente come antagonisti dei recettori dopaminergici, ma possiedono in misura variabile anche una attività colinergica, α-adrenergica, istaminica e serotoninergica.

Aloperidolo – È un derivato butirrofenonico, un antagonista dei recettori D2 ed è il farmaco più utilizzato in passato nel trattamento della TS [10]. La sua efficacia è stata valutata in numerosi studi aperti, con percentuali di miglioramento comprese tra il 78 e il 91% [11-13], e in alcuni studi in singolo o doppio cieco [14-16]. Tuttavia, in una alta percentuale di pazienti l'aloperidolo determina effetti collaterali che ne limitano l'uso a lungo termine; il suo utilizzo è quindi attualmente sconsigliato in età evolutiva [10, 13, 17].

Pimozide – È un derivato piperidinico con spiccata azione antagonista dei recettori dopaminergici D1. È tra i farmaci attualmente più impiegati nel trattamento della TS; la sua efficacia è stata valutata attraverso studi aperti o controllati in doppio cieco, con risultati comparabili o solo lievemente inferiori all'aloperidolo, ma con incidenza di effetti collaterali significativamente minori a lunga distanza [14-17].

Sulpiride – È una benzamide sostituita la cui efficacia è stata documentata in numerosi studi aperti e controllati, con risultati positivi in oltre la metà dei pazienti [18, 19].

Risperidone – È un derivato del benzisossazolo ed è un neurolettico atipico, con una spiccata attività antagonista oltre che dei recettori D2, dei recettori 2A e della serotonina. Alcuni recenti studi hanno documentato la sua efficacia nel 40-70% dei pazienti con TS e dimostrato una bassa incidenza di effetti collaterali di tipo extrapiramidale [20, 21].

Tabella 30.1 • Sostanze di più frequente uso nel trattamento dei tic e dei disturbi associati

Sostanza	Dose iniziale (mg/die)	Dose giornaliera (mg/die)
Aloperidolo (Serenase)	0,25	0,25-10
Pimozide (Orap)	0,5-1	1-6
Sulpiride (Dobren)	200	1.000
Risperidone (Risperdal, Belivon)	0,5	1-6
Clonidina (Catapresan)	0,025	0,1-0,3
Tetrabenazina (Xenazina)	10	25-50
Fluoxetina (Prozac)	2,5-5	2,5-40
Clomipramina (Anafranil)	25	50-200

Effetti collaterali dei farmaci neurolettici

I neurolettici sono sicuramente tra i farmaci più efficaci nel trattamento dei tic ma il loro utilizzo è limitato dalla comparsa di frequenti effetti collaterali, che si verificano in oltre l'80% dei pazienti [22], possono essere anche gravi e talora subdoli, difficili da identificare soprattutto nei soggetti in età evolutiva. La sedazione è il sintomo più frequentemente lamentato; essa è generalmente transitoria, ma talvolta di entità tale da determinare la sospensione del trattamento. Altri effetti collaterali sono i segni e sintomi extrapiramidali: alterazioni del tono dell'umore, disturbi del comportamento con manifestazioni aggressive, difficoltà di concentrazione, aumento dell'appetito, attacchi di panico, amenorrea e galattorrea. Meno frequenti sono l'ipotensione e l'ipotermia. In alcuni rari casi, l'aloperidolo è responsabile della comparsa di uno stato confusionale con sintomi psicotici della durata di alcune ore. Alcuni neurolettici, in particolare la pimozide, possono determinare alterazione dell'elettrocardiogramma (allungamento del QT); si raccomanda quindi di effettuare un ECG prima dell'inizio del trattamento e di ripeterlo ogni anno, soprattutto in corso di terapia ad alte dosi [23, 10].

Altri farmaci per il trattamento dei tic

Clonidina – È un agonista del recettore α2-adrenergico ed è efficace nella TS in particolare quando alla sintomatologia ticcosa si associa ADHD [7]. Il farmaco è disponibile sia nella preparazione orale che transdermica. La sua efficacia è stata valutata in studi aperti con miglioramenti definiti significativi nel 50-70% dei pazienti [24, 13]. Successivi studi controllati in singolo o in doppio cieco hanno evidenziato benefici inferiori [25-27]. Secondo alcuni autori è da considerarsi il farmaco di prima scelta nel trattamento della TS associata ad ADHD [10]. Gli effetti collaterali più frequenti sono: sedazione, bradicardia, insonnia, disturbi del tono dell'umore e ipertensione; la sospensione troppo rapida del farmaco può provocare crisi ipertensive.

Clonazepam – È una benzodiazepina a prevalente azione agonista del recettore α2-adrenergico e GABA-antagonista; è stato dimostrato efficace nel controllo della sintomatologia ticcosa in percentuali variabili di pazienti comprese tra il 53 e il 71%, soprattutto nei casi non particolarmente severi [25, 27]. Gli effetti collaterali più frequenti sono rappresentati da sonnolenza e affaticabilità.

Tetrabenazina – Agisce come depletore presinaptico della dopamina e possiede un'azione antagonista dei recettori dopaminergici. È stato impiegato con beneficio nel trattamento della TS; gli effetti collaterali più frequenti sono caratterizzati da depressione del tono dell'umore, affaticabilità e, più raramente, sintomi parkinsoniani [29].

Tossina botulinica – È un agente farmacologico che, iniettato a livello muscolare locale, inibisce il rilascio di acetilcolina a livello della giunzione neuromuscolare, riducendo quindi l'attività muscolare in maniera temporanea. Trova la sua principale indicazione nel trattamento delle distonie focali, ma in anni più recenti è stata impiegata anche in pazienti con tic motori. Target sono stati i muscoli oculari, facciali e del collo. In soggetti con tic vocali e coprolalia, la tossina è stata iniettata unilateralmente nelle corde vocali [30, 31]. Oltre al miglioramento dei tic, in questi pazienti è stato segnalato anche un beneficio globale [32].

Sono riportati in letteratura numerosi altri farmaci a differente meccanismo d'azione, quali agenti nicotinici, litio, calcio-antagonisti, oppiacei, carbamazepina, melatonina, immunosoppressori, terapia antibiotica e antivirale, terapia ormonale, che hanno determinato qualche beneficio in singoli o in limitate serie di pazienti. La loro efficacia deve essere però valutata su un numero maggiore di pazienti [10].

Trattamento dei disturbi associati

Gli inibitori selettivi della ri-captazione della serotonina, quali fluoxetina, sertralina, paroxetina e fluvoxamina sono la classe di farmaci principali per il trattamento dell'OCD [33, 34]. Il risperidone, oltre che sui tic, risulta efficace nel controllo dell'OCD, così come gli antidepressivi triciclici [20, 21, 35]. La terapia dell'ADHD è trattata (v. Cap. 48).

Trattamento chirurgico della sindrome di Gilles de la Tourette

Differenti approcci neurochirurgici sono stati proposti nei casi di TS particolarmente gravi e resistenti alle terapie mediche. Allo stato attuale, all'incirca 30 pazienti sono stati trattati con tecniche differenti, che includono talamotomie (nucleo dorsomediano e intermedio laterale), cingulotomie anteriori, leucotomia limbica, in alcuni casi con successo [10]. Tuttavia, per una corretta valutazione sono necessari un approccio unificato e più rigorosi criteri di selezione dei pazienti [36].

Terapie comportamentali

Differenti tecniche di terapia comportamentale sono state sviluppate per trattamento della TS, soprattutto in considerazione del fatto che in molti pazienti i farmaci non risultano efficaci e determinano la comparsa di effetti collaterali in alta percentuale dei casi. In letteratura sono riportati pochissimi studi controllati e le segnalazioni sono spesso effettuate su singoli pazienti o su piccole casistiche; è quindi difficile una valutazione complessiva della reale efficacia delle differenti tecniche [37]. Tra i principali tipi di terapia comportamentale, quella denominata *habit reversal training* è attualmente considerata la più promettente. Anche in studi controllati ha dimostrato un'efficacia definita soddisfacente nell'80-90% dei soggetti [38, 39].

Bibliografia

1. Jankovic J.Tourette syndrome. Phenomenology and classification of tic. Neurol Clin 1997; 15: 267-275.
2. American Psychiatric Association. Diagnostic and statistical manual of mental disorders. DSM-IV. 4 edn. American Psychiatric Association Washington (DC), 1994.
3. Apter A, Pauls DL, Bleich A et al. An epidemiological study on Gilles de la Tourette's syndrome in Israel. Arch Gentile Psychiatry 1993 ; 50:734-738.
4. Mason A, Banerjee S, Eapen V et al (1998) The prevalence of Tourette syndrome in a mainstream school population. Dev Med Child Neurol 1998; 40:292-296.
5. Bruun RD. Budman CL (1997) The course and prognosis of Tourette syndrome. Neurol Clin 1997; 15:291-298.
6. Robertson MM. Annotation: Gilles de la Tourette's syndrome: an update. J Child 7. Psychol Psychiatry 1994; 35:597-611.
7. Robertson MM. Eapen V. Pharmacologic controversy of CNS stimulan*TS* in Gilles de la tourette syndrome. Clin Neuropharmacol 1992; 15:408-425.
8. George MS, Trimble MR, Ring HA et al. Obsessions in obsessive-compulsive disorder with and without Gilles de la Tourette syndrome. Am J Psychiatry 1993; 150:93-97.
9. Dinan TG. Obsessive compulsive disorder: the paradigm shift. J Serotonin Res 1995; 1:19-25.
10. Robertson MM. Tourette syndrome, associated conditions and complexities of treatment. Brain 2000; 123:425-462.
11. Shapiro AK, Shapiro E, Wayne H. Treatment of Tourette's syndrome with haloperidol: review of 34 cases. Arch Gen Psychiatry 1973; 28:92-97.
12. Shapiro AK, Shairo E. Clinical efficacy of haloperidol, pimozide, penfluridol and clonidine in the treatment of Tourette Syndrome. Adv Neurol 1982; 35:383-386.
13. Singer HS, Gammon K, Quaskey AS. Haloperidol, fluphenazine and clonidine in Tourette syndrome: controversies in treatment. Pediatr Neurosci 1986; 12:71-74.
14. Ross MS, Moldofski H. A comparison of pimozide with haloperidol in the treatment of Gilles de la Tourette. Am J Psychiatry 1978; 135:585-587.
15. Shapiro E, Shapiro AK, Fulop G et al. Controlled study of haloperidol, pimozide and placebo for the treatment of Gilles de la Tourette. Arch gen Psychiatry 1989; 46:722-730.
16. Sandor P, Musisi S, Moldofski H et al. Tourette syndrome: a follow-up study. J Clin Pharmacol 1990; 10:197-199.
17. Sallee FR, Nesbitt L, Jackson C et al. Relative efficacy of haloperidol and pimozide in children and adolescents with Tourette's disorder. Am J Psychiatry 1997; 154:1057-1062.
18. Robertson MM, Schnieden V, Lees AJ. Management of Gilles de la Tourette syndrome using sulpiride. Clin Neuropharmacol 1990; 13:229-235.
19. George MS, Trimble MR, Robertson MM. Fluvoxamine and sulpiride in comorbid obsessive-compulsive disorder and Gilles de la Tourette syndrome. Hum Psychopharmacol 1993; 8:327-334.
20. Bruun RD, Budman CL. Risperidone as a treatment for Tourette's syndrome. J Clin Psychiatry 1996; 57:29-31.
21. Roberston MM, Scull DA, Eapen V et al. Risperidone in the treatment of Tourette syndrome: a retrospective case note study. J Psychopharmacol 1996; 10:317-320.
22. Chappel PB, Leckman JF, Riddle MA. The pharmacological treatment of tic disorders. Clin Adolesc Psychiatr Clin North Am 1995; 4:197-216.
23. Fulop G, Phillips RA, Shapiro AK et al. ECG changes during haloperidol and pimozide treatment of Tourette's disorder. Am J Psychiatry 1987 144:673-675.
24. Cohen DJ, Detlor J, Young JG et al. Clonidine ameliorates Gilles de la Tourette syndrome. Arch Gen Psychiatry 1980; 37:1350-1357.
25. Goetz CG. Clonidine and clonazepam in Tourette syndrome. Adv Neurol 1992 58:245-251.
26. Leckman JF, Detlor J, Harcherik DF et al. Short and long term treatment of Tourette's syndrome with clonidine: a clinical perspective. Neurology 1985; 35:343-351.
27. Leckman JF, Hardin MT, Riddle MA et al. Clonidine treatment of Gilles de la Tourette's syndrome. Arch Gen Psychiatry 1991; 48:324-328.
28. Jankovic J, Rohaidy H. Motor, behavioural and pharmacologic findings in Tourette's syndrome. Can J Neurol 1987; Sci 14:541-546.

29. Jankovic J, Beach J. Long term effec*TS* of tetra-benazine in hyperkinetic movemen*TS* disorders. Neurology 1997; 48:358-362.
30. Jankovic J, Hallet M (eds) Therapy with botulinum toxin. Marcel Dekker, New York.
31. Scott BL, Jankovic J, Donovan DT. Botulinum toxin injection into vocal cord in the treatment of malignant coprolalia associated with Tourette syndrome. Mov Disord 1996; 11: 431-433.
32. Trimble MR, Whurr R, Brookes G et al. Vocal tic in Gilles de la Tourette syndrome treated with botulinum toxin injections. Mov Disord 1998; 13:617-619.
33. Riddle MA, Hardin MT, King R et al. Fluoxetine treatment of children and adolescen*TS* with Tourette's and obsessive-compulsive disorders: preliminary clinical experience. J Am Acad Child Adolesc Psychiatry 1990; 29:45-48.
34 McDougle CJ, Goodman WK, Leckman JF et al. The efficacy of fluvoxamine in obsessive-compulsive disorder: effects of comorbid chronic tic disorder. J Clin Psychopharmacol 1993; 13:354-358.
35. Flament MF, Rapoport JL, Berg CJ et al. Clomipramine treatment of childhood obsessive-compulsive disorder: a double-blind controlled study. Arch Gen Psychiatry 1985; 42: 977-983.
36. Ackermans L, Temel Y, Visser-Vandevalle V. Deep brain stimulation in Tourette's Syndrome. Neurotherapeutics. 2008 Apr; 5 (2):339-44.
37. Piacentini J, Chang S. Behavioural treatment for Tourette syndrome and tic disorder: state of the art. Adv Neurol 2001; 85:319-331.
38. Azrin NH, Nunn RG. Habit reversal: a method of eliminating nervous habi*TS* and tic. Behav Res Ther 1973; 11:619-628.
39. Peterson AL, Campise RL, Azrin NH. Behavioural and pharmacological teratmen*TS* for tic and habit disorders: a review. J Dev Behav Pediatr 1994; 15:430-441.

Capitolo 31

Distonie

Nardo Nardocci, Giovanna Zorzi

Definizione

Il termine distonia definisce un movimento involontario patologico, conseguenza di un'alterazione del tono muscolare, caratterizzato dalla presenza di movimenti e posture anomale [1]. La distonia deve essere differenziata da altri movimenti patologici come il mioclono e la corea ed è il risultato di una disfunzione del sistema extrapiramidale, in particolare del circuito cortico-sottocortico-talamo-corticale [2]. La distonia può essere classificata, in base all'età di esordio, in infantile (0-12 anni), adolescenziale (13-20 anni) e adulta oppure, in base al coinvolgimento dei segmenti corporei, in focale, segmentaria, generalizzata ed emidistonia. La classificazione eziologica include la distonia primaria (DP), le sindromi distoniche plus, le distonie associate a malattie eredodegenerative e le distonie secondarie a condizioni patologiche acquisite.

La DP è una sindrome clinica in cui la distonia rappresenta l'unico segno neurologico, ad eccezione del tremore. Presenta uno spettro fenotipico ampio [3] e la sua gravità è determinata dall'età di esordio. I pazienti con esordio in età pediatrica evolvono in genere verso una generalizzazione della distonia, mentre l'insorgenza in età adulta, spesso nei muscoli craniali o cervicali, è raramente caratterizzata dal coinvolgimento di altri segmenti corporei o da generalizzazione [4, 5]. La DP ha una trasmissione autosomica dominante a ridotta penetranza (30-40 %) [6]. Nell'ambito della DP sono stati sino a identificati quattro differenti loci [3]. Il suo prototipo ad inizio infantile è la distonia causata dalla mutazione del gene DYT1 [7, 8]. Nell'ambito delle sindromi distoniche plus sono compresi quadri clinici caratterizzati dall'associazione della distonia con mioclono o parkinsonismo. In questo gruppo sono incluse la distonia dopa-responsiva [9] e la distonia mioclonica [10].

Fisiopatologia

Dal punto di vista neurofisiologico la co-contrazione dei muscoli antagonisti è un fenomeno ormai ben descritto e nella DP è stato dimostrato un deficit della inibizione reciproca tra gruppi muscolari antagonisti [11]. Il ciclo di recupero del *blink reflex* risulta alterato in pazienti con DP indicando un'anomalia del network interneuronale [12].

Studi più recenti con PET hanno supportato l'ipotesi che la distonia derivi dalla iperattività dei circuiti putaminali e che la riduzione dell'inibizione talamica sia responsabile di una eccessiva attività verso la corteccia premotoria e l'area supplementare motoria [13].

In uno studio *post mortem* di due pazienti affetti da DP è stata dimostrata un'alterazione della concentrazione di norepinefrina nel tronco dell'encefalo [14] mentre studi istopatologici al microscopio ottico non hanno evidenziato alterazioni significative [15].

Principi generali di trattamento

Ad eccezione di alcune circostanze in cui è possibile un trattamento eziologico, come nella malattia di Wilson o nelle forme dopa-responsive, nella maggioranza dei pazienti il trattamento è sintomatico e i risultati sono variabili. Le strategie terapeutiche devono dipendere dal tipo di distonia e includono la sistemica per via orale, il trattamento focale con denervazione chimica e diverse procedure chirurgiche. La terapia può essere particolarmente difficile. I pazienti non rispondono infatti in modo univoco e prima di raggiungere risultati soddisfacenti possono essere necessarie dif-

A. Sghirlanzoni (ed) *Terapia delle malattie neurologiche*. ISBN 978-88-470-1119-9; © Springer-Verlag Italia 2009

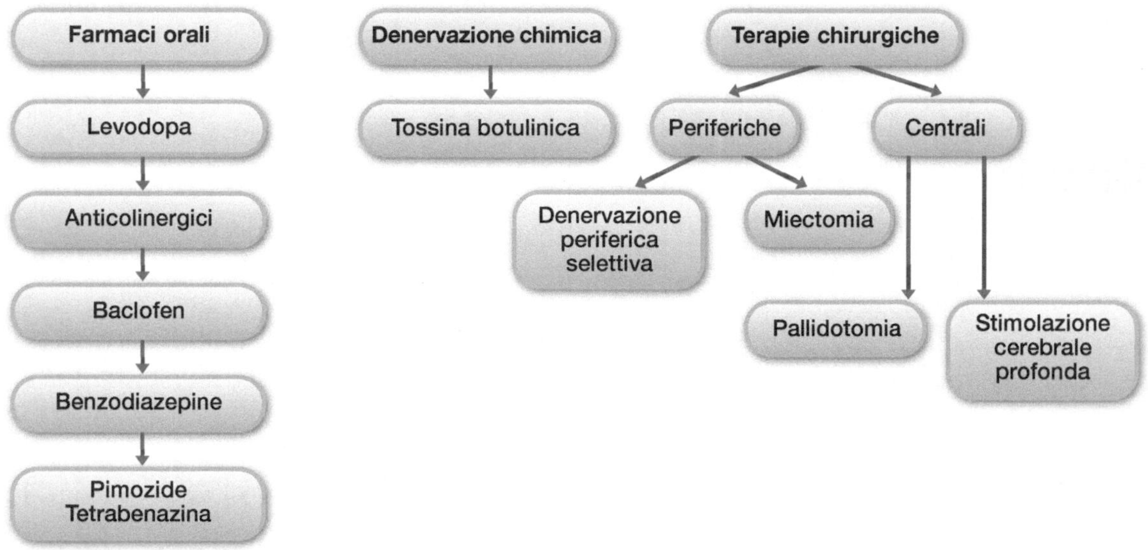

Figura 31.1 • Razionale della strategia terapeutica sistemica e dell'eventuale trattamento chirurgico della distonia.

Tabella 31.1 • Sostanze di più frequente uso nel trattamento sistemico della distonia

Sostanze	Dose iniziale (mg/die)	Dose giornaliera massima (mg/die)
Artane	1-2	80
Lioresal	5-10	120
Rivotril	0,5-1	5
Sinemet, Madopar	25	800
Orap	1	6
Xenazina	10	75

ferenti strategie. Nel capitolo saranno illustrate le terapie sistemiche orali più comunemente usate (Tab. 31.1), le differenti possibilità chirurgiche e il razionale della strategia terapeutica (Fig. 31.1). Il trattamento focale di denervazione chimica è trattato nel capitolo 33.

Terapia sistemica

I farmaci a meccanismo d'azione anticolinergico garantiscono i migliori risultati e rappresentano quindi la prima scelta nei pazienti adulti e la seconda, dopo il trattamento con L-dopa, nei pazienti con distonia a esordio infantile o adolescenziale. Alte posologie di somministrazione determinano una risposta clinica significativa [16, 17]. I farmaci anticolinergici possono essere poco tollerati; devono quindi essere inizialmente somministrati a basse dosi da aumentare in modo lento e progressivo sino al

raggiungimento del beneficio clinico o alla comparsa di effetti indesiderati. La maggioranza dei pazienti richiede una dose minima di 40 mg/die di triesifenidile, ma è riportata una efficacia a posologie anche molto superiori [18]. Gli anticolinergici risultano efficaci in circa il 50% dei pazienti in età pediatrica e in circa il 40% dei soggetti adulti [18]. Uno studio aperto condotto su 358 pazienti ha evidenziato una maggiore efficacia nei pazienti in cui il trattamento inizia nei primi 5 anni di malattia suggerendo l'indicazione al trattamento precoce, tuttavia l'efficacia tende a ridursi nel tempo [19].

Gli effetti collaterali includono disturbi della memoria, secchezza delle fauci, allucinazioni, disturbi dell'accomodazione, sedazione e disturbi della minzione.

Il baclofen, agente a meccanismo d'azione gabaergico [20], può essere utile nel trattamento della distonia generalizzata, segmentaria, focale e nell'emidistonia. In uno studio retrospettico condotto su 358 pazienti affetti da distonia, 108 erano stati trattati con baclofen e il 20% di questi aveva dimostrato una buona risposta. La posologia giornaliera variava da 25 a 120 mg con una media di 82 mg. I pazienti con esordio in età adulta avevano dimostrato una risposta clinica migliore rispetto a quelli con esordio in età pediatrica. In generale il baclofen è comunque meno efficace degli anticolinergici [21] e studi retrospettivi segnalano che solo il 13% dei pazienti con distonia generalizzata dimostra una buona risposta. L'associazione di baclofen con un anticolinergico può essere invece molto efficace nella distonia a esordio in età pediatrica [22]. Il trattamento con baclofen deve iniziare a basse dosi da aumentare lentamente sino al raggiungimento dei benefici o di effetti collaterali indesiderati. Questi includono sedazione, astenia e disturbi della memoria.

Le benzodiazepine possono essere utili nel trattamento della distonia generalizzata, segmentaria e focale. Il loro meccanismo di azione coinvolge la neurotrasmissione GABAergica. Le benzodiazepine sono meno attive degli anticolinergici o del baclofen nella distonia primaria mentre sembrano più utili nella distonia secondaria [19]. La sostanza più usata è il clonazepam, la cui posologia può variare da 2,5 a 12 mg/die [23]. I più frequenti effetti indesiderati consistono in sedazione e disturbi della memoria; il trattamento prolungato può determinare dipendenza.

La L-dopa può essere utile nel trattamento della distonia ed è il farmaco di prima scelta nella DP a esordio infantile e adolescenziale in quanto una piccola percentuale di questi pazienti è affetto da forme dopa-responsive [9]. Questi pazienti dimostrano una drammatica e persistente risposta al trattamento con L-dopa a dosaggi variabili da 125 a 1.000 mg/die [9, 24]. Recenti studi hanno dimostrato che la sindrome dopa-resposiva presenta un ampio spettro clinico ed eziologico [9, 25] che include differenti deficit del metabolismo della tetraidrobiopterina [9, 26]. Il trattamento di questi quadri esula dagli scopi del presente capitolo (v. letteratura specifica [27]).

Nel trattamento della distonia sono stati utilizzati numerosi farmaci dopamino-agonisti con risultati non significativi. Uno studio in doppio cieco condotto in pazienti con distonia cervicale non ha mostrato miglioramenti statisticamente significativi rispetto ai controlli trattati con placebo [28]. Gli effetti collaterali più frequenti dei dopamino-agonisti includono nausea, ipotensione ortostatica, stato confusionale, allucinazioni, vertigine e disturbi della memoria [28].

L'efficacia dei farmaci ad azione antidopaminergica è stata valutata in numerosi studi aperti su pazienti affetti da differenti tipi di distonia con risultati in genere poco significativi. Tuttavia, in uno studio in doppio cieco con pimozide a posologia da 4 a 6 mg/die condotto su una piccola serie di pazienti affetti da distonia focale, il 44% dei pazienti ha mostrato un beneficio [29].

La tetrabenazina è un altro antidopaminergico che si è dimostrato efficace nel trattamento della distonia. Il farmaco, che non è in commercio in Italia, ma è comunemente in uso in altri paesi europei, è un deplentore delle monoamine e blocca il recettore dopaminico.

La tetrabenazina è risultata efficace in studi in doppio cieco in pazienti con distonia focale, segmentaria, generalizzata e tardiva [30]. Gli effetti a lungo termine del trattamento sono stati studiati in una serie di 201 pazienti affetti da distonia idiopatica e disto-

nia tardiva. Il 62,9% dei pazienti con distonia idiopatica ha dimostrato un beneficio iniziale e il 45,4% di questi ha mantenuto il miglioramento dopo un periodo medio di somministrazione di circa 3 anni. La posologia variava da 25 a 75 mg/die. Gli effetti collaterali più importanti del trattamento sono depressione del tono dell'umore, sedazione, parkinsonismo, ipotensione ortostatica e acatisia [31].

La clozapina è un bloccante dopaminergico centrale atipico; la sua efficacia è stata studiata in studi aperti su piccole serie di pazienti. Il farmaco dimostra affinità per una numerosa serie di recettori che includono gli H1 muscarinici, 5-HT2, 5-HT3, α-adrenergici, D1, D2 e D5; il suo meccanismo d'azione è probabilmente legato al blocco dei recettori D1 [32]. La clozapina come gli altri neurolettici atipici ha una minore incidenza di effetti collaterali, in particolare tardivi. I risultati di questi studi, condotti a posologia giornaliera variabile da 75 a 400 mg/die hanno fornito risultati contraddittori [33, 34]. Gli effetti collaterali del farmaco includono, oltre a sedazione e ipotensione ortostatica, crisi epilettiche e una grave neutropenia. In considerazione dell'incidenza degli effetti collaterali e di sindromi tardive si ritiene che nei pazienti in età pediatrica il trattamento con farmaci antidopaminergici debba essere riservato alle condizioni più gravi e dopo avere verificato il fallimento delle altre opzioni di trattamento.

Numerosi altri farmaci sono stati utilizzati nel trattamento della distonia con risultati in genere poco significativi. Tra questi, la carbamazepina è efficace solo nell'11% di pazienti affetti da distonia di differente eziologia [23] e in alcuni casi isolati a esordio infantile [35, 36]. La carbamazepina rappresenta invece il trattamento di elezione di alcune forme di distonia parossistica nelle quali determina frequentemente il completo controllo della sintomatologia [37].

Terapia chirurgica

Il trattamento chirurgico della distonia deve essere preso in considerazione quando il trattamento medico sia inefficace o nelle condizioni in cui la disabilità funzionale risulti particolarmente marcata. Il trattamento chirurgico include procedure periferiche e procedure centrali.

Le procedure periferiche comprendono la rizotomia, la ramisectomia e la miotomia. Rizotomie e ramisectomia sono state utilizzate nella distonia cervicale. La miotomia è finalizzata alla riduzione della distonia attraverso la parziale sezione di muscoli specifici. Queste terapie sono state estesamente utilizzate in epoca precedente l'utilizzo della tossina botulinica e hanno attualmente perso gran parte del loro razionale di utilizzo. Tuttavia un recente studio retrospettico condotto su 58 pazienti sottoposti a rizotomia per distonia cervicale ha dimostrato che l'85% dei pazienti ne aveva tratto beneficio [38]. Inoltre, uno studio di follow-up a lungo termine condotto su 46 pazienti affetti da distonia cervicale sottoposti a procedure chirurgiche periferiche selettive che includevano rizotomia, ramisectomia e miotonie, ha dimostrato che il 48% dei pazienti ha avuto un risultato definito eccellente, persistente a una distanza di tempo media di 6,5 anni dall'intervento [39]. Tra i possibili effetti collaterali di queste procedure si segnalano: paralisi di elevazione dell'arto superiore, ipostenia della muscolatura del collo e disfagia.

Un'altra procedura chirurgica periferica è il trattamento con baclofen intratecale ottenuto attraverso l'impianto sottocutaneo di una pompa di infusione che raggiunge lo spazio intratecale attraverso un apposito catetere (v. Cap. 32). Questa tecnica permette di raggiungere concentrazioni liquorali di farmaco usualmente non raggiungibili con la somministrazione per via orale a causa degli effetti collaterali e di ottenere risultati terapeutici migliori.

La procedura è efficace nel trattamento della spasticità, ma la sua utilità nella distonia è ancora controversa. Nonostante isolate segnalazioni di risposte positive [40, 41], uno studio retrospettico condotto su 25 pazienti affetti da distonia generalizzata o segmentaria non ha dimostrato alcuna modificazione significativa della distonia rispetto alla fase pretrattamento [42, 43].

Un ulteriore studio retrospettico condotto su 14 pazienti affetti da distonia primaria e secondaria non ha rilevato alcun miglioramento statisticamente significativo [44]. Le possibili complicazioni includono problemi connessi a iperdosaggio del farmaco, depressione respiratoria, infezione liquorale, malfunzionamento della pompa, distacco del catetere.

La chirurgia del sistema nervoso centrale può essere utile nel trattamento della distonia e deve essere riservata ai pazienti con distonia grave e poco responsiva al trattamento medico.

Talamotomia e pallidotomia sono state utilizzate in pazienti con distonia generalizzata o emidistonia. La procedura si avvale di metodiche di tipo stereotassico e consiste nel determinare una lesione nel nucleo desiderato. I favorevoli risultati della talamotomia inizialmente riportati [45] non sono stati confermati successivamente [46].

Uno studio prospettico condotto su 56 pazienti ha dimostrato che il 34% dei pazienti ha presentato un miglioramento di durata variabile nel tempo, in particolare della distonia degli arti, mentre la distonia assiale non ha presentato alcuna modificazione [47]. Nei vari studi, particolarmente in conseguenza di lesioni talamiche bilaterali, viene segnalata una incidenza piuttosto alta di effetti collaterali, nella maggioranza dei casi transitori, che includono disartria, emiparesi, atassia, modificazioni della personalità e disturbi del tono dell'umore.

Pallidotomia

È la seconda procedura di lesione per via stereotassica utilizzata nel trattamento della distonia. Anche in questo caso l'interesse verso la metodica è stato basato su numerose segnalazioni della sua efficacia nel trattamento dei sintomi distonici associati alla malattia di Parkinson.

Uno studio recente su una piccola serie di pazienti sottoposti a pallidotomia riporta risultati interessanti dimostrando un miglioramento medio del 62,5% alla *Unified Dystonia Rating Scale* (UDRS) [48].

Inoltre, uno studio comparativo tra talamotomia e pallidotomia condotto su 32 pazienti ha rilevato risultati significativamente migliori nei pazienti sottoposti a pallidotomia [49].

Stimolazione cerebrale profonda

È la procedura chirurgica di più recente introduzione. Consiste nell'inserimento per via stereotassica di elettrodi stimolatori nel nucleo desiderato, usualmente il globo pallido interno; gli elettrodi sono connessi a un pace-maker sottocutaeo toracico i cui parametri di stimolazione possono essere modificati in base alla risposta clinica. Il trattamento della distonia con stimolazione del pallido ha dato risultati molto incoraggianti e deve essere incluso nelle opzioni terapeutiche. Infatti, dopo alcune isolate segnalazioni [50, 51], studi condotti su piccole serie di pazienti hanno riportato risultati favorevoli in particolare nei pazienti affetti da distonia primaria a esordio infantile e adulta, in particolare quando associata alla mutazione DYT1 [52-54]. L'efficacia di questa terapia è confermata dai primi studi prospettici [55].

La stimolazione cerebrale profonda rappresenta una procedura efficace, meno invasiva delle altre tecniche chirurgiche di lesione e gravata da una minore incidenza di effetti collaterali. I problemi principali della procedura sono il costo, l'esiguità delle strutture in grado di effettuare il trattamento, il tempo necessario per ottimizzare i parametri di stimolazione. Tra le complicazioni si segnalano infezioni ed emorragia intracranica. Molto recentemente è stata evidenziata l'efficacia della stimolazione corticale nel trattamento di una particolare forma di distonia definita come distonia "fissa" [56]; questo risultato apre prospettive aggiuntive al trattamento con tecniche di stimolazione cerebrale della distonia.

Immobilizzazione

Un recente studio descrive l'utilità dell'immobilizzazione prolungata (4-5 settimane) verificata in una serie di 8 pazienti affetti da distonia focale dell'arto superiore resistente alla terapia medica [54]. Il meccanismo proposto per spiegarne l'efficacia coinvolge la patofisiologia della distonia dell'arto superiore che include l'allargamento della rappresentazione corticale dei muscoli affetti [55]. L'immobilizzazione e la conseguente inattività delle aree corticali patologicamente sovrarappresentate favorirebbe la normalizzazione della rappresentazione corticale dell'arto e la riduzione o scomparsa della distonia [56]. L'effetto collaterale più significativo del trattamento è l'ipostenia muscolare alla rimozione dello splint poi gradualmente risolta [54].

Prospettive future

Le nuove tecniche di imaging, l'elaborazione di modelli animali, l'avvento di tecniche di biologia molecolare hanno aumentato le conoscenze sulla distonia e la comprensione dei processi patologici di alcune malattie ad espressività distonica. Una migliore comprensione della patofisiologia della distonia potrà facilitare l'identificazione di nuovi farmaci. L'avvento delle nuove tecniche di stimolazione cerebrale profonda permette il trattamento della distonia generalizzata senza provocare lesioni cerebrali o significativi effetti collaterali e promette di rappresentare il trattamento di elezione per alcune forme di distonia progressiva ereditaria a esordio infantile. Infine sono ipotizzabili nel prossimo futuro nuove strategie terapeutiche come la terapia genica e l'utilizzo di cellule staminali.

Bibliografia

1. Fahn S. Concept and classification of dystonia. Adv Neurol 1988; 50:1-8.
2. Eidelberg D, Moeller JR, Ishikawa et al.. The metabolic topography of idiopathic torsion dystonia. Brain 1995; 118:1473-1484.
3. Bressman SB, de Leon D, Raymond D et al. Clinical-genetic spectrum of primary dystonia. Adv Neurol 1998; 78:79-91.
4. Marsden CD, Harrison MJG, Bundey S. Natural history of idiopathic torsion dystonia. Adv Neurol 1976; 14:177-187.
5. Angelini L, Nardocci N, Rumi V et al. Idiopathic dystonia with onset in childhood. J Neurol 1989; 236:319-321.
6. Bressman SB, de Leon D, Kramer PL et al. Dystonia in Ashkenazi Jews: clinical characterization of a founder mutation. Ann Neurol 1994; 36:771-777.
7. Bressman SB, Sabatti C, Raymond D et al. The DYT1 phenotype and guidelines for diagnostic test. Neurology 2000; 54:1746-1752.
8. Zorzi G, Garavaglia B, Invernizzi F et al. Frequency of DYT1 mutation in Italian Dystonic patients. Mov Disord 2002; 17:407-408.
9. Furukawa Y, Kish SJ. Dopa-responsive dystonia: recent advances and remaining issues to be addressed. Mov Disord 1999; 14:709-715.
10. Gasser T. Inherited myoclonus-dystonia syndrome. Adv Neurol 1998; 78:325-333.
11. Berardelli A, Rothwell JC, Hallett M et al. The pathophysiology of primary dystonia. Brain 1998; 121:195-212.
12. Benabid AL, Benazzouz A, Limousin P et al. Dyskinesias and the subthalamic nucleus. Ann Neurol 2001; 47:S189.
13. Playford ED, Passingham RE, Marsden CD et al. Increased activation of frontal areas during arm movement in idiopathic torsion dystonia. Mov Disord 1998; 13:309-318
14. Hornykiewicz O, Kish SJ, Becker LE et al. Biochemical evidence for brain neurotransmitter changes in idiopathic torsion dystonia (dystonia muscolorum deformans). Adv Neurol 1988; 50:157-165.
15. Zeman W, Dyken P. Dystonia muscolorum deformans. In: Vinken PJ, Bruyn GW (eds) Handbook of clinical neurology. Vol 6. North-Holland, Amsterdam 1968; 517-543.
16. Fahn S High dosage anticholinergic therapy in dystonia. Neurology 1986; 33:1255-1261.
17. Burke RE, Fahn S, Marsden CD. Torsion dystonia: a double-blind prospective trial of high-dosage trihexyphenidyl. Neurology 1986; 36:160-164.
18. Fahn S. Generalized dystonia: concept and treatment. Clin Neuropharmacol 1986; 9:S37-S48.
19. Greene P, Shale H, Fahn S. Experience with high dosages of anticholinergic and other drugs in the treatment of torsion dystonia. Adv Neurol 1998; 50:547-556.
20. Davidoff RA. Antispasticity drugs: mechanisms of action. Ann Neurol 1985; 17:107-116.
21. Bressman SB. Dystonia update. Clin Neuropharmacol 2000; 23 (5):239-251.
22. Greene PE, Fahn S. Baclofen in the treatment of idiopathic dystonia in children. Mov Disord 1992; 7 (1):48-52.
23. Greene P, Shale H, Fahn S. Analisys of open-label trials in torsion dystonia using high-dosages of anti-

cholinergics and other drugs. Mov Disord 1998; 3 (1):46-50.

24. Bandmann O, Valente, EM, Holmans P et al. Dopa-responsive dystonia: a clinical and molecular genetic study. Ann Neurol 1998;44:649-656.

25. Bandmann O, Marsden CD, Wood N. Atypical presentation of DOPA responsive dystonia. Adv Neurol 1998; 78:283-290.

26. Blau N, Barnes I, Dhondt JL. International database of tetrahydrobiopterin deficiency. J Inherited Metab Dis 1993; 19.

27. Thony B, Auerbach G, Blau N. Tetrahydrobiopterin biosynthesis, regeneration and functions. Biochem 1993; J 347:1-16.

28. Teravainen H, Calne S, Burton K et al. Efficacy of dopamine agonists in dystonia. Adv Neurol 1988; 50:571-578.

29. Lal S, Hoyte K, Kiely ME et al. Neuropharmacological investigations and treatment of spasmodic torticollis. Adv Neurol 1979; 32:783-787.

30. Jankovic J Treatment of hyperkinetic movement disorders with tetrabenazine: a double-blind crossover study. Ann Neurol 1982;11:41-47.

31. Jankovic J, Beach J Long term effects of tetrabenazine in hyperkinetic movement disorders. Neurology 1997; 48 (2):358-362.

32. Trugman JM, Leadbetter R, Zalis ME et al. Treatment of severe axial tardive dystonia with clozapine: case report and hypothesis. Mov Disord 1994; 9:441-446.

33 Karp BI, Goldstein SR, Chen R et al. An open trial of clozapine for dystonia. Mov Disord 1999; 14:652-657.

34. Burbaud P, Guehl D, Lagueny A et al. A pilot trial of clozapine in the treatment of cervical dystonia. J Neurol 1998; 245:329-331.

35. Geller M, Kaplan B, Christoff N.Dystonic symptoms in children: treatment with carbamazepine. JAMA 1974; 229:1755-1758.

36 Garg BP. Dystonia musculorum deformans: implications of therapeutic response to levodopa and carbamazepine. Arch Neurol 1982; 39:376-381.

37. Nardocci N Fernandez-Alvarez E, Wood N, Spacey SD, Richter A. The paroxysmal dyskinesias. In: Guerrini R, Aicardi J, Andermann F, Hallet M (eds) Epilepsy and movement disorders. Cambridge University Press, 2002,125-139.

38. Krauss JK, Koller R, Burgunder JM. Partial myotomy/myectomy of the trapezius muscle with an asleep-awake-asleep anesthetic technique for treatment of cervical dystonia. J Neurosurg 1999; 91:889-891.

39. Krauss JK, Toups EG, Jankovic J et al. Symptomatic and functional outcome of surgical treatment of cervical dystonia. J Neurol Neurosurg Psychiatry 1997; 63:642-648.

40. Paret G, Tirosh R, Ben Zeev B et al. Intrathecal baclofen for severe torsio dystonia in a child. Acta Paediatrica 1996; 85 (5):635-637.

41 Jaffe MS, Nienstedt LJ. Intrathecal baclofen for generalized dystonia: a case report. Arch Phys Med Rehab 2001; 82(6):853-855.

42. Ford B, Greene P, Louis ED et al. Use of intrathecal baclofen in the treatment of patients with dystonia. Arch Neurol 1996; 53:1241-1246.

43. Albright AL, Barry MJ, Fasick P et al. Continuous intrathecal baclofen infusion for symptomatic generalized dystonia. Neurosurgery 1996; 38 (5):934-939.

44. Walker RH, Danisi FO, Swope DM et al. Intrathecal baclofen for dystonia: benefits and complications during six years of experience. Mov Disord 2000; 15(6):1242-1247.

45. Cooper IS. Twenty-year follow-up on the neurosurgical treatment of dystonia musculorum deformans. Adv Neurol 1976; 14:423-452.

46. AndrewJ, Fowler C, Harrison MJG Stereotaxic thalamotomy in 55 cases of dystonia. Brain 1983; 106:981-1000.

47. Tasker RR, Doorly T, Yamashiro K Thalamotomy in generalized dystonia. Adv Neurol 1998; 50:615-631.

48. Ondo WG, Desaloms M, Jankovic J et al. Pallidotomy for generalized dystonia. Mov Disord 1998; 13 (4):693-698.

49. Yosher D, Hamilton WJ, Ondo W et al. Comparison of thalamotomy and pallidotomy for the treatment of dystonia. Neurosurgery 2001; 48 (4):818-824.

50. Kumar R, Dagher A, Hutchison WD et al. Globus pallidus deep brain stimulation for generalized dystonia: clinical and PET investigation. Neurology 1999; 53:871-874.

51. Angelini L, Nardocci N, Estienne M et al. Life threatening dystonia-dyskinesias in a child: successful treatment with bilateral pallidal stimulation. Mov Disord 2000; 15:1010-1012.

52. Vercueil L, Pollak P, Fraix V, et al. Deep brain stimulation in the treatment of severe dystonia. J Neurol 2001; 248 (8):695-700.

53. Coubes P, Roubertie A, Vayssiere N et al. Treatment of DYT1-generalised dystonia by stimulation of the internal globus pallidus. Lancet 2000; 355:2220-2221.

54. Zorzi G, Marras C, Nardocci N et al. Stimulation of the globus pallidus internus for childhood-onset dystonia. Mov Disord. 2005; 20(9):1194-1200.

55. Vidailhet M, Vercueil L Houeto JL et al. Bilateral, pallidal, deep-brain stimulation in primary generalised dystonia: a prospective 3 year follow-up study. Lancet Neurol. 2007; 6(3):223-229.

56. Romito LM, Franzini A, Perani D, et al. Fixed dystonia unresponsive to pallidal stimulation improved by motor cortex stimulation. Neurology 2007; 68 (11):875-876.

57. Priori A, Pesenti A, Cappellari A et al. Limb immobilization for the treatment of focal occupational dystonia. Neurology 2001; 57 (3):405-409.

58. Byrnes ML, Thickbroom GW, Wilson SA et al. The corticomotorrepresenation of upper limb muscles in writer's cramp and changes following botulinum toxin injection. Brain 1998; 121:977-988.

59. Lieper J, Tegenthoff M, Malin JP Changes of cortical motor area size during immobilization. Electroenceph Clin Neurophysiol1995; 97:382-386.

Capitolo 32

Spasticità

Ivano Dones

Definizione

La spasticità è un incremento patologico e velocità-dipendente del tono muscolare – dovuto a ipereccitabilità dei riflessi di stiramento – che si traduce nell'aumentata resistenza ai movimenti passivi, nell'incapacità di frazionare l'esecuzione del movimento e nell'inappropriata attività dei muscoli antagonisti [1].

Fisiopatologia

La spasticità è il risultato dell'ipereccitabilità dei motoneuroni spinali α, conseguente all'interruzione del controllo modulatorio sovrasegmentario esercitato dalle vie corticospinali, vestibolospinali e reticolospinali. Alla base del fenomeno della spasticità vi possono essere l'alterazione dei meccanismi di inibizione sia reciproca sia non reciproca dei motoneuroni α che controllano gruppi muscolari antagonisti. Le fibre afferenti Ia provvedono al trasporto degli input diretti dai fusi muscolari ai motoneuroni α, i quali creano sinapsi con interneuroni spinali ad effetto inibitorio sui motoneuroni α che innervano i muscoli antagonisti, attraverso la via dell'inibizione reciproca. Le fibre afferenti Ib dagli organi di Golgi inibiscono i motoneuroni α seguendo la via alternativa dell'inibizione non reciproca.

La spasticità non solo è sempre accompagnata da deficit di forza, ma è caratterizzata dalla incapacità di frazionare gli schemi motori correttamente e da una attività impropria dei muscoli antagonisti che provoca rallentamento dei movimenti volontari e la possibile comparsa di riflessi involontari, come ad esempio gli spasmi in flessione.

Negli studi su animali è stato osservato come per indurre spasticità sia necessaria la compartecipazione di una lesione del sistema piramidale ed extrapiramidale. A ragione, la spasticità è considerata da alcuni un segno clinico positivo in termini di compenso di una riduzione della forza e della capacità di movimento della parte colpita. Ciò conduce ad alcune considerazioni sulla non sempre reale opportunità di cercare di eliminarla nei soggetti affetti.

Il trattamento della spasticità, di norma sempre sintomatico, deve essere mirato a ottenere un miglioramento degli effetti negativi di questa condizione, come lo sono gli spasmi in flessione e le fissità articolari, mentre occorre cautela nel gestire, in corso di trattamento, quello che viene considerato un segno positivo della spasticità, cioè la capacità di supplire a un deficit stenico e di permettere il mantenimento della stazione eretta e una residua capacità di deambulare [2].

La spasticità si manifesta ogni qualvolta si verifichi una lesione delle vie piramidali, qualsiasi ne sia il livello lungo il percorso del segnale motorio dal primo motoneurone corticale fino al secondo motoneurone sito nelle corna anteriori del midollo spinale.

In particolare, si considera la spasticità come segno clinico di lesione del sistema parapiramidale, cioè di quel circuito neuronale che, non facendo parte né del tratto piramidale né del sistema extrapiramidale, è costituito da cellule e fibre che connettono il tratto piramidale con i nuclei della base e con le stazioni polisinaptiche midollari (Fig. 32.1). Questo è uno dei motivi per i quali una lesione acuta del tratto piramidale provoca plegìa e non spasticità che, invece, compare tardivamente come indice di diminuita attività inibitoria del sistema parapiramidale. Questo segnale inibitorio è chiaramente non piramidale e discende dalla corteccia lungo il segmento mediale frontale pontino dei peduncoli cerebrali e probabilmente raggiunge il midollo spinale attra-

A. Sghirlanzoni (ed) *Terapia delle malattie neurologiche*. ISBN 978-88-470-1119-9; © Springer-Verlag Italia 2009

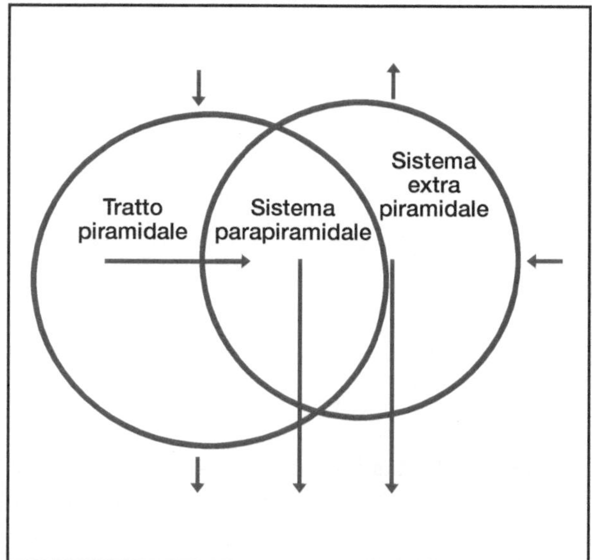

Figura 32.1 • Sistemi che determinano la spasticità.

verso la parte mediale della sostanza reticolare [3-5].

Dal punto di vista strumentale vi è una scarsa correlazione fra entità della spasticità, ampiezza e latenza del riflesso H e velocità di conduzione motoria centrale.

Eziologia

La spasticità è il segno clinico prevalente in un gran numero di sindromi neurologiche (Tab 32.1) [6-16]. In alcune di queste la spasticità è un segno clinico solo transitorio (ad es., nella sclerosi laterale amiotrofica) e dunque non meritevole di alcun trattamento.

Nella paralisi cerebrale infantile e in altre forme come la sclerosi multipla e le adrenoleucodistrofie, la spasticità è accompagnata spesso da distonia, atassia e, a volte, da ritardo mentale. Nella paralisi cerebrale infantile, inoltre, la spasticità prevale agli arti inferiori, ma è presente anche a quelli superiori (diplegìa spastica). Nei bambini affetti da paralisi cerebrale infantile con grave spasticità la prestazione motoria è ulteriormente peggiorata dall'ispessimento della componente connettivale del muscolo scheletrico e dalla limitazione articolare.

Ai fini del trattamento, indipendentemente dalla malattia causa della spasticità, conviene dividere i pazienti in due gruppi: il primo costituito da pazienti allettati o su sedia a rotelle, il secondo da pazienti ancora in grado di camminare senza o con sostegno.

Questa distinzione è necessaria per la diversità degli obiettivi del trattamento e dei criteri di valutazione del paziente.

Valutazione clinica del paziente

I segni clinici caratteristici della spasticità sono l'aumento del tono muscolare proporzionale alla velocità del movimento con possibile effetto "di coltello a serramanico" con aumento dei riflessi osteotendinei fino alla presenza di clono inesauribile degli stessi. In caso di spasticità di grado lieve, la resi-

Tabella 32.1 • Malattie neurologiche causa di spasticità

Nome	Sito della lesione	Esami da eseguire
Paralisi cerebrale infantile	Cervello	RMN encefalo
Mielopatia HTLV-1	Midollo spinale	Ab anti HTLV-1, RM midollo
Leucoencefalopatia da deficit della cistationina-beta-sintasi	Cervello	Esami biochimici
Sclerosi laterale primaria	Cervello	RMN encefalo, MEP
Sindrome di Sjogren-Larsson	Cervello	RMN encefalo, esami biochimici
Paraparesi spastica familiare	Cervello	RMN encefalo, biologia molecolare
Malformazioni cervicali infantili	Cerniera atlo-occipitale	RMN e TAC cerniera atlo-occipitale
Malattia di Alzheimer	Cervello	RMN encefalo, biologia molecolare
Trauma midollare	Midollo spinale	RMN midollo, SEP
Sclerosi multipla	Cervello, midollo spinale	RMN encefalo, midollo, studio CSF
Mielite acuta	Midollo spinale	RMN midollo, studio CSF
Trauma cerebrale	Cervello	TAC encefalo
Trauma spinale	Midollo spinale	TAC, RM midollo
Sclerosi laterale amiotrofica	Cervello, midollo spinale	EMG, RM cervicale
Mielopatia cervicale di spondilosi	Midollo spinale	RMN cervicale
Lesioni espansive midollari	Midollo spinale	RMN midollare
Adrenoleucodistrofia	Cervello	Esami biochimici
Malattia di Joseph	Cervello	RMN encefalo

Tabella 32.2 • Scale di valutazione

Scala di Asworth

1. Tono normale
2. Lieve aumento del tono muscolare con facile flessione ed estensione e iniziale fenomeno di "serramanico"
3. Marcato aumento del tono con facile flessione ed estensione
4. Grave aumento del tono muscolare con difficoltà nei movimenti passivi
5. Completa rigidità in flessione ed estensione

Scala degli spasmi muscolari (Penn)

0. Nessuno spasmo
1. Assenza di spasmi spontanei. Una rilevante stimolazione sensitiva e motoria provoca spasmi
2. Spasmi spontanei occasionali
3. Spasmi spontanei all'ora
4. Più di 10 spasmi spontanei all'ora

Scala dei riflessi osteotendinei

0. Assenti
1. Iporeflessia
2. Normali
3. Iperreflessia
4. Clono esauribile
5. Clono inesauribile

---

stenza muscolare può essere apprezzata quando il movimento è eseguito velocemente, mentre in caso di spasticità di grado medio la resistenza è rilevata anche con movimenti più lenti. In caso di spasticità molto grave, può addirittura essere molto difficile o impossibile mobilizzare l'articolazione.

Sono presenti occasionalmente spasmi sia in flessione che in estensione. La presenza di altri segni clinici dipende dalla complessià della malattia e dalla sua causa.

Secondo i protocolli internazionali, la valutazione clinica del paziente viene graduata secondo tre fondamentali scale: quella di Ashworth, specifica per la spasticità; la scala di graduazione dei riflessi osteotendinei e la scala di valutazione degli spasmi muscolari (Tab. 32. 2).

Un'ulteriore valutazione nei casi nei quali la spasticità è grave e presente da lungo tempo, è l'accertamento di eventuali blocchi articolari e di retrazioni tendinee; è inoltre importante considerare le possibili alterazioni del tessuto muscolare presenti nei pazienti [17].

Inoltre, per quanto riguarda i pazienti ancora in grado di deambulare, anche se con appoggio, è necessario affiancare a quella clinica una valutazione neurofisiologica – come l'analisi del cammino – per stabilire in primo luogo se è necessario e vantaggioso trattare la spasticità in un soggetto ancora in grado di camminare autonomamente, in secondo luogo se è sufficiente un trattamento per la spasticità diffusa o se questo non debba essere affiancato da una terapia focale per alcuni gruppi muscolari più compromessi di altri.

L'analisi computerizzata del cammino è in grado di registrare: il pattern di reclutamento dei muscoli affetti da spasticità durante la marcia, la fase temporale del cammino, le forze di reazione posturale e i movimenti dell'anca, del ginocchio e della caviglia [18].

È necessario infine eseguire una misurazione della qualità di vita del paziente intrattamento.

Delle numerose scale di valutazione in uso anche per altre patologie (scala di Kurtzke, di Hauser, indice di Barthel e indice di attività) si preferisce atttualmente utilizzare la scala FIM®, che ha la capacità di fornire un dato più globale sulla qualità di vita del soggetto, con particolare riferimento alle sue capacità motorie.

Trattamento farmacologico per via orale

Principi generali

Il trattamento della spasticità è spesso effettuato con una combinazione di terapie farmacologiche, infiltrative, chirurgiche e riabilitative. È importante valutare vantaggi e svantaggi che derivano dalla spasticità per poter identificare correttamente nei singoli pazienti le strategie e gli obiettivi del trattamento. Gli svantaggi della spasticità sono principalmente rappresentati dalle difficoltà motorie, dalle contratture e dal dolore conseguente allo stiramento muscolare, e dai fenomeni associati a specifiche condizioni cliniche, come ad esempio i disturbi sfinterici. Ciononostante, va ribadito che per molti pazienti un certo grado di ipertono muscolare è necessario per contrastare l'ipostenia degli arti inferiori e mantenere in modo autonomo la stazione eretta o la deambulazione.

Diverse sono le molecole impiegate per il trattamento della spasticità per via orale, principalmente il baclofen, il diazepam, la tizanidina e il dantrolene [19-22]. Le prime tre molecole hanno azione sul sistema nervoso centrale.

Baclofen – Questo farmaco agisce come agonista dei recettori GABA facilitando l'afferenza inibitoria sul secondo neurone di moto. La posologia di questa molecola arriva a 75 mg/die.

Diazepam – Il diazepam agisce facilitando l'azione del GABA sui propri recettori e dunque ne agevolando il controllo inibitorio. La posologia giornaliera di questa molecola arriva anche a 4 mg /die.

Tizanidina – La tizanidina ha un effetto centrale agonista noradrenergico α-2. La posologia di questa molecola arriva a 24 mg/die [23].

Dantrolene – È l'unica tra le molecole ricordate ad avere azione periferica. Il dantrolene facilita infatti il rilascio di calcio da parte del reticolo sarcoplasmatico della fibra muscolare scheletrica. Un possibile problema del suo impiego è la potenziale epatotossicità, unitamente all'induzione di debolezza muscolare. La dose iniziale di 25 mg/die può essere gradualmente aumentata fino a raggiungere i 400 mg/die o la posologia individuale ottimale [24, 25].

Nei bambini la posologia iniziale è 0,5 mg/kg di peso.

Il baclofen, il diazepam e la tizanidina possono provocare effetti collaterali indesiderati come sedazione, sonnolenza e astenia generalizzata che ne controindicano l'uso prolungato. Inoltre, è esperienza comune che non sempre questi farmaci hanno una vera efficacia sulla spasticità.

La pregabalina, un analogo del GABA, è stata usata occasionalmente per il trattamento della spasticità con scarso beneficio.

Un ulteriore possibile e ipotetico trattamento della spasticità può prevedere la somministrazione di molecole che agiscono sul blocco dei canali sodio delle membrane delle cellule nervose (fenitoina e lamotrigina) che agirebbero solo nei distretti nervosi con una aumentata attività di questi canali da iperattività cellulare [26].

L'uso del delta-9-tetraidrocannabinolo (THC) è ancora materia di studio anche se alcune segnalazioni su un limitato numero di soggetti hanno fornito dati non omogenei [27].

Trattamento della spasticità focale con tossina botulinica (BOTOX-A) (v. Cap. 33)

La tossina botulinica è ormai d'uso comune nel trattamento della spasticità focale poiché agisce bloccando la trasmissione neuromuscolare a livello della giunzione neuromuscolare [28, 29]. È particolarmente utile in quei distretti nei quali la spasticità è più evidente e di maggiore intralcio al mantenimento di una postura corretta o di un movimento gravemente impedito dalla spasticità focale. Viene a volte utilizzata in aggiunta ad altri tipi di trattamento per la spasticità diffusa e prevede l'inoculazione, nel ventre muscolare interessato, si periodiche dosi di tossina. Spesso l'effetto antispastico di osserva anche in muscoli non direttamente iniettati forse per migrazione retrograda della tossina lungo le fibre nervose e a successiva diffusione ad altre terminazione neuromuscolari. La variazione nella diluizione della tossina da iniettare dipende dall'effetto più o meno diffuso desiderato [30, 31] (v. Cap. 33).

Neurotomia periferica nel trattamento della spasticità focale

Questo intervento mira [32] a ridurre la trasmissione dell'impulso nervoso ai fasci motori dei muscoli ipertonici, tramite la sezione di almeno il 70% dei fascicoli nervosi motori. L'intervento è eseguito in anestesia generale senza uso di curarici. Il vantaggio di questo tipo di intevento chirurgico è dato dalla durata indefinita dell'effetto e dal minor costo della chirurgia rispetto al trattamento con tossina botulinica.

Baclofen intratecale

Il trattamento della spasticità con baclofen per via intratecale segue i primi tentativi di trattare la spasticità con l'infusione intratecale di morfina. Quest'ultima molecola però è stata presto abbandonata a vantaggio del baclofen, che è più efficace e ha minori effetti collaterali [33-37].

Il razionale del trattamento risiede nella maggior efficacia di un apporto diretto del baclofen al livello spinale dove si richiede una sua ampia concentrazione in prossimità del secondo motoneurone pur mantenendo una bassa concentrazione a livello cerebrale dove sarebbe fonte di effetti collaterali. Sono stati effettuati in passato studi scintigrafici che mostrano un gradiente di concentrazione rostro-caudale del baclofen iniettato per via intratecale spinale pari a 4:1. Questo gradiente di concentrazione è anche responsabile di un maggior effetto di questa modalità terapeutica sugli arti inferiori rispetto ai superiori. Gradiente di concentrazione ed effetto non sembrano essere in relazione con il livello di introduzione della punta del catetere intradurale spinale. Normalmente la punta del catetere è spinta fino all'altezza di D_{10}-D_{12}.

Il baclofen intratecale è comunemente utilizzato anche nelle forme infantili ed è tra l'altro in grado di controllare l'opistotono di pazienti gravemente spastici e impossibilitati per questo a essere accuditi in modo continuo e corretto [38].

Il trattamento con baclofen intratecale provoca quasi sempre una notevole diminuzione della spasticità degli arti superiori anche in bambini affetti da paralisi cerebrale infantile se impiegato a dosaggi maggiori di quelli usati per ottenere un effetto esclusivo sugli arti inferiori [39].

Il paziente candidato al trattamento intratecale è preliminarmente sottoposto a test di infusione intradurale spinale di un bolo di baclofen (25, 50, 75, 100 µg). L'effetto viene osservato nel corso della giornata della rachicentesi e, per essere soddisfacente, deve durare almeno 4 ore, in assenza di effetti collaterali. In caso di risposta positiva, il paziente è sottoposto, dopo consenso informato, a un intervento di impianto di sistema di infusione intratecale di baclofen. Di solito nell'adulto l'intervento è effettuato in anestesia locale; nel bambino si preferisce l'anestesia generale. L'intervento ha una durata di circa 30 minuti e prevede l'introduzione di un catetere flessibile nello spazio intradurale spinale e la sua tunnellizzazione sottocute fino a una tasca creata nel sottocute del quadrante addominale inferiore sinistro; il catetere sarà qui connesso a una pompa d'infusione programmata in modo da poter infondere nelle prime 24 ore il doppio della dose ritenuta efficace durante la prova in bolo [40].

Si ricordi che l'improvvisa sospensione del baclofen intratecale (svuotamento del serbatoio, malfunzionamento del sistema di infusione) può provocare gravi effetti indesiderati che includono: disautonomia, ipertermia maligna, stato ipermetabolico e rabdomiolisi, fino alla morte, nelle situazione di improvvisa sospensione del trattamento [41].

Nei casi di diminuita risposta alla terapia, occorre sempre sospettare un malfunzionamento del sistema di infusione, come il malfunzionamento della pompa, una perdita dal catetere intradurale perché si è rotto o dislocato. Questo problema può essere verificato con uno studio scintigrafico con In111 - DTPA (indium-111 diethylene-triamine-pentacetic acid).

Esistono casi di paralisi cerebrale infantile con componente sia spastica che distonica e mancata risposta al baclofen intratecale nei quali un intervento di rizotomia selettiva ventrale e dorsale ha permesso di recare un evidente beneficio sulla postura [42-50].

Linee guida generali per il trattamento della spasticità

La prima considerazione riguarda la certezza di dover trattare la spasticità: molti dei pazienti ancora in grado di camminare autonomamente hanno bisogno della spasticità per supplire al deficit di forza degli arti inferiori

La seconda considerazione che merita attenzione è la distinzione tra gli scopi da ottenere trattando la spasticità nei pazienti allettati o su sedia a rotelle rispetto a quelli con residua autonomia motoria. Nel primo gruppo il trattamento della spasticità deve essere volto principalmente al miglioramento della postura su sedia a rotelle, a una migliore igiene, a una migliore assistenza infermieristica e alla riduzione degli spasmi dolorosi. Nel secondo gruppo il trattamento, oltre a limitare la comparsa di spasmi dolorosa prevalentemente notturni, ha come scopo il miglioramento della prestazione motoria.

Il primo passo, una volta deciso che la spasticità deve essere trattata, è l'uso dei farmaci antispastici per via orale. I due più usati e più efficaci sono il baclofen e la tizanidina.

In caso di mancata efficacia del trattamento farmacologico per via orale o di effetti collaterali indesiderati, i due principali trattamenti a oggi più efficaci prevedono l'impiego della tossina botulinica per la spasticità focale e del baclofen per via intratecale per la spasticità diffusa.

Inoltre, occorre considerare che nelle forme di spasticità focale il trattamento con tossina botulinica può a volte essere sostituito dalla neurotomia periferica.

Per quanto riguarda il trattamento con tossina botulinica o con baclofen intratecale nei pazienti con residua autonomia motoria, i migliori risultati sono ottenuti nei pazienti che possono beneficiare di una terapia riabilitativa di lunga durata.

Inoltre, se si deve intraprendere una terapia con baclofen intratecale occorre che il paziente risieda non lontano da centri nei quali sia possibile l'assistenza di personale specializzato e che controlli periodicamente i parametri di funzionamento del sistema di infusione.

Bibliografia

1. Albright AL. Spasticity and movement disorders in cerebral palsy. J Child Neurol 1996; 11(suppl 1):S1-4.
2. Bradley WG, Daroff RB, Fenichel GM et al. Neurology in clinical practise. Butterworth 1989; 1:770-771.
3. Akert K, Buser P, Wiesendanger M, Mosfeldt-Laursen A. Neural control of motor performance. Brain Res 1972; 40:1-203.
4. Ashby P, Andrews C, Knowles L et al.Pyramidal and extrapyramidal control of tonic mechanisms in the cat. Brain 1972; 95:21-30.
5. Brooks VB, Stoney SD Jr. Motor mechanisms: the role of the pyramidal system in motor control. Ann Rev Physiol, 1971; 33:337-392.
6. Rowland LP. Merrit's textbook of neurology. Lea & Febiger, 1989; 410-411.

7. O'Neil BP, Swanson JW, Brown FR, Griffin JW. Familial spastic paraparesis: an adrenoleukodystrophy phenotype? Neurology 1985; 35:1233- 1235.

8. Lees F, Turner JWA. Natural history and prognosis of cervical spondylosis. Brit Med J, 1963; 2:1607-1610.

9. Beal MF, Richardson EP. Primary lateral sclerosis: a case report. Arch Neurol 1981; 38:30-33.

10. Boustany R, Fleischnick E, Alper C. The autosomal dominant form of pure spastic paraplegìa. Neurology 1987; 37:910-915.

11. Harding AE. The hereditary ataxias and related disorders. Churchill Livingstone, 1984 pp. 174-190. Per ulteriori approfondimenti si consiglia di consultare il sito web:http://www.ncbi.nlm,nih.gov/sites/entrez.

12. Holmes GL, Shaywitz BA. Sturmpell's pure familial spastic paraplegìa: case study and review of the literature. J Neurol Neurosurg Psychiatry, 1977; 40:1007-1008.

13. Johnson AW, McKusick VA. A sex-linked recesive form of spastic paraplegìa. Am J Hum Genet 1962; 14:83-94.

14. Younger DS, Chou S, Hays AP. Primary lateral sclerosis – a clinical diagnosis re-emerges. Arch Neurol 1988; 45:1304-1307.

15. Rosenberg RN, Nyhan WL, Bay C, Shore P. Autosoal dominant striatonigral degeneration. A clinical, pathological and biochemical study of a new genetic disorder. Neurology 1976; 26:703-714.

16. Vatanavicharn N, Pressman BD, Wilcox WR. Reversible leukoencephalopathy with acute neurological deterioration and permanent residua in classical homocystinuria: A case report. J Inherit Metab Dis. 2008 Jan 22.

17. Hata K, Tsuboyama T, Haruta T, Ichihashi N, Kato T, Nakamura T. Relation between muscle thickness, spasticity, and activity limitations in children and adolescents with cerebral palsy. Dev Med Child Neurol, 2008feb; 50 (2): 152-156

18 - Dones I, Servello D, Molteni F et al. A neurophysiological method for the evaluation of motor performance in spastic walking patients. Acta Neurochir Suppl. 1995; 64:26-29.

19 - Dones I, Nazzi V, Broggi G. The guidelines for the diagnosis and treatment of spasticity. J Neurosurg Sci 2006; Dec. 50(4):101-105.

20. Young RR, Delwaide PJ. Drug therapy: spasticity (second of two parts). N Engl J Med 1981; Jan 8,304(2): 96-9.

21. Dimitrijevic MR, Sherwood AM. Spasticity: medical and surgical treatment. Neurology 1980; Jul, 30(7 Pt 2):19-27.

22. Siegfried J, Rea GL. Intrathecal application of drugs for muscle hypertonia. Scand J Rehabil Med Suppl 1988; 17:145-148.

23. Kamen L, Iii HR, Runyan JD. A practical overview of tizanidine use for spasticity secondary to multiple sclerosis, stroke, and spinal cord injury. Curr Med Res Opin 2007; dec. 31.

24. Cherednichenko G, Ward CW, Feng W et al.Enhanced excitation-coupled calcium entry (ECCE) in myotubes expressing malignant hyperthermia mutation R163C is attenuated by dantrolene. Molec. Pharmacol 2008, Jan 2.

25. Inder RM, Brogden RN, Speight TM, Avery GS. Dantrolene sodium: a review of its pharmacological properties and therapeutic efficacy in spasticity. Drugs. 1977; Jan, 13(1):3-23.

26. Tarnawa I, Bölcskei H, Kocsis P. Blockers of voltage-gated sodium channels for the treatment of central nervous system diseases. Recent Patents CNS Drug Discov. 2007; Jan, 2(1):57-78.

27. Benyamina A, Lecacheux M, Blecha L, Reynaud M, Lukasiewcz M. Pharmacotherapy and psychotherapy in cannabis withdrawal and dependence. Expert Rev Neurother 2008; Mar, 8(3):479-491. PMID: 18345976 [PubMed - indexed for MEDLINE]

28. Yaraskavitch M, Leonard T, Herzog W. Botox produces functional weakness in non-injected muscles adjacent to the target muscle. J Biomech. 2008; 41(9):2067. Epub 2008 May 21.

29. Gibson N, Graham HK, Love S. Botulinum toxin A in the management of focal muscle overactivity in children with cerebral palsy. Disabil Rehabil. 2007 Dec 15;29(23):1813-1822.

30. Turner-Stokes L, Ashford S. Serial injection of botulinum toxin for muscle imbalance due to regional spasticity in the upper limb. Disabil Rehabil 2007; Dec 15, 29(23):1806-1812.

31. Hecht MJ, Stolze H, Auf Dem Brinke M, Giess R, Treig T, Winterholler M, Wissel J; German Spasticity Education Group. Botulinum neurotoxin type A injections reduce spasticity in mild to moderate hereditary spastic paraplegìa- Report of 19 cases. Mov Disord 2008; Jan 30, 23(2):228-233.

32. Decq P. Peripheral neurotomies for the treatment of focal spasticity of the limbs. Neurochirurgie 2003; 49(2-3 Pt 2):293-305. Review French.

33. Dones I. Intrathecal baclofen for the treatment of spasticity. Acta Neurochir Suppl. 2007; 97(Pt 1):185-188.

34. Koulousakis A, Kuchta J. Intrathecal antispastic drug application with implantable pumps: results of a 10 year follow-up study. Acta Neurochir Suppl. 2007; 97(Pt 1):181-184.

35. Broggi G, Dones I, Servello D, Ferrazza C. A possible pharmacological treatment of baclofen overdose. Ital J Neurol Sci. 1996 Apr; 17(2):179-180.

36. Penn RD. Drug pumps for treatment of neurologic diseases and pain. Neurol Clin. 1985 May; 3(2):439-451.

37. Lazorthes Y, Sallerin-Caute B, Verdie JC, Bastide R. Advances in drug delivery systems and applications in neurosurgery. Adv Tech Stand Neurosurg. 1991; 18:143-192.

38. Ceulemans B, van Rhijn J, Kenis S, Krols R, Laridon A, Van Havenbergh Opisthotonus and intrathecal treatment with baclofen (ITB) in children. Eur J Pediatr. 2007, Aug 24.

39. Motta F, Stignani C, Antonello CE. Upper limb function after intrathecal baclofen treatment in children

with cerebral palsy. J Pediatr Orthop. 2008 Jan-Feb; 28(1):91-96.

40. Dones I, Nazzi V, Tringali G et al. Cautious use of intrathecal baclofen in walking spastic patients: results on long-term follow-up. Neuromodulation 2006; 9, 2:87-94.

41. Hansen CR, Gooch JL, Such-Neibar T. Prolonged, severe intrathecal baclofen withdrawal syndrome: a case report. Arch Phys Med Rehabil. 2007 Nov;88(11):1468-71.

42. Albright AL, Tyler-Kabara EC. Combined ventral and dorsal rhizotomies for dystonic and spastic extremities. Report of six cases. J Neurosurg. 2007 Oct; 107(4 Suppl):324-327.

43. Bishop B. Spasticity: its physiology and management. Part IV. Current and projected treatment procedures for spasticity. Phys Ther. 1977 Apr; 57(4):396-401.

44. Bishop B. Spasticity: its physiology and management. Part III. Identifying and assessing the mechanisms underlying spasticity. Phys Ther. 1977 Apr; 57(4):385-395. Review.

45. Bishop B. Spasticity: its physiology and management. Part II. Neurophysiology of spasticity: current concepts. Phys Ther. 1977 Apr;57(4):377-84. Review.

46. Zager EL. Neurosurgical management of spasticity, rigidity, and tremor. Neurol Clin. 1987 Nov; 5(4):631-647.

47. Abbott R, Forem SL, Johann M. Selective posterior rhizotomy for the treatment of spasticity: a review. Childs Nerv Syst. 1989 Dec; 5(6):337-346.

48. Peacock WJ, Staudt LA. Selective posterior rhizotomy: evolution of theory and practice. Pediatr Neurosurg. 1991-1992; 17(3):128-134.

49. Albright AL. Neurosurgical treatment of spasticity: selective posterior rhizotomy and intrathecal baclofen. Stereotact Funct Neurosurg. 1992; 58(1-4):3-13.

50. Walker MJ. Selective dorsal rhizotomy. Reducing spasticity in patients with cerebral palsy. AORN J. 1991 Oct; 54(4):759-61, 764-766, 768-772.

Capitolo 33

Tossina botulinica

Maurizio Osio, Caterina Nascimbene, Francesco Muscia, Enrico Mailland

Introduzione

Il trattamento iniettivo con tossina botulinica (BTX) è da anni utilizzato in molte patologie neurologiche ed è impiegato sempre più estesamente. La tossina è prodotta dal batterio Gram positivo sporigeno *Clostridium botulinum* ed è liberata all'esterno in seguito ad autolisi batterica. La tossina fa parte di un complesso comprendente una serie di proteine accessorie che conferiscono resistenza alla proteolisi e alla denaturazione provocata da temperatura, solventi e pH acido. Se ingerito, il complesso viene sciolto dal pH alcalino intestinale, permettendo l'assorbimento, la diffusione sistemica per via ematica e infine lo sviluppo di botulismo. Sono stati identificati sette diversi sierotipi di BTX (A-G): i sierotipi A, B ed E sono quelli principalmente associati alla patologia umana. La tossina è prodotta come catena polipeptidica (150 kD) e in seguito tagliata da proteasi batteriche per formare un dimero legato da un ponte disolfuro. La catena pesante è internalizzata internalizzazione nei terminali presinaptici colinergici mediante un processo di endocitosi, la catena leggera è responsabile degli effetti tossici. Questa componente è un'endopeptidasi zinco-dipendente, in grado di clivare alcune proteine essenziali per il processo di fusione alla membrana delle terminazioni presinaptiche: VAMP, SNAP25 e sintaxina, complessivamente chiamate complesso SNARE. Ogni sierotipo ha un sito specifico di legame sulla membrana presinaptica e uno specifico sito d'azione a livello del complesso SNARE; le tossine A, C ed E agiscono sulla proteina SNAP25 (presente sulla membrana presinaptica interna), i sierotipi B, D, F e G clivano la proteina VAMP (o sinaptobrevina, associata alla membrana vescicolare), il tipo C inoltre taglia la sintaxina (proteina di membrana). In seguito all'azione della tossina viene impedita la fusione delle terminazioni presinaptiche con la membrana sinaptica, con conseguente mancato rilascio del neurotrasmettitore nello spazio sinaptico e perdita funzionale della sinapsi. La trasmissione neuromuscolare è quindi interrotta e la fibra muscolare denervata. Il ripristino dell'innervazione delle fibre muscolari denervate dalla tossina avviene, dopo circa tre mesi, per riattivazione della terminazione nervosa originale. La gemmazione (*sprouting*) di nuove terminazioni sinaptiche è un fenomeno transitorio e non si osserva generalmente un rimodellamento delle unità motorie anche dopo numerosi trattamenti [1]. Gli effetti della tossina sono irreversibili, le antitossine risultano quindi utili solo sulla frazione di tossina non ancora internalizzata nella sinapsi.

L'effetto sul tessuto muscolare è quindi quello di una denervazione, con paralisi flaccida, di un numero variabile di fibre. La tossina agisce anche sulle terminazioni colinergiche muscariniche del sistema nervoso autonomo, provocando deficit dell'accomodazione e della motilità pupillare, midriasi, riduzione delle secrezioni lacrimali e salivari, ipo/anidrosi cutanea, stipsi, ileo paralitico. Da almeno 10 anni la tossina botulinica è utilizzata nel trattamento di una serie di patologie caratterizzate da eccessiva attività autonoma colinergica, quali l'iperidrosi, la scialorrea, l'acalasia, l'iperidrosi gustativa (Sindrome di Frey) e altre.

Oltre a quella periferica, alcuni autori suggeriscono che la BTX abbia anche un'azione centrale corticale [2, 3]. È stato infatti riscontrato che riducendo l'input chinestesico dopo denervazione periferica, la BTX riduce parzialmente l'iperattiva-

A. Sghirlanzoni (ed) *Terapia delle malattie neurologiche*. ISBN 978-88-470-1119-9; © Springer-Verlag Italia 2009

zione della corteccia postcentrale e modifica l'eccitabilità della corteccia motoria. La BTX dunque esplica la sua azione non solo inducendo ipostenia dei muscoli infiltrati, ma anche normalizzando l'anomala attivazione della corteccia somatosensitiva evidenziata in alcuni gruppi di pazienti distonici [4].

Gli effetti neurofisiologici del trattamento consistono nella riduzione dell'ampiezza dei potenziali d'azione muscolari composti, che può essere riscontrata fino a tre mesi dall'inoculazione, dalla comparsa di potenziali di denervazione (fibrillazione e potenziali positivi), dalla comparsa di potenziali polifasici di tipo pseudomiopatico e dall'aumento del *jitter* allo studio della singola fibra.

L'effetto della tossina è potenziato soprattutto dalla somministrazione in prossimità della placca neuromuscolare e può essere ulteriormente aumentato con la contrazione della muscolatura trattata.

La diffusione della BTX aumenta con l'aumentare della dose e della diluizione della soluzione utilizzata, mentre attraverso le fasce muscolari è ridotta di circa il 25%. Per limitare la diffusione del farmaco al di fuori del muscolo-bersaglio è utile aumentare la concentrazione e iniettare la dose nel ventre muscolare.

Le iniezioni ripetute non determinano fibrosi o cambiamenti irreversibili della struttura del muscolo e non riducono l'effetto delle dosi successive. La diffusione è sistemica anche in seguito a iniezioni locali; la registrazione dalla singola fibra effettuata in un distretto muscolare lontano dal sito di inoculo dimostra infatti un allungamento del *jitter*, che ritorna ai livelli precedenti in 3-6 mesi. Tuttavia non sono generalmente presenti effetti sistemici clinicamente significativi.

La resistenza alla terapia può essere primaria: nei pazienti che non hanno mai risposto al trattamento può essere legata ad anticorpi sviluppati durante un pregresso botulismo o a deficit del recettore selettivo della tossina; può essere secondaria, quando si manifesta dopo un iniziale periodo di risposta. La BTX, come tutti gli esogeni, è infatti in grado di scatenare una risposta immunitaria specifica, con formazione di anticorpi neutralizzanti protettivi nei confronti dell'intossicazione che porta al botulismo, ma che interferiscono con l'utilizzo terapeutico. I principali fattori che concorrono a determinare la formazione di anticorpi antitossina sono rappresentati da: inoculazione di una dose elevata (superiore a 250 U di tossina A Botox®) elevate dosi cumulative e intervalli di trattamento inferiori a 3 mesi [5]. Lo sviluppo di resistenza alla terapia si verifica soprattutto per il trattamento delle distonie cervicali con elevate

dosi di BTX; è raro in altre patologie come il blefarospasmo o l'emispasmo facciale che richiedono dosi minori di farmaco.

Oggi è possibile identificare la presenza di anticorpi antitossina mediante test di protezione del topo o l'immunoprecipitazione, tuttavia la dimostrazione degli anticorpi ha scarso effetto nel predire la presenza o lo sviluppo di resistenza al trattamento; è quindi preferibile eseguire test clinici di efficacia sul paziente. Mediante il trattamento monolaterale del muscolo frontale con BTX, è possibile dimostrare la resistenza se nelle 2 settimane successive non si verifica asimmetria nella corrugazione del muscolo frontale per ipostenia del muscolo trattato. Alternativamente, può essere eseguito un test elettrofisiologico mediante registrazione del potenziale composto muscolare (CMAP) del muscolo estensore breve delle dita del piede, prima e dopo iniezione di BTX: il test è positivo (indicativo di resistenza) in caso di diminuzione dell'ampiezza del CMAP di almeno il 50% dopo 10 giorni. Se i test sono negativi e sono presenti segni elettrofisiologici di blocco neuromuscolare, l'inefficacia della terapia (pseudo-resistenza o falsa resistenza) non è dovuta a immunoresistenza.

Poiché la resistenza è specifica per ogni sierotipo, il paziente resistente può essere trattato con un sierotipo diverso. Tuttavia questa condotta provoca spesso resistenza anche verso il nuovo sierotipo, magari dopo poche iniezioni. È stato proposto di ridurre i livelli anticorpali con la plasmaferesi o con l'utilizzo di immunoglobuline e immunosoppressori, ma senza risultati consistenti. La prevenzione dello sviluppo della resistenza è quindi di primaria importanza e richiede il rispetto di intervalli di almeno 3 mesi tra le iniezioni e l'utilizzo delle minime dosi efficaci.

Le controindicazioni all'utilizzo della BTX sono relative e riguardano il suo impiego in gravidanza, nelle patologie con disfunzione della trasmissione neuromuscolare e/o sofferenza muscolare (miastenia gravis, miopatie, SLA ecc.) e la somministrazione concomitante agli aminoglucosidi, che sembrano ridurre l'efficacia del farmaco. Gli effetti collaterali locali sono soprattutto legati all'indesiderata diffusione del farmaco dal sito di inoculazione, con ipostenia di altri gruppi muscolari e sintomi da deficit colinergico localizzato: questi effetti sono però solitamente transitori. L'iniezione della tossina in un vaso sanguigno può determinarne la diffusione sistemica e un quadro clinico da botulismo. Le reazioni avverse sono generalmente rare o di modesta entità clinica e il trattamento è solitamente ben tollerato.

Formulazioni di tossina botulinica disponibili in commercio in Italia

Dei sette sierotipi riconosciuti sono commercialmente disponibili per uso clinico solamente i sierotipi A e B. La tossina botulinica di sierotipo E è stata impiegata solo in ambito di studi clinici controllati.

Sono attualmente disponibili in Italia varie preparazioni della tossina botulinica A (BTX-A) che differiscono tra loro per il contenuto in proteine, per la temperatura di conservazione, per la quantità di prodotto e la composizione del complesso botulinico, e soprattutto per le unità contenute per singola fiala.

La Botox® prodotto dalla Allergan (USA) è una formulazione per uso ospedaliero e contiene 100 U di BTX-A. Il prodotto si presenta come flacone contenente la preparazione anidra che deve essere ricostituita con soluzione fisiologica sterile in differenti diluizioni secondo il tipo di trattamento da effettuare. Prima dell'utilizzo il farmaco deve essere conservato integro a temperatura compresa tra 2 e 8 °C per un massimo di 36 mesi. È indicata per il trattamento del blefarospasmo, dell'emispasmo facciale e delle distonie focali associate, della distonia cervicale (torcicollo spasmodico), della spasticità focale associata a deformità dinamica del piede equino in pazienti pediatrici deambulanti con paralisi cerebrale, che abbiano età uguale o superiore ai 2 anni, del polso e della mano in pazienti adulti. Un'altra indicazione è data dall'iperidrosi primaria persistente e severa delle ascelle che interferisca con le normali attività quotidiane e che sia resistente al trattamento topico. Il Vistabex® (Allergan) è l'unica formulazione attualmente commercializzata ad uso estetico e contiene 50 U di tossina botulinica tipo A analoga a quella contenuta in Botox®. Il Dysport®, (uso ospedaliero) prodotto dalla Ipsen (Inghilterrra) contiene 500 U di BTX-A. Si presenta come fiala contenente la preparazione anidra da ricostituire con soluzione fisiologica sterile. Deve essere conservato a temperatura compresa tra 2 e 8 °C per un massimo di 18 mesi. Nell'adulto è indicato nel trattamento del blefarospasmo, dell'emispasmo facciale, della distonia cervicale e nel trattamento della spasticità muscolare degli arti superiori e inferiori. È inoltre indicato nella terapia della deformità da piede equino causata da spasticità in pazienti pediatrici, affetti da paralisi cerebrale e di età uguale o superiore ai 2 anni.

Non esiste un'equivalenza certa tra le formulazioni di tossina botulinica americana e inglese, ma comunemente si considera che una U di Botox® corrisponda a 3-5 unità di Dysport®. Da poco è entrato in commercio anche in Italia una nuova preparazione di BTX-A, denominata Xeomin® prodotta dalla Merz (Germania). Caratteristica dichiarata di questo prodotto è la purezza della preparazione di BTX-A per

l'assenza di proteine legate alla catena proteica della tossina botulinica attiva. Il rapporto di efficacia in U rispetto al Botox® sarebbe di 1:1.

La tossina botulinica di tipo B è in commercio con il nome di Neurobloc® ed è prodotta dalla Eisai. È presente in due formulazioni iniettabili. Le fiale contengono 5.000 U per 1 cc di farmaco già diluito. Sono disponibili in commercio fiale da 5.000U (1 cc) e 10.000 U (2 cc) di Neurobloc®. Il prodotto è conservabile a temperatura ambiente per un massimo di 24 mesi. Questo tipo di tossina è indicata nel trattamento della distonia cervicale dell'adulto, ma comunemente è considerata come seconda opzione, nei casi in cui si dimostri resistenza al sierotipo BTX-A.

Distonia

Per distonia si intende una contrazione muscolare involontaria e persistente, frequentemente causa di movimenti ripetuti o di posture anomale e spesso accompagnata da dolore [6]. Si distinguono forme distoniche:

- focali, (limitate a un muscolo o a un gruppo muscolare);
- segmentali (coinvolgono diversi muscoli o gruppi muscolari adiacenti);
- multifocali, (interessano due o più parti del corpo non contigue tra loro);
- generalizzate, (si estendono a tutto il corpo).

A queste forme si aggiunge l'emidistonia, che interessa un solo emisoma. Il trattamento con tossina botulinica (BTX) è riservato principalmente alle distonie focali e segmentali.

Distonie focali

Le distonie focali rappresentano un insieme eterogeneo di forme cliniche a esordio generalmente adulto e lievemente più frequenti nel sesso femminile (ratio M:F = 1,0:1,2); sono caratterizzate da distonia presente a riposo e aggravata dal movimento, oppure presente nello svolgimento di un particolare compito motorio, di tipo ricreativo o occupazionale: si parla in questi casi di distonie occupazionali [7].

Distonia cervicale

La distonia cervicale rappresenta la più comune distonia focale. È caratterizzata da una contrazione involontaria e asimmetrica di gruppi muscolari cervicali

Tabella 33.1 • Schema di trattamento dei pattern distonici nella distonia cervicale

Pattern distonico	Dose totale	Distribuzione nei muscoli
Torcicollo	180-600 U Dysport® 60-200 U Botox®	SCM controlaterale (50%) splenio e trapezio omolaterali (50%) se coinvolgimento elevatore della scapola: 60-120 U Dysport® o 20-40 U Botox®
Laterocollo	180-600 U Dysport® 180-600 U Dysport®	SCM omolaterale (40%) scaleno omolaterale (20%) splenio e trapezio omolaterali (40%)
Anterocollo	max 150 U Dysport® 50 U Botox® distribuite in 2-4 muscoli	sovraioidei e prelaringei max 30 U Dysport® o 10 U Botox® (per entrambi i lati) lunghissimo del capo e del collo 120 U Dysport® 40 U Botox® (per entrambi i lati)
Retrocollo	180-900 U Dysport® 60-300 U Botox®	splenio bilaterale (40%) semispinale bilaterale (20%) trapezio bilaterale (40%)

agonisti e antagonisti cui segue una deviazione forzata del capo che può assumere diverse posizioni configurando un quadro di torcicollo, laterocollo, anterocollo o retrocollo. I pazienti presentano anomalie posturali, dolore, movimenti involontari del capo, tremore (detto tremore distonico) qualora lo spasmo si manifesti in modo intermittente, limitazione dei movimenti spontanei e delle normali attività della vita quotidiana. L'ipotesi eziologica più accreditata – visto che almeno nelle forme idiopatiche manca la dimostrazione di degenerazioni neuronali – è che disfunzioni biochimiche neurotrasmettitoriali portino a una alterazione del controllo motorio esercitato dai nuclei della base. Le proposte terapeutiche attualmente emergenti si basano sull'utilizzo di trattamenti sintomatici che devono però fare parte di un progetto riabilitativo più generale volto al controllo della menomazione, al contenimento della disabilità e al miglioramento della qualità di vita.

In questo contesto, la terapia con BTX si è dimostrata la più efficace nel ridurre la sintomatologia dolorosa (90% dei pazienti trattati) e nel recuperare la funzione e il controllo dei movimenti del capo (80% dei casi). Tale approccio non presenta particolari controindicazioni ed è soprattutto efficace nei pazienti trattati precocemente affetti sia dalla forma idiopatica (più frequente) che dalle forme post-traumatiche secondarie all'uso di dopamino-antagonisti. Queste però richiedono spesso dosi maggiori di BTX [8].

Risultati analoghi in termini di efficacia e di durata d'azione si ottengono utilizzando BTX di sierotipo A e B [9]. L'efficacia terapeutica è legata naturalmente alla corretta individuazione dei muscoli e all'adeguato dosaggio di tossina iniettata in ognuno di essi. L'elettromiografia può essere utile per l'individuazione dei muscoli da trattare, ma nella grande

Tabella 33.2 • Range posologici per singolo muscolo nel trattamento della distonia cervicale

Muscolo	Dysport® (U)	BTX A (U)
SCM	60-180	20-60
Splenio	90-270	30-90
Scaleno	30-90	10-30
Trapezio (porzione superiore)	90-270	30-90
Elevatore della scapola	30-120	10-40
Semispinali	60-120	20-40
Sovraioidei	30-60	10-20

maggioranza dei casi non è necessaria essendo sufficiente il solo esame clinico [10]. I dosaggi ottimali impiegati sono per la Botox® circa 200-300 U Botox® (Allergan) o 500 U Dysport® (Ipsen) e per la BTX-B 10.000-45.000 U Neurobloc® (Eisai).

Nelle tabelle 33.1 e 33.2 sono riportate le quantità indicative di tossina botulinica nei differenti pattern distonici e per singolo muscolo. La scelta dei dosaggi deve comunque tenere in considerazione la valutazione globale della postura, del grado di ipertrofia dei muscoli e dell'attività distonica.

Il tempo di latenza medio tra la somministrazione di BTX e la comparsa dell'effetto clinico è di circa una settimana; la durata media del beneficio è di circa 3-5 mesi; la ripetizione del trattamento si rende necessaria dopo circa 3-6 mesi.

Entro le prime 2 settimane dall'infiltrazione esiste la possibilità di effetti collaterali locali, dovuti all'eccessiva azione paralizzante della tossina botulinica e alla sua diffusione a muscoli vicini. Il principale è la disfagia successiva all'iniezione nel muscolo sternocleidomastoideo; seguono la disfonia e l'ipostenia eccessiva dei muscoli del collo. Gli esiti solitamente si risolvono in circa 2 settimane in modo spontaneo.

Tabella 33.3 • Strutture anatomiche da evitare durante l'inoculazione di BTX per il trattamento della distonia cervicale

Struttura anatomica	Muscoli adiacenti	Effetti tossina
Plesso brachiale	Tra lo scaleno mediale e anteriore	Plessopatia brachiale omolaterale
Nervo grande occipitale	Nella sua porzione inferiore, in profondità rispetto al trapezio e al muscolo semispinale; nella sua porzione superiore diviene superficiale rispetto al trapezio	Dolore irradiato allo scalpo omolaterale
Arteria carotide	In profondità rispetto allo SCM, anteriormente allo scaleno	Non segnalati casi
Faringe ed esofago	Anteriormente alla colonna vertebrale, in prossimità dello scaleno e SCM	Disfagia
Pleura e apice polmonare	2-3 cm sopra la clavicola, in prossimità dell'inserzione dello scaleno e SCM	Pneumotorace

Particolare attenzione deve essere posta durante l'infiltrazione di muscoli cervicali al fine di non ledere alcune strutture anatomiche contigue (Tab. 33.3).

Una quantità minima di tossina botulinica può diffondere per via ematogena ed esplicare un'azione anticolinergica su muscoli lontani dalla sede di infiltrazione e sul sistema nervoso vegetativo; tuttavia questa evenienza, dimostrata con tecniche neurofisiologiche, non comporta generalmente manifestazioni cliniche se non in casi sporadici e comunque di lieve entità. Tra gli effetti collaterali, sono stati descritti incapacità a mantenere la pervietà delle vie aeree, dispnea, secchezza delle fauci (descritta più comunemente con la BTX di tipo B), nausea, diarrea, febbre, rash, dolore addominale e plessopatia brachiale. Lo sviluppo di anticorpi anti-tossina con resistenza al trattamento interessa meno del 5% dei pazienti, ma è evenienza importante che può limitare l'uso della tossina.

Distonia occupazionale

In questo tipo di distonia i movimenti anomali sono rappresentati da spasmi, tremore, contrazioni dolorose e scosse micloniche che provocano anomalie posturali e interferiscono con la velocità e la fluidità motoria, fino a rendere gravemente compromessa o impossibile l'esecuzione del movimento. Il disturbo è tipicamente localizzato in un distretto corporeo e legato ad attività che prevedono movimenti ripetitivi a elevato controllo motorio. L'età d'esordio della sintomatologia varia dagli 8 ai 67 anni, anche se l'età media è intorno ai 40 anni. È più colpito il sesso maschile (2,5:1).

La distonia occupazionale più frequente è il crampo dello scrivano, in cui i movimenti distonici sono scatenati dalla scrittura o da altre attività, quali suonare uno strumento musicale. Nel crampo dello scrivano la sintomatologia esordisce generalmente con una sensazione di fastidio o di tensione innescati dalla scrittura. In seguito, la presa sulla penna diventa eccessivamente forte con iperflessione delle articolazioni metacarpo-falangee e interfalangee prossimali e/o con iperestensione delle articolazioni interfalangee distali; possono associarsi posture distoniche prossimali quali estensione o flessione del carpo, pronazione o supinazione dell'avambraccio o atteggiamenti anomali del gomito e della spalla [11]. La scrittura diviene lenta, difficoltosa e, infine, inintelligibile.

Le alterazioni motorie a carico dell'arto affetto possono essere scatenate dall'esecuzione del compito motorio da parte dell'arto controlaterale e spesso i movimenti distonici possono essere soppressi, ma talora scatenati, da stimoli tattili esercitati sull'arto distonico [12]. L'arto affetto può essere gravemente deficitario nell'esecuzione dello specifico compito, con risparmio completo degli altri movimenti degli stessi gruppi muscolari; a volte il disturbo progredisce presentandosi anche a riposo e in occasione di movimenti precedentemente risparmiati, o coinvolgendo gruppi muscolari più prossimali e/o controlaterali. Ogni paziente si presenta con un proprio pattern distonico, ma i muscoli flessori sono più frequentemente interessati degli estensori.

Un numero limitato di pazienti trae beneficio da terapie riabilitative e di correzione ergonomica o ortesica; non è ancora definito il ruolo della neurochirurgia e della stimolazione dei nuclei cerebrali profondi; la terapia farmacologica orale con anticolinergici e miorilassanti non è generalmente sufficiente.

La BTX rappresenta ad oggi il cardine del trattamento delle distonie occupazionali. Sebbene non siano presenti in letteratura risultati univoci sull'efficacia del trattamento con BTX, soprattutto per la difficoltà di identificare parametri oggettivi che correlino con la percezione soggettiva del miglioramento, il 40-70% dei pazienti riferisce un soggettivo miglioramento e continua a sottoporsi alla cura.

Tabella 33.4 • Linee guida per l'inoculazione di tossina botulinica nel crampo dello scrivano

Postura distonica	Muscoli da trattare
Flessione del pollice	Flexor pollicis longus, flexor pollicis brevis
Estensione del pollice	Extensor pollicis brevis, extensor pollicis longus
Adduzione del pollice	Adductor pollicis
Flessione delle dita	Flexor digitorum profundus, flexor digitorum superficialis, lumbricales
Estensione delle dita	Extensor digitorum commmunis, extensor indicis proprius, palmar interosseous
Flessione del carpo	Flexor carpi radialis, flexor carpi ulnaris
Estensione del carpo	Extensor carpi radialis, extensor carpi ulnaris

Tabella 33.5 • Dosi iniziali di tossina botulinica nel crampo dello scrivano

Muscoli	Numero siti per muscolo	Botox®	Dysport®	Neurobloc®
Extensor carpi radialis/ulnaris	2	10 U	40 U (1 ng)	500 U
Flexor carpi radialis/ulnaris	2	15 U	60 U (1,5 ng)	750 U
Flexor digitorum prof. (1 per fasc.)	1	5-10 U	40 U (1 ng)	500 U
Extensor indicis proprius	1	5 U	20 U (0,5 ng)	250 U
Flexor pollicis longus	1	10 U	40 U (1 ng)	500 U
Extensor pollicis longus/brevis	1	5 U	20 U (0,5 ng)	250 U
Flexor digitorum superf. (1 per fasc.)	1	10 U	40 U (1 ng)	500 U

A causa della notevole varietà di presentazioni cliniche, la selezione dei muscoli da iniettare in ciascun paziente è di fondamentale importanza per la riuscita della terapia. Il paziente dovrebbe essere osservato a riposo, mentre esegue il compito che evoca la distonia, e gli si deve chiedere di identificare quali tra i muscoli palpati causano maggior fastidio o dolore. Questo passo richiede notevole esperienza, poiché spesso è necessario distinguere l'iperattività motoria associata e/o scatenata dai movimenti distonici primari, dai movimenti e le posture di compenso. Spesso la distonia esordisce con il coinvolgimento dei muscoli primariamente affetti e soltanto successivamente provoca movimenti associati.

In caso di distonia in flessione delle dita e del carpo i muscoli più frequentemente coinvolti sono il flessore superficiale e profondo delle dita; in caso di distonia in estensione, invece, i muscoli più spesso implicati sono l'estensore lungo del pollice, l'estensore comune delle dita e l'estensore proprio dell'indice (Tab. 33.4).

Il trattamento deve essere preceduto dall'identificazione di un target terapeutico individuale che valorizza le priorità identificate dal paziente ma che non sempre coincide con il recupero completo della funzionalità persa.

Spesso il trattamento selettivo dei soli muscoli coinvolti dalla fenomenologia distonica primaria riduce anche l'iperattività muscolare di co-contrazione e quella compensatoria. Sebbene i muscoli primariamente coinvolti possano essere numerosi, nella maggior parte dei casi si può ottenere la migliore efficacia terapeutica trattando i due-tre muscoli affetti in modo predominante. Molto utile può rivelarsi qui l'utilizzo dell'elettromiografia, sia per identificare i gruppi muscolari maggiormente coinvolti, sia in fase di iniezione per guidare l'operatore nella ricerca dei muscoli da trattare (mediante elettrodi ad ago teflonato). L'iniezione di BTX senza guida elettromiografica è meno accurata, con possibilità di errore fino al 50%.

L'iniezione può avvenire in uno o due siti per muscolo; le dosi variano grandemente da un paziente all'altro con le dimensioni e il numero dei muscoli da trattare, la gravità dei sintomi e la risposta individuale; in genere la dose iniziale è corretta ad ogni successiva seduta per raggiungere il massimo risultato con le minime dosi efficaci.

Le quantità usualmente suggerite in letteratura e riportate nella tabella 33.5 sono soltanto indicative [13].

L'effetto della tossina comincia dopo circa una settimana e raggiunge il massimo dopo due settimane. Nella maggior parte dei casi il trattamento deve essere ripetuto ogni 3-4 mesi, con un beneficio mantenuto negli anni senza necessità di progressivo incremento della dose. Risultati positivi si ottengono in circa l'80% dei pazienti; il beneficio è spesso parziale: massimo nel controllo del dolore, si dimostra spesso poco soddisfacente per quanto riguarda la velocità, la fluidità e la coordinazione del movimento.

Tabella 33.6 • Dosi iniziali di tossina botulinica nelle distonie focali degli arti inferiori

Muscoli	Numero siti per muscolo	Botox®	Dysport®	NeuroBloc®
Flexor hallucis longus	1	50 U	200 U (5 ng)	2500 U
Extensor hallucis longus	1	50 U	200 U (5 ng)	2500 U
Flexor digitorum brevis	2	100 U	400 U (10 ng)	5000 U
Flexor digitorum longus	2	75 U	300 U (7,5 ng)	3750 U
Gastrocnemius (interno o esterno)	2	100 U	400 U (10 ng)	5000 U
Tibialis posterior	2	100 U	400 U (10 ng)	5000 U
Soleus	2	100 U	400 U (10 ng)	5000 U

La diluizione della soluzione da iniettare può essere ridotta per impedire la diffusione della tossina ai muscoli adiacenti, e il suo principale effetto avverso rappresentato dall'eccessiva debolezza muscolare, che può compromettere, anche in modo significativo, la funzionalità dell'arto trattato.

Il trattamento delle altre distonie occupazionali e delle distonie focali segmentarie è effettuato secondo la medesima procedura descritta per il crampo dello scrivano; l'identificazione dei muscoli affetti è facilitata quando sono contratti anche a riposo. Si ricorda che le dosi di tossina botulinica suggerite per il trattamento dei muscoli distonici degli arti inferiori (Tab. 33.6) sono maggiori rispetto a quelle usate nei muscoli dell'arto superiore.

Distonia laringea

Le distonie laringee comprendono le disfonie spasmodiche e lo stridore laringeo; questi disturbi azione-indotti della motilità laringea hanno ripercussioni sulla qualità dell'eloquio e, più raramente, sulle funzioni respiratorie.

La disfonia spasmodica è un disordine del controllo del movimento delle corde vocali, acquisito in età adulta e ad eziologia non nota, talora successivo a terapie farmacologiche, a un'infezione del tratto respiratorio superiore o, raramente, a trauma cranico o stress emotivo [14]. Così come per le altre distonie focali, l'iperattività muscolare è stata correlata all'alterazione del controllo inibitorio degli interneuroni tronco encefalici [15]. Le femmine appaiono essere più coinvolte rispetto agli uomini con un rapporto di 7:1.

Sono descritte due forme di distonia laringea: quella più comune, in adduzione, che coinvolge i muscoli cricoaritenoidei laterali, interaritenoidei, tiroaritenoidei laterali è caratterizzata da un'alterazione della voce che si può manifestare con un aumento del tono, con continue interruzioni del flusso vocale e con emissione di voce strozzata; quella in abduzione, rara, interessa i muscoli cricoaritenoidei posteriori e i cricotiroidei e si caratterizza per l'incapacità di mantenere la fonazione e per l'emissione di una voce sussurrante.

Lo stridore laringeo, forma altrettanto rara, è caratterizzato dal restringimento della rima glottica nell'atto respiratorio, determinato dall'immobilità delle corde vocali in posizione paramediana per co-contrazione dei muscoli laringei; sul piano clinico, è presente tirage prevalentemente inspiratorio, associato a rumore. Tipicamente il sintomo regredisce in corso di fonazione.

Quello con tossina botulinica è il trattamento di scelta per questa forma di distonia e produce un miglioramento della funzione fonatoria nel 80-100% dei pazienti, con maggior efficacia nella forma in adduzione. La comparsa dell'effetto terapeutico avviene dopo 2-3 giorni dal trattamento e dura circa 4-6 mesi. La tossina può essere iniettata sia per via percutanea (con ago guida elettromiografica) sia per via laringoscopica, trattando i muscoli tiroaritenoidei nella forma in adduzione (circa 8 U di Dysport® e 2.5 U Botox® per lato) e i muscoli cricoaritenoidei posteriori e/o i cricotiroidei in quella in abduzione (dose complessiva di circa 0,5-6,25-U Botox® e30 U Dysport®). Per il trattamento dello stridore laringeo si adotta lo stesso protocollo infiltrativo utilizzato nella disfonia spasmodica adduttoria. L'effetto collaterale più grave è rappresentato dalla possibilità di provocare uno spasmo laringeo riflesso durante l'infiltrazione; altri effetti collaterali locali sono raucedine, ipofonia transitoria e raramente disfagia.

Tremore vocale

È un tremore che insorge nel corso della fonazione ed è caratterizzato dal coinvolgimento sia delle strutture laringee sia di quelle faringee; ha generalmente frequenza pari a 3-5 Hz. Nella forma essenziale spesso è associato a tremore del capo e, più raramente, delle mani.

L'inoculazione di tossina botulinica ha prodotto discreti risultati a dosi variabili tra 1,25 e 3,75 U Botox® per corda vocale [16].

Blefarospasmo e sindrome di Meige

Il blefarospasmo è una distonia focale caratterizzata dalla chiusura involontaria cronica, episodica o persistente, delle palpebre, secondaria alla contrazione dei muscoli orbicolare dell'occhio e di muscoli adiacenti inclusi il corrugatore e il procero; il disturbo può essere molto invalidante perché può disturbare la visione fino alla cecità funzionale.

Gli spasmi della muscolatura periorbitaria possono essere aggravati e scatenati da ansia, stress, fatica, stimolazioni luminose e tattili; spesso sono invece alleviati dalla stimolazione sensitiva tattile (come fischiare, massaggiare ecc.), e scompaiono nel sonno.

In alcune circostanze il blefarospasmo si associa a un'intermittente incapacità di aprire volontariamente gli occhi secondaria ad assenza di contrazione o a inibizione dell'attività del muscolo elevatore della palpebra; si parla allora di aprassia delle palpebre, che può presentarsi isolatamente o nel contesto di un parkinsonismo o di un'atassia spino-cerebellare [17, 18]. Attualmente si considera fuorviante l'utilizzo del termine aprassia, perché il blefarospasmo è una vera e propria distonia; analogamente ad altre distonie, infatti, i pazienti mettono in atto trucchi sensitivi per alleviare il loro disturbo (ad es, stimolano la palpebra con un dito) [18].

Nel blefarospasmo essenziale la contrazione muscolare interessa solo i muscoli orbitari e periorbitari. Quando i movimenti distonici si estendono a interessare la muscolatura della parte inferiore del volto, quali l'orbicolare della bocca e i muscoli linguali, si parla di sindrome di Meige. Dal punto di vista sintomatico il paziente riferisce irritazione o, più raramenente, bruciore agli occhi, ammiccamenti frequenti, tensione al volto, soggettiva xerostomia, disartria, disfagia e movimenti involontari della mandibola [2].

Il blefarospasmo è prevalentemente idiopatico ed è la distonia focale più frequente dopo quella cervicale. Forme secondarie di blefarospasmo possono essere associate a blefariti, infezioni/infiammazioni oculari, lesioni corneali, corpi estranei, xeroftalmia, sindromi tardive da neurolettici, Parkinson, paralisi sopranucleare progressiva e lesioni del tronco encefalico o dei nuclei della base.

Le indagini neurofisiologiche dimostrano contrazione sostenuta del muscolo orbicolare dell'occhio con deficit di attivazione del muscolo elevatore delle palpebre.

Lo studio del *blink reflex* mostra una risposta R1 di ampiezza normale o aumentata, e una risposta R2 di ampiezza aumentata e durata decisamente prolungata. La curva di recupero della risposta R2 (misurata mediante doppia stimolazione) risulta alterata nel blefarospasmo e nella distonia oromandibolare. Le curve di recupero mostrano una ridotta inibizione nei casi di distonia generalizzata o coinvolgente il distretto craniale e cervicale, mentre ciò non avviene nelle distonie segmentarie extracraniche [19].

Il trattamento farmacologico del blefarospasmo, mediante l'utilizzo di benzodiazepine, anticolinergici, anticonvulsivanti, baclofen, levodopa e dopaminoagonisti, è solitamente di efficacia parziale e di breve durata. La chirurgia è riservata ai pazienti non responsivi alla terapia medica e si basa sulla miomectomia selettiva del muscolo orbicolare dell'occhio, efficace nel 75% dei pazienti ma gravata da importanti effetti collaterali.

Il trattamento di scelta del blefarospasmo è l'iniezione di BTX, che è di semplice esecuzione, priva di effetti collaterali clinicamente importanti, con una percentuale di successo pari all'85-90% [20].

Le dosi (Tab. 33.7) di BTX solitamente impiegate vanno da 15-20 U di Botox® per occhio (45-60 U di Dysport® con un miglior rapporto efficacia/sicurezza utilizzando la dose di 80 U soprattutto nei pazienti con età maggiore di 65 anni [21]), diluite con 2 ml di soluzione fisiologica.

I muscoli più frequentemente coinvolti dai movimenti distonici sono l'orbicolare dell'occhio nelle sue porzioni periorbitaria (chiusura forzata delle palpebre) e palpebrale (chiusura non forzata delle palpebre), corrugatore delle sopracciglia, frontale, procero. L'infiltrazione del muscolo orbicolare dell'occhio è solita-

Tabella 33.7 • Dosi utilizzate per emispasmo facciale e blefarospasmo

	Unità di BTX per muscolo		
	Botox® BTX-A	Dysport® BTX-A	Neurobloc® BTX- B
Orbicolaris oculi	15-20	45-60	1.000
Frontale	10	30	500
Corrugatore	1	3	50
Zigomatico major	1	3	50
Buccinatore	2	6	100
Platisma	2,5-12,5	-	-

mente praticata in 4 punti (epicanto mediale e laterale superiore e inferiore) in sede preferenzialmente pre-tarsale perché associata a maggiore durata d'azione e minori effetti collaterali [17]; è sconsigliata l'iniezione dell'orbicolare dell'occhio nella sua porzione mediale superiore, per il rischio di ptosi da ipostenia del muscolo elevatore della palpebra e nella sua porzione mediale inferiore per evitare la diplopia secondaria a interessamento del muscolo obliquo inferiore. È inoltre sconsigliata l'infiltrazione dei muscoli zigomatico, elevatore dell'angolo della bocca ed elevatore del labbro superiore, perché la loro paresi provoca asimmetria del volto e/o perdita di continenza della rima orale.

Altri effetti collaterali sono: xeroftalmia, fotofobia, epifora, lesioni corneali da inadeguata chiusura delle palpebre, lagoftalmo, dolore locale, ecchimosi in sede di iniezione, gonfiore locale, bruciore.

Anche nell'aprassia palpebrale il trattamento con BTX a basse dosi della parte pre-tarsale dell'orbicolare dell'occhio è considerato di prima scelta, e può essere associato a terapia con farmaci anticolinergici. Nei casi gravi può essere presa in considerazione un'opzione chirurgica.

Nella sindrome di Meige il numero di muscoli da iniettare è solitamente maggiore, con dosi più grandi e rischio aumentato di effetti collaterali. La distonia del distretto oromandibolare risulta essere di più difficile controllo rispetto a quella del distretto oculare e giustifica l'utilizzo in prima battuta di terapia medica orale e il ricorso alla BTX come seconda scelta.

Il beneficio clinico si manifesta in circa 5-7 giorni, raggiunge il massimo effetto in 2-3 settimane e dura 3-4 mesi [22].

Il trattamento con BTX è solo sintomatico e non influisce sul decorso della patologia essendo la storia naturale del blefarospasmo spesso caratterizzata da un lento peggioramento dei sintomi, da un aumento dell'intensità degli spasmi e dalla diffusione della distonia ai gruppi muscolari limitrofi.

Sia per il blefarospasmo sia per l'emispasmo facciale, la mancata efficacia della terapia con BTX può come sempre dipendere dalla somministrazione di dosi troppo basse, da errori di target, da resistenza alla tossina per induzione di una risposta anticorpale e, [17, 18] nel caso del blefarospasmo, a possibile presenza di aprassia dell'elevazione da palpebra.

Emispasmo facciale

L'emispasmo facciale è una contrazione involontaria, tonica o clonica, non dolorosa, più frequentemente unilaterale e intermittente dei muscoli innervati dal nervo facciale. Gli spasmi solitamente iniziano dal muscolo orbicolare dell'occhio e possono diffondersi a coinvolgere il muscolo orbicolare della bocca, il buccinatore e il platisma.

La sindrome è idiopatica nella maggioranza dei casi, ma può essere secondaria a conflitto neurovascolare. L'emispasmo facciale postparalitico è dovuto a processi di reinnervazione aberranti o alla ipereccitabilità motoneuronale successivi a paralisi periferica del nervo [23].

Lo spasmo è spesso scatenato e peggiorato da fatica, ansia, stress o dalla contrazione volontaria del muscolo orbicolare dell'occhio, da alcune attività come la lettura e la guida, e può persistere durante il sonno. Occasionalmente si associa a dolore e nei casi di lunga data è spesso presente ipostenia facciale ipsilaterale.

A differenza dei casi idiopatici, che tipicamente si presentano con spasmi facciali, l'emispasmo facciale postparalitico si presenta con contratture e sincinesie facciali.

Attualmente la BTX è il trattamento di prima scelta della sindrome. La tossina è efficace nelle forme di emispasmo facciale sia idiopatico sia secondario con una risposta migliore in quello idiopatico [24]. La comparsa del beneficio clinico avviene solitamente dopo circa 5-10 giorni con una durata media di 4-6 mesi [18]; l'80-90% dei pazienti risponde bene a un protocollo che prevede 3 inoculazioni l'anno. La BTX è somministrata per via sottocutanea o intramuscolare nei distretti coinvolti con le modalità già indicate nel blefarospasmo e a dosaggi (v. Tab. 33.7) compresi tra 15-20 U di Botox® per occhio o 45-60 U di Dysport®. Il nostro protocollo prevede l'inoculazione del muscolo orbicolare dell'occhio in 2-4 siti (epicanto laterale e mediale superiore e inferiore) con preferenza della sede pre-tarsale ripetto alla presettale.

Qualora fosse necessario trattare anche la muscolatura mimica inferiore si preferisce infiltrare i muscoli della regione zigomatica consentendo alla tossina di raggiungere il distretto facciale inferiore per gravità. Tuttavia, nei casi con prevalente coinvolgimento della muscolatura mimica inferiore, è talora necessario identificare alcuni muscoli target in tale distretto e trattarli isolatamente con basse dosi per iniezione intramuscolare. In alcuni casi è utile l'inoculazione dei muscoli buccinatore (raggiunto per via transorale), quadrato del mento, platisma.

Gli effetti collaterali sono analoghi a quelli indotti nella terapia del blefarospasmo.

Le sincinesie, che spesso si accompagnano alla rigenerazione del nervo facciale dopo una sua precedente lesione, sono espressione di innervazione paradossa e sono definite come contrazioni involontarie e sincrone di gruppi muscolari differenti che normalmente non si contraggono all'unisono (ad es. contrazione del muscolo orbicolare della bocca in seguito all'attivazione del muscolo orbicolare dell'occhio e viceversa). Possono essere trattate con l'inoculazione di BTX in sei punti del muscolo orbicolare dell'occhio (1,25-5 U Botox® per punto) con buona risposta e rari effetti collaterali [22].

Le sincinesie a carico del muscolo platisma possono essere molto disturbanti per il paziente sia dal punto di vista psicologico-sociale, perché ben visibili e difficilmente nascondibili, sia perché spesso avvertite come crampi dolorosi. La BTX è inoculata per via sottocutanea, al dosaggio di 2,5-12,5 U Botox® in 5 separati siti di iniezione individuati osservando la contrazione muscolare involontaria [25].

Spasticità

Gli obiettivi perseguibili nel trattamento della spasticità sono molteplici e vanno dalla facilitazione delle attività di assistenza, a un miglioramento del comfort del paziente fino alla realizzazione di veri e propri piani di rieducazione funzionale tesi al ripristino delle capacità motorie più complesse ed elaborate [26]. Esiste una ricca letteratura riguardo al trattamento della spasticità che prende in considerazione approcci di tipo fisioterapico [27], farmacologico sistemico [28] (miorilassanti orali) o locale [29] (baclofen intratecale, alcolizzazione, tossina botulinica), chirurgico [30] (interventi su encefalo, midollo spinale, radici dorsali e nervi periferici, tenotomie) (v. Cap. 32). Generalmente nessuno di questi approcci è sufficiente da solo, e ogni paziente deve essere trattato in funzione del suo problema specifico, spesso integrando differenti metodi terapeutici. Il trattamento con BTX è spesso parte di un piano terapeutico complesso in cui la riduzione del tono muscolare è solo uno strumento della riabilitazione motoria [31]. Il punto cruciale del trattamento consiste nell'identificare con il paziente un obiettivo realisticamente raggiungibile (Fig. 33.1), sul cui conseguimento dovrà essere misurata l'efficacia del trattamento [32]. L'obiettivo terapeutico dovrà essere individuato in accordo con il paziente, con chi è addetto alla sua assistenza e con gli altri operatori sanitari coinvolti nel piano riabilitativo. I fini fondamentali della terapia con BTX sono cinque, qui di seguito descritti.

Miglioramento delle funzioni residue – Uno dei principali obiettivi della cura è il ripristino del cammino.

Sebbene un certo grado di spasticità risulti funzionale al mantenimento della stazione eretta, sopperendo al deficit di forza, un'eccessiva flessione plantare o intrarotazione del piede costituiscono spesso un grave impedimento all'esecuzione della fase d'appoggio del passo e rappresentano una indicazione classica all'utilizzo della BTX per scopi funzionali. La riduzione dell'ipertono flessorio della muscolatura dell'arto superiore può permettere il recupero di alcuni movimenti finalizzati, altrimenti difficoltosi. La riduzione dell'eccessivo ipertono localizzato può inoltre facilitare l'uso di ausilii e ortesi.

Miglioramento dell'assistenza – Le posture obbligate causate dalla spasticità spesso ostacolano l'attività di assistenza. L'igiene può essere resa difficile dall'ipertono in adduzione delle gambe e dalla flessione forzata delle dita, che determina macerazione della cute e infezioni (v. Cap. 45). L'adduzione dell'arto superiore o la flessione dell'avambraccio rendono difficile l'abbigliamento, e l'estensione dell'alluce rende impossibile calzare le scarpe. Il posizionamento a letto o in carrozzina può essere difficoltoso. In questi casi il trattamento con BTX trova indicazione.

Miglioramento del comfort – La spasticità si associa spesso a spasmi dolorosi, sia diurni sia notturni, che limitano in modo significativo la qualità di vita.

Prevenzione e trattamento delle complicanze muscolo-scheletriche – L'eliminazione delle posture forzate previene la comparsa di deformazioni a carico dell'apparato muscolo-scheletrico: retrazioni tendinee, calcificazioni muscolari e tendinee, limitazioni dell'escursione articolare fino all'anchilosi. La BTX può contribuire a risolvere anche alcune alterazioni articolari secondarie all'ipertono quali le sublussazioni dell'anca e della spalla.

Cosmesi – La risoluzione di atteggiamenti posturali antiestetici ha spesso effetti positivi sul tono dell'umore del paziente e facilita un miglior inserimento sociale.

La stimolazione del nervo tributario o del muscolo bersaglio rende più efficace l'azione inibitoria della BTX [33]. L'individuazione del punto motore mediante stimolazione diretta con l'agocannula utilizzata per l'infiltrazione permette, inoltre, alla BTX di raggiungere con maggior precisione il suo sito d'azione. Dopo aver identificato l'obiettivo del trattamento e i muscoli da inibire, il dosaggio le sedi di inoculo saranno determinati in base alle dimensioni del muscolo, al grado di spasticità e all'effetto che

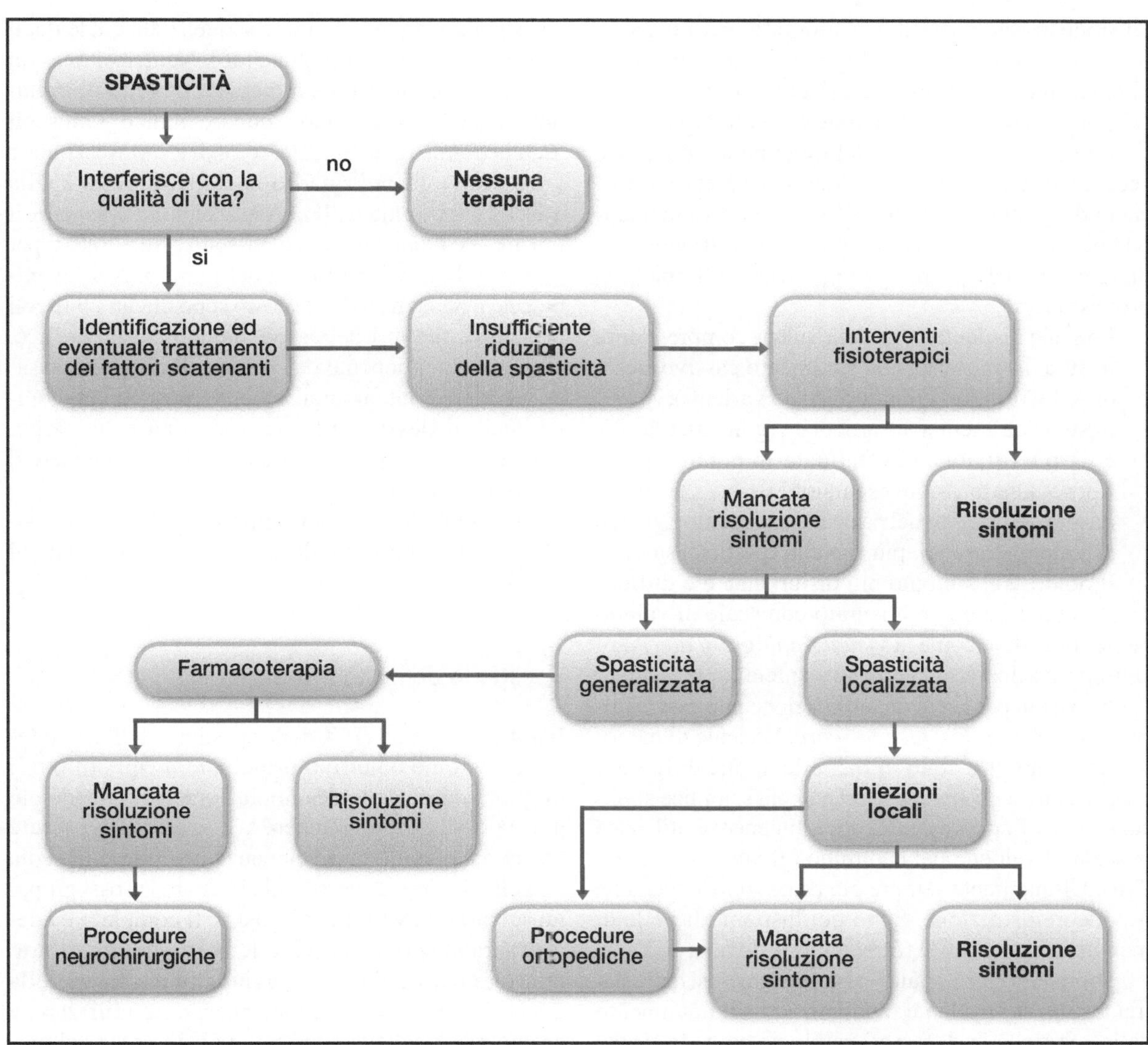

Figura 33.1 • Diagramma di flusso per la scelta delle opzioni terapeutiche del trattamento della spasticità (modificato da Ubiali E, Foresti C [34]).

si vuole ottenere, tenendo presente che spesso l'o-biettivo terapeutico prevede una riduzione non completa del tono muscolare [34]. Per tale motivo le dosi utilizzate devono essere molto spesso corrette durante le successive sedute di trattamento per raggiungere l'equilibrio desiderato tra ipostenia e forza muscolare residua. La strategia infiltrativa deve tenere conto anche della diluizione del farmaco; infatti, quando è desiderabile una maggior diffusione della BTX, come nel trattamento dei muscoli di grande dimensione (ad es., tricipite surale), oppure quando si desidera trattare contemporaneamente più muscoli difficilmente differenziabili (ad es., gruppo dei flessori della mano), è consigliabile utilizzare una diluizione maggiore. Se invece si desidera ridurre al minimo la diffusione della tossina ai muscoli limitrofi, come nel trattamento mirato di piccoli muscoli (ad es., nell'inibi-zione selettiva dell'opponente del pollice), si consiglia una diluizione minore. Più complesso è l'uso della tossina di tipo B, commercializzata in diluizione fissa (1 ml per il flacone da 5.000 U e 2 ml per quello da 10.000 U).

Considerando che un meccanismo fondamentale per l'azione della BTX, ovvero il suo reuptake pre-sinaptico, è indotto dalla liberazione quantica di terminazioni d'acetilcolina, sono stati suggeriti diversi meccanismi d'attivazione sinaptica postinoculazione; il più utilizzato è lo stretching selettivo dei muscoli infiltrati. Si consiglia in genere di ripetere le sedute di stretching più volte nell'arco della giornata nei primi 7 giorni seguenti il trattamento. Anche l'applicazione dell'elettrostimolazione [35] dei muscoli trattati, nei 7 giorni successivi al trattamento, avrebbe analogo effetto. Altra metodica di mantenimento della tensione muscolare, valida soprattutto per i pazienti di più difficile gestione o con necessità di trattamento di muscoli di grande massa, è l'applicazione di docce gessate o mezzi di contenzione palmare o plantare.

La misura dei risultati del trattamento, come già accennato, è un elemento critico per valutare l'efficacia del trattamento con BTX essendo fondamentale nell'iter di gestione del paziente verificare continuamente l'adeguato raggiungimento dell'obiettivo proposto [36].

Le scale di valutazione dei risultati comprendono:

- misura di resistenza allo stiramento passivo (scala di Ashworth, in 4 punti, o le sue varianti);
- misura dell'escursione articolare (goniometria articolare tradizionale, effettuata in condizioni di riposo, alle massime escursioni passiva e attiva);
- misura del comfort del paziente, soprattutto riguardo ai sintomi correlati, più che alla spasticità stessa.

Il dolore è il sintomo più disturbante e è difficilmente obiettivabile, è misurato con scale di valutazione soggettive come la *Visual Analogic Scale*. Altro sintomo particolarmente disturbante è rappresentato dagli spasmi, per la cui quantificazione può essere utilizzato lo *Spasm Frequency Score*. Le scale di menomazione motoria sono di difficile applicabilità per quanto attiene gli arti superiori e di più semplice applicazione per l'arto inferiore, dove in genere è utilizzata la scala di velocità del cammino (*Timed Ambulation Test*). Ultimamente sempre più usate sono le tecniche di videoregistrazione. Sono poi disponibili scale di menomazione globale (*Barthel ADL Index*).

Soprattutto per l'adulto esistono numerosi dati relativi a studi controllati e randomizzati sul trattamento della spasticità in differenti patologie come lo stroke [37] e la sclerosi multipla [38]. In molti di questi studi l'efficacia della BTX è risultata superiore al placebo, ma di entità inferiore rispetto ai risultati degli analoghi studi in aperto. Il problema principale, è connesso alla difficoltà di trovare adeguate scale di misura dell'outcome per gruppi di pazienti spesso assai eterogenei. La maggior parte degli studi inoltre è stata condotta su un unico ciclo di trattamento e non si hanno sufficienti notizie relative all'efficacia a lungo termine. Maggiori informazioni sulla sicurezza dell'uso di BTX a lungo termine sono estrapolabili dagli studi sulla paralisi cerebrale infantile [39].

Spasticità dell'arto superiore

Normalmente l'arto superiore spastico si presenta flesso, addotto, intraruotato. Questo atteggiamento presenta numerose varianti con quadri diversi che possono coesistere e sovrapporsi fra loro rendendo indi-spensabile scegliere in modo sequenziale quale degli aspetti dovrà essere affrontato [40]. Numerosi muscoli dell'arto superiore possono essere oggetto di trattamento con BTX secondo il quadro clinico. I muscoli gran pettorale, gran dorsale, rotondi e sottoscapolare sono coinvolti nel quadro cosiddetto della spalla addotta e intraruotata. Il muscolo bicipite brachiale, il brachiale e il brachioradiale possono essere trattati per risolvere la flessione tonica del gomito. Nell'avambraccio e nella mano [41] spesso sono trattati i muscoli pronatori, flessori del carpo, delle dita, del pollice, adduttore e opponente del pollice. Talora è necessario iniettare contemporaneamente muscoli antagonisti, quali il flessore e l'estensore ulnare del carpo, quando questi appaiono co-contratti nel mantenere il polso in adduzione.

Nella tabella 33.8 sono riportati i dosaggi consigliati per il trattamento dei più comuni muscoli degli arti superiori.

Spasticità dell'arto inferiore

Il trattamento con BTX della spasticità dell'arto inferiore ha come obiettivo principale il ripristino o il miglioramento della deambulazione ma, quando ciò non è possibile, può ottenere la correzione di posture che condizionano la permanenza nel letto o in sedia a rotelle. Inoltre, è spesso utile iniettare i grossi gruppi muscolari coinvolti negli spasmi. Il completo e adeguato trattamento con BTX della spasticità dell'arto inferiore è difficilmente raggiungibile a causa della quantità di BTX che sarebbe necessario utilizzare, e che potrebbe sollevare problemi di sicurezza del trattamento. L'arto inferiore è spastico si presenta classicamente esteso, addotto e intraruotato. Talora, soprattutto nelle lesioni midollari, è frequente l'atteggiamento in flessione della coscia. Nell'arto inferiore i muscoli più comunemente trattati sono gli adduttori, quando la loro attivazione tonica interferisce con il cammino o con l'igiene del paziente; l'i-leopsoas assieme al pettineo sono spesso infiltrati nel caso di coscia flessa tonicamente, spesso assieme al quadricipite femorale, al grande gluteo e ai muscoli della zampa d'oca che sono trattati nel caso di marcato ipertono estensorio della gamba e della coscia. Nella gamba e nel piede sono spesso trattati i muscoli tibiale posteriore, tricipite surale, estensore dell'alluce, peronei, flessori delle dita e dell'alluce e i muscoli interossei e lombricali, in differenti combinazioni in dipendenza del problema clinico.

Nella tabella 33.9 sono riportati i dosaggi consigliati per la terapia dei più comuni muscoli degli arti inferiori.

Tabella 33.8 • Dosi e siti di inoculo della BTX in alcuni muscoli dell'arto superiore nell'adulto (modificata da Ubiali E, Foresti C [34])

Muscoli del cingolo scapolare

Muscolo	Azione	Dysport®	Botox®	Neurobloc®	Numero siti d'iniezione
Romboide	Estensione della scapola	150-300	50-60		2
Sottoscapolare	Intrarotazione del braccio	150-200	50	1.000-3.000	1-2
Deltoide	Abduzione del braccio tra 15° e 90°	150-300	50-75		2-3
Grande rotondo	Abduzione e infrarotazione del braccio	60-150	30	1.000-3.000	2-3
Piccolo rotondo	Adduzione ed extrarotazione del braccio	60-120	30		1-2
Gran dorsale	Adduzione, retrazione e intrarotazione del braccio	200-400	80	2.500-5.000	2-4
Gran dentato	Estensione del braccio	120-200	60-70		2
Gran pettorale	Adduzione e intrarotazione del braccio	300-500	75-100	2.500-5.000	2-4
Piccolo pettorale	Depressione della spalla e della scapola	150-300	40		1-2

Muscoli del braccio

Muscolo	Azione	Dysport®	Botox®	Neurobloc®	Numero siti d'iniezione
Bicipite brachiale	Flessione e supinazione del gomito	300-500	75-100	2.500-5.000	2-4
Tricipite brachiale	Estensione del gomito	300-500	75-100		2-4
Brachiale	Flessione del gomito	150	50	1.000-3.000	1

Muscoli dell'avambraccio

Muscolo	Azione	Dysport®	Botox®	Neurobloc®	Numero siti d'iniezione
Brachioradiale	Flessione dell'avambraccio	150-200	25-75	1.000-3.000	1-2
Estensore ulnare del carpo	Estensione e adduzione del polso	100-150	30-50		2
Adduttore lungo del pollice	Adduzione del pollice	60-100	20-40		1
Pronatore rotondo	Pronazione del polso	80-100	30	1.000-2.500	1-2
Pronatore quadrato	Pronazione di mano e polso	80-100	20-50	1.000-2.500	1-2
Flessore radiale del carpo	Flessione di polso e gomito	0-100	30	1.000-3.000	1-2
Flessore ulnare del carpo	Flessione e adduzione del polso	60-80	20-30	1.000-3.000	1-2
Flessore superficiale delle dita	Flessione delle falangi prossimali delle dita	60-80	30	500-1.500	1
Flessore profondo delle dita	Flette tutte le falangi	60-80	30	1.000-3.000	1-2
Flessore lungo del pollice	Flette la falange distale del I dito	0-60	5-25	100-2.500	1

Muscoli della mano

Muscolo	Azione	Dysport®	Botox®	Neurobloc®	Numero siti d'iniezione
Opponente del pollice	Oppone il I dito, consente la "pinza"	30-60	5-25	500-1.500	1
Adduttore breve del pollice	Adduzione falange prossimale del pollice	30-60	5-25	500-2.500	1
Lombricali*	Adduzione delle dita	30-80	10-50	1.500-4.000	3
Interossei* (dal II al IV)	Abduzione delle dita	30-80	10-50	1.500-4.000	3

* La dose segnalata è da intendere cumulativa per tutti i muscoli della mano.

Tabella 33.9 • Dosi e siti di inoculo della BTX in alcuni muscoli dell'arto inferiore nell'adulto (modificata da Ubiali E, Foresti C [34])

Muscoli del tronco

Muscolo	Azione	Dysport®	Botox®	Neurobloc®	Numero siti d'iniezione
Psoas**	Flessione della coscia sul bacino	500-1.000	150-200	3.000-7.500	1-2
Iliaco	Flessione della coscia sul bacino	500	100-150	3.000-7.500	1-2

** Raccomandata la guida ecografia o TAC.

Muscoli della coscia

Muscolo	Azione	Dysport®	Botox®	Neurobloc®	Numero siti d'iniezione
Grande gluteo	Estensione e abduzione dell'arto inferiore	500-750	150-200		2-4
Quadricipite femorale	Estensione della gamba e flessione dell'anca sul bacino	400-1.000	50-200	5.000-7.500	2-4
Pettineo***	Adduzione della coscia		50-100		1
Grande adduttore	Adduzione e intrarotazione della coscia	350-500	100-200	5.000-10.000	3
Adduttore lungo	Adduzione della coscia	300			1
Adduttore breve	Adduzione ed extrarotazione della coscia	150-300	50-100		1
Gracile	Adduzione della coscia e flessione del ginocchio	300-500	80-120	2.500-7.500	2-3
Semimembranoso	Flessione del ginocchio e intrarotazione della gamba	350-500	100-150		2-3
Semitendinoso	Flessione del ginocchio e intrarotazione della gamba	350-500	100-150		2-3
Bicipite femorale	Flessione del ginocchio e extrarotazione della gamba	350-500	100-150	2.500-7.500	1-2

*** Difficile da infiltrare per la contiguità con il fascio neurovascolare al di sotto del legamento inguinale.

Muscoli della gamba

Muscolo	Azione	Dysport®	Botox®	Neurobloc®	Numero siti d'iniezione
Estensore lungo dell'alluce	Estensione dell'alluce	150-250	50-60	2.000-4.000	1
Peroneo lungo	Dorsiflessione e lateralizzazione del piede	150-300	50-80		1-2
Peroneo breve	Lateralizzazione del piede	100	30-40		1
Gemello mediale	Flessione plantare del piede	300-400	100	1.500-3.500	1-3
Gemello laterale	Flessione plantare del piede	300-400	100	1.500-3.500	1-3
Soleo	Stabilizzazione della caviglia e flessione plantare del piede	300-400	100	2.500-5.000	1-3
Flessore lungo dell'alluce	Flessione dell'alluce	150	50	1.500-3.000	1
Flessore lungo delle dita	Flessione delle dita dal I al V	150	50	2.500-500	1-2
Tibiale posteriore	Flessione e intrarotazione del piede	150-300	50-80	3.000-7.500	1-2

Muscoli del piede

Muscolo	Azione	Dysport®	Botox®	Neurobloc®	Numero siti d'iniezione
Flessore breve delle dita	Flessione plantare delle dita e del piede	150			1-2
Flessore breve dell'alluce	Flessione plantare del I dito	100			1
Abduttore dell'alluce	Abduzione del I dito	150			1

Spasticità del bambino

L'esperienza clinica del trattamento della spasticità in età pediatrica con BTX inizia negli anni Novanta con i lavori di Koman [42] e Graham [43]. Il trattamento dei disturbi motori con spasticità del bambino deve considerare l'eziologia del disturbo e la concomitanza presenza di altri fattori che influenzano le capacità motorie, quali la paresi, l'atassia, i deficit sensoriali e cognitivi. L'indicazione all'uso di BTX nella spasticità infantile si basa sui seguenti principi:
* la disabilità è focale;
* la disabilità è dinamica (ovvero dovuta a iperattività muscolare);
* è possibile individuare obiettivi terapeutici che miglioreranno la qualità di vita quotidiana del paziente.

Se sono soddisfatti i precedenti requisiti, indipendentemente dall'eziologia del disturbo, la BTX potrebbe essere indicato nel bambino di qualsiasi età; tuttavia, il risultato del trattamento dipende da una combinazione degli effetti locali con altri fattori, quali terapie concomitanti, motivazione, capacità di apprendimento, integrazione psicosociale, aspettative e i disturbi concomitanti quali, ad esempio, l'epilessia.

La BTX può essere somministrata in una fase precoce o tardiva. Nel caso di paralisi cerebrale infantile il trattamento precoce deve essere iniziato tra il primo e il quarto anno di vita.

Indicazioni al trattamento precoce sono:
* la possibilità di raggiungere obiettivi di sviluppo motorio adeguati;
* la mancanza di effetti negativi degli interventi associati (ad es., il bendaggio) sullo sviluppo motorio;
* l'assenza di contratture fisse o deformità ossee.

Indicazioni al trattamento tardivo sono:
* facilitazione dell'assistenza e dell'igiene;
* risoluzione della sintomatologia dolorosa;
* mantenimento della funzione;
* misure postoperatorie.

Anche nel bambino, come nell'adulto, la terapia con BTX deve sempre essere inserita in un contesto riabilitativo che preveda la fisiochinesiterapia, l'uso di ortesi e di bendaggi. È talora consigliabile associare una terapia con baclofen intratecale e la chirurgia ortopedica.

Anche nel bambino, l'intervallo temporale tra un'inoculazione e la successiva non deve essere più breve di 3 mesi. Questo perchè:
* il reinoculo troppo precoce potrebbe evocare la comparsa di anticorpi neutralizzanti la BTX, che renderebbero inefficaci i successivi trattamenti;
* la somministrazione di dosi ravvicinate aumenta il rischio di risposta terapeutica non lineare.

I dosaggi massimi di BTX somministrabili in età pediatrica sono riportati nella tabella 33.10.

I dosaggi per singolo muscolo da trattare sono riportati nella tabella 33.11.

Tabella 33.10 • Dose di Botox® per kg di peso corporeo

Range di Botox® clinicamente testato	**Range di Dysport® clinicamente testato**
Fino a 12 U per kg di peso corporeo	Fino a 30 U per kg di peso corporeo

Tabella 33.11 • Range delle dosi di Botox®. La somma del e dosi dei singoli muscoli trattati non deve superare la dose totale massima iniettabile (v. Tab. 33.10)

	Dose di Botox® (U)			**Dose di Dysport® (U)**
Muscolo target	Dose pro kg di peso corporeo	Dose totale	Dose pro kg di peso corporeo	Dose totale
Piccoli muscoli Adduttore breve del pollice, Flessori delle dita e del carpo, Brachioradiale, Brachiale	1-3	10-50	5-10	50-150
Grossi muscoli Gastrocnemio, Soleo, Tibiale posteriore, Muscoli adduttori, Gracile, Muscoli della zampa d'oca, Retto del femore, Ileopsoas, Bicipite brachiale	3-6	30-100	10-30	100-500

Tabella 33.12 • Dosi utilizzate per il trattamento della scialorrea

	Tossina per ghiandola		
	Botox® BTX-A	Dysport® BTX-A	Neurobloc® BTX- B
Ghiadola parotide	5-65	10-145	1.000
Ghiandola sottomandibolare	20-25	70-80	250

Disturbi del sistema nervoso autonomo

Scialorrea

La saliva è prodotta da tre coppie di ghiandole (parotidi, sottomandibolari, sottolinguali) dotate di innervazione autonomica ortosimpatica e parasimpatica, essendo quest'ultima componente quella importante dal punto di vista secretorio. In media sono secreti circa 750 ml di saliva al giorno, per il 70% dovuti all'attività delle ghiandole sottomandibolari, per il 25% delle parotidi e per il 5% delle sottolinguali [44]. L'eccessiva salivazione, o scialorrea, può essere secondaria a un'eccessiva produzione di saliva o a una difficoltà/incapacità di deglutirla. La BTX, agendo a livello della componente colinergica parasimpatica, si è dimostrata molto efficace e sicura nel trattamento della scialorrea. A una recente revisione della letteratura [44] vi sono studi di classe I e II con livello di evidenza di classe A per l'utilizzo della BTX-A e livello di evidenza di classe B per la BTX-B (un solo studio di classe I).

I dosaggi per singola ghiandola riportati in letteratura sono abbastanza eterogenei (Tab. 33.12) e prevedono l'infiltrazione della ghiandola parotide e sottomandibolare. Per quanto riguarda le singole ghiandole da infiltrare diverse e eterogenee sono le opinioni presenti in letteratura: alcuni autori [45] preferiscono trattare la ghiandola parotide in due punti (corpo ghiandolare e porzione sovrastante il muscolo massetere) bilateralmente; altri autori [46] inoculano preferenzialmente le ghiandole sottomandibolari bilateralmente; altri ancora [47] trattano entrambe le ghiandole (parotidi + sottomandibolari) sotto guida ecografica. Noi preferiamo infiltrare con ago 22 G la ghiandola parotide in due punti (corpo e coda) e la sottomandibolare in un solo punto bilateralmente; la guida ecografica da noi usata permette di rilevare varianti anatomiche, di superare il problema di un'eventuale atrofia ghiandolare (possibile negli anziani) e di evitare strutture anatomiche delicate (vasi, nervo facciale).

La durata del beneficio [48] è di circa 3-6 mesi.

Possibili effetti collaterali sono rappresentati da xerostomia, ipostenia dei muscoli della masticazione, disfagia, dolore al collo, diarrea, sindrome simil-influenzale.

Iperidrosi

L'iperidrosi è un'eccessiva e incontrollata sudorazione che può essere focale o generalizzata. La forma focale coinvolge prevalentemente il palmo delle mani o la pianta dei piedi (60% dei casi), l'ascella (40%) [49] e la faccia (10%) [50], è spesso idiopatica e è probabilmente dovuta a disregolazione simpatica dei nuclei ipotalamici o delle aree prefrontali e delle loro connessioni [51]. Alcune sindromi iperidrosiche sono secondarie a farmaci, lesioni neurologiche, neoplasie intratoraciche, malattia di Raynaud, interventi chirurgici. È inoltre segnalata una possibile predisposizione genetica a trasmissione autosomica dominante [51].

Iperidrosi palmare

Le evidenze riguardanti l'efficacia della BTX nel trattamento dell'iperidrosi ascellare sono di livello A, quelle per l'iperidrosi palmare sono di livello B.

Previa esecuzione del test di Minor, si infiltrano solitamente 50-100 U Botox® (100-200 Dysport®) per ascella; 50-100 U Botox® per mano suddivise in 10 punti sul palmo e un punto per ogni dito [51].

Uno studio di classe II (livello di evidenza C) è riportato in letteratura per il trattamento dell'iperidrosi palmare con BTX-B: 5.000 U per palmo.

La durata del trattamento va da 4 a 12 mesi.

I possibili effetti collaterali sono: dolore in occasione dell'infiltrazione, incremento della sudorazione nelle zone non trattate, cefalea.

Per ovviare al dolore riferito dai pazienti al momento dell'infiltrazione ascellare, alcuni autori hanno suggerito di diluire la tossina, anziché in soluzione fisiologica, in 5 ml di lidocaina cloridrato al 2% senza perdita di efficacia del trattamento [52].

Terapia della sindrome di Frey

Vi sono evidenze di classe II sull'efficacia della BTX nel trattamento della sindrome di Frey, che è la comparsa di sudorazione della cute prospiciente la ghiandola parotide in seguito a stimolo gustativo; tale fenomeno è spiegato da un'aberrante rigenerazione delle fibre nervose parasimpatiche postgangliari che innervano la ghiandola parotide precedentemente danneggiata (ad es., da un intervento di parotidectomia).

Si individua la zona da trattare eseguendo il test di Minor con stimolo gustativo, si divide la superficie da inoculare in quadrati di un cm di lato e si procede successivamente a infiltrare per via intracutanea con dosi di 2,5 U Botox® per ogni quadrante (range per paziente 16-80 U Botox®) [53, 54].

Altre applicazioni della BTX in neurologia

Noto a tutti, anche ai non addetti ai lavori, è l'utilizzo della tossina botulinica a uso estetico [55] nel trattamento delle rughe facciali. Questo argomento, che pure ha assunto una notevole importanza economica e sociale, non sarà trattato nel presente capitolo.

Vescica neurologica

Tra le applicazioni di maggior interesse è sicuramente l'uso della BTX nella terapia della vescica neurologica. Già dal 1988 [56] la BTX è stata utilizzata nel trattamento della dissinergia detrusore-sfintere. In questa sindrome la percentuale di successo terapeutico, cioè la riduzione del residuo vescicale post-minzionale superiore al 50%, varia dal 58% all'88%. Gli effetti collaterali sono in genere minimi e transitori; tra questi il più frequente è una transitoria incontinenza urinaria, che interessa più spesso le donne anziane, soprattutto se pluripare.

Il trattamento deve essere evitato in pazienti con difetti di coagulazione. Il trattamento con BTX in questo caso è effettuato a livello dello sfintere uretrale, con dosi variabili di BTX ed è principalmente indicato in pazienti con esacerbazioni potenzialmente reversibili della funzionalità midollare (ad es., nei pazienti con sclerosi multipla in ricaduta e nei pazienti con mielite trasversa) o in coloro che hanno mostrato un fallimento terapeutico con altri farmaci. L'effetto terapeutico dura fra i 2 e i 6 mesi. Vi è indicazione al trattamento con BTX anche in caso di iperreflessia detrusoriale dove il target è il detrusore raggiunto per via cistoscopica. L'iniezione deve risparmiare la zona del trigono; è effettuata con dosi variabili di BTX e ha efficacia variabile tra 4 e 6 mesi. Gli effetti collaterali descritti comprendono emorragie e perforazioni vescicali [57].

Tremore

Il trattamento del tremore con la BTX ha dato risultati controversi; le percentuali di successo sono attorno al 35% nel caso di tremore parkinsoniano e al 50% per il tremore cerebellare. In alcuni pazienti il tremore risultato peggiorato dal il trattamento. Per quanto riguarda il tremore essenziale si è osservata una riduzione che non ha comportato tuttavia un miglioramento della destrezza motoria. Le forme di tremore che sembrano trarre maggior beneficio dal trattamento con BTX sono il tremore vocale e quello del capo [58].

Varie

È oggetto di discussione l'efficacia dalla BTX nel trattamento dei tic motori [59].

Per il bruxismo severo, caratterizzato dalla chiusura forzata della mandibola, ai comuni approcci terapeutici (biofeedback, bite) può affiancarsi l'inoculazione, eventualmente EMG-guidata, di BTX a livello del muscolo massetere e temporale con dosi fino a 60 U Botox® per muscolo [22].

Sono attualmente in corso alcuni studi clinici relativi all'uso della BTX nella cefalea tensiva refrattaria alla terapia medica [60], nell'emicrania [61], nel dolore miofasciale [62] e in altre sindromi dolorose [63] che sembrerebbero dare risultati promettenti.

Ultimamente la tossina botulinica è stata utilizzata anche nel trattamento dell'obesità [64-66] e nell'ipertrofia prostatica [67]: i risultati relativi a questi trattamenti sono ancora controversi.

Ancora sperimentali possono essere considerati alcuni studi relativi all'applicazione della tossina botulinica in campo dermatologico nella terapia delle cicatrici [68] e della psoriasi [69], in campo ortopedico nelle patologie osteoarticolari [70] e nella scoliosi [71], in campo otorino-laringoiatrico nel trattamento delle fistole salivari e degli scialoceli [72, 73].

Bibliografia

1. De Paiva A, Meunier FA, Molgo J et al. Functional repair of motor endplates after botulinum neurotoxin type A popisoning: Biphasic switch of synaptic activity between nerve sprouts and their parent terminals. Prc Natl Acad Sci USA 1999; 96:3200-3205.
2. Sabesan T.Meige syndrome: A rare form of cranial dystonia that was treated successfully with botulinum toxin. British Journal of Oral and Maxillofacial Surgery, 2008.
3. Gilio F, Curra A, Lorenzano C et al. Effects of botulinum toxin type A on intracortical inhibition in patients with dystonia. Ann Neurol 2000; 48:20-26.

4. Dresel C, Haslinger B, Castrop F et al. , Silent event-related fMRI reveals deficient motor and enhanced somatosensory activation in orofacial dystonia. Brain 2006; 129:36-46.

5. Jankovic J, Schwartz K. Response and immunoresistance to botulinum toxin injections. Neurology 1995; 45:1743-1746.

6. Fahn S Concept and classification of dystonia. Adv Neurol 1988; 50: 1-8.

7. Thompson PD. Writer's cramp. Br J Hosp Med 1993; 50: 91-94.

8. Brashear A, Ambrosius WT, Eckert GJ et al. Comparison of treatment of tardive dystonia and idiopathic cervical dystonia with botulinum toxin type A. Mov Disord 1998; 13:158 -161.

9. Figgitt DP, Noble S Botulinum toxin B. A review of its therapeutic potential in the management of cervical dystonia. Drugs 2002; 62:705-755.

10. Jankovic J. Needle EMG guidance is rarely required. Muscle Nerve 2001; 24:1568 -1570.

11 Jedynak P, Tranchant C, Zegers de Beyl D. Prospective clinical study of writer's cramp. Mov Disord 2001; 16:494-499.

12. Greene PE, Bressman S. Exteroceptive and interoceptive stimuli in dystonia. Mov Disord 1998; 13:549-551.

13. Shaari CM, Sanders I. Quantifying how location and dose of botulinum toxin injections affect muscle paralysis. Muscle Nerve 1993; 16:964-969.

14. Izdebski K, Dedo HH, Boles L. Spastic dysphonia: a patient profile of 200 cases. Am J Otolaryngol 1984; 5:7-14.

15. Topka H, Hallett M. Perioral reflexes in orofacial dyskinesia and spasmodic dysphonia. Muscle Nerve 1992; 15(9):1016-1019.

16. Adler CH, Bansberg SF, Hentz JG, Ramig LO, Buder EH, Witt K, Edwards BW, Krein-Jones K, Caviness JN Botulinum toxin type A for treating voice tremor. Arch Neurol 2004; 61(9):1416-1420.

17. C. Kenney, J. Jankovic Botulinum toxin in the treatment of blepharospasm and hemifacial spasm. J Neural Transm 2007.

18. Altug Cetinkaya and Paul A. Brannan. What is new in the era of focal dystonia treatment? Botulinum injections and more. Curr Opin Ophthalmol 2007 18:424-429

19. Kimura J The blink reflex pg 409-438, in Electrodiagnosis in diseases of nerve and muscle: principles and practice, ed 3 Oxford University Press New York, 2001.

20. Costa J, Espírito-Santo C, Borges A et al. Botulinum toxin type A therapy for blepharospasm (Review). Cochrane Database Syst Rev, 2005.

21 Truong ,Comella C, Fernandez H et al. On behalf of the Dy sport Benign Essential Blepharospasm Study Group. Efficacy and safety of purified botulinum toxin type A (Dy sport) for the treatment of benign essential blepharospasm: A randomized, placebo-controlled, phase II trial. Parkinsonism and Related Disorders xx 2008; 1-8.

22. Laskawi R. The use of botulinum toxin in head and face medicine: an interdisciplinary field. Head & Face Medicine 2008, 4:5.

23. Kimura J, Rodnitzky RL, Okawara SH. Electrophysiologic analysis of aberrant regeneration after facial nerve paralysis. Neurology 1975; 25:989-993.

24. Tug̃ba Tunc, Leyla C, avdar, Yesim Sucullu¨ et al. Differences in improvement between patients with idiopathic versus neurovascular hemifacial spasm after botulinum toxin treatment. Journal of Clinical Neuroscience 15 2008; 253-256.

25. Laskawi R, Rohrbach S, Rodel R. Surgical and Non-surgical Treatment Options in Patients With Movement Disorders of the Platysma. J Oral Maxillofac Surg 2002 ; 60:157-162.

26. Gormley ME, Jr., O'Brien CF, Yablon SA. A clinical overview of treatment decisions in the management of spasticity. Muscle Nerve Suppl 1997; 6:S14-S20.

27. Hesse S, Werner C, Bardeleben A et al. Management of upper and lower limb spasticity in neuro-rehabilitation. Acta Neurochir.Suppl 2002; 79:117-122.

28. Gracies JM, Nance J, Elovic E et al. Traditional pharmacological treatments for spasticity part II: general and regional treatments. Muscle Nerve Suppl 1997; 6:S92-S120.

29. Gracies JM, Elovic E, McGuire J Et al. Traditional pharmacological treatments for spasticity. Part I: Local treatments. Muscle Nerve Suppl 1997; 6:S61-S91.

30. Chambers H. The surgical treatment of spasticity. Muscle Nerve Suppl 1997; 6:S121-S128.

31 Ward AB, Aguilar M, De Beyl Z et al. Use of botulinum toxin type A in management of adult spasticitya European consensus statement. J.Rehabil.Med 2003; 35:98-99.

32. Sheean GL. Botulinum treatment of spasticity: why is it so difficult to show a functional benefit? Curr. Opin. Neurol. 2001; 14:771-776.

33. O'Brien CF. Injection techniques for botulinum toxin using electromyography and electrical stimulation. Muscle Nerve Suppl 1997; 6:S176-S180.

34. Ubiali E, Foresti C Il trattamento della spasticità con BTX. In "Usi clinici della tossina botulinica". M Osio Ed. Edizioni Scienza Medica, Torino 2004.

35. Detrembleur C, Lejeune TM, Renders A et al. Botulinum toxin and short-term electrical stimulation in the treatment of equinus in cerebral palsy. Mov Disord 2002; 17: 162-169.

36. Pierson SH. Outcome measures in spasticity management. Muscle Nerve Suppl 1997; 6:S36-S60.

37. Bakheit AM, Thilmann AF, Ward AB et al.. A randomized, double-blind, placebo-controlled, dose-ranging study to compare the efficacy and safety of three doses of botulinum toxin type A (Dy sport) with placebo in upper limb spasticity after stroke. Stroke 2000; 31:2402-2406.

38. Hyman N, Barnes M, Bhakta B et al.. Botulinum toxin (Dy sport) treatment of hip adductor spasticity in multiple sclerosis: a prospective, randomised, double blind, placebo controlled, dose ranging study. J. Neurol. Neurosurg. Psychiatry 2000; 68:707-712.

39. Kirschner J, Berweck S, Mall V et al. Botulinum toxin treatment in cerebral palsy: evidence for a new treatment option. J.Neurol. 2001; 248 Suppl 1:28-30.

40. Hesse S, Brandl-Hesse B, Bardeleben A et al. Botulinum Toxin A Treatment of Adult Upper and Lower Limb Spasticity. Drugs Aging .2001; 18:255-262.

41 Brashear A, Gordon MF, Elovic E et al.. Intramuscular injection of botulinum toxin for the treatment of wrist and finger spasticity after a stroke. N.Engl.J.Med. 2002; 347:395-400.

42. Koman LA, Mooney JF, Smith B et al. Management of cerebral palsy with botulinum-A toxin: preliminary investigation. J Pediatr Orthop 1993; 13: 489-495.

43. Cosgrove AP, Corry IS, Graham HK. Botulinum toxin in the management of the lower limb in cerebral palsy. Dev Med Child Neurol 1994; 36: 386-396.

44. D. D. Truong1, R. Bhidayasiri. Evidence for the effectiveness of botulinum toxin for sialorrhoea. J Neural Transm, 2008.

45. Lipp et al. A randomized trial of botulinum toxin A for treatment of drooling. Neurology 2003 ; 61:1279-1281.

46. Jongerius et al. Botulinum toxin effect on salivary flowrate in children with cerebral palsy. Neurology 2004; 63:1371-1375.

47. Mancini et al. Double-Blind, Placebo-Controlled Study to Evaluate the Efficacy and Safety of Botulinum Toxin Type A in the Treatment of Drooling in Parkinsonism. Movement Disorders 2003;18:685-688.

48. Suskind et al. Clinical Study of Botulinum-A Toxin in the Treatment of Sialorrhea in Children With Cerebral Palsy. Laryngoscope 2002; 112:73-81.

49. Solish N, Bertucci V, Dansereau A et al. Canadian Hyperhidrosis Advisory Committee: A comprehensive approach to the recognition, diagnosis, and severity-based treatment of focal hyperhidrosis: recommendations of the Canadian Hyperhidrosis Advisory Committee. Dermatol Surg. 2007 Aug; 33(8):908-923.

50. Glaser DA, Hebert AA, Pariser DM et al. Facial hyperhidrosis: best practice recommendations and special considerations. Cutis. 2007 May; 79(5 Suppl):29-32.

51 R. Bhidayasiri, D. D. Truong Evidence for effectiveness of botulinum toxin for hyperhidrosis. J Neural Transm, 2007.

52. Vadoud-Seyedi J, Simonart T. Treatment of axillary hyperhidrosis with botulinum toxin type A reconstituted in lidocaine or in normal saline: a randomized, side-by-side, double-blind study. British Journal of Dermatology 2007; 156:986-989.

53. Cavalot AL, Palonta F, Preti G et al. Post-parotidectomy Frey's syndrome. Treatment with botulinum toxin type A. Acta Otorhinolaryngol Ital. Jun 2000; 20(3):187-191.

54. Eckardt A, Kuettner C. Treatment of gustatory sweating (Frey's syndrome) with botulinum toxin A Head Neck 2003; 25:624–628.

55. Carruthers JDA, Carruthers JA: Tretament of glabellar frown lines with C. botulinum-A exotoxin. J Dermatol Surg Oncol 1992; 18:17-21.

56. Dykstra DD, Sidi AA, Scott AB et al.Effects of botulinum A toxin on detrusor-sphincter dyssinergia in spinal cord injury patients. J Urol 1988; 139:912-922.

57. Jost WH, Naumann M. Botulinum Toxin in Neuro-Urological Disorders. Movement Disorders, 2004; 19(suppl 8): S142-S145.

58. Comella CL, Pullman SL. Botulinum toxin in Neurological Disease. Muscle and Nerve 2004; 29: 628-644.

59. Porta M, Maggioni G, Ottaviani F et al. Treatment of phonic tics in patients with Tourette's syndrome using botulinum toxin type A. Neurol Sci Feb. 2004; 24(6):420-423.

60. Straube A, Empl M, Ceballos-Baumann A et al. Dy sport Tension-Type Headache Study Group: Pericranial injection of botulinum toxin type A (Dy sport) for tension-type headache - a multicentre, double-blind, randomized, placebo-controlled study. Eur J Neurol. 2008 Mar; 15(3):205-213.

61 Schürks M, Diener HC, Goadsby P.Update on the prophylaxis of migraine. Curr Treat Options Neurol. 2008 Jan; 10(1):20-9.

62. Lew HL, Lee EH, Castaneda A et al. Therapeutic use of botulinum toxin type A in treating neck and upper-back pain of myofascial origin: a pilot study. Arch Phys Med Rehabil. 2008 Jan; 89(1):75-80.

63. Casale R, Tugnoli V.: Botulinum toxin for pain. Drugs R D. 2008; 9(1):11-27.

64. Albani G, Petroni ML, Mauro A et al. Safety and efficacy of therapy with botulinum toxin in obesity: a pilot study. J Gastroenterol. 2005 Aug; 40(8):833-835.

65. Foschi D, Corsi F, Lazzaroni M et al. Treatment of morbid obesity by intraparietogastric administration of botulinum toxin: a randomized, double-blind, controlled study. Int J Obes (Lond). 2007 Apr; 31(4):707-712. Epub 2006 Sep 26.

66. Topazian M, Camilleri M, De La Mora-Levy J et al. Endoscopic ultrasound-guided gastric botulinum toxin injections in obese subjects: a pilot study. Obes Surg. 2008 Apr; 18(4):401-407. Epub 2008 Feb 20.

67. Chuang YC, Chancellor MB. The application of botulinum toxin in the prostate. J Urol. 2006 Dec; 176(6 Pt 1):2375-2382.

68. Gassner HG, Sherris DA: Chemoimmobilization: improving predictability in the treatment of facial scars. Plast Reconstr Surg. 2003 Oct; 112(5):1464-6.

69. Zanchi M, Favot F, Bizzarini M et al. Botulinum toxin type-A for the treatment of inverse psoriasis. J Eur Acad Dermatol Venereol. 2008 Apr; 22(4):431-436.

70. Jabbari B: Evidence based medicine in the use of botulinum toxin for back pain. J Neural Transm. 2008 Mar 25.

71 Nuzzo RM, Walsh S, Boucherit T et al. Counterparalysis for treatment of paralytic scoliosis with botulinum toxin type A. Am J Orthop. 1997 Mar; 26(3):201-207.

72. Ellies M, Gottstein U, Rohrbach-Volland S et al. Reduction of salivary flow with botulinum toxin: extended report on 33 patients with drooling, salivary fistulas, and sialadenitis. Laryngoscope. 2004 Oct; 114(10):1856-1860.

73. Capaccio P, Torretta S, Osio M et al. Botulinum toxin therapy: a tempting tool in the management of salivary secretory disorders. Am J Otolaryngol – Head and Neck Medicine and Surgery. 2008; 29(2008):333-86.

Letture consigliate

AAVV, Usi clinici della tossina botulinica. Voll. 1-7. Osio M (ed.) (2003-2008). Scienza Medica Torino (I).

Brin MF, Comella CL, Jankovic J: Dystonia: Etiology, Clinical Features, and Treatment. Lippincott Williams & Wilkins, Philadelphia 2004.

Moore P, Naumann M. Handbook of Botulin Toxin Treatment. 2nd ed. Blackwell Scence Ltd Ed. Oxford, 2003.

Articoli di revisione

Dressler D. Clinical Presentation and Management of Antibody-Induced Failure of Botulinum Toxin Therapy. Mov Disord 2004; 19 Suppl. 8:S92–S100.

Dressler D, Benecke R. Pharmacology of therapeutic botulinum toxin preparations. Disabil Rehabil. 2007 Dec 15;29(23):1761-1768.

Jankovic J (2004).Treatment of Cervical Dystonia With Botulinum Toxin. Movement Disorders Vol. 19, Suppl. 8; pp. S109–S115.

Jankovic J. Dystonic syndromes. In Parkinson's disease and movement disorders. Edited by Jankovic J. and Tolosa E. Baltimore-Munich: Urban and Schwarzenberg, 1988; 283-314.

Jankovic J. Botulinum toxin in movement disorders. Current Opinion in Neurology 1994; 7:358-366.

Karp BI. Botulinum Toxin Treatment of Occupational and Focal Hand Dystonia. Mov Disord 2004;19, 8:S116–S119.

Schiavo G, Matteoli M, Montecucco C. Neurotoxins affecting neuroexocytosis. Physiol Rev 2000;80: 717-766.

Ozlem Coskun, Levent E. Differences in improvement between patients with idiopathic versus neurovascular hemifacial spasm after botulinum toxin treatment. Journal of Clinical Neuroscience Inan 2008;15: 253–256.

Capitolo 34

Sclerosi laterale amiotrofica e atrofie muscolari spinali

Gabriele Mora, Adriano Chiò

Con il termine "malattie dei motoneuroni" si indica una serie di patologie caratterizzate dalla degenerazione dei neuroni motori. La classificazione della World Federation of Neurology riconosce in questa dizione numerose entità nosologiche differenti [1]. Le principali forme cliniche includono: la sclerosi laterale amiotrofica, l'atrofia muscolare spinale e la neuronopatia bulbospinale (o malattia di Kennedy).

Sclerosi laterale amiotrofica

La sclerosi laterale amiotrofica (SLA) è una patologia dell'età adulta, a decorso progressivamente ingravescente, determinata dalla degenerazione del motoneurone spinale e/o bulbare (II motoneurone), del motoneurone corticale (I motoneurone) e delle vie piramidali. Clinicamente è caratterizzata da segni e sintomi di interessamento patologico sia del II motoneurone, come ipostenia e ipotrofia muscolari, fascicolazioni e crampi, sia del I motoneurone: ipertono spastico, iperreflessia osteotendinea, comparsa di riflessi patologici, segni pseudobulbari, variamente combinati fra loro. Si configurano così diverse forme cliniche, i cui estremi sono rappresentati rispettivamente da forme con esclusivo interessamento del motoneurone spinale (atrofia muscolare progressiva, o malattia del II motoneurone) e forme in cui è clinicamente evidente solo un danno del motoneurone corticale (sclerosi laterale primaria). La SLA si presenta generalmente in forma sporadica; nel 5-10% dei casi è individuabile una familiarità.

L'incidenza della SLA e delle sue varianti è relativamente uniforme nei paesi occidentali, ed è pari a circa 2-2,5/100.000 abitanti/anno, con un picco fra i 60 e gli 80 anni. La prevalenza è compresa fra 6 e 9/100.000 abitanti [2]. Pur essendo considerata una malattia rara, il rischio di essere affetti da SLA nel corso della vita è di circa 1/400. Al momento, oltre al sesso maschile e all'età avanzata, gli studi caso-controllo eseguiti non hanno condotto all'identificazione di altri fattori di rischio certi.

Patogenesi

La patogenesi della SLA è tuttora sconosciuta, anche se negli ultimi anni crescenti evidenze sperimentali hanno condotto alla formulazione di interessanti ipotesi [3].

Nel 5-10% dei casi di SLA è individuabile una familiarità nella maggior parte dei casi autosomica dominante [4]. L'unico gene finora identificato nella forma tipica di SLA è quello che codifica per l'enzima superossido-dismutasi Cu/Zn (SOD-1), sito sul cromosoma 21, la cui mutazione è associata a circa il 15-20% dei casi di SLA familiare.

Tra le ipotesi patogenetiche, un ruolo centrale è rivestito da quella concernente il danno eccitotossico, che sarebbe legato a un accumulo dell'aminoacido eccitatorio L-glutammato. Esistono, inoltre, indicazioni a favore della presenza nella SLA di un danno ossidativo, con accumulo intracellulare di radicali liberi. L'alterazione del bilancio ossidativo potrebbe rappresentare la "via ultima comune" che conduce alla degenerazione del motoneurone, quale conseguenza dell'effetto sinergico dei diversi meccanismi eziopatogenetici proposti.

Alla luce delle evidenze di cui si dispone, la SLA sembra rappresentare una patologia a genesi multifattoriale, probabilmente una sindrome che include entità nosologiche clinicamente e patologicamente simili, caratterizzate da una "via biochimica finale"

A. Sghirlanzoni (ed) *Terapia delle malattie neurologiche*. ISBN 978-88-470-1119-9; © Springer-Verlag Italia 2009

comune. L'evento o gli eventi patogenetici iniziali agirebbero molto prima, probabilmente diversi anni, rispetto al momento della comparsa clinica della sindrome e la loro azione sarebbe favorita dalla presenza di un terreno genetico predisponente. Sono attualmente in corso studi sui polimorfismi di suscettibilità [5].

Clinica

La SLA esordisce con ipostenia e ipotrofia a carico dei muscoli degli arti, del tronco o del distretto cranico, oppure con segni caratteristici della sindrome piramidale. È frequente l'osservazione di fascicolazioni muscolari. I riflessi osteotendinei sono aumentati; possono essere presenti il segno di Babinski (in circa il 50% dei casi) e il riflesso masseterino. Con l'evolversi della malattia, il quadro clinico può trasformarsi ed essere dominato dai segni di interessamento del II motoneurone: in tal caso i riflessi osteo-tendinei possono ridursi o addirittura scomparire. L'interessamento del motoneurone bulbare di solito si manifesta con disartria e disfagia; un frequente sintomo di interessamento del neurone corticobulbare è rappresentato dalla labilità emotiva, che caratterizza la cosiddetta sindrome pseudobulbare. In alcuni pazienti la compromissione bulbare è nettamente dominante e il distretto cranico rimane a lungo l'unico clinicamente interessato (cosiddetta paralisi bulbare progressiva).

Caratteristica della SLA è l'asimmetria dei segni clinici. La velocità di progressione è tendenzialmente lineare nel singolo paziente, ma assai variabile da soggetto a soggetto, potendosi osservare forme a rapidissima evoluzione, letali nell'arco di alcuni mesi dall'esordio, e forme con sopravvivenza superiore a vent'anni. Tipicamente, i pazienti affetti da SLA non presentano disturbi della sensibilità, paralisi a carico della muscolatura oculare estrinseca, disfunzioni sfinteriche e generalmente non sviluppano lesioni da decubito. L'exitus avviene in media entro 36 mesi dall'esordio dei sintomi, generalmente per insufficienza respiratoria, polmonite *ab ingestis* o malattie infettive intercorrenti. Il trattamento invasivo dell'insufficienza respiratoria tramite ventilazione meccanica, previa tracheotomia, prolunga nettamente la sopravvivenza, che può superare, in molti soggetti, i 10 anni di vita.

Tra le varianti cliniche prive di segni e sintomi di coinvolgimento delle vie corticospinali si riconoscono: l'atrofia muscolare progressiva, caratterizzata generalmente da un'evoluzione più lenta, e la malattia del motoneurone monomelica che interessa, in modo asimmetrico, la muscolatura rispettivamente degli arti superiori o di quelli inferiori. Alcuni pazienti, soprattutto quelli con prevalenti segni bulbari, vanno incontro a decadimento cognitivo, con un quadro tipo demenza frontotemporale; si discute se tale forma possa essere un'entità nosologica a sé stante [6].

Le forme familiari sono clinicamente simili alla SLA sporadica, hanno in genere un'età d'esordio inferiore (40-50 anni) e un'uguale frequenza nei due sessi.

Diagnosi

La diagnosi di SLA si basa sull'anamnesi e sull'obiettività neurologica, l'esame elettromiografico e, ove necessario, indagini neuroradiologiche o neuropatologiche volte a escludere la presenza di altre malattie. Allo stato attuale non si conosce un marcatore biologico correlato alla patologia.

L'esame clinico è mirato alla ricerca di segni neurologici di compromissione sia del I sia del II motoneurone in quattro regioni: distretto cranico, cervicale, toracico, lombosacrale. L'esame EMG deve mostrare la compresenza di denervazione in fase attiva e sofferenza neurogena cronica nei muscoli esaminati (Tab. 34.1) [7]. Dal punto di vista ematochimico, l'unica alterazione è il frequente riscontro di un aumento della creatina chinasi (CK).

Diagnosi differenziale

È importante riconoscere le malattie che simulano la SLA perché molte di esse sono trattabili o hanno una prognosi nettamente più favorevole. Le più comuni diagnosi differenziali sono la mielopatia spondiloartrosica, le neuropatie motorie prevalentemente assonali, la neuropatia motoria multifocale. In alcuni casi solo il follow-up permette di raggiungere una diagnosi di certezza.

Atrofie muscolari spinali

Le atrofie muscolari spinali (SMA) includono un gruppo di patologie ereditarie caratterizzate patologicamente da degenerazione delle cellule delle corna anteriori e, clinicamente, da ipostenia e atrofia muscolare (v. Cap. 40). L'età di esordio è variabile, in genere nell'infanzia per le forme SMA tipo I e tipo II e nell'adolescenza per le forme SMA tipo III e tipo IV; sono note però anche forme a esordio più

Tabella 34.1 • Criteri WFN per la diagnosi di SLA (revisione del 1998 dei criteri di El Escorial)

La diagnosi di SLA richiede:

A1) segni di degenerazione del motoneurone inferiore (II MN) all'esame clinico, elettrofisiologico o neuropatologico

A2) Segni di degenerazione del motoneurone superiore (I MN) all'esame clinico

A3) Progressiva diffusione dei segni o dei sintomi in una regione o ad altre regioni, determinata dall'anamnesi o dall'esame obiettivo

insieme all'assenza di:

B1) segni elettrofisiologici o patologici di altri processi patologici che possano spiegare i segni di degenerazione del II MN o del I MN

B2) dati neuroradiologici o bioptici di altri processi patologici che possano spiegare i segni clinici ed elettrofisiologici osservati.

Livello di certezza della SLA:

SLA clinicamente definita: presenza di segni clinici di I MN e II MN in tre regioni.

SLA clinicamente probabile: presenza di segni clinici di I MN e II MN in almeno due regioni con alcuni segni I MN rostrali a quelli del II MN.

SLA clinicamente probabile con conferma di laboratorio: segni clinici di I MN e II MN in una sola regione, o segni I MN in una sola regione, e segni II MN definiti da criteri EMG in almeno due arti, con applicazione di protocolli neuroradiologici e laboratoristici per escludere altre cause.

SLA clinicamente possibile: segni di I MN e II MN insieme in solo una regione o segni di I MN da soli in due o più regioni; o segni di II MN rostrali a segni di I MN. In questa forma non sono soddisfatti i criteri per la diagnosi di SLA clinicamente probabile – confermata laboratoristicamente.

SLA familiare clinicamente definita – confermata laboratoristicamente: familiarità, positività al test genetico, anche in assenza di criteri clinici sufficienti.

SLA clinicamente sospetta: è una sindrome del II MN pura. Questa categoria è stata esclusa dalla revisione dei criteri di El Escorial.

Nota: il termine regione indica i seguenti distretti: cranico, cervicale, toracico, lombosacrale.

---

tardivo. L'ipostenia e l'atrofia sono in genere simmetriche e interessano prevalentemente la muscolatura prossimale. Le SMA tipo I e II hanno un decorso rapidamente progressivo che porta a morte nei primi anni di vita. Le SMA tipo III e IV hanno un'evoluzione molto più lenta e prognosi favorevole *quoad vitam*.

Non esiste una terapia farmacologica efficace. Una gestione clinica più attenta e soprattutto l'uso della ventilazione non invasiva hanno aumentato significativamente la sopravvivenza di queste forme [8].

Neuronopatia bulbospinale (malattia di Kennedy)

Malattia ereditaria legata al cromosoma X, causata dall'espansione della tripletta CAG nel gene per il recettore degli androgeni (v. Cap. 40). L'esordio avviene nelle prime decadi con ginecomastia, tremore posturale, facile affaticamento, seguiti, dopo un periodo variabile di anni, dalla comparsa di ipostenia e atrofia simmetrica che interessa la muscolatura prossimale degli arti, la faccia e la muscolatura bulbare, con fascicolazioni e crampi, senza segni di danno a carico del I motoneurone. Altri segni

caratteristici sono alterazioni ormonali, elevati valori di CK e riduzione/assenza dei potenziali di azione sensitivi (SAP) all'esame neurografico. La progressione della patologia è molto lenta.

Principi generali di trattamento

Il cardine dell'intervento nei pazienti affetti da sclerosi laterale amiotrofica (SLA) rimane tuttora il trattamento sintomatico. La molteplicità dei problemi e la rapidità di progressione richiedono la partecipazione coordinata di diverse figure professionali, organizzata in periodiche e ravvicinate visite di controllo. Lo scopo principale di un simile team multidisciplinare è quello di impostare un approccio quanto più possibile completo per migliorare il benessere psicofisico del paziente.

Il più importante principio da rispettare nella gestione della malattia è l'autodeterminazione del paziente. Pertanto il paziente deve essere informato sulla diagnosi e sulle possibili evoluzioni perché possa compiere scelte consapevoli e responsabili circa la propria assistenza durante tutto il decorso della malattia. L'impostazione di un corretto rapporto medico-paziente-famiglia è essenziale per ottenere i migliori risultati nell'assistenza.

Terapia farmacologica specifica

Il riluzolo è l'unico farmaco attualmente approvato in Europa e negli Stati Uniti per il trattamento della SLA. La sua azione principale consiste nel bloccare il rilascio del glutammato a livello delle terminazioni nervose. Uno studio multicentrico, condotto in doppio cieco verso placebo su 959 pazienti [9], ha dimostrato un aumento della sopravvivenza di circa 3 mesi nei pazienti trattati rispetto ai controlli. La posologia è di 50 mg due volte al giorno. Circa il 5% dei pazienti è costretto a interromperne l'assunzione per l'insorgenza di vertigini, astenia generalizzata, disturbi gastrointestinali. In relazione alla possibile, anche se rara, epatotossicità del farmaco, reversibile alla sua sospensione, nel corso del trattamento con riluzolo sono necessari regolari controlli ematici della funzionalità epatica (inizialmente ogni mese, poi ogni 3 mesi).

Sono attualmente in corso o in procinto di iniziare numerosi trial clinici per valutare l'efficacia di diverse molecole, fra cui ceftriaxone (incremento del trasporto astrocitario di glutammato), arimoclomol (induttore di *heat shock protein*), talampanel (antagonista dei recettori AMPA), TRO-19622 e KNS-760704 (migliorano la funzione mitocondriale), litio (aumenta l'autofagia). Altri studi mirano a studiare l'efficacia dell'autoinduzione di cellule ematopoietiche o la risposta all'eritropoietina.

Terapia farmacologica sintomatica

Molteplici sono i disturbi associati alla SLA che beneficiano di terapie farmacologiche sintomatiche [10, 11]. Queste sono elencate nella tabella 34.2.

I crampi, generalmente tipici delle fasi iniziali, spesso migliorano in seguito all'assunzione di magnesio, chinino solfato o carbamazepina.

La spasticità può rappresentare un sintomo estremamente invalidante in pazienti affetti da forme a prevalente interessamento del I motoneurone. Oltre alla fisioterapia, che rimane la terapia di scelta, è talora utile avvalersi di farmaci antispastici, quali baclofen e tizanidina, o di benzodiazepine a prevalente azione miorilassante, come il diazepam. L'infiltrazione locale con tossina botulinica può rivelarsi utile, per esempio nel trattamento del trisma dei muscoli masseteri, in particolare quando debba essere eseguita una gastroscopia per posizionare una sonda gastrostomica.

Tabella 34.2 · Farmaci sintomatici per la SLA

Sintomo/Farmaco	Posologia
Crampi e fascicolazioni	
Chinino solfato	200 mg/bid
Magnesio	2 g/bid
Baclofen	10-25 mg/tid
Fenitoina	100 mg/tid
Carbamazepina	200-400 mg/bid
Gabapentin	100-400 mg/tid
Spasticità	
Baclofen	10-25 mg/tid
Tizanidina	2-12 mg/tid
Diazepam	2-5 mg/tid
Scialorrea	
Amitriptilina	6-25 mg/bid
Glicopirrolato*	1-2 mg/q4H
Triesifenidile	2 mg/tid
Scopolamina	cerotti transdermici
Depressione	
Amitriptilina	10-25 mg/bid
Sertralina	50 mg/die
Fluoxetina	20 mg/die
Citalopram	20-40 mg/die
Paroxetina	20 mg/die
Venlafaxina	75 mg ril. prol./die
Ansia	
Lorazepam	1-2,5 mg/bid
Diazepam	2-5 mg/bid
Alprazolam	0,25-0,50 mg/tid
Buspirone	10 mg/bid
Labilità emotiva	
Amitriptilina	10-25 mg/bid
Sertralina	50 mg/die
Fluoxetina	20 mg/die
Paroxetina	20 mg/die
Citalopram	20-40 mg/die
Minzione imperiosa	
Ossibutinina	5 mg/bid o tid
Amitriptilina	10-25 mg/bid
Insonnia	
Zolpidem	10 mg/HS
Idrossizina	25 mg/HS
Spasmi laringei	
Lorazepam	1-2,5 mg subling/qv
Baclofen	10-25 mg/tid
Diazepam	2-5 mg/bid
Stipsi	
Lattulosio	1-3 cucch./die
Polietilenglicole	13-40 g/die
Senna	24 mg/die
Neostigmina	0,5 mg im qv

HS = alla sera; bid = 2 volte al giorno; tid = 3 volte al giorno; q4H = ogni 4 ore; qv = al bisogno.
* Non in commercio in Italia.

La scialorrea, causata dalla ridotta capacità di deglutizione, è spesso un sintomo estremamente fastidioso e frustrante per il paziente. Per ridurre la produzione di saliva possono essere utilizzate: sostanze ad azione anticolinergica pura (triesifenidile), sostanze quali gli antidepressivi triciclici, di cui si sfrutta l'effetto collaterale anticolinergico (ad es., amitriptilina), i cerotti di scopolamina. Tecniche alternative, il cui utilizzo è per il momento limitato, sono rappresentate dall'irradiazione delle ghiandole salivari maggiori e dall'infiltrazione locale delle stesse con tossina botulinica.

La labilità emotiva, sintomo cardine della sindrome pseudobulbare, può essere ridotta tramite l'utilizzo di farmaci antidepressivi appartenenti alla categoria dei serotoninergici (sertralina, paroxetina) o dei triciclici (amitriptilina).

Ansia e depressione rappresentano reazioni, prevedibili e inevitabili, sia in seguito alla comunicazione diagnostica di SLA, sia per le limitazioni progressive che la patologia comporta. Oltre al supporto psicologico, risulta utile impiegare farmaci ad azione ansiolitica (benzodiazepine) e antidepressiva (serotoninergici, triciclici, venlafaxina).

La stipsi è un sintomo frequente specie nelle fasi avanzate, ed è conseguenza della ridotta mobilità, del diminuito apporto idrico e dell'ipostenia della muscolatura addominale, oltre che possibile effetto collaterale di altri farmaci sintomatici (anticolinergici, oppiacei ecc.). In questi malati i ricoveri d'urgenza per occlusione intestinale sono abbastanza frequenti. Una terapia lassativa, blanda o ad alte dosi, secondo i casi, va perciò impiegata ogni qualvolta sia necessario mantenere una regolare igiene intestinale (v. Cap. 37).

Il dolore nella SLA è di origine muscolo-scheletrica, come conseguenza di sublussazioni articolari, contratture muscolari e per la difficoltà a cambiare la postura. L'approccio prevede l'impostazione di sedute quotidiane di mobilizzazione articolare e l'impiego di FANS o altri antidolorifici.

L'insonnia è un sintomo da valutare con attenzione, poiché non sempre dipende da ansia o depressione. Più frequentemente le cause possono essere legate a dolori articolari (specie alle spalle) per difficoltà a cambiare posizione, o per marcata rigidità degli arti inferiori; una corretta fisioterapia durante il giorno e l'impiego di farmaci antispastici e FANS possono ridurre tale disagio. L'insonnia può anche essere il sintomo iniziale di insufficienza respiratoria; si raccomanda, pertanto, di porre attenzione alla funzione respiratoria prima di prescrivere ipnoinduttori della classe delle benzodiazepine che, ad alte dosi, possono avere un'azione negativa sui centri del respiro.

Supporto psicologico

L'impatto violento e drammatico che la SLA ha sulla vita dei pazienti e dei loro familiari giustifica l'importanza di un supporto psicologico. Bisogna tenere presente che per il paziente la SLA non è solo un'esperienza fisica, ma una sofferenza globale che comprende elementi fisici, emotivi, sociali e spirituali; l'esperienza che il paziente ha della propria malattia è il prodotto dell'interazione di tutti questi elementi. Ne consegue che la sofferenza psichica è spesso superiore alla sofferenza fisica che la malattia stessa comporta. I livelli di ansia e depressione sono influenzati, oltre che dalle limitazioni funzionali indotte dalla malattia, dalle caratteristiche psicologiche individuali, soprattutto dalle capacità personali di fronteggiare le difficoltà e la perdita di ruolo sociale, dalla presenza di interessi alternativi e dal contesto familiare e sociale.

Dall'analisi psicologica scaturiscono informazioni molto utili per tutte le figure professionali che operano nel team. Obiettivo generale dell'intervento psicologico è attenuare il disagio dovuto al mutamento dell'immagine personale e all'instaurarsi di una condizione regressiva e di dipendenza, per favorire una migliore convivenza con la malattia. È importante rinforzare le capacità residue del paziente che si presentano di volta in volta: si tratta cioè di aiutare il malato, verificati gli interessi o le attività realizzabili, a focalizzare l'attenzione su tutto ciò che gli è possibile pianificare e concretizzare nel quotidiano. Infine, l'intervento tende a migliorare o ottimizzare la comunicazione fra il paziente e i familiari.

Fisioterapia

L'ipostenia, progressivamente ingravescente, rappresenta il sintomo cardine della SLA. Il ruolo della fisioterapia è pertanto fondamentale al fine di preservare le capacità residue il più a lungo possibile e di prevenire i danni secondari all'immobilità, quali retrazioni muscolotendinee, anchilosi, sublussazioni, che possono essere fonte di sintomatologia dolorosa intensa in pazienti non mobilizzati opportunamente.

Nelle fasi iniziali di malattia, oltre allo svolgimento della normale attività quotidiana, è indicato consigliare l'esecuzione di esercizi attivi di escursione articolare, al fine di conservare mobilità e forza. È importante raccomandare ai pazienti di non eccedere nell'attività fisica e di rispettare la soglia di affaticamento, che viene considerata un segnale attendibile per comprendere quando interrompere temporaneamente l'attività fisica in corso. È fondamentale, inoltre, rassicurarli circa le possibili oscillazioni quotidiane nelle loro prestazioni motorie. Necessariamente, il progressivo aggravamento del deficit stenico richiede un parallelo adattamento del programma di fisioterapia in base alle ridotte possibilità del paziente, modificando gli esercizi fisioterapici, sostituendoli con esercizi attivi assistiti o passivi, per lo svolgimento dei quali è necessaria l'assistenza di un fisioterapista o dei familiari. Per il trattamento dei pazienti che presentano ipertonia marcata sono indicati esercizi atti a inibire la spasticità (stiramenti lenti e prolungati), oltre che l'assunzione di posture appropriate. Un recente studio controllato su un piccolo campione di soggetti affetti da SLA ha verificato l'efficacia di un trattamento con esercizi resistivi moderati in questi pazienti [12].

Allo scopo di garantire la massima autonomia possibile, particolare attenzione deve essere posta nell'insegnare al paziente e ai familiari l'utilizzo di strategie adeguate in base alle diverse necessità, e nella prescrizione di ortesi e ausili. È disponibile una vastissima gamma di ortesi, che permettono di supplire un movimento mancante, e di ausili che facilitano il compimento di alcune attività della vita quotidiana, dai più semplici ai più sofisticati. Una corretta e tempestiva prescrizione può potenziare significativamente l'autonomia dei pazienti.

È importante quindi valutare periodicamente le capacità funzionali residue dei pazienti, con il duplice obiettivo di intervenire sulle necessità insorgenti, attraverso l'individuazione di strategie o ausili adeguati, e di verificare nel contempo l'utilità di quelli prescritti in precedenza.

Comunicazione

Una delle più invalidanti condizioni causate dalla SLA è la difficoltà o impossibilità di comunicare causata dalla progressiva disartria, soprattutto quando sia contemporaneamente presente incapacità di scrivere per l'ipostenia degli arti superiori. Quando la comunicazione verbale diventa deficitaria è possibile ricorrere ad ausili per la comunicazione alternativa e aumentativa, sia a bassa sia ad alta tecnologia. Tra i primi, semplici tavole alfabetiche o simboliche su carta o fogli trasparenti. Gli ausili ad alta tecnologia si avvalgono di computer equipaggiati con software specifici (tastiere virtuali, tabelle a scansione) che vengono comandati dal paziente per mezzo del mouse o di speciali interruttori studiati ad hoc in base alle capacità motorie residue; sono sufficienti pochi grammi di forza in un muscolo per azionare tali interruttori e poter quindi comporre frasi o navigare in

internet. Sono disponibili anche sistemi a comando oculare (*eye tracking*) per i pazienti privi di altri movimenti residui.

Deglutizione

Nelle malattie del motoneurone, la disfagia è causata dall'interessamento patologico del fascio cortico-bulbare e/o dei nuclei motori dei nervi cranici; il che comporta, clinicamente, una combinazione di ipertono, ipostenia e ipotrofia che interessano, isolatamente o in modo associato, la muscolatura labiale, masticatoria, linguale e faringea, con alterazione delle fasi orale e faringea della deglutizione. Le conseguenze della disfagia sono rappresentate da perdita di peso, che può condurre a malnutrizione, e da compromissione della respirazione, conseguente sia all'aspirazione di cibo nelle vie aeree sia alla riduzione del riflesso della tosse [13].

La valutazione della disfagia nei pazienti affetti da malattie del motoneurone è soprattutto clinica (v. Cap. 1 – *Bedside swallowing assessment*). Una significativa perdita di peso, la difficoltà a deglutire i liquidi, la presenza di residui di cibo in bocca, frequenti episodi di tosse e soffocamento durante il pasto, lentezza e fatica a concludere i pasti stessi, sono tutti sintomi interpretabili quali attendibili rivelatori di disfagia. La videofluoroscopia può aiutare a chiarire la presenza di un disturbo di deglutizione in alcuni casi clinicamente dubbi.

Nelle fasi in cui la disfagia è di grado lieve, si ricorre generalmente a modificazioni della dieta, consistenti nell'utilizzo di liquidi densi, più facili da deglutire rispetto all'acqua, e di cibi morbidi, ricchi di calorie, allo scopo di garantire un adeguato apporto calorico riducendo il rischio di aspirazione. In queste prime fasi è utile insegnare ai pazienti alcune tecniche di semplice esecuzione che facilitano la deglutizione (come la deglutizione sopraglottica); è importante, inoltre, ricordare che la scialorrea, se presente, aumenta le difficoltà deglutitorie e va pertanto tempestivamente trattata con farmaci o altre metodiche. In seguito, con il progredire della gravità della disfagia, l'assunzione di alimenti deve essere limitata a quelli di consistenza omogenea, semiliquida. In commercio sono disponibili addensanti dei liquidi e acqua gelificata, utili in caso di disfagia per i liquidi.

Nel paziente con disfagia grave viene oggi comunemente proposta la nutrizione enterale con posizionamento di una sonda gastrica, che permette al contempo di fornire al paziente una nutrizione e un'idratazione adeguata, riduce il rischio di sviluppare una polmonite *ab ingestis* e si accompagna, nella quasi totalità dei casi, a un notevole miglioramento della qualità di vita. Di solito la sonda nutrizionale viene inserita con la metodica della gastrostomia percutanea per via endoscopica (PEG). L'intervento viene praticato in pochi minuti in anestesia locale ed è, in genere, ben tollerato dai pazienti. Le complicanze sono rare e di solito facilmente risolvibili. Dopo 24 ore di digiuno ed esecuzione di controllo radiografico per verificare il corretto posizionamento della sonda, si inizia la nutrizione enterale con acqua e appositi integratori alimentari, che possono essere somministrati in boli refratti nel corso della giornata o in infusione continua mediante pompa peristaltica, le cui dosi e velocità di infusione vengono progressivamente incrementate nel giro di pochi giorni fino a ottenere il fabbisogno calorico previsto. Va ricordato che la PEG non preclude la possibilità di introdurre cibo per os per cui, fino a quando le condizioni cliniche lo permettono, i pazienti possono provvedere alle esigenze alimentari in parte per os e in parte tramite la nutrizione enterale. Alcuni pazienti scelgono di utilizzare la nutrizione enterale in infusione continua nelle ore notturne per garantirsi maggiore libertà di movimento durante il giorno. La sonda gastrica va incontro a usura e deve essere sostituita ogni 12-18 mesi, semplicemente rimuovendo per trazione la sonda in sede e inserendone una nuova, senza dover ricorrere nuovamente a una gastroscopia. Un'alternativa alla PEG, in pazienti con insufficienza respiratoria media o severa, è rappresentata dalla gastrostomia radiologica percutanea (PRG), che consiste in un intervento meno invasivo, e che sembra ridurre il rischio di insufficienza respiratoria a breve e medio termine dopo l'intervento [14].

In presenza di un elevato rischio di reflusso gastro-esofageo, o nei soggetti in cui lo stomaco appare posizionato in sede toracica a causa del sollevamento del diaframma, l'intervento di elezione è la digiunostomia. Nel caso di un rapido aggravamento della disfagia, nell'impossibilità di eseguire una PEG in tempi brevi, o in caso di temporanee controindicazioni (ad es., polmonite) si può ricorrere al posizionamento di un sondino naso-gastrico, che può essere tenuto in sede per alcune settimane.

L'indicazione alla nutrizione enterale viene posta nelle seguenti condizioni:
- calo ponderale > 10% del peso abituale;
- indice di massa corporea (BMI) (peso/h^2) < 20;
- prolungamento eccessivo del tempo necessario per completare i pasti.

Gli studi finora pubblicati consigliano, inoltre, di iniziare la nutrizione enterale prima dell'insorgenza di cachessia e di insufficienza respiratoria, in considerazione dell'aumentato rischio di tale procedura quando il valore della capacità vitale forzata (FVC) è < 50% [13, 15]. Va ricordato, inoltre, che nelle fasi più avanzate della malattia possono verificarsi condizioni tali da rendere molto più complesso o addirittura controindicato il posizionamento della PEG: ad esempio, in caso di marcata ipertonia dei muscoli masseteri (problema, questo, però superato dalla PRG), che impedisce di eseguire la gastroscopia, nell'impossibilità di mantenere il decubito supino, o a causa di una sopraelevazione del diaframma con risalita dello stomaco nella gabbia toracica.

Gli studi finora completati concordano sulla buona accettazione della nutrizione enterale da parte dei pazienti con un significativo miglioramento della qualità di vita. L'aumento della sopravvivenza varia, nei diversi studi, da 6 a 8 mesi.

Respirazione

L'insufficienza respiratoria dovuta all'interessamento dei muscoli respiratori rappresenta la complicanza più temuta, essendo gravata da un'elevata mortalità. Il tempo e la modalità di comparsa variano significativamente nei diversi pazienti, talora la dispnea rappresenta addirittura il sintomo di esordio della malattia; tale estrema variabilità richiede frequenti e accurati controlli, giustificati dalla necessità di porre una diagnosi precoce e di poter quindi impostare un trattamento adeguato in base alle caratteristiche cliniche e alla volontà dei pazienti, effettuando preferibilmente trattamenti in elezione e non in urgenza. La valutazione della dispnea si basa sulla ricerca dei sintomi e sull'esecuzione di indagini specifiche.

I sintomi principali sono: dispnea durante lo sforzo, ortopnea, tachipnea, cefalea mattutina, facile faticabilità, sonnolenza diurna, scarso appetito con marcato calo ponderale non giustificato dalla presenza di disfagia, crisi di sudorazione, agitazione psico-motoria e disturbi del sonno (difficoltà di addormentamento, risvegli frequenti, sogni terrifici).

I principali test impiegati per la valutazione della respirazione sono descritti di seguito.

Prove di funzionalità respiratoria (PFR) – Queste rappresentano il metodo più semplice per seguire nel tempo l'evoluzione del quadro respiratorio. L'indice più utilizzato è la capacità vitale (VC), misurata in percentuale rispetto al valore teorico. Una discrepanza tra i valori registrati in posizione supina e seduta è indicativa di un deficit stenico a carico del diaframma. In presenza di un quadro clinico conseguente a importante interessamento bulbare, il paziente può avere difficoltà a mantenere il boccaglio in posizione corretta con conseguente scorretta esecuzione e inattendibilità della prova.

Pressione massima inspiratoria (MIP) ed espiratoria (MEP) – Sono due test che misurano (in cmH_2O) la forza della muscolatura respiratoria, rilevando la pressione sviluppata a livello della bocca durante uno sforzo massimale di inspirazione ed espirazione. Sono utili per individuare segni precoci di compromissione della muscolatura respiratoria, mentre sono difficilmente applicabili nei quadri più avanzati di malattia e in caso di danno bulbare.

Altri test funzionali – La pressione dello *sniff* misurata al naso (SNP) e il volume ventilatorio massimale (MVV) sono altri due test semplici e sensibili, utilizzabili nelle fasi precoci di danno respiratorio.

Saturimetria notturna – È proprio durante il sonno che si manifestano le prime alterazioni della ventilazione a causa dell'ipotonia della muscolatura e dell'assenza del controllo volontario, soprattutto durante la fase REM, in cui l'ipotonia muscolare è massima e l'intero lavoro respiratorio è supportato dal diaframma. Con questo semplice esame, non invasivo, si può misurare la saturazione di O_2 durante il riposo notturno, rilevando cadute della saturazione (SaO_2) sotto il 90%. Viene considerata patologica una $SaO_2 < 90\%$ per il 5% del tempo di registrazione.

Emogasanalisi arteriosa (EGA) – È considerato l'esame di riferimento per porre diagnosi di insufficienza respiratoria. Nella SLA l'ipoventilazione secondaria al deficit della muscolatura respiratoria causa, dapprima, un innalzamento della capnia. Valori di pressione arteriosa di CO_2 ($PaCO_2$) > 45 mmHg consigliano l'istituzione della ventilazione meccanica, perché, una volta instauratasi, l'insufficienza respiratoria peggiora rapidamente. L'ipossia ($PaO_2 < 60$ mmHg) si manifesta (in assenza di altre patologie polmonari) solo nelle fasi molto avanzate dell'insufficienza respiratoria. Poiché i valori di EGA si mantengono spesso entro i limiti di norma pur in presenza di una grave compromissione dei muscoli respiratori (è possibile avere valori normali con una VC del 30%), questo esame, da solo, non è sufficiente per un corretto controllo della condizione respiratoria dei pazienti.

Polisonnografia – Una polisonnografia completa si rende raramente necessaria, se non a scopo di ricerca. Con questo esame si possono riscontrare eventi respiratori patologici (ipopnee, apnee centrali e/o ostruttive) durante il sonno fin nelle fasi più precoci di malattia.

Per una corretta gestione della funzione respiratoria, si consiglia di sottoporre i pazienti a controlli trimestrali delle PFR. Quando la VC risulta < 70% i controlli dovrebbero intensificarsi e prevedere, contestualmente, anche l'esecuzione della saturimetria notturna e dell'emogasanalisi arteriosa.

Trattamento dell'insufficienza respiratoria

Le tre indicazioni attualmente seguite per instaurare il trattamento ventilatorio sono: presenza di sintomi, o VC < 50%, o $PaCO_2 > 45$ mmHg, o $SaO_2 < 90\%$ per il 5% del sonno [16]. La ventilazione meccanica potrà essere effettuata con sistemi non invasivi, collegando il ventilatore al paziente per mezzo di una maschera nasale o naso-buccale, oppure con metodo invasivo, ventilando il paziente tramite una tracheotomia. La ventilazione non invasiva è, in genere, molto meglio accettata da un punto di vista psicologico dal paziente e dai suoi familiari, e pone anche minori problemi nella gestione pratica quotidiana [17].

Se si opta per la ventilazione non invasiva, è necessario stabilire la modalità di ventilazione e il tipo di interfaccia. I ventilatori possono essere "ciclati a pressione" (garantiscono cioè una pressione inspiratoria ed espiratoria predefinita) oppure "ciclati a volume" (forniscono un volume di aria predefinito per ogni atto respiratorio). In genere, nella ventilazione non invasiva si privilegiano i sistemi pressometrici, che sono meno "rigidi" di quelli volumetrici e consentono di ottenere buoni volumi correnti lasciando al paziente la possibilità di controllare quasi tutte le componenti della ventilazione (frequenza respiratoria, tempo inspiratorio ecc.).

La scelta dell'interfaccia (maschera nasale o naso-buccale) dipende dalla capacità di mantenere la bocca chiusa (nelle forme bulbari si verificano spesso perdite eccessive di aria dalla bocca) e dalla quantità di ore d'uso. Poiché le lesioni da decubito a livello della cute nasale rappresentano la complianza più frequente, è bene che il paziente abbia la possibilità di provare modelli e taglie differenti di maschere, per poter scegliere quello che maggiormente gli si confà. Non è infrequente che i pazienti usino tipi diversi di maschere (ad es., nasali durante la veglia e naso-buccali durante il sonno). Talora le maschere sono modellate su misura.

La ventilazione non invasiva viene considerata efficace quando permette di normalizzare i valori emogasanalitici e la saturimetria notturna; non è invece in grado di migliorare i test di forza dei muscoli respiratori. Una volta superate le difficoltà di adattamento, i pazienti sperimentano una migliore qualità del sonno e una maggiore forza muscolare durante la giornata, conseguenti alla migliore ossigenazione tissutale.

L'aumento della sopravvivenza con la ventilazione meccanica non invasiva è stato dimostrato in un recente studio randomizzato; l'efficacia è risultata particolarmente elevata nelle forme spinali [18]. L'utilizzo della ventilazione non invasiva permette inoltre al paziente e ai familiari di posticipare a una fase più avanzata della malattia la decisione di sottoporsi o meno alla tracheostomia.

Un altro aspetto importante per una buona riuscita della ventilazione è il trattamento delle secrezioni, causate dall'insufficiente riflesso della tosse, secondario all'ipostenia dei muscoli espiratori e all'impossibilità di chiudere la glottide. A tale scopo i pazienti vanno istruiti e trattati con tecniche di tosse assistita. Sono inoltre disponibili apparecchi che facilitano l'espettorazione [19].

L'ossigenoterapia pura, finalizzata a correggere l'ipossiemia, va utilizzata con molta cautela per l'implicito rischio di peggiorare drasticamente la $PaCO_2$ e causare un coma ipercapnico. Non è invece infrequente arricchire con O_2 la miscela inspirata durante la ventilazione meccanica, soprattutto durante infezioni polmonari, o nelle fasi più avanzate della malattia. L'ossigenoterapia pura trova il suo impiego d'elezione nel trattamento dell'ipossia nelle fasi terminali.

Quando la ventilazione non invasiva non è più efficace, o il paziente non tollera l'uso prolungato di maschere nasali o naso-buccali, è necessario decidere se proseguire con la ventilazione invasiva o solo con un approccio palliativo delle fasi terminali. La scelta della ventilazione invasiva deve essere preceduta da un approfondito dialogo medico-paziente-famiglia, per le pesanti ripercussioni psicologiche, assistenziali ed economiche per il paziente e la sua famiglia [20]. Purtroppo, a oggi, l'evento più frequente è l'intubazione in regime di urgenza per la comparsa di dispnea acuta in pazienti non informati. Gli studi disponibili sulla ventilazione invasiva mostrano una sopravvivenza a cinque anni del 25-35%. In queste situazioni la progressione della malattia può condurre alla paralisi completa di tutta la muscolatura scheletrica, compresa quella oculare estrinseca, determinando un quadro clinico tipo sindrome *locked-in*. La morte di solito interviene per infezioni respiratorie o è improvvisa.

In molti paesi europei (non in Italia) e negli Stati Uniti la legislazione vigente permette al paziente di esprimere attraverso direttive anticipate la volontà che vengano interrotte le misure di supporto vitale in qualunque momento nel corso della ventilazione meccanica, oppure quando si raggiunga lo stato di *locked-in*.

Fasi terminali

La gestione delle fasi terminali è basata sull'impostazione di un'efficace terapia di supporto dei sintomi connessi all'insufficienza respiratoria. La morte per soffocamento è un'eventualità che angoscia molto i pazienti e i loro familiari; è importante perciò rassicurarli che non avverrà. In genere, infatti, la morte insorge nel sonno per coma ipercapnico. Nel caso in cui invece si instauri dispnea, si deve impostare un trattamento sintomatico che si basa soprattutto sull'uso di benzodiazepine (ad es., lorazepam 0,5-2,5 mg per os) e morfina (2,5 mg per os o sc 4 volte al giorno) a basse dosi [9]. È importante ricordare che basse dosi di benzodiazepine e morfina non hanno un'azione negativa sui centri del respiro, come dimostrato da numerosi studi. Nelle condizioni più gravi si ricorre a un'infusione continua ev di morfina. La cloropromazina trova indicazione nel trattamento delle forme di agitazione. Nel caso di concomitante ipossia va inoltre associata ossigenoterapia regolata in base ai valori di saturazione di O_2.

Bibliografia

1. World Federation of Neurology Research Group of Neuromuscular Disease. Classification of neuromuscular disorders. J Neurol Sci 1994; 124:109-130.
2. Piemonte and Valle d'Aosta Register for Amyotrophic Lateral Sclerosis (PARALS). Incidence of ALS in Italy: evidence for a uniform frequency in Western countries. Neurology 2001; 56:239-244.
3. Pasinelli P, Brown RH. Molecular biology of amyotrophic lateral sclerosis: insight from genetics. Nat Rev Neurosci 2006; 7:710-723.
4. Valdmanis PN, Rouleau GA. Genetics of familial amyotrophic lateral sclerosis. Neurology 2008; 70:144-152.
5. Schmick JC, Scholtz SEW, Fung HC et al. Menome-wide genotyping in amyotrophic lateral sclerosis and neurologically normal controls: first stage analysis and public release of data. Lancet Neurology 2007; 6:322-328.
6. Phukan J, Pender NP, Hardiman O. Cognitive impairment in amyotrophic lateral sclerosis. Lancet Neurology 2007; 6:994-1003.
7. Brooks BR, Miller RG, Swash M et al. El Escorial revisited: Revised criteria for the diagnosis of amy-

otrophic lateral sclerosis. ALS and other motor neuron disorders 2000; 1:293-299.

8. Oskoui M, Levy G, Garland CJ et al. The changing natural history of spinal muscular atrophy type 1. Neurology 2007; 69:1931-1936.

9. Lacomblez L, Bensimon G, Leigh PN et al. Dose-ranging study of riluzole in ALS. Lancet 1996; 347:1425-1431.

10. Miller RG, Rosenberg JA, Gelinas DF et al. Practice Parameter. The care of the patient with amyotrophic lateral sclerosis (an evidence-based review): report of the Quality Standards Subcommittee of the American Academy of Neurology: ALS Practice Parameters Task Force. Neurology 1999; 52:1311-1323.

11. Radunovic A, Mitsumoto H, Leigh PN. Clinical care of patients with amyotrophic lateral sclerosis. Lancet Neurology; 6:913-925.

12. Dal Bello-Haas V, Florence JM, Kloos AD et al. A randomized controlled trial of resistance exercise in individuals with ALS. Neurologyn 2007; 68:2003-2007.

13. Heffernan C, Jenkinson C, Holmes T et al. Nutritional management in MND/ALS patients: an evidence based review. Amyotroph Lateral Scler Other Motor Neuron Disorders 2004; 5:72-83.

14. Chiò A, Galletti R, Finocchiaro C et al. Percutaneous radiologic gastrostomy: a safe and effective method of nutritional tube placement in advanced ALS. J Neurol Neurosurg Psychiatry 2004; 75:645-647.

15. Chiò A, Finocchiaro E, Meineri P et al. Safety and factors related to survival after percutaneous endoscopic gastrostomy in ALS. Neurology 1999; 53:1123-1125.

16. Consensus Conference. Clinical indication for noninvasive positive pressure ventilation in chronic respiratory failure due to restrictive lung diseases, COPD, and nocturnal hypoventilation – a consensus conference. Chest 1999; 116:521-534.

17. Cazzolli PA, Oppenheimer EA. Home mechanical ventilation for amyotrophic lateral sclerosis: Nasal compared to tracheostomy-intermittent positive pressure ventilation. J Neurol Sci 1996; 139 (Suppl):123-128.

18. Bourke SC, Tomlinson M, Williams TM et al. Effects of non-invasive ventilation onsurvival and qualità of life in patients with amyotrophic lateral sclerosis: a randomised controlled trial. Lancet Neurology 2006; 5:140-147.

19. Bach JR. Amyotrophic lateral sclerosis. Prolongation of life by noninvasive respiratory aids. Chest 2002; 122:92-98.

20. Bonito V, Morlini G, Maggi L et al. Inizio e sospensione della ventilazione artificiale nei pazienti con SLA. Neurol Sci 2001; 22 (Suppl):S551-S556.

Parte 2

Malattie del sistema nervoso periferico, della giunzione neuromuscolare e dei muscoli

Capitolo 35

Malattie dei nervi periferici

Angelo Sghirlanzoni, Giuseppe Lauria, Davide Pareyson

Introduzione

Il sistema nervoso periferico (SNP) è la porzione del sistema nervoso mielinizzata dalla cellula di Schwann. Comprende quindi la maggior parte dei nervi cranici, le radici spinali con i tronchi nervosi somatici e la componente periferica del sistema nervoso autonomo. I nervi olfattorio e ottico, la cui mielina è prodotta dalle cellule oligodendrogliali, fanno parte del sistema nervoso centrale (SNC).

La distribuzione topografica dei deficit è fondamentale per la diagnosi differenziale; su questa base si possono distinguere:

- mononeuropatie o monoradicolopatie, che coinvolgono un singolo nervo o una sola radice;
- mononeuropatie multiple, che compromettono in modo asimmetrico due o più nervi;
- poliradiculoneuropatie, in cui l'alterazione, spesso infiammatoria, si estende anche ai segmenti prossimali dei nervi fino alle radici. I deficit, in genere prevalentemente motori, sono sia prossimali che distali e possono coinvolgere la muscolatura del tronco e quella bulbare;
- polineuropatie, in cui la compromissione dei nervi ha progressione disto-prossimale, lunghezza-dipendente e simmetrica;
- plessopatie, in cui la lesione dei plessi brachiale o lombosacrale ha origine infiammatoria, infiltrativa o più spesso traumatica, da strappamento o compressione;
- malattie del neurone sensitivo, che coinvolgono le cellule dei gangli dorsali e hanno distribuzione non lunghezza-dipendente.

Nella popolazione generale di età maggiore o uguale a 55 anni, la prevalenza delle polineuropatie croniche simmetriche è stata valutata in circa il 3,5%. Nel 42-44% dei pazienti la polineuropatia è associata a diabete mellito, nel 7-11% a tumore, nel 2-7% ad alcolismo [1].

Valutazione clinica

I meccanismi patogenetici che possono provocare lesioni del sistema nervoso periferico sono molteplici e comprendono i traumi, le infezioni, l'ischemia, i tumori, le malattie immunitarie e quelle genetiche. I meccanismi possono interagire reciprocamente: ad esempio, nel trauma da cattivo posizionamento in sala operatoria, il danno periferico è provocato da stiramento e ischemia da compressione.

Lesioni focali – Le lesioni focali dei nervi derivano da processi che producono un danno locale come:

- l'intrappolamento e i traumi, che coinvolgono prevalentemente uno o più nervi in vicinanza anatomica;
- le lesioni da radiazioni, da agenti termici e elettrici;
- quelle vascolari, (ischemiche, da vasculite) o da granulomi;
- i tumori primitivi dei tronchi periferici.

Lesioni focali multiple – Le lesioni focali multiple sono in generale secondarie a vasculite, raramente a neoplasie o a malattie genetiche.

Polineuropatie – Le polineuropatie sono sensitive e motorie e, di regola, simmetriche, lunghezza-dipendenti, prevalentemente distali. Gli assoni sono coinvolti in modo direttamente proporzionale alla loro lunghezza: per primi, quindi, quelli per la sensibilità delle dita dei piedi e per l'innervazione della muscolatura intrinseca dei piedi, che sono i più lunghi, piper pro-

A. Sghirlanzoni (ed) *Terapia delle malattie neurologiche*. ISBN 978-88-470-1119-9; © Springer-Verlag Italia 2009

gredire in senso prossimale; le parti del corpo innervate da assoni di lunghezza simile, ad esempio mani e cosce, sono colpite contemporaneamente. Può coesistere l'interessamento autonomico, particolarmente frequente nella polineuropatia diabetica (v. Cap. 37).

Le polineuropatie sono di solito provocate da cause che alterano il SNP in modo diffuso come avviene:

- per effetto di sostanze tossiche e negli stati carenziali;
- in corso di alterazioni metaboliche;
- in occasione di reazioni immunitarie;
- nelle malattie genetiche.

La loro terapia consiste nella rimozione dell'agente causale, nella somministrazione del fattore carente, nella correzione dell'alterazione metabolica. La prognosi è tanto più grave quanto più è accentuata la compromissione assonale.

Le malattie del neurone sensitivo (MNS) sono malattie rare, non lunghezza-dipendenti che coinvolgono le cellule dei gangli dorsali e i loro assoni a T: un ramo della T convoglia gli impulsi dalla periferia, l'altro entra nel midollo. Nelle MNS la compromissione sensitiva è disarmonica e non lunghezza-dipendente; allo stesso modo, l'esame neurofisiologico dimostra SAP asimmetrici, o ugualmente compromessi nei quattro arti, o più compromessi agli arti superiori; le immagini RMN pesate in T2 possono dimostrare iperintensità di segnale nei cordoni midollari posteriori indicativa di degenerazione del ramo assonale centripeto della cellula sensitiva.

Approccio al paziente

L'esame elettrofisiologico è lo strumento più importante per la diagnosi delle malattie del SNP, poiché permette di determinare:

- l'origine miogena o neurogena della lesione;
- la sua natura demielinizzante o assonale;
- la localizzazione prossimale o distale del danno;
- la compromissione diffusa (polineuropatia) o la confluenza di più territori coinvolti in modo asimmetrico e casuale (mononeuropatie multiple);
- la presenza di segni di malattia in distretti clinicamente indenni.

Diagnosi differenziale

1. Il paziente che presenti una compromissione periferica assonale, sensitiva e/o motoria, simmetrica e distale, a progressione disto-prossimale, con deficit sensitivi a calza, è probabilmente affetto da polineuropatia di origine tossica o dismetabolica o genetica.

2. Se l'alterazione coinvolge in modo remittente/intermittente i segmenti nervosi più soggetti a lesione compressiva e l'esame elettrofisiologico dimostra demielinizzazione, si tratta probabilmente di una neuropatia genetica tomaculare (neuropatia ereditaria con predisposizione alle paralisi da compressione – HNPP).

3. Se la compromissione periferica è assonale, asimmetrica, dolorosa e i deficit appaiono in tempi successivi, si può sospettare la diagnosi di mononeurite multipla da vasculite.

4. Se la compromissione è puramente sensitiva, asimmetrica, assonale, con eventuale interessamento autonomico e una sintomatologia atassica più grave di quanto atteso rispetto al deficit delle sensibilità elementari, è probabile si tratti di una malattia del neurone sensitivo: paraneoplastica, in corso di Sjögren, o altro.

5. Se la compromissione coinvolge contemporaneamente i segmenti prossimali e distali degli arti, la prima ipotesi diagnostica è quella di neuropatia disimmune. In quest'ultimo caso, se la progressione di malattia si esaurisce entro un mese si può trattare di una sindrome di Guillain-Barré; la diagnosi più probabile diventa invece quella di poliradiculoneuropatia demielinizzante infiammatoria cronica (CIDP) se il peggioramento si protrae oltre i 2 mesi.

Le malattie del SNP entrano in diagnosi differenziale principalmente con:

- le malattie del secondo motoneurone (amiotrofie spinali), che hanno in generale distribuzione prossimale, non provocano deficit sensitivi e sono lentamente ingravescenti;
- la sclerosi laterale amiotrofica (SLA), che è malattia degenerativa del primo e del secondo neurone di moto, nella quale i riflessi osteotendinei sono ipervivaci (nella SLA i deficit, mai sensitivi, hanno esordio spesso distale e frequentemente asimmetrico);
- le miopatie, che sono quasi sempre prossimali e simmetriche e non provocano alterazioni delle sensibilità.

Neuropatie disimmuni

Poliradiculoneuropatia demielinizzante infiammatoria acuta o sindrome di Guillain-Barré (GBS)

È una affezione generalizzata del sistema nervoso periferico ad eziopatogenesi autoimmune. Si caratterizza clinicamente per:

- decorso acuto, con progressione del deficit neurologico che avviene in pochi giorni o settimane e che per definizione dura al massimo 4 settimane; segue una fase di plateau e un successivo recupero;
- ipostenia progressiva degli arti, che può essere sia distale sia prossimale, ma che in genere ha evoluzione ascendente con possibile coinvolgimento dei nervi cranici, della muscolatura del tronco e di quella respiratoria;
- dolore;
- frequente e potenzialmente letale compromissione del sistema nervoso autonomo: crisi ipertensive, aritmie cardiache.

L'esame elettrofisiologico evidenzia un'alterazione diffusa ma disomogenea della conduzione nervosa; l'esame liquorale è caratterizzato da dissociazione albumino-citologica; possono inoltre essere presenti auto-anticorpi circolanti contro vari gangliosidi.

L'esame neuropatologico, che non rientra nelle procedure diagnostiche abituali, dimostra la presenza di infiltrati infiammatori linfocitari con macrofagi che distruggono il rivestimento mielinico.

Esistono delle varianti con coinvolgimento esclusivamente assonale, motorio o sensitivo-motorio (AMAN e ASMAN), con coinvolgimento sensitivo atassico, oftalmoparesi e areflessia (sindrome di Miller-Fisher).

L'aggressione immuno-mediata della GBS è spesso scatenata da una precedente infezione: virale nelle prime vie aeree, gastrointestinale batterica da *Campilobacter jejuni* o, ancora, da *Cytomegalovirus*, da virus di Epstein-Barr, da vaccinazioni.

La diagnosi differenziale si pone con una serie di malattie neurologiche acute, quali mieliti, paralisi periodiche, botulismo, e altre neuropatie acute come la porfiria, l'intossicazione da tallio o da arsenico.

La diagnosi precoce è importante perché il trattamento deve essere iniziato il più rapidamente possibile.

Terapia

Di fondamentale importanza è il trattamento di supporto. Il più importante strumento terapeutico resta il respiratore a pressione positiva, necessario per la sopravvivenza di quel 30% dei pazienti con GBS che va incontro a insufficienza respiratoria.

Sono efficaci nell'interferire con il processo autoimmune la plasmaferesi e le immunoglobuline endovena (IgGIV) ad alte dosi.

Gli steroidi non modificano significativamente il decorso della sindrome [2].

Plasmaferesi

La plasmaferesi (PEX) è stato il primo trattamento a dimostrarsi efficace per la GBS. Numerosi studi hanno confermato questo dato [3]. I pazienti trattati con PEX iniziano a migliorare prima, recuperano più rapidamente il respiro spontaneo e la capacità di camminare autonomamente, hanno meno complicanze, hanno miglior prognosi nel lungo termine [4].

La PEX è efficace indipendentemente dall'età e dalla gravità. Si è dimostrata utile sia in pazienti con insufficienza respiratoria (forma grave), che in quelli che hanno perso la capacità di camminare (forma moderata), o che sono ancora in grado di farlo autonomamente (forma lieve). Il vantaggio è maggiore entro una settimana dall'esordio, ma anche i pazienti con diagnosi tardiva meritano un trattamento in quanto l'efficacia è dimostrata anche se la PEX è iniziata fino a 30 giorni dopo l'esordio.

Il tipo di PEX, a flusso continuo o intermittente, non sembra influenzarne significativamente l'utilità. Il numero di sedute di PEX da praticare varia secondo i centri, anche in considerazione della quantità di plasma scambiato per ogni seduta. Due sedute di PEX in 3 giorni, con rimozione complessiva di 5-6.000 cc di plasma, sembrano sufficienti per le forme lievi; 4 sedute sono meglio di 2 per le forme moderate, mentre nei pazienti gravi 6 sedute non sono più efficaci di 4.

La PEX rappresenta il *gold standard* terapeutico con cui le altre terapie devono confrontarsi. Nei pazienti con GBS gli effetti collaterali sono contenuti e consistono soprattutto in instabilità pressoria, che può essere grave e da tenere sotto controllo particolarmente nei pazienti con disautonomia marcata, e gli ematomi in sede di prelievo. Tuttavia, nei principali studi il 10-14% dei pazienti non riesce a terminare il ciclo completo di PEX.

Immunoglobuline ev

Le immunoglobuline endovena (IgGIV) sono il secondo trattamento che si è dimostrato efficace e sicuro nella terapia della GBS. La loro utilità è per ragioni etiche non esistono studi adeguati di confronto con placebo, ma le IgGIV hanno utilità sovrapponibile alla PEX. Anche le IgGIV devono essere somministrate precocemente; la loro efficacia è certa se il trattamento è effettuato entro 14 giorni dall'esordio. Le IgGIV si sono dimostrate valide in tutte le età, nelle forme gravi e moderate, mentre non esistono studi controllati per le forme lievi in cui i pazienti non perdono la capacità di deambulare. Spesso la decisione terapeutica avviene nei primi giorni, quando la malattia è in progressione; la scelta di trattare un paziente deambulante, ma in peggioramento, è pienamente giustificata.

La quantità ottimale da somministrare non è nota, ma si usa in genere la dose di 0,4 g/kg/die per 5 giorni consecutivi. Si può concentrare anche il trattamento totale di 2 g/kg in 2 giorni, perché vi è la possibilità di una più rapida efficacia, ma gli effetti collaterali sono più frequenti. Un trattamento prolungato per 6 giorni al dosaggio standard di 0,4 g/kg al giorno è probabilmente più efficace che un trattamento protratto per soli 3 giorni [5]. Non è dimostrato che un secondo ciclo di IgGIV migliori la prognosi. Neanche il trattamento combinato con PEX seguita da IgGIV si è dimostrato più attivo della sola terapia con IgGIV o PEX [6].

L'unica vera indicazione a ripetere un ciclo di IgGIV o di PEX riguarda il 10% di pazienti che ha una ricaduta causata dalla residua attività di malattia dopo un miglioramento transitorio indotto dal trattamento. È da ricordare che nelle 3 settimane successive alla somministrazione di IgGIV non c'è indicazione a effettuare un ciclo di PEX perché la procedura rimuove anche le immunoglobuline.

Terapia di prima scelta

La scelta se effettuare il trattamento con PEX o con IgGIV dipende sostanzialmente da fattori contingenti, essendo in linea teorica i due trattamenti egualmente efficaci. Nella decisione è opportuno tenere conto:

- della disponibilità, in genere migliore per le IgGIV;
- rapidità con cui è somministrabile la terapia: va scelta quella più prontamente utilizzabile;
- delle possibili controindicazioni; queste sono date dall'instabilità cardiocircolatoria per la PEX, da insufficienza renale e deficit di IgA per le IgGIV.

Può essere, ma non è definitivamente dimostrato, che la terapia con immunoglobuline sia più efficace rispetto alla plasmaferesi nei pazienti con positività per IgG anti GM1. I costi sono elevati per entrambe le procedure. I rischi di interruzione della terapia sono maggiori per la PEX rispetto alle IgGIV.

Steroidi

Negli anni Ottanta gli steroidi sono stati i primi farmaci testati in studi controllati, che non hanno però dimostrato una loro efficacia significativa. Tuttavia, uno studio olandese che confronta il solo trattamento con IgGIV con quello combinato con metilprednisolone 500 mg ev per cinque giorni, ha dimostra-

to una maggiore rapidità di recupero con quest'ultima terapia; a distanza di alcuni mesi, però, non vi è più alcuna differenza tra i due gruppi. In attesa di ulteriori studi, non vi è quindi sufficiente evidenza per somministrare steroidi nei pazienti con GBS [2].

Terapia di supporto

I casi lievi non necessitano di trattamento farmacologico; la terapia di supporto resta fondamentale per tutti i pazienti, in particolare se a rischio di complicanze cardiocircolatorie e respiratorie. La ventilazione assistita, il posizionamento di sondino naso-gastrico, la terapia con beta-bloccanti e antipertensivi, con antibiotici, la profilassi della trombosi venosa, il trattamento della dismotilità gastrointestinale e il supporto psicologico sono tutte misure che possono rendersi necessarie nei casi più gravi. Il dolore è frequente nella GBS, a volte è molto intenso; deve essere adeguatamente trattato; se necessario, anche con derivati oppiacei che la sua natura transitoria perché non pone problemi di *addiction*.

Prognosi

La mortalità varia dal 6 all'11%; nel 10% circa dei pazienti la compromissione resta tale da rendere difficile o impedire il cammino.

Poliradiculoneuropatia demielinizzante infiammatoria cronica (CIDP)

La CIDP è malattia immunomediata a decorso progressivo o *relapsing-remitting* con prevalenza 3,6/100.000 [7], il rischio di contrarla dei pazienti diabetici è 11 volte superiore a quello della popolazione generale tanto che il 12-18% dei diabetici ha esame neurofisiologico da CIDP.

La CIDP è clinicamente caratterizzata dalla presenza di ipostenia tendenzialmente simmetrica della muscolatura sia prossimale sia distale. Frequente è il coinvolgimento sensitivo.

Le CIDP sono state anche suddivise in diversi sottogruppi che includono le forme sensitive atassiche, le sensitive e motorie demielinizzanti, le motorie pure. Non è noto se le diverse forme abbiano determinanti patogenetiche diverse [8].

Anche per la diagnosi di CIDP esistono dei criteri diagnostici clinici, elettrofisiologici, liquorali e neuropatologici. L'esame elettrofisiologico dimostra segni di demielinizzazione con possibili blocchi di conduzione e un variabile coinvolgimento assonale.

L'esame del liquor è caratterizzato dalla dissociazione albumino-citologica. La biopsia del nervo può evidenziare segni di de-remielinizzazione cronica, infiltrati infiammatori, edema, perdita di fibre.

La CIDP è considerata una malattia autoimmune e conseguentemente varie forme di immunoterapie sono impiegate per il suo trattamento.

Terapia

Il trattamento richiede una ragionevole certezza diagnostica e si effettua solo nei pazienti con deficit che incidano sui comportamenti della vita quotidiana: il peso della malattia deve essere ovviamente superiore rispetto a quello di una terapia potenzialmente cronica, non priva di effetti collaterali e spesso costosa.

Steroidi, PEX e IgGIV costituiscono i tre principali presidi con indicazione accertata in studi clinici controllati randomizzati; tutti sono egualmente efficaci nel migliorare il quadro nel "breve" termine di 3 mesi, ma i risultati del trattamento a lungo termine non sono sempre univoci. Il consenso sull'uso di queste tre forme di terapia prescinde dalla certezza su quale terapia di attacco sia preferibile e, soprattutto, su quale sia la strategia migliore per il trattamento cronico. Gli steroidi sono facilmente somministrabili e poco costosi, ma hanno importanti effetti collaterali nel lungo termine; PEX e IgGIV hanno scarsi effetti collaterali, ma costi elevati e minore disponibilità.

Steroidi

Il loro uso è ampiamente supportato da numerosi studi osservazionali, ma da un solo studio randomizzato controllato [9]. Il prednisone, a dosi di 60 mg/die per 6 settimane, è risultato efficace come un ciclo di IgGIV di 2 g/kg (evidenza di II livello). Allo stesso modo possono esserlo dosi equivalenti di prednisolone per os, metilprednisolone ev. Complessivamente la terapia steroidea è efficace nella grande maggioranza dei casi (70-80%) e deve essere considerata per i pazienti con una disabilità significativa (raccomandazione di livello B) [10] ricordando che i pazienti con esordio della malattia in età inferiore ai 45-50 anni rispondono meglio rispetto a quelli di età più avanzata [11, 12].

Il prednisone per bocca con dose di attacco di 1-1,5 mg/kg/die e successiva riduzione graduale è il trattamento più frequentemente impiegato; il dosaggio pieno viene mantenuto per circa 2 mesi o fino a ottenere una chiara evidenza di miglioramento; successivamente si passa a un trattamento a giorni alterni con riduzione del 10% della dose ogni 2-3 setti-

mane. È interessante notare come occasionalmente nelle forme puramente motorie, in analogia con quanto accade nelle neuropatie a blocchi multifocali, il cortisone possa indurre dei peggioramenti.

In particolare, nelle donne in menopausa e negli uomini di età equivalente, durante la terapia steroidea è opportuno somministrare farmaci antiosteoporotici come calcio, vitamina D, fosfonati, tenendo conto del fatto che la maggior perdita di calcio si ha nei primi 2 mesi di trattamento.

Immunoglobuline ev

Ai dosaggi già indicati per la Guillain-Barré, le IgGIV hanno efficacia nel breve termine pari a quella di steroidi e PEX, con vantaggio evidente che inizia entro le 2 settimane e si protrae per 4-6 settimane [13, 14].

In alcuni casi sono sufficienti 2 cicli alle dosi usuali per indurre un miglioramento protratto nel tempo. Molto più spesso è necessario proseguire a lungo il trattamento. I dosaggi sono empirici e l'indicazione è di ripetere i cicli con dosi e frequenza tali da prevenire le ricadute. I cicli di richiamo possono essere completi (2 g/kg in 2-5 giorni) o incompleti, con dosaggi minori.

Gli effetti collaterali importanti sono rari. Possono verificarsi tromboembolie, insufficienza renale, orticaria, meningite asettica, anafilassi e TIA. Si sono avuti casi di anafilassi, particolarmente in pazienti con deficit di IgA [12].

Plasmaferesi

Anche per la PEX non esistono indicazioni generali per l'uso nel lungo termine; frequenza ed entità degli scambi devono essere individualizzati. La plasmaferesi, con sottrazione di un volume plasmatico in due sedute distanziate di un giorno è di efficacia provata (evidenza di I livello) [10] ed esattamente sovrapponibile a quella della terapia steroidea e delle immunoglobuline [15].

È ancora incerto quale sia il trattamento di prima scelta.

Terapia di prima scelta

La PEX potrebbe essere assunta come il primo trattamento (raccomandazione di livello A), ma è costosa, di disponibilità non sempre facile e non priva di effetti collaterali; di qui il suggerimento di impiegare gli steroidi o le IgGIV come prima modalità terapeutica [10]. Resta il fatto che contro la terapia steroidea stanno gli effetti collaterali evidenti nei trattamenti di lunga durata, mentre le immunoglobuline sono molto costose e di non facile approvvigionamento.

(N.B.: *In Italia il prezzo al pubblico delle immunoglobuline è di oltre 40 €/g e il prezzo per gli ospedali si avvicina molto a quello commerciale. In Lombardia, grazie a un'accurata pianificazione nella raccolta, processazione e consumo del sangue e dei suoi derivati, il costo delle immunoglobuline è di 10-15 €/g).*

Terapia di lungo termine, non-responders e fattori prognostici

La PEX, le immunoglobuline, gli steroidi sono efficaci ognuno nel 70-80% dei pazienti. L'assenza di danno assonale è il più importante indicatore di prognosi favorevole, ma lo sono anche la giovane età e l'andamento *relapsing-remitting* [12]. In caso di insuccesso di una di queste tre terapie è l'indicato passare a una delle altre due.

Nel trattamento a lungo termine si usano spesso combinazioni di terapie, sia per ridurre gli effetti collaterali degli steroidi sia per ragioni pratiche di difficoltà a effettuare terapie prolungate con IgGIV o PEX. Nei casi a risposta terapeutica insoddisfacente, sono stati tentati molti trattamenti con immunosoppressori, citostatici e immunomodulatori. La risposta è stata positiva solo in casi aneddotici o in piccole serie: azatioprina, ciclofosfamide, ciclosporina A, metotressato, micofenolato mofetil, rituximab, alpha- e beta-interferone sono farmaci per i *non-responders* la cui efficacia è possibile, ma non certificata [12, 10].

In particolare, l'azatioprina, che ha un periodo di induzione di almeno 6 mesi, a 2 mg/kg/die per 9 mesi, non ha dato risultati particolarmente favorevoli, ma sembra darne di migliori a dosi maggiori, per periodi più prolungati e mantenendo i linfociti al di sotto di 800 mm^3; a queste condizioni gli effetti collaterali non sono però trascurabili.

La ciclofosfamide a 100-150 mg/die pare efficace in circa il 75% dei pazienti, ma provoca sterilità quando si superino i 18 grammi complessivi ed è comunque sconsigliabile somministrare una dose del farmaco che superi complessivamente gli 80g [Nobile-Orazio, comunicazione personale].

La ciclosporina a 3-5 mg/kg/die è segnalata come efficace in oltre l'80% dei pazienti, ma è temuta per gli effetti negativi sul rene [Nobile-Orazio, comunicazione personale].

È in conclusione un trial sul metotressato che non sembra dare risultati del tutto positivi. L'interferone-β e il micofenolato sono di efficacia trascurabile [10].

Neuropatia motoria a blocchi di conduzione multifocali (MMN)

È una neuropatia disimmune a decorso cronico progressivo caratterizzata da ipostenia asimmetrica prevalentemente distale degli arti con blocchi di conduzione multipli lungo i nervi motori. All'esordio, la MMN coinvolge spesso gli estensori del carpo.

Il 50% circa dei pazienti è portatore di un alto titolo di anticorpi circolanti IgM anti-GM1.

Terapia

Il trattamento con IgGIV è ormai diventato il *gold standard* della terapia delle neuropatie motorie multifocali [15]. Il dosaggio è quello consueto di 0,4 g/kg/die per 5 giorni. In circa il 70% dei pazienti, si ha un miglioramento la cui durata è variabile, da 2-6 settimane fino a vari mesi. Nella grande maggioranza dei casi si rende necessaria la ripetizione di cicli a intervalli variabili. Come per la CIDP, dosaggio e intervalli di somministrazione vanno individualizzati monitorando il periodo di miglioramento e aggiustando il trattamento in modo da prevenire il peggioramento. Una quota di pazienti peggiora nonostante la terapia prolungata con IgGIV, mentre una piccola percentuale non risponde affatto al trattamento. L'aggiunta di altre terapie è quindi una necessità frequente, ma problematica. Infatti, gli steroidi sono spesso inefficaci o addirittura provocano peggioramenti. La ciclofosfamide è in grado di indurre miglioramenti nella maggioranza dei pazienti, è stato il primo trattamento efficace per la MMN, ma è poco usata per la sua tossicità. La somministrazione a boli mensili (1-3 g/m^2) è preferibile a quella cronica per via orale.

Va ricordato che una dose cumulativa di 18 grammi di ciclofosfamide può provocare sterilità irreversibile. Non vi è evidenza chiara di efficacia per altri immunosoppressori come il micofenolato e il metotressato che non danno risultati significativi; l'interferone-beta e la plasmaferesi non hanno un ruolo terapeutico.

Neuropatie associate a gammopatie monoclonali e altre neuropatie disglobulinemiche

In circa il 10% dei pazienti con polineuropatie demielinizzanti infiammatorie croniche sono riscontrabili gammopatie monoclonali benigne (*monoclonal gammopathy of undetermined significance* – MGUS). Il significato patogenetico dell'associazione resta sconosciuto. Una MGUS è infatti reperibile nel 3% delle persone di età maggiore a 50 anni e nel 5% di quelle maggiore di 70; il rischio di progressione da MGUS a neoplasia è circa del 2,7% per anno quando la gammopatia monoclonale sia associata a neuropatia, mentre è circa dell'1%/anno nella popolazione generale.

Per le gammopatie IgG e IgA, la terapia è quella della CIDP.

Neuropatia con anti-MAG

La terapia delle neuropatie con gammopatia monoclonale di tipo IgM è in genere problematica, e richiede spesso l'uso di farmaci dagli effetti collaterali potenzialmente gravi per ottenere dei miglioramenti spesso di modesta entità.

In quest'ambito, la forma più omogenea è la neuropatia da anticorpi anti-glicoproteina associata alla mielina (MAG) che è cronica, lentamente progressiva, sensitiva o, solo tardivamente, sensitiva e motoria, demielinizzante, con presenza di anticorpi circolanti anti-MAG e frequentissima associazione con gammopatia monoclonale IgM.

Il trattamento prevede l'uso di plasmaferesi e di Ig-GIV, la chemioterapia e, da ultimo, gli anticorpi monoclonali anti-CD20.

Nessuna delle terapie disponibili è però in grado di eliminare definitivamente gli anticorpi monoclonali o i cloni di cellule B che li producono, per cui è necessario un trattamento ripetuto o di mantenimento. Se da un lato è preferibile iniziare precocemente la terapia per prevenire la progressione della neuropatia, d'altro canto bisogna valutare attentamente il rapporto rischio-beneficio nei singoli pazienti e può essere preferibile astenersi da trattamenti invasivi in pazienti con neuropatia lieve e scarsa progressione. La decisione terapeutica deve quindi tenere conto del quadro neurologico e della presenza di una eventuale emopatia proliferativa.

Terapia

IgGIV e plasmaferesi sono efficaci solo occasionalmente. Le IgGIV sono relativamente sicure e sono probabilmente il miglior trattamento di prima linea.

Chemioterapici

L'agente alchilante clorambucil è il più frequentemente usato. Gli effetti collaterali principali sono costituiti dalla mielosoppressione e dalla immunosoppressione con facilitazione delle infezioni e, nel lungo periodo, maggior rischio di malattie emoproliferative.

La ciclofosfamide in boli mensili ev è una possibile alternativa, ma ha elevata tossicità.

Agenti promettenti sono gli analoghi della purina fludarabina e cladribina, mentre gli steroidi sono spesso inefficaci.

Il rituximab si propone come terapia promettente [16]. È questo un anticorpo monoclonale anti-CD20 in grado di indurre una lisi massiva dei linfociti B e dei loro precursori. Il farmaco rimane attivo per un periodo prolungato; nell'80% dei pazienti provoca scomparsa dei linfociti B per 6-9 mesi con un decremento medio del 50% sia nei livelli delle IgM che degli anticorpi anti-MAG. Il protocollo normalmente adottato per le terapie delle malattie da B cellule prevede dosi di rituximab pari a 375 mg/m^2 ev 1 volta/settimana per 4 settimane. Recentemente è stato segnalato che una sola somministrazione di rituximab al dosaggio di 375 mg/m^2 provoca deplezione delle cellule B in tutto simile per entità e durata a quella ottenuta con gli usuali quattro cicli di terapia. Questo fatto può allargare l'indicazione all'impiego del rituximab, sia per la riduzione degli effetti collaterali sia per i costi enormemente più contenuti (circa 4.000 euro contro i 16.000 del ciclo usuale) [17]. Segnaliamo comunque che l'efficacia del rituximab nelle malattie neurologiche non è accertata e che pare possa provocare anche peggioramenti neurologici inaspettati [18].

Il trattamento delle neuropatie associate a malattie emoproliferative (macroglobulinemia, linfomi, mieloma multiplo) è sostanzialmente quello della malattia principale che, se efficace, può migliorare la neuropatia associata [19].

Neuropatie associate a gammopatie monoclonali maligne

La macroglobulinemia di Waldeström è un linfoma linfoplasmatico produttore di IgM frequentemente attive contro la glicoproteina della mielina (MAG). Il 50% dei pazienti con Waldeström presenta compromissione periferica di natura demielinizzante diffusa, anche se ci possono essere mononeuriti multiple dovute a depositi di amiloide.

La presenza di neuropatia è uno dei criteri che indicano la necessità di trattare il Waldeström. In questo caso è sicuramente indicato l'uso della terapia sistemica con clorambucil, fludarabina o rituximab.

Le neuropatie associate al mieloma multiplo sono di tipo diverso e risentono in modo sostanziale del trattamento della neoplasia.

Sindrome POEMS

La POEMS (polineuropatia, organomegalia, endocrinopatia, gammopatia monoclonale e alterazioni cutanee) è una sindrome la cui diagnosi richiede almeno la presenza di polineuropatia demielinizzante e gammopatia monoclonale, quasi sempre IgG o IgA-lambda; È spesso associata a mieloma osteosclerotico.

Il *growth factor* dell'endotelio vascolare (VEGF) gioca probabilmente un ruolo nella patogenesi della malattia [20] ed è marker diagnostico se presente nel siero a livelli molto alti (nel normale la mediana è 395,14 pg/ml; range 64,76-858,28).

Terapia

Come avviene solitamente in questi casi, la terapia è quella della malattia tumorale e include l'autotrapianto di cellule staminali emopoietiche. Le IgGIV e la plasmaferesi sono inefficaci. È recente l'introduzione di un trattamento con anticorpi monoclonali anti-VEGF (bevacizumab) con risultati potenzialmente promettenti, ma ancora controversi.

I pazienti con lesioni osteosclerotiche isolate sono trattati con radioterapia. Quelli con lesioni ossee più diffuse sono sottoposti a chemioterapia ad alte dosi con melfalan e/o autotrapianto.

La sopravvivenza mediana è superiore ai 13 anni.

Amiloidosi

L'amiloidosi è una malattia sistemica dovuta a deposizione extracellulare di proteine patologiche fibrillari non solubili nei diversi organi e tessuti. Nell'amiloidosi acquisita da catene leggere (AL) la sostanza amiloide origina da immunoglobuline e le catene leggere sono di tipo lambda.

La neuropatia amiloidotica da catene leggere secondaria a malattie sistemiche è grave e porta a morte generalmente in pochi mesi. I sintomi principali sono quelli di una neuropatia delle piccole fibre, lunghezza-dipendente, prevalentemente sensitiva, ma possono esserci anche dei quadri di neuropatia multifocale. La neuropatia è anche caratterizzata da disturbi autonomici e da compromissione cardiaca e renale.

Terapia

Il trattamento si effettua generalmente con melfalan e trapianto di cellule staminali. La prognosi è grave; nonostante il trattamento, la sopravvivenza media è di 36 mesi dopo il primo sintomo e di 18 mesi dopo la diagnosi.

La polineuropatia amiloidosica può anche essere familiare a trasmissione autosomica dominante da mutazioni del gene della transtiretina (TTR). La proteina mutata precipita formando accumuli di sostanza amiloide nel nervo e in altri organi.

Il trapianto di fegato, organo che produce la maggior parte della TTR, è l'unica terapia disponibile per ridurre i livelli circolanti di TTR, arrestare e perfino migliorare la neuropatia sensitiva e la disfunzione autonomica. A volte, però, la neuropatia e soprattutto la cardiopatia progrediscono nonostante il trapianto. Inoltre la procedura ha mortalità e morbilità elevate, richiede quindi un'attenta selezione dei candidati. La prognosi migliora se il trapianto è effettuato in pazienti giovani e nelle fasi precoci di malattia e a seconda della mutazione: è più favorevole nei pazienti con la più diffusa mutazione Val30Met. Sono in corso sperimentazioni con sostanze in grado di solubilizzare la sostanza amiloide.

Crioglobulinemia

Le crioglobulinemie sono più frequentemente associate a epatite C e provocano polineuropatie sensitive (76%), sensitive e motorie (15%) o mononeuriti multiple assonali dolorose con disturbi motori e sensitivi di grado diverso (9%).

L'ischemia da vasculite è la causa meglio documentata della neuropatia.

Terapia (v. Cap. 10)

Mononeurite multipla da vasculite (v. oltre)

Neuropatie ereditarie

Malattia di Charcot-Marie-Tooth

La malattia di Charcot-Marie-Tooth (CMT) è la più frequente neuropatia ereditaria; ha una prevalenza di circa 1:2.500 ed è geneticamente molto eterogenea. La variante più diffusa è la CMT1A, che rappresenta il 50% delle CMT ed è causata da una duplicazione del segmento cromosomico 17p11,1-2.

Non è disponibile nessuna terapia farmacologica efficace. Studi promettenti sui modelli animali costituiscono la base teorica di un trial multicentrico in doppio cieco e non ancora concluso che testa l'acido ascorbico contro placebo per il trattamento della CMT1A [21].

La fisioterapia è importante per prevenire e correggere deformazioni scheletriche e retrazioni tendinee. La terapia chirurgica può essere utile una volta che queste si sono instaurate, ma è necessaria molta cura nella selezione dei pazienti da sottoporre a intervento e nella scelta della tecnica chirurgica. La consulenza genetica è importante: per le forme più gravi in particolare, è possibile effettuare la diagnosi prenatale per i casi a mutazione nota.

Porfiria

La porfiria è una rara polineuropatia assonale acuta che è importante diagnosticare perché potenzialmente letale, se non prevenuta o curata adeguatamente. Le manifestazioni neurologiche, che comprendono una sofferenza neuropatica assonale associata a encefalopatia, si osservano quasi esclusivamente nelle porfirie epatiche, in particolare nella porfiria acuta intermittente (PAI), causata da deficit dell'enzima porfobilinogeno deaminasi e trasmessa con modalità autosomica dominante (locus 11q24.1-2).

La porfiria rimane allo stato latente finché gli attacchi acuti, che si verificano solo in una minoranza di portatori del difetto genico, non sono scatenati da fattori ambientali quali infezioni, interventi chirurgici, modificazioni metaboliche, compresi il digiuno e le diete a basso contenuto calorico, o ormonali (fase mestruale luteinica, gravidanza).

La prevenzione richiede l'astensione da molti farmaci, inclusa la maggior parte dei farmaci antiepilettici, una dieta appropriata e l'uso di analoghi dell'ormone LH-RH nelle donne con attacchi correlati al ciclo mestruale.

Terapia

Durante l'attacco acuto, la somministrazione di glucosio ev (fino a 300 g/die) e di arginato di eme (in genere 3 mg/kg/die per 4 giorni) porta alla correzione delle anomalie biochimiche; se attuata precocemente, conduce alla regressione dei sintomi.

Amiloidosi (v. sopra)

Malattia di Anderson-Fabry

La malattia di Anderson-Fabry o angiocheratoma diffuso è una neuropatia dolorosa a trasmissione X-*linked* causata da mutazioni nel gene dell'α-galattosi-

dasi A. Il deficit enzimatico comporta un accumulo di glicosfingolipidi incompletamente degradati nei gangli dorsali e autonomici (neuronopatia sensitiva e autonomica), così come in altri organi e tessuti, principalmente nei vasi, con alterazioni cutanee (angiocheratomi), cardiopatia, nefropatia, opacità corneali e cataratta, disturbi cerebrovascolari. È ora disponibile la terapia enzimatica sostitutiva, con α-galattosidasi A somministrabile per via endovenosa, che è efficace e sicura specie per i maschi emizigoti affetti [22].

Malattia di Refsum

La malattia di Refsum è una rara patologia autosomica recessiva associata a mutazioni del gene della fitanoil-coenzima A α-idrossilasi, che provocano l'arresto della degradazione degli acidi grassi a catena ramificata e il conseguente accumulo tissutale di acido fitanico. In altri casi la malattia è associata a mutazioni nel gene codificante per PEX7, fattore-7 biogenetico perossisomale. Il Refsum è caratterizzato da neuropatia demielinizzante e retinite pigmentosa spesso associate ad atassia cerebellare, ipoacusia neurosensoriale, anosmia, cardiopatia, malformazioni scheletriche, ittiosi, cataratta.

La terapia richiede una dieta a basso contenuto di acido fitanico e di fitolo libero, composti presenti principalmente nei prodotti caseari, nella carne e nel grasso dei ruminanti. La plasmaferesi è di grande utilità nelle fasi di peggioramento acuto e nel trattamento di mantenimento a lungo termine [23].

Neuropatie infettive

Neuropatie in corso di infezioni da HIV-1

La loro incidenza varia tra il 30 e il 95% dei pazienti HIV. Il tipo di neuropatia è correlato allo stadio dell'infezione e dipende dai diversi meccanismi patogenetici che ne sono alla base. Tenendo in debita considerazione il deficit immunitario di questi pazienti, le neuropatie infiammatorie acute e croniche, frequenti nella fase di induzione della malattia, vengono trattate come le forme equivalenti non associate a positività HIV. Negli stadi finali, la forma più comune è una polineuropatia (ganglionopatia – malattia del neurone sensitivo) prevalentemente sensitiva, dolorosa che coinvolge spesso i soli arti inferiori.

Neuropatie in corso di malattia di Lyme

La malattia di Lyme è dovuta alla *Borrelia burgdoferi*, che durante il secondo stadio dell'infezione può coinvolgere i nervi cranici, le radici e i tronchi nervosi.

I dolori radicolari e le parestesie urenti sono caratteristici della neuroborreliosi, che provoca una neuropatia il più delle volte asimmetrica, assonale e demielinizzante, a volte simile alla Guillain-Barré, da cui si differenzia per la pleiocitosi liquorale.

La malattia è responsiva al trattamento antibiotico con amoxocillina 500 mg × 3 volte/die o ceftriaxone 1 o più grammi al giorno (v. Cap. 7).

Neuropatie metaboliche

Neuropatia diabetica

La compromissione del sistema nervoso periferico rappresenta una delle complicazioni più frequenti del diabete mellito sia di primo che di secondo tipo. Dopo 25 anni di malattia ne è affetto il 50% dei pazienti.

Le neuropatie assonali, simmetriche, distali, prevalentemente sensitive, con maggior coinvolgimento degli arti inferiori sono le varianti di gran lunga più frequenti; segue la sindrome del tunnel carpale; più rare sono le neuropatie croniche motorie prossimali, le lesioni motorie prossimali focali asimmetriche dei nervi degli arti, le mononeuropatie dei nervi cranici, la neuropatia toraco-addominale. Le diverse forme possono peraltro coesistere nello stesso individuo.

La neuropatia autonomica da diabete è estremamente rara come forma pura, ma il 40% circa dei pazienti con neuropatia diabetica presenta sintomi di compromissione anche autonomica. I disturbi cardiovascolari (ipotensione ortostatica, sincopi, episodi ischemici miocardici) possono essere gravi, tali da richiedere trattamenti specifici (v. Cap. 37).

Patogenesi

È probabilmente multifattoriale: ischemica microangiopatica e dismetabolica. Quest'ultima deriverebbe da un aumentato livello di sorbitolo nel nervo con riduzione della concentrazione di mio-inositolo e conseguente depressione dell'attività Na^+/K^+-ATPasica. È probabile che entrambi i fattori siano contemporaneamente implicati.

Terapia

Il trattamento della neuropatia diabetica è quello della malattia di fondo; particolari problemi possono essere posti dal dolore e dalla presenza di disturbi autonomici.

Il tolrestat si è dimostrato efficace nella terapia della neuropatia diabetica. Il trattamento con questo inibitore dell'aldosoreduttasi ha infatti procurato riduzione della degenerazione assonale e delle anormalità della mielina, insieme ad aumento della rigenerazione nervosa alla biopsia del surale, nei pazienti polineuropatici da diabete [24].

Il farmaco è stato però tolto dal commercio nel 1996 perché potenzialmente tossico per il fegato. Resta aperta la possibilità che nuovi inibitori della aldosoreduttasi, privi di tossicità, si mantengano invece terapeuticamente efficaci [25].

Due studi, di cui uno in doppio cieco placebo-controllato, avrebbero dimostrato l'efficacia dell'acido ascorbyl-6-gamma linolenico (GLA) nell'uomo. Complessivamente, 403 polineuropatici con diabete di tipo I e II sono stati trattati con 480 mg di GLA al giorno per 1 anno; 291 pazienti, precedentemente in placebo, hanno proseguito il trattamento in aperto per un secondo anno. Il miglioramento dei parametri neurofisiologici sia motori che sensitivi è risultato significativo. Il dato è rafforzato da un peggioramento dello stesso ordine di grandezza osservato nei pazienti in placebo. I risultati ottenuti sembrano correlati alla somministrazione di un dosaggio di almeno 480 mg/die di GLA. Il farmaco è stato ben tollerato e privo di significativi effetti collaterali [26, 27].

In qualche studio non controllato l'antiprostaglandina lipo-PGE1 e i suoi derivati si sono dimostrati efficaci nel trattamento dei pazienti con neuropatia diabetica [28].

Inefficace nel trattamento della polineuropatia si è invece dimostrato il *nerve growth factor* ricombinante umano (*rhNGF*) a un dosaggio di 0,1µg/kg per via sottocutanea 3 volte /settimana per un anno. Lo studio, randomizzato, controllato, in doppio cieco di fase 3 è stato condotto reclutando 1.019 polineuropatici diabetici, di cui 515 in placebo [29].

Terapia del dolore neuropatico diabetico (v. Cap. 36)

Le principali sindromi dolorose periferiche rispondono in modo simile agli antidepressivi triciclici, al gabapentin e al pregabalin, anche se alcune, come la polineuropatia associata al diabete e all'HIV, sono maggiormente refrattarie al trattamento e possono richiedere trattamenti specifici (Tab. 35.1).

Tabella 35.1 • Terapia del dolore da neuropatia diabetica

Farmaco	Dose (mg/die)
Antiepilettici	
Gabapentin	1200-3600
Pregabalin	150-600
Lamotrigine	200-400
Triciclici	75-100
SNRI	
Venlafaxina	150-225
Duloxetina	60-120
Oppiacei	
Ossicodone	37-60 media
	10-99 range

SNRI = inibitori della ricaptazione della serotonina e della noradrenalina

La lamotrigina a 200/400 mg/die si è dimostrata significativamente efficace nel trattamento della neuropatia diabetica dolorosa, mentre nessuna efficacia è emersa per il topiramato [30].

Tra i farmaci antiepilettici, i più efficaci sono il gabapentin a un dosaggio di 1.200-3.600 mg/die e il pregabalin alle dosi di 150-600 mg/die.

Di provata efficacia sono i triciclici e alcuni inibitori della ricaptazione della serotonina (SSRI) e della noradrenalina (SNRI) tra cui: venlafaxina 150-225 mg/die, duloxetina 60-120 mg/die [30].

Tra gli oppiacei, è risultata nettamente positiva l'azione dell'ossicodone: 37-60 mg/die (range 10-99 mg/die).

Non c'è invece evidenza di effetto significativo per la mexiletina e la capsaicina. Nella tabella 35.1, i farmaci di provata efficacia.

Neuropatie autonomiche

La disautonomia pura è rara, ma di riscontro possibile e patogenesi diversa: infiammatoria, paraneoplastica, degenerativa, ereditaria (in particolare la neuropatia ereditaria sensitiva e autonomica di tipo III, anche detta disautonomia familiare). In generale la terapia delle neuropatie autonomiche varia con il fattore causale. Va ricordato che la compromissione autonomica periferica si aggiunge in genere a quella somatica nella Guillain-Barré e in neuropatie quali la diabetica, la alcolica, la porfirica, la amiloidosica e le infettive, incluse quelle da HIV.

La neuropatia autonomica paraneoplastica è normalmente associata ad altre sindromi come la sindrome miasteniforme di Lambert-Eaton o la encefalomielite. La sindrome può derivare da neoplasie diverse quali microcitoma, tumori testicolari e del pancreas, carcinoidi e linfomi. Gli anti-Hu e anti-CV2/Crmp5 sono gli anticorpi onconeurali più spesso presenti.

La malattia può essere di per sé mortale ed è caratterizzata da riduzione della motilità gastro-intestinale fino alla pseudo-ostruzione, aritmie cardiache e ipotensione posturale. Altri sintomi possono essere secchezza delle fauci, anidrosi.

Terapia

È sintomatica e prevede l'uso di calze elastiche e di corsetti addominali per ridurre l'ipotensione ortostatica. I pazienti devono bere molto per aumentare la volemia e dormire con il capo rialzato di 20-30 centimetri dal piano del letto; questa posizione stimola il sistema renina-angiotensina. Vanno anche evitati gli sforzi in espirazione a glottide bloccata, come avviene nella tosse, nello starnuto, nei premiti. Il farmaco di prima scelta è il 9-a – fluoridrocortisone (0,05-0,3 mg/die) (v. Cap. 37) che agisce riducendo la natriuresi e aumentando il volume plasmatico. L'unico farmaco approvato dalla Food and Drug Administration per il trattamento dell'ipotensione ortostatica neurogena è però la midodrina a un dosaggio fino a 2,5-10 mg × 2-4 volte al giorno [31]. La piridostigmina (30-60 mg × 3-4 volte al giorno) agisce aumentando la neurotrasmissione simpatica gangliare ed è particolarmente efficace durante la stazione eretta. Utile può essere l'impiego di FANS quali indometacina e flurbiprofene che inducono vasocostrizione inibendo la produzione di sostanze vasodilatatrici quali le prostaglandine (v. Cap. 37).

Neuronopatie motorie pure

Malattie a patogenesi quanto mai diversa, dalla infiammatoria alla degenerativa, possono provocare compromissione motoneuronale con coinvolgimento di uno o più costituenti della cellula motoria. La determinazione esatta della sede di lesione, se a carico del corpo cellulare (neuronopatie) o dell'assone (neuropatie), può risultare impossibile dal punto di vista sia clinico sia neurofisiologico.

Terapia (v. Capp. 34 e 40)

Poliomielite anteriore acuta

In Occidente, questa malattia infiammatoria virale che interessa però primitivamente il corpo, non l'assone, della cellula motoria è stata praticamente eradicata dalle vaccinazioni di massa. È essenziale la prevenzione; il trattamento è invece solo supportivo (vedi cap. 7).

Neuropatie sensitive pure

Le polineuropatie puramente sensitive possono avere molteplici cause. La più frequente è quella provocata dal *Mycobacterium leprae*.

Lebbra

È la neuropatia più diffusa nel mondo, ma è praticamente scomparsa in Occidente. Il sintomo fondamentale è l'anestesia, che ha distribuzione a chiazze nella lebbra tubercoloide mentre è diffusa, bilaterale, simmetrica con risparmio delle aree cutanee più calde, nella forma lepromatosa.

Il dapsone, a un dosaggio giornaliero di 50-100 mg/die, somministrato anche per anni, è il farmaco fondamentale nella terapia della lebbra. La rifampicina è efficace a un dosaggio di 600-900 mg/die. Una pratica consolidata è quella di usare contemporaneamente i due farmaci per i primi 6-12 mesi di terapia e di impiegare poi il solo dapsone per un altro anno.

Polineuropatia cronica idiopatica assonale

Probabilmente, la cosiddetta polineuropatia cronica idiopatica assonale (CIAP) comprende un gruppo eterogeneo di polineuropatie, assonali per definizione, a patogenesi ignota e di aspetto clinico simile. Ne è stata ipotizzata un'associazione con l'intolleranza al glucosio, che non è però sempre presente.

La CIAP esordisce insidiosamente verso la sesta decade di vita con deficit prevalentemente sensitivi ad andamento disto-prossimale; il coinvolgimento delle mani è più tardivo e interessa il 45% dei pazienti. L'areflessia è solitamente solo achillea. Queste polineuropatie hanno lenta progressione, provocano lieve disabilità e tendono a stabilizzarsi entro 5 anni dall'esordio.

Non c'è terapia efficace, ma può rendersi utile un trattamento sintomatico con antidolorifici [32]. L'opportunità che i soggetti affetti seguano uno stile di vita analogo a quello dei diabetici o dei cardiovascolari è solo suggerita dalla possibilità che le CIAP dipendano da sofferenza dei piccoli vasi.

Malattie del neurone sensitivo (MNS)

Le MNS, anche chiamate poliganglionopatie o neuronopatie sensitive, sono rare, hanno distribuzione dei deficit "non lunghezza-dipendente", coinvolgono le cellule dei gangli dorsali e i loro caratteristici assoni a T (Fig. 35.1).

Le MNS maligne fanno parte di sindromi paraneoplastiche disimmuni, più spesso secondarie a carcinomi polmonari a piccole cellule, la cui terapia è quella del tumore primitivo. Uno studio su 20 pazienti affetti da malattia paraneoplastica avrebbe dimostrato una discreta efficacia del trattamento con plasmaferesi più chemioterapia antitumorale convenzionale (10 pazienti) o plasmaferesi più ciclofosfamide per bocca in cronico [33].

Le MNS non maligne possono essere di origine:
- infiammatoria idiopatica, virale o associata a sindrome di Sjögren;
- tossica da farmaci (cis-platino, talidomide);
- carenziale (deficit di vitamina E o vitamina B_6);
- genetica: neuropatie ereditarie sensitive e autonomiche (HSAN) [34].

La terapia consiste nella rimozione dell'agente causale o nella somministrazione del complesso carente; altrimenti il trattamento è sostanzialmente inefficace. Va ricordato che nelle MNS da cis-platino e da talidomide la degenerazione cellulare può apparire o aggravarsi anche dopo la sospensione del farmaco (fenomeno del *coasting*).

Neuropatie dolorose

Le malattie del sistema nervoso periferico sono alla base di alcune delle sindromi dolorose più violente, invalidanti e difficili da trattare quali la nevralgia posterpetica, la nevralgia del trigemino e del glossofaringeo, alcune forme di neuropatia diabetica, la sindrome dolorosa regionale complessa o distrofia simpatica riflessa (per i principi generali di trattamento v. Cap. 36). In base alla sola qualità, è spesso difficile distinguere il dolore neurologico dalle sintomatologie dolorose di altra origine. Fa eccezione il dolore parossistico, folgorante, a "scossa elettrica", detto non a ca-

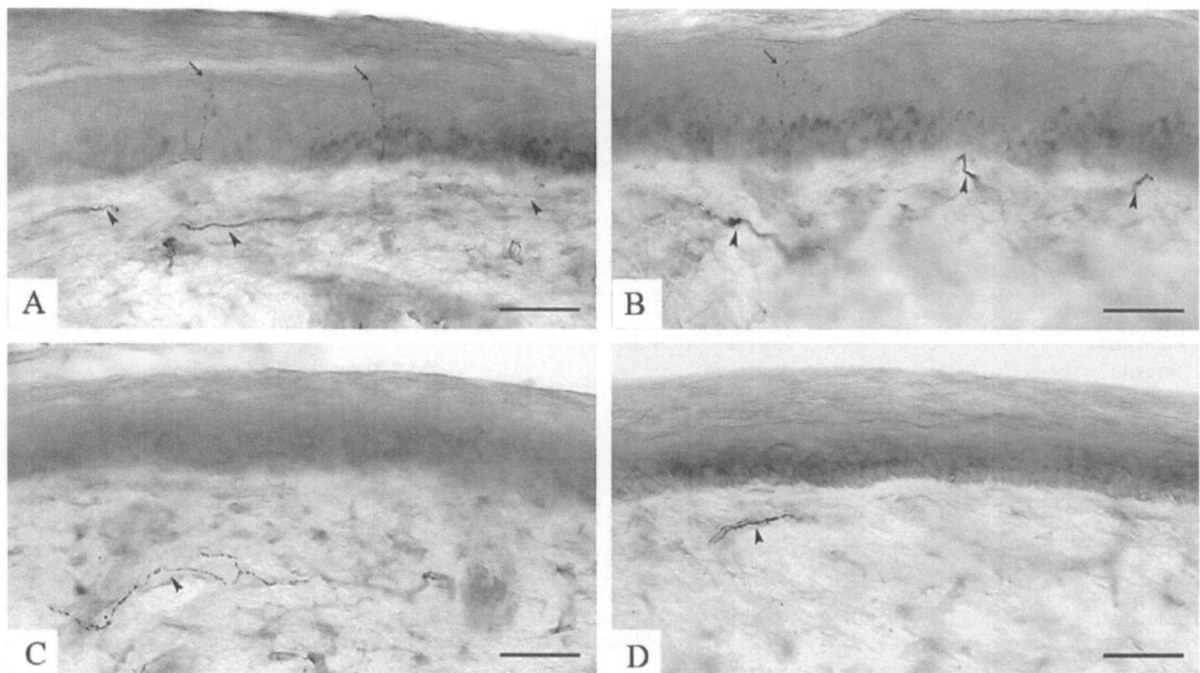

Figura 35.1 • Innervazione cutanea in un paziente con polineuropatia diabetica assonale (a, b) e in un paziente con neuronopatia sensitiva (c, d). Le biopsie cutanee sono state eseguite al terzo superiore della coscia (a, c) e al terzo distale della gamba (b, d). Immunoistochimica con anticorpi anti-protein-gene-product 9,5; barra = 40 µm.
Le frecce indicano le fibre nervose intraepidermiche; le teste di freccia i fascicoli nervosi del derma. Il paziente con polineuropatia assonale mostra una prevalente riduzione della densità di innervazione cutanea nella regione distale della gamba, indicativa di degenerazione lunghezza-dipendente delle fibre nervose (*dying-back*). Nel paziente con neuronopatia sensitiva la completa perdita di fibre intraepidermiche sia prossimale sia distale dell'arto inferiore, indica un processo degenerativo non lunghezza-dipendente. L'immunoreattività debole e frammentata delle fibre nervose del derma è espressione di degenerazione assonale.

Tabella 35.2 • Complicazioni neurologiche dell'herpes zoster (incidenza in %) [35]

Nevralgia posterpetica (età correlata; fino al 50% dei pazienti)
Neuropatia motoria (prevalente nel coinvolgimento dei segmenti cervicali e per interessamento del nervo accessorio)
Perdita di udito: *Herpes oticus* (0,2%)
Meningite e meningoencefalite (0,5%)
Ritenzione urinaria acuta nello zoster sacrale (rara)

so nevralgico, spontaneo o provocato da stimoli diversi, che è pressoché patognomonico di lesione nervosa periferica (v. oltre, "Nevralgia trigeminale").

Herpes zoster e nevralgia posterpetica

L'herpes zoster è una malattia provocata dal virus della varicella-zoster che può interessare sia il SNC che il SNP (Tab. 35.2) e è passibile di trattamento efficace e ben definito (Tab. 35.3, 35.4).

La riaccensione dell'infezione da parte del virus che rimane localizzato nei gangli delle radici dorsali provoca dolore e parestesie distribuiti a uno o più dermatomeri adiacenti spinali o cranici. Il dolore è seguito a 3-4 giorni di distanza da una eruzione vescicolare dolorosa e pruriginosa localizzata alle aree cutanee supplite dai gangli colpiti.

La nevralgia posterpetica, definita come dolore persistente dopo un mese dalla guarigione del rash erpetico, è una delle più frequenti complicazioni dello zoster; coinvolge circa il 10% dei pazienti con rapporto direttamente proporzionale all'età tanto che interessa il 75% delle persone maggiori di 70 anni [35].

La terapia è difficile, ma è ragionevole avviarla con lidocaina locale (fino a 5 volte/die) per poi completarla con altri farmaci (Tab. 35.5).

L'aciclovir, come altri antivirali, può ridurre la gravità dell'herpes zoster e l'incidenza della nevral-

Tabella 35.3 • Terapia dell'herpes zoster

Pazienti immunocompetenti		
	Farmaco	**Dosaggio**
Profilassi	Non raccomandata	
Terapia	Aciclovir	5 × 800 mg/die per os × 7 gg
	Valaciclovir	3 × 1g/die per os × 7 gg
	Famciclovir	2-3 × 250/die per os × 7 gg
	Brivudin	125 mg 1 cpr/die × 7 gg*
Pazienti immunodeficienti		
	Farmaco	**Dosaggio**
Profilassi	Non raccomandata	
Terapia	Aciclovir	500 mg/m² o 10 mg/kg ogni 8 ore ev × 7-10 gg oppure 5 × 800 mg/die × per os
	Valaciclovir	3 × 1.000 mg/die per os × 7-10 gg
	Famciclovir	3 × 1.000 mg/die per os × 7-10 gg

N.B.: I pazienti moderatamente compromessi devono essere trattati per 7 gg. per rischio di indurre virus-resistenza
*Brivudin non deve essere somministrato contemporaneamente a 5-fluorouracile, comprese le sue preparazioni per uso topico o i suoi pro-farmaci (per es. capecitabina, floxuridina, tegafur) o le associazioni che contengono questi principi attivi, ed altre 5-fluoropirimidine (per es. flucitosina) e si deve osservare un intervallo minimo di 4 settimane prima di iniziare il trattamento con farmaci a base di 5-fluoropirimidina. Come ulteriore precauzione, l'attività dell'enzima DPD deve essere monitorata prima di iniziare qualsiasi trattamento con farmaci a base di 5 fluoropirimidina nei pazienti ai quali è stato recentemente somministrato Brivudin

Tabella 35.4 • Condizioni per il trattamento antivirale dell'herpes zoster

Età: > di 50 anni
Dolore: moderato o grave prima dell'inizio del rash cutaneo
Localizzazione: oftalmica, cervicale (deficit motori)
Presenza di immunodeficienza di qualsiasi causa

Tabella 35.5 • Terapia della nevralgia posterpetica

Farmaco	Dosaggio
Anestetici locali	
Topici contenenti lidocaina	5 volte/die per 2 settimane
Capsaicina crema (0,025)	poi quanto serve
Terapia sistemica	
Paracetamolo, acetaminofene, FANS	
Antidepressivi	
Amitriptilina	iniziare con 25 mg/die fino a 100 mg/die
Antiepilettici	
Gabapentin	iniziare con 300 mg/die → 900-3.600/die
Pregabalin	iniziare con 150 mg/die → 600/die
Carbamazepina	iniziare con 100 mg/die → 400-1.600/die
Oppioidi	
Tramadolo	200-600 mg/die
Ossicodone	iniziare con 2 × 10 mg/die
Steroidi	indicazione controversa

gia posterpetica, ma non modifica il decorso della nevralgia una volta che sia comparsa.

L'amitriptilina, somministrata già all'insorgenza dell'herpes, riduce l'incidenza della nevralgia e può alleviare il dolore nevralgico.

Sicuramente efficaci nella nevralgia posterpetica sono i triciclici, alcuni antiepilettici e gli oppiacei. Buoni risultati, in particolare sull'allodinia, dà il trattamento con lidocaina applicata localmente.

La carbamazepina trova indicazione soprattutto nel trattamento delle componenti dolorose di tipo folgorante "a scossa" [36].

Alcuni autori riportano l'efficacia del trattamento intratecale con metilprednisolone e lidocaina (60 mg di metilprednisolone acetato più 3 ml di lidocaina al 3% 1 volta/settimana per 4 settimane) per le forme di nevralgia postherpetica resistenti al trattamento farmacologico tradizionale [37].

Nevralgia trigeminale

È la più frequente delle nevralgie e può essere idiopatica o sintomatica. Le crisi dolorose sono parossistiche, quasi sempre monolaterali, spontanee o scatenate dalla stimolazione anche lieve di punti *trigger*, cioè di aree specifiche del volto o della mucosa orale. Il dolore quasi mai risveglia il paziente dal sonno. Nella forma idiopatica è molto raro il coinvolgimento isolato della branca oftalmica. La gravità del dolore dà ragione del fatto che non esistano dati sulla storia naturale della malattia e sulla sua possibilità di remissione spontanea. Molto spesso la nevralgia "idiopatica" è provocata dalla compressione della radice trigeminale da parte di vasi a decorso anomalo.

La carbamazepina (CBZ) a dosaggi di 200-1.200 mg/die costituisce la base del trattamento della nevralgia trigeminale e controlla il dolore in circa il 70% dei pazienti. La CBZ riesce efficace entro 12-48 ore; la sua sospensione provoca una recidiva altrettanto rapida. La oxcarbazepina (OXC) è pure farmaco di scelta nel trattamento della nevralgia con evidenza di efficacia meno netta, ma profilo di tollerabilità forse migliore per la OXC rispetto alla CBZ [30]. La OXC provoca assai frequentemente iposodiemia nei pazienti anziani.

Il baclofene e la lamotrigina sono proposti come trattamenti addizionali per i pazienti che non rispondano ai primi due farmaci e che non siano trattabili chirurgicamente [30]. Il baclofene sembra particolarmente efficace nei pazienti in cui la nevralgia trigeminale è complicanza della sclerosi multipla. Possono essere impiegati con qualche utilità farmaci alternativi quali dintoina, gabapentin, topiramato, clonazepam, ma gli studi riguardanti i loro effetti sono più limitati [38]. È però improbabile che una terapia medica alternativa abbia successo se non ne ha il trattamento con la sola carbamazepina, somministrata cronicamente a dosi piene. Questi principi valgono anche per altre nevralgie quali, ad esempio, quella del glosso-faringeo. I metodi di somministrazione dei farmaci e il controllo degli effetti collaterali ricalcano le regole adottate per la terapia anticomiziale (v. Cap. 16).

La terapia chirurgica è indicata in caso di fallimento di quella medica o in presenza di effetti collaterali inaccettabili. Essa include una varietà di metodi quali la neurectomia, la termorizotomia, la compressione con palloncini, l'iniezione di glicerolo che provocano una lesione trigeminale parziale. Il trattamento chirurgico più efficace sembra però la decompressione microvascolare del nervo con l'eliminazione dei cosiddetti conflitti neurovascolari eventualmente presenti [39]. I trattamenti chirurgici possono essere non definitivi e non evitano possibili recidive nevralgiche. La dimostrazione della loro utilità non deriva da trial randomizzati.

Le lesioni non distruttive del trigemino danno buoni risultati; comportano comunque rischi limitati, in buona parte operatore-dipendenti. Le lesioni distruttive provocano deficit funzionali più gravi che comprendono la possibilità della comparsa di "anestesia dolorosa". In generale la frequenza della recidiva del dolore è inversamente proporzionale alla gravità del deficit sensitivo provocato dall'intervento. I benefici a lungo termine sono valutati nell'ordine del 25-80%.

La radiochirurgia con γ *knife* costituisce la più recente procedura distruttiva. I risultati sembrano incoraggianti, ma il follow-up è più breve rispetto a quello delle altre forme di terapia [38].

Sindrome dolorosa regionale complessa (distrofia simpatica riflessa)

La "distrofia simpatica riflessa" è una sindrome di origine quasi sempre post-traumatica caratterizzata da dolore, tumefazione, alterazione del colorito cutaneo, disestesie e perdita di capacità funzionali della regione lesa, un arto nella quasi totalità dei casi. Può essere estremamente invalidante e si manifesta in circa il 2% dei pazienti che abbiano subito lesioni nervose gravi.

La dizione è esplicativa della possibilità che il sistema nervoso simpatico possa essere causa di dolore, ma è ormai sostituita dalla definizione "sindrome dolorosa regionale complessa" (CRPS nell'acronimo anglosassone) di cui si riconoscono due tipi. Il primo è caratterizzato da dolore sproporzionato rispetto all'evento che lo ha provocato, con localizzazione non limitata al singolo o ai singoli nervi lesi; il decorso della malattia prevede un periodo con presenza di segni infiammatori.

Il dolore, in questo caso però provocato da un danno periferico clinicamente definito e topograficamente limitato al solo nervo o ai soli nervi lesi, caratterizza anche la sindrome di tipo secondo.

Complessivamente la sindrome dolorosa di primo tipo corrisponde alla distrofia simpatica riflessa, quella di secondo tipo alla causalgia. In tutti e due i casi, il dolore è caratteristicamente urente e di estrema intensità: anche valutabile in 45/50 in una scala di misurazione in cui il dolore da parto è 35/50.

La diagnosi di CRPS è temuta per la difficoltà del trattamento. Da un lato questa sindrome porta con sé il marchio di una condizione inesorabilmente dolorosa e potenzialmente cronica; dall'altro, come spesso avviene alla presenza di una sindrome dolorosa cronica, induce facilmente il medico a sospetti di simulazione o a ipotesi di depressione reattiva e di possibile abuso di farmaci.

La diagnosi è suffragata dalla presenza di osteopenia a chiazze, più accentuata di quanto prevedibile in base al solo "non uso".

Terapia

Gran parte degli autori enfatizza l'importanza della fisioterapia, che resta la prima e fondamentale modalità di trattamento [40]. La fisioterapia da sola è spesso sufficiente nei casi lievi. Per permettere l'esecuzione della fisioterapia, i casi lievi-moderati possono richiedere una terapia analgesica con antiepilettici e/o antidepressivi, a volte con oppioidi. Nei casi più gravi può essere necessario un blocco anestetico locale.

Per il 20% circa dei pazienti con sindrome cronica refrattaria al trattamento, può essere necessario una terapia multidiscliplinare prolungata, molto complessa e ormai riservata agli specialisti di terapia del dolore, che prevede fisioterapia, psicoterapia e terapia antidolorifica anche chirurgica: blocco simpatico, stimolazione, analgesia spinale [41].

Secondo alcuni autori, ogni paziente affetto da CRPS dovrebbe essere sottoposto ad almeno un ciclo di terapia steroidea, che sarebbe efficace in oltre il 50% dei casi. In assenza di risposta, gli steroidi (prednisone 60 mg/die per os) andrebbero sospesi dopo 1 settimana; se efficaci, vanno continuati per almeno 3-4 settimane [42].

Sindrome dell'arto fantasma

Quella dell'arto fantasma è una sindrome dolorosa che interessa l'80% dei pazienti sottoposti ad amputazione. La sua origine è certamente centrale, ma vi hanno ruolo fattori sia periferici sia psicologici.

L'utilità dei trattamenti proposti non va oltre il 30% dei casi, una percentuale che non supera quella attesa in base all'effetto placebo. I protocolli farmacologici hanno utilizzato antiepilettici, antidepressivi, miorilassanti; le procedure invasive spaziano dall'anestesia locale, alla simpatectomia, alle lesioni delle radici dorsali, alla cordotomia, alla neurostimolazione. Alla fine, un approccio ragionevole alla sintomatologia dolorosa da arto fantasma può essere quello di adottare le regole per il trattamento del dolore neuropatico utilizzando gli antidepressivi, i bloccanti dei canali del calcio (come la carbamazepina), gli oppioidi, la ketamina [43] (v. Cap. 36).

Mononeuropatie multiple

Le mononeuriti multiple sono malattie che compromettono in modo asimmetrico due o più nervi, in genere non contigui. Le forme da vasculite primitiva sono più frequentemente associate a panarterite nodosa. Appena più raramente queste mononeuriti possono essere parte del quadro sindromico dell'artrite reumatoide, del lupus eritematoso sistemico, della sindrome di Chürg-Strauss e delle connettiviti miste.

Le forme con compromissione mielinica rappresentano il 30% dei casi, rientrano spesso nel quadro delle CIDP e come tali vanno trattate; più raramente sono dovute a neuropatia tomaculare (HNPP). Le sindromi assonali ammontano al 60% e sono causate da vasculite dei *vasa nervorum* istologicamente dimostrabile nel 50% circa dei casi.

Terapia

Nelle multineuriti da vasculite – in particolare quella di Wegener – lo steroide è il farmaco di attacco e la ciclofosfamide quello di mantenimento, ma è opportuno che il prednisone (1-1,5 mg/die) sia associato alla ciclofosfamide (2 mg/kg/die) per os, sin dall'inizio del trattamento. Lo steroide deve essere protratto a questi dosaggi per circa 1 mese per poi essere somministrato a dì alterni e gradualmente ridotto fino alla sospensione in circa 6 mesi. Si ricordi che gli steroidi controllano una patologia curata però dalla ciclofosfamide [44], che è il composto più efficace. Quest'ultimo farmaco deve essere utilizzato anche per 1 anno dopo la remissione, sempre in un regime di iperidratazione (almeno 2 litri di acqua al giorno) e cercando di tenere attorno ai 3.000/µl la conta leucocitaria. La ciclofosfamide provoca alopecia, neutropenia, sterilità, cistiti emorragiche e, nel 5% circa dei pazienti, tumori vescicali.

A stabilizzazione avvenuta, l'azatioprina (2 mg/kg/die) può sostituire la più tossica ciclofosfamide. Anche il metotrexate, a un dosaggio di 2,5-20 mg/settimana, può essere un utile sostituto nei casi in cui non sia possibile utilizzare la ciclofosfamide.

Il dolore che frequentemente accompagna il coinvolgimento dei nervi può essere talmente violento da porre di per sé importanti problemi di trattamento (v. Cap. 36).

Mononeuropatie comuni

I traumi e le compressioni da neoplasia o da intrappolamento sono le cause più frequenti di mononeuropatia. Le mononeuropatie di gran lunga più comuni sono quelle:

- del mediano, da intrappolamento nel tunnel del carpo;
- dell'ulnare, per compressione nel solco cubitale;
- la paralisi periferica "a frigore" del facciale o sindrome di Bell.

Sindrome del tunnel carpale

La sindrome del tunnel carpale è una neuropatia del nervo mediano compresso nel tunnel carpale. La prevalenza di 1/1.000 la rende la più comune neuropatia da intrappolamento. L'età di maggior rischio si colloca tra i 50 e i 55 anni, ma la neuropatia interessa il 50% delle gravide.

I criteri neurofisiologici per la diagnosi di sindrome del tunnel carpale sono dati da una differenza > di 0,5 millisecondi tra latenza sensitiva del mediano e quella dell'ulnare su una distanza di 8 cm, oppure una latenza distale del mediano > di 4 millisecondi (valore medio +2 deviazione standard) [45].

I sintomi si risolvono spontaneamente in circa il 30% dei pazienti [46]. Fattori prognostici positivi sono una storia breve di malattia, la giovane età, i sintomi monolaterali e la negatività del segno di Phanel che è indicatore specifico di compressione del mediano al polso. (Il segno di Phanel si provoca chiedendo al paziente di mantenere per un minuto i dorsi delle mani affrontati con polsi flessi a 90°; anche i gomiti devono essere in flessione a 90°, con avambraccia orizzontali. Il test è positivo se induce parestesie irradiate alle prime 3 dita della mano.)

Terapia

Un trattamento conservativo che preveda l'uso di un tutore dorsale del polso induce un miglioramento significativo nel breve termine; l'efficacia dei FANS è controversa.

La terapia steroidea è utile per via sia sistemica sia locale. I dosaggi sono di 25 mg di prednisone/die per os per due settimane e 10 mg/die per altre 2. Il trattamento locale si effettua con una singola iniezione nel tunnel carpale di 15 mg di metilprednisolone acetato o 30 mg di triamcinolone + 0,75 ml di lidocaina all'1%. Nel 50% dei pazienti l'effetto positivo di una singola iniezione si protrae anche per 1 anno; il trattamento iniettivo locale è ripetibile dopo 4-5 mesi. I rischi associati alle iniezioni nel tunnel carpale includono la rottura del tendine e l'iniezione nel nervo.

Sicuramente efficace è la decompressione chirurgica [47], che trova precisa indicazione nei pazienti con sintomatologia dolorosa non controllata dai farmaci o con ingravescente deterioramento sensitivo e/o motorio.

Sindrome da intrappolamento del nervo ulnare – Un simile atteggiamento terapeutico può essere utile anche nella terapia della sindrome da intrappolamento del nervo ulnare nel solco cubitale. In questo caso, tra i provvedimenti conservativi, andrà evitato lo stiramento del nervo provocato dalla iperflessione del gomito.

Paralisi idiopatica del facciale

Le cause più comuni di debolezza omonolaterale del viso sono l'ictus e la paralisi essenziale del facciale (paralisi di Bell), la cui incidenza è di 20-30 casi per 100.000/anno con età media di insorgenza attorno ai 40 anni.

Anche se studi recenti supportano l'ipotesi che il virus dell'*Herpes simplex* tipo I (HSV-1) sia implicato nella patogenesi della paralisi periferica idiopatica del facciale, l'eziologia della paralisi di Bell è in genere ignota e in alcune famiglie la paralisi facciale periferica è addirittura ereditata con modalità autosomica dominante.

La clinica è sostanzialmente caratterizzata da ipostenia della muscolatura mimica di una emifaccia. Nei primi tre giorni di malattia, l'esame neurofisiologico ad ago non dimostra riduzione dell'attività elettrica dei muscoli interessati, che appare invece tra il quarto e il decimo giorno.

La paralisi periferica del facciale non pone indicazione a eseguire una RMN di routine malgrado la presa di contrasto da parte del nervo sia l'alterazione RMN più comune.

Terapia

Sia pure con qualche controversia, sembra proprio che l'associazione di steroidi e di antivirali migliori la prognosi [48].

Il trattamento viene effettuato con: prednisone 1-1,5 mg/kg/die e valaciclovir 1 g × 2/die per os o famciclovivir 750 mg × 3/die per os, per 7 giorni [49]. I due farmaci sono in generale preferibili all'aciclovir perché questo antivirale va somministrato per bocca in cinque dosi giornaliere da 800 mg.

Il trattamento cortisonico è reso razionale dal gonfiore del nervo riscontrato in occasione di interventi chirurgici e dall'assunzione di contrasto alla RMN. Il razionale del trattamento antivirale deriva dalla presenza di DNA virale nel liquido endolinfatico di pazienti sottoposti a decompressione chirurgica.

Se la paralisi resta completa dopo una settimana di terapia, il paziente deve essere sottoposto a elettroneuronografia e, nel caso in cui l'esame dimostrasse una degenerazione del facciale uguale o maggiore al 90%, può essere considerata l'opportunità di una decompressione chirurgica. L'intervento deve comunque essere eseguito entro le due settimane dall'esordio perché la degenerazione nervosa diventa irreversibile in 14-21 giorni. Va però tenuto conto che non ci sono prove certe di efficacia della decompressione e che una percentuale variabile tra l'1 e il 25% degli operati va incontro a sordità omolaterale permanente.

Prognosi

Gran parte dei pazienti si riprende completamente. Fattori prognostici negativi sono costituiti dalla gravità della paralisi, dall'età avanzata, dall'ipertensione, dalla presenza di deficit del gusto. La ripresa è completa nel 90% dei pazienti se il nervo si mantiene eccitabile; lo è solo nel 20% dei casi in cui il nervo attraversa una fase di ineccitabilità. La prognosi è positiva nell'80-100% dei pazienti che nelle prime 3 settimane abbiano degenerazione nervosa non superiore al 90%, in paragone al nervo sano; ove la degenerazione sia superiore al 90%, la funzionalità facciale riprende in modo soddisfacente solo nel 50% degli affetti.

Malattie dei plessi

Le lesioni del plesso brachiale sono più frequentemente traumatiche (v. Cap. 4).

Amiotrofia nevralgica o sindrome di Parsonage-Turner – È spesso successiva a infezioni virali, a vaccinazioni, a iniezioni di siero o di eroina; assai raramente è trasmessa con ereditarietà autosomica dominante.

Plessopatie lombosacrali – Sono rare. Possono avere origine infiammatoria o essere provocate da emorragia retroperitoneale infiltrazione neoplasica; talvolta insorgono in corso di diabete mellito in cattivo compenso metabolico.

Terapia

In entrambi i casi, oltre al trattamento con FANs, può essere indicato un ciclo di terapia steroidea: prednisone 0,5-1 mg/kg/die per 2-3 settimane e successiva graduale sospensione [50]. Come principio generale, va ricordato che dosi equivalenti di steroidi diversi sono ugualmente efficaci e che nelle plessopatie infiammatorie la ripresa può essere graduale e progredire per mesi o anni.

Monoradicolopatie

L'artrosi, le ernie del disco e i traumi costituiscono le cause più consuete di sofferenza radicolare isolata o multipla.

Le ernie più frequenti sono quelle dei dischi compresi tra L_5-S_1 e L_4-L_5, seguono quelle dei dischi tra C_6-C_7 e C_5-C_6.

La TAC e la RMN confermano la diagnosi e permettono di stabilire il livello su cui eventualmente intervenire chirurgicamente.

Ernie e dolore lombare o cervicale cronico

Ernia lombare

La fuoriuscita di materiale discale dall'annulus fibroso dà luogo alla cosiddetta ernia del disco. In Italia, la prevalenza di erniazioni lombari sintomatiche è di circa 1-3%; il rischio è maggiore per i soggetti tra i 30 e i 50 anni, con un rapporto M:F di 2:1. La presenza di ernia non comporta necessariamente alterazioni cliniche e non è prognosticamente significativa rispetto alla futura comparsa di sintomi, tanto che ernie discali asintomatiche sono reperibili all'imaging nel 20% della popolazione.

Terapia

La terapia iniziale è mirata al controllo del dolore con il riposo a letto per circa una settimana e con l'utilizzo di farmaci quali paracetamolo in associazione con codeina (500 mg + 30) fino a 1-2 compresse per 3 volte al giorno, oppure ibuprofene 400-800 mg ogni 8 ore, o ancora naproxene 500 mg 2 volte al giorno. Gli steroidi, quali il desametasone 8 mg/die (0,1 mg/kg/die) per circa 2 settimane, sono consigliabili in caso di dolore violento e persistente. Nelle ernie cervicali sono spesso utili i collari. Il corsetto semirigido può essere utile in quelle lombari. Il supporto lombare ostacola la flessione del tronco, movimento che può provocare incrementi enormi, fino a 30 volte il valore basale, della pressione sui dischi intervertebrali lombari. L'intervento chirurgico, il cui gold standard è la discectomia eseguita con il microscopio operatorio, diventa necessario quando siano presenti precisi segni neurologici di sofferenza radicolare, quando vi siano stati più episodi, quando il singolo episodio, gravemente doloroso, si protragga a lungo.

Prognosi

Al follow-up RMN, le ernie lombari tendono a regredire e si risolvono o si riducono significativamente nel 60% dei pazienti, in circa 6 mesi. Il 50% degli episodi di sciatica si risolve entro 1 mese; il 90% delle radicolopatie lombari da ernia si risolve in circa 2 mesi; questo andamento rende razionale rinviare un eventuale intervento almeno di 7-8 settimane dall'esordio dei sintomi. In assenza di deficit neurologici, l'unico vantaggio dell'intervento è la risoluzione del dolore.

A 2-3 mesi resta un 10% di pazienti con una sintomatologia dolorosa sufficientemente violenta da indurre a considerare l'utilità di una terapia chirurgica; questa è più efficace della terapia medica fino a meno di 2 anni di follow-up, ma l'effetto positivo tende a ridursi dai 3 mesi ai 2 anni dopo l'intervento. A 2-4 e 10 anni dall'insorgenza dei sintomi, la prognosi della sciatica non varia significativamente con il tipo di trattamento: chirurgico o conservativo.

Ernia cervicale

Le ernie tra C_{6-7} e C_{5-6} sono le più frequenti dopo quelle dei dischi compresi tra L_5-S_1 e L_4-L_5 e si iscrivono tra le cause più comuni di dolore localizzato al collo e spesso irradiato alla spalla e all'arto superiore. Soprattutto nei giovani le ernie cervicali possono avere origine traumatica.

Anche in questa patologia manca spesso la corrispondenza tra alterazione anatomica e sintomatologia clinica. In occasione di RMN eseguite per patologie laringee, si è dimostrato che nella terza decade il 13% degli uomini è affetto da spondilosi cervicale, nella

quarta il 66%, il 98% dopo i 70 anni [51]. Nei primi due gruppi è stato evidenziato contatto asintomatico del disco con il midollo rispettivamente nel 16% e nel 26%; compressione midollare nell'1% e nel 6%.

Terapia

I principi di trattamento sono simili a quelli adottati nelle ernie lombari. Trovano però più precisa indicazione le trazioni e l'uso di collarini. Anche per le ernie cervicali l'intervento è da eseguire in presenza di una sintomatologia dolorosa intrattabile o di deficit neurologici. Certamente efficace per la rapida risoluzione del dolore, a 1 anno dalla sua esecuzione l'intervento non modifica sostanzialmente gli esiti funzionali rispetto alla terapia medica. La terapia chirurgica è indispensabile in caso di incombente compressione midollare.

Dolore lombare

Il dolore è acuto se dura meno di 6 settimane; subacuto se si protrae per 6-12 settimane; cronico se oltre le 12 settimane. Il 70% della popolazione dei paesi sviluppati lamenta dolore lombare in qualche periodo della sua vita, più spesso tra i 35 e i 55 anni. Ogni anno ne fa esperienza il 15-45% degli adulti e circa il 30% degli europei in età lavorativa ritiene di svolgere un'occupazione facilitante la comparsa di lombalgia.

Il sintomo non ha cause specifiche nell'85% degli affetti, nell'1% è provocato da tumori; l'1-3% dei pazienti è portatore di protrusione discale.

Il dolore lombare acuto è in genere autolimitato, ma si ripresenta nel 50-80% dei casi entro il primo anno; il 90% degli episodi si risolve in 6 settimane; il 2-7% si cronicizza [52].

Il dolore lombare cronico è un importante problema sanitario destinato a diventare più grave con l'aumento del numero degli obesi. La sintomatologia dolorosa può essere o meno associata a disturbi radicolari la cui causa anatomica è spesso indimostrabile. Il 67% dei pazienti con lombalgia torna alla propria occupazione entro 1 settimana, il 90% entro i primi 2 mesi. Maggiore il periodo di astensione, meno probabile è la ripresa del lavoro. Rientra al lavoro solo il 50% dei soggetti che se ne siano astenuti per 6 mesi, e praticamente nessuno di coloro che si siano assentati per 2 anni.

Terapia

Gli antidolorifici (FANS e paracetamolo) sono efficaci; gli antidepressivi trovano indicazione sia in presenza sia in assenza di depressione. Tra le terapie non farmacologiche sono consigliabili l'attività fisica e i trattamenti multidisciplinari che includano programmi graduati di attività e consigli di comportamento. Le manipolazioni spinali sembrano utili solo nel breve periodo.

Non c'è evidenza di adeguatezza per gli steroidi epidurali, parenterali o a livello delle faccette articolari, gli anestetici, il biofeedback, il massaggio, le trazioni, la stimolazione elettrica transcutanea, le iniezioni intradurali di steroidi [53].

Dolore cervicale

Il 60% della popolazione ha esperienza di dolore cervicale, indipendentemente da quello dovuto a "colpi di frusta". La percentuale di persone con dolore cervicale, in tutto simile a quella con dolore lombare cronico, oscilla attorno al 10%. La sindrome guarisce spontaneamente in giorni o settimane ma può diventare ricorrente o cronica tanto da provocare disabilità, anche grave, nel 5% degli affetti.

La terapia si basa sull'esercizio fisico, la mobilizzazione e la manipolazione. Di efficacia incerta sono l'agopuntura, il biofeedback, il trattamento analgesico con FANS, antidepressivi e rilassanti muscolari.

Tumori dei nervi periferici (v. Cap. 22)

Sindromi compartimentali

Le sindromi compartimentali sono provocate da eccessivo aumento della pressione intraparenchimale in logge corporee delimitate da fasce tendinee inestensibili; l'ipertensione tissutale può essere tale da determinare necrosi muscolare e lesioni dei nervi da compressione. Queste sindromi sono più frequenti agli arti inferiori, ma possono coinvolgere i superiori o altri distretti corporei e sono alla base del 15% delle sindromi dolorose degli arti inferiori di origine non nota.

Le molteplici cause sono sostanzialmente riconducibili ad accrescimento volumetrico del contenuto del compartimento o a riduzione del volume del compartimento stesso (Tab. 35.6).

Le sindromi da esercizio fisico si manifestano in atleti e in non atleti sottoposti a stress fisici eccessivi. Lo strozzamento del nervo femoro-cutaneo laterale da aumento del volume del quadricipite e la sindrome della loggia anteriore della gamba sono probabilmente le manifestazioni patologiche di più frequente osservazione neurologica. Per quanto riguarda i compartimenti degli arti superiori va ricordata la sindrome degli estensori del carpo, tipica dei motociclisti professionisti. Tutte sono caratterizzate da dolore cutaneo urente, crampi e sensazione di costrizione muscolare che sono esacerbati dall'esercizio fisico e alleviati dal riposo.

Diagnosi

La conferma diagnostica è ottenuta misurando la pressione intrafasciale con un manometro ad ago; in acuto, la pressione interna al compartimento può raggiungere i 100 o più mmHg [54]. La RMN T2-pesata può evidenziare iperintensità del segnale muscolare. In caso di sintomatologia remittente da esercizio fisico (*claudicatio*), la pressione intratissutale andrà misurata prima e dopo l'esercizio. In particolare nelle sindromi acute e massive, gli esami di laboratorio possono dimostrare un aumento delle CPK e della mioglobinemia con mioglobinuria.

Terapia

Nelle sindromi croniche da lavoro muscolare è ovviamente efficace il riposo. La presenza di necrosi muscolare o di grave rallentamento della conduzione nervosa rende necessaria l'incisione della fascia tendinea che contiene il compartimento coinvolto [54].

Prurito

Il prurito è una spiacevole sensazione cutanea che induce al grattamento; la sua origine può essere cutanea, derivare da malattie internistiche, essere provocata da alterazioni neurologiche periferiche o centrali, o essere psicogena [55]. La via del prurito cutaneo è simile a quella sensitiva. L'impulso, mediato so-

Tabella 35.6 • Cause abituali delle sindromi compartimentali

Aumento del contenuto compartimentale	Riduzione del volume compartimentale
Ematomi (fratture, rivascolarizzazione, terapia anticoagulante)	Fasciature strette
Esercizio fisico con richiamo ematico intramuscolare	Bracciali tenuti a pressione > della venosa
Traumi chiusi con schiacciamento parenchimale	Cattivi posizionamenti operatori

prattutto da recettori istaminici di specifiche terminazioni libere delle fibre C amieliniche, è convogliato al talamo dai fasci spino-talamici per poi raggiungere la corteccia sensoriale.

Terapia

Prurito senza causa apparente interessa fino al 50% dei soggetti maggiori di 70 anni; gli anziani lamentano peraltro più frequentemente sindromi pruriginose perché hanno pelle secca e, forse, maggior sensibilità dei recettori istaminici cutanei. Poiché la sensazione è spesso associata a secchezza della cute, è opportuno iniziarne la terapia con un emolliente (pomate grasse), ricordando anche che il prurito viene alleviato dal fresco e dall'applicazione di talco mentolato.

La lidocaina è un anestetico locale e può essere applicata localmente come pomata fino a 3-5 volte al giorno. La base del trattamento è però costituita dagli anti-istaminici, sia locali sia per bocca [55].

Per via generale sono soprattutto impiegati gli antagonisti dei recettori H_1 come la clorfenamina, che può essere impiegata a 4 mg per 2-3 volte/die per bocca; il dosaggio verrà progressivamente ridotto una volta ottenuto un buon risultato.

La cimetidina è un antagonista dei recettori H_2 che va somministrato a dosi di 75-150 mg/die per os.

La doxepina (10-75 mg per os) è un triciclico con potente azione antagonista dei recettori H_1 e H_2; il farmaco os anche i recettori muscarinici ed è disponibile anche in crema al 5%; può essere efficacemente utilizzato in combinazione con steroidi topici. L'amitriptilina (25-75 mg/die per os) ha potenza anti-H_1 in tutto sovrapponibile a quella della doxepina.

La paroxetina è un inibitore del reuptake della serotonina che, a dosi di 20-60 mg/die, può essere efficace in qualche paziente.

Crampi

I crampi sono contrazioni muscolari dolorose, localizzate e involontarie, della durata di secondi o di minuti; insorgono prevalentemente durante il sonno notturno. La loro incidenza raggiunge il 50% nella popolazione maggiore di 50 anni.

I crampi possono essere idiopatici o essere associati a condizioni come la gravidanza, la dialisi renale, l'insufficienza venosa, l'esercizio fisico, le malattie del sistema nervoso periferico, dei motoneuroni e dei muscoli. I crampi idiopatici notturni coinvolgono

prevalentemente i polpacci; la loro causa è incerta: possono derivare da alterazioni elettrolitiche o fare parte degli effetti collaterali di farmaci come i diuretici, la nifedipina, il salbutamolo e la terbutalina. Si ipotizza anche che i crampi siano più frequenti nella popolazione sedentaria che usa meno i muscoli e che li sottopone in misura minore ad attività che comportino il loro stiramento.

Lo stiramento passivo del muscolo interessato ottiene un immediato beneficio.

L'efficacia del chinino (200 mg a cena e 200 mg prima di coricarsi) è *evidence-based* e si verifica in 3-4 giorni, ma la dose ottimale e la durata del trattamento non sono codificate. È comunque opportuno sospendere periodicamente il farmaco.

Va ricordato che il chinino è teratogeno e che il rischio di impiegarlo in gravidanza è inferiore al potenziale beneficio. Una concentrazione di chinino superiore ai 10 µg/ml (range terapeutico 2-5 µg/mL) può provocare riduzione del visus.

Altri effetti collaterali del farmaco sono: acufeni, emolisi, insufficienza renale, aritmie cardiache.

I sali di magnesio possono essere utili; è assai improbabile che lo siano gli analgesici, gli antiepilettici, i sali di sodio, il calcio, la vitamina E.

Bibliografia

1. Italian General Practitioner Study Group (IGPSG). Chronic symmetric symptomatic polyneuropathy in the elderly: a field screening investigation in two Italian regions. I. Prevalence and general characteristics of the sample. Neurology 1995; 45(10):1832-1836.
2. van Koningsveld R, Schmitz PI, Meché FG et al. Effect of methylprednisolone when added to standard treatment with intravenous immunoglobulin for Guillain-Barré syndrome: randomised trial. Lancet. 2004; Jan 17; 363(9404):192-196.
3. Raphael JC, Chevret S, Hughes RAC, Annane D. Plasma exchange for Guillain-Barré syndrome. Cochrane Database Syst Rev. 2002; (2):CD 001798.
4. French Cooperative Group on Plasma Exchange in GBS. Appropriate number of plasma exchanges in GBS. Ann Neurol. 1997;22:298-306.
5. Raphael JC, Chevret S, Harboun M et al.French Guillain-Barré Syndrome Cooperative Group. Intravenous immune globulins in patients with Guillain-Barré syndrome and contraindications to plasma exchange: 3 days versus 6 days. J Neurol Neurosurg Psychiatry 2001; 71:235-238.
6. Plasma exchange/Sandoglobulin GBS Trial Group. Randomized trial of plasma exchange, intravenous immunoglobulin, and combined treatments in Guillain-Barré syndrome. Lancet 1997; 349:225-230.

7. Chiò A, Cocito D, Bottacchi E et al. PARCIDP. Idiopathic chronic inflammatory demyelinating polyneuropathy: an epidemiological study in Italy. J Neurol Neurosurg Psychiatry 2007; 78(12):1349-53. Epub 2007 May 10.

8. Busby M, Donaghy M. Chronic dysimmune neuropathy. A subclassification based upon the clinical features of 102 patients. J Neurol. 2003; 250:714-724.

9. Hughes R, Bensa S, Willison HJ et al. Inflammatory Neuropathy Cause and Treatment (INCAT) Group Randomized controlled trial of intravenous immunoglobulin versus oral prednisolone in chronic inflammatory demyelinating polyradiculoneuropathy. Ann Neurol. 2001; 50:195-201.

10. Hughes RAC, Bouche P, Cornblath DR et al. In: European Federation of Neurological Societies/Peripheral Nerve Society guideline on anagement of chronic inflammatory demyelinating polyradiculoneuropathy: report of a joint task force of the European Federation of Neurological Societies and the Peripheral Nerve Society. Eur J Neurol. 2006;13(4):326-332.

11. Sghirlanzoni A, Solari A, Ciano C, Mariotti C et al. Chronic inflammatory demyelinating polyradicoloneuropathy: long term course and treatment of 60 patients. Neurol Sci. 2000;21(1):31-37.

12. van Doorn, Pieter A; Ruts, Liselotte. Treatment of chronic inflammatory demyelinating polyneuropathy. Curr Opin Neurol. 2004;17(5):607-613.

13. Mendell JR, Barohn RJ, Freimer ML et al. Working Group on Peripheral Neuropathy. Randomized controlled trial of IgGIV in untreated chronic inflammatory demyelinating polyradiculoneuropathy. Neurology 2001; 56:445-449.

14. van Schaik IN, Winer JB, de Haan R, Vermeulen M. Intravenous immunoglobulin for chronic inflammatory demyelinating polyradiculoneuropathy. Cochrane Database Syst Review 2002; (2): CD001797.

15. Czaplinnski A, Steck AJ. Immune mediated neuropaties – an update on therapeutic strategies. J Neurol. 2004; 251(2):127-137.

16. Renaud S, Gregor M, Fuhr P et al. Rituximab in the treatment of polyneuropathy associated with anti-MAG antibodies. Muscle Nerve 2003; 27(5):611-615.

17. Cravedi P, Ruggenenti P, Sghirlanzoni MC et al. Titrating rituximab to circulating B cells to optimize lymphocytolytic therapy in idiopathic membranous nephropathy. Clin J Am Soc Nephrol. 2007; 2(5):932-937.

18. Broglio, Lauria G, Worsening after rituximab treatment in anti-MAG neuropathy. Muscle Nerve 2005; 32:378-379.

19. Lorezon P, Adams D. Monoclonal gammopathy and neuropathy. Curr Op Neurol. 2007; 20:536-541.

20. Scarlato M, Previtali SC, Carpo M et al. Polyneuropathy in POEMS syndrome: role of angiogenic factors in the pathogenesis. Brain. 2005; 128(Pt 8):1911-20. Epub 2005 Jun 23.

21. Pareyson D, Schenone A, Fabrizi GM et al. A multicenter, randomized, double-blind, placebo-controlled trial of long-term ascorbic acid treatment in Charcot-Marie-Tooth disease type 1A (CMT-TRIAAL): the study protocol (EudraCT no.: 2006-000032-27). Pharmacol Res. 2006; 54:436-441.

22. Desnick RJ, Brady R, Barranger J et al. Fabry disease, an under-recognized multisystemic disorder: expert recommendations for diagnosis, management, and enzyme replacement therapy. Ann Intern Med. 2003; 138(4):338-346.

23. Gibberd FB, Billimoria JD, Page NG et al. Heredopathia atactica polyneuritiformis (Refsum's disease) treated by diet and plasma-exchange. Lancet 1979; 1(8116):575-578.

24. Sima AA, Greene DA, Brown MB et al.Effect of hyperglycemia and the aldose reductase inhibitor tolrestat on sural nerve biochemistry and morphometry in advanced diabetic peripheral polyneuropathy. The Tolrestat Study Group. J Diabetes Complications. 1993; 7(3):157-169.

25. Santiago JV, Snksen PH, Boulton AJ et al. Withdrawal of the aldose reductase inhibitor tolrestat in patients with diabetic neuropathy: effect on nerve function. The Tolrestat Study Group.J Diabetes Complications. 1993; 7(3):170-178.

26. Jamal GA, Carmichael H, Weir AI. Gamma-linolenic acid in diabetic neuropathy. Lancet 1986; 1(8489):1098.

27. Jamal GA, Carmichael H. The effect of gamma-linolenic acid on human diabetic peripheral neuropathy: a double-blind placebo-controlled trial. Diabet Med 1990; 7(4):319-323.

28. Toyota T, Hirata Y, Ikeda Y et al. Lipo-PGE1, a new lipid-encapsulated preparation of prostaglandin E1: placebo-and prostaglandin E1-controlled multicenter trials in patients with diabetic neuropathy and leg ulcers. Prostaglandins1993; 46(5):453-468.

29. Apfel SC, Schwartz S, Adornato BT et al. Efficacy and safety of recombinant human nerve growth factor in patients with diabetic polyneuropathy: A randomized controlled trial. rhNGF Clinical Investigator Group. JAMA. 2000; 1;284(17):2215-2221.

30. Attal N, Cruccu G, Haanpää M et al. EFNS guidelines on pharmacological treatment of neuropathic pain. Eur J Neurol. 2006; 13(11):1153-1169.

31. Freeman R. Neurogenic orthostatic hypotension. N Engl J Med. 2008;358:615-624.

32. Vrancken AF, van Schaik IN, Hughes RA et al. Drug therapy for chronic idiopathic axonal polyneuropathy. Cochrane Database Syst Rev. 2004;(2):CD003456. Review.

33. Vernino S, O'Neill BP, Marks RS et al. Immunomodulatory treatment trial for paraneoplastic neurological disorders. Neuro Oncol. 2004; 6(1):55-62.

34. Sghirlanzoni A, Pareyson D, Lauria G. Sensory neuron diseases. Lancet Neurol. 2005; 4:349-61. Review.

35. Kempf W, Meylan P, Gerber S et al. Swiss recommendation for the management of varicella zoster virus infection. Review. Swiss Med Wkly. 2007; 137:239-251.

36. Johnson RW, Whitton TL. Management of herpes zoster (shingles) and postherpetic neuralgia. Expert Opin Pharmacother. 2004; 5(3):551-559.

37. Kotani N, Kushikata T, Hashimoto H et al. N Engl J Med. Intrathecal methylprednisolone for intractable postherpetic neuralgia. 2000; 343(21):1514-1519.

38. Merrison AF, Fuller G. Treatment options for trigeminal nevralgia. BMJ. 2003; 327:1360-1361.
39. Barker FG 2nd, Jannetta PJ, Bissonette DJ et al. The long-term outcome of microvascular decompression for trigeminal neuralgia. N Engl J Med. 1996; 334(17):1077-1083.
40. Paice E. Fortnightly Review: Reflex sympathetic dystrophy. BMJ 1995; 310:1645-1648.
41. Bhatia K P, Marsden C D. Reflex sympathetic dystrophy. BMJ. 1995; 311:811-812.
42. Kozin F, Ryan LM, Carrera GF et al. The reflex sympathetic dystrophy syndrome (RSDS); III scintigraphic studies, further evidence for the therapeutic efficacy of systemic coticosteroids, and proposed diagnostica criteria. Am J Med. 1981; 70:23-30.
43. Flor H. Phantom-limb pain: characteristics, causes, and treatment. Lancet Neurol. 2002;1(3):182-189. Review.
44. Fauci AS Haynes BF, Katz P, Wolff SM. Wegener's granulomatosis: prospective clinical and therapeutic experience with 85 patients for 21 years. Ann Intern Med. 1983; 98(1):76-78.
45. Hui AC, Wong S, Leung CH et al. A randomized controlled trial of surgery vs steroid injection for caropal tunnel syndrome. Neurology. 2005; 64:2074-2078.
46. Padua L, Padua R, Aprile I et al. Multiperspective follow-up of untreated carpal tunnel syndrome: a multicenter study. Neurology. 2001; 56: 1459-1466.
47. De Pablo P, Katz JN. Pharmacotherapy of carpal tunnel syndrome. Expert Opin Pharmacother. 2003; 4(6):903-909.
48. Hato N, Matsumoto S, Kisaki H et al. Efficacy of early treatment of Bell's palsy with oral acyclovir and prednisolone. Otol Neurotol. 2003; 24(6):948-951.
49. Gilden DH. Bell's Palsy. N Engl J Med. 2004; 351: 1323-1331.
50. Dyck PJ, Norell JE, Dyck PJ. Non-diabetic lumbosacral radiculoplexus neuropathy: natural history, outcome and comparison with the diabetic variety. Brain. 2001; 124(Pt 6):1197-1207.
51. Solomon S. Chronic postraumatic neck and head pain. Headache 2005; 45:55-67
52. Koes B, van Tulder M. Low back pain. In: BMJ Clinical evidence handbook. BMJ Publishing Group Ltd. 2007; pp 376-378.
53. Carmel A, Argoff CE, Samuels J, Backonja M-M. Assessment: Use of epidural steroid injections to treat radicular lumbosacral pain. Neurology 2007; 68:723-9
54. Bong MR, Polatsch DB, Jazrawi LM et al. Chronic exertional compartment sydrome. Diagnosis and management. Bull Hosp Jt Dis. 2005; 62(3-4):77-84. Review.
55. Twycross R, Greaves M W, Handwerker H et al. Itch: scratching more than the surface Q J Med. 2003; 96: 7-26. Review.

Capitolo 36

Dolore neuropatico

Augusto Caraceni, Cinzia Martini, Ernesto Zecca

Definizione

La definizione di dolore adottata dalla Associazione Internazionale per lo Studio del Dolore recita: "Il dolore è un'esperienza sensoriale ed emozionale spiacevole, associata ad un attuale o potenziale danno tissutale, o descritta in termini di tale danno"[1], quindi ne sottolinea due aspetti fondamentali: la soggettività e la multidimensionalità. Infatti, l'esperienza del dolore risulta dal coinvolgimento di componenti fisiche, emotive e cognitive. Due modelli molto noti di teorizzazione dell'esperienza del dolore si basano sul riconoscimento, in un caso, di tre componenti principali: sensoriale-discriminativa, motivazionale-affettiva e cognitivo-valutativa [2]; nell'altro, di due fattori: intensità e interferenza con altre attività [3].

Il termine "dolore neuropatico" identifica un dolore dovuto a una patologica conduzione dello stimolo somatosensoriale nel sistema nervoso periferico e/o centrale. In una classificazione riportata da Portenoy nel 1996 [4, 5] delle sindromi dolorose neuropatiche da lesioni neurologiche, si distinguono quelle da cause prevalentemente periferica come le polineuropatie dolorose, le nevralgie lancinanti (esemplare la trigeminale) e le mononeuropatie dolorose, da quelle che originano principalmente da meccanismi centrali come le sindromi da deafferentazione, le avulsioni del plesso, in parte la neuropatia posterpetica e le sindromi da lesione del sistema nervoso centrale. Questa distinzione è però tutt'altro che univoca, in quanto meccanismi centrali e periferici possono intervenire in patologie simili e in tempi diversi nella stessa patologia. Una classificazione fisiopatologica delle diverse condizioni cliniche è a tutt'oggi praticamente impossibile e quindi è anche impossibile impostare nel singolo paziente terapie antidolorifiche che si basino su ipotesi patogenetiche specifiche [6, 7].

Patogenesi

Il dolore neuropatico compare quando le modificazioni patofisiologiche nel sistema nervoso periferico o centrale diventano indipendenti dall'evento iniziale e determinano uno stato doloroso cronico. Tra i processi somatosensoriali aberranti prevalgono la genesi ectopica di impulsi nocicettivi e l'ipersensibilità dei neuroni nocicettivi centrali. Sulla base dell'osservazione clinica, le sindromi dolorose neuropatiche possono essere classificate riferendosi a supposti meccanismi patogenetici [8]. In alcuni tipi di dolore si suppone predominante un "generatore" periferico, come nella formazione dei neuromi da amputazione, o nel trauma tissutale, che può coinvolgere o meno il sistema nervoso autonomo, o nella lesione del primo neurone periferico, che può causare o meno una deafferentazione del secondo neurone sensitivo. Tutte queste lesioni possono causare alterazioni spinali o sopraspinali responsabili di quei sintomi non più direttamente collegabili alla lesione iniziale.

Il dolore centrale viene classificato come dolore neuropatico ed è causato da lesioni del sistema nervoso centrale, midollare o cerebrale. Per avere una evoluzione in dolore cronico, le lesioni del sistema nervoso devono colpire il sistema della sensibilità dolorifica in qualche sua componente lungo le vie che vanno dal recettore al sistema spino-talamico-corticale; infatti, queste sindromi associano quasi invariabilmente deficit obiettivabili della sensibilità termodolorifica [9-11].

A. Sghirlanzoni (ed) *Terapia delle malattie neurologiche*. ISBN 978-88-470-1119-9; © Springer-Verlag Italia 2009

Valutazione del paziente con dolore

La sindrome da dolore neuropatico si configura per la presenza di dolore spontaneo, di segni positivi, di segni negativi e a volte di segni autonomici.

Una valutazione globale del paziente con dolore si avvale di strumenti multidimensionali che mirano a cogliere, come già detto, le diverse componenti dell'esperienza del dolore [12].

Ogni approccio terapeutico al dolore deve comunque avvalersi di strumenti di valutazione quantitativa dell'intensità del sintomo [12, 13]. Sono state pubblicate due scale specifiche per il dolore neuropatico che potrebbero rivelarsi utili soprattutto ai fini della ricerca. La "scala del dolore neuropatico" di Galer e Jensen [14] e la scala di Leeds permettono di discriminare i pazienti con dolore neuropatico nella popolazione di pazienti affetti da dolore oncologico [15, 16].

Quadri clinici principali

L'esame del paziente e la valutazione del dolore dovrebbero consentire la diagnosi di una specifica sindrome dolorosa neuropatica. Si distinguono i seguenti quadri clinici:
- polineuropatie e mononeuropatie dolorose;
- sindromi complesse regionali dolorose, tipo I distrofia riflessa simpatica, tipo II causalgia;
- nevralgia posterpetica;
- dolore post-amputazione;
- dolore centrale, da danno spinale, da danno cerebrale;
- dolore neuropatico da cancro.

Quando, in corso di neuropatie di diversa eziologia, si instaura dolore che può esitare in un dolore cronico, si distinguono due meccanismi:
a) l'attivazione dei recettori normali
b) i processi patologici precipitati da danno assonale e dai tentativi di rigenerazione.

Alcuni pazienti sviluppano un dolore neuropatico cronico successivo a un danno transitorio del nervo.

Distrofia simpatico-riflessa e causalgia sono termini di recente sostituiti da *complex regional pain syndrome* (CRPS) di tipo I e di tipo II. La diagnosi di CRPS si dovrebbe prendere in considerazione tutte le volte che un trauma, anche lieve, determina un dolore spontaneo persistente, allodinia o iperpatia. Il trauma può interessare l'osso, l'articolazione, o i tessuti molli (CRPS tipo I, già distrofia simpatica riflessa) o provocare un danno del nervo (CRPS tipo II, già causalgia) [17-19]. Talvolta sono presenti alterazioni trofiche, ma non sono richieste per la diagnosi [19] (v. Cap. 35).

La sensibilizzazione dei neuroni centrali può essere coinvolta nella patogenesi di diversi dolori neuropatici e suggerisce un modello unificante delle alterazioni patofisiologiche che sottostanno al dolore da danno periferico.

Nei dolori da lesioni centrali dominano le disestesie a volte urenti o lancinanti, ma più spesso sensazioni crampiformi profonde, fortemente disturbanti, con localizzazione non sempre ben definita o costante, ma comunque riferibile alla regione deafferentata dall'evento lesivo midollare, talamico o corticale che sia.

Nel dolore da cancro si ipotizza una componente neuropatica quando il tumore causa delle lesioni neurologiche che si manifestano con dolore avente le caratteristiche del dolore neuropatico [20].

Terapia

La terapia farmacologica è di prima scelta, anche se non esiste un farmaco efficace in tutti i pazienti. Diverse classi di farmaci si sono dimostrate utili, ma non esistono certezze su quale sia la forma migliore di trattamento per il singolo paziente.

I farmaci più utilizzati e studiati nel dolore neuropatico sono gli antidepressivi triciclici e gli antiepilettici.

Altri farmaci di provata attività sono gli oppioidi, gli anestetici locali, gli antiaritmici, gli antagonisti del recettore NMDA e gli agenti topici. L'uso degli oppioidi è ancora controverso, soprattutto sono carenti gli studi controllati nel lungo periodo e vi è confusione sui termini "tolleranza", "dipendenza" e "assuefazione".

Le più recenti metanalisi di trial clinici controllati per valutare l'efficacia dei diversi farmaci nel dolore neuropatico provengono in gran parte dalla Cochrane Library e le indicazioni pratiche dalle linee guida della EFNS (Federazione Europea delle Società di Neurologia) [21] (Tab. 36.1) confermano l'utilità dell'uso di antidepressivi triciclici, fenitoina, carbamazepina, lamotrigina, gabapentina, pregabalin, baclofen e oppioidi [22, 23]. Esistono quindi diverse opzioni per il trattamento del dolore neuropatico, tuttavia è importante sottolineare che molti pazienti non ottengono una analgesia soddisfacente. Un sistema utile per valutare l'efficacia comparata di farmaci diversi attivi come analgesici è il "number needed to treat" (NNT), che è definito come il numero di pazienti trattati con un certo farmaco per ottenere in un paziente un livello definito di analgesia (in genere ≥ 50%). I farmaci più studiati e più efficaci comparati con questo metodo mostrano che solo il 20-30% dei pazienti trattati ottiene un sollievo del dolore ≥ al 50% [24].

Tabella 36.1 • Linee guida generali sull'uso di farmaci nella neuropatia periferica dolorosa [21]

1ª linea	Antidepressivi triciclici Gabapentina Pregabalin
2ª linea	Venlafaxina Duloxetina Tramadolo Lidocaina topica (può essere preferita per il paziente anziano con comorbidità, se fattibile)
3ª linea	Oppioidi (ossicodone, morfina, metadone)

Antidepressivi triciclici

Sono considerati di prima scelta nel dolore neuropatico in generale, tranne che nella nevralgia trigeminale; la loro efficacia è dimostrata sia sulla componente urente che su quella lancinante, ed è indipendente dall'effetto sull'umore [25]. La loro azione si esplica tramite l'inibizione del reuptake di noradrenalina e serotonina a livello del sistema nervoso centrale con conseguente aumento dell'attivazione delle vie discendenti di modulazione del dolore. Studi condotti sull'animale, però, hanno evidenziato anche un effetto inibente i canali del sodio, bloccando la generazione ectopica degli impulsi.

L'effetto analgesico si manifesta sia sul dolore spontaneo che sull'iperalgesia; circa 1 paziente su 3 ottiene una riduzione del 50% del dolore. Amitriptilina, imipramina, desimipramina e clorimipramina sono tutti egualmente efficaci a dosi variabili da 25 a 150 mg/die (NNT = 3,4 nella neuropatia diabetica, NNT = 2,1 nella nevralgia posterpetica) [25].

Gli effetti anticolinergici sono spesso dose-limitanti, soprattutto negli anziani, e sono: xerostomia, visione offuscata, tachicardia, disfunzione sessuale, stipsi e ritenzione urinaria. Il blocco del recettore alfa-adrenergico può provocare ipotensione ortostatica; il blocco del recettore istaminergico può causare sedazione e aumento di peso.

Inibitori del reuptake della serotonina e della noradrenalina (SNRI)

Questi farmaci differiscono dagli antidepressivi triciclici in quanto non hanno effetti anticolinergici e antistaminici. Appartengono a questa classe di farmaci la venlafaxina e la duloxetina.

Uno studio controllato con la venlafaxina per il trattamento del dolore nella neuropatia diabetica ha dimostrato l'efficacia del farmaco, ma differenze significative nell'intensità del dolore sono evidenti solo alle dosi più alte (150-225 mg) [26]. Alcuni studi controllati hanno valutato l'efficacia della venlafaxina nel dolore neuropatico post-mastectomia con risultati incoraggianti [27, 28].

La duloxetina si è dimostrata efficace e sicura in trial controllati nella polineuropatia diabetica dolorosa [29] alla dose di 60-120 mg in unica somministrazione giornaliera. L'effetto analgesico era già presente dopo una settimana di terapia.

Inibitori selettivi del reuptake della serotonina (SSRI)

Questa classe di farmaci, cui appartengono la paroxetina e la fluoxetina, inibisce il reuptake presinaptico della serotonina ma non della noradrenalina. Si tratta di antidepressivi efficaci, ma l'effetto antalgico nel controllo del dolore neuropatico è inferiore. La paroxetina sembra migliorare il dolore nella neuropatia diabetica [30], mentre il citalopram non è efficace nel dolore centrale [31].

Anticonvulsivanti tradizionali

I farmaci anticonvulsivanti che hanno ricevuto dalla FDA l'approvazione per il trattamento del dolore neuropatico sono tre: la carbamazepina per la nevralgia del trigemino, la gabapentina per la nevralgia posterpetica, e il pregabalin per la nevralgia posterpetica e per la neuropatia diabetica.

Off-label sono stati ampiamente usati: il topiramato, il valproato, l'oxcarbazepina, la lamotrigina, la fenitoina, il fenobarbital, il levetiracetam e la zonisamide.

Vi è una lunga esperienza nell'uso degli anticonvulsivanti nel trattamento del dolore neuropatico (NNT medio = 2,7 per la neuropatia diabetica, NNT = 3,2 nevralgia posterpetica) [32]. I farmaci che sono stati più utilizzati per questa indicazione includono carbamazepina, fenitoina, valproato e clonazepam. Questi farmaci hanno sicuro effetto antalgico in molte sindromi caratterizzate da dolore neuropatico lancinante o parossistico, come nella nevralgia trigeminale (v. Cap. 35). Sebbene l'esperienza aneddotica indichi un possibile beneficio in dolori neuropatici continui, tuttavia la probabilità di risposta sembra essere maggiore se il dolore è principalmente a fitte o parossistico. L'esperienza clinica maggiore è con la carbamazepina (NNT medio nella neuropatia diabetica = 3,3) [22], stabilizzante delle membrane attraverso l'inibizione dei canali del sodio. Efficace in tutte le neurologie, non solo nella nevralgia trigeminale (NNT medio = 2,6).

Prima della comparsa dei nuovi antiepilettici, l'esperienza clinica raccomandava di provare a rotazione carbamazepina, dintoina, valproato e clonazepam per ottimizzare la risposta terapeutica [33, 34].

L'unico studio sul dolore centrale, post-stroke, di confronto tra amitriptilina, carbamazepina e placebo non dimostra una superiorità della carbamazepina verso il placebo, che invece si otteneva con amitriptilina [35].

Le dosi utilizzate nel trattamento del dolore sono simili a quelle usate nell'epilessia, con la differenza di mirare al dosaggio che ottiene una risposta soggettiva giudicata soddisfacente indipendentemente da ogni altra considerazione basata su dosi mediamente efficaci e controllo dei livelli plasmatici.

Oxcarbazepina

L'oxcarbazepina, un analogo della carbamazepina con meccanismo d'azione però diverso, ha un miglior profilo di tollerabilità e un'efficacia simile nella nevralgia trigeminale per ora solo in osservazioni non controllate [36]. In uno studio controllato di 16 settimane, l'oxcarbazepina (300-1.800 mg/die) ha ottenuto un modesto ma significativo effetto antalgico nella polineuropatia diabetica con un NNT = 5,9 [37].

Gabapentina e pregabalin

La gabapentina e il pregabalin sono analoghi del GABA, ma non si legano ai recettori GABA né modificano l'uptake o la degradazione del GABA. L'effetto di questi farmaci è dovuto alla modulazione di specifici canali del Ca^{++} voltaggio-dipendenti legandosi alla sub-unità 2 -1 interferendo con i meccanismi di ipereccitabilità cellulare responsabili dell'iperalgesia.

La gabapentina si è dimostrata efficace in molti dolori neuropatici (NNT medio per la nevralgia posterpetica = 3,2; per la neuropatia diabetica 3,8) [38]. Trial controllati hanno dimostrato un effetto analgesico nella neuropatia diabetica [39], nella nevralgia posterpetica [40, 41] e in sindromi dolorose neuropatiche miscellanee [42] a dosaggi che vanno da 900 a 3.600 mg/die. Uno studio clinico controllato ha dimostrato che la gabapentina è efficace come l'amitriptilina nella neuropatia diabetica (entrambi ottengono un significativo sollievo del dolore nel 50-60% dei pazienti) [43]. L'effetto analgesico si evidenziava con dosi di 1.800 mg/die.

L'effetto analgesico della gabapentina è confermato da studi che dimostrano un potenziamento della analgesia da oppioidi in diverse condizioni come il dolore post-mastectomia (dose singola di 1200 mg [44], oppure 400 mg × 3/die) [45], il dolore in corso di sindrome di Guillain-Barré [46] (circa 300 mg × 3/die) e nel dolore sperimentale (dose singola di 600 mg) [47].

Studi clinici non controllati hanno considerato l'utilizzo di gabapentina nel dolore centrale da mielopatia e da lesione talamica. Pochi studi hanno valutato la gabapentina nel dolore neuropatico da cancro [48]. Un trial clinico randomizzato controllato verso placebo nel dolore da cancro ha valutato il beneficio della gabapentina come terapia *add-on* e ha riportato una differenza di intensità del dolore significativa tra i gruppi di trattamento [49]. L'utilizzo di questo farmaco è stato incoraggiato dall'efficacia e dalla ottima tollerabilità con pochi effetti collaterali (vertigini e sedazione). La dose iniziale di 300 mg/die (o più bassa in pazienti anziani o molto compromessi) può essere incrementata in pochi giorni. Il range della dose efficace è molto ampio. Alcuni pazienti rispondono a una dose giornaliera totale di 600 mg, altri ottengono un beneficio solo quando la dose è di 3.600 mg o maggiore. Si sono viste interazioni (aumento della sedazione) in combinazione con benzodiazepine e oppioidi.

Il pregabalin è stato studiato sia nella neuropatia diabetica sia nella nevralgia posterpetica. Uno studio controllato nella neuropatia diabetica ha dimostrato significative riduzioni del dolore con la dose di 300 e 600 mg/die dopo una settimana di trattamento, effetto che si è mantenuto per tutte e cinque le settimane di trattamento. Alla fine del trial, il 46% dei pazienti trattati con la dose di 300 mg e il 48% di quelli trattati con la dose di 600 mg avevano una riduzione dell'intensità del dolore ≥ 50%. [50]. Un altro studio controllato è stato effettuato nella nevralgia posterpetica ed è risultato che il 50% dei pazienti che avevano assunto pregabalin 300 o 600 mg/die (in base al livello della creatinina clearance) avevano ottenuto una riduzione del dolore ≥ 50% vs. 20% del gruppo di controllo [51].

Questi farmaci non hanno interazioni farmacometaboliche, hanno basso legame con le proteine plasmatiche, non sono metabolizzati a livello epatico e vengono escreti dal rene, per cui le dosi vanno modificate in rapporto a valori alterati di clearance della creatinina. Gli effetti collaterali sono pochi e includono vertigini, sonnolenza e edema periferico.

Altri anticonvulsivanti

La lamotrigina, alla dose di 200-400 mg al giorno, si è dimostrata efficace in studi clinici controllati nella nevralgia trigeminale refrattaria [52], nel dolore centrale post-stroke [53], nella neuropatia diabetica [54], nella neuropatia da HIV [55]. Si è dimostrata efficace nel dolore da danno midollare solo limitatamente ad alcune componenti della sintomatologia [56]. La somministrazione della lamotrigina richiede un incremento della dose iniziale molto graduale, necessario per ridurre il rischio di reazione di ipersensibilità cutanea (*Stevens-Johnson* o *Lyell Syndrome*). Non deve essere somministrata in associazione a valproato.

Attualmente i dati clinici sull'uso del topiramato nel dolore sono molto limitati: non sembra efficace nel dolore centrale mentre i dati sulla nevralgia trigeminale sono per ora limitati a un piccolo studio che richiede ulteriori conferme [57].

Si stanno accumulando osservazioni iniziali anche sull'efficacia del levetiracetam nel dolore neuropatico. I dosaggi usati sono gli stessi impiegati in epilessia, da 1.000 a 3.000 mg/die. Dati controllati non sono per ora disponibili [58].

Alcuni nuovi anticonvulsivanti, tra cui levetiracetam, zonisamide, tiagabina e topiramato, possono avere effetto antalgico nella cefalea primaria [59].

Tutti gli anticonvulsivanti vengono somministrati alle dosi solitamente utilizzate nell'epilessia. Se non si ottiene un effetto antalgico con l'incremento consueto della dose di carbamazepina, fenitoina e valproato, ne vanno misurate le effettive concentrazioni plasmatiche. Come per gli altri analgesici adiuvanti, la risposta analgesica a questi farmaci è molto variabile tra individui e nello stesso individuo in tempi diversi.

Anestetici locali – antiaritmici

La somministrazione sistemica di anestetici locali che bloccano la conduttanza dei canali del sodio è efficace in diverse sindromi dolorose, incluso il dolore neuropatico. Sono stati studiati soprattutto la lidocaina e la mexiletina. L'infusione venosa di lidocaina si è dimostrata efficace soprattutto nel danno del sistema nervoso periferico [60]. Una breve infusione venosa di anestetico locale può produrre analgesia per un periodo prolungato. Questo test è stato utilizzato come predittivo dell'efficacia della terapia orale, ma non è dimostrato che una risposta negativa all'infusione precluda un trattamento orale. La dose utilizzata in infusione varia da 2 a 5 mg/kg in 20-30 minuti [61, 62], ma un atteggiamento più cauto può considerare infusioni ripetute a dosi crescenti valutando gli effetti collaterali, che sono dose-dipendenti. È necessario un monitoraggio dell'ECG e della pressione arteriosa.

L'uso di questi farmaci per via orale apre la possibilità di trattamenti di lunga durata. Trial clinici con-

trollati hanno dimostrato la loro efficacia nel ridurre sia il dolore continuo sia i parossismi [63, 64]. Un anestetico locale per via orale può essere proposto per qualsiasi dolore neuropatico. Data l'esperienza relativamente limitata con questi farmaci utilizzati come analgesici e i possibili effetti collaterali, dovrebbero essere considerati come un approccio di seconda o terza linea.

Negli Stati Uniti, la mexiletina è l'anestetico locale orale di scelta per il dolore neuropatico. Questa preferenza non si basa su trial di confronto con altri anestetici locali, ma può essere giustificata da un migliore profilo terapeutico per la tossicità cardiaca e neurologica. L'efficacia nella neuropatia dolorosa è stata dimostrata essere variabile e nelle metanalisi l'NNT medio (= 10) non è molto favorevole [23]. Il paragone con amitriptilina nella neuropatia HIV-associata non mostrava un miglior effetto sul dolore rispetto al placebo né con amitriptilina né con mexiletina [65].

La mexiletina è ben assorbita per via orale con una biodisponibilità dell'80-90% e ha un periodo di efficacia di 8-12 ore. Il metabolismo è principalmente epatico. L'effetto analgesico sembra dovuto al blocco dei canali del sodio a livello sia centrale sia periferico.

Nel trattamento del dolore neuropatico, la dose iniziale di mexiletina dovrebbe essere bassa (150 mg/die) per ridurre gli eventi avversi e permettere l'esplorazione della dose-risposta per il dolore. La dose deve essere aumentata gradatamente fino a che si ottiene un buon effetto, o gli effetti collaterali diventano disturbanti, o venga raggiunta la dose massima di 900 mg/die. La tossicità gastrointestinale (solitamente nausea) e centrale (vertigini o tremori) sono spesso dose-limitanti. I pazienti con patologia cardiaca miocardica o aritmica devono essere valutati cardiologicamente prima dell'inizio della terapia.

Terapie topiche

Per il dolore neuropatico sono stati utilizzati anche gli anestetici topici locali e la capsaicina. La capsaicina provoca una deplezione di peptidi nei neuroni afferenti primari di piccole dimensioni, inclusi i mediatori della trasmissione nocicettiva (ad es., sostanza P) e sembra che queste sostanze siano in grado di interferire con i meccanismi di plasticità neuronale a livello delle corna posteriori del midollo. L'utilizzo è consigliato nel dolore neuropatico con forte componente periferica, in sedi che non siano completamente deafferentate, mentre non sembra essere utile nel dolore centrale. L'applicazione è di per sé dolorosa [23].

Una anestesia cutanea si ottiene con l'applicazione di anestetici locali, come l'EMLA o la lidocaina transdermica [66, 67], che può essere utilizzata con medicazione occlusiva.

L'effetto analgesico si evidenzia per l'allodinia e sembra essere mediato dall'attività sui canali del sodio che si accumula nella sede della lesione periferica.

Baclofen

È un agonista del GABA, in quanto attiva i recettori GABA spinali; si è dimostrato efficace nel trattamento della nevralgia trigeminale [68]. La dose terapeutica varia ampiamente da 30 mg a più di 200 mg al giorno. L'incremento graduale della dose da una dose iniziale bassa ottimizza la probabilità di beneficio. La sospensione del trattamento richiede una riduzione progressiva per evitare una sindrome da astinenza.

Clonidina

Nel midollo spinale la clonidina si lega ai recettori α-2 adrenergici riducendo la trasmissione nocicettiva con meccanismi pre- e postsinaptici. È stata usata per via orale, ma con scarsa efficacia, mentre è analgesica per via peridurale o subaracnoidea.

L'applicazione transdermica si è dimostrata efficace nella neuropatia diabetica con un rapporto però poco favorevole di casi che rispondono alla terapia [69].

Neurolettici

La pimozide ha un effetto analgesico nel dolore lancinante e parossistico [70]. Altri neurolettici come la flufenazina e l'aloperidolo sono stati somministrati per altri dolori neuropatici, ma i dati disponibili sono pochi. La metotrimeprazina (o levomepromazina), una fenotiazina, ha effetto antalgico ma è fortemente sedativa.

Benzodiazepine

Il clonazepam è spesso utilizzato nel trattamento del dolore neuropatico parossistico. Non si hanno studi controllati su questo farmaco [71], ma l'esperienza clinica è favorevole a un suo uso anche in combinazione con altri farmaci a diverso meccanismo d'azione.

Antagonisti del recettore NMDA

Studi preclinici recenti hanno dimostrato che il legame del glutammato con il recettore NMDA è il meccanismo coinvolto in alcuni dolori neuropatici, da cui deriva il possibile effetto antalgico di farmaci antagonisti del recettore NMDA [72].

La ketamina si è dimostrata analgesica sia in studi controllati sia in casi clinici [73, 74]. I possibili effetti collaterali, che includono incubi, allucinazioni e delirio, rendono consigliabile l'utilizzo di questo farmaco in pazienti ricoverati con dolore neuropatico grave non responsivo agli oppioidi e agli altri adiuvanti. Sono state utilizzate dosi subanestetiche iniziando con 0,1-1,5 mg/kg/ora. In pazienti con dolore neuropatico cronico è stata utilizzata in forma orale con risultati deludenti. Se usata in infusione sottocutanea provoca prurito e granulomi cutanei.

La ketamina usata come adiuvante degli oppioidi sembra aumentare il sollievo del dolore dal 20 al 30% e sembra permettere una riduzione della dose di oppioidi dal 25 al 50% [75, 76].

Il destrometorfano, farmaco utilizzabile per os e quindi più maneggevole, si è dimostrato analgesico ad alte dosi (media 381 mg/die in uno studio, dose mediana 400 mg in un altro studio) nella neuropatia diabetica rispetto a placebo, mentre non si è dimostrata efficacia nella neuropatia posterpetica [77, 78] . La dose iniziale è solitamente 120 mg al giorno divisi in 3-4 somministrazioni e dovrebbe essere incrementata gradualmente. Gli effetti collaterali sono la sedazione, disturbi di memoria, atassia e incoordinazione motoria. I risultati sono comunque abbastanza deludenti [79]. Non vi sono in commercio preparazioni che contengano dosi sufficienti di destrometorfano.

Un recente studio sulla memantina non ne dimostrano effetti superiori al placebo nel dolore da arto fantasma [80].

Trattamento del dolore neuropatico cronico non maligno con oppioidi

Gli oppioidi sono gli analgesici più efficaci a nostra disposizione; il loro uso corretto è ancora problematico per la mancanza di conoscenza e per il timore della tolleranza, della dipendenza fisica, della dipendenza psichica e degli effetti collaterali. Nel dolore da cancro sono impiegati come terapia di prima scelta, mentre l'utilizzo nel dolore cronico non neoplastico è ancora poco definito. Tuttavia, sono state redatte delle linee guida dall'American

Academy of Neurology [81] e dalla società francese di reumatologia [82] che approvano l'uso degli oppioidi con precise indicazioni e attento monitoraggio clinico.

L'analgesia da oppioidi è legata al legame con i recettori degli oppioidi nel sistema nervoso centrale (SNC). Questo legame mima le azioni degli oppioidi endogeni a vari livelli dei recettori mu, delta e kappa. Gli oppioidi hanno effetti inibitori sia presinaptici sia postsinaptici nel SNC, che sono mediati da un sistema di secondo messaggero che utilizza la proteina G (proteina legante il nucleotide guanina). Una parte importante dell'attività inibitoria presinaptica degli oppioidi si esplica a livello del midollo spinale. Recettori per gli oppioidi periferici sono stati identificati sui nervi sensitivi e sulle cellule del sistema immunitario, e un meccanismo periferico può contribuire all'analgesia degli oppioidi.

Gli oppioidi si possono classificare come agonisti puri o agonisti-antagonisti sulla base delle loro interazioni con i recettori per gli oppioidi. I farmaci che si legano ai recettori degli oppioidi, ma non hanno efficacia analgesica intrinseca, inclusi il naloxone, il naltrexone e il nalmafene, sono antagonisti. Gli oppioidi agonisti-antagonisti possono essere divisi in agonisti-antagonisti misti e agonisti parziali. Negli Stati Uniti i farmaci agonisti-antagonisti misti comprendono il butorfanolo, la nalbufina, la pentazocina e la dezocina; l'unico farmaco agonista parziale è la buprenorfina. Entrambe le sottoclassi agonisti-antagonisti hanno un effetto "tetto" per l' analgesia e per alcuni altri effetti oppioidi (ad es., la depressione respiratoria).

Numerosi agonisti puri sono disponibili e sono i farmaci preferiti nel trattamento del dolore acuto e cronico. Questi farmaci non hanno effetto tetto. L'effetto analgesico aumenta con la dose fino al raggiungimento di effetti collaterali centrali dose-limitanti (sedazione). La responsività agli oppioidi è un termine proposto per descrivere la probabilità che un'analgesia adeguata possa essere raggiunta durante la titolazione della dose [83]. Tra i fattori che sembrano ridurre la responsività agli oppioidi vi sono: il dolore neuropatico, il dolore incidente, un elevato distress psicologico e la necessità di aumentare rapidamente le dosi. Tutti i fattori che aumentano la probabilità di tossicità dose-limitante, come l'età avanzata, probabilmente riducono anche la responsività. Quindi il trattamento degli effetti collaterali è una parte essenziale della terapia con oppioidi. Una terapia cronica con oppioidi non produce un danno organico. Sebbene siano stati riportati alcuni effetti degli oppioidi sul sistema immunitario, tuttavia non se ne conoscono le implicazioni cliniche.

I più importanti effetti collaterali sono la stipsi, la nausea, il vomito, la sedazione e altri effetti collaterali sul SNC. Solitamente nella prima settimana di terapia si sviluppa tolleranza per diversi effetti collaterali. Nei pazienti con cancro, la stipsi è l'effetto collaterale più persistente.

Tolleranza

Si riferisce al fenomeno per cui una dose costante di farmaco determina una riduzione di effetto o la necessità di dosi più alte per ottenere lo stesso effetto. La tolleranza agli effetti non analgesici, inclusi sonnolenza, ottundimento, nausea e depressione respiratoria, solitamente compare in pochi giorni o settimane. Questo permette una sicura *escalation* della dose, rendendo favorevole un bilanciamento tra analgesia ed effetti collaterali. In clinica non bisogna confondere lo sviluppo di tolleranza con un dolore in crescendo per progressione di malattia. I pazienti che non presentano progressione di malattia possono mantenere una terapia con oppioidi a dose stabile per molto tempo. Solitamente la necessità di incrementare le dosi è determinata dall'evoluzione della patologia, mentre la tolleranza raramente è il fattore principale.

Dipendenza

Fenomeno psicologico caratterizzato dallo sviluppo di una sindrome di astinenza alla sospensione brusca della terapia, a una riduzione consistente della terapia o alla somministrazione di un antagonista. Questa capacità di produrre astinenza, che si presume esista tutte le volte che un oppioide viene somministrato per un certo tempo, non è la tossicodipendenza. Non è appropriato usare il termine "tossicodipendente" per descrivere pazienti che sono fisicamente dipendenti dagli oppioidi.

Il maggiore rischio associato alla dipendenza fisica è l'astinenza, perciò se si vuole interrompere una terapia con oppioidi bisogna scalare gradatamente le dosi.

La definizione di "tossicodipendenza", che comprende la tolleranza e la dipendenza, non è rilevante per un paziente che assume l'oppioide con una precisa indicazione medica.

Il rischio di una tossicodipendenza iatrogena in pazienti senza una storia di abuso di farmaci è molto basso.

Efficacia degli oppioidi nel dolore neuropatico

Rispetto al passato, quando si riteneva comunemente che il dolore neuropatico fosse resistente alla terapia con oppioidi, si sta accumulando un numero significativo di evidenze che almeno alcune tipologie di pazienti e alcune componenti del dolore neuropatico rispondono favorevolmente all'analgesia oppioide.

Un trial sull'utilizzo degli oppioidi vs. gli antidepressivi triciclici nella nevralgia posterpetica ha dimostrato che entrambi sono efficaci [61] e un'infusione di fentanyl si è dimostrata efficace contro placebo in diversi tipi di dolore neuropatico [84].

L'ossicodone è efficace nella nevralgia posterpetica e uno studio controllato con placebo ne ha confermato l'efficacia nel trattamento a lungo termine, tuttavia nel 30% dei casi è stato usato in aggiunta agli antidepressivi [85]. L'ossicodone si è anche dimostrato efficace nella neuropatia diabetica [86].

Il tramadolo (agonista oppioide con azione anche monoaminergica) ha dimostrato una superiorità rispetto al placebo nella neuropatia diabetica [87], nevralgia posterpetica [88] e in differenti neuropatie dolorose [89].

Uno studio controllato sull'effetto della morfina ev nel dolore centrale è stato condotto da Attal in 6 pazienti con dolore post-stroke e 9 con danno midollare [90]. Questo trial, che ha utilizzato metodi quantitativi per testare la sensibilità, ha dimostrato un'efficacia selettiva sul dolore spontaneo e sull'allodinia evocata dal tatto che però poteva avere un significato clinico in una minoranza dei pazienti.

Rowbotham et al. hanno condotto un trial controllato di lunga durata (8 settimane) che confrontava basse dosi di levorfanolo (un oppiode agonista del recettore mu e κ3) con alte dosi dello stesso farmaco nel dolore neuropatico sia periferico che centrale. Si è verificata una riduzione del dolore del 36% nei pazienti che ricevevano alte dosi, significativamente superiore rispetto al 21% riscontrato nei pazienti che ricevevano basse dosi. Dai dati emerge che il dolore neuropatico periferico come quello da nevralgia posterpetica, oppure il dolore da trauma midollare e da sclerosi multipla, hanno più probabilità di rispondere all'oppioide rispetto ad altri dolori centrali [91].

In uno studio di confronto (doppio cieco, crossover, controllato verso placebo) tra oppioidi (morfina e metadone) e antidepressivi triciclici nella nevralgia posterpetica si otteneva un effetto antalgico significativamente superiore al placebo con i due tipi di trattamento e i pazienti preferivano complessivamente il trattamento oppiode rispetto a quello con i triciclici [92].

È quindi evidente che un effetto antalgico può essere dimostrato in diverse sindromi di dolore neuropatico, forse con maggiori probabilità di risposta nelle forme che hanno una componente periferica del dolore più marcata, e meno nel dolore centrale puro [90].

Rimane almeno parzialmente controverso il ruolo che la terapia oppiode deve assumere nel trattamento del dolore cronico in generale e neuropatico in particolare. Allo stato attuale delle conoscenze, si ammette che vi sono pazienti che beneficiano del trattamento oppioide a lungo termine con un effetto positivo sulle attività quotidiane e la qualità di vita. Queste terapie vanno gestite da specialisti per una continua verifica del rapporto tra benefici e possibili effetti negativi di questi farmaci, inclusa una sorveglianza specifica su possibili segni di abuso, diversione o errato uso dei farmaci stessi [82, 93, 94].

Alcune metanalisi condotte recentemente confermano l'efficacia degli oppioidi nel dolore neuropatico [95, 96]. Oltre all'efficacia degli oppioidi sul dolore spontaneo è stata evidenziata anche l'efficacia dell'ossicodone nel ridurre l'allodinia nella neuropatia dolorosa [97]. Si è dimostrato efficace anche il tramadolo con un NNT = 3,8 [98].

Neuromodulazione spinale

L'esperienza con la somministrazione intraspinale di oppioidi per il trattamento del dolore cronico maligno e non maligno è ampia. Sebbene l'attivazione dei recettori oppioidi encefalici e spinali contribuisca all'analgesia indipendentemente dalla via di somministrazione dell'oppioide, la via spinale consente l'uso di dosi più basse con un'analgesia spinale relativamente selettiva. È possibile così ottenere un migliore bilanciamento tra analgesia ed effetti collaterali, e potenzialmente raggiungere una maggiore efficacia in sindromi poco responsive alla terapia sistemica a causa dell'insorgenza di effetti collaterali. Nei pazienti con una aspettativa di vita di oltre sei mesi è conveniente impiantare una pompa che somministri l'oppioide tramite un catetere subaracnoideo. Questo tipo di somministrazione necessita di un sistema di monitoraggio domiciliare e la possibilità di risolvere eventuali emergenze. È presa in considerazione soprattutto nei dolori cronici che rispondono bene agli oppioidi come le gravi forme degenerative della colonna lombosacrale, anche se è stata utilizzata anche per dolori neuropatici [99].

Blocchi del simpatico

Nel dolore neuropatico è stato ipotizzato un coinvolgimento del sistema simpatico.

È possibile effettuare il blocco del ganglio stellato e dei gangli della catena simpatica lombare. Si effettuano in presenza di iperattività simpatica e di eventuale positività al test della fentolamina.

Nella CRPS il blocco simpatico è sia diagnostico che terapeutico; solitamente vengono effettuati diversi blocchi simpatici prima di definire una mancanza di risposta. Una minoranza di pazienti presenta un significativo, ma rapidamente transitorio, sollievo del dolore; per questi pazienti viene presa in considerazione l'interruzione permanente delle vie simpatiche tramite simpaticectomia chimica o chirurgica, tuttavia le risposte sono variabili. Il blocco selettivo del ganglio simpatico, del ganglio stellato e della catena simpatica lombare è una pratica clinica nei pazienti con CRPS, ma non esiste uno studio controllato che ne dimostri l'efficacia.

L'interruzione simpatica in un arto può essere effettuata con un blocco regionale simpatico tramite l'infusione venosa di guanetidina che libera i trasmettitori adrenergici dalle terminazioni simpatiche. L'infusione viene effettuata nella parte distale dell'arto posizionando a monte un manicotto compressivo. L'efficacia non è dimostrata.

TENS

La stimolazione delle vie afferenti produce analgesia. L'applicazione più nota è la TENS (stimolazione nervosa elettrica transcutanea). Altre tecniche includono la controirritazione, l'agopuntura, la stimolazione delle colonne dorsali e la stimolazione cerebrale profonda. Le metanalisi dei dati sull'uso della TENS e dell'agopuntura non ne hanno stabilito l'efficacia e il dubbio è che vi sia un potente effetto placebo.

Neurostimolazione invasiva

La stimolazione profonda di aree inibitorie talamiche o del grigio periacqueduttale e periventricolare è stata praticata in passato ed è praticamente abbandonata [100]. Sono ancora effettuate due metodiche di stimolazione epidurale delle colonne dorsali del midollo spinale e della corteccia motoria.

La neurostimolazione delle colonne dorsali del midollo spinale ha attualmente un ruolo riconosciuto per i pazienti farmacoresistenti, ma sembra particolarmente efficace nei dolori a origine vascolare mentre il risultato sui dolori neuropatici è meno costante [101]. La stimolazione della corteccia motoria è stata recentemente provata con risultati significativi in dolori resistenti a terapie meno invasive [102]. Questa tecnica, introdotta da Tsubokawa, ottiene risultati significativi nel breve periodo, ma sono pochi i pazienti che mantengono il beneficio [100]. In pazienti selezionati può essere un'alternativa per dolori altrimenti intrattabili.

Chirurgia

Nel dolore neuropatico l'approccio chirurgico è riservato all'asportazione di un eventuale neuroma. Gli interventi di lesione sulle vie del dolore praticati anni addietro sono risultati inefficaci nei dolori neuropatici cronici e tendono a essere abbandonati anche nel dolore nocicettivo oncologico [9]. L'intervento di DREZ (*Dorsal Root Entry Zone lesion*) avrebbe ancora un'indicazione limitatamente ai casi intrattabili di dolore da avulsione delle radici del plesso brachiale [103, 104]; il suo uso in altre forme come i dolori da danno midollare non è supportato dall'evidenza e gli effetti collaterali possono essere significativi (paresi arto inferiore).

Trattamenti riabilitativi fisici e psicologici

Il dolore cronico non-maligno neuropatico non è risolvibile con la sola terapia farmacologica, anche perché i risultati di quest'ultima sono sempre parziali. La vita vissuta con un dolore cronico richiede un approccio riabilitativo e psicologico che dovrebbe essere garantito da centri multidisciplinari dedicati. Biofeedback, ipnosi e altre metodiche di psicoterapia possono essere utili. Questo approccio multidisciplinare delle *Pain Clinic* americane, molto seguito nel recente passato, è anche stato criticato. I limiti della nostra trattazione non consentono però di affrontare questo tema, che ha risvolti di interpretazione del ruolo dell'intervento sanitario, di economia sanitaria, di tipo socio-sanitario e, più in generale, culturale.

Considerazioni conclusive e linee guida generali

Appare evidente da quanto detto che un approccio razionale al trattamento del dolore cronico neuropatico è possibile in considerazione delle prove scientifiche a favore dell'efficacia di un certo numero di trattamenti farmacologici. Meno chiaro è quali siano la sequenza o l'associazione di trattamenti che rendano più probabile e completa la risposta clinica. Inoltre, è evidente dall'esperienza clinica che i pazienti trovano frequentemente un sollievo incompleto e temporaneo dalle terapie farmacologiche, e che nella terapia cronica modifiche e successive associazioni fanno sì che la polifarmacologia sia praticamente la regola. I seguenti suggerimenti hanno un valore generale e non possono certo risolvere la complessità dei singoli casi:

- Si può suggerire di iniziare con un solo farmaco, tenendo conto dell'anamnesi, cercando di portare il dosaggio a dosi medio-alte rispetto a quanto suggerito dalla letteratura e verificando il vantaggio clinico rispetto alla comparsa di effetti collaterali (ad es., amitriptilna, gabapentina o carbamazepina).
- In caso di nessuna risposta e in assenza di effetti collaterali dose-limitanti, provare un secondo farmaco con buone probabilità di risposta e meccanismo d'azione diverso (da amitriptilina a carbamazepina o a gabapentina, e viceversa).
- In caso di effetto parziale e in presenza di qualche effetto collaterale, associare un farmaco con caratteristiche diverse ed efficacia simile (amitriptilina e carbamazepina o gabapentina o lamotrigina o clonazepam).
- Considerare che gli oppioidi probabilmente funzionano meglio nelle forme con causa periferica più che nel dolore centrale vero e proprio.
- L'associazione tra farmaci con meccanismi d'azione diversi è probabilmente più efficace quando il dolore riconosce meccanismi patogenetici multifattoriali (oppiode con effetto sulle vie di trasmissione nocicettive + farmaco anti-iperalgesico, come un bloccante dei canali del sodio oppure gabapentina o pregabalin). Su questo punto l'esperienza più comune e quella del dolore oncologico [48, 105]; la maggior parte dei pazienti assume associazioni di farmaci, ma la documentazione scientifica è molto carente.
- Il farmaco di prima scelta è di difficile definizione. In passato si è raccomandato un antidepressivo triciclico per i dolori continui e urenti o un anticonvulsivante per i dolori lancinanti. Questa "regola" però non trova conferma nei trial clinici e, fatto salvo il caso della nevralgia trigeminale, si può ritenere che antidepressivi triciclici, anticonvulsivanti tradizionali e gabapentina abbiano all'incirca le stesse probabilità di efficacia in molte sindromi diverse.

Bibliografia

1. International Association for the Study of Pain. Subcommittee on taxonomy: Classification of chronic pain. Pain 1986; supplement 3:135-138.
2. Melzack R. The McGill pain questionnaire: Major properties and scoring methods. Pain 1975; 1:277-299.
3. Anderson KM, Syrijala KL, Cleeland CS. How to assess cancer pain, Handbook of pain assessment. Second edition. Edited by Turk D, Melzack R. New York, Guilford Press, 2001; 579-600.
4. Portenoy RK. Neuropathic pain, Pain management: Theory and practice. Edited by Portenoy RK, Kanner RM. Philadelphia, F.A. Davis, 1996; 81-125.
5. Caraceni A, Portenoy RK. Pain, Baker's and Joint's Clinical neurology on CD -Rom. Edited by Griggs R, Joynt RJ. New York, Lippincott Williams & Wilkins, 2003.
6. Woolf CJ, Bennett GJ, Doherty M et al. Towards a mechanism-based classification of pain ? Pain 1998; 77:227-229.
7. Jensen TS, Baron R. Translation of symptoms and signs into mechanisms in neuropathic pain. Pain 2003; 102: 1-8.
8. Attal N, Fermanian C, Fermanian J et al. Neuropathic pain: are there distinct subtypes depending on the etiology or anatomical lesion? Pain 2008; 138:343-353.
9. Cassinari V, Pagni CA. Central Pain. A neurosurgical survey. Cambridge (Massachussets), Harvard University Press, 1969.
10. Nurmikko T, Bowsher D. Somatosensory findings in postherpetic neuralgia. J Neurol Neurosurg Psychiatry 1990; 53: 135-141.
11. Boivie J, Leijon G, Johanson I. Central poststroke pain – a study of the mechanisms through analyses of the sensory abnormalities. Pain 1989; 37: 173-185.
12. Turk D, Melzack R. Handbook of pain assessment 2nd edition. New York, Guilford Press, 2001.
13. Caraceni A, Brunelli C, Martini C, Zecca E. La misurazione del dolore da cancro . Linee guida per una lettura aggiornata della letteratura, Contro il dolore. Stato dell'arte. Vol1. Edited by Centro di studi e cultura contro il dolore. S.Donato Milanese, Excerpta Medica, 2002, pp. 1-102.
14. Galer BS, Jensen MP. Development and preliminary validation of a pain measure specific to neuropathic pain. Neurology 1997; 48:332-338.
15. Bennett M. The LANSS pain scale: the Leeds assessment of neuropathic symptoms and signs. Pain 2001; 92:147-157.
16. Potter J, Higginson IJ, Scadding JW et al. Identiffying neuropathic pain in patients with head and neck cancer: use of the Leeds assessment of neuropathic symptoms and signs scale. J Royal Soc Med 2003; 96:379-383.
17. Stanton-Hicks M, Janig W, Hassenbusch S et al. Reflex sympathetic dystrophy: changing concepts and taxonomy. Pain 1995; 63:127-133.
18. Harden N, Bruehl S, Galer BS et al. Complex regional pain syndrome: are the IASP diagnostic criteria valid and sufficiently comprehensive. Pain 1999; 83:211-219.
19. Baron R, Levine JD, Fields HL. Causalgia and reflex sympathetic dystrophy: does the sympathetic nervous system contribute to the generation of pain. Muscle and Nerve 1999; 22:678-695.
20. Caraceni A. Evaluation and assessment of cancer pain and cancer pain treatment. Acta Anaesthesiol Scand 2001; 45:1067-1075.
21. Attal N, Cruccu G, Haanpaa M et al. EFNS guidelines on pharmacological treatment of neuropathic pain. Eur J Neurol 2006;13:1153-1169.

22. McQuay H, Carroll D, Jadad AR et al. Anticonvulsants drugs for management of pain: a systematic review. Br Med J 1995; 311: 1047-1052.

23. Sindrup SH, Jensen TS. Efficacy of pharmacological treatments of neuropathic pain: an update and effect related to mechanism of drug action. Pain 1999; 83: 389-400.

24. McQuay H, Moore A. An evidence-based resource for pain relief. Oxford, Oxford University Press, 1998.

25. Max MB. Antidepressants as analgesics, Pharmacological approaches in the treatment of chronic pain: new concepts and critical issues. Progress in pain research and management vol.1. Edited by Fields HL, Liebeskind JC. Seattle, IASP Press, 1994, pp 229-246.

26. Rowbotham MC, Goli V, Kunz NR et al. Venlafaxine extended release in the treatment of painful diabetic neuropathy: a double-blind, placebo-controlled study. Pain 2004; 110:697-706.

27. Reuben SS, Makari-Judson G, Lurie SD. Evaluation of efficacy of the perioperative administration of venlafaxine XR in the prevention of postmastectomy pain syndrome. J Pain Symptom Manage 2004; 27:133-139.

28. Tasmuth T, Hartel B, Kalso E. Venlafaxine in neuropathic pain following treatment of breast cancer. Eur J Pain 2002; 6: 17-24.

29. Wernicke JF, Pritchett YL, D'Souza DN et al. A randomized controlled trial of duloxetine in diabetic peripheral neuropathic pain. Neurology 2006; 67: 1411-1420.

30. Sindrup SH, Gram LF, Brosen K et al. The selective serotonin reuptake inhibitor paroxetine is effective in the treatment of diabetic neuropathy symptoms. Pain 1990; 42:135-144.

31. Vestergaard K, Andersen G, Jensen TS..Treatment of central post-stroke pain with a selective serotonin reuptake inhibitor. Eur J Neurol 1996; 3(S5):169.

32. McQuay HJ. Neuropathic pain: evidence matters. Eur J Pain 2002; 6 (SA):11-18.

33. Swerdlow M, Cundill JG.. Anticonvulsant drugs used in the treatment of lancinating pains. A comparison. Anesthesia 1981; 36:1129-1132

34. Swerdlow M. Anticonvulsant drugs and chronic pain. Clinical Neuropharmacology 1984; 7:51-82.

35. Leijon G, Boivie J. Central post-stroke pain a controlled trial of amitriptyline and carbamazepine. Pain 1989; 36:27-36.

36. Zakrzewska JM, Patsalos PN. Long-term cohort study comparing medical (oxcarbazepine) and surgical management of intractale trigeminal neuralgia. Pain 2002; 95:259-266.

37. Dogra S, Beydoun S, Mazzola J et al. Oxcarbazepine in painful diabetic neuropathy: a randomized, placebo-controlled study. Eur J Pain 2005; 9:543-554.

38. Wiffen P, Collins S, McQuay H et al. Anticonvulsant drugs for acute and chronic pain (Cochrane Review), Oxford Updated software The Cochrane Library, 2003.

39. Backonja M, Beydoun A, Edwards K et al. Gabapentin for the symptomatic treatment of painful neuropathy in patients with diabetes mellitus: a randomized controlled trial. J Am Med Assoc 1998; 280:1831-1836.

40. Rowbotham M, Harden N, Stacey B et al. Gabapentin for the treatment of postherpetic neuralgia. A double blind randomized controlled trial. J Am Med Assoc 1998; 280: 1837-1842

41. Rice ASC, Maton S, Postherpetic neuralgia study group. Gabapentin in postherpetic neuralgia: a randomised, double blind, placebo controlled study. Pain 2001; 94:215-224.

42. Serpell M, Neuropathic Pain Study Group. Gabapentin in neuropathic pain syndromes: a randomized, double-blind, placebo-controlled trial. Pain 2002; 99:557-566.

43. Morello C, Leckband S, Stoner C et al. Randomized double-blind study comparing the efficacy of gabapentin with amitriptyline on diabetic peripheral neuropathy pain. Arch Intern Med 1999; 159: 1931-1937.

44. Dirks J, Fredensborg BB, Christensen D et al. A randomized study of the effects of single dose gabapentin versus placebo on postoperative pain and morphine consumption after mastectomy. Anestesiology 2002; 97:537-539.

45. Fassoulaki A, Patris K, Sarantopoulos C et al. The analgesic effect of gabapentin and mexiletine after breast surgery for cancer. Anesth Analg 2002; 95: 985-991.

46. Pandey C, Bose N, Garg G et al. Gabapentin for the treatement of pain in Guillain-Barré Syndrome: a double-blinded, placebo-controlled, cross-over study. Anesth Analg 2002; 95:1719-1723.

47. Eckhardt K, Ammon S, Hofmann U et al. Gabapentin enhances the analgesic effect of morphine in healthy volunteers. Anesth Analg 2000; 91:185-191.

48. Caraceni A, Zecca E, Martini C et al. Gabapentin as adjuvant to opioid analgesia for neuropathic cancer pain. J Pain Sympt Manage 1999; 17:441-445.

49. Caraceni A, Zecca E, Bonezzi C et al. Gabapentin as adjuvant to opioid analgesia in neuropathic cancer pain. A multicenter randomized controlled clinical trial, 8th Congress of the European Association for palliative care. The Hague, April 2-5, 2003.

50. Lesser H, Sharma U, LaMoreaux L, Poole RM. Pregabalin relieves symptoms of painful diabetic neuropathy: a randomized controlled trial. Neurology 2004; 63:2104-2110.

51. Dworkin RH, Corbin AE, Young JP jr et al. Pregabalin for the treatment of postherpetic neuralgia: a randomized, placebo-controlled trial. Neurology 2003.

52. Zakrzewska JM, Chaudhry Z, Nurmikko TJ, Patton DW, Mullens EL. lamotrigine (Lamictal) in refractory trigeminal neuralgia: results from a double-blind placebo controlled cross-over trial. Pain 1997; 73:223-230.

53. Vestergaard K, Andersen G, Gottrup H et al. Lamotrigine for central poststroke pain: a randomized controlled clinical trial. Neurology 2001; 56:184-190.

54. Eisenberg E, Lurie Y, Braker C et al. Lamotrigine reduces painful diabetic neuropathy: a randomized controlled study. Neurology 2001; 57:505-509.

55. Simpson DM, Olney R, McArthur JC et al. A placebo-controlled trial of lamotrigine for painful HIV-associated neuropathy. Neurology 2000; 54:2115-2119.

56. Finnerup N, Sindrup S, Bach F et al. Lamotrigine in spinal cord injury pain: a randomized controlled trial. Pain 2002; 96:375-383.

57. Gilron I, Booher S, Rowan J. Topiramate in trigeminal neuralgia: a randomized placebo-controlled trial multiple crossover pilot study. Clinical Neuropharmacology 2001; 24:109-112.

58. Rowbotham MC, Manville N, Moreno-Lane M et al. Prospective study of levetiracetam for post-herpetic neuralgia painand allodynia. Neurology 2003; 60 (suppl.): A513.

59. Pappagallo M. Newer antiepileptic drugs: possible uses in the treatment of neuropathic pain and migraine. Clin Ther 2003; 25:2506-2538.

60. Galer BS, Miller KV, Rowbotham MC. Response of pain to intravenous lidocaine differs based on clinical diagnosis and site of nervous system injury. Neurology 1993; 43:1233-1235.

61. Rowbotham MC, Reisner L, Fields HL. Both intravenous lidocaine and morphine reduce the pain of postherpetic neuralgia. Neurology 1991; 41:1024-1048.

62. Ferrante FM, Paggioli J, Cherukuri S et al. The analgesic response to intravenous lidocaine in the treatment of neuropathic pain. Anesth Analg 1996; 82:91-97.

63. Dejgard A, Petersen P, Kastrup J. Mexiletine for treatment of chronic painful diabetic neuropathy. Lancet 1988; 1:9-11.

64. Lindstrom P, Lindblom U. The analgesic effect of tocainide in trigeminal neuralgia. Pain 1987; 28:45-50.

65. Kieburtz K, Simpson DM, Yannoutsos C et al. A randomized trial of amitriptyline and mexiletine for painful neuropathy, in HIV infection. AIDS Clinical trial group 242 protocol team. Neurology 1998; 51:1682-1688.

66. Rowbotham MC, Fields HL. Topical lidocaine reduces pain in post-herpetic neuralgia. Pain 1989; 38: 297-301.

67. Rowbotham MC, Davies PM, Fields HL. Topical lidocaine gel relieves postherpetic neuralgia. Ann Neurol 1995; 37:246-253.

68. Fromm GH, Terrence CF, Chattha AS. Baclofen in the treatment of trigeminal neuralgia: double-blind study and long-term follow-up. Annals of Neurology 1984; 15:240-244.

69. Byas-Smith MG, Max MB, Muir J et al. Transdermal clonidine compared to placebo in painful diabetic neuropathy using a two-stage "enriched enrollement" design. Pain 1995; 60:267-274.

70. Lechin F, van der Dijs B, Lechin ME et al. Pimozide therapy for trigeminal neuralgia. Archives of Neurology 1989; 9:960-962.

71. Caccia MR. Clonazepam in facial neuralgia and cluster headache: clinical and electrophysiological study. European Neurology 1975; 13:560-563.

72. Mao J, Price DD, Mayer DJ. Mechanisms of hyperalgesia and morphine tolerance: a current view of their possible interaction. Pain 1995; 62:259-274.

73. Mercadante S, Arcuri E, Tirelli W et al. Analgesic effect of intravenous ketamine in cancer patients on morphine therapy: a randomized controlled, double-blind, cross-over, double dose study. J Pain Sympt Manage 2000; 20:246-262.

74. Eide PK, Jorum E, Stubhaug A et al. Relief of postherpetic neuralgia with the n-methyl-d-aspartic acid antagonist ketamine: a double-blind cross-over comparison with morphine and placebo. Pain 1994; 58:347-354.

75. Fitzgibbon EJ, Viola R. Parenteral ketamine as an analgesic adjuvant for severe pain development and retrospective audit of a protocol for a palliative care unit. J Palliat Med 2005, 8:49-57.

76. Lossignol DA, Obiols-Portis M, Body JJ. Successful use of ketamine for intractable cancer pain. Support Care Cancer 2005; 13:188-193.

77. Nelson KA, Park KM, Robinowitz E, et al. High dose oral dextrometorphan versus pacebo i painful diabetic neuropathy and postherpetic neuralgia. Neurology 1997; 48:1212-1218.

78. Sang C, Booher S, Gilron I et al. Dextrometorphan and memantine in painful diabetic neuropathy and postherpetic neuralgia. Anestesiology 2002; 96:1053-1061.

79. Gilron I, Booher S, Rowan M et al. A randomized, controlled trial of high-dose dextromethorphan in facial neuralgias. Neurology 2000; 55:964-971.

80. Maier C, Dertwinkel R, Mansourian N et al. Efficacy of the NMDA-receptor antagonist memantine in patients with chronic phantom limb pain - results of a randomized double-blinded placebo-controlled trial. Pain 2003; 103:277-283.

81. American Academy of Neurology Ethics Law and Humanities Committee. Ethical considerations for neurologists in the management of chronic pain. Neurology 2001; 57:2166-2167.

82. Perrot S, Bannwarth B, Bertin P et al. Use of morphine in non-malignant joint pain: the Limoges recommendations. The French Society for Rheumatology. Rev Rhum Engl Ed 1999; 66:571-576.

83. Portenoy RK, Foley KM, Inturrisi CE. The nature of opioid responsiveness and its implications for neuropathic pain: new hypotheses derived from studies of opioid infusions. Pain 1990; 43:273-286.

84. Dellemijn PL. Randomized double-blind active-placebo-controlled cross-over trial of intravenous fentanyl in neuropathic pain. Lancet 1997; 349:753-758.

85. Watson CP, Babul N. Efficacy of oxycodone in neuropathic pain: a randomized trial il postherpetic neuralgia. Neurology 1998; 50:1837-1841.

86. Gimbel JS, Richards P, Portenoy RK. Controlled release oxycodone for pain in diabetic neuropathy. A randomized controlled trial. Neurology 2003; 60:927-934.

87. Harati Y, Gooch C, Swenson M et al. Maintenance of the long-term effectiveness of tramadol in treatment of the pain of diabetic neuropathy. J Diabetes Complications 2000; 14:65-70.

88. Boureau F, Legallicier P, Kabir-Ahmadi M. Tramadol in postherpetic neuralgia: a randomized dou-

ble-blind, placebo-controlled trial. Pain 2003; 104:323-331.

89. Sindrup S, Andersen G, Madsen C et al. Tramadol relieves pain and allodynia in polyneuropathy: a randomised, double-blind, controlled trial. Pain 1999; 83:85-90.

90. Attal N, Guirimand F, Brasseur L et al. Effects of IV morphine in central pain. A randomized palcebo-controlled clinical trial. Neurology 2002; 58:554-563

91. Rowbotham MC, Twilling L, Davies PS et al. Oral opiod therpay for chronic peripheral and central neuropathic pain. New Engl J Med 2003; 348:1223-1232.

92. Raja S, Haythornthwaite J, Pappagallo M et al. Opioids versus antidepressants in postherpetic neuralgia. A randomized, placebo-controlled trial. Neurology 2002; 59:1015-1021.

93 Portenoy RK, Foley KM. Chronic use of opioid analgesic in non-malignant pain: report of 38 cases. Pain 1986; 25:171-186.

94. Portenoy RK. Opiod therapy for chronic non-malignant pain: current status. Edited by Fields HL, Liebeskind JC. Seattle, IASP Press, 1994, pp. 247-287.

95. Eisenberg E, McNicol ED, Carr DB. Opioids for neuropathic pain. Cochrane Database Syst Rev 2006; 3:CD006146.

96. Furlan AD, Sandoval JA, Mailis-Gagnon A et al. Opioids for chronic non-cancer pain: a meta-analysis of effectiveness and side effects. Can Med Assoc J 2006; 174:1589-1594.

97. Eisenberg E, McNicol ED, Carr DB. Efficacy of mu-opioid agonists in the treatment of evoked neuropathic pain: systematic review of randomized controlled trials. Eur J Pain 2006; 10:667-676.

98. Hollingshead J, Duhmke RM, Cornblath DR. Tramadol for neuropathic pain. Cochrane Database Syst Rev 2006; 3: CD003726.

99. Anderson V, Burchiel K. A prospective study of long-term intrathecal morphine in the management of chronic non-malignant pain. Neurosurgery 1999; 44:289-300.

100. Brown JA, Barbaro NM. Motor cortex stimulation for central and neuropathic pain: current status. Pain 2003; 104:431-435.

101. North RB, Kidd DH, Zahurak M et al. Spinal cord stimulation for chronic, intractable pain: experience over two decades. Neurosurgery 1993; 32:384-394.

102. Drouot X, Nguyen J, Peschanski M et al. The antalgic efficacy of chronic motor cortex stimulation is related to sensory changes in the painful zone. Brain 2002; 125.

103. Nashold BS, Ostdahl RH. Dorsal root entry zone lesions for pain relief. J Neurosurg 1979; 51:59-69.

104. Samii M, Bear-Henney S, Ludemann W et al. Treatment of refractory pain after brachial plexus avulsion with dorsal root entry zone lesions. Neurosurgery 2001; 48:1269-1277.

105. Hardy JR, Rees EAJ, Gwilliam B et al. A phase II study to establish the efficacy and toxicity of sodium valproate in patients with cancer-related neuropathic pain. J Pain Sympt Manage 2001; 21: 204-209.

Capitolo 37

Patologie del sistema nervoso vegetativo

Jessica Mandrioli, Pietro Cortelli

Disturbi della sudorazione

I disturbi della sudorazione comprendono l'iperidrosi, caratterizzata da esagerato incremento dell'attività sudoripara, l'ipoidrosi e l'anidrosi, nelle quali si verifica una patologica riduzione o assenza della secrezione ghiandolare.

Fisiopatologia

La produzione del sudore avviene a livello delle ghiandole sudoripare apocrine (a sede ascellare e urogenitale) ed eccrine; queste ultime si estendono dall'epidermide al derma, presentano distribuzione diffusa con densità variabile (80-400/cm^2), valori massimi a livello palmo-plantare, con innervazione ortosimpatica a trasmissione colinergica [1]. I termorecettori sono presenti nell'area preottica ipotalamica anteriore, sulla cute, nei visceri, nel tronco cerebrale e nel midollo spinale; le vie afferenti percorrono il tratto spinotalamico e la parte laterale del midollo spinale come fibre multisinaptiche, dirette verso la formazione reticolare di tronco, ipotalamo e talamo. I recettori dell'area ipotalamica preottica anteriore rilevano la temperatura centrale, integrano l'informazione termica e, insieme all'ipotalamo posteriore, stabiliscono una temperatura *set-point* che i meccanismi di termoregolazione devono cercare di mantenere costante [2]. Oltre alle variazioni termiche ambientali anche stimoli gustativi, l'esercizio e le emozioni inducono una risposta sudoripara. Quest'ultima è inoltre influenzata dal ritmo circadiano (maggiore nel pomeriggio), dalle variazioni stagionali (maggiore risposta in inverno), dal sesso (maggiore nei maschi), dalla razza (maggiore nei neri); alcol, farmaci ed esercizio fisico stimolano la sudorazione, mentre il freddo, la pressione cutanea, la disidratazione, l'idromeiosi e l'iperosmolarità riducono la risposta sudoripara [1].

La più importante via efferente verso il midollo spinale è rappresentata dai tratti reticolo-spinali; fibre dirette e crociate dall'ipotalamo attraversano il tegmento del ponte e la sostanza reticolare laterale del bulbo verso la colonna intermedio-laterale, i cui neuroni colinergici fanno sinapsi nei gangli simpatici paravertebrali con i neuroni simpatici postgangliari che innervano le ghiandole eccrine. Ci sono circa 5.000 neuroni pregangliari per ogni segmento del midollo toracico nell'uomo; con l'età si assiste a una perdita progressiva di neuroni e assoni con una perdita del 5-7% per ogni decade [3]. Poiché un singolo ganglio riceve fibre da 5-6 livelli pregangliari, i dermatomeri sudomotori sono più approssimativi dei dermatomeri sensitivi (T_1-T_2: faccia omolaterale; T_2-T_6: arto superiore; T_5-T_{12}: tronco; T_{10}-L_3: arti inferiori). Le aree cutanee hanno diversa termosensibilità e contribuiscono diversamente al mantenimento della temperatura media cutanea (ad es., volto 21%, tronco 21%, addome 17%, cosce 15%, braccia 12%, gambe 8%, avambraccio 6%) [1]. In generale, la concordanza dei dermatomeri sudomotori è migliore una volta che le fibre postgangliari entrano a far parte del nervo.

Non vi è parallelismo tra l'inizio della sudorazione e la sensazione di caldo. La sudorazione riflessa avviene attraverso due tipi di riflessi: assonale e somatosimpatico [1].

Clinica

L'iperidrosi è una condizione clinica caratterizzata da eccessiva funzione del sistema della sudorazione; può essere primaria (quando si presenta isolata e ad

A. Sghirlanzoni (ed) *Terapia delle malattie neurologiche*. ISBN 978-88-470-1119-9; © Springer-Verlag Italia 2009

eziologia sconosciuta) o secondaria a diverse condizioni mediche [4]. L'iperidrosi secondaria è comune in corso di febbre di qualsiasi origine, nelle patologie endocrine (ipoglicemia, ipertiroidismo, diabete), neurologiche, neoplastiche, cardiorespiratorie (scompenso cardiaco congestizio, infarto del miocardio, shock, sincope), cutanee, infezioni croniche (TBC, brucellosi), in seguito all'assunzione di alcuni farmaci (antiemetici, aspirina, insulina, morfina, anticolinesterasici, fluoxetina) [5].

Si distinguono diversi quadri di iperidrosi [1].

- Iperidrosi distale: i nervi periferici danneggiati, prevalentemente le fibre di piccolo diametro, presentano un'attività spontanea accentuata o indotta dall'attivazione alfa-adrenergica, dalla stimolazione meccanica e dalle perturbazioni microambientali del nervo (ad es., iperkaliemia). Nelle neuropatie periferiche tossiche e metaboliche, come la neuropatia diabetica dolorosa, si osserva pertanto iperidrosi distale associata a dolore.
- Iperidrosi perilesionale: l'irritazione delle radici nervose e dei plessi determina una fase di iperidrosi seguita da anidrosi con iperidrosi circostante.
- Iperidrosi gustativa: si tratta di iperidrosi in sede periorale e frontale che si verifica fisiologicamente dopo introduzione di cibi piccanti o caldi. Una iperidrosi patologica segue una lesione parziale del nervo, soprattutto il facciale, e può avere luogo nella neuropatia diabetica.
- Distrofia simpatica riflessa: l'iperidrosi è dovuta ad aumento dell'effetto simpatico.
- Causalgia: è relativamente frequente per lesioni parziali dei nervi; le fibre sudoripare postgangliari danneggiate sono spontaneamente attive e causano iperidrosi.
- Iperidrosi compensatoria: si può osservare in risposta a stimoli termici, quando altre parti del corpo sono anidrotiche.
- Emiidrosi: è sempre dovuta a un meccanismo d'azione centrale, che può includere un'esagerata risposta a stimoli psichici (emiidrosi idiopatica) o una lesione delle vie ortosimpatiche. Lesioni corticali (ad es., dell'insula) inducono iperidrosi controlaterale, mentre lesioni ipotalamiche o talamiche inducono anomalie omolaterali.
- Iperidrosi episodica generalizzata: associata a lesioni ipotalamiche, agenesia del corpo calloso e ipotermia. Esiste anche un'iperidrosi episodica generalizzata idiopatica il cui meccanismo rimane sconosciuto.
- Iperidrosi primaria: è un disturbo a eziologia ignota che interessa dallo 0,6 all'1% della popolazione; inizia nell'adolescenza per persistere tutta la vita; di solito si attenua intorno ai 40 anni.

La principale caratteristica clinica è un'eccessiva e incontrollata sudorazione, localizzata prevalentemente alle mani e ai piedi, che non ha motivazioni apparenti o in risposta a stimoli termici o emozionali.

L'ipoidrosi e l'anidrosi sono condizioni caratterizzate da riduzione o assenza della normale secrezione sudoripara; possono essere primarie o secondarie a patologie reumatologiche (sindrome di Sjögren, artrite reumatoide, panarterite nodosa), endocrinologiche (diabete) e a terapie farmacologiche (anticolinergici, ACE-inibitori e beta-bloccanti). Si distinguono diversi pattern di distribuzione [4]:

- anidrosi distale: si osserva comunemente nelle neuropatie periferiche ed è dovuta a denervazione simpatica postgangliare;
- anidrosi globale con risparmio acrale: è dovuta a un deficit simpatico pregangliare; si verifica comunemente nell'ipotensione ortostatica idiopatica (oggi classificata come *pure autonomic failure,* PAF) e nell'atrofia multisistemica (MSA);
- anidrosi globale senza risparmio acrale: può essere dovuta a deficit simpatico postgangliare (neuropatia panautonomica, malattia di Tangier), a deficit pre- e postgangliare (anidrosi cronica idiopatica, neuropatia amiloide, PAF, MSA) o ad assenza congenita delle ghiandole sudoripare;
- anidrosi idiopatica cronica: i pazienti presentano anidrosi subtotale e intolleranza al calore; diventano caldi, arrossati, dispnoici e deboli se esposti a elevate temperature o dopo esercizio fisico. Un'anidrosi segmentaria con pupilla di Adie rappresenta una forma particolare di anidrosi cronica idiopatica (sindrome di Ross);
- anidrosi dermatomerica: lesioni del nervo periferico determinano alterazioni della sudorazione a distribuzione dermatomerica per deficit simpatico pregangliare. L'anidrosi conseguente a simpaticectomia è dovuta a lesione dei gangli e dei rami nervosi e può, pertanto, avere origine pre- o postgangliare;
- emianidrosi: è dovuta a interruzione completa delle vie efferenti simpatiche dall'ipotalamo alla colonna intermedio-laterale del midollo. Anidrosi o ipoidrosi si verificano anche nei pazienti con malattie degenerative che coinvolgono la colonna intermedio-laterale del midollo spinale;
- anidrosi associata a malattie cutanee: lesioni cutanee di diverso tipo possono danneggiare le ghiandole sudoripare o i dotti ghiandolari con conseguente anidrosi, talora con iperidrosi compensatoria (dermatofizie);
- sindrome di Horner: è caratterizzata da miosi, iperemia congiuntivale, enoftalmo, anidrosi, vasodilatazione dei vasi del volto dovuta alla compromis-

sione delle fibre simpatiche in un punto qualsiasi del loro percorso dal talamo alla cavità orbitaria;

• ipoidrosi benigna essenziale: perdita progressiva della risposta sudoripara in assenza di ogni altra manifestazione vegetativa o neurologica. L'eziologia è sconosciuta.

Strumenti diagnostici

L'anamnesi è fondamentale. L'esame obiettivo generale è di aiuto nell'individuare segni associati.

I test della funzione sudomotoria differiscono per la natura dello stimolo e per il metodo usato per monitorare la risposta sudoripara, e forniscono informazioni diverse e complementari.

Il test di sudorazione termoregolatorio (TST) fornisce informazioni qualitative sulla distribuzione e sull'andamento della compromissione sudomotoria. Il TST dipende dalla normalità della funzione delle componenti pre- e postgangliari delle vie sudomotorie ed è inefficace nel distinguere tra lesioni postgangliari, pregangliari e centrali [6].

Il test del riflesso assonale sudomotorio quantitativo (QSART) valuta in modo quantitativo l'assone sudomotorio simpatico postgangliare e le ghiandole sudoripare attraverso il riflesso locale assonale. Il QSART ha un coefficiente di variazione pari al 20% circa; non mostra differenze significative di lato.

Il metodo delle impronte di sudore è uno studio quantitativo che misura il numero e la dimensione delle gocce di sudore.

La registrazione dei potenziali cutanei (risposta simpatica cutanea) viene eseguita tramite elettrodi applicati alla superficie dorsale e ventrale del piede e della mano, dove si registrano i potenziali cutanei a origine dalle ghiandole e dall'epidermide dopo stimolazione (tosse, shock elettrico). Il metodo è semplice ma presenta notevole variabilità e tendenza a un rapido adattamento [7].

Principi generali di trattamento

Il trattamento dei disturbi della sudorazione dovrebbe essere rivolto alla patologia di base che li determina; il trattamento sintomatico è riservato principalmente all'iperidrosi, essendo l'ipoidrosi e l'anidrosi suscettibili esclusivamente di trattamenti fisici. La terapia conservativa rimane il trattamento di prima scelta, mentre la terapia chirurgica dovrebbe essere considerata solo nei casi più gravi non responsivi alle terapie mediche. Diversi agenti terapeutici, tra cui agenti topici, come antitraspiranti all'alluminio, farmaci ad azione sistemica anticolinergica e la iontoforesi, sono utilizzati nella pratica clinica con efficacia variabile. La tossina botulinica è un trattamento con risultati duraturi e scarsi effetti collaterali [8] (v. Cap. 33). La psicoterapia e il biofeedback sono talora utili nell'iperidrosi primaria. Il ricorso agli interventi chirurgici, il principale dei quali rimane la simpaticectomia toracoscopica, dovrebbe essere valutato con grande attenzione per gli importanti effetti collaterali che si associano alla riduzione della sudorazione [9].

Terapia farmacologica

L'iperidrosi si avvale di diversi presidi terapeutici oltre che di accorgimenti quali un abbigliamento leggero, un ambiente fresco, il ripristino dei liquidi e dei sali persi con la sudorazione [5]. Lo scopo del trattamento è ridurre il volume del sudore a un livello accettabile per il paziente. Il trattamento conservativo è il trattamento di prima scelta e spesso offre risultati accettabili con minimi effetti collaterali [10]. Possono essere utilizzati agenti topici, sistemici, iontoforesi e la tossina botulinica; la terapia chirurgica, basata sull'escissione ghiandolare, la simpaticectomia e la liposuzione, è efficace ma gravata da importanti effetti collaterali. Un effetto sulla sudorazione può essere ottenuto tramite ipnosi, biofeedback e psicoterapia, che si dimostrano efficaci in un numero limitato di pazienti. Non vi sono, tuttavia, studi sugli effetti a lungo termine di questi approcci [9].

Diversi agenti topici antitraspiranti o astringenti sono comunemente usati per il trattamento dell'iperidrosi. Gli antitraspiranti più usati contengono cloruro di alluminio o cloridrossido di alluminio, il cui meccanismo d'azione è attribuibile al blocco dei dotti escretori da parte dei sali oppure all'atrofia e alla vacuolizzazione delle cellule secretorie ghiandolari. Il più efficace contiene una soluzione saturata di cloruro di alluminio esidrato in alcol al 20%. Gli svantaggi sono rappresentati dalla breve durata dell'effetto, che dipende da applicazioni quotidiane. Talora può svilupparsi un'irritazione cutanea come complicanza al trattamento, soprattutto in sede ascellare [8].

Altri agenti topici meno usati includono la formaldeide e il permanganato di potassio; l'acido tannico e la glutaraldeide, nonostante siano efficaci, colorano di marrone la cute e questo li rende scarsamente accettabili per i pazienti.

La radioterapia è in grado di indurre atrofia delle ghiandole sudoripare, ma è inaccettabile per le ovvie complicanze delle radiazioni e il rischio di dermatite da radiazioni; nessun sostanziale beneficio viene ottenuto dalla crioterapia.

La terapia sistemica si avvale di agenti anticolinergici come il glicopirronio bromuro, la propantelina bromuro, la metantelina bromuro, l'atropina, l'idegerina, l'ossifenciclimina e la fenossibenzamina che riducono in modo sistemico l'emissione del sudore. Questi farmaci possono causare secchezza delle fauci, visione offuscata, ritenzione urinaria e costipazione, e non possono essere usati per periodi prolungati [9]. Tuttavia, per l'iperidrosi craniofacciale soluzioni, contenenti glicopirrolato e la clonidina sono tuttora i farmaci più efficaci.

Le benzodiazepine possono essere utili per ridurre l'ansia e l'effetto delle emozioni.

La iontoforesi consiste nell'introduzione di una sostanza ionizzata attraverso la cute integra tramite l'applicazione di una corrente elettrica. Può essere usata con notevole successo per trattare forme localizzate di iperidrosi. Il meccanismo d'azione non è ben noto ma si ritiene che possa agire attraverso un'alterazione del gradiente elettrico lungo il dotto della ghiandola sudoripara che determina un rallentamento del flusso ghiandolare e un riempimento del lume a livello dello strato corneo. Una corrente di 15-30 mA prodotta da un generatore galvanico può essere diretta verso l'area corporea iperidrotica. Buoni risultati si ottengono nell'iperidrosi palmare e plantare, meno nella forma ascellare. Dopo 10-12 trattamenti consecutivi (quotidiani o a giorni alterni), la terapia di mantenimento deve essere eseguita una volta ogni 1-4 settimane. Le complicanze sono lievi e prevedono l'eritema della cute trattata, rash vescicolare e parestesie transitorie. Le controindicazioni comprendono la presenza di pace-maker, la gravidanza e impianti ortopedici metallici. Questo trattamento è semplice, ben tollerato e applicabile a domicilio [8].

La tossina botulinica (v. Cap. 33) blocca il rilascio dell'acetilcolina, prevenendo così la trasmissione sinaptica e producendo un'effettiva chemiodenervazione delle ghiandole e una contemporanea cessazione della sudorazione. È particolarmente utile nel trattamento dell'iperidrosi focale [11]. L'applicazione della tossina comprende iniezioni intradermiche multiple nell'area iperidrotica a distanza di 1-2,5 cm e il tipo di tossina più usata è la tossina botulinica tipo A (da 30 a 100 U) [12]. La riduzione della sudorazione si verifica a partire dal 2°-4° giorno dopo l'iniezione, per raggiungere un effetto pieno a 2 settimane dall'iniezione. Il maggiore svantaggio di questa terapia è rappresentato dal disagio associato all'applicazione sotto forma di iniezioni multiple, particolarmente per il trattamento delle regioni palmari o plantari che sono molto sensibili al dolore [12]. Possono rendere più tollerabile il trattamento l'applicazione di una crema anestetica al sito di iniezione prima del trattamento o il blocco del nervo. L'iniezione ascellare risulta molto meglio tollerata. È stata riportata anche un'azione efficace sulla sudorazione gustativa caratteristica della sindrome di Frey.

Terapia chirurgica

La terapia chirurgica rimane un'opzione nei casi di iperidrosi molto aggressiva che non risponde ad altri trattamenti ed è in genere limitata alla iperidrosi ascellare. L'escissione del tessuto ascellare può essere effettuata tramite tre principali procedure che comprendono l'escissione del solo tessuto sottocutaneo, la rimozione della cute e del sottocutaneo sottostante, o l'escissione cutanea con asportazione del sottocutaneo sottostante e adiacente [8]. Una riduzione consistente della sudorazione è riportata nel 70-90% dei casi a un anno dall'intervento. Le complicanze più frequenti includono: infezioni della ferita chirurgica, necrosi del bordo cutaneo, ematoma perilesionale, deiscenza della cicatrice, idroadenite, perdita di peli ascellari, riduzione della motilità della spalla per retrazione cicatriziale.

La liposuzione ascellare riduce la sudorazione per la rottura del supporto nervoso alle ghiandole sudoripare e la rimozione o distruzione delle ghiandole sudoripare apocrine presenti in alta densità a livello ascellare. Si tratta di un metodo poco usato la cui efficacia rimane ancora scarsamente definita.

La simpaticectomia toracica, destinata all'iperidrosi palmare, può essere effettuata con approcci diversi [9].

La simpaticolisi percutanea con fenolo si avvale di iniezioni di fenolo TAC-guidate e determina buoni risultati immediati, ma un fallimento a lungo termine nel 40% dei pazienti. La lisi simpatica con radiofrequenza è efficace in elevate percentuali di pazienti. La simpaticectomia tradizionale a cielo aperto è meno usata rispetto alla forma toracoscopica. La percentuale di successo si aggira tra l'85 e il 98% dei pazienti con ricadute per interventi non completi. Le complicazioni iatrogene includono la sindrome di Horner, pneumotorace, emotorace, lesioni del dotto toracico, lesioni del nervo frenico, pericolose per la vita. Il paziente può anche sviluppare forme nevralgiche, sudorazione compensatoria controlaterale, sudorazione gustativa e sudorazione fantasma. La cessazione permanente dell'attività delle ghiandole sudoripare può portare a ipercheratosi e fissurazioni della cute.

La simpaticectomia lombare per il trattamento dell'iperidrosi plantare è stata descritta, ma in genere è evitata per le frequenti complicanze che la caratterizzano, tra cui anche disfunzione sessuale con impotenza e anorgasmia.

Il trattamento sintomatico dell'ipoidrosi consiste esclusivamente nell'evitare gli stress da calore. I pazienti dovrebbero vivere in ambienti con aria condizionata, evitare esercizi fisici importanti e ambienti caldi.

Disturbi sfinterici

I disturbi degli sfinteri urinario e anorettale sono rappresentati da due sintomi fondamentali: l'incompetenza sfinterica, che porta a incontinenza, e la mancanza di coordinazione tra l'attività dei muscoli sfintere e detrusore, che porta a ritenzione di feci o urine. La ritenzione urinaria può essere dovuta a ostruzione meccanica dell'uretra, a deficit di rilasciamento dello sfintere o incoordinazione tra azione dei muscoli detrusore e sfintere. Un simile disordine funzionale della muscolatura anorettale determina una forma di costipazione intrattabile detta *anismus* [13]. L'incontinenza fecale o urinaria è un problema devastante per i pazienti che ne soffrono. Si ritiene che il 10% delle donne oltre i 50 anni sperimenti due o più episodi mensili di incontinenza urinaria e che nella popolazione più anziana istituzionalizzata il problema riguardi il 50% dei soggetti. L'incontinenza fecale è meno frequente, ma alterazioni della defecazione sono frequenti nelle patologie midollari, neurodegenerative, nelle neuropatie vegetative e nella sclerosi multipla [13].

Fisiopatologia

Fisiopatologia della minzione

La ritenzione e l'evacuazione intermittente dell'urina sono basate sull'azione del muscolo detrusore (che costituisce la vescica stessa), del muscolo sfintere interno e dello sfintere esterno o diaframma urogenitale, che è un muscolo striato. Gli sfinteri assicurano la ritenzione di urina durante il riempimento vescicale e, nel maschio, lo sfintere interno impedisce che durante l'eiaculazione lo sperma refluisca dall'uretra in vescica [14]. Durante la minzione lo sfintere deve rilasciarsi per consentire al detrusore di far defluire l'urina dalla vescica all'uretra. Nei maschi, le fibre del muscolo detrusore a livello del collo vescicale assumono una disposizione circolare e formano uno sfintere effettivo; nelle femmine le fibre sono organizzate in senso longitu-

dinale o obliquo e non vi è un equivalente sfintere interno [15]. Lo sfintere uretrale è costituito da fibre muscolari striate a contrazione lenta orientate in modo circolare ed è situato subito distalmente alla prostata nell'uomo, mentre circonda la maggior parte dell'uretra nella donna.

La vescica e lo sfintere sono innervati da vari sistemi di seguito descritti [14] (Fig. 37.1a, b).

Sistema parasimpatico (PS; nervi pelvici) – Il detrusore è un muscolo liscio innervato dai neuroni PS pregangliari, i cui corpi cellulari si trovano nella colonna intermedio-laterale tra S_2 e S_4. I neuroni pregangliari emergono dal midollo insieme alle radici anteriori e inviano assoni attraverso i nervi pelvici al plesso pelvico PS, situato nell'avventizia che ricopre vescica e retto. Le fibre postgangliari sono molto brevi e fanno sinapsi con i recettori colinergici muscarinici situati sulle fibre muscolari lisce.

Sistema ortosimpatico (OS; nervi ipogastrici e catena simpatica sacrale) – La cupola vescicale presenta recettori beta-adrenergici attivati dalla catena simpatica toracolombare attraverso i nervi ipogastrici. Anche lo sfintere interno e il trigono (base della vescica), costituiti da muscolatura liscia, sono innervati da fibre OS dei nervi ipogastrici tramite recettori di tipo alfa-adrenergico. Le fibre OS pregangliari originano dalle cellule nervose delle colonne intermedio-laterali dei segmenti T_{10}-T_{12}, passano attraverso i nervi splancnici inferiori per raggiungere i gangli mesenterici inferiori. Gli assoni OS pre- e postgangliari entrano quindi a far parte del nervo ipogastrico fino al plesso pelvico e alla vescica.

Sistema somatico (nervi pudendi) – La muscolatura striata dello sfintere uretrale e anale riceve un'innervazione somatica tramite i nervi pudendi. Il nucleo di Onuf è costituito da gruppi di motoneuroni delle corna anteriori a sede mediale, bilaterali e simmetrici, nei segmenti spinali S_2-S_4, da cui originano fibre di piccolo diametro che passano tra le radici di S_2, S_3 e S_4 attraverso i nervi pudendi, che nella pelvi danno origine a rami per lo sfintere anale e uretrale striato.

Innervazione sensitiva del tratto urinario inferiore – I nervi PS sacrali (nervo pelvico) trasportano la sensazione di distensione vescicale e sono importanti per una normale funzione vescicale. I nervi ipogastrici (simpatici toracolombari) trasportano la sensazione di distensione e dolore vescicale: i pazienti che hanno subito lesioni trasverse complete del midollo spinale a livello T_{12} o inferiore lamentano infatti vaghe sensazio-

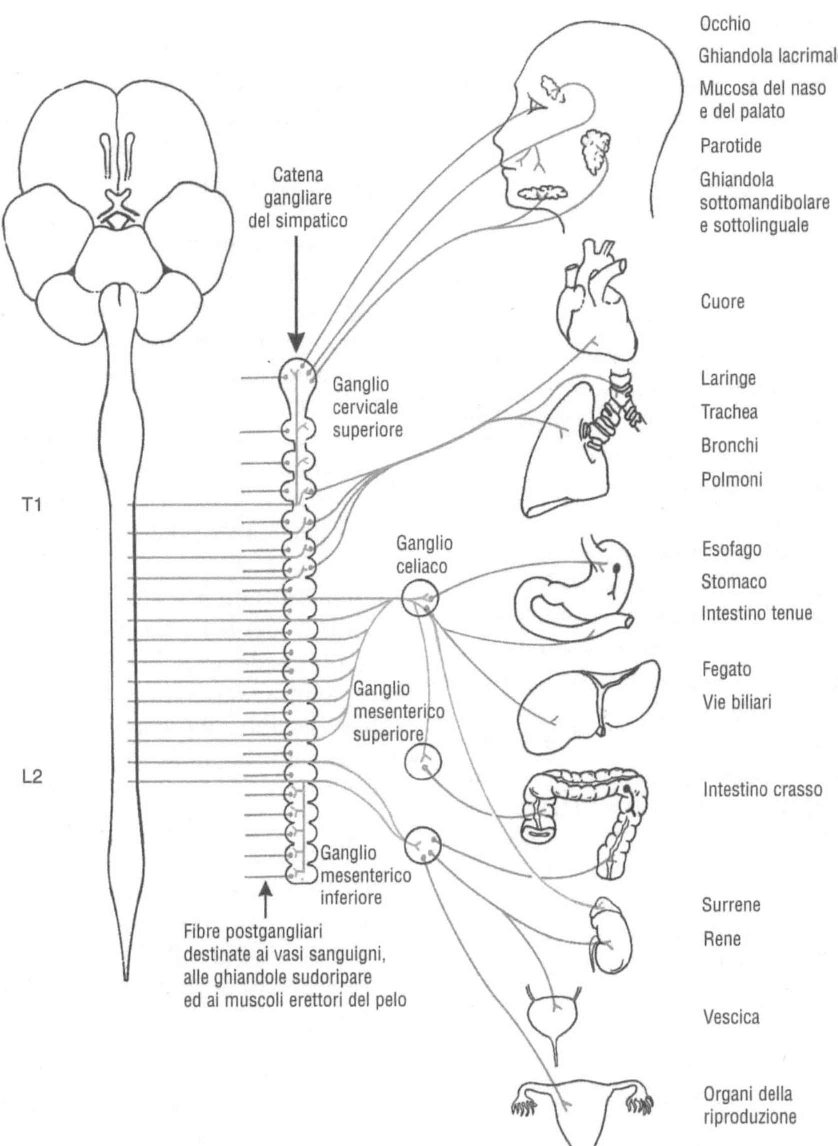

Figura 37.1a • Organizzazione della divisione simpatica del sistema nervoso autonomo. Da: Crossman A.R., Neary D. Neuroanatomy. © 1995 Pearson Professional Ltd.

ni di disagio uretrale. Le fibre somatiche afferenti del nervo pudendo trasmettono la sensazione del flusso di urina, del dolore e della temperatura dall'uretra e dal suo sfintere esterno verso i segmenti sacrali del midollo spinale. Le vie ascendenti dalla vescica e dall'uretra viaggiano nel tratto spinotalamico. La regolazione nervosa soprasegmentaria della minzione dipende dal centro pontino e da influenze sovrapontine.

Centro pontino – Il centro di integrazione della minzione è stato identificato nel segmento dorsale del ponte [16] e riceve afferenze corticali, ipotalamiche, dal grigio periacqueduttale e vescicali provenienti dai segmenti sacrali del midollo. Le vie efferenti discendenti decorrono nei tratti reticolospinali dei funicoli laterali del midollo spinale e attivano sia le cellule del nucleo di Onuf sia i gruppi cellulari intermediolaterali. Durante la fase di riempimento l'attività efferente del nervo pelvico è inibita. Quando la vescica è piena e la minzione è conveniente, i centri superiori esercitano un'influenza eccitatoria sul centro per la minzione a livello pontino, che determina facilitazione del riflesso, aumento dell'attività del nervo pelvico e contrazione del muscolo detrusore.

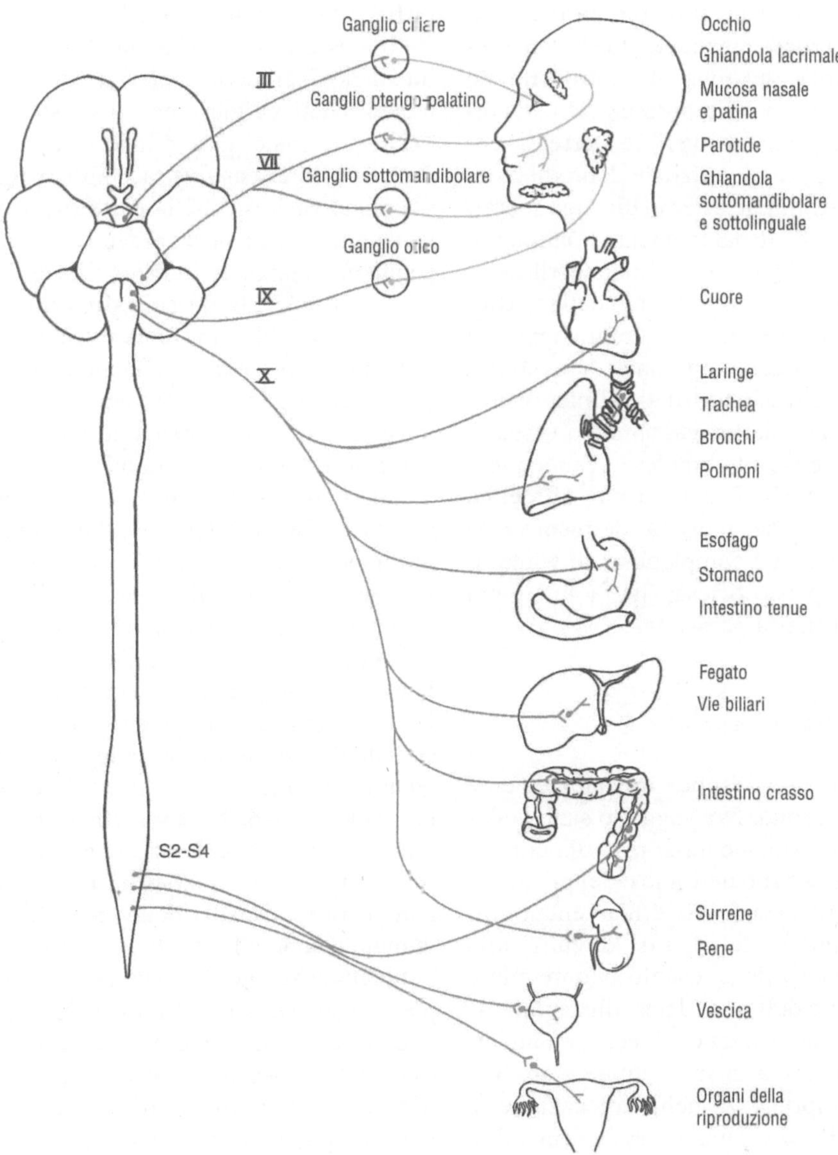

Figura 37.1b • Organizzazione della divisione parasimpatica del sistema nervoso autonomo. Da: Crossman A.R., Neary D. Neuroanatomy. © 1995 Pearson Professional Ltd.

Influenze sovrapontine – Il lobo frontale mediale (regione motoria paracentrale) e i gangli della base agiscono in modo inibitorio sul centro pontino per la minzione [17]; lesioni in queste aree o nelle loro connessioni con il centro pontino per la minzione determinano una ridotta inibizione e iperreflessia del muscolo detrusore, ma lo svuotamento è coordinato in modo appropriato con il rilasciamento dello sfintere che precede la contrazione del detrusore.

L'atto della minzione è in parte volontario e in parte riflesso [14]. Il controllo volontario della minzione è una funzione cerebrale mediata da fibre che originano nei lobi frontali, scendono nel midollo anteriormente e medialmente ai tratti corticospinali per terminare sulle cellule delle corna anteriori e sulla colonna intermedio-laterale a livello sacrale. Si distinguono due fasi nella funzione vescicale: il riempimento e lo svuotamento. Durante il riempimento la contrazione del muscolo detrusore nella vescica normale risulta inibita dalle vie discendenti ponto-midollari e lo sfintere uretrale striato si contrae. In questa fase le fibre aumentano in lunghezza senza un proporzionale aumento nella forza, l'aumento della pressione vescicale non eccede i 10 cm H_2O e il detrusore è stabile. L'attività dello sfintere striato aumenta con la pressione intravescicale. Lo svuotamento è un atto volontario che richiede il coordinato rilasciamento dello sfintere uretrale e la contrazione del muscolo detrusore. Lo stimolo per lo svuotamento è rappresentato dalla distensione vescicale, segnalata da fibre afferenti sensibili allo stiramento. L'integrazione delle funzioni del detrusore e dello sfintere esterno dipende soprattutto dalla via discendente dal tegmento pontino postero-laterale. Questa determina: iniziale rilasciamento volontario del perineo, aumento della tensione della parete addominale, lenta contrazione del detrusore con apertura contemporanea dello sfintere interno e, infine, rilassamento dello sfintere esterno. Nonostante l'inizio dello svuotamento vescicale sia un atto volontario, il completo svuotamento dipende dalla soppressione dell'attività sfinterica durante la contrazione del muscolo detrusore fino a quando la vescica non è completamente vuota. È stato proposto che questo riflesso sia facilitato dal flusso di urina nell'uretra prossimale.

Fisiopatologia della defecazione

La funzione intestinale si esplica prevalentemente nella modalità di raccolta. Nel soggetto sano la defecazione può essere rimandata grazie alla contrazione dello sfintere esterno dell'ano e del pavimento pelvico. La continenza fecale è mantenuta grazie all'angolo anorettale acuto dovuto alla contrazione simultanea del muscolo puborettale e dello sfintere esterno dell'ano, determinata dall'attività simpatica. La defecazione inizia in seguito alla percezione di pienezza in sede rettale e alla valutazione dell'appropriatezza della defecazione; è necessario anche che vi sia una normale sensibilità rettale e una capacità di reservoir. Al momento della defecazione, vi è un aumento della pressione intraddominale e il rilassamento del pavimento pelvico. Si verificano, inoltre, un raddrizzamento dell'angolo anorettale, una riduzione della pressione dello sfintere anale interno e il rilasciamento del muscolo sfintere striato esterno e pubococcigeo [18]. La motilità del colon è regolata dal sistema PS, che aumenta l'attività peristaltica del colon tramite meccanismi colinergici nicotinici, e dal sistema OS che, mediante meccanismi adrenergici, induce le onde di segmentazione, compromettendo i movimenti globali. Il sistema nervoso enterico, comprendente i plessi mioenterico e submucosale, partecipa alla regolazione della motilità intestinale tramite neuroni afferenti e motoneuroni eccitatori che

rilasciano ACh e sostanza P e motoneuroni inibitori contenenti il polipeptide vasoattivo intestinale (VIP) e l'ossido nitrico [19].

Il muscolo sfintere interno dell'ano è costituito da un anello di fibre muscolari lisce la cui contrazione tonica mantiene giustapposti gli strati più profondi del canale anale. Esso è innervato dai nervi pudendi, le cui fibre sensitive raccolgono la sensibilità discriminativa, cosicché la parte superiore del canale anale funziona come un organo di raccolta con la capacità di distinguere l'arrivo di materiale fecale e la sua consistenza. Il muscolo sfintere esterno dell'ano è un anello di fibre muscolari striate, il cui strato superficiale si inserisce sulla cute della regione perianale, mentre gli strati profondi si interdigitano sulla linea mediana. Lo sfintere esterno dell'ano riceve innervazione dai rami rettali inferiori dei nervi pudendi. Al contrario di ciò che avviene nella vescica, il muscolo sfintere esterno dell'ano non è il muscolo più importante per la continenza fecale. Il muscolo puborettale nasce dalla superficie posteriore del pube e passa posteriormente a fianco dell'uretra e della vagina per fondersi con il muscolo opposto omologo dietro la giunzione anorettale. Questi muscoli formano il margine più interno del pavimento pelvico, che differisce dal muscolo elevatore dell'ano in quanto non si inserisce al sacro. Il muscolo puborettale è innervato da fibre somatiche dirette provenienti dal plesso sacrale. Lo sfintere esterno dell'ano e il muscolo puborettale sono in uno stato costante di contrazione tonica di ridotta intensità a riposo, anche durante il sonno. La contrazione tonica del muscolo puborettale spinge il canale anale in avanti verso il pube, mantenendo così un angolo anorettale acuto, tale per cui la normale pressione intraddominale si ripercuote sulla parete anteriore e posteriore dell'anoretto, contro la resistenza della contrazione tonica del muscolo puborettale, mantenendo così un meccanismo a valvola a cerniera [13].

Le componenti periferiche dell'innervazione dello sfintere anale sono organizzate nel nucleo sacrale di Onuf $(S_2$-$S_4)$. I motoneuroni somatici che originano dalla porzione ventromediale del nucleo si portano a innervare gli sfinteri anali e vescicali striati (nervi pudendi) e i muscoli perineali (muscoli ischiocavernoso e bulbocavernoso). Dendriti a distribuzione radiale prendono contatto con le fibre discendenti provenienti da strutture cerebrali ipsilaterali (sostanza reticolare pontina, nucleo retroambiguo, nucleo ipotalamico paraventricolare) e con le fibre dei nervi pudendi e pelvici (neuroni PS che innervano il muscolo detrusore vescicale e il colon attraverso il plesso mioenterico di Auerbach). Le vie centrali della defecazione sono meno conosciute rispetto a quelle della minzione. Il sistema nervoso enterico riceve efferenze PS vagali e sacrali ed efferenze OS toraciche, mentre le fibre afferenti viaggiano nella parte superficiale e ventrale del funicolo laterale. Dal nucleo tegmentale dorsolaterale del ponte, originano fibre discendenti al tratto intermedio-laterale del midollo spinale che forniscono innervazione PS sacrale per il muscolo detrusore. Queste vie sono connesse con il plesso di Auerbach che modula l'innervazione enterica al colon retto.

Il centro corticale della defecazione è stato individuato nella superficie mediale degli emisferi cerebrali nel lobulo paracentrale, appena anteriormente al solco centrale, dove si trova anche il centro regolatorio della minzione. La localizzazione del centro corticale sensoriale probabilmente corrisponde alla corteccia sensoriale adiacente, situata sulla faccia mediale degli emisferi [13].

Clinica

In 786 pazienti con disturbi neurologici, il 56% aveva sintomi urinari, di cui soltanto il 10% dovuti a problemi urologici [20]. Si stima che, tra i pazienti che si rivolgono ad ambulatori neurourologici per disturbi vescicali, la causa più importante di tali disturbi sia la sclerosi multipla (41%). Ammettendo che le lesioni della sclerosi multipla (SM) responsabili di tali alterazioni siano prevalentemente midollari e considerando che altre patologie midollari sono responsabili del 12% dei disturbi urinari, almeno la metà dei pazienti con sintomi vescicali presenta una lesione midollare. Altre cause di alterazioni della funzione vescicale sono rappresentate da ritenzione urinaria (10%), cause corticali (9%), atrofia multisistemica (MSA) (6%), malattia di Parkinson (PD) (8%), cause sottosacrali (4%), cause non identificate (10%). I disturbi urinari neurogeni spesso si associano a stipsi o diarrea. Circa l'80% dei pazienti affetti da malattia di Parkinson e il 45% di quelli con SM lamentano stipsi. Possiamo distinguere quadri clinici diversi secondo la sede della lesione neurologica responsabile del disturbo sfinterico.

Cause di alterazione della minzione

Indichiamo di seguito le cause più comuni di alterazione della funzione vescicale.

- Lesioni del lobo frontale: i tumori del lobo frontale che crescono dalla falce cerebrale o dalla doccia olfattoria e comprimono la superficie mediale e inferiore del lobo frontale determinano una forma di incontinenza, caratterizzata da minzione in sede inappropriata, associata a un'iperattività del muscolo detrusore di tipo sopranucleare che rende precipitosa l'evacuazione della vescica. Il paziente può anche ignorare il desiderio di urinare e non preoccuparsi dell'incontinenza che ne consegue. L'incontinenza si verifica anche in pazienti con lesioni emisferiche in corso di SM, sofferenza multinfartuale e malattie neurodegenerative [17].

- Idrocefalo: l'incontinenza urinaria, con l'aprassia della marcia e la demenza, è uno dei sintomi della triade identificata da Adams per la diagnosi di idrocefalo normoteso. È causata dalla dilatazione dei corni frontali e dall'edema subependimale che coinvolge le aree del lobo frontale per il controllo della minzione e della defecazione. Il disturbo sfinterico è dovuto all'iperreflessia del muscolo detrusore, che provoca minzione imperiosa e frequente. La cistometria prima e dopo la sottrazione di 50 ml di liquor mostra una riduzione dell'iperreflessia del muscolo detrusore in 2-3 ore, indicando che l'iperreflessia è dovuta a un'interruzione delle vie nervose compresse dai corni frontali dilatati. L'intervento di derivazione liquorale migliora l'incontinenza.

- Lesioni pontine: i deficit sfinterici dovuti a lesioni pontine sono rari, forse per la natura spesso letale di tali lesioni. Le lesioni pontine causano esitazione e ritenzione urinaria [21]. Nonostante le lesioni del tronco non causino incontinenza, la sindrome pseudobulbare si può associare a questo disturbo, forse per il coinvolgimento dei neuroni del *locus coeruleus* e della formazione reticolare bulbare mediale e l'interruzione delle vie discendenti dalle regioni frontali e ipotalamiche verso il nucleo di Onuf.

- Le lesioni trasverse della parte superiore del midollo spinale provocano l'isolamento dei centri del midollo sacrale e dei nervi periferici, e si stabilisce una minzione o defecazione automatica (vescica neurogena riflessa o spastica o iperreflessica). Le cause più comuni sono rappresentate dalla SM e dalle mielopatie traumatiche. In caso di lesioni trasverse acute del midollo, la funzione dei segmenti sacrali è abolita per diverse settimane per lo stato di shock spinale [14]. Durante questo periodo la vescica non si contrae e l'attività detrusoriale riprende dopo giorni o settimane. Raramente si verifica la persistenza di una vescica ipocontrattile o completamente incapace di contrarsi. Più frequentemente si riscontra un'iperreflessia detrusoriale risultante dalla perdita della normale inibizione dei centri superiori durante il riempimento vescicale. Le contrazioni possono essere spontanee o provocate da aumento della pressione intraddominale. Uno svuotamento incompleto dopo trauma spinale può quindi essere dovuto a una dissinergia detrusoriale-sfinterica o a contrazione ipovalida del muscolo detrusore. In questa fase l'urina si accumula e distende la vescica fino a quando si verifica incontinenza. I sintomi tipici delle lesioni midollari alte sono l'urgenza minzionale, minzione imperiosa e l'incontinenza da urgenza. Inoltre, vi è difficoltà a iniziare volontariamente la minzione e la capacità vescicale è ridotta.

- In caso di assenza della normale sensazione di riempimento della vescica e del retto, dovuta a interruzione delle vie afferenti, spesso si ha sovradistensione e danno di questi organi con perdita di elasticità della parete vescicale e anorettale, compliance anormale e incontinenza. I riflessi anale e bulbocavernoso sono conservati. La distruzione completa del midollo sotto il livello T_{12} causa una vescica paralizzata e non vi è consapevolezza della condizione di riempimento e dell'inizio volontario della minzione. Il tono del muscolo detrusore è abolito e la vescica si distende man mano che l'urina si accumula, fino a quando si verifica incontinenza; la minzione è possibile solo per mezzo della compressione dei quadranti inferiori dell'addome e stiramento addominale (manovra di Credé).

- Le malattie dei motoneuroni spinali, delle radici anteriori e dei nervi periferici provocano una paralisi vescicale flaccida. Il disturbo della funzione vescicale è caratterizzato da risparmio della sensibilità sacrale e vescicale, dall'impossibilità di iniziare volontariamente la minzione per abolizione del tono del muscolo detrusore con conseguente accumulo di urina in vescica fino a provocare incontinenza.

- L'interruzione delle fibre sensitive afferenti provenienti dalla vescica con risparmio delle fibre nervose motorie provoca la paralisi sensitiva primaria della vescica. Ne sono solitamente responsabili le neuropatie che colpiscono soprattutto le piccole fibre.

- La vescica neurogena di tipo misto è dovuta a patologie che determinano una compromissione sfinterica a livelli multipli con quadri clinici caratterizzati da una combinazione dei tipi di paralisi vescicale sensitiva, motoria e spastica. La causa più frequente è la SM.

- La dissinergia detrusoriale-sfinterica è dovuta alla simultanea contrazione dello sfintere e del muscolo detrusore durante la fase di svuotamento. L'incapacità dello sfintere a rilasciarsi completamente determina un'ostruzione allo svuotamento e un'interruzione del flusso vescicale, svuotamento incompleto ed elevate pressioni intravescicali. Queste anomalie possono determinare una dilatazione del tratto urinario superiore fino all'idronefrosi. Spesso si registra un aumentato volume residuo postminzionale che, in una vescica iperreflessica, significa che è necessario un piccolo riempimento aggiuntivo per provocare la contrazione del muscolo detrusore. Il paziente lamenta piccole perdite di urina di scarso volume e molto frequenti.

- In caso di lesione delle radici sacrali S_2-S_4 (*cauda equina*), all'interno del canale spinale o a livello extramidollare, l'inizio volontario della minzione viene perso perché i meccanismi neurali per guidare la contrazione del muscolo detrusore sono assenti. La vescica diventa atonica o ipotonica. Nonostante la normale sensazione di distensione vescicale sia perduta, una certa consapevolezza di dolore può essere ancora presente come risultato di vie afferenti nelle fibre OS convogliate dai nervi ipogastrici.

- Lesioni del nervo perineale provocano incontinenza da aumento della pressione addominale. Di solito tale perdita non avviene per il reclutamento fasico delle unità motorie nello sfintere uretrale striato in risposta a un aumento improvviso della pressione intraddominale. L'incontinenza da stress si verifica quando è presente una denervazione del pavimento pelvico o dello sfintere (trauma da stiramento dei rami perineali del nervo pudendo durante il parto), senza alterazioni dell'innervazione del muscolo detrusore.

Cause di alterazione della defecazione

Le funzioni vescicale e gastrointestinale dipendono dagli stessi segmenti spinali e dagli stessi fasci nervosi. Perciò le patologie della *cauda equina* e del midollo spinale spesso causano la cosidetta doppia incontinenza. In generale, poiché spesso l'intestino non è in condizioni di riempimento e il suo contenuto è solido, l'incontinenza fecale è meno frequente di quella urinaria. Indichiamo di seguito le cause più frequenti.

- Lesioni del lobo frontale: si associano raramente a disordini intestinali e, in genere, vi sono anche alterazioni della minzione [18].

- Lesioni di gangli della base: come nella malattia di Parkinson, spesso si associano a stipsi. I meccanismi includono un lento transito nel colon, dovuto a riduzione dei neuroni mioenterici dopaminergici, e un'anomalia del processo di defecazione consistente in una contrazione paradossa dello sfintere anale esterno e del muscolo pubococcigeo con ostruzione alla defecazione (*anismus*).

- Lesioni vascolari del tronco cerebrale: è stata riportata un'alterazione del controllo dei riflessi anorettali con grave stipsi [18].
- Dopo un trauma spinale soltanto un terzo dei pazienti raggiunge un'autonomia fecale e metà richiede aiuto nella funzionalità intestinale [18]. Lo shock spinale si accompagna a ileo paralitico. Nelle sezioni midollari complete localizzate al di sopra dei livelli sacrali la defecazione diventa automatica. La defecazione si associa a piloerezione, sudorazione, aumento della PA e il paziente impara a riconoscere il riempimento rettale da questi fenomeni vegetativi. Nei pazienti affetti da paraplegia sono presenti *trigger zones* a livello sacrale, la cui stimolazione induce la defecazione.
- Lesioni del cono midollare e della *cauda equina* possono causare incapacità alla defecazione rendendo necessaria l'evacuazione manuale. I pazienti possono perdere la capacità di avvertire la sensazione di riempimento rettale e la defecazione avviene in modo automatico. Il retto può essere atonico e le onde peristaltiche assenti. L'ulteriore denervazione dello sfintere anale può determinare incontinenza gassosa e liquida.
- Lesioni delle vie afferenti ed efferenti il colon, lo stomaco e l'intestino tenue possono essere ipotonici e distesi con lassità dello sfintere anale. La stipsi è frequente nei pazienti con neuropatia diabetica vegetativa.
- L'*anismus* è una stipsi da deficit nell'outlet pelvico, causato dal reclutamento paradosso del muscolo puborettale durante la defecazione con conseguente mantenimento di un angolo anorettale acuto [13].
- In corso di neuropatie vegetative che coinvolgono il PS, la mancanza della spinta propulsiva provoca un rallentamento del transito intestinale.

Malattie neurologiche associate a disturbi sfinterici

Tra le malattie neurologiche che si associano a disturbi sfinterici sono di seguito segnalate le principali.

- Circa l'80-90% dei pazienti affetti da sclerosi multipla sviluppa disturbi urinari nel corso della malattia, con rare complicanze delle alte vie urinarie (< 10%) e frequenti infezioni urinarie (l'80% delle donne e il 52% degli uomini). I problemi anorettali si possono manifestare in assenza di proble-

mi urinari e riguardano il 20-64% dei pazienti [22]. Il disturbo vescicale più frequente è l'iperreflessia del muscolo detrusore.

- L'aumento della frequenza e l'urgenza minzionale sono comuni nei pazienti affetti da malattia di Parkinson per un'elevata frequenza di iperreflessia detrusoriale da perdita dell'inibizione fisiologica esercitata dai gangli della base sul centro pontino della minzione. Tali disturbi non migliorano con la terapia con levodopa o apomorfina [14]. I disturbi urinari dei pazienti con malattia di Parkinson sono di difficile trattamento; l'intervento migliore rimane il cateterismo intermittente per il ridotto svuotamento vescicale e il trattamento farmacologico dell'iperreflessia. I pazienti parkinsoniani possono avere un tempo di transito colico prolungato, una disfunzione puborettale (insufficienza di aumento dell'angolo anorettale con il premito) e una manometria anorettale anormale.

  La cisapride, un farmaco che aumenta il rilascio di acetilcolina nel plesso mioenterico e favorisce il riflesso colorettoanale, migliora il tempo di transito nel colon. I pazienti affetti da Parkinson con grave stipsi di tipo outlet possono essere trattati con iniezioni di tossina botulinica nella muscolatura puborettale.
- Nell'atrofia multisistemica (MSA) è stata dimostrata iperreflessia detrusoriale, perdita del riflesso della minzione, aumento del volume residuo di urina, senza dissinergia sfinterico-detrusoriale. La MSA colpisce diverse sedi coinvolte nel controllo della minzione come i nuclei dorsali vagali e del ponte, la colonna intermedio-laterale sacrale del midollo contenente neuroni PS pregangliari che innervano il muscolo detrusore, il nucleo di Onuf che determina la denervazione della muscolatura striata degli sfinteri. Il volume residuo postminzionale è di solito di 200-400 ml, per cui i pazienti possono giovarsi del cateterismo intermittente. È spesso presente instabilità della contrazione; il trattamento con ossibutinina o terodilina risulta efficace [14].
- La ritenzione urinaria acuta è molto più frequente nella donna rispetto all'uomo (13:1), con un'incidenza nel sesso femminile pari a 7/100.000. Lo svuotamento difficoltoso o l'ostruzione possono essere dovuti a stenosi urinarie, a dissinergia sfinterico-detrusoriale e a perdita di contrattilità del muscolo detrusore per lesioni a livello delle radici S_3-S_4. Tuttavia, la causa più frequente di ritenzione urinaria nelle donne giovani è una condizione in cui la ritenzione avviene in assenza di qualsiasi altro sintomo neurologico. In questi casi, un tempo ritenuti di pertinenza psichiatrica, l'EMG

dello sfintere uretrale rivela un'attività simil-miotonica anormale che sembra ostacolare il rilasciamento dello sfintere. Spesso si associa ovaio policistico (64%) ed è stato ipotizzato che la mancanza di progesterone riduca la stabilità di membrana del muscolo striato dello sfintere uretrale [17].

- Nella distrofia miotonica e nella sclerodermia si può verificare un indebolimento dello sfintere interno anale, mentre la polimiosite e la *miastenia gravis* possono compromettere la funzione dello sfintere esterno, striato [23].

Strumenti diagnostici

Valutazione della funzione vescicouretrale

La valutazione iniziale di un paziente con disturbi della minzione deve comprendere l'anamnesi, l'esame obiettivo e le procedure diagnostiche utili a escludere patologie urologiche [24]. L'esplorazione rettale consente la valutazione della prostata e dello sfintere anale. La valutazione del riflesso bulbocavernoso è importante in quanto nell'uomo la sua assenza è quasi sempre indice di lesioni neurologiche. Il riflesso può essere evocato stringendo improvvisamente il glande o il clitoride e valutando la contrazione dello sfintere anale e dei muscoli perineali, oppure tirando l'estremità di un catetere di Foley in vescica contro il collo vescicale.

Indagini strumentali

Gli studi urodinamici [13] forniscono informazioni sul tipo di disturbo funzionale del paziente. Si possono ottenere informazioni riguardo al volume urinario residuo, alla sensazione vescicale che i soggetti normali avvertono con riempimento vescicale superiore a 100-200 ml, alla capacità vescicale massima che varia da 300 a 600 ml, alla compliance vescicale che descrive le variazioni di pressioni intravescicali in risposta a ogni aumento di volume che si verifica durante il riempimento vescicale e alla contrattilità del muscolo detrusore valutata tramite la pressione intravescicale che risulta elevata in caso di ostruzione al flusso vescicale in uscita. La pressione intraddominale è invece elevata in presenza di un muscolo detrusore debole e la minzione si associa a uno sforzo addominale piuttosto che alla contrazione detrusoriale.

Anche l'ecografia delle vie urinarie, e in particolare lo studio della vescica, può fornire informazioni riguardo al volume urinario residuo e ha il vantaggio di essere una metodica semplice, non invasiva e non dipendente dalla compliance del paziente.

La cistometria è la metodica di scelta per lo studio dell'iperreflessia detrusoriale [24]. La vescica può accomodare anche elevate quantità di liquido senza un aumento pressorio fino a quando non viene raggiunta l'intera capacità vescicale. Se c'è un'iperreflessia del muscolo detrusore, il muscolo liscio instabile si contrae spontaneamente durante il riempimento con un improvviso aumento della pressione intravescicale.

L'uroflussometria misura in modo poco costoso e non invasivo il flusso urinario durante lo svuotamento vescicale e fornisce il flusso massimo e medio di urina, il volume totale e informazioni sul muscolo detrusore.

La pressione uretrale durante la minzione può essere misurata con cateteri particolari che possono rivelare anomalie nel gradiente di pressione nell'uretra.

L'elettromiografia (EMG) è il mezzo per valutare l'innervazione degli sfinteri e del pavimento pelvico altrimenti inaccessibili all'esame clinico [13]. La dimostrazione di denervazione e reinnervazione sfinterica in pazienti con sintomi urinari ed extrapiramidali preminenti è un riscontro frequente nella MSA. Di solito sono studiati i muscoli sfintere esterno dell'ano (la cui attività aumenta durante la minzione) e sfintere striato dell'uretra (la cui attività viene inibita all'inizio della contrazione del detrusore e si ripristina al termine della minzione).

Valutazione della funzione anorettale

Indagini strumentali

Le pressioni anorettali (manometria) possono essere misurate da cateteri sonda connessi a un trasduttore di pressione. La pressione anale a riposo nella regione dello sfintere anale è una misura del tono dello sfintere anale interno, mentre la pressione volontaria esercitata durante l'espulsione corrisponde al reclutamento dell'attività nello sfintere anale. La distensione di un pallone d'aria nel retto determina rilasciamento dello sfintere anale interno. Un perineometro permette di misurare il piano perineale a riposo e durante lo sforzo rispetto al piano delle tuberosità ischiatiche. L'EMG può essere impiegata per esaminare i muscoli sfintere esterno dell'ano e puborettale [13].

Principi generali di trattamento

I problemi sfinterici rappresentano un importante fattore di limitazione dell'autonomia dei pazienti.

La terapia di tali disturbi è stata basata su farmaci anticolinergici, la cui utilizzazione è limitata dagli effetti collaterali. Oggi il trattamento di scelta nell'iperreflessia detrusoriale è rappresentato da tolterodina o ossibutinina [17]. Gli α-bloccanti determinano un miglioramento in circa il 60% dei casi, diminuendo la contrazione delle fibre muscolari lisce del collo vescicale e riducendo le resistenze uretrali. La terapia comportamentale può essere efficace per l'incontinenza urinaria, soprattutto negli anziani, ma il cateterismo intermittente, che non aumenta il rischio di infezioni urinarie se effettuato previo accurato lavaggio delle mani e con cateteri monouso, rimane la tecnica che più si avvicina alla minzione normale [25]. Pazienti paraplegici selezionati e pazienti affetti da SM con incontinenza urinaria refrattaria da iperreflessia del muscolo detrusore possono beneficiare di una stimolazione elettrica cronica del nervo sacrale S_3, tramite impianto di uno stimolatore delle radici anteriori [17]. Una coordinata funzione anorettale richiede una minore integrità del midollo rispetto alla funzione vescicale, per cui nelle malattie neurologiche l'incontinenza fecale è molto meno comune dell'incontinenza urinaria. Le modalità di trattamento dell'incontinenza fecale comprendono non soltanto modificazioni o tecniche comportamentali e biofeedback, ma anche una dieta a scarso contenuto di fibre, l'uso di clisteri e la terapia farmacologica con loperamide. L'uso di lassativi dovrebbe rimanere limitato [26].

Terapia

Trattamento dei disturbi della minzione nelle malattie neurologiche

Le cause neurologiche dell'alterazione dello svuotamento vescicale sono rappresentate da una contrazione detrusoriale deficitaria o da una dissinergia sfinterico-detrusoriale. Lo svuotamento vescicale incompleto può esacerbare l'iperreflessia detrusoriale, e una vescica iperattiva, costantemente stimolata da un volume residuo, risponde con contrazioni e producendo sintomi quali aumento della frequenza e urgenza minzionale. Non esistendo trattamenti farmacologici che possano determinare contrazioni efficaci del muscolo detrusore in un momento conveniente, il migliore trattamento rimane il drenaggio vescicale con cateterismo intermittente. Questa semplice manovra è facilmente appresa dal paziente ed è praticata sia nei bambini sia negli anziani [27]. È effettuata dal paziente con una frequenza di 4-5 volte nelle 24 ore perché l'esecuzione del cateterismo intermittente in modo occasionale espone a complicanze di tipo infettivo senza i benefici di uno svuotamento vescicale regolare e completo. I pazienti con un volume residuo di almeno 100 ml beneficiano maggiormente del cateterismo intermittente, ma l'entità del vantaggio dipende dal volume di urina che può essere contenuto dalla vescica prima di avere incontinenza [14]. Uno sfintere uretrale debole o una grave iperreflessia del muscolo detrusore riduce la capacità funzionale della vescica e compromette il beneficio del cateterismo intermittente che può essere associato a farmaci anticolinergici per ridurre l'iperreflessia del muscolo detrusore e aumentare la capacità vescicale.

Nel trattamento della ritenzione urinaria in assenza di ostruzione, il cateterismo ha permesso di abbandonare l'uso di agenti parasimpaticomimetici quali betanecolo, carbacolo (con azione nicotinica) e distigmina bromuro (che inibisce la degradazione dell'acetilcolina), i quali assunti mezz'ora prima dei pasti venivano utilizzati per facilitare lo svuotamento vescicale incrementando il tono del muscolo detrusore.

Gli α-bloccanti (alfusozina, doxazosina, indoramina, tamsulosina e terazosina) agiscono tramite la diminuzione della contrazione delle fibre muscolari lisce del collo vescicale e la riduzione delle resistenze uretrali; la loro indicazione principale rimane comunque la ritenzione urinaria da ipertrofia prostatica.

Nei pazienti neurologici, l'incapacità della vescica di trattenere normali volumi di urina è di solito il risultato di contrazioni detrusoriali non inibite (iperreflessia detrusoriale). Il trattamento più comune dell'iperreflessia detrusoriale è quello farmacologico, con agenti anticolinergici, che rimangono tuttora i farmaci di prima scelta (Fig. 37.2).

L'ossibutinina cloridrato è un anticolinergico dotato di elevata affinità per i recettori muscarinici nella vescica con effetto selettivo sull'innervazione parasimpatica del muscolo detrusore e con azione miorilassante sul muscolo liscio. L'uso di questo farmaco è spesso complicato da xerostomia, stitichezza, visione confusa, nausea e, raramente, da sonnolenza, dolore addominale, difficoltà della minzione (ritenzione urinaria), cefalea, vertigini, aritmie e disturbi di coscienza. La posologia è di 5 mg 2-3 volte/die aumentabile in caso di necessità fino a 5 mg per 4 volte/die, [28].

La tolterodina, che ha azione anticolinergica e calcio-antagonistica sul muscolo detrusore, ha la stessa efficacia dell'ossibutinina cloridrato, ma risulta meglio tollerata alla posologia di 2 mg per 2 volte/die [29]. Entrambi i farmaci sono efficaci nel ridurre le contrazioni iperreflessiche, ma possono talora potenziare la tendenza vescicale a un incompleto svuotamento e alla ritenzione urinaria. In particolare, quando si sospetta una dissinergia sfinterico-detrusoriale bisogna misurare il volume vescicale residuo prima di intraprendere una terapia farmacologica. Se questo è superiore a 100 ml il paziente deve apprendere la tecnica del cateterismo intermittente prima dell'inizio della terapia anticolinergica.

Anche il flavoxato cloridrato, ad azione antimuscarinica, può essere utilizzato negli spasmi vescicali alla dose di 200 mg per 3 volte/die [30]. Se l'ossibutinina o la tolterodina non sono disponibili, possono essere usate la propantelina bromuro (15-30 mg per 2-3 volte/die un'ora prima dei pasti, non in commercio in Italia) o l'imipramina (25-75 mg/die), un antidepressivo triciclico con marcata azione anticolinergica [14].

Due nuovi composti antimuscarinici selettivi per il recettore M3 sono stati recentemente introdotti per il trattamento della vescica iperreflessica. Studi multinazionali randomizzati di fase III in doppio cieco controllati con placebo sono stati eseguiti per testare l'efficacia sia della solifenacina [31] sia della darifenacina [32]. Entrambi i farmaci si sono dimostrati efficaci nel migliorare i sintomi da vescica iperreflessica e meglio tollerati dei farmaci classici. Questi risultati sono poi stati confermati in altri studi [33, 34].

Lo spray nasale con desmopressina contiene l'ormone antidiuretico sintetico, è impiegato nei bambini che presentano enuresi notturna e nella nicturia associata a SM o MSA. Uno o due puff nasali prima di coricarsi (10-20 µg/die negli adulti, 5-20 µg/die nei bambini) riducono l'emissione di urina nelle successive 6-8 ore [17]. Un effetto reversibile della terapia è l'iponatremia presente nelle prime settimane di trattamento e talora associata a malessere generale, nausea, gastralgia, cefalea e ritenzione di liquidi.

Nonostante l'indubbia efficacia dei farmaci anticolinergici, la percezione che il paziente ha del trattamento ricevuto è altrettanto importante. In un ampio trial clinico randomizzato controllato, il 95% delle donne con incontinenza da urgenza, trattate con placebo, riportavano un effetto benefico fino al momento in cui credevano di aver ricevuto il farmaco in studio. Al contrario, solo l'11% delle donne che ricevevano la tolterodina essendo convinte di aver ricevuto il placebo riferivano di aver tratto beneficio dal trattamento [35].

La capsaicina intravescicale (non in uso in Italia), che agisce con effetto neurotossico sulle fibre C afferenti responsabili delle contrazioni detrusoriali riflesse indotte dall'aumento del volume vescicale, è stata utilizzata per la terapia dell'iperreflessia detrusoriale intrattabile secondaria a lesione midollare. La capsaicina presenta un'azione bifasica e all'inizio del trattamento vi può essere un deterioramento dei sin-

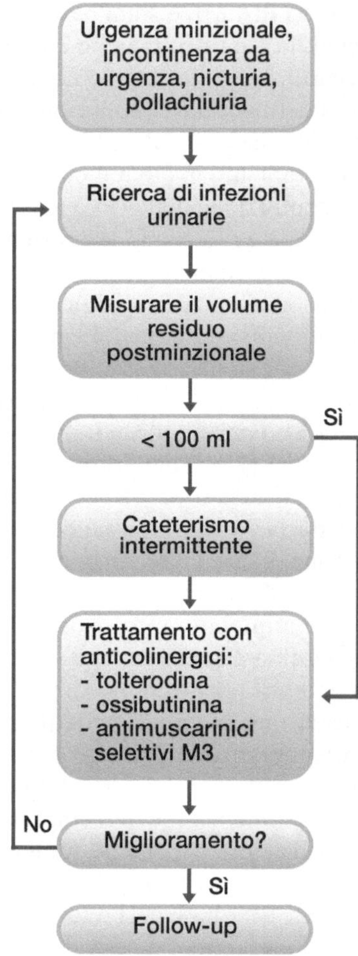

Figura 37.2 • Algoritmo pratico per il trattamento dei pazienti con iperattività detrusoriale.

tomi vescicali per circa 10 giorni, poi una riduzione della frequenza e dell'urgenza minzionale che dura circa 6 mesi [36].

Le ricerche recenti si sono tuttavia maggiormente concentrate su un più potente capsaicinoide, la resiniferatossina, un estratto dal genere *Euphorbia* circa 1.000 volte più neurotossico della capsaicina [37]. Lazzeri e collaboratori [38] hanno recentemente riportato la loro esperienza decennale con queste due sostanze. La capsaicina determina un miglioramento dei sintomi nel 54% dei pazienti, mentre la resiniferatossina nel 73%. Risultati simili sono stati poi confermati in altri studi [39, 40].

Per quanto riguarda la terapia con iniezioni intravescicali, vi sono crescenti evidenze che la tossina botulinica possa essere utilizzata nel trattamento sintomatico delle disfunzioni della minzione [41-43]. Il meccanismo d'azione è rappresentato dal blocco presinaptico del rilascio di acetilcolina, da una riduzione della risposta infiammatoria e dal blocco del dolore vescicale indotto dall'acido acetico. Risultati eccellenti sono stati ottenuti iniettando la tossina botulinica tipo A nel muscolo detrusore di pazienti con problemi sfinterici sia neurogeni che non neurogeni. Un importante studio multicentrico europeo su pazienti con iperattività detrusoriale neurogena ha mostrato l'efficacia della tossina botulinica nel ridurre sintomi quali urgenza minzionale, nicturia, gli episodi di incontinenza, l'uso di farmaci anticolinerigici. Anche le valutazioni funzionali confermavano l'efficacia del trattamento e il livello di soddisfazione espresso dal paziente era elevato. Gli effetti collaterali erano rari e limitati a un aumento del volume residuo, con conseguenti infezioni urinarie e peggioramento della fase di riempimento vescicale. Gli effetti avversi sistemici erano molto rari e sostanzialmente rappresentati da una aumentata debolezza in pazienti con preesistenti patologie neuromuscolari [44].

Una serie di dati, inoltre, supporta l'utilizzo di iniezioni di tossina botulinica nello sfintere uretrale esterno nei casi di dissinergia sfinterico-detrusoriale [45].

Per alcuni pazienti il cateterismo intermittente non è possibile o è controindicato, come nel caso in cui l'aspetto predominante della disfunzione vescicale sia l'iperreflessia. In queste circostanze, nonostante gli svantaggi, un catetere di Foley a dimora può essere l'unico modo di assicurare un adeguato svuotamento vescicale [17]. Le maggiori complicanze sono la perdita di urina intorno al catetere, il blocco intermittente del catetere, le infezioni urinarie croniche e la calcolosi.

La migliore alternativa al catetere vescicale a dimora è il catetere sovrapubico, che può essere inserito in anestesia locale ed è spesso il metodo di scelta nei pazienti in cui altri meccanismi non sono efficaci o attuabili [46]. Se l'incontinenza da urgenza è il problema principale e la vescica si svuota completamente, alcuni uomini riescono a portare un dispositivo esterno attorno al pene; il più semplice consiste in un condom in lattice collegato tramite un tubetto a un sacchetto di raccolta dell'urina che può essere messo ogni notte o tenuto in sede fino a 3 giorni [17].

Uno stimolatore extradurale dei nervi sacrali, che agisce stimolando le vie nervose afferenti, può essere usato per migliorare l'instabilità del muscolo detrusore resistente ai farmaci anticolinergici. Dato il costo e le complicanze postoperatorie, l'intervento deve essere eseguito in casi selezionati [47].

I pazienti con sezione midollare completa possono trarre beneficio dall'impianto di uno stimolatore delle radici sacrali. Gli elettrodi stimolatori sono applicati a livello intratecale alle radici sacrali anteriori inferiori (S_2-S_4), le radici posteriori sono tagliate. Il maggior beneficio è un miglioramento della continenza urinaria, grazie all'aumento della capacità vescicale, dovuto alla rizotomia posteriore e al miglioramento dello svuotamento vescicale. Questo trattamento viene eseguito più spesso nelle donne perché negli uomini la rizotomia posteriore abolisce i riflessi dell'erezione [48]. Questi stimolatori sono applicabili solo in caso di lesioni midollari complete, mentre sono controindicati per lesioni midollari parziali o malattie neurologiche progressive.

La chirurgia svolge un ruolo minore nel trattamento dei disturbi urologici in pazienti con malattie neurologiche, soprattutto se progressive. L'intervento chirurgico è riservato ai casi in cui il trattamento medico non è in grado di arrestare il danno renale o di controllare sintomi particolarmente disabilitanti e per i pazienti con incontinenza intrattabile secondaria a ipostenia dello sfintere. In questi casi la creazione di uno sfintere artificiale può fornire importanti benefici. Tra gli interventi più frequentemente eseguiti, vi sono le derivazioni urinarie in caso di incontinenza intrattabile, la cistoplastica nell'iperreflessia detrusoriale e la sospensione del collo vescicale nell'incontinenza da aumento della pressione addominale [14].

Trattamento dei disturbi della defecazione nelle malattie neurologiche

Data la varietà delle possibili cause di incontinenza fecale, il trattamento di questo disturbo dovrebbe essere, in primo luogo, volto a individuarne la causa, escludendo eventuali patologie gastroenterologiche. Di solito il problema è determinato da diarrea o urgenza della defecazione, per cui la terapia sintomatica agisce inducendo stitichezza tramite la riduzione della motilità del tratto inferiore del colon [49].

La terapia farmacologica prevede l'uso di loperamide cloridrato, alla posologia di 4-8 mg/die (non superare i 16 mg). Si può associare a crampi addominali, vertigini, sonnolenza e reazioni cutanee. Altri farmaci che agiscono bloccando la motilità intestinale, come la codeina fosfato e il difenoxilato con atropina, non sono in commercio in Italia.

Possono essere impiegate anche le resine a scambio ionico, come la colestiramina, a 12-24 g/die, che deve essere somministrata a distanza di 4-6 ore da altri farmaci per ridurre la possibilità di interferenze con l'assorbimento. Nel controllo dell'incontinenza fecale può essere utile una dieta povera di scorie, iperglicidica, iperproteica e a basso contenuto di lipidi e latticini [26].

Molti pazienti con lesioni midollari parziali lamentano costipazione e alcuni hanno anche episodi di incontinenza fecale. La ragione della stipsi è incerta, ma l'incontinenza può essere dovuta alla perdita del controllo volontario sul pavimento pelvico. Se questo avviene, occorre informare il paziente dell'esistenza di supposte che aiutano a defecare in un momento prevedibile e conveniente, prevenendo il rischio di una defecazione inaspettata. L'incompetenza del pavimento pelvico può essere trattata chirurgicamente creando un neosfintere usando la muscolatura striata non sfinterica sana [49].

Le strategie possibili nel trattamento della stipsi prevedono una serie di accorgimenti comportamentali [50]. La dieta deve essere ricca di fibre (30-50 g/die) e di polisaccaridi di tipo non amidaceo (cellulosa, emicellulosa, pectina, mucillagini, gomme, guar), e associata ad adeguato apporto di liquidi.

I lassativi formanti massa (crusca, ispaghula tegumento, sterculia) che agiscono legando i liquidi e stimolando la motilità sono controindicati nell'atonia del colon e nell'impattamento fecale.

Tra i lassativi osmotici sono utilizzati gli zuccheri non assorbibili (lattulosio, lattilolo, sorbitolo, mannitolo e macrogol). La dose iniziale è di 20 g/die, poi regolabile in base alle necessità. Anche gli ioni di solfato e magnesio esercitano un effetto osmotico, non essendo assorbiti, ma non devono essere usati per periodi prolungati.

Tra i lassativi irritanti ricordiamo il bisacodil, il docusato sodico, il glicerolo e i composti antrachinonici (senna, cascara, aloe e frangula) che non vengono assorbiti nel tenue e agiscono aumentando l'attività motoria propulsiva del colon. Essi favoriscono anche la secrezione di composti polifenolici (bisacodil e sodio picosulfato) che agiscono provocando potenti onde motorie propulsive.

La cisapride si è dimostrata utile nel ripristinare parzialmente la motilità gastrointestinale in alcuni pazienti con ileo paralitico neurogeno somministrata per os o tramite sondino naso-gastrico al dosaggio di 10-20 mg ogni 4-6 ore. Dopo la documentazione di gravi aritmie cardiache e decessi, l'uso della cisapride in Italia è consentito negli adulti solo per brevi periodi, dopo il fallimento delle altre opzioni terapeutiche. Questo farmaco non va utilizzato se si sospetta un'ostruzione intestinale, un'emorragia gastrointestinale, in pazienti a rischio di aritmie (cardiopatie, QT lungo, insufficienza renale, squilibri elettrolitici) o in associazione con farmaci che allungano l'intervallo QT (antiaritmici, antidepressivi triciclici, antipsicotici) o che inibiscono il metabolismo della cisapride (eritromicina, ketoconazolo). Nel-

l'ileo paralitico e postoperatorio vengono tuttora usati farmaci ad azione colinergica quali betanecolo e anticolinesterasici come la neostigmina. Anche il *training* all'evacuazione (per esempio, tramite sfruttamento del riflesso gastrocolico indotto da un pasto) o il biofeedback possono essere di aiuto nel trattamento della stipsi.

Ipotensione ortostatica

L'ipotensione ortostatica (IO) viene definita come una riduzione di almeno 20 mmHg nella PA sistolica o di 10 mmHg nella PA diastolica entro 3 minuti dall'assunzione della stazione eretta [51]. Questi valori sono associati al 5% di falsi positivi, mentre adottando un valore di PA sistolica di 30 mmHg si riducono i falsi positivi all'1% [52].

Fisiopatologia

Lo sviluppo dei sintomi dell'IO dipende da un'inadeguata perfusione cerebrale in ortostatismo, dovuta al deficit di controllo della PA durante i passaggi posturali. Nel passaggio dal clinostatismo all'ortostatismo almeno 500 cc di sangue si riversano negli arti inferiori e nell'addome, con riduzione del ritorno venoso, della pressione di riempimento dell'atrio destro, della gittata cardiaca (GC) e della PA sistemica. Il calo pressorio determina un'attivazione dei barocettori del seno carotideo e dell'arco aortico che, attraverso le vie afferenti del IX e X nervo cranico, comunicano i cambiamenti a livello del tronco. Le vie efferenti, tramite i motoneuroni vegetativi delle colonne intermedio-laterali del midollo toracolombare, determinano vasocostrizione periferica riflessa e un aumento della contrattilità del miocardio e della frequenza cardiaca (FC). L'ortostatismo induce anche il rilascio di noradrenalina (NA), di arginina-vasopressina e l'attivazione del sistema renina-angiotensina-aldosterone che provoca ritenzione di sali e incrementa la volemia. L'IO può quindi fare parte di qualsiasi malattia neurologica che colpisca i barocettori, le vie afferenti, i centri vasomotori del tronco o le loro connessioni centrali, le vie efferenti simpatiche [53].

Meccanismi di controllo della pressione arteriosa

La PA è proporzionale alla GC e alle resistenze vascolari periferiche (RVP) ed è mantenuta entro un determinato range attraverso il controllo riflesso di queste variabili. Le RVP dipendono dal tono della muscolatura liscia di piccole arterie, arteriole e sfinteri precapillari, che costituiscono, nell'insieme, i vasi di resistenza. Questa muscolatura è innervata da fibre simpatiche postgangliari noradrenergiche. La GC è una funzione della FC e della gittata pulsatoria, regolata dal ritorno venoso. Quest'ultimo dipende dal tono della muscolatura liscia venosa soprattutto dei visceri addominali, il cui sistema venoso costituisce i vasi di capacitanza [54].

Una normale volemia è essenziale per il controllo della PA. Pazienti con volume ematico espanso (ad es., insufficienza cardiaca congestizia) sono refrattari all'IO, mentre soggetti normali con ipovolemia secondaria a perdita di liquidi per vomito o diarrea prolungati sviluppano IO nonostante i riflessi barorecettoriali funzionino normalmente.

I cambiamenti della PA sono rilevati da recettori specializzati (barocettori) localizzati nel seno carotideo e nell'arco aortico, mentre i barocettori venosi, a bassa pressione, situati nel polmone e nel cuore destro rilevano cambiamenti della volemia. I baroriflessi forniscono un sistema di controllo a feedback negativo attraverso cui i valori pressori sono mantenuti relativamente costanti. Quando la PA sistemica aumenta si verifica un aumento della frequenza degli impulsi provenienti dai barocettori che determina un aumento dell'attività efferente vagale al nodo senoatriale cardiaco, con conseguente riduzione della FC, e un decremento dell'attività delle fibre vasomotorie efferenti simpatiche pregangliari e postgangliari, con conseguente riduzione del tono vasomotorio. Ne deriva una riduzione delle resistenze vascolari periferiche e della gittata pulsatoria con conseguente caduta della PA. Quando la PA scende, i meccanismi di compenso sono la riduzione riflessa dell'attività della via efferente vagale, che produce un aumento della FC, e l'incremento dell'attività simpatica, che causa vasocostrizione e aumento delle resistenze vascolari periferiche [55].

Per i barocettori venosi a bassa pressione lo stimolo efficace è un'alterazione della volemia con riduzione della pressione venosa centrale [52]. Le connessioni centrali e le vie efferenti sono le stesse dei barocettori arteriosi. I riflessi simpatici locali venoarteriolari controllano in parte il flusso sanguigno muscolare e sottocutaneo. Un aumento della pressione venosa transmurale determina una riduzione del flusso sottocutaneo e muscolare, tramite vasocostrizione delle arteriole regionali mediata da recettori venosi sensibili allo stiramento. Il riflesso venoarteriolare contribuisce per il 45% all'aumento delle resistenze vascolari periferiche che si verifica in ortostatismo [54].

Il letto vascolare splancnico è un sistema di capacitanza a bassa resistenza importante nel mantenimento della normotensione posturale. Esso costituisce il 20% del volume plasmatico [52]. L'innervazione del letto mesenterico deriva in gran parte dal nervo grande splancnico, le cui cellule di origine sono situate nella colonna intermedio-laterale del midollo spinale tra T_4 e T_9. Il sistema di capacitanza splancnico mesenterico risponde ai bariflessi arteriosi e venosi e la sua costrizione causa una redistribuzione del flusso durante i passaggi posturali. In caso di neurectomia splancnica bilaterale l'IO è sempre presente, mentre ciò non avviene se i nervi splancnici sono risparmiati. Nei pazienti con lesioni midollari complete l'IO è più marcata per lesioni che includono le vie efferenti splancniche, specialmente al di sopra di T_6.

Un pasto abbondante e ricco di carboidrati induce vasodilatazione splancnica che, nei soggetti normali, viene compensata dai riflessi barorecettoriali che ridistribuiscono la volemia. I pazienti con deficit vegetativo generalizzato e funzione barorecettoriale alterata sviluppano, invece, un quadro di ipotensione postprandiale [52].

I sintomi dell'IO sono dovuti all'ipoperfusione cerebrale, a sua volta dovuta ad alterazione dell'autoregolazione cerebrale. Normalmente il flusso cerebrale rimane costante mentre cambia la PA; in caso di deficit di autoregolazione cerebrale il flusso cerebrale si riduce insieme alla PA [52]. Durante uno stress ortostatico sostenuto dopo l'iniziale risposta noradrenergica si attivano principalmente il sistema renina-angiotensina-aldosterone (recettore nell'apparato iuxtaglomerulare renale), che determina espansione della volemia e degli elettroliti, e l'ormone antidiuretico. I pazienti con deficit vegetativo hanno risposta inalterata alla renina; la risposta alla vasopressina è normale nelle neuropatie vegetative periferiche, è alterata nell'atrofia multisistemica con disautonomia di tipo centrale.

Clinica

L'IO è il disturbo più disabilitante dei pazienti con insufficienza vegetativa. I sintomi da ipoperfusione cerebrale che la caratterizzano si manifestano in ortostatismo e scompaiono in clinostatismo. La maggior parte dei pazienti accusa sensazione di testa leggera (88%), stanchezza, faticabilità (72%), visione offuscata (47%) con possibile sincope.

Deficit cognitivi dovuti all'ipoperfusione cerebrale sono un sintomo comune (47%), subdolo e spesso misconosciuto negli anziani. L'offuscamento visivo è verosimilmente attribuibile a ipoperfusione occipitale o retinica [56]. Talora viene riferito dolore nucale, tipicamente suboccipitale, in sede cervicale posteriore o nella regione delle spalle probabilmente secondario a ischemia del trapezio o della muscolatura del collo [57]. Le manifestazioni cliniche divengono particolarmente intense dopo un pasto abbondante, esercizio fisico intenso, in caso di elevata temperatura ambientale, o al mattino.

La costipazione può precipitare attacchi sincopali durante lo sforzo di evacuazione.

L'IO si associa anche a sintomi atipici, quali nausea (18%), vertigini (37%), cefalea (25-80%), pesantezza o debolezza degli arti, stato confusionale episodico, ansia, astenia generalizzata, sensazione di essere senza fiato [52]. La dispnea ortostatica si ritiene rifletta il *mismatch* tra ventilazione e perfusione dovuto a inadeguta perfusione degli apici polmonari ventilati [58], mentre un'eventuale presenza di angina è attribuita a deficitaria perfusione miocardica anche in pazienti con coronarie indenni [56]. Infine, sino al 50% dei pazienti con IO manifesta ipertensione in posizione supina [56].

Sintomi da IO possono essere associati a sindromi extrapiramidali o cerebellari nell'ambito dell'atrofia multisistemica (MSA) oppure a un deficit vegetativo sistemico puro (*pure autonomic failure*). In questo caso negli uomini l'impotenza è spesso il sintomo d'esordio, mentre il coinvolgimento vescicale (urgenza minzionale, incontinenza, ritenzione, aumento del volume residuo), rettale (costipazione, incontinenza o diarrea), termoregolatorio (alterazione della sudorazione) e pupillare avviene in tempi variabili. L'IO è una delle cause più comuni di sincope, cioè di incoscienza transitoria dovuta a ipossia cerebrale. La sincope da IO (lenta e progressiva caduta della PA e della FC) è facilmente distinguibile dalle forme neuromediate che sono caratterizzate da un'improvvisa caduta di PA e FC, preceduta però da una lunga fase di attivazione simpatica [53].

In base alla frequenza dei sintomi ortostatici, al tempo possibile in ortostatismo (*standing time*), ai valori pressori e alla compromissione delle attività quotidiane si distinguono quattro gradi di intolleranza ortostatica (Tab. 37.1).

Le cause di IO si possono dividere in neurologiche e non neurologiche [53] (Tab. 37.2). Molto frequentemente l'IO è secondaria all'assunzione di farmaci o scatenata da una prolungata permanenza a letto. Una variabile da considerare è l'età del paziente, in quanto la sensibilità dei barocettori e l'azione della NA sulla PA e sulla FC si riducono con l'età e le persone anziane sono più sensibili ai farmaci che provocano vasodilatazione.

Tra le cause neurologiche [53] bisogna ricordare l'IO da lesione del midollo cervicale. Il segmento spinale isolato riprende attività ma, in assenza del controllo sovraspinale del sistema nervoso vegetativo, manca la regolazione della PA ai cambiamenti posturali e le risposte riflesse del sistema simpatico diventano esagerate. Una sezione completa del midollo spinale si associa a IO e insufficienza vegetativa per livelli rostrali a T_6. Diverse malattie del sistema nervoso centrale possono determinare alterazione della funzione vegetativa (siringobulbia, neoplasie, encefalopatia di Wernicke, SM, Parkinson, demenza con corpi di Lewy), ma l'insufficienza vegetativa più tipica è quella associata a degenerazione primaria del sistema nervoso vegetativo.

In quest'ambito, si distinguono forme con insufficienza vegetativa pura senza coinvolgimento del sistema nervoso centrale e neuropatia periferica (PAF) e forme in cui il quadro di disautonomia si associa a parkinsonismo (MSAp), a sindrome cerebellare (MSAc) o, più raramente, a una sindrome piramidale o del secondo motoneurone. Nell'ambito delle sinucleinopatie meritano inoltre attenzione la malattia di Parkinson e la demenza a corpi di Lewy; in quest'ultima patologia la disfunzione autonomica può comparire precocemente [59] e si associa a decadimento cognitivo ingravescente, fluttuazioni della vigilanza, allucinazioni visive, disordini comportamentali del sonno REM. Il disordine neurologico può precedere quello vegetativo o viceversa, ma in fase avanzata si ha evidenza clinica di entrambi. Nella PAF, la disfunzione vegetativa è attribuita alla perdita di neuroni simpatici pregangliari. Al contrario, nella MSA, in cui le lesioni si trovano nel sistema nervoso centrale, i neuroni simpatici periferici sono normali, ma non sono attivati dallo stimolo ortostatico. Inoltre si osserva una risposta esagerata all'infusione di dosi crescenti di NA che suggerisce un deficit di funzionamento dei meccanismi barorecettoriali.

Nei pazienti con MSA e insufficienza vegetativa, i livelli plasmatici dell'ormone vasopressina sono simili ai controlli in clinostatismo, mentre la risposta all'ortostatismo è fortemente ridotta (< 10% di quella dei controlli in pazienti sani). Studi farmacologici hanno dimostrato che le vie efferenti dagli osmorecettori ipotalamici sono normali e che la perdita della risposta della vasopressina all'ortostatismo è dovuta a lesione delle vie afferenti all'ipotalamo e provenienti dal nucleo del tratto solitario.

L'IO può anche essere associata a lesioni delle radici e dei nervi periferici [53]. Tra i disordini autonomici periferici comunemente associati a IO il più frequente nei paesi sviluppati è la polineuropatia diabetica. Nel diabete l'IO è generalmente, ma non necessariamente, associata a polineuropatia; può comparire precocemente nel corso della malattia, si può associare a gastroparesi, diarrea, costipazione, ritenzione urinaria, disfunzione erettile [60].

Tabella 37.1 • Gradi dell'intolleranza ortostatica.

Grado I
Sintomi ortostatici infrequenti, non costanti, solo in condizioni di aumentato stress ortostatico
Standing time > 15 minuti
Attività quotidiane preservate
Gli indici pressori possono essere normali o alterati

Grado II
Sintomi ortostatici frequenti, presenti almeno 1 volta alla settimana, che si presentano con facilità in condizioni di aumentato
  stress ortostatico
Standing time > 5 minuti
Alcune limitazioni nelle attività quotidiane
Alcune variazioni negli indici cardiovascoalri: IO, riduzione della pressione al polso ≥50% o eccessive oscillazioni
  nella PA

Grado III
Sintomi ortostatici che si sviluppano nella maggior parte delle occasioni e vengono regolarmente mostrati
  da condizioni di aumentato stress ortostatico
Standing time > 1 minuto in molte occasioni
Marcate limitazioni nelle attività quotidiane
IO è presente in > 50% del tempo, misurata in diversi giorni

Grado IV
Sintomi ortostatici molto spesso presenti
Standing time < 1 minuto in molte occasioni
Grave limitazione dell'autonomia del paziente che è confinato alla sedia a rotelle o al letto per l'IO. Se il paziente
  tenta di raggiungere la stazione eretta episodi presincopali e sincopali sono frequenti IO è quasi sempre presente

Anche nella neuropatia autonomica paraneoplastica vi è il riscontro di IO; essa è spesso associata al carcinoma a piccole cellule del polmone, ma anche ad altre neoplasie polmonari, del tratto gastroenterico, di prostata, mammella, vescica, rene, pancreas, testicolo e ovaio. La ricerca di anticorpi per sindrome paraneoplastica diviene un importante strumento diagnostico (in particolare anti-Hu) [61].

La neuropatia autonomica idiopatica immunomediata è invece caratterizzata da ipomobilità gastroenterica, ritenzione urinaria, xerostomia, xeroftalmia; può rispondere alla terapia immunomodulante e può essere associata alla presenza di anticorpi rivolti verso il recettore nicotinico ganglionare dell'aceticolcolina [62].

Nella sindrome di Sjögren l'ipotensione ortostatica si associa alla sindrome sicca e ad altri sintomi disautonomici. In questo caso le manifestazioni autonomiche possono essere presenti anche nei casi sieronegativi, ma più spesso il riscontro di anticorpi anti-Ro (SSA) e anti-La (SSB) è diagnostico [63].

Nell'ambito delle polineuropatie ereditarie, le più frequentemente associate a IO includono la neuropatia sensitiva e autonomica ereditaria (HSAN) di tipo III e la neuropatia dell'amiloidosi ereditaria. La HSAN di tipo III è caratterizzata da deficit della sensibilità termo-dolorifica con risparmio del dolore viscerale, alacrimia, riflesso corneale e riflessi osteotendinei ipovalidi, e assenza delle papille fungiformi linguali. Si tratta di una polineuropatia ereditaria a trasmissione autosomica recessiva particolarmente frequente negli ebrei Ashkenazi in cui è stata identificata, nel 99,5% dei pazienti, una mutazione nel sito di *splicing* del gene della proteina associata alla kinasi IkB (IKBKAP) [64].

L'amiloidosi ereditaria si sviluppa tra la terza e la quinta decade, è caratterizzata dal deposito di proteine beta-fibrillari insolubili a livello di epinevrio, perinevrio, endonevrio, tessuti e vasi perineurali e si associa a polineuropatia generalizzata con preminente coinvolgimento delle piccole fibre. Spesso coesiste sindrome del tunnel carpale, cardiomiopatia e anomalie della conduzione cardiaca, opacità vitreali, aumento delle pressione intraoculare, diarrea e calo ponderale [65, 66]. Il test genetico (mutazione del gene codificante per apolipoproteina A1, fibrinogeno A-α, lisozima e gelsolina), e la ricerca di depositi di beta-amiloide nella biospia di grasso periombelicale, rettale o gengivale sono i test diagnostici.

Infine, l'amiloidosi primaria è caratterizzata da polineuropatia generalizzata con preminente coinvolgimento delle piccole fibre, associata a sindrome del

Tabella 37.2 • Classificazione dell'ipotensione ortostatica

Primaria
Disautonomia acuta/subacuta
  Pandisautonomia pura
  Pandisautonomia con caratteristiche neurologiche
Sindromi con deficit vegetativo cronico
  Insufficienza vegetativa pura (PAF: *pure autonomic-failure*)
Atrofia multisistemica (MSA)
Malattia di Parkinson con insufficienza vegetativa

Secondaria
Congenita
  Deficit del fattore di crescita del nervo
Ereditaria
  Tratto autosomico dominante
    Neuropatia amiloidotica familiare
  Tratto autosomico recessivo
    Disautonomia familiare: sindrome di Riley-Day
    Deficit di dopamina beta-idrossilasi
Metabolica
  Diabete mellito, deficit di vitamina B12, porfiria
  Insufficienza renale cronica
Infiammatoria
  Sindrome di Guillain-Barré
  Mielite trasversa
Infezioni
  Batteriche: tetano, lebbra, tabe
  Virali: HIV
Neoplasie
  Tumori cerebrali: soprattutto della fossa posteriore
  Paraneoplastiche, inclusi il carcinoma del polmone e del pancreas
Chirurgia
  Simpaticectomia splancnica
Traumi
  Sezioni del midollo spinale
Farmaci
  Effetto diretto
    Farmaci simpaticolitici: guanetidina
  Neuropatia
    Alcol, vincristina e cisplatino
Sincopi neuromediate
  Sincope vasovagale
  Ipersensibilità del seno carotideo
  Sincope postminzionale
  Sincope da tosse
  Sincope da deglutizione
  Sincope associata a nevralgia del nervo glossofaringeo

tunnel carpale, cardiopatia, macroglossia (impronta dentaria nel 20% dei pazienti), porpora periorbitaria, organomegalia, sindrome nefrosica, edema, calo ponderale [65, 67]. Insorge tra la sesta e la settima decade, è causata dalla produzione di immunoglobuline monoclonali amiloidogeniche ed è caratterizzata dal deposito di proteine beta-fibrillari insolubili a livello di epinevrio, perinevrio, endonevrio, tessuti e vasi perineurali. La diagnosi è effettuata tramite l'immunoelettroforesi sierica e urinaria e la ricerca di depositi di beta-amiloide nella biopsia di grasso periombelicale, rettale o gengivale.

Nell'ambito delle polineuropatie iatrogene, le più frequentemente associate a IO sono da vincristina e perexilina maleato. Forme rare di IO sono quelle che si associano a una sindrome di Holmes-Adie, a intossicazione da tossina botulinica e a difetto congenito di rilascio della NA in pazienti con deficit della dopamina-beta-idrossilasi.

Strumenti diagnostici

Sebbene l'ipotensione ortostatica sia relativamente poco frequente, la diagnosi di questa entità clinica è importante in quanto essa rappresenta un indicatore di fragilità fisica ed è risultata un fattore predittivo significativo della mortalità per tutte le cause a quattro anni in una coorte di soggetti anziani [68].

Recentemente la Federazione Europea delle Società neurologiche (EFNS) ha stilato linee guida diagnostiche per l'IO [69] che sottolineano ancora l'importanza di una accurata anamnesi. Una iniziale valutazione clinica dovrebbe poi includere un esame obiettivo generale e neurologico, una registrazione ECG a 12 canali, test laboratoristici di routine, e la misurazione della pressione arteriosa in clinostatismo e ortostatismo. Le risposte cardiovascolari al mantenimento della stazione eretta dovrebbero essere indagate registrando la pressione arteriosa e la frequenza cardiaca in posizione supina e dopo 3 minuti di stazione eretta.

L'*head up tilt test* passivo è consigliato se il test attivo è negativo e si è in presenza di una storia clinica suggestiva di IO, e in presenza di pazienti con deficit motori, come ad esempio in pazienti con malattia di Parkinson, MSA e lesioni midollari. Sarebbero consigliati *tilt tables* dotati di misurazioni automatiche e idealmente continue della frequenza cardiaca e della pressione arteriosa. Ulteriori test di valutazione del sistema nervoso vegetativo sono da valutare in base alla possibile eziologia del disturbo e alla patologia sottostante [69].

La presenza di IO può essere accertata tramite una semplice misurazione di PA e FC con il paziente a riposo in posizione supina da 10 minuti e dopo 3 minuti di ortostatismo. Utile è anche la valutazione del controllo vegetativo dei riflessi cardiovascolari mediante metodiche fisiologiche [53] (*tilt test*, manovra di Valsalva, esercizio isometrico, respiro profondo, test del calcolo mentale), biochimiche (dosaggio plasmatico in clinostatismo e ortostatismo della NA e della vasopressina) e farmacologiche (infusione di noradrenalina, tiramina, edrofonio, clonidina). I risultati di questi test permettono di individuare il livello di lesione dell'arco riflesso barorecettoriale, di conoscere la capacità ortosimpatica residua e il grado di sensibilità degli adrenorecettori che condiziona la scelta del dosaggio dei farmaci vasoattivi per il trattamento dell'IO. Altri test utili sono la valutazione dell'effetto di un pasto standard sulla PA [54], che nei pazienti con insufficienza vegetativa mostra una lunga e prolungata caduta, e lo studio delle variazioni circadiane della PA e della FC per svelare un'ipertensione clinostatica notturna e il grado dell'IO del mattino.

Principi generali di trattamento

Il trattamento dell'ipotensione ortostatica si avvale di accorgimenti generali, che possono essere impiegati anche nei pazienti asintomatici, e della terapia farmacologica da riservare a soggetti con IO sintomatica (Tab. 37.3). In alcuni casi il trattamento può essere limitato ad alcune circostanze, mentre in altri casi è necessaria una terapia cronica. Le manifestazioni cliniche sono ad ampio spettro e includono eventi acuti, come la sincope, e forme subdole ma funzionalmente importanti, come il decadimento cognitivo, presente nel 50% dei pazienti con IO [52]. I provvedimenti terapeutici consentono un controllo quasi ottimale dell'IO nella maggior parte dei pazienti, ma sono frequenti gli effetti collaterali associati. Con la riduzione dell'IO ci si prefigge il miglioramento del tempo in ortostatismo (almeno 2 minuti), ma senza indurre eccessiva ipertensione in clinostatismo. La riduzione dei sintomi in ortostatismo si associa a un miglioramento delle abilità nelle attività quotidiane [52]. Una riduzione degli effetti dell'IO associata a valori pressori in clinostatismo di 180/110 mmHg è accettabile perché la pressione arteriosa (PA) media giornaliera risulta comunque nella norma e non è stato documentato un maggior rischio di patologie cerebrovascolari [70].

Il trattamento dell'IO è basato sull'espansione della volemia, che è il requisito necessario anche per l'efficacia dei farmaci vasocostrittori, sulla stimolazione notturna del sistema renina-angiotensina mediante *head up tilt*, e sulle contromanovre fisiche. I farmaci per l'IO agiscono mediante questi meccanismi [71].

Il farmaco di prima scelta nei pazienti con IO su base neurogena è il 9-α-fluoridrocortisone che agisce incrementando il volume plasmatico con riduzione della natriuresi [72].

In caso di resistenza a tale terapia o di effetti collaterali non tollerati, sono impiegati farmaci simpaticomimetici (efedrina, pseudoefedrina, fenilpropanolamina, midodrina, fenilefrina, dextroamfetamina solfato, 3,4-DL-treodiidrossifenilserina). Esistono, inoltre, terapie adeguate a casi specifici. Un'importante ipotensione postprandiale risente della somministrazione di octreotide, che induce vasocostrizione splancnica e aumenta la gittata cardiaca e le resistenze periferiche [73]. Una spiccata poliuria notturna può giovarsi della desmopressina, analogo sintetico della vasopressina, rilasciata in quantitativi ridotti nei pazienti con IO [74].

Nei pazienti anemici con IO si osserva una riduzione dell'eritropoietina per denervazione renale e si può avere risposta alla somministrazione di eritropoietina ricombinante [75].

Altri farmaci di seconda scelta per il trattamento dell'IO sono l'indometacina e il flurbiprofene (che inducono vasocostrizione inibendo la produzione di sostanze vasodilatatrici quali le prostaglandine), la yohimbina (antagonista centrale selettivo α2-adrenergico che incrementa la risposta simpatica efferente centrale), la diidroergotamina (agonista alfa-adrenergico che induce venocostrizione con riduzione del ritorno venoso), la clonidina (con azione α2-adrenergica periferica e simpaticolitica centrale) e i β-bloccanti dotati di attività simpaticomimetica intrinseca (propranololo, pindololo, xamoterolo, che inibiscono la vasodilatazione indotta dai recettori beta-adrenergici e favoriscono la vasocostrizione mediata dai recettori alfa-adrenergici) [70].

Terapia

Nei pazienti con IO neurogena il primo obiettivo è insegnare al paziente come controllare i fattori che influenzano la PA sistemica e la volemia [70]. In seguito, sono indicati provvedimenti farmacologici per aumentare i livelli pressori. Bisogna ricordare che spesso si ottiene un buon risultato terapeutico con un lieve aumento della PA (10-15 mmHg) che riesce a mantenere una buona perfusione cerebrale [76]. In posizione supina la PA media di circa 40 mmHg è in grado di mantenere un'adeguata perfusione cerebrale, mentre in ortostatismo, per contrastare la gravità, l'uomo deve mantenere una PA media a livello del cuore di circa 70 mmHg. In ortostatismo i pazienti con IO tollerano una PA media inferiore rispetto ai soggetti normali (40-60 mmHg), probabilmente per l'adattamento dei meccanismi di autoregolazione dei vasi cerebrali allo stato di IO cronica.

Tabella 37.3 • Principi generali di trattamento

Da evitare
Passaggi posturali rapidi, soprattutto al risveglio
Prolungata ortostasi
Prolungata permanenza a letto durante la giornata
Sforzi durante la minzione, la defecazione,
 l'iperventilazione
Elevate temperature ambientali (inclusi bagni e
 docce calde)
Pasti abbondanti (soprattutto con carboidrati)
Alcol
Sostanze con proprietà vasodepressive
Preparati alimentari contenenti amine
 simpaticomimetiche
Intenso esercizio fisico

Da introdurre
Apporto salino giornaliero di almeno 8 g (150 mmol)
Apporto di almeno 2-2,5 litri di liquidi al giorno
Sollevamento della testa dal letto durante la notte
Esercizio moderato (incluso il nuoto)
Contromanovre fisiche
Aria condizionata o ventilatore in estate
Pasti piccoli e frequenti con ridotto apporto
 di carboidrati

Da considerare
Calze elastiche
Dispositivi elastici addominali
Sedie portatili

Trattamenti farmacologici
Terapia di inizio: fluoridrocortisone
Simpaticomimetici: midodrina
In casi specifici: desmopressina, eritropoietina,
 octreotide

Il paziente con IO deve essere informato di numerosi fattori ambientali che influenzano negativamente la sua tolleranza all'ortostatismo [70]. Occorre evitare l'esposizione a elevate temperature ambientali, il bagno e la doccia caldi, la sauna. Inoltre bisogna istruire il paziente ad associare un'abbondante assunzione di sali e liquidi in caso di febbre, mentre l'attività fisica dovrebbe essere ridotta al minimo. La IO è più grave al mattino a causa della marcata poliuria e natriuresi notturna e migliora nell'arco della giornata [77]. È pertanto raccomandabile evitare i rapidi passaggi dal clinostatismo all'ortostatismo al mattino; le attività fisiche dovrebbero essere confinate al tardo pomeriggio. I pazienti devono essere avvertiti che l'aumento della pressione intratoracica durante la minzione, la defecazione, la tosse impedisce il ritorno venoso al cuore e può causare caduta pressoria e sincope; lo stesso ac-

cade con la respirazione profonda e la conseguente ipocapnia che causa vasodilatazione del muscolo scheletrico e vasocostrizione dei vasi cerebrali [78]. I pazienti di sesso maschile dovrebbero urinare in posizione seduta.

L'ipotensione postprandiale è comune nei pazienti con insufficienza vegetativa. I sintomi iniziano 30 minuti dopo l'ingestione del cibo e possono durare fino a 3 ore dopo un pranzo normale. Un pasto abbondante e ricco di carboidrati facilita l'insorgenza dei sintomi, per cui è consigliabile fare pasti piccoli e frequenti con ridotto contenuto di carboidrati e seguiti dall'assunzione di caffè [79].

L'alcol causa una potente vasodilatazione gastrointestinale e dovrebbe essere evitato.

La perdita di sali per via renale giustifica l'introduzione di un'elevata quantità di sodio (almeno 8 g/die o 150 mmol/die) con la dieta; eventualmente anche tramite tavolette per salare i cibi (3 tavolette/die da 500 mg come dose iniziale), monitorando la natriuresi nelle 24 ore [70]. Va inoltre consigliata l'introduzione di almeno 2-2,5 l di liquidi/die, meglio se nella prima parte della giornata; dopo 1-2 settimane bisogna controllare il peso corporeo, i sintomi e il sodio urinario.

Infine, la rapida introduzione (in 3-4 minuti) di 0,5 litri di acqua facilita una marcata risposta pressoria e il miglioramento dei sintomi in molti pazienti; la risposta pressoria si manifesta dopo 5 minuti dall'ingestione di acqua e consiste in un aumento della PAS di 30 mmHg che raggiunge un picco in 20-30 minuti e dura anche per un'ora. Il meccanismo sottostante tale risposta non è completamente noto, anche se l'aumento dei livelli venosi di norepinefrina sembra indicare una attivazione del sistema ortosimpatico [80].

Anche se l'IO è peggiorata in fase acuta dall'esercizio fisico, è opportuno stimolare i pazienti a un esercizio fisico quotidiano da fare in posizione supina, perché i benefici a lungo termine di un esercizio continuativo superano gli effetti negativi a breve termine. I programmi di allenamento devono essere valutati nel singolo individuo in base alla gravità dell'ipotensione e ai segni neurologici associati; il nuoto è l'attività fisica più consigliabile anche se ha lo svantaggio di indurre poliuria. Anche la bicicletta può essere un esercizio utile [70].

Infine, sono importanti il riconoscimento e, quando possibile, l'eliminazione delle cause di IO: diuretici, farmaci antipertensivi, anti-anginosi, antagonisti del recettore α-adrenergico per il trattamento dell'ipertrofia prostatica benigna, antiparkinsoniani e antidepressivi sono tra i farmaci che più comunemente possono indurre o aggravare l'IO.

Trattamenti non farmacologici

Uno dei primi accorgimenti per il paziente con IO dovrebbe essere quello di compiere i passaggi posturali dalla posizione supina all'ortostatismo con gradualità, specie al mattino.

Il paziente con IO deve essere istruito a dormire con la testa sollevata di circa 20-25 cm [81]. Con questo accorgimento si può controllare l'IO per anni; inoltre, la manovra riduce l'ipertensione in posizione supina e la pressione nelle arterie cerebrali. Il meccanismo d'azione prevede la riduzione della PA nell'arteria renale, con stimolazione del sistema renina-angiotensina-aldosterone, promuovendo la ritenzione di sodio e l'aumento del volume extracellulare e del sangue circolante. Inoltre, il sollevamento della testa di notte riduce gli scambi notturni di fluido interstiziale dalle gambe verso il circolo a causa dell'aumento del volume extracellulare alle estremità inferiori e dell'aumentata pressione tissutale. Quest'ultimo meccanismo è supportato dall'osservazione che l'effetto di tale accorgimento diventa visibile nel momento in cui compare un lieve edema agli arti inferiori ed è presente anche nei pazienti senza rilascio di renina.

Vi sono diverse manovre fisiche atte a ridurre il riempimento venoso [76] che è opportuno insegnare ai pazienti perché possano essere applicate in qualsiasi situazione e spesso evitano la sincope. Esse includono: incrociare le gambe a forbice, lo *squatting*, chinarsi in avanti con la testa tra le gambe e imparare a usare la pompa dei muscoli scheletrici (contrazione dei muscoli addominali o delle gambe, sollevamento delle dita del piede, flessione ripetuta delle ginocchia). Le manovre possono essere difficili da applicare in caso di gravi disabilità motorie e di equilibrio.

Utile è l'uso di sedie portatili pieghevoli che permettano ai pazienti ancora deambulanti di sedersi qualora subentrino i sintomi presincopali in seguito a prolungato e inevitabile ortostatismo [82]. Un'altezza della sedia di circa 38 cm è ottimale perché sufficiente ad aumentare la PA ma non troppo bassa da rendere poi difficile alzarsi.

Un altro accorgimento da ricordare è l'uso delle calze elastiche con gradiente pressorio massimale alle caviglie (compressione di 30-40 mmHg) e minimo in vita (0-5 mmHg), che compensa il riempimento venoso dipendente dalla gravità e che determina un aumento di 25/15 mmHg della PA media [70]. Le calze elastiche sono però fastidiose da indossare specialmente in estate e spesso i pazienti smettono di usarle.

Trattamenti farmacologici

Recentemente la Federazione Europea delle Società Neurologiche (EFNS) ha stilato linee guida per la diagnosi e il trattamento dell'IO [69]. I farmaci comunemente usati sono riassunti nella tabella 37.4.

Lo scopo del trattamento farmacologico dell'IO non è riportare i valori pressori entro i limiti di norma, ma controllare la sintomatologia.

Il farmaco di prima scelta per il trattamento della IO neurogena è il fluoridrocortisone [70, 72]. Il livello di raccomandazione secondo la EFNS è C [69], in quanto soltanto uno studio di classe III [83] e uno di classe IV [84] hanno mostrato un incremento della pressione arteriosa e un miglioramento dei sintomi. Il fluoridrocortisone è un potente mineralcorticoide sintetico con minimi effetti glucocorticoidi che agisce determinando l'espansione del volume dei liquidi corporei intra- ed extravascolari, sensibilizzando i recettori vascolari alla NA e aumentando la risposta vasocostrittrice. Nei pazienti con insufficienza vegetativa il farmaco determina l'aumento dell'azione della NA rilasciata dalla residua attività simpatica efferente. La dose iniziale è di 0,1 mg/die aumentabile di 0,1 mg ogni 1-2 settimane fino a un massimo di 0,3-0,5 mg/die. Il picco plasmatico viene raggiunto in 45 minuti e l'emivita è di circa 7 ore. L'azione sulla PA si sviluppa dopo 5-6 giorni ed è utile aumentare l'apporto dietetico di sali che può incrementare l'effetto farmacologico. Durante il trattamento occorre assicurare un bilancio positivo del sodio, attraverso un'introduzione minima di 150 mEq/die. La combinazione di un apporto di sali adeguato, del sollevamento della testa dal cuscino durante la notte e di 0,1-0,2 mg/die di fluoridrocortisone è di solito il miglior metodo per espandere il volume dei liquidi corporei e per ridurre l'escrezione di sodio e liquidi nella notte, con conseguente miglioramento dell'IO. Normalmente all'effetto farmacologico si associano un guadagno di peso di 2-3 kg e un moderato edema degli arti inferiori. Dosi elevate di fluoridrocortisone possono determinare sovraccarico e insufficienza cardiaca congestizia, ipokaliemia, retinopatia e cefalea. Altri effetti indesiderati sono una grave ipertensione in posizione supina e l'esacerbazione di un diabete preesistente. I pazienti possono sviluppare ipokaliemia nelle due settimane successive all'inizio della terapia e bisogna raccomandare di aumentare l'apporto dietetico di potassio.

Per pazienti che non rispondono adeguatamente al trattamento con fluoridrocortisone, il farmaco di seconda scelta potrebbe essere un simpaticomimetico come la midodrina (raccomandazione livello A) o l'efedrina. Per quest'ultimo farmaco mancano evidenze, ma la task force dell'EFNS si esprime con un chiaro livello di consenso [69]. La diidrossifenilserina (livello A di raccomandazione) riduce l'IO con effetti collaterali minimi.

I simpaticomimetici possono agire indirettamente attraverso l'inibizione della distruzione della NA nei terminali simpatici (efedrina e amfetamine) o ad azione diretta sui vasi (fenilefrina, midodrina, metilfenidato, fenilpropanolamina). Il più usato in Italia, e l'unico approvato dalla Food and Drug Administration, è la midodrina, che è l'α-agonista più affidabile [85, 86]. Si tratta di un profarmaco che è assorbito quasi completamente come tale e solo successivamente convertito nel suo metabolita attivo desglimidodrina, che ha effetto vasocostrittore sulle arteriole e sul letto di capacitanza venoso. La midodrina è assorbita rapidamente e completamente e non attraversa la barriera ematoencefalica, perciò non ha effetti collaterali centrali. La biodisponibilità assoluta è del 93%, l'emivita della desglimidodrina è di 2-3 h. I livelli terapeutici ematici di midodrina e desglimidodrina dopo una singola dose persistono per 2-4 ore rispettivamente. È escreta prevalentemente per via urinaria. La dose è di 2,5-10 mg per 3 volte/die, meglio il mattino quando la PA è più bassa con ulteriori dosi prima del pranzo e l'ultima nel pomeriggio. Una dose di midodrina di 10 mg aumenta la PA sistolica di circa 20-30 mmHg. L'ipertensione notturna è un effetto indesiderato comune, insieme alla piloerezione e alla ritenzione o esitazione urinaria. La midodrina è particolarmente efficace nei pazienti con IO grave o con marcata sensibilità degli adrenorecettori da denervazione (PAF). Uno studio dose-risposta e altri due studi di fase I per un totale di 259 pazienti hanno testato l'efficacia, la tollerabilità e la sicurezza del farmaco con riscontro di un incremento della pressione arteriosa e un miglioramento dei sintomi correlati all'IO significativi [85-87]. Inoltre, uno studio di classe III ha mostrato una maggiore efficacia e sicurezza della midodrina rispetto alla epinefrina [88] e uno studio di fase IV ha mostrato che la midodrina è efficace nel ridurre i sintomi da IO indotti dall'esercizio nei soggetti con *PAF* [89].

La diidrossifenilserina (livello A di raccomandazione) è un profarmaco che viene convertito dalla DOPA-decarbossilasi a noradrenalina. In uno studio di classe I questo farmaco migliorava i sintomi da IO in 146 pazienti in emodialisi cronica [90]; tale efficacia veniva confermata in un ulteriore studio sia a breve che a lungo termine [91]. In studi di classe III la diidrossifenilserina è risultata efficace nella neuropatia amiloide familiare [92], in pazienti con varie patologie del sistema nervoso autonomo [93, 94], in pazienti con MSA e PAF [95].

In caso di deficienza di dopamina beta-idrossilasi (DβH), una rara malattia ereditaria in cui il paziente non può sintetizzare la NA e l'adrenalina, un profarmaco, la diidrossifenilserina nella forma levo o in forma mista racemica innalza i livelli plasmatici di NA superando il blocco di sintesi dovuto all'assenza dell'enzima DβH [86].

Gli α-agonisti misti, che agiscono direttamente sul recettore adrenergico e rilasciano norepinefrina dai neuroni simpatici postgangliari, includono l'efedrina e la pseudoefedrina. Entrambi gli agenti stimolano i recettori α, β_1 e β_2. Il loro effetto di vasodilatazione mediato dai recettori β_2 può attenuare gli effetti pressori [96]. Vi sono pochi studi di comparazione degli effetti degli agonisti adrenergici. In un piccolo trial, la midodrina alla dose media di 8,4 mg/die migliorava la pressione in ortostatismo e la tolleranza ortostatica in modo significativamente superiore alla efedrina alla dose media di 22,3 mg per 3 volte/die [88].

Tra gli altri simpaticomimetici sono da ricordare il metilfenidato (10 mg/die), vasocostrittore con durata d'azione variabile da 1 a 4 ore, e la fenilpropanolamina (12,5 ai 25 mg/die fino a un massimo di 50 mg/die), alfa-agonista diretto particolarmente efficace per lesioni postgangliari.

In passato, per il trattamento dell'IO si sono usati diversi farmaci che oggi si considerano di terza scelta o di interesse solamente storico per la scarsa efficacia e i marcati effetti collaterali (ibuprofene 400-800 mg/die, indometacina 25-50 mg/die, diidroergotamina, betabloccanti, clonidina, yohimbina) o controindicati come la metoclopramide che tende a peggiorare l'IO.

Vi sono poi trattamenti specifici per particolari situazioni cliniche come la desmopressina (spray nasale, 10-40 μg, o per os, 100-400 μg) per ridurre la poliuria notturna [74], l'octreotide (25-50 μg sc 30 minuti prima di un pasto) e recentemente l'acarbose, un inibitore dell'α-glicosidasi (100 mg/die) per controllare l'ipotensione postprandiale [73, 97] e l'eritropoietina (25-50 U/kg di peso corporeo sc per 3 volte la settimana per 6-8 settimane) per ridurre l'anemia [75].

Infine, la piridostigmina in trial clinici controllati ha mostrato una capacità di aumentare la pressione arteriosa in pazienti con IO. Il razionale è che l'inibizione dell'acetilcolinesterasi potenzia la trasmissione simpatica ganglionare e che l'effetto è massimo in ortostatismo perché l'attività simpatica è maggiore in tale posizione [98].

Altri approcci sono in corso di sviluppo e certamente il più interessante è un dispositivo elettromeccanico per il controllo automatico della PA tramite infusione in pompa di NA.

L'effetto indesiderato più comune della terapia farmacologica per contrastare l'IO è l'ipertensio-

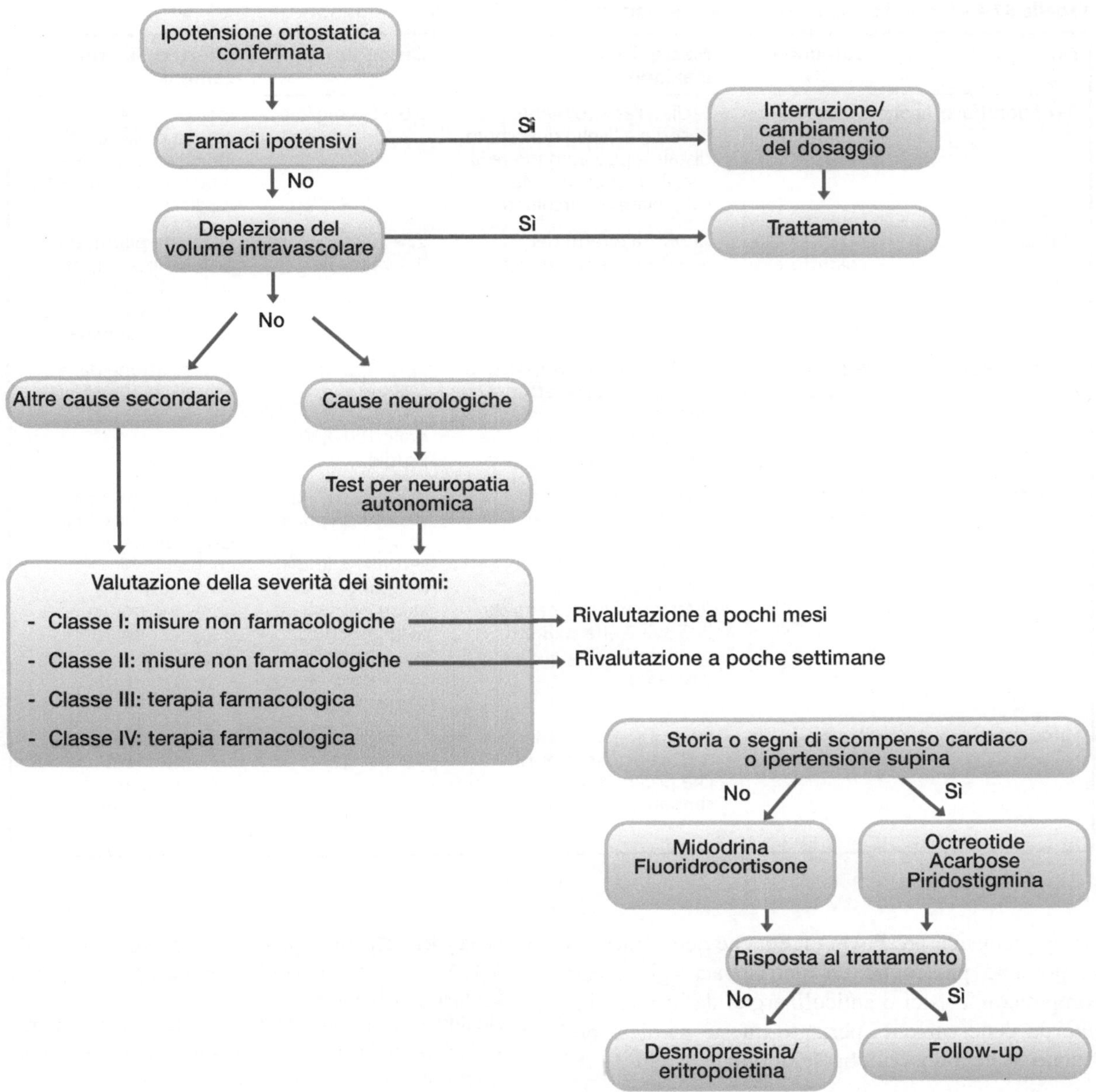

Figura 37.3 • Algoritmo pratico per il trattamento dell'ipotensione ortostatica.

ne notturna. Al fine di limitare questo fenomeno, si consiglia l'ultima somministrazione dei farmaci vasoattivi alle 18 e di bere prima di coricarsi un bicchiere di vino o mangiare un dolce che possano ridurre rapidamente la PA per diverse ore. Altre indicazioni comportamentali includono alcune manovre da evitare (ad es., l'introduzione di liquidi prima di coricarsi, l'uso di calze elastiche in posizione supina, l'uso di agenti pressori prima di coricarsi) o da mettere in atto (ad es., alzare la testa del letto di 25-30 pollici, mangiare uno snack prima di dormire, bere un po' di vino prima di coricarsi, riposarsi su una poltrona reclinabile durante

il giorno, con i piedi a terra). Tra le indicazioni farmacologiche ricordiamo i nitrati transdermici (0,1-0,2 mg/h), l'idralazina (25 mg), la nifedipina (10 mg), il minoxidil (2,5 mg), la clonidina (0,1 mg) e il captopril (25 mg) [70, 99]. Un algoritmo pratico per il trattamento della IO è riassunto nella figura 37.3.

Infine, i pazienti con disautonomia pongono particolari problemi per l'anestesia a causa della difficoltà a tollerare lievi stress emodinamici e a mantenere un adeguato equilibrio idroelettrolitico. In caso fosse necessario un intervento chirurgico con anestesia in un paziente con IO neurogena, bisogna

Tabella 37.4 • Farmaci comunemente usati nel trattamento dell'ipotensione ortostatica

Farmaco	Categoria	Meccanismo d'azione	Dosaggio	Effetti collaterali comuni
9-α-fluoridrocortisone	Volume-expanding	Facilita l'assorbimento di sodio a livello del tubulo distale e può aumentare la sensibilità dei vasi alle catecolamine circolanti	0,05–0,3 mg/die	Ipertensione supina, edema delle caviglie, ipokaliemia, cefalea e, raramente, scompenso cardiaco
Midodrina	Agente vaso-costrittore	Agonista diretto del recettore 1-adrenergico	2,5–10 mg 2-4 volte/die	Reazione pilomotoria, prurito, ipertensione supina, bradicardia, sintomi gastroenterici, ritenzione urinaria
Desmopressina acetato	Agenti supplementari	Analogo della vasopressina che agisce sui recettori V2 dei tubuli renali. Incrementa l'espansione del volume e riduce la diuresi notturna	Spray nasale, 5-40 µg/die; formulazione orale 100–800 µg/die	Intossicazione da acqua e iponatremia
Eritropoietina	Agenti supplementari	Agente eritropoietico che corregge l'anemia normocitica cronica del deficit autonomico, aumentando i globuli rossi e il volume centrale. Può avere effetti diretti o indiretti sulla parete vascolare	25–75 U per kg di peso corporeo, sc 3 volte/ settimana fino a raggiungere valori normali di ematocrito; possono essere usate dosi inferiori come mantenimento	Ipertensione supina, policitemia, rischi a lungo termine (inclusi rischi cardiovascolari) non sono noti in questa popolazione di pazienti
Piridostigmina	Agenti supplementari	Inibitore dell'acetilcolinesterasi che potenzia la trasmissione simpatica ganglionare	30-60 mg 3 volte/die	Eccessiva salivazione, aumento della peristalsi, nausea, vomito e crampi allo stomaco

sempre considerare l'eventualità che questi pazienti possano presentare un'iperrisposta agli agenti simpaticomimetici o anticolinergici da ipersensibilità da denervazione; pertanto queste medicazioni vanno usate a dosi più basse di quelle usuali.

Bibliografia

1. Low PA. Sudomotor function and dysfunction. In:AK Asbury, GM McKhann, WI McDonald (eds). Diseases of the nervous system. 2nd. Philadelphia:WB Saunders Company; 1992:479-489.
2. Low PA, Polinsky RJ, Kaufmann HCet al. Autonomic function and dysfunction. Continuum 1998; 4 (2):18-19.
3. Low PA. Evaluation of sudomotor function. Clin Neurophysiology 2004; 115:1506-1513.
4. Sato K, Kang WH, Saga K, Sato KT. Biology of sweat glands and their disorders. II. Disorders of sweat gland function. J Am Acad Dermatol 1989; 20:713-726.
5. Leung AKC, Chan PYH, Choi MCK.. Hyperhidrosis. Intern J Dermatol 1999; 38:561-567.
6. Fealey RD. Thermoregulatory sweat test. In:Daube JR (ed). Clinical neurophysiology. Philadelphia:FA Davis Company; 1996:396-402.
7. Hoeldtke RD, Davis KM, Hshieh PB et al. Autonomic surface potential analysis:assessment of reproducibility and sensitivity. Muscle Nerve 1992; 15:926-931.
8. Atkins JL, Butler PEM. Hyperhidrosis:a review of current management. Plast Reconstr Surg 2002; 110:222-228.
9. Hashmonai M, Kopelman D, Assalia A. The treatment of primary palmar hyperhidrosis:a review. Surg Today 2000; 30:211-218.10 Freeman R, Waldorf HA, Dover JS. Autonomic neurodermatology (Part II):disorders of sweating and flushing. Semin Neurol 1992; 12:394-407.
10. Naumann M. Evidence-based medicine:botulinum toxin in focal hyperhidrosis. J Neurol 2001; 248 (Suppl 1):31-33.
12. Saadia D, Voustianiouk A, Wang AK et al. Botulinum toxin type A in primary palmar hyperhidrosis. Neurology 2001; 57:2095-2099.
13. Swash M, Mathers S. Sphincter disorders and the nervous system. In:Aminoff MJ (ed). Neurology and general medicine. The neurological aspects of medical disorders. New York:Churchill Livingstone; 1995:521-539.

14. Fowler CJ, Betts CD, Fowler CG. Bladder dysfunction in neurologic disease. In: Asbury AK, McKhann GM, McDonald WI (eds). Diseases of the nervous system. 2nd. Philadelphia:WB Saunders Company, 1992:512-528.

15. Gosling JA, Dixon JS, Humpherson JA (eds). Functional anatomy of the urynary tract:an integrated text and colour atlas. Edinburgh:Churhill Livingstone, 1987.

16. De Groat WC. Central neural control of the lower urinary tract. In:Bock G, Whelan J (eds). Neurobiology of incontinence. Wiley, Chichester; 1990:27-42.

17. Fowler CJ. Neurological disorders of micturition and their treatment. Brain 1999; 122:1213-1231.

18. Fowler CJ. Neurological causes of bladder, bowel, and sexual dysfunction. In:Bradley WG, Daroff RB, Fenichel GM, Marsden CD (eds). Neurology in clinical practice. The neurological disorders. Woburn:Butterworth-Heinemann; 2000:429-438.

19. Goyal RK, Hirano I. The enteric nervous system. N Engl J Med 1996; 334:1106-1115.

20. Ventimiglia B, Patti F, Reggio E et al. Disorders of micturition in neurological patients:a clinical study of 786 patients. J Neurol 1998; 245:173-177.

21. Sakakibara R, Hattori T, Yasuda K et al. Micturitional disturbance and the pontine tegmental lesion:urodynamic and MRI analyses of vascular cases. J Neurol Sci 1996; 141:105-110.

22. Joseph PA, De Sèze M. Les troubles génito-sphinctériens. Rev Neurol (Paris) 2001; 8-9:1051-1059.

23. Sakakibara R, Hattori T, Tojo M et al. Micturitional disturbance in myotonic distrophy. J Auton Nerv Syst 1995; 52:17-21.

24. Blaivas JG, Chaikin DC, Chancellor MB et al. Neurourology. Continuum 1998; 4(4):43-53.

25. Fowler CJ. Investigation of the neurogenic bladder. J Neurol Neurosurg Psychiatry 1996; 60:6-13.

26. Romero Y, Evans JM, Fleming KC et al. Constipation and fecal incontinence in the elderly population. Mayo Clin Proc 1996; 71:81-92.

27. Webb RJ, Lawson AL. Clean intermittent self-catheterisation in 172 adults. Br J Urol 1990; 65:20-23.

28. Thuroff JW, Bunke B, Ebner A et al. Randomized, double blind, multicenter trial on treatment of frequency, urgency and incontinence related to detrusor hyperactivity:oxybutynin versus propantheline versus placebo. J Urol 1991; 145:813-816.

29. Abrams P, Freeman R, Anderstrom C et al. Tolterodine, new antimuscarinic agent; as effective but better tolerated than oxybutynin in patients with an overactive bladder. Br J Urol 1998; 81:801-810.

30. Delaere KPJ, Michiels HE, Debruyne FMJ et al. Flavoxate hydrochloride in the treatment of detrusor instability. Urol Int 1977; 32:377-381.

31. Cardozo L, Lisec M, Millard R, et al. Randomized, double-blind placebo controlled trial of the once daily antimuscarinic agent solifenacin succinate in patients with overactive bladder. J Urol 2004; 172:1919–1924.

32. Haab F, Stewart L, Dwyer P. Darifenacin, an M3 selective receptor antagonist, is an effective and well-tolerated once-daily treatment for overactive bladder. Eur Urol 2004; 45:420-429.

33. Foote J, Glavind K, Kralidis G et al. Treatment of overactive bladder in the older patient:pooled analysis of three phase III Studies of Darifenacin, an M3 selective Rreceptor antagonist. Eur Urol 2005; 48:471–477.

34. Abrams P, Swift S. Solifenacin is effective for the treatment of OAB dry Ppatients:a pooled analysis. Eur Urol 2005; 48:483–487.

35. DuBeau CE, Khullar V, Versi E. Unblinding in randomized controlled drug trials for urinary incontinence:Implications for assessing outcomes when adverse effects are evident. Neurourol Urodyn 2005; 24:13–20.

36. Fowler CJ, Beck RO, Gerrard S et al. Intravescical capsaicin for the treatment of detrusor hyperreflexia. J Neurol Neurosurg Psychiatry 1994; 57:169-73.

37. Cruz F, Guimaraes M, Silva C et al. Suppression of bladder hyperreflexia by ointravescical resiniferatoxin. Lancet 1997; 350:340-341.

38. Lazzeri M, Spinelli M, Zanollo A et al.Intravesical vanilloids and neurogenic incontinence:ten years experience. Urol Int 2004; 72:145-149.

39. Watanabe T, Yokoyama T, Sasaki K, et al. Intravesical resiniferatoxin for patients with neurogenic detrusor overactivity. Int J Urol 2004; 11:200-205.

40. Silva C, Silva J, Ribeiro MJ, et al. Urodynamic effect of intravesical resiniferatoxin in patients with neurogenic detrusor overactivity of spinal origin:results of a double-blind randomized placebo-controlled trial. Eur Urol 2005.

41. Reynard JM. Does anticholinergic medication have a role for men with lower urinary tract symptoms/benign prostatic hyperplasia either alone or in combination with other agents? Curr Opin Urol 2004; 14:13-16.

42. Sahai A, Khan M, Fowler CJ, Dasgupta P. Botulinum toxin for the treatment of lower urinary tract symptoms:a review. Neurourol Urodyn 2005; 24:2-12.

43. Jost WH, Naumann M. Botulinum toxin in neuro-urological disorders. Mov Disord 2004; 19(Suppl 8):S142-S145.

44. Cruz F, Silva C. Botulinum toxin in the management of lower urinary tract dysfunction:contemporary update. Curr Opin Urol 2004; 14:329-334.

45. Reitz A, Stohrer M, Kramer G, et al. European experience of 200 cases treated with botulinum-A toxin injections into the detrusor muscle for urinary incontinence due to neurogenic detrusor overactivity. Eur Urol 2004; 45:510-515.

46. Barnes DG, Shaw PJ, Timoney AG et al. Management of the neuropathic baldder by soprapubic catheterisation. Br J Urol 1993; 72:169-172.

47. Dijkema HE, Weil EH, Mijs PT et al. Neuromodulation of sacral nerves for incontinence and voiding dysfunctions. Clinical results and complications. Eur Urol 1993; 24:72-76.

48. Brindley GS. The first 500 patients with sacral anterior root stimulator implants:general description. Paraplegia 1994; 32:795-805.

49. Fowler CJ. Neurourology. In:Bradley WG, Daroff RB, Fenichel GM, Marsden CD (eds). Neurology in clinical practice. The neurological disorders. Woburn:Butterworth-Heinemann; 2000:743-57.

50. Rubin G. Constipation. Clin Evid 2002; 7:292-296.

51. Aminoff MJ. Postural hypotension. In:Aminoff MJ (ed). Neurology and general medicine. The neurological aspects of medicine disorders. New York:Churchill Livingstone; 1995:137-158.

52. Wieling W, Cortelli P, Mathias CJ. Treating neurogenic orthostatic hypotension. In:Appenzeller O (ed). Handbook of clinical Neurology. Vol 75:The autonomic nervous system. Part II. Dysfunctions. Amsterdam:Elsevier Science; 2000:714-729.

53. Tuck RR; McLeod JG. Vasomotor function and dysfunction. In:AK Asbury, GM McKhann, WI McDonald (eds). Diseases of the nervous system. 2nd. Philadelphia:WB Saunders Company; 1992:469-478.

54. Stewart JM. Orthostatic intolerance in pediatrics. J Pediatr 2002; 140:404-411.

55. Smit AA, Halliwill JR, Low PA et al. Pathophysiological basis of orthostatic hypotension in autonomic failure.J Physiol 1999; 519:1-10.

56. Freeman R. Neurogenic Orthostatic Hypotension. N Engl J Med 2008;358:615-624.

57. Robertson D, Kincaid DW, Haile V et al.The head and neck discomfort of autonomic failure:un unrecognized aetiology of headache. Clin Auton Res 1994;4:99-103.

58. Gibbons CH, Freeman R. Orthostatic dyspnea:a neglected symptom of orthostatic hypotension. Clin Auton Res 2005; 15:40-44.

59. Thaisetthawatkul P, Boeve BF, Benarroch EE et al. Autonomic dysfunction in dementia with Lewy bodies. Neurology 2004; 62:1804-1809.

60. Low PA, Bnerud-Larson LM,Sletten DM et al. Autonomic symptoms and diabetic neuropathy:a population-based study. Diabetes Care 2004; 27:2942-2947.

61. Rudnicki SA, Dalmau J. Paraneoplastic syndromes of the peripheral nerves. Curr Opin Neurol 2005; 18:598-603.

62. Vernino S, Low PA, Fealey RDet al. Autoantibodies to ganglionic acetylcholine receptors in autoimmune autonomic neuropathies. N Engl J Med 2000; 343:847-855.

63. Wright RA, Grant IA, Low PA. Autonomic neuropathy associated with sicca complex. J Auton Nerv Syst 1999; 75:70-6.

64. Axelrod FB. Hereditary sensory and autonomic neuropathies:familial dysautonomia and other HSANs. Clin Auton Res 2002; 12 Suppl 1:I2-I14.

65. Falk RH, Comenzo RL, Skinner M. The systemic amyloidoses. N Engl J Med 1997; 337:898-909.

66. Benson MD, Kincaid JC. The molecular biology and clinical features of amyloid neuropathy. Muscle Nerve 2007; 36:411-423.

67. Adams D. Hereditary and acquired amyloid neuropathies. J Neurol 2001; 248:647-657.

68. Masaki KH, Schatz IJ, Burchfiel CM, Sharp DS, Chiu D, Foley D, Curb JD. Orthostatic Hypotension Predicts Mortality in Elderly Men :The Honolulu Heart Program. Circulation 1998;98;2290-2295.

69. Lahrmann H, Cortelli P, Hilz M et al. EFNS guidelines on the diagnosis and management of orthostatic hypotension. Eur J Neurol 2006;13:930-936.

70. Mathias CJ, Kimber JR. Treatment of postural hypotension. J Neurol Neurosurg Psychiatry 1998; 65:285-289.

71. Bannister R, Mathias CJ. Management of postural hypotension. In:Mathias CJ, Bannister R (eds). Autonomic Failure. A textbook of clinical disorders of the autonomic nervous system. Oxford:Oxford University Press; 1999:342-356.

72. Hoeldtke RD, Horvath GG, Bryner KD et al. Treatment of orthostatic hypotension with Midodrine and Octreotide. J Clin Endocrinol Metab 1998; 83:339-343.

73. Mathias CJ, Fosbraey P, De Costa DF Et al. Desmopressin reduces nocturnal polyuria, reverses overnight weight loss and improves morning postural hypotension in autonomic failure. Br Med J 1986; 293:353-354.

74. Perera R, Isola L, Kauffmann H. Effect of recombinant erythropoietin on anemia and orthostatic hypotension in prinary autonomic failure. Clin Auton Res 1995; 5:211-214.

75. Schatz IJ, Bannister R, Freeman L et al. Consensus statement on the definition of orthostatic hypotension, pure autonomic failure and multiple system atrophy. Clin Auton Res 1996; 6:125-126.

76. Wieling W, Van Lieshout JJ, Van Leeuwen AM. Physical manoeuvres that reduce postural hypotension in autonomic failure. Clin Auton Res 1993; 3:57-65.

77. Omboni S, Smit AAJ, Van Lieshout JJ et al. Mechanism underlying the circadian variation in orthostatic tolerance in patients with autonomic failure. Clin Auton Res 1998; 5:274-275.

78. Van Lieshout JJ, Ten Harkel ADJ, Van Leeuwen AM et al.. Contrasting effects of acute and chronic volume expansion on orthostatic blood pressure control in a patient with autonomic circulatory failure. Neth J Med 1991; 39:72-83.

79. Mathias CJ, Holly E, Armstrong E et al. The influence of food on postural hypotension in three groups with chronic autonomic failure:clinical and therapeutic implications. J Neurol Neurosurg Psychiatry 1991; 54:726-730.

80 Jordan J, Shannon JR, Black BK, et al. The pressor response to water drinking in humans:a sympathetic reflex? Circulation 2000;101:504-509.

81. Ten Harkel ADJ, Van Lieshout JJ, Wieling W. Treatment of orthostatic hypotension with sleeping in the head up tilt position, alone and in combination with fludrocortisone. J Intern Med 1992; 232:139-145.

82. Smit AAJ, Hardjowijono MA, Wieling W. Are portable folding chairs useful to combat orthostatic hypotension? Ann Neurol 1997; 42:975-978.

83. Campbell IW, Ewing DJ, Clarke BF. 9-Alpha-?uoro-hydrocortisone in the treatment of postural hypotension in diabetic autonomic neuropathy. Diabetes 1975; 24:381-384.

84. Hoehn MM. Levodopa-induced postural hypotension. Treatment with ?udrocortisone. Archives of Neurology 1975; 32:50-51.

85. Low PA, Gilden JL, Freeman R et al. Efficacy of midodrine vs placebo in neurogenic orthostatic hypotension. A randomized, double blind multicenter study. J Am Med Assoc 1997; 277:1046-1051.

86. Jankovic J, Gilden JL, Heine BC et al. Neurogenic orthostatic hypotension:a double blind, placebo controlled study with midodrine. Am J Med 1993; 95:38-48.

87. Wright RA, Kaufmann HC, Perera R, et al. A doubleblind, dose-response study of midodrine in neurogenic orthostatic hypotension. Neurology 1998; 51:120-124.

88. Fouad-Tarazi FM, Okabe M, Goren H. Alpha sympathomimetic treatment of autonomic insufficiency with orthostatic hypotension. Am J Med 1995;99:604-610.

89. Schrage WG, Eisenach JH, Dinenno FA, et al. Effects of midodrine on exercise-induced hypotension and blood pressure recovery in autonomic failure. Journal of Applied Physiology 2004; 97:1978-1984.

90. Akizawa T, Koshikawa S, Iida N, et al. Clinical effects of L-threo-3, 4-dihydroxyphenylserine on orthostatic hypotension in hemodialysis patients. Nephron 2002; 90:384-390.

91. Iida N, Koshikawa S, Akizawa T, et al. Effects of Lthreo-3, 4-dihydroxyphenylserine on orthostatic hypotension in hemodialysis patients. American Journal of Nephrology 2002; 22:338-346.

92. Carvalho MJ, van den Meiracker AH, Boomsma F, et al. Improved orthostatic tolerance in familial amyloidotic polyneuropathy with unnatural noradrenaline precursor L-threo-3, 4-dihydroxyphenylserine. Journal of the Autonomic Nervous System 1997; 62:63–71.

93. Freeman R, Landsberg L, Young J. The treatment of neurogenic orthostatic hypotension with 3,4-DL-threodihydroxyphenylserine:a randomized, placebo-controlled, crossover trial. Neurology 1999; 53:2151–2157.

94. Kaufmann H, Saadia D, Voustianiouk A, et al. Norepinephrine precursor therapy in neurogenic orthostatic hypotension. Circulation 2003; 108:724–728.

95. Mathias CJ, Senard JM, Braune S, et al. L-threo-dihydroxyphenylserine (L-threo-DOPS; droxidopa) in the management of neurogenic orthostatic hypotension:a multi-national, multi-center, dose-ranging study in multiple system atrophy and pure autonomic failure. Clinical Autonomic Research 2001; 11:235–242.

96. Jordan J, Shannon JR, Biaggioni I et al. Contrasting actions of pressor agents in severe autonomic failure. Am J Med 1998; 105:116-124.

97. Shibao C, Gamboa A, Diedrich A et al. Acarbose, an alfa-glucosidase inhibitor, attenuates postprandial hypotension in autonomic failure. Hypertension 2007; 50:54-61.

98. Singer W, Sandroni P, Opfer-Gehrking TL, et al. Pyridostigmine treatment trial in neurogenic orthostatic hypotension. Arch Neurol 2006; 63:513-518.

99. Shibao C, Gamboa A, Diedrich A et al. Management of Hypertension in the Setting of Autonomic Failure.A Pathophysiological Approach. Hypertension. 2005; 45:469-476.

Capitolo 38

Disfunzione erettile di origine neurologica

Paolo Luca Politi

La disfunzione erettile (DE), dizione che ha ormai sostituito il termine "impotenza", è per definizione "l'incapacità a iniziare e mantenere una erezione sufficiente per un rapporto sessuale soddisfacente".

Tutti gli uomini nella loro vita hanno sperimentato almeno una volta una mancata erezione, ma la persistenza del disturbo è poco comune prima dei 40 anni. L'incidenza aumenta rapidamente fino a raggiungere il 65% nei pazienti di età superiore ai 70 anni. La maggior frequenza del deficit è legata a disturbi vascolari che possono essere aggravati da varie patologie, come in particolare il diabete. L'invecchiamento da solo non giustifica i disturbi erettivi, anche se si registrano notevoli cambiamenti di tipo fisiologico. La maggior parte degli uomini, durante l'invecchiamento, necessita di una stimolazione peniena prolungata, inoltre l'erezione è meno rigida e qualunque distrazione può condurre alla perdita di una erezione spesso poi difficile da riottenere. La frequenza dei rapporti sessuali si riduce, sebbene rimanga la necessità della soddisfazione sessuale e il suo ruolo per il benessere generale dell'uomo.

Cause di disfunzione erettile

Possono essere molteplici e di varia origine.
- Psicologica: ansia, depressione, problemi interpersonali.
- Vascolare: arteriosclerosi, dislipidemie, fumo, diabete.
- Neurologica: lesioni traumatiche del midollo spinale, traumi pelvici, chirurgia pelvica radicale, sclerosi multipla e mielopatie in genere, ernie discali.
- Endocrina: deficit androgenico, iperprolattinemia, disturbi tiroidei.

L'alcol, il fumo, l'ipertensione arteriosa e altre malattie cardiovascolari sono fattori di rischio da considerare. Vi sono inoltre alcune categorie di farmaci che possono influire negativamente sull'attività sessuale:
- antidepressivi e tranquillanti: benzodiazepine, fenotiazina, inibitori monoamino-ossidasi, triciclici;
- antipertensivi: ACE inibitori, beta bloccanti, diuretici, simpaticomimetici centrali, vasodilatatori;
- altri: antiandrogeni, estrogeni, corticosteroidi, chemioterapici, cimetidina, diossina, indometacina.

Fisiologia e fisiopatologia dell'erezione

Lo stato di flaccidità del pene è la risultante dell'innervazione simpatica della muscolatura liscia e dei vasi arteriosi dei corpi cavernosi. Gli stimoli centrali psicogeni e la stimolazione diretta peniena aumentano l'attività parasimpatica che induce il rilassamento della muscolatura liscia. Il fenomeno è mediato dall'attivazione supplementare dell'AMPc che induce un aumento del flusso arterioso penieno. L'aumento del flusso ematico induce la tumescenza, mentre l'aumento della pressione intracavernosa per meccanismo veno-occlusivo dovuto alle resistenze della tunica albuginea consente lo stato di erezione funzionale [1-4].

In caso di lesione midollare la disfunzione sessuale dipende dall'entità della lesione, completa o incompleta, dal suo livello neurologico prossimo-distale. Il controllo neurologico dell'erezione e dell'eiaculazione, oltre all'integrazione dei centri superiori corticali, è

A. Sghirlanzoni (ed) *Terapia delle malattie neurologiche*. ISBN 978-88-470-1119-9; © Springer-Verlag Italia 2009

determinato da due plessi del sistema nervoso autonomo (SNA) a localizzazione D_{11}-L_2 (plesso toraco-lombare) e S_2-S_4 (plesso sacrale) [3].

Una prima importante distinzione è tra lesione del motoneurone superiore (LMNS), con risparmio del centro sacrale, e lesione del motoneurone inferiore (LMNI), con interessamento del centro sacrale. Per meglio comprendere la fisiopatologia della disfunzione erettile, possiamo riassumerne i principali aspetti.

Lesione soprasacrale (LMNS)

Si ha un'erezione riflessa nel 70%-90% dei casi. Questo tipo di erezione è possibile attraverso manovre di stimolazione genitale che attivano l'arco riflesso. L'erezione, sia pur presente, non sempre è finalizzabile a un coito soddisfacente, per problemi di penetrazione da rigidità insufficiente o da inadeguato mantenimento dell'erezione.

Bisogna invece ricordare che il deficit o l'assenza di sensibilità genito-perineale sono quasi sempre associati al disturbo erettivo.

Lesione sacrale (LMNI)

Si verifica l'abolizione dell'arco riflesso, con possibile presenza di erezione psicogena (40% dei casi) grazie alla conservazione delle fibre toraco-lombari deputate a questo tipo di erezione. In realtà si verifica più spesso una tumescenza da stimolo psicogeno non finalizzabile al coito.

Lesione infrasacrale

Nei rarissimi casi in cui la lesione è strettamente limitata al tratto di midollo compreso tra i due centri, toraco-lombare e sacrale, si può anche verificare una parziale conservazione di entrambi i meccanismi erettivi: si avrà quindi un'erezione definita "mista", di tipo psicogeno e riflessa.

L'erezione è iniziata da uno stimolo psicogeno e mantenuta e amplificata dalla stimolazione fisica, oppure è l'erezione riflessa a essere mantenuta o esaltata da una esacerbazione della libido.

Le lesioni incomplete non sono classificabili, per la vasta gamma di possibili quadri clinici di difficile standardizzazione; tuttavia, percentualmente le possibilità di recuperare un'erezione spontanea valida e il meccanismo eiaculatorio sono maggiori rispetto alle lesioni complete [1, 5-8, 12].

Terapia

Riabilitazione neuro-urologica

Prima di affrontare con il paziente la problematica sessuale è fondamentale che l'unità vescico-sfinterica sia in condizioni di buon bilancio. È infatti impossibile che una persona con lesione midollare e vescica neurologica non bilanciata possa elaborare ed esprimere il desiderio sessuale se i problemi a carico della sua vescica non sono stati risolti. Stessa considerazione vale per la funzione intestinale. Raggiunto un equilibrio funzionale, il compito del neuro-urologo è fornire un counseling individuale e di coppia, ma con approccio multidisciplinare. Nostro compito è spiegare cosa è successo, cosa accadrà, come vi si potrà porre rimedio.

Farmacoterapia orale

La terapia orale non ha dato risultati apprezzabili sino all'avvento dell'era del sildenafil.

Questo farmaco ha senza dubbio determinato una svolta nel trattamento conservativo del deficit erettivo di origine neurogena. Ormai sono diversi i dati della letteratura che riportano studi ben condotti deponenti per l'effetto terapeutico del trattamento.

Il sildenafil è un inibitore della fosfodiesterasi di tipo 5 e agisce favorendo la vasodilatazione periferica della muscolatura liscia dei corpi cavernosi; ciò comporta un miglioramento della performance sessuale. I dosaggi utilizzati variano da 25 a 100 mg, a seconda del livello, della completezza e della estensione del danno midollare. Considerando il fatto che può comportare una riduzione dei valori di pressione arteriosa sistemica, va utilizzato con precauzione in presenza di un danno midollare superiore a D_6 (pazienti con crisi di disreflessia autonoma). Il farmaco va assunto circa un'ora prima del rapporto e ha una durata d'azione di alcune ore. La sua efficacia è ovviamente condizionata dalla presenza di uno stimolo erogeno.

L'unica vera controindicazione assoluta è la coronaropatia, sia essa o meno in trattamento con nitrati.

Sono disponibili altre due sostanze simili al sildenafil: tadalafil e vardenafil. Si tratta di inibitori della 5 fosfodiesterasi, che è scontato possano avere un risultato terapeutico efficace nel trattamento del deficit erettivo di origine neurogena [9-11, 13, 14].

La farmacoterapia orale è quindi attualmente la prima scelta terapeutica e soltanto il suo fallimento giustifica il ricorso alla terapia iniettiva intracavernosa (Fig. 38.1).

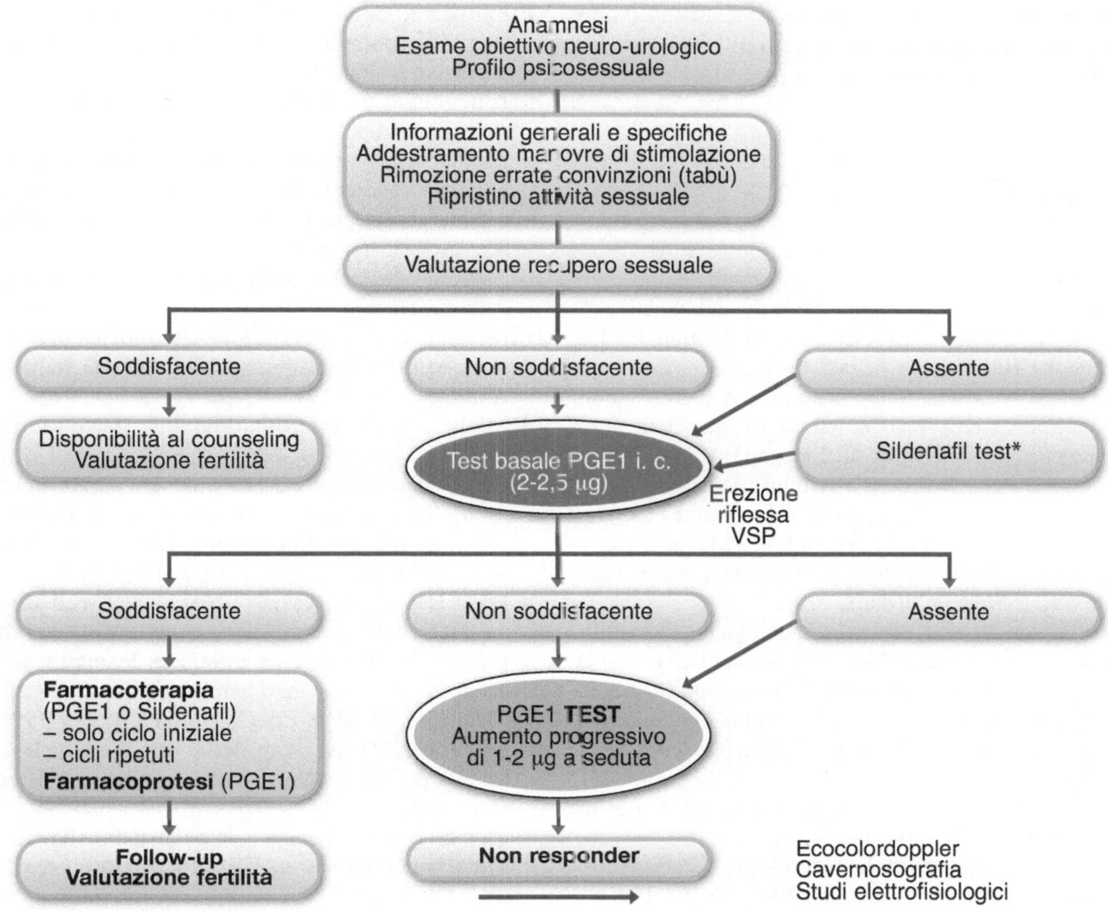

Figura 38.1 • Flow-chart diagnostica del deficit erettivo nel paziente con lesione midollare. Farmaco test: la PGE1 testa l'integrità vascolare e l'efficacia terapeutica associabile all'ecocolordoppler, mentre il sildenafil testa la risposta al farmaco e la presenza di attività riflessa, associabile alla VSP (vibro stimolazione peniena). *Il test non è ancora standardizzato.

Farmacoterapia iniettiva intracavernosa

La prostaglandina E1 per via intracavernosa si è rivelata efficace in circa l'80% dei pazienti ed ha una bassa incidenza di effetti collaterali. Nel 15-50 % dei casi può comparire dolore penieno che di fatto non si manifesta nei soggetti con lesione midollare post-traumatica. Il dosaggio varia da 2 a 20 microgrammi. In circa il 2% dei pazienti è riportato priapismo; secondo uno studio di follow-up di 3 anni, l'incidenza di fibrosi dei corpi cavernosi è pari al 10%; peraltro la metà circa di questi casi si risolve *sua sponte* [15].

Terapia chirurgica: protesi peniene

Quando tutte le terapie sopra riportate non raggiungano l'obbiettivo previsto, l'unica ulteriore possibilità terapeutica è rappresentata dall'impianto protesico. Esistono diversi tipi di protesi: morbide tipo Subrini, idrauliche, semirigide mono- o multicomponenti. L'esperienza italiana nell'ambito delle lesioni midollari ha però dimostrato una notevole resistenza da parte dei pazienti all'impianto protesico [16, 17].

Conclusioni

I nuovi farmaci utilizzati per via orale nel trattamento del deficit erettivo hanno determinato una vera e propria rivoluzione in campo terapeutico. La loro efficacia è attestata ormai da una lunga serie di dati della letteratura scientifica. La quasi totale assenza di effetti collaterali, associata alla comodità di assunzione, li rende sicuramente di prima scelta nella procedura terapeutica. Tutto ciò comporta un miglioramento della qualità di vita per chi deve convivere con una invalidità. Non dimentichiamoci però che la sessualità rappresenta uno step, importante sì, ma solo uno step nel lungo cammino verso una riabilitazione globale della persona con patologia midollare.

Bibliografia

1. Azadzoi KM, Siroky MB. Neurogenic sexual dysfunction in Men and Women. Male Sexual Function-A guide to clinical management. Second Edition. By J.J. Mulcohy-Humana Press 2007; 195-226.
2. De Groat WC. et al. Neuroanatomy and neurophysiology of penile erection. Contemporary management of impotence and infertility. In: Tanagho EA, Lue TF, Mc Clure RD (eds). Williams e Wilkins, Baltimore, 1988.
3. De Groat WC et al. Neural control of penile erection. In the autonomic nervous system.Vol. 3 Maggi CA (ed): Nervous control of the urogenital system. London, Harwood Academic Publishers, 1993.
4. Del Popolo G. et al. Aspetti sessuologici nella riabilitazione del mieloleso. Temi di paraplegia.Atti del II Congr. Naz. Della SOMIPAR. Milano 1990; 199-203.
5. Del Popolo G. et al. Guida alle disfunzioni della sessualità maschile da lesione midollare. A cura della SOMIPAR, 2001.
6. ESIR. A physician's guide to the management of erectile dysfunction. Amsterdam, 1996.
7. Fowler C.J. Update on the Neurology of Parkinson's Disease. Neurourol.Urodynam. 2007; 26:103-109.
8. Francois A. Giuliano et al. Neural control of penile erection: The urologic Clinics of North America. Impotence. Nov. 1995; 22 4:747-766.
9. Ishii N et al. Therapeutic trial with prostaglandin E1 for organic impotence. In: Proceedings of the fifth Conference on vasculogenic Impotence and Corpus Cavernosum Revascularization. Second World Meeting on Impotence. Prague: International Society for Impotence Research (ISIR) 1986.
10. Leyson JF. Sexual rehabilitation of the spinal cord injury patients. Humana 1991.
11. Micali F. et al. Riabilitazione andrologica del neuroleso. Atti del X Congresso Naz. Società Italiana di Andrologia, Pisa 1996; 81-89.
12. Migliari Ret al. Infertilità Maschile. Testo illustrato. 1994.
13. Ozdal OL et al. The effct of sildenafil citrate and pentoxifylline combened treatment in the managment of erctil dysfunction. Internetional Urology and Nefrology Vol.40, Issue 1, March 2008; 133-136.
14. Porst Het al. Ten years of experience with various vasoactive drugs-comparative studies in over 4000 patients. Int. J Impotence 1994; Res 2 (suppl.): 149 D.
15 Politi PL et al. Apparato genitale. Sessualità. Cap. G. Manuale SOMIPAR Ed. Goliardiche, Trieste 1996.
16. Santandrea D. Nursing della persona con lesione midollare. Atti del Corso di Aggiornamento. Firenze, Gen.1995.
17. Zanollo Aet al. Management of sexual disfunction in spinal cord injury. Arch. Ital. Urol. Androl. 1995; Dec. 67 (5):315-319.

Capitolo 39

Disturbi della giunzione neuromuscolare

Carlo Antozzi

Principi generali di trattamento

I disturbi della giunzione neuromuscolare (GNM) comprendono, in base alla loro eziologia, due gruppi principali di patologie: le forme acquisite, ovvero le canalopatie autoimmuni, e quelle genetiche rappresentate dalle sindromi miasteniche congenite. Le canalopatie autoimmuni sono accomunate, sul piano patogenetico, dalla presenza di autoanticorpi diretti contro differenti canali ionici della terminazione nervosa e comprendono la miastenia grave (MG), la sindrome miasteniforme di Lambert-Eaton (LEMS) e la neuromiotonia acquisita (NM).

Nell'ambito delle canalopatie autoimmuni, la MG è sicuramente la patologia di più frequente riscontro e l'esperienza clinica ha condotto a protocolli terapeutici di sicura efficacia. Per quanto concerne LEMS e NM, data la loro rarità, l'esperienza è molto più limitata ed è in gran parte mediata dalla MG.

Il trattamento delle canalopatie autoimmuni è basato sull'uso di corticosteroidi e farmaci immunosoppressori, singolarmente o più spesso in associazione tra loro ai fini di ridurre l'incidenza degli effetti collaterali. Nel corso degli ultimi dieci anni è stato inoltre standardizzato l'uso delle terapie immunomodulanti rappresentate dalle tecniche aferetiche e dalla somministrazione di immunoglobuline per via endovenosa, sia come trattamento della fase acuta sia come terapia di mantenimento nelle forme farmaco-resistenti. A differenza delle forme autoimmuni, il capitolo delle sindromi congenite ha visto, negli ultimi anni, un considerevole sviluppo sul piano genetico, purtroppo senza un corrispettivo terapeutico; l'identificazione di numerose mutazioni genetiche può comunque essere di aiuto nella diagnosi differenziale ai fini di non protrarre nel tempo trattamenti immunosoppressivi ingiustificati e inefficaci.

Miastenia grave

La miastenia grave (MG) è una malattia autoimmune della giunzione neuromuscolare dovuta alla sintesi di autoanticorpi diretti contro il recettore acetilcolinico (Ab-antiAChR), anticorpi in grado di interferire con la normale trasmissione neuromuscolare e causare l'ipostenia fluttuante tipica della malattia [1,2]. La malattia ha una prevalenza di 1 su 10-15.000 nella popolazione adulta; circa il 10-20% dei casi esordisce in età pediatrica.

Fisiopatologia

La patogenesi della MG è legata alla sintesi di autoanticorpi che interagiscono con numerosi determinanti antigenici (epitopi) del recettore acetilcolinico (AchR) [2-4]. Il recettore è una proteina complessa costituita da cinque subunità che si assemblano in modo da formare un canale ionico comprendente una porzione transmembrana e una porzione intracitoplasmatica. Gli Ab-antiAChR, appartenenti alla classe G delle immunoglobuline, hanno la capacità di inibire funzionalmente l'AChR, accelerarne la degradazione e promuoverne la lisi mediante l'attivazione del complemento.

Il fattore scatenante che porta alla perdita della tolleranza del sistema immunitario nei confronti dell'AchR è ancora ignoto. A questo riguardo, almeno due considerazioni inducono a ritenere che un ruolo fondamentale sia svolto dal timo: incidenza elevata di patologia timica nei pazienti miastenici e presenza, nel con-

A. Sghirlanzoni (ed) *Terapia delle malattie neurologiche*. ISBN 978-88-470-1119-9; © Springer-Verlag Italia 2009

testo del timo, di cellule "mioidi" esprimenti il recettore stesso e di cellule in grado di presentare l'antigene. Gli Ab-antiAChR sono presenti nel 90% dei pazienti affetti da miastenia generalizzata. I restanti pazienti sono convenzionalmente definiti "sieronegativi". In pazienti miastenici sieronegativi è stata recentemente segnalata la presenza di anticorpi contro una tirosinchinasi (MUSK, *muscle specific tyrosine kinase*); la molecola è localizzata a livello della giunzione neuromuscolare ed è coinvolta nei meccanismi di stabilizzazione dell'AChR a livello della membrana postsinaptica [5]. Il ruolo patogenetico effettivo degli Ab anti-MUSK richiede ulteriori verifiche [6]. La ricerca degli anticorpi anti-MUSK ha comunque un importante ruolo dal punto di vista diagnostico e va effettuata in tutti i pazienti con MG generalizzata e/o bulbare che risultano negativi al dosaggio degli Ab-antiAChR in quanto la MG con Ab-anti-MUSK presenta delle caratteristiche differenziali in termini clinici e prognostici.

Clinica

Le caratteristiche cliniche della malattia sono, in genere, facilmente riconoscibili e dipendono dall'insieme dei distretti muscolari maggiormente coinvolti. Le forme puramente oculari (con riscontro esclusivo di ptosi palpebrale e/o diplopia fluttuante) nella maggior parte dei casi evolvono, entro un anno dall'esordio, in MG generalizzata. La forma generalizzata può coinvolgere il distretto oculare, la muscolatura degli arti, in particolare nei distretti prossimali, la muscolatura flessoria del collo e la muscolatura a innervazione bulbare (con tipica rinolalia, disfagia, esauribilità nella masticazione ed eventuale difficoltà respiratoria). Una riclassificazione delle varie forme cliniche di MG è stata recentemente riproposta dalla Myasthenia Gravis Foundation of America (MGFA) [7]. La miastenia con Ab-anti-MUSK presenta nella maggior parte dei casi un tipico quadro di interessamento del distretto oculobulbare con modesto coinvolgimento degli arti; i pazienti presentano una maggiore tendenza all'insufficienza respiratoria e una prognosi, in termini di remissione completa, sfavorevole rispetto alla MG con positività agli Ab-antiAChR. La MG con Ab-anti-MUSK generalmente non si associa a timoma [8].

Strumenti diagnostici

Sono quelli di seguito indicati.
- Dosaggio degli Ab-antiAChR: gli autoanticorpi sono positivi nel 90% circa dei pazienti adulti con miastenia generalizzata e nel 50% circa dei pazienti con MG oculare. Il titolo non correla con la gravità clinica e ha valore esclusivamente diagnostico. Nei casi sieronegativi vanno ricercati gli anticorpi anti-MUSK.
- Dosaggio anticorpi antitina e rianodina: si tratta di anticorpi diretti contro proteine muscolari la cui positività presenta un'elevata correlazione con la presenza di timoma.
- Screening per altre eventuali patologie autoimmuni, in particolare della tiroide.
- Studio neurofisiologico: stimolazione ripetitiva a bassa frequenza da effettuarsi a livello prossimale e distale; occorre tenere presente che a bassa frequenza la MG non è distinguibile dalla sindrome miasteniforme di Lambert-Eaton, la cui diagnosi richiede una stimolazione ad alta frequenza.
In caso di fondato sospetto clinico e negatività della stimolazione ripetitiva va richiesto lo studio mediante elettromiografia della singola fibra, tecnica più complessa ma con sensibilità più elevata rispetto alla stimolazione ripetitiva.
- Test al cloruro di edrofonio: utile dal punto di vista diagnostico soprattutto nelle forme oculari quando le altre indagini sono negative.
- Studio del mediastino: TAC del torace con mezzo di contrasto o RMN.
- Analisi genetica: in caso di diagnosi differenziale con sindromi miasteniche congenite.

Terapia

Le strategie terapeutiche disponibili devono rispondere a due ordini di problemi legati tra loro: migliorare la trasmissione neuromuscolare e mantenere sotto controllo il processo autoimmune.
Le linee terapeutiche mediante le quali è possibile rispondere a tali esigenze comprendono l'impiego di:
- farmaci anticolinesterasici;
- terapia immunosoppressiva;
- terapia immunomodulante;
- terapia chirurgica.

Farmaci anticolinesterasici

I farmaci anticolinesterasici (antiAChE) rappresentano il punto di partenza nel trattamento della MG; hanno un ruolo puramente sintomatico, basato sulla capacità di migliorare la trasmissione neuromuscolare mediante l'inibizione della colinesterasi presente nello spazio sinaptico, con conseguente aumento del tempo di interazione dell'acetilcolina con il suo recettore sulla membrana postsinaptica e, quindi, miglioramento della contrazione muscolare.

Nella valutazione del trattamento con antiAChE, bisogna tenere presente che:

- la maggior parte dei pazienti affetti da MG generalizzata, almeno in fase iniziale, presenta una buona/ottima risposta clinica agli antiAChE;
- spesso insoddisfacente è la risposta nelle forme di MG puramente oculare e nella MG con anticorpi anti-MUSK;
- la risposta agli antiAChE può variare in diversi gruppi muscolari; bisogna quindi regolarne il dosaggio sulla base dell'importanza relativa dei distretti più compromessi e funzionalmente più rilevanti;
- il mancato riscontro di un effetto clinico significativo non giustifica un progressivo incremento del dosaggio; rappresenta invece una chiara indicazione a intraprendere un trattamento immunosoppressivo (soprattutto nei pazienti con astenia generalizzata importante e, sempre, in caso di deficit della muscolatura bulbare-respiratoria).

Il trattamento standard prevede la somministrazione di bromuro di piridostigmina nella posologia variabile da 30 a 120 mg per 4-5 somministrazioni al giorno, regolarmente distanziate di 3,5-4 ore (tali intervalli corrispondono alla durata d'azione del farmaco). È disponibile in Italia anche il preparato a rilascio prolungato, in compresse da 180 mg, da somministrare alla dose di 90-180 mg la sera prima di coricarsi, ai fini di ridurre l'astenia al risveglio.

Il cloruro di edrofonio, disponibile in fiale (10 mg), ha un'utilità esclusivamente diagnostica dal momento che la sua brevissima durata d'azione, limitata a pochi minuti, ne impedisce l'applicazione terapeutica di routine. Può comunque essere utile in situazioni acute in pazienti con deficit della deglutizione e, pertanto, non in grado di assumere la terapia per os; in tali casi l'uso del cloruro di edrofonio può temporaneamente migliorare il deficit del paziente e consentire l'assunzione dei farmaci. Si tratta comunque di un intervento di "emergenza" in pazienti non ancora portatori di sondino naso-gastrico; l'importanza di questo presidio per i pazienti non va mai sottovalutata per garantire la sicurezza ed evitare l'*ab ingestis*. Solitamente si somministrano 3-10 mg ev (con controllo del ritmo cardiaco per la possibile insorgenza di rallentamento della conduzione atrio-vetricolare).

Nella maggior parte dei casi gli antiAChE sono ben tollerati. Gli effetti indesiderati più frequenti sono di tipo muscarinico (diarrea, disturbi gastrici, aumento delle secrezioni bronchiali e della salivazione) e spesso si riducono in breve tempo. Nei pazienti che già presentano difficoltà di deglutizione e dispnea bisogna prestare particolare attenzione all'aumento delle secrezioni bronchiali e della scialorrea. Tra gli effetti collaterali di tipo nicotinico, di più frequente riscontro sono crampi muscolari e fascicolazioni e, in rari casi, accentuazione dell'ipostenia muscolare (crisi colinergica, di difficile osservazione ai dosaggi comunemente utilizzati).

Terapia immunosoppressiva

Corticosteroidi

Le indicazioni all'uso degli steroidi sono le seguenti:

- pazienti con miastenia generalizzata o bulbare nei quali il trattamento con antiAChE non risulta efficace;
- pazienti con forme puramente oculari invalidanti insensibili al trattamento con antiAChE;
- terapia della crisi miastenica.

Il trattamento iniziale prevede l'uso di prednisone al dosaggio di 1 mg/kg/die (in media da 50-100 mg al giorno negli adulti) in dose unica al mattino. Tale dosaggio va mantenuto fino al raggiungimento del massimo miglioramento clinico ottenibile (generalmente circa 2 mesi) [9].

Nella maggior parte delle forme puramente oculari un dosaggio iniziale di 25-50 mg/die è rapidamente efficace.

Una volta ottenuto un miglioramento clinico soddisfacente, il trattamento di mantenimento prevede il passaggio graduale alla somministrazione a giorni alterni con successiva riduzione del 10% del dosaggio ogni 4-8 settimane. Lo stesso schema vale anche per le forme puramente oculari.

L'impiego del prednisone richiede alcune precauzioni: l'inizio del trattamento steroideo, soprattutto se ad alte dosi, va intrapreso in pazienti ospedalizzati dato il possibile peggioramento clinico (in particolare in caso di deficit bulbare) che può essere di entità tale da compromettere significativamente masticazione, deglutizione e da peggiorare l'insufficienza respiratoria; in questi pazienti può essere utile associare trattamento con plasmaferesi o immunoglobuline.

Per tutta la durata del trattamento, è opportuno istruire il paziente alle seguenti norme di comportamento per ridurre gli effetti collaterali o evidenziarli precocemente:

- seguire un regime dietetico povero di sodio e carboidrati;
- controllare periodicamente la pressione arteriosa;
- controllare periodicamente il bilancio glicemico;
- controllare periodicamente la tensione oculare e la trasparenza del cristallino;

- effettuare annualmente una mineralometria ossea vertebrale computerizzata per valutare lo stato di mineralizzazione ossea e instaurare una terapia preventiva per l'osteoporosi con calcio, difosfonati e vitamina D.

Al fine di prevenire la comparsa di effetti collaterali importanti, in particolare l'osteoporosi, spesso molto precoce in alcuni pazienti, è importante associare un farmaco immunosoppressore. Questo comportamento vale anche quando il quadro miastenico sia ben controllato dal solo steroide, al fine di poterne ridurre maggiormente e più rapidamente il dosaggio.

Farmaci immunosoppressori

Quando gli steroidi sono di scarsa efficacia, in caso di frequenti ricadute cliniche, quando è necessario ridurre drasticamente il dosaggio dello steroide per la comparsa di effetti collaterali importanti, o in pazienti che presentano controindicazioni all'assunzione di steroidi ad alte dosi per lungo tempo, è utile associare una terapia immunosoppressiva.

Farmaco di prima scelta è l'azatioprina, somministrata al dosaggio di 2,5-3 mg/kg/die (in 2-3 somministrazioni) [10-12]. Precauzioni nell'uso: il farmaco va somministrato in modo graduale partendo da 50 mg al giorno per la prima settimana e incrementato di 50 mg ogni 7 giorni (dopo aver controllato gli esami ematologici – emocromo e funzionalità epatica) fino al raggiungimento della dose richiesta in base al peso del paziente. Il farmaco va somministrato a stomaco pieno per evitare fenomeni di intolleranza gastrica che in alcuni pazienti possono essere di entità tale da determinarne la sospensione.

È necessario controllare la crasi ematica e la funzionalità epatica ogni settimana all'inizio del trattamento e, una volta raggiunta la dose ottimale, mensilmente. I controlli ematologici vanno effettuati periodicamente per tutta la durata del trattamento, al fine di rilevare tempestivamente la comparsa di tossicità.

Per quanto concerne la valutazione dell'efficacia dell'azatioprina, si sottolinea che, prima di essere giudicato inefficace, il farmaco va somministrato per lungo tempo in quanto agisce con una latenza di almeno 6-8 mesi. Data la lentezza d'azione, nel caso di pazienti con importante deficit bulbare è utile associare uno o più cicli di plasmaferesi, o immunoglobuline, fino a stabilizzazione del quadro.

Gli effetti collaterali comprendono l'intolleranza gastrica, generalmente di breve durata, e la depressione del midollo osseo. Possono presentare mielodepressione tardiva anche i pazienti che mostrano per lungo tempo una buona tolleranza; il dosaggio va ridotto nel caso in cui i leucociti siano inferiori a 3.000/mm^3; l'epatotossicità, facilmente evidenziabile come aumento degli enzimi epatici, superiore anche di molte volte rispetto alla norma, richiede di ridurre il dosaggio prima di sospendere il trattamento; sono rare le segnalazioni di colestasi. Gli effetti collaterali a livello sia epatico sia del midollo osseo sono reversibili con opportuna riduzione o sospensione del farmaco.

La ciclofosfamide, agendo direttamente sui linfociti B, ha un preciso razionale nel trattamento della miastenia grave; l'esperienza clinica ha anche osservato una maggiore rapidità d'azione rispetto ad altri immunosoppressori. Il farmaco viene somministrato al dosaggio di 2,5-3 mg/kg/die (in 2-3 somministrazioni). Alternativamente può essere somministrato in boli ev periodici, da regolare sulla base della conta dei globuli bianchi, al dosaggio di 0,750-1 g/m^2.

Analogamente all'azatioprina, l'inizio del trattamento va impostato in modo graduale, controllando periodicamente la crasi ematica; particolare attenzione va posta all'esame delle urine data la possibile comparsa di cistite emorragica: a tale riguardo è necessario forzare la diuresi con l'ingestione di almeno 2 litri di acqua al giorno e associare la somministrazione di acetilcisteina 3 volte al dì per proteggere la mucosa vescicale.

Gli effetti collaterali comprendono: alopecia, nausea e vomito, amenorrea, tumori vescicali; la cistite emorragica è, in genere, osservata per dosaggi particolarmente elevati; bisogna inoltre tenere conto della possibile infertilità da ciclofosfamide: nei pazienti in età fertile ne è consigliato l'uso solo in caso di documentato e prolungato fallimento degli altri farmaci. Per quanto concerne la crasi ematica valgono le stesse considerazioni fatte per l'azatioprina.

Per la sua limitata efficacia, la ciclosporina rimane un farmaco di seconda scelta nel trattamento della miastenia; può comunque essere utilizzata in caso di insuccesso dell'azatioprina [13]. È somministrata al dosaggio di almeno 3 mg/kg/die (quale dose minima), tenendo conto che dosaggi superiori ai 5-6 mg/kg/die aumentano il rischio di tossicità renale e rendono più frequente il riscontro di ipertensione arteriosa. Non esistono protocolli standardizzati sull'uso della ciclosporina nella MG; il dosaggio è inoltre influenzato dalla possibile comparsa di nefrotossicità. È necessario il monitoraggio periodico di azotemia, creatininemia, della clearance della creatinina e della pressione arteriosa. Analogamente all'azatioprina, non è farmaco di rapida efficacia e, pertanto, non ha indicazione nella ricerca della risoluzione rapida del deficit clinico.

Gli effetti collaterali comprendono: ipertensione arteriosa (in genere per dosaggi elevati); nefrotossicità, con riduzione della filtrazione glomerulare e aumento non immediato, ma progressivo dei valori di creatininemia che si evidenziano più facilmente per dosaggi superiori ai 5 mg/kg.

Recentemente è stato introdotto l'uso del micofenolato mofetil, immunosoppressore che agisce inibendo la proliferazione dei linfociti T e B bloccando selettivamente il metabolismo delle purine (esclusivamente a livello linfocitario) [14, 15]. Già utilizzato nei trapianti d'organo, è ora proposto anche nel trattamento delle malattie autoimmuni. Il dosaggio consigliato è di 1 g × 2 volte/die. Le esperienze fino a oggi disponibili, anche se limitate, hanno dimostrato che il farmaco è generalmente ben tollerato; i disturbi più frequenti sono a carico del tratto gastrointestinale. È necessario attendere almeno 5 mesi prima di poter osservare un sicuro beneficio clinico. I risultati ottenuti appaiono comunque promettenti e il farmaco potrebbe rappresentare un'alternativa all'azatioprina e alla ciclofosfamide; rimane comunque da valutare in modo più approfondito la rapidità d'azione rispetto all'azatioprina, aspetto non irrilevante dato l'elevato costo del farmaco. Un recente studio randomizzato non ha confermato l'efficacia riportata dagli studi aperti; va comunque tenuto presente che lo studio prevedeva l'associazione di prednisone e micofenolato e la durata di soli nove mesi potrebbe avere impedito una corretta valutazione dell'efficacia del farmaco [16]. Va segnalato che l'uso del micofenonalato è da considerarsi *off label*.

Terapia immunomodulante

Le terapie immunomodulanti influiscono temporaneamente sul processo autoimmune e promuovono un miglioramento clinico più o meno rapido; questi trattamenti sono riservati a pazienti in gravi condizioni cliniche e comprendono:
- terapia aferetica;
- immunoglobuline endovena ad alte dosi.
  Si tratta di terapie intese come "trattamento acuto" volto a ottenere un rapido miglioramento clinico; le indicazioni sono le seguenti:
- forme bulbari o generalizzate gravi, specie se in rapido deterioramento clinico;
- trattamento della crisi miastenica;
- insufficiente risposta alla terapia immunosoppressiva;
- deterioramento clinico all'inizio della terapia steroidea;
- periodo di non efficacia della terapia immunosoppressiva;
- preparazione alla timectomia (in pazienti con forme bulbari o generalizzate gravi, in associazione alla terapia di cui sopra; v. oltre, "Timectomia").

Plasmaferesi

Il nostro protocollo di routine prevede due sedute a giorni alterni, con rimozione complessiva di un volume plasmatico teorico (così come calcolato sulla base del peso e dell'ematocrito del paziente), sostituito con soluzione fisiologica e albumina al 5%. Lo schema garantisce il riscontro di miglioramento clinico nel 70% dei casi entro 7 giorni e può essere ripetuto una seconda volta in caso di inefficacia o in caso di miglioramento seguito da precoce ricaduta clinica [17]. Sono segnalati anche protocolli consistenti in un maggior numero di sedute, ma nessuno è stato validato su larga scala [18]. È importante sottolineare che:
- non esistono parametri clinici predittivi dell'efficacia clinica della plasmaferesi nel singolo paziente;
- non esiste correlazione tra titolo autoanticorpale ed efficacia della plasmaferesi; la procedura è in grado di determinare miglioramento anche nei pazienti con autoanticorpi specifici non dosabili; da segnalare che i pazienti affetti da MG con anticorpi anti-MUSK presentano una rapida risposta al trattamento aferetico, che risulta quindi particolarmente indicato per questi pazienti a prevalente sintomatologia bulbare e respiratoria;
- nella maggior parte dei casi, la plasmaferesi va considerata come un trattamento "acuto" utile per risolvere temporaneamente il deficit neurologico; il mantenimento del miglioramento clinico va affidato al trattamento immunosoppressivo da associare;
- pazienti non responsivi alla terapia immunosoppressiva possono trarre vantaggio da trattamenti aferetici ripetuti a distanza regolare; in tal caso è necessario valutare periodicamente i parametri ematologici di routine e la coagulazione.

Immunoassorbimento selettivo delle IgG

L'immunoassorbimento è una tecnica di trattamento del plasma in grado di rimuovere in modo preferenziale immunoglobuline IgG (e quindi gli autoanticorpi specifici). Sono disponibili due metodiche. La prima prevede l'uso di filtri contenenti proteina A derivata dalla parete stafilococcica; la proteina presenta caratteristiche di elevata affinità per le IgG umane, elevata stabilità in caso di variazioni anche ampie di temperatura e pH, e facile rigenerabilità. La seconda utilizza filtri contenenti anticorpi ovini anti-IgG umane. Il trattamento consiste nella rimozione del plasma mediante un normale separatore cellulare; il plasma viene poi inviato on line a una coppia di filtri contenenti proteina A che funzionano in modo alternato in modo che un filtro viene rigenerato mentre l'altro rimuove immunoglobuline dal plasma. Dal momento che i fattori della coagulazione non vengono rimossi, la metodica non richiede alcun fluido sostitutivo e quindi non esiste un limite alla quantità di plasma che può essere trattato; ciò consente quindi un'altissima efficienza di rimozione anticorpale; per questo la procedura si è rivelata particolarmente utile nel trattamento cronico di pazienti con forme gravi della malattia o refrattari alla terapia immunosoppressiva tradizionale o in pazienti con frequenti ricadute cliniche. Il protocollo adottato prevede un ciclo iniziale di tre sedute a giorni alterni, con trattamento di tre volumi plasmatici per ogni seduta; si ottiene una rimozione delle IgG circolanti superiore anche al 90%; successivamente viene effettuata una seduta di mantenimento ogni 6-8 settimane o più precocemente sulla base dell'andamento clinico [19-20].

Immunoglobuline endovena ad alte dosi

Le immunoglobuline hanno razionale e indicazioni simili alla plasmaferesi terapeutica; ne rappresentano un'utile alternativa in caso di non disponibilità della plasmaferesi, di inadeguatezza degli accessi vascolari o in presenza di controindicazioni di tipo cardiocircolatorio alla plasmaferesi [21, 22]. Non sono disponibili studi controllati sul loro uso nella MG; analogamente ad altre patologie, lo schema di trattamento più comunemente adottato prevede la somministrazione di 400 mg/kg al giorno, per 5 giorni consecutivi (2 g/kg dose totale, somministrata in 2-5 giorni). Le casistiche riportate sono concordi nell'affermare che la maggior parte dei pazienti migliora, ma l'entità del miglioramento è comunque variabile.

È disponibile un solo studio randomizzato sull'efficacia delle immunoglobuline rispetto alla plasmaferesi nelle forme gravi della MG: lo studio ha concluso che i due trattamenti appaiono equivalenti in termini di efficacia clinica valutata a quindici giorni dalla randomizzazione [23]. Si sottolinea, comunque, che in base all'esperienza quotidiana, la plasmaferesi, specie in pazienti con disturbi bulbari gravi, offre spesso un miglioramento clinico considerevole con maggiore rapidità rispetto alle immunoglobuline.

Anche l'assenza di risposta alle immunoglobuline può essere seguita da pronta risposta alla plasmaferesi [24].

Le immunoglobuline devono essere somministrate a temperatura ambiente e sono generalmente ben tollerate. Frequente la segnalazione di cefalea, che tende a ridursi rallentando la velocità di infusione del preparato; tra gli effetti più gravi, ma di raro riscontro, la possibile insorgenza di meningite asettica, fenomeni di tipo trombotico, anafilassi (deficit di IgA), ipervi-

scosità ematica, fenomeni allergici di tipo eczematoso, episodi ischemici transitori. Particolare attenzione va posta nella somministrazione di alte dosi di immunoglobuline in pazienti con patologie cardiovascolari preesistenti, insufficienza renale, paraproteinemia.

Terapia chirurgica

Timectomia

La timectomia ha lo scopo di rimuovere la potenziale fonte di origine e/o mantenimento del processo autoimmune alla base della malattia. Nonostante la timectomia sia da tempo una procedura accettata nel trattamento della MG, il suo ruolo rimane ancora controverso e non sono disponibili studi controllati che ne dimostrino in modo inequivocabile l'efficacia [25]. Esistono, comunque, evidenze epidemiologiche a sostegno di una ridotta morbilità e mortalità a seguito dell'uso diffuso della timectomia. Il razionale è principalmente basato sul riscontro di alterazioni del timo con elevata frequenza nel paziente miastenico (iperplasia timica) e l'alta incidenza di timomi [26]. I migliori risultati sono stati osservati in pazienti giovani portatori di iperplasia timica, con valori di remissione completa variabili tra il 35 e il 50% entro i primi 2-5 anni dall'esecuzione dell'intervento. Si ritiene, inoltre, che la precocità dell'intervento sia associata a migliori risultati sul piano clinico. I dati disponibili emergono comunque da casistiche frutto di esperienze che sono in parte diverse per quanto concerne l'approccio chirurgico e i criteri clinici di valutazione e di outcome adottati. Per questo motivo il ruolo della timectomia e il possibile impatto sulla storia naturale della malattia sono stati recentemente rivisti da una task force ad hoc promossa dalla Myasthenia Gravis Foundation of America (MGFA), alla quale si rimanda per una consultazione dettagliata delle casistiche analizzate; sulla base della revisione delle casistiche prese in considerazione, la timectomia viene comunque considerata un'opzione terapeutica in grado di incrementare la probabilità di remissione clinica o di miglioramento [27].

L'intervento ha le seguenti indicazioni:
* pazienti con evidenza radiologica di ingrandimento timico (specie se di tipo timomatoso), indipendentemente dall'età di esordio della malattia;
* pazienti con forme generalizzate e/o bulbari, anche in assenza di segni radiologici di ingrandimento timico, con esordio in età giovanile o media;
* non esistono ancora dati sufficienti a giustificare la timectomia in pazienti con miastenia a esordio tardivo senza segni di ingrandimento timico; le forme oculari non vengono considerate indicazione all'intervento.

Si raccomanda di:

- seguire l'approccio chirurgico il più ampio possibile (secondo la metodica della timectomia transsternale allargata con rimozione del timo e di tutto il grasso mediastinico);
- effettuare un'opportuna preparazione del paziente instaurando un adeguato trattamento farmacologico (ed eventualmente plasmaferetico) prima dell'intervento; la timectomia non è una procedura terapeutica a carattere di urgenza.

È imperativo stabilizzare le condizioni cliniche del paziente con adeguato trattamento prima dell'intervento al fine di evitare deterioramento postchirurgico precoce; il deterioramento è tanto più probabile quanto maggiore è il deficit presentato dal paziente, specie se a carico della muscolatura a innervazione bulbare.

Da alcuni anni è stata introdotta la tecnica della timectomia allargata in video-toracoscopia che consente un'ampia visualizzazione ed esplorazione chirurgica dello spazio mediastinico senza la necessità di effettuare la sternotomia. La metodica è nettamente meno invasiva e meglio tollerata dal paziente, non solo dal punto di vista estetico, rispetto alla tecnica tradizionale [28]. La timectomia mini-invasiva può essere proposta come metodo di elezione in tutti i pazienti che presentano, radiologicamente, un timo normale o ingrandito; in presenza di timoma la metodologia va discussa caso per caso sulla base delle dimensioni della lesione e di eventuali aspetti radiologici di invasività locale.

Considerazioni generali sul trattamento della miastenia grave

- Il trattamento iniziale prevede l'uso di antiAChE; in caso di scarsa risposta, specie nei pazienti che presentano segni bulbari, iniziare trattamento steroideo, eventualmente in associazione a immunosoppressori in caso di scarsa efficacia dello steroide o di controindicazione al suo uso per motivi internistici o per la comparsa di importanti effetti collaterali che ne impongano una rapida riduzione.
- La presenza di timoma costituisce indicazione assoluta alla timectomia; è necessario stabilizzare il paziente con adeguato trattamento con antiAChE e/o immunosoppressivo prima dell'intervento.
- A parte i pazienti affetti da timoma, la timectomia ha indicazione nei soggetti con malattia a esordio in età giovanile-media. L'intervento non va effettuato d'urgenza in pazienti con disturbi bulbari o

con parziale insufficienza respiratoria a causa del frequente peggioramento clinico nel periodo immediatamente seguente l'intervento.

- La plasmaferesi e le immunoglobuline rappresentano, nella maggior parte dei casi, un mezzo terapeutico di emergenza per pazienti con forme generalizzate e/o bulbari gravi o per pazienti già in ventilazione assistita, nei quali possono ridurre i tempi di permanenza in terapia intensiva; nei rari casi refrattari alla terapia farmacologica, può essere instaurato un trattamento cronico con periodici scambi plasmatici, o infusione di immunoglobuline, o con immunoassorbimento se di-sponibile.
- La comparsa di una ricaduta clinica in pazienti già in terapia steroidea costituisce chiara indicazione a un trattamento combinato steroide-immunosoppressore.

Uno schema generale di trattamento è previsto a seconda dei casi.

Miastenia oculare – Se è invalidante occorre instaurare una terapia con prednisone; 25 mg/die sono efficaci nella maggior parte dei casi. Si possono usare dosi più elevate in casi resistenti e proseguire con la riduzione progressiva fino alla sospensione.

Miastenia generalizzata senza disturbi bulbari – Instaurare una terapia con anticolinesterasico. Se inefficace, instaurare una terapia steroidea e, sulla base della gravità del quadro, associare immunoglobuline o plasmaferesi per accelerare il miglioramento clinico. Una volta che il paziente si sia stabilizzato bisogna considerare la timectomia come strategia terapeutica a lungo termine; in caso di ricadute e/o effetti collaterali da steroide associare terapia immunosoppressiva.

Miastenia generalizzata con disturbi bulbari – Impostare una terapia immunomodulante con immunoglobuline o plasmaferesi per migliorare rapidamente il deficit bulbare; parallelamente impostare trattamento con prednisone e, se non controindicato, associare un immunosoppressore. La timectomia va effettuata dopo stabilizzazione del paziente.

Crisi miastenica – La crisi miastenica si manifesta come un rapido deterioramento della funzione neuromuscolare, caratterizzato da insufficienza respiratoria e deficit grave della muscolatura a innervazione bulbare. La gravità del quadro clinico impone il ricovero in terapia intensiva.

L'approccio alla crisi miastenica prevede:
- valutazione della funzionalità bulbare del paziente, posizionamento di sondino nasogastrico e istituzione della ventilazione assistita, se richiesto;

- identificazione di eventuali fattori precipitanti, in particolare processi infiammatorio-infettivi in atto, o eccessiva o troppo rapida riduzione della terapia in corso;
- iniziare il più presto possibile (se non sussistono controindicazioni) un trattamento plasmaferetico al quale sarà associato (o modificato, se già in corso) il trattamento immunosoppressivo; se la plasmaferesi non è disponibile o controindicata, somministrare immunoglobuline ev. La gravità del quadro clinico impone generalmente l'inizio del trattamento steroideo o un suo incremento fino al dosaggio pieno come sopra riportato.

Farmaci controindicati nel paziente miastenico

La principale controindicazione riguarda l'uso degli antibiotici aminoglicosidici perché possono direttamente interferire con la trasmissione neuromuscolare e quindi determinare un peggioramento della malattia. I farmaci antiaritmici del gruppo dei chinidinici e betabloccanti possono peggiorare la trasmissione neuromuscolare e, pertanto, vanno utilizzati con attenzione. È segnalata la controindicazione all'uso delle benzodiazepine per la loro azione miorilassante e per la possibile accentuazione di un deficit ventilatorio preesistente; pertanto, a eccezione di pazienti con insufficienza respiratoria, la controindicazione al loro uso è da considerare relativa e da valutare caso per caso. Peggioramento del quadro clinico è stato segnalato anche in corso di trattamento con clorochina. La penicillamina può indurre la sintesi di anticorpi specifici nonché la malattia in soggetti predisposti, ma la sintomatologia cessa alcune settimane dopo la sospensione del farmaco.

Sindrome miasteniforme di Lambert-Eaton

La sindrome miasteniforme di Lambert-Eaton (LEMS) è una canalopatia autoimmune caratterizzata da ipostenia con prevalente interessamento dei distretti muscolari prossimali e che è legata alla sintesi di autoanticorpi diretti contro i canali presinaptici del calcio [29, 30].

Fisiopatologia

Gli autoanticorpi specifici della malattia sono diretti contro i canali presinaptici del calcio del tipo P/Q (anti-VGCC – *voltage-gated calcium channels*). L'ef-

fetto degli anticorpi anti-VGCC è quello di ridurre i canali calcio funzionalmente disponibili a livello della membrana presinaptica. Ne consegue un deficit nel rilascio di acetilcolina nello spazio sinaptico.

Clinica

Il quadro clinico presenta alcune caratteristiche che la differenziano dalla miastenia grave [29]. I distretti più frequentemente coinvolti sono i gruppi muscolari prossimali dei quattro arti. Possibile, ma in genere lieve e transitorio, l'interessamento del distretto oculare e di quello bulbare. Rara l'insufficienza respiratoria. Caratteristica peculiare della LEMS è il coinvolgimento del sistema nervoso autonomo; il sintomo più frequentemente riferito è la secchezza delle fauci. Il paziente può anche manifestare un relativo miglioramento della stenia dopo sforzo ripetuto. I riflessi osteotendinei sono assenti. In un terzo dei casi la malattia si associa a neoplasia, in particolare a microcitoma polmonare. Possibile l'associazione con numerose malattie autoimmuni, in rari casi con la degenerazione cerebellare subacuta [31].

Strumenti diagnostici

Sono i seguenti:
- dosaggio degli Ab anti-VGCC, positivi nel 90% circa dei pazienti;
- studio neurofisiologico con stimolazione ripetitiva ad alta frequenza, riscontro del caratteristico marcato incremento del potenziale; tipica, all'esame ad ago, la bassa ampiezza dei potenziali d'azione motori;
- screening oncologico per la ricerca di neoplasie (principalmente il microcitoma polmonare).

Terapia

In oltre il 50% dei casi la LEMS è associata a carcinoma polmonare; la rimozione della neoplasia può essere seguita da miglioramento del quadro neurologico. A prescindere dai possibili aspetti oncologici, il protocollo terapeutico classico prevede l'utilizzo combinato di prednisone e azatioprina, con gli stessi dosaggi impiegati nella MG; la plasmaferesi è riservata ai casi con maggior compromissione [30, 32]. Rispetto alla miastenia, la risposta alla plasmaferesi e alla terapia immunosoppressiva è comunque considerevolmente più lenta. Di recente è stata segnalata l'efficacia delle immunoglobuline endovena ad alte dosi, somministrate a cicli ripetuti; il miglioramento clinico cessa in media entro 10 giorni dall'infusione [33]. Il follow-up terapeutico è del tutto analogo a quello descritto per la MG.

Efficace anche l'immunoassorbimento selettivo, particolarmente utile in casi di difficile gestione che richiedano prolungati trattamenti di mantenimento.

Neuromiotonia acquisita

La neuromiotonia acquisita (NM), o sindrome di Isaacs, è caratterizzata da ipereccitabilità della fibra muscolare che si esprime essenzialmente come fascicolazioni, crampi, miochimie diffuse e frequente pseudomiotonia. Spesso si associa a marcata iperidrosi. In alcuni pazienti, il quadro periferico è accompagnato dal coinvolgimento del sistema nervoso centrale con disturbi del carattere, del sonno e allucinazioni (corea fibrillare di Morvan) [34-36]. Caratteristicamente l'ipereccitabilità non cessa durante il sonno (v. Cap. 23).

Fisiopatologia

Almeno in una parte dei casi la patogenesi della NM acquisita è ritenuta autoimmune, legata alla presenza di autoanticorpi anticanali presinaptici del potassio (*anti voltage-gated potassium channels* – VGKC) [37, 38].

Strumenti diagnostici

La diagnosi si basa sul quadro clinico e sullo studio neurofisiologico mirato alla ricerca dell'attività spontanea quali doppiette, triplette o multiplette, e scariche neuromiotoniche; l'attività spontanea aumenta con l'esercizio, è abolita dal curaro, non scompare durante il sonno. Nei casi sospetti è fondamentale la ricerca degli anticorpi anticanale del potassio, che non sono però presenti in tutti i pazienti.

Terapia

Le esperienze disponibili si limitano a singoli casi o casistiche limitate. L'ipotesi di una possibile genesi autoimmune è stata inizialmente suggerita dalla risposta positiva al trattamento plasmaferetico [34], che è in grado di determinare una significativa riduzione dell'attività muscolare spontanea. In singoli casi sono risultate efficaci anche le immunoglobuline endovena, somministrate periodicamente a dosi analoghe a quelle indicate per gli altri disturbi della giunzione neuromuscolare. Dopo aver escluso la possibile presenza di una neoplasia maligna, è utile associare il trattamento immunosoppressivo. La durata del trattamento aferetico-immunosoppressivo va valutata caso per caso in base all'entità della risposta clinica. Non esistono schemi terapeutici; pertanto possono essere presi in considerazioni gli stessi farmaci citati per la miastenia grave. Per il controllo della sola attività spontanea, è segnalata l'efficacia della carbamazepina e della dintoina.

Sindromi miasteniche congenite

Una trattazione esaustiva delle sindromi miasteniche congenite e delle limitate possibilità di trattamento esula dallo scopo del presente capitolo. Ci si limiterà a sottolineare alcuni aspetti peculiari del complesso argomento delle malattie della giunzione neuromuscolare di origine genetica, cioè di patologie che spesso richiedono una complessa diagnosi differenziale.

Le sindromi miasteniche congenite hanno ereditarietà generalmente autosomica recessiva (rara la trasmissione dominante) ed esordiscono alla nascita o entro i primi due anni di vita, con ipotonia diffusa, pianto debole, difficoltà della suzione, della deglutizione e possibile difficoltà respiratoria [39]. Si riscontra, talvolta, ipotrofia muscolare con varia distribuzione, assente nella miastenia autoimmune.

Si tratta di patologie estremamente rare, ma che spesso entrano nella diagnosi differenziale di quadri pediatrici che associano ipostenia ed esauribilità muscolare a esordio molto precoce, unitamente a disturbi del distretto oculare. Tipicamente, gli anticorpi antirecettore acetilcolinico sono assenti e non si osserva risposta alla terapia immunosoppressiva. Con il tempo, il quadro clinico tende a una relativa stabilizzazione. Sono state descritte numerose forme cliniche e altrettante mutazioni genetiche a carico delle subunità α, β, ε, δ del recettore acetilcolinico, o a carico di altre molecole. Le sindromi miasteniche congenite vengono classificate, sulla base della localizzazione del difetto, in tre gruppi, rispettivamente:

- deficit presinaptici;
- deficit sinaptici;
- deficit postsinaptici.

Non esiste una terapia specifica per le sindromi miasteniche congenite; in alcune forme, in particolare nella miastenia infantile familiare, nella sindrome miastenica con apnee episodiche e nella sindrome da deficit dei recettori per l'acetilcolina, si può osservare un relativo miglioramento della stenia muscolare con gli anticolinesterasici.

Strumenti diagnostici

Per una trattazione dettagliata e aggiornata di questo complesso capitolo è possibile consultare il sito del Neuromuscular Disease Center dell'università di St. Louis (USA) [40]; per l'elenco periodicamente aggiornato delle mutazioni genetiche identificate, si veda la rivista *Neuromuscular Disorders* [41].

Tetano e botulismo

Tetano e botulismo sono patologie causate dall'azione di neurotossine prodotte dal genere *Clostridium* comprendente vari bacilli sporigeni Gram positivi, presenti nell'intestino di numerosi mammiferi, animali domestici, nell'uomo, nel terreno e nel sedimento di acque dolci e salate. Le sindromi di interesse neurologico sono dovute all'effetto delle neurotossine prodotte dal *Clostridium Botulinum* e dal *Clostridium Tetani* [42].

Fisiopatologia

Le tossine tetanica e botulinica sono prodotte come un singolo polipeptide di 75 kb che viene sottoposto a un clivaggio post-traslazionale a formare una catena pesante H e una catena leggera L rispettivamente di 100 e 50 kDa. La catena H facilita il legame con i gangliosidi presenti a livello del terminale nervoso; la stessa catena forma un poro transmembrana mentre la catena L entra nel citosol. La catena L di entrambe le tossine si comporta come una proteasi zinco-dipendente e il loro bersaglio è rappresentato da proteine specificamente coinvolte nel legame delle vescicole sinaptiche alla membrana presinaptica del terminale nervoso (SNAP25, VAMP/ sinaptobrevina-sintaxina). La conseguenza della loro azione è l'idrolisi della proteina bersaglio e il blocco del rilascio del neurotrasmettitore. La tossina botulinica rimane localizzata a livello del terminale nervoso dove blocca il rilascio di acetilcolina causando paralisi flaccida, mentre la tossina tetanica viene trasportata per via retrograda fino al midollo spinale e, per via trans-sinaptica, nei terminali di neuroni inibitori localizzati sia a livello midollare che del tronco encefalico dove impedi-

sce il rilascio di GABA, ad azione inibitoria, causando uno stato di ipereccitabilità, spasmi e deficit dei nervi cranici [43].

Botulismo

Si distinguono quattro gruppi di *C. Botulinum*, in grado di produrre sette tipi di tossine indicate con le lettere A-F. Nell'uomo la malattia è causata dalle tossine A, B, E e in rari casi F. I tipi C e D causano la malattia negli animali, mentre il tipo G non è associato ad alcuna patologia umana o animale.

Clinica

Si distinguono diverse forme cliniche di botulismo:
- forma classica alimentare;
- forma infantile;
- botulismo da ferita;
- botulismo infettivo dell'adulto;
- botulismo iatrogeno.

Non sono mai stati documentati casi di trasmissione interumana, e pertanto non è necessario l'isolamento dei pazienti.

La forma classica presenta un periodo di incubazione variabile da poche fino a 38 ore dall'ingestione del cibo contaminato. I primi segni sono indicativi di paralisi della muscolatura oculo-bulbare, e includono: visione offuscata, diplopia, ptosi palpebrale, oftalmoplegia, disartria e disfagia; segue la paralisi flaccida ad andamento discendente e possibile deficit respiratorio fino alla necessità di ventilazione assistita. Tipicamente il sensorio è integro e non si rilevano disturbi sensitivi. I sintomi e i segni disautonomici includono: costipazione, secchezza delle fauci, ipotensione posturale, bradicardia, ritenzione urinaria e anomalie pupillari (midriasi). La diagnosi differenziale include altre patologie della trasmissione neuromuscolare, in particolare la miastenia grave, le sindromi di Lambert-Eaton, di Guillain-Barré e di Miller-Fisher, la poliomielite e la difterite.

La forma infantile è legata all'ingestione di spore e loro germinazione nel tratto intestinale che in età infantile può essere carente della flora batterica protettiva e di acidi biliari ad attività inibente sul clostridio, presenti nell'adulto. La maggior parte dei casi si manifesta nei primi 6 mesi di vita. Studi epidemiologici hanno legato la forma infantile all'ingestione di miele che può contenere spore di clostridio, motivo per cui è sconsigliata la somministrazione di miele nel primo anno di vita. Clinicamente si presenta con stipsi, difficoltà di suzione e deglutizione, e ipotonia generalizzata (*floppy baby*), ed eventuale insufficienza respiratoria.

Il botulismo da ferita è dovuto alla contaminazione di ferite di tipo lacero-contuso e successiva germinazione delle spore in ambiente anaerobico; tale forma ha maggior incidenza in soggetti che fanno abuso di droga (piccoli ascessi in sede di iniezione, sinusite secondaria ad abuso di cocaina).

Il botulismo infettivo dell'adulto (considerato variante adulta della forma infantile) è legato alla presenza del clostridio nel tratto intestinale; si tratta di soggetti nei quali l'anamnesi è negativa per ingestione di cibo contaminato, ferite o tossicodipendenza.

Il botulismo iatrogeno è un evento estremamente raro, conseguente all'uso della tossina botulinica a scopo terapeutico, con possibile entrata nel torrente ematico e blocco del rilascio del neurotrasmettitore a distanza rispetto al sito di inoculazione [44].

Diagnosi

Un'accurata anamnesi e l'obiettività clinica sono fondamentali per porre il sospetto diagnostico di botulismo.

La conferma di laboratorio si basa sulla dimostrazione della tossina nel siero, nelle feci e in campione biologico prelevato dalla ferita del paziente, e sull'isolamento del clostridio nelle feci. Utile l'esame dell'alimento sospetto, se disponibile. Va sottolineato che tali indagini sono utili sul piano diagnostico se effettuate molto precocemente (entro le prime 48 ore dall'ingestione del cibo contaminato). Conferma può anche essere ottenuta mediante trasferimento passivo al topo mediante siero o altro fluido biologico. La coltura di feci o tessuto cutaneo è inutile in caso di origine iatrogena [45].

Un accurato studio neurofisiologico supporta la diagnosi sulla base dei seguenti riscontri:
- normalità della neuronografia sensitiva;
- normalità delle velocità di conduzione motorie e riduzione dell'ampiezza dei PUM dopo singolo stimolo;
- possibile riscontro di risposta decrementale alla stimolazione a bassa frequenza;
- facilitazione post-tenatica, simile a quanto osservabile nella sindrome di Lambert-Eaton, anche se di entità minore (può non essere osservabile in distretti gravemente compromessi);
- potenziali polifasici e segni di denervazione all'esame ad ago;
- aumento della durata del *jitter* e fenomeni di *blocking* all'esame a singola fibra.

Terapia

La terapia del botulismo si giova principalmente delle moderne teniche di medicina d'urgenza, della terapia di supporto e della terapia intensiva, con particolare attenzione alla ventilazione, che hanno portato a una significativa riduzione della mortalità, attualmente inferiore al 10%.

La terapia specifica prevede la somministrazione di antitossina botulinica trivalente (tipo A, B ed E), previa esecuzione di prelievo di sangue per l'identificazione della tossina specifica, da effettuarsi entro una settimana dall'inizio della sintomatologia, in quanto inefficace nei confronti della tossina già legata alle terminazioni nervose. Va tenuta presente la possibilità di reazioni allergiche o shock anafilattico, motivo per cui ne è sconsigliato l'uso nel botulismo infantile.

Nel botulismo da ferita, oltre alla somministrazione di antitossina, è necessario procedere a una accurata toilette chirurgica e a copertura antibiotica.

Il recupero può durare da alcune settimane a mesi ed è legato al processo di reinnervazione; ne consegue che la ventilazione assistita può essere necessaria per un lungo periodo; l'ipostenia muscolare e i disturbi disautonomici possono durare anche oltre l'anno [46].

Tetano

Clinica

Il tetano è in genere dovuto a una ferita penetrante dove il clostridio si è sviluppato in condizioni anaerobiche; in alcuni casi può manifestarsi in caso di ustione, ulcerazioni, iniezioni intramuscolari, piercing o tatuaggi; in molti casi la sede di ingresso rimane sconosciuta.

Il periodo medio di incubazione è di 7-10 giorni. Il quadro clinico è caratterizzato da spasmi muscolari, rigidità e disturbi autonomici.

La forma generalizzata è la più comune, caratterizzata all'esordio da rigidità del collo, disfagia, trisma, il cosiddetto riso sardonico legato allo spasmo dei muscoli facciali. Lo spasmo muscolare può causare ostruzione laringea e ridotta escursione toracica con conseguente compromissione respiratoria. L'interessamento della muscolatura assiale determina estensione del collo e del tronco "opistotono". Gli spasmi muscolari sono estremamente dolorosi, interessano sia la muscolatura agonista che antagonista, e possono essere sia spontanei che indotti da stimolo tattile, uditivo ed emotivo. I disturbi del sistema nervoso autonomo includono alterato controllo pressorio con ipertensione e ipotensione, disturbi del ritmo, iperpiressia, iperidrosi, aumento delle secrezioni bronchiali, ritenzione urinaria.

L'inizio della malattia è caratterizzato da spasmi muscolari e rigidità ad andamento crescente, seguiti dopo alcuni giorni dai disturbi autonomici per la durata di 7-15 giorni; successivamente gli spasmi tendono a ridursi, ma nei casi più gravi la rigidità può persistere anche per alcune settimane.

La forma localizzata si verifica quando la rigidità rimane localizzata a livello del sito di lesione, ed è generalmente associata a una prognosi migliore; occasionalmente può evolvere verso la forma generalizzata.

La forma cefalica fa seguito in genere a un trauma cranico o cervicale, a otite media, o piercing della lingua; interessa i nervi cranici con deficit della muscolatura facciale, trisma, muscoli extraoculari, nervo ipoglosso; può generalizzare e ha prognosi grave.

La forma neonatale, rara nei paesi sviluppati, si manifesta con riduzione della suzione, vomito, trisma, disfagia e spasmi generalizzati; molto elevata la mortalità in questa forma, soprattutto in caso di prolugati periodi di ipossia [47, 48].

Diagnosi

La diagnosi di tetano è sostanzialmente clinica, non essendo disponibile un test specifico. Una coltura positiva per *Clostridium tetani* da tessuto prelevato dalla ferita può essere utile nel supportare la diagnosi. L'esame neurofisiologico evidenzierà segni di attività spontanea dell'unità motoria.

La diagnosi differenziale dovrà escludere reazioni di natura distonica, sospensione di farmaci, meningite, avvelenamento da stricnina, e la sindrome dell'uomo rigido; le forme cefaliche entrano in diagnosi differenziale con le paralisi di nervi cranici.

Terapia

La terapia prevede il trattamento chirurgico della ferita e la copertura antibiotica. Di prima scelta viene utilizzato il metronidazolo, o alternativamente tetracicline, o eritromicina. L'utilizzo delle penicilline richiede cautela in quanto la similarità della struttura molecolare delle penicilline con l'acido γ-aminobutirrico può determinare un effetto competitivo antagonista con il GABA e, ad alte dosi, provocare ipereccitabilità del sistema nervoso centrale e convulsioni.

L'immunizzazione passiva con immunoglobuline antitetano abbrevia la durata della malattia e può ridurne la gravità, ma comporta la possibilità di reazioni anafilattiche. L'immunizzazione attiva viene aggiunta ai fini di prolungare l'effetto delle immunoglobuline specifiche che hanno durata limitata; la somministrazione va effettuata in un sede diversa rispetto a quella di inoculazione delle immunoglobuline specifiche per evitare reazioni locali a livello del sito di iniezione.

La gestione del paziente in terapia intensiva sarà mirata al supporto ventilatorio, se richiesto, e soprattutto alla prevenzione delle complicanze metaboliche e dei disturbi autonomici. La prevenzione degli spasmi muscolari richiede un ambiente il più possibile tranquillo e privo di stimoli che li possano scatenare; dal punto di vista farmacologico le benzodiazepine (diazepam o midazolam) sono i farmaci di prima scelta; possono essere utilizzati anche baclofen e dantrolene; utile anche il trattamento con morfina che induce una dilatazione del circolo periferico potenzialmente utile anche nel ridurre i disturbi autonomici. Nei casi più gravi può essere necessario l'uso di curari [47, 48].

Bibliografia

1. Drachman DB. Myasthenia Gravis. N Engl J Med 1994; 330:1797-1810.
2. Vincent A, Drachman DB. Myasthenia gravis. Adv Neurol 2002; 88:159-188.
3. Lindstrom JM. Acetylcholine receptors and myasthenia. Muscle & Nerve 2000; 23:453-477.
4. Vincent A. Unraveling the pathogenesis of myasthenia gravis. Nat Rev Immunol 2002; 2:797-804.
5. Hoch W, McConville J, Helms S et al. Auto-antibodies to the receptor tyrosine kinase *MUSK* in patients with myasthenia gravis without acetylcholine receptor antibodies. Nat Med 2001; 7:365-368.
6. Plested CP, Tang T, Spreadbury I et al. AChR phosphorylation and indirect inhibition of AChR function in seronegative MG. Neurology 2002; 59:1682-1688.
7. Task Force of the Medical Advisory Board of the Myasthenia Gravis Foundation of America; Jaretzki A, Barohn RJ, Ernstoff RM et al. Myasthenia Gravis. Recommendations for clinical research standards. Neurology 2000; 55:16-23.
8. Evoli A, Tonali P, Padua L et al. Clinical correlates with anti-*MUSK* antibodies in generalized seronegative myasthenia. Brain 2003; 126:2304-2311.
9. Sghirlanzoni A, Peluchetti D, Mantegazza R et al. Myasthenia gravis:prolonged treatment with steroids. Neurology 1984; 34:170-174.
10. Mantegazza R, Antozzi C, Peluchetti D et al. Azathioprine as a single drug or in combination with steroids in the treatment of myasthenia gravis. J Neurol 1988; 235:449-453.

11. Hohlfeld R, Toyka K, Besinger UA et al. Myasthenia gravis:reactivation of clinical disease and of autoimmune factors after discontinuation of long-term azathioprine. Ann Neurol 1985; 17:238-242.

12. Palace J, Newsom-Davis J. Lecky B and the Myasthenia Gravis Study Group. A randomized double-blind trial of prednisolone alone or with azathioprine in myasthenia gravis. Neurology 1998; 50:1778-1783.

13. Tindall RS, Rollins JA, Phillips JT et al. Preliminary results of a double-blind, randomized, placebo-controlled trial of cyclosporine in myasthenia gravis. N Engl J Med 1987; 316:719-724.

14. Chaudhry V, Cornblath DR, Griffin JW et al. Mycophonolate mofetil:a safe and promising immunosuppressant in neuromuscular diseases. Neurology 2001; 56:94-96.

15. Ciafaloni E, Massey JM, Tucker-Lipscomb B et al. Mycophenale mofetil for myasthenia gravis. Neurology 2001; 56:97-99.

16. Sanders DB, Hart IK, Mantegazza R et al. An international, phase III, randomized controlled study of mycophenolate mofetil in myasthenia gravis. Neurology, in corso di stampa.

17. Antozzi C, Gemma M, Regi B et al. A short plasma exchange protocol is effective in severe myasthenia gravis. J Neurol 1991; 238:103-107.

18. Gajdos P, Chevret S, Toyka K. Plasma exchange for myasthenia gravis. Cochrane Database Syst Rev 2002; 4:CD002-275.

19. Antozzi C, Berta E, Confalonieri P et al. Protein-A immunoadsorption in immunosuppression resistant myasthenia gravis. Lancet 1994; 383:124.

20. Berta E, Confalonieri P, Simoncini O et al. Removal of antiacetylcholine receptor antibodies by protein A immunoadsorption in myasthenia gravis. Int J Artif Organs 1994; 11:603-608.

21. Howard JF. Intravenous immunoglobulins for the treatment of acquired myasthenia gravis. Neurology 1998; 51 (Suppl 5):S30-S36.

22. Ferrero B, Durelli L. High-dose intravenous immunoglobulin G treatment of myasthenia gravis. Neurol Sci 2002; 23 (Suppl 1):S9-24.

23. Gajdos P, Chevret S, Clair B et al. for the Myasthenia Gravis Clinical Study Group. Clinical trial of plasma exchange and high-dose intravenous immunoglobulin in myasthenia gravis. Ann Neurol 1997; 41:789-796.

24 Stricker RB, Kwiatkowska BJ, Habis JA et al. Myasthenia gravis:response to plasmapheresis following failure of intravenous immunoglobulins. Arch Neurol 1993; 50:837-840.

25. Marx A, Muller-Hermelink HK. From basic immunobiology to the upcoming WHO-Classification of tumors of the thymus. Pathol Res Pract 1999; 195:515-533.

26. Jaretski A III. Thymectomy for myasthenia gravis. Analysis of the controversies regarding technique and results. Neurology 1997; 48 (Suppl 5):S52-S63.

27. Gronseth GS, Barohn RJ. Practice parameter: thymectomy for autoimmune myasthenia gravis (an evidence based review). Report of the Quality Standards Subcommittee of the American Academy of Neurology. Neurology 2000; 55:7-15.

28. Mantegazza R, Baggi F, Bernasconi P et al. Video-assisted thoracoscopic extended thymectomy and extended transternal thymectomy (T-3b) in non-thymomatous myasthenia gravis patients:remission after 6 years of follow-up. J Neurol Sci 2003; 212:31-36.

29. Sanders DB. Lambert-Eaton myasthenic syndrome:clinical diagnosis, immune-mediated mechanisms, and update on therapies. Ann Neurol 1995; 37 (Suppl 1):S63-73.

30. Sanders DB. The Lambert-Eaton myasthenic syndrome. Adv Neurol 2002; 88:189-201.

31. Fukuda T, Motomura M, Nakao Y et al. Reduction of P/Q-type calcium channels in the postmortem cerebellum of paraneoplastic cerebellar degeneration with Lambert-Eaton myasthenic syndrome. Ann Neurol 2003; 53:21-28.

32. Newsom-Davis J, Murray NMF. Plasmaexchange and immunosuppressive drug treatment in the Lambert-Eaton myasthenic syndrome. Neurology 1984; 34:480-485.

33. Bain PG, Motomura M, Newsom-Davis J et al. Effects of intravenous immunoglobulin on muscle weakness and calcium-channel autoantibodies in the Lambert-Eaton myasthenic syndrome. Neurology 1996; 47:678-683.

34. Newsom-Davis J, Mills KR. Immunological associations of acquired neuromyotonia (Isaacs' syndrome). Report of five cases and literary review. Brain 1993; 116:453-469.

35. Liguori R, Vincent A, Clover L et al. Morvan's syndrome:peripheral and central nervous system and cardiac involvement with antibodies to voltage-gated potassium channels. Brain 2001; 124:2417-2426.

36. Hart IK, Waters C, Vincent A et al. Autoantibodies detected to expressed K+ channels are implicated in neuromyotonia. Ann Neurol 1997; 41:238-246.

37. Vincent A. Understanding neuromyotonia. Muscle Nerve 2000; 23:655-657.

38. Hart IK, Maddison P, Newsom-Davis J et al. Phenotypic variants of autoimmune peripheral nerve hyperexcitability. Brain 2002; 125:1887-1895.

39. Engel AG, Ohno K, Sine SM. Congenital myasthenic syndromes:progress over the past decade. Muscle & Nerve 2003; 27:4-25.

40. www.neuro.wustl.edu/neuromuscular.

41. Congenital myasthenic syndromes:gene mutations. Neuromuscular Disorders 2003; 13:446-448.

42. Goonetilleke A, Harris JB. Clostridial neurotoxins. Journal of Neurology Neurosurgery Psychiatry 2004; 75(Suppl.III):35-39.

43. Pellizzari R, Rossetto O, Schiavo G et al. Tetanus and botulinum neurotoxins:mechanisms of action and therapeutic uses. Phil Trans R Soc Lond 1999; 354:359-368.

44. Cherington M. The clinical spectrum of botulism. Muscle & Nerve 1998; 21:701-710.
45. Lindstrom M, Korkeala H. Laboratory diagnostics of botulism. Clinical Microbiology Reviews 2006; 19:298-314.
46. Bossi P, Tegnell A, Baka A et al. Bichat guidelines for the clinical management of botulism and bioterrorism-related botulism. Euro Surveill 2004; 9 (12) - E13-14. http://www.eurosurveillance.org.
47. F Farrar JJ, Yen LM, Cook T et al. Tetanus. J Neurol Neurosurg Psychiatry 2000; 69:292-301.
48. G Cook TM, Protheroe RT, Handel JM. Tetanus: a review of the literature. British Journal of Anesthesia 2001; 87:477-487.

Capitolo 40

Distrofie muscolari

Lucia Morandi

Le distrofie muscolari sono un gruppo di malattie geneticamente determinate, caratterizzate da una progressiva degenerazione e necrosi delle fibre muscolari con proliferazione di tessuto connettivo perimisiale ed endomisiale. La causa di queste malattie è un'alterazione genetica e la conseguente assenza o ridotta espressione nel muscolo di proteine della membrana muscolare o del citoscheletro. Molte forme di distrofia muscolare presentano fenotipi clinici sovrapponibili o comunque molto simili; in alcune è possibile formulare una diagnosi precisa solo mediante sofisticate tecniche di biologia molecolare.

Distrofie muscolari di Duchenne e di Becker

La distrofia muscolare di Duchenne e la sua forma allelica, distrofia di Becker, generalmente meno grave e meno rapidamente evolutiva, sono dovute, rispettivamente, a un deficit totale o parziale di una proteina denominata distrofina. La proteina è codificata da un gene localizzato sul cromosoma X (locus Xp21). Le malattie sono trasmesse dalle madri, portatrici generalmente sane, ai figli maschi; la distrofia di Duchenne ha una prevalenza di 1:3.500 maschi.

La distrofina è distribuita sulla superficie interna del sarcolemma e si associa a un complesso di proteine sarcolemmali a sua volta legato a proteine della matrice extracellulare, tra cui la laminina 2. Per la sua particolare configurazione, la distrofina conferisce stabilità e flessibilità alla membrana e alle proteine del citoscheletro durante la contrazione della fibra muscolare (Fig. 40.1).

In circa due terzi dei casi, le distrofie di Duchenne e di Becker sono dovute a macrodelezioni di uno o più esoni; solo in un terzo dei pazienti sono causate da mutazioni puntiformi. Frequenti i casi di nuove mutazioni da mosaicismo germinale nella madre. Non esiste una correlazione tra il tipo e l'estensione della mutazione e il fenotipo clinico [1, 2].

Diagnosi

La diagnosi si basa essenzialmente su alcuni dati e analisi.

- Dati clinici: acquisizione del cammino autonomo oltre i 18 mesi, frequenti cadute, difficoltà nel rialzarsi da terra
- Esami di laboratorio: alterazione degli enzimi muscolari, con valori elevati di CK, fino a 5-10 volte i valori massimi normali, valori elevati di transaminasi, mioglobinuria. Spesso le alterazioni degli esami di laboratorio vengono riscontrate occasionalmente, durante la preparazione per piccoli interventi chirurgici [3].
- Analisi molecolare: ricerca di mutazioni nel gene della distrofina, localizzato sul cromosoma X (Xp21) attraverso diverse metodiche. La *Multiplex PCR* è la tecnica più tradizionale e permette di identificare le più comuni mutazioni presenti in circa il 65% dei pazienti [4]. Più recentemente sono state sviluppate metodiche più complesse come la *Multiplex Ligation Dependent Probe Amplification* (*MLPA*) [5] e la tecnica che associa la PCR con una analisi elettroforetica multicapillare (CSCE) [6], che permettono di individuare mutazioni nella quasi totalità dei pazienti e delle portatrici, consentendo quindi anche una migliore consulenza genetica familiare.
- Biopsia muscolare con analisi immunochimica della distrofina, con almeno 3 anticorpi contro i frammenti principali della proteina (porzione

A. Sghirlanzoni (ed) *Terapia delle malattie neurologiche*. ISBN 978-88-470-1119-9; © Springer-Verlag Italia 2009

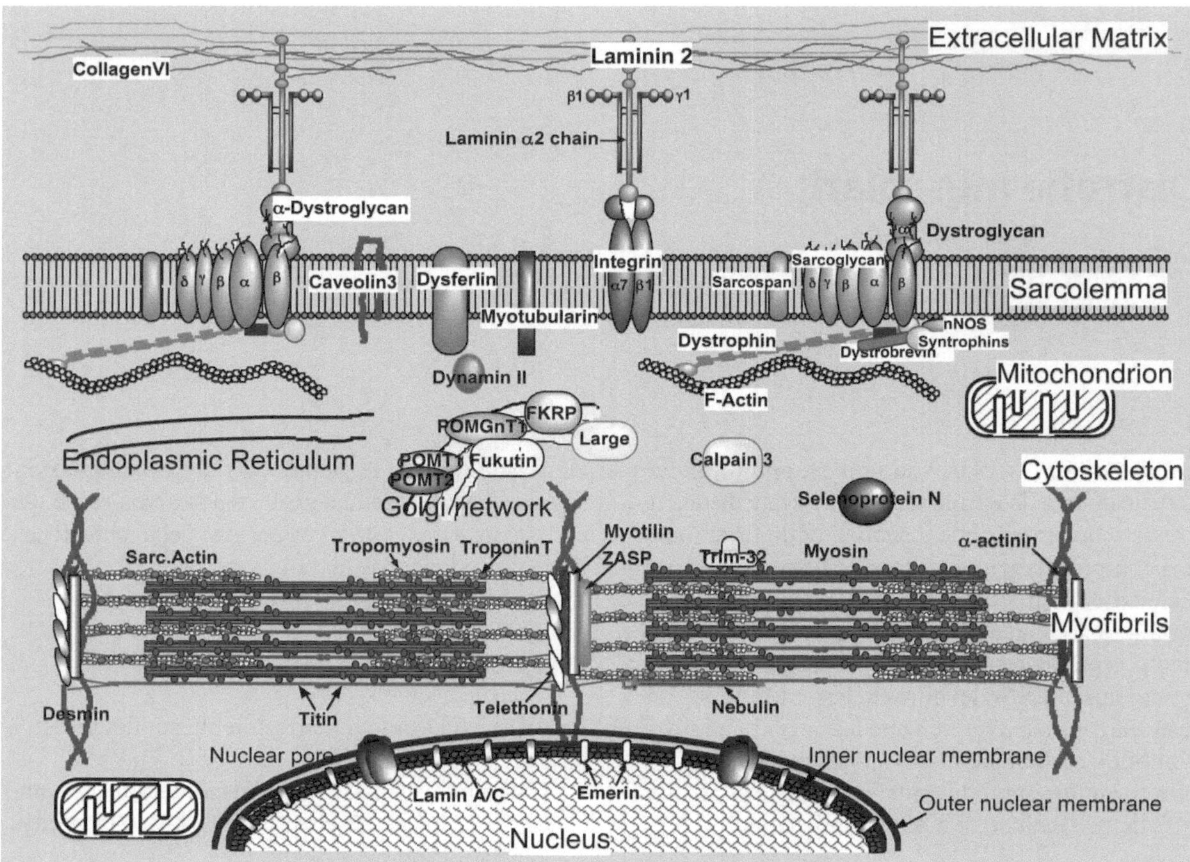

Figura 40.1 • Fibra muscolare: schema delle proteine di membrana (disegno di Marina Mora)

N-terminale, frammento delle sequenze *ripetute-rod domain,* porzione C-terminale), che permette di formulare la diagnosi definitiva. L'assenza completa della proteina è diagnostica di una distrofia di Duchenne; l'assenza parziale o la distribuzione irregolare della proteina permettono la diagnosi di distrofia muscolare di Becker [7-9].

Terapia

Il trattamento della distrofia di Duchenne è prevalentemente sintomatico e consiste nel:
- contrastare la progressione delle retrazioni;
- correggere chirurgicamente le retrazioni, quando contribuiscono a rendere precario il cammino;
- correggere le deviazioni del rachide;
- fornire tutori per il cammino;
- cercare di contrastare la progressiva perdita di forza;
- controllare l'eventuale insorgenza di complicanze a livello cardiaco, respiratorio e gastroenterologico.

L'estrema variabilità del quadro clinico rende necessari controlli periodici, per poter individuare necessità specifiche e poter intervenire nel momento opportuno in ogni paziente. Nello stadio precoce della malattia, in genere fino all'età di 5 anni, non vi è indicazione al trattamento fisiatrico. Le retrazioni tendinee cominciano in genere a manifestarsi tra i cinque e gli otto anni. Per contrastarne l'evoluzione sono sufficienti, inizialmente, esercizi quotidiani di stretching. È controversa in questa fase l'utilità di docce corte al ginocchio (*ankle foot orthosis* – AFO), che consentono di mantenere, durante la notte, una corretta flessione dorsale dei piedi a 90° [10]. È stato riscontrato che l'uso delle docce, associato agli esercizi di stretching, è più efficace dei singoli provvedimenti nel contrastare l'evoluzione delle retrazioni [11].

Sono stati proposti interventi molto precoci di tenotomia multipla (tendini di Achille, anche, ginocchia) e resezione della fascia lata. A questi interventi, che in genere vengono eseguiti intorno ai 6 anni di età, segue una fase immediata di miglioramento dei tempi di esecuzione di passaggi posturali, che è però di breve durata per la ricomparsa precoce delle retrazioni [12]. Lo stesso tipo di intervento viene oggi preferenzialmente eseguito nelle fasi più avanzate della malattia, quando il paziente sta per perdere il cammino autonomo. L'intervento consente di utilizzare tutori leggeri per gli arti inferiori (*knee ankle foot orthosis* – KAFO) fino alla piega glutea, articolati al ginocchio, che permettono l'appoggio completo dei piedi e fissano le ginocchia in estensione. Il paziente, appoggiandosi alternativamente su uno dei due arti, può così camminare con oscillazioni frontali del tronco, anche con una forza residua degli arti inferiori molto scarsa. In questo modo viene rimandato nel tempo l'uso della carrozzina, con le conseguenze che questo comporta. È indispensabile che, al momento dell'intervento, sia presente una buona stenia dei muscoli estensori del tronco. Altri elementi assolutamente necessari per superare le difficoltà iniziali sono la volontà e il desiderio della famiglia di affrontare l'intervento e l'uso dei tutori. Alcuni pazienti riescono a utilizzare i tutori solo per pochi mesi, altri anche per uno o due anni.

Con l'uso della carrozzina si può progressivamente aggravare la scoliosi vertebrale, che può raggiungere anche curve di notevole ampiezza. È possibile attuare la correzione chirurgica di queste deviazioni con interventi che fissano le vertebre le une alle altre e ne ottengono l'allineamento. L'intervento è, ovviamente, effettuabile quando le condizioni cardiache e respiratorie dei pazienti non siano eccessivamente compromesse. Inoltre deve essere eseguito ad accrescimento staturale completo, per impedire che un allungamento del tratto cervicale dopo l'intervento possa limitare i movimenti di flesso-estensione del collo. L'intervento ha solo lo scopo di correggere la postura e di impedire l'instaurarsi di dolorose contratture muscolari. Contrariamente alle aspettative, l'allineamento del rachide, pur consentendo una migliore espansione toracica, non sembra infatti modificare significativamente la funzione respiratoria [13].

Nonostante gli studi su modelli animali e le numerose sperimentazioni ancora in fase iniziale su piccoli gruppi di pazienti, non esistono al momento terapie farmacologiche sicure e efficaci.

Al momento, l'unico approccio farmacologico possibile è la terapia steroidea. Molti studi sono stati condotti sull'efficacia degli steroidi e, più recentemente, sul tipo di steroide e sulle modalità di somministrazione. Da questi trial emerge che il cortisonico più efficace è il prednisone. In alternativa al prednisone può essere utilizzato il deflazacort, alla dose di 0,9 mg/kg/die, ritenuto meno efficace, ma utilizzato in alcuni centri, perché indurrebbe meno effetti collaterali, in particolare un minore aumento di peso; tuttavia nei pazienti trattati con questo steroide si osserva l'insorgenza di cataratta. Il meccanismo d'azione dello steroide non è noto, ma verosimilmente il farmaco agisce riducendo la componente infiammatoria, che si associa al processo degenerativo nel muscolo. Tra gli schemi terapeutici proposti, quelli che trovano maggior consenso in letteratura sono due: uno prevede la somministrazione giornaliera, alla dose di 0,75 mg/kg/die per 2 mesi, seguita dalla dose di 1,25 mg/kg a giorni alterni; l'altro consiste nella somministrazione in cicli di 20 giorni al mese (alla dose di 0,75 mg/kg/die), alternati a 10 giorni senza terapia. Il farmaco viene somministrato a partire dall'età di 5 anni, ma sono in corso studi per valutare il rapporto rischio/beneficio di una somministrazione ancora più precoce. La somministrazione del farmaco determina un miglioramento rapido delle performance del paziente e un rallentamento complessivo dell'evoluzione della malattia, con un prolungamento medio del cammino autonomo di un anno. Gli effetti collaterali più frequentemente riscontrati con la terapia steroidea sono una transitoria ipereccitabilità e difficoltà all'addormentamento, l'aumento di peso e un rallentamento dell'accrescimento staturale, mentre appare meno frequente l'irsutismo. In realtà, nei pazienti trattati con prednisone, è stato osservato un ridotto incremento ponderale, grazie a diete che i dietologi ritagliano sulle necessità e le abitudini alimentari dei ragazzi [14-17].

Un altro aspetto inizialmente sottovalutato, che solo ora trova un'attenzione da parte di numerosi clinici, è l'effetto dello steroide sul metabolismo osseo. In uno studio condotto su un gruppo di 32 pazienti con distrofia muscolare di Duchenne, di cui 10 non avevano mai assunto steroidi e 22 erano in terapia cronica con prednisone, sono stati osservati, in tutti i pazienti, valori di densità ossea inferiori ai controlli sani di pari età, a livello sia del tronco sia degli arti inferiori. La compromissione era più evidente nei pazienti trattati, con correlazione inversa tra la dose complessiva di steroidi assunti e la densità ossea. La massa ossea appariva ridotta anche nei pazienti di 5 anni, prima del trattamento steroideo, nei quali la capacità motoria non era ancora significativamente compromessa; l'escrezione urinaria di calcio era ridotta nei pazienti trattati; in tutti i pazienti gli indici di riassorbimento osseo apparivano consistentemente elevati, mentre gli indici di formazione ossea apparivano ai limiti superiori; i livelli di vitamina D erano significativamente ridotti nei pazienti trattati, nei quali i livelli di paratormone erano ai limiti superiori della norma [18].

È necessario pertanto un accurato e costante controllo della massa e del metabolismo osseo durante la terapia steroidea. La compromissione della densità ossea, possibile tanto nelle ossa lunghe quanto nel rachide, può costituire un grave problema, sia per la possibilità di elevata incidenza di fratture ossee, sia perché in molti pazienti in età più avanzata la ridotta massa ossea potrebbe rendere impossibili interventi chirurgici sul rachide eventualmente necessari. Durante la terapia, l'apporto di calcio e vitamina D e un'integrazione di calcio con la dieta migliorano il metabolismo e la massa ossea e riducono la frequenza di fratture.

Recenti studi di follow-up hanno dimostrato nei pazienti trattati per anni con steroidi un ritardo nello sviluppo della scoliosi e una minore necessità di intervento sul rachide, come pure un ritardo nell'insorgenza della cardiomiopatia [19, 20].

Per quanto riguarda le sperimentazioni in corso [21], molteplici sono gli approcci terapeutici tuttora a livello sperimentale, che elenchiamo brevemente:

- vettore associato ad Adenovirus (AAV): viene utilizzato il virus come vettore nel muscolo di una mini-distrofina;
- *up*-regolazione farmacologica nel muscolo della utrofina, proteina in parte omologa alla distrofina;
- trapianto di cellule staminali: iniezioni di cellule staminali nel muscolo per originare cellule progenitrici che poi si differenzieranno in cellule muscolari;
- modificazione dell'RNA della distrofina (*Exon skipping*). Con antioligonucleotidi (AO) si induce una temporanea reintegrazione dell'RNA, che permette la sintesi di distrofina;
- PTC124: molecola somministrata oralmente, che modifica una particolare mutazione presente in alcuni pazienti permettendo così la sintesi della distrofina.

Trattamento delle complicanze

Pur in assenza di una terapia specifica, la storia naturale dei pazienti con distrofia muscolare di Duchenne (DMD) è decisamente cambiata: il controllo precoce e costante delle possibili complicanze rende infatti possibile oggi la sopravvivenza dei pazienti fino all'età adulta [21-23].

Complicanze respiratorie

Proprio per il frequente interessamento delle vie respiratorie, particolarmente nei periodi invernali, è altamente raccomandata la vaccinazione antinfluenzale e antipneumococcica. Un controllo annuale della funzione respiratoria è raccomandato a partire dai 10 anni, mentre può essere meno frequente fino a quando il paziente è in grado di camminare autonomamente o con i tutori. È indispensabile una valutazione anamnestico-clinica chiedendo al paziente e ai familiari se sono presenti dispnea, ortopnea, difficoltà nei colpi di tosse e nella eliminazione delle secrezioni, e se ci sono disturbi nel sonno, cefalea mattutina o stanchezza al risveglio.

Il test principale da eseguire è la spirometria e in particolare la misurazione della capacità vitale forzata (FVC), cioè del volume massimo di aria espirato dopo una inspirazione profonda, la pressione inspiratoria ed espiratoria massima alla bocca, il picco di tosse, l'emogasanalisi, la saturazione di ossigeno e la polisonnografia. Gli indici di funzione respiratoria possono cadere nettamente durante infezioni respiratorie. Molti autori considerano opportuno iniziare una ventilazione non invasiva con FVC < 50%, picchi di flusso di tosse inferiori a 270 l/min e valori di saturimetria di ossigeno costantemente inferiori al 95%. Con la riduzione della validità della tosse appare inoltre indispensabile l'utilizzo di apparecchi per facilitare l'espettorazione delle secrezioni, come l'*in-exsufflator*. Questo apparecchio fornisce, attraverso una maschera rino-buccale, una profonda insufflazione cui segue una profonda esufflazione forzata, consentendo il perfetto drenaggio delle secrezioni bronchiali presenti nelle vie aeree.

Complicanze cardiache

Nei pazienti con DMD anche la funzione cardiaca può essere progressivamente e gravemente alterata. Nei pazienti di età superiore ai 18 anni la ridotta attività motoria può mascherare i sintomi di una insufficienza cardiaca fino a quando questi non siano rilevanti. Appare pertanto necessario, come per la funzione respiratoria, eseguire controlli annuali della funzione cardiaca. In accordo alle indicazioni emerse dal 107th *ENMC International Workshop*, devono essere eseguiti controlli alla diagnosi e ogni 2 anni di eco-cardiogramma ed ECG, fino ai 10 anni di età e successivamente gli esami devono essere eseguiti a scadenza annuale. Per quanto riguarda il momento opportuno di instaurare una terapia, rimane ancora qualche incertezza. L'atteggiamento comune è quello di iniziare una terapia specifica con ACE-inibitori, betabloccanti e diuretici nei pazienti in cui viene individuata una alterazione della funzione cardiaca. Tuttavia, in uno studio viene proposta una terapia con un ACE-inibitore (perindopril) anche in pazienti asintomatici e con parametri strumentali normali. Secondo gli autori, questo approccio determina un ritardo nella insorgenza e nella progressione della disfunzione della funzione cardiaca, con ridotta mortalità [24].

Problemi di nutrizione

Anche nei pazienti deambulanti l'aumento di peso o la difficoltà nella crescita possono essere rilevanti, e sono in parte secondari alla terapia steroidea. In tutti i pazienti sono indispensabili il controllo del peso e una dieta bilanciata. In alcuni pazienti, e particolarmente nelle fasi successive alla perdita del cammino, si possono manifestare difficoltà nella masticazione e nella deglutizione e perdita della massa muscolare. In questi casi si può intervenire con approcci dietetici particolari, integratori, terapia del linguaggio. La dieta integrata con emollienti per le feci contro la stipsi è indispensabile nei pazienti adulti. L'utilizzo di inibitori della pompa protonica contrasta una possibile dilatazione gastrica con acidosi.

Il trattamento dei pazienti con distrofia muscolare di Becker non si differenzia sostanzialmente da quello per la distrofia di Duchenne. Tuttavia, a differenza di quest'ultima in cui, pur con una certa variabilità, il decorso della malattia presenta alcune tappe comuni in tutti i pazienti, l'estrema variabilità dei sintomi e della progressione della distrofia di Becker rendono i tempi e i modi di intervento diversi da paziente a paziente.

Alcuni pazienti presentano un esordio precoce della malattia, con andamento ingravescente simile alla forma di Duchenne. In questi pazienti, vengono seguiti lo stesso tipo di intervento fisioterapico e ortopedico e lo stesso protocollo di follow-up utilizzati per i pazienti con distrofia di Duchenne. Viceversa, alcuni pazienti affetti da distrofia di Becker possono presentare un decorso di malattia molto lentamente progressivo che non compromette significativamente la funzione muscolare. A questi vengono esclusivamente

suggeriti attività fisica o sportiva ed esercizi di stretching muscolare. Il più frequente riscontro di cardiomiopatia dilatativa nella distrofia di Becker richiede che vengano effettuati periodici controlli ecocardiografici. La compromissione cardiaca è generalmente ben controllata, come nei pazienti con distrofia di Duchenne, con diuretici e ACE-inibitori. Per quanto riguarda le donne portatrici di distrofia muscolare di Duchenne o di Becker, va ricordato che nella maggior parte dei casi sono asintomatiche, o presentano minimi sintomi a carico della muscolatura scheletrica, come mialgie e ipostenia dei muscoli prossimali degli arti inferiori. Anche nelle portatrici va riservata una particolare attenzione alla funzione cardiaca, che deve essere monitorata con l'ecocardiogramma, per la possibile insorgenza di cardiomiopatia.

Distrofie muscolari dei cingoli

Le distrofie muscolari dei cingoli (LGMD) sono classificate in dominanti (LGMD1) e recessive (LGMD2).

Ognuna di queste forme è secondaria al deficit di una proteina (Tab. 40.1) [25, 26].

Dal punto di vista clinico, le diverse forme sono caratterizzate dal coinvolgimento della muscolatura del cingolo scapolare e pelvico nonché della muscolatura prossimale degli arti; si differenziano tra di loro per la distribuzione iniziale del deficit di forza, l'età

Tab. 40.1 • Classificazione delle distrofie muscolari dei cingoli

Tipo	Localizzazione genica	Proteina
Forme autosomiche dominanti		
LGMD1A	5q22-q34	Miotilina
LGMD1B	1q11-21	Lamina A/C
LGMD1C	3p25	Caveolina 3
LGMD1D	7q	?
LGMD1E	6q23	?
LGMD1F	7q32	?
LGMD1G	4q21	?
Forme autosomiche recessive		
LGMD2A	15q15.1	calpaina 3
LGMD2B	2p13	disferlina
LGMD2C	13q12	γ-sarcoglicano
LGMD2D	17q12-q21.33	α-sarcoglicano
LGMD2E	4q12	β-sarcoglicano
LGMD2F	5q33	δ-sarcoglicano
LGMD2G	17q12	teletonina
LGMD2H	9q31-q34	TRIM32
LGMD2I	19q13.3	FKRP
LGMD2J	2q31	titina[ChAu1]
LGMD2K	9q34	POMT1
LGMD2L	9q31-q33	Fukutin
LGMD2M	11p13-p12	?
LGMD2N	14q24.3	POMT2

di insorgenza, il coinvolgimento della muscolatura distale, la presenza di retrazioni tendinee, e il tipo di progressione dei sintomi, la possibile associazione con cardiomiopatia e/o insufficienza respiratoria. Per le caratteristiche cliniche delle singole forme si rimanda alle recenti revisioni [27, 28].

Nessuna terapia farmacologica è sinora in grado di migliorare anche parzialmente il deficit stenico e di contrastarne in qualche misura l'evoluzione. Anche gli steroidi non sono efficaci.

Distrofia facio-scapolo-omerale

La distrofia facio-scapolo-omerale (FSHD) è una malattia dominante che, nella forma classica, si manifesta con ipostenia dei muscoli del volto, scapole alate, progressiva riduzione di ampiezza dei movimenti di abduzione e flessione delle braccia. Si osserva, inoltre, ipostenia dei muscoli prossimali degli arti inferiori; in molti casi il deficit stenico agli arti inferiori è distale e coinvolge i muscoli tibio-peroneali.

Il gene della malattia è stato mappato nel cromosoma 4 (4q35), ma non si conoscono ancora perfettamente i meccanismi che determinano l'espressione clinica della malattia. Il 10-20% dei casi rappresenta una nuova mutazione. La variabilità clinica in questa malattia è forse più accentuata che non in altre: in una stessa famiglia, possono esserci pazienti con una modesta compromissione della muscolatura del viso, con difficoltà nella chiusura delle palpebre o delle labbra, e pazienti con un fenotipo classico. Una quota non indifferente di pazienti con un fenotipo classico, stimata intorno al 10% dei casi, non risulta significativa all'analisi genetica [29].

L'unico farmaco sperimentato in questa malattia è l'albuterolo. Si tratta di un farmaco β2-adrenergico agonista, che ha azione anabolizzante in quanto stimola la crescita muscolare e la proliferazione delle cellule satelliti.

In un trial pilota, 15 pazienti sono stati trattati con albuterolo alla dose di 16 mg/die con un aumento della massa e della forza muscolare pari al 12%. Successivamente, questi risultati sono stati verificati attraverso uno studio in doppio cieco farmaco-placebo su 90 pazienti. Un gruppo di pazienti è stato trattato con 8 mg 2 volte al giorno di albuterolo; un secondo gruppo con 16 mg 2 volte al giorno. Il farmaco ha migliorato la massa muscolare ma non ha indotto nessun miglioramento significativo della forza e delle capacità funzionali nei trattati rispetto ai non trattati [30].

Nelle fasi iniziali di malattia viene in genere proposta fisioterapia con esercizio attivo dei muscoli del cingolo scapolare e degli arti superiori. Alcuni autori propongono un intervento di fissazione delle scapole al torace per le forme più avanzate. L'intervento, di difficile esecuzione e non privo di effetti collaterali, ha solo lo scopo di migliorare l'assetto delle spalle e di facilitare temporaneamente i movimenti di abduzione e flessione degli arti superiori [31].

Sono stati pubblicati recentemente i primi risultati di uno studio in fase I/II di tolleranza della terapia con anticorpi anti-miostatina in pazienti adulti affetti da distrofia di Becker (BMD), miopatia facio-scapolo-omerale (FSHD) e diverse forme di distrofia dei cingoli (LGMD). La miostatina è un inibitore endogeno della crescita muscolare, la cui assenza induce una precoce e più efficace rigenerazione delle fibre muscolari, dimostrata in modelli animali in cui si ottiene aumento della massa muscolare e della forza. Lo studio ha dimostrato una buona tollerabilità del farmaco da parte dei pazienti. Una tendenza del trattamento a migliorare la forza e la massa muscolare è stata dimostrata in alcuni pazienti. I risultati incoraggianti di questo studio dovranno essere confermati da successivi trial con più potenti inibitori della miostatina [32].

Distrofia muscolare di Emery-Dreifuss

Se ne riconoscono due varianti: una, trasmessa dal cromosoma X, è dovuta all'assenza di una proteina chiamata emerina; una seconda forma, autosomico-dominante o recessiva, è secondaria al difetto di una proteina detta lamina A/C [33-35]. Entrambe le proteine sono localizzate nella membrana nucleare, dove sembra svolgano un'azione protettiva durante la contrazione. Il fenotipo clinico delle due malattie è sovrapponibile. Il coinvolgimento dell'apparato muscolare scheletrico comprende precoci e rapidamente evolutive contratture muscolari e retrazioni tendinee con alterazioni del ritmo cardiaco e cardiomiopatia dilatativa.

La terapia è diretta in prima istanza al controllo dell'aritmia, possibile negli affetti da questa distrofia, attraverso l'inserzione di un pace-maker, anche se si tende attualmente a proporre alla diagnosi, se sussistono le indicazioni dallo studio elettrofisiologico endocavitario, l'impianto di defibrillatori. Possono essere utili gli esercizi di stretching contro le retrazioni tendinee. Sono risultati di limitata utilità, per la tendenza a recidivare, gli interventi chirurgici sui gomiti per ridurre le retrazioni.

Miotonia di Steinert

Elemento clinico comune alle sindromi miotoniche è il fenomeno, appunto, miotonico, cioè il rallentato rilascio dei muscoli dopo contrazione massimale. Questo fenomeno può coinvolgere qualsiasi gruppo muscolare, ma è più comune ai muscoli flessori profondi delle dita, ai muscoli orbicolari degli occhi e ai muscoli masticatori.

La più comune tra queste sindromi è la miotonia di Steinert (DM1), che è autosomica dominante.

La DM1 è causata da un aumento del numero di triplette CTG nel cromosoma 19q13. La malattia è sistemica: i pazienti, infatti, oltre all'interessamento muscolare presentano un variabile coinvolgimento del sistema nervoso centrale, disturbi endocrini, cataratta, disturbi respiratori, difetti della conduzione cardiaca che rendono non infrequente la possibilità di morte improvvisa [36]. Sono pertanto necessari oltre ai controlli annuali di ECG, Holter ed ecocardiogramma, controlli annuali di spirometria e soprattutto di polisonnografia, per la frequente insorgenza di apnee notturne, dovute a meccanismi periferici (alterata contrazione e funzione della muscolatura respiratoria) e centrali.

La terapia della miotonia di Steinert è sintomatica e particolarmente rivolta al controllo del fenomeno miotonico. Il deficit della muscolatura scheletrica non può essere trattato se non con la fisioterapia, che deve associare, quando possibile, esercizi di mobilizzazione passiva a esercizi attivi di contrazione.

I farmaci utilizzati per contrastare il fenomeno miotonico sono la mexiletina (150 mg/die) e la difenilidantoina (100-300 mg/die). Questi composti devono essere somministrati con particolare cautela nei pazienti con alterazioni del ritmo cardiaco.

Alcuni trial sono basati sull'ipotesi che nelle DM1 l'ipostenia e l'ipotrofia siano causate da una ridotta sintesi delle proteine muscolari, secondaria a una resistenza all'insulina. In uno studio randomizzato-doppio cieco con ricombinante umano di *insulin-growth-factor* somministrato ad alcuni pazienti, gli autori hanno osservato un netto miglioramento della forza [37].

Risultati non significativi sono stati ottenuti in uno studio basato sulla terapia con testosterone per sfruttarne l'effetto anabolizzante. Rispetto al placebo, i pazienti trattati hanno mostrato un incremento della massa muscolare, ma non un miglioramento della forza o della funzione polmonare [38].

Risultati non significativi sono stati ottenuti anche con il troglitazone, farmaco con effetto di potenziamento dell'insulina [39].

Viceversa, uno studio pilota condotto con deidroepiandrosterone (DEHA) ha dimostrato una riduzione del fenomeno miotonico, un aumento della massa muscolare e della forza, e un miglioramento della funzione cardiaca nei pazienti trattati. I dati di questo studio non sono stati confermati da trial successivi [40].

Nessuno di questi farmaci è considerato sicuramente efficace e viene oggi abitualmente utilizzato nei pazienti.

Distrofie e miopatie congenite

Le distrofie e le miopatie congenite sono malattie ereditarie, geneticamente eterogenee, che si manifestano generalmente alla nascita o nei primi anni di vita (Tab. 40.2). I sintomi che caratterizzano le distrofie congenite [41-45] sono diversi e diversamente associati tra loro nelle singole entità. In particolare si possono osservare:

- ipotonia, ipostenia muscolare congenita, retrazioni tendinee;
- alterazioni distrofiche nel muscolo, con proliferazione del tessuto connettivo attorno alle singole fibre;
- coinvolgimento del sistema nervoso centrale con: alterazioni della girazione e della migrazione della sostanza bianca, leucoencefalopatia, cisti cerebellari;
- alterazioni oculari e malformazioni retiniche;
- ritardo intellettivo anche grave.

Le miopatie congenite sono caratterizzate da alterazioni strutturali delle fibre muscolari, senza degenerazione distrofica. Il fenotipo appare estremamente diverso anche nei membri affetti di una stessa famiglia; possono avere un esordio in età infantile o adulta. La loro classificazione è a tutt'oggi estremamente complessa; di molte forme non si conoscono la localizzazione genica e il difetto proteico.

Tab. 40.2 • Distrofie muscolari congenite

Tipo	Proteina
MDC1A	Laminina alfa-2 (merosina)
MDC1B	Deficit secondario di merosina
MDC1C	*Fukutin related protein*
Distrofia di Fukuyama	Fukutina
Walker-Warburg	POMT1
	POMT2
	POMGnT1
	FKRP
MEB	POMGnT1
	FKRP
	POMT2
Distrofia di Ulrich	Collagene VI (tre subunità)
Distrofia di Bethlem	Collagene VI (tre subunità)
Rigid spine syndrome	Selenoproteina N1

Sia per le distrofie congenite sia per le miopatie congenite non sono disponibili terapie specifiche, ma solo di supporto [46]. Uno studio pilota in pazienti con miopatia congenita ha dimostrato un miglioramento clinico indotto dal salbutamolo [47].

Atrofia muscolare spinale (v. Cap. 34)

L'atrofia muscolare spinale (SMA) è una malattia autosomico-recessiva, caratterizzata da degenerazione dei motoneuroni delle corna anteriori del midollo. Viene classificata in tre tipi in base all'età di insorgenza, al massimo sviluppo motorio raggiunto e alla sopravvivenza.

1. Forma di tipo I (malattia di Werdnig-Hoffman), caratterizzata da grave ipotonia, assenza dei movimenti antigravitari alla nascita o entro i primi 6 mesi di vita, coinvolgimento dei muscoli respiratori, impossibilità ad assumere la posizione seduta e sopravvivenza limitata al primo anno di vita.
2. Forma intermedia o di tipo II, in cui i pazienti acquisiscono la posizione seduta, ma non sono in grado di camminare, e generalmente sopravvivono oltre i 2 anni di età.
3. Forma di tipo III (malattia di Kugelberg-Welander), in cui i pazienti presentano un deficit stenico dei muscoli prossimali degli arti che insorge dopo l'acquisizione del cammino [48].

La malattia è causata da mutazioni nel gene telomerico *survival motor neuron* (SMN), nel cromosoma 5 [49].

Non esistono terapie specifiche per questa malattia. Per le forme di tipo II e di tipo III a esordio precoce, è necessario porre particolare attenzione alla scoliosi, che può essere trattata chirurgicamente, e all'insufficienza respiratoria [50]. Il trattamento fisiatrico, i tempi e le modalità di controllo della funzione respiratoria, e il trattamento chirurgico sono sostanzialmente analoghi a quelli già indicati per le distrofie muscolari. Sono state comunque stabilite linee guida europee per un approccio standardizzato alla malattia [50].

È stata testata l'efficacia del gabapentin in un trial controllato-randomizzato su 120 pazienti con SMA tipo II e III [51]. Il trial ha dimostrato l'efficacia del farmaco nel migliorare la stenia dei muscoli degli arti inferiori, non in modo tale, tuttavia, da migliorare le prestazioni funzionali dei pazienti nelle attività quotidiane.

Tutti i pazienti affetti da atrofia muscolare spinale hanno un numero variabile di copie del gene centromerico SMN2: più è elevato questo numero, meno grave è il fenotipo della malattia.

L'espressione di questo gene può essere aumentata dal trattamento in vitro e in vivo con diversi composti, come gli inibitori dell'istone deacetilasi, l'aclarubicina, l'idrossiurea. Purtroppo diversi studi condotti su pazienti non hanno portato a un miglioramento clinico significativo.

In questo gruppo di farmaci, il fenilbutirrato è stato recentemente sperimentato in doppio cieco in pazienti con atrofia muscolare spinale tipo II o III senza risultati [52].

I recettori β-2 adrenergici, come il salbutamolo, sono farmaci che sono risultati efficaci in uno studio pilota [53] e che hanno indotto in colture cellulari un incremento di SMN2 [54]. La loro efficacia e la loro tollerabilità (sono farmaci che possono indurre aritmie, cardiopatie ischemiche e variazioni della pressione arteriosa) devono essere dimostrate in uno studio su un numero più consistente di pazienti e in doppio cieco.

Miopatie metaboliche

Le miopatie metaboliche sono dovute all'alterazione di enzimi coinvolti nei processi energetici muscolari, ma si possono associare a compromissione di altri organi o del SNC. Si manifestano generalmente con precoce affaticamento durante l'esercizio muscolare, crampi, mialgie, esauribilità, mioglobinuria, o con ipostenia progressivamente ingravescente, o con entrambi i tipi di manifestazione clinica. Sono generalmente trasmesse con modalità autosomico-recessiva e vengono classificate in base al metabolismo coinvolto.

Glicogenosi

Malattia da accumulo di glicogeno lisosomiale (glicogenosi tipo II)

È causata dal deficit dell'enzima α-glicosidasi, o maltasi acida, localizzato normalmente nei lisosomi, dove riduce a glucosio il glicogeno e il maltosio. La malattia presenta fenotipi diversi, secondo l'età di esordio.

La forma infantile o malattia di Pompe si manifesta alla nascita o in epoca perinatale e causa una grave miopatia, con coinvolgimento della muscolatura scheletrica, respiratoria e cardiaca, spesso fatale nei primi mesi.

In alcuni bambini la malattia si può manifestare nei primi mesi di vita, caratterizzata dalla compromissione della muscolatura scheletrica, con impossibilità all'acquisizione del cammino autonomo, ma senza una significativa compromissione cardiaca.

La forma adulta esordisce dopo i 20 anni, con quadri estremamente diversi. Il quadro più classico si caratterizza per una moderata compromissione lentamente evolutiva della muscolatura dei cingoli, spesso principalmente del cingolo pelvico, cui si può associare una grave compromissione della muscolatura respiratoria e in particolare del diaframma.

Non è stata confermata la prospettata efficacia di un abbondante apporto proteico nell'indurre miglioramento di questi pazienti [55, 56].

Il trattamento con enzima ricombinante è in grado di modificare significativamente l'evoluzione della malattia nei bambini, con una normalizzazione della funzione ventricolare sinistra e un miglioramento globale della forza muscolare [57-61]. Nelle forme adulte la funzione cardiaca è generalmente conservata.

A parte numerose segnalazioni su gruppi limitati di pazienti adulti trattati con l'enzima α-glucosidasi ottenuto con tecniche di biologia molecolare, in cui la terapia migliora l'ipostenia e l' insufficienza respiratoria, è stato condotto un grande studio americano, i cui risultati non sono stati ancora pubblicati. La terapia consiste nella infusione endovena di 20 mg/kg di enzima in soluzione fisiologica, ogni 15 giorni. L'infusione deve essere praticata in ambito ospedaliero, sia per gli elevati costi del farmaco, sia per la possibile insorgenza di reazioni da ipersensibilità al farmaco.

Alterazioni della glicolisi

Si riconoscono sette forme di glicogenosi, dovute ognuna alla ridotta attività di uno specifico enzima della glicolisi. La glicosilazione ossidativa è il processo più importante, particolarmente durante l'esercizio muscolare intenso e rapido. Esercizi di intensità moderata, come camminare in piano, possono essere sostenuti anche più a lungo senza problemi particolari. Abbastanza caratteristico di alcune glicogenosi è il fenomeno del *second wind,* per il quale il paziente che sospenda l'attività fisica al primo comparire di crampi o mialgie potrà riprenderla dopo un breve riposo e mantenerla senza successivi problemi, comunque più a lungo.

Questi sintomi sono particolarmente frequenti nei deficit di fosforilasi (glicogenosi tipo V o malattia di McArdle), ma possono comparire anche nei deficit di fosfofruttochinasi (glicogenosi tipo VII).

I difetti distali della glicolisi sono piuttosto rari e comprendono anche il deficit di lattato-deidrogenasi, che può manifestarsi con episodi di mioglobinuria dopo esercizio muscolare intenso [62].

Non esistono terapie specifiche in grado di controllare il difetto enzimatico e migliorare il decorso clinico. Recentemente sono stati condotti trial clinici in pazienti affetti da malattia di McArdle, la glicogenosi più frequente, per verificare se l'utilizzo di integratori, come la vitamina B_6 o la creatina, può influire positivamente sulla performance muscolare [63, 64].

Malattie mitocondriali

Nei mitocondri avvengono processi energetici come l'ossidazione del piruvato, il ciclo di Krebs, il metabolismo degli acidi grassi, che è il processo più efficace ai fini energetici, la respirazione ossidativa con la sintesi di ATP, attraverso un sistema di trasporto di elettroni e di fosforilazione-ossidazione o catena respiratoria.

Alterazioni del metabolismo lipidico

I lipidi rappresentano la fonte energetica principale a riposo, negli sforzi di bassa intensità e protratti nel tempo o, insieme ai glucidi, negli sforzi di entità moderata. Il trasporto degli acidi grassi dal compartimento citosolico all'interno dei mitocondri, dove ha luogo la beta-ossidazione, avviene attraverso un complesso sistema enzimatico, che comprende l'enzima carnitin-palmitoil-transferasi (CPT), l'acil-CoA-sintetasi e la traslocasi carnitina/acilcarnitina.

Il deficit primario di carnitina si manifesta con cardiomiopatia, ipostenia prossimale, coinvolgimento dei muscoli respiratori, crisi metaboliche con ipoglicemia e ridotti livelli di corpi chetonici.

La terapia delle alterazioni del metabolismo lipidico si avvale di farmaci come la carnitina, somministrata negli adulti alla dose di 1 g 3-4 volte al giorno per os, associata alla riboflavina alla dose di 100 mg 2 volte al giorno per os [65].

Alterazioni del metabolismo ossidativo

La respirazione mitocondriale costituisce la via metabolica più efficiente del nostro organismo. Le alterazioni del metabolismo ossidativo si esprimono in numerose entità cliniche estremamente eterogenee: le encefalomiopatie, cui si possono associare alterazioni di altri tessuti e strutture, come cuore, retina, sistema gastrointestinale, sistema endocrino, sistema nervoso periferico. Anche le alterazioni geniche e i meccanismi patogenetici sono molto complessi e non ancora completamente conosciuti. La funzione degli enzimi della catena respiratoria può essere compromessa da alterazioni del DNA mitocondriale, del DNA nucleare o da mutazioni che alterano altre proteine mitocondriali, necessarie per l'assemblamento o l'inserzione di cofattori. Il DNA mitocondriale può essere alterato anche da mutazioni nel DNA nucleare codificante fattori indispensabili per l'integrità e la replicazione del DNA mitocondriale. La catena respiratoria è completamente inserita in un ambiente lipidico, prevalentemente costituito da cardiolipina, la cui alterazione può causare una disfunzione mitocondriale secondaria. Infine, un coinvolgimento indiretto dei mitocondri è osservato anche in altre condizioni, come il normale invecchiamento, le malattie neurodegenerative a insorgenza tardiva e le neoplasie [66-69] (Tab. 40.3).

Nonostante lo sviluppo delle conoscenze dei meccanismi patogenetici delle malattie mitocondriali in questi ultimi anni, non si sono ancora ottenuti significativi risultati nella terapia di queste malattie. Il trattamento, che è pertanto teso a ritardare la comparsa dei sintomi e a ridurne l'entità, impiega vitaminici, quali le vitamine C ed E, cofattori come il coenzima Q e antiossidanti.

È stata segnalata l'efficacia della terapia steroidea in alcuni casi di encefalomiopatia con episodi tipo stroke e acidosi lattica (MELAS).

Sono in corso alcune sperimentazioni in vitro che, nel caso delle miopatie da alterazione del DNA mitocondriale, mirano a ridurre la percentuale di DNA mutato, incrementando la percentuale di DNA *wild type*. Questa operazione di *gene shifting* potrebbe essere attuata con interventi farmacologici, fisiologici o chirurgici. Per le mutazioni del DNA nucleare potrebbero essere utilizzate le stesse metodiche di terapia genica attualmente in fase di sperimentazione per le altre malattie a trasmissione mendeliana.

Supplementazione dell'alimentazione con creatina

Molte malattie muscolari, come le distrofie muscolari e le miopatie mitocondriali, presentano una disfunzione del metabolismo cellulare comune, che può risentire

Tabella 40.3 • Malattie mitocondriali

Mutazioni nel DNA mitocondriale
Macrodelezioni
– *Kearns-Sayre syndrome* (KSS)
– *Progressive external ophtalmoplegia* (PEO)
– *Pearson's syndrome* (PS)
Mutazioni nell'RNA transfer
– *Myoclonic epilepsy with ragged-red fibres* (MERRF)
– *Mitochondrial encephalomyopath: lactic acidosis, stroke-like episodes* (MELAS)
Mutazioni nell'RNA ribosomiale
– *Aminoglycoside-induced deafness* (AID)
Mutazioni nell'RNA messaggero
– *Neuropathy, ataxia, retinitis pigmentosa* (NARP)
– *Maternally inherited Leigh's syndrome* (MILS)
– *Leber's hereditary optic neuropathy* (LHON)

Mutazioni nel DNA nucleare
Alterazioni del complesso I, II e deficit del coenzima Q
– Malattia di Leigh, leucodistrofia
– Paraganglioma, feocromocitoma (complesso II)
– Miopatia con mioglobinuria ricorrente, encefalopatie con atassia e atrofia cerebellare (coenzima Q)
Mutazioni in proteine necessarie per assemblamento e inserimento di cofattori
Deficit di citocromo-C-ossidasi (COX), a prevalente espressione in alcuni tessuti
– Sindrome di Leigh (gene SURF1)
– Cardioencefalomiopatia infantile (SC02, COX15)
– Epatopatie (SC01)
– Malattie renali (COX10)
Alterazioni di fattori nucleari per la replicazione e l'integrità del DNA mitocondriale
– Oftalmoplegia autosomica dominante, associata a ipostenia, neuropatia periferica, ipoacusia neurosensoriale
– Oftalmoplegia autosomica recessiva associata a cardiomiopatia
– Oftalmoplegia associata a neuropatia periferica, dismotilità gastrointestinale e leucoencefalopatia
Alterazioni della cardiolipina
– Sindrome di Barth (miopatia, cardiomiopatia, ritardato accrescimento, leucopenia)

Alterazioni mitocondriali secondarie
Difetti di importazione di proteine (distonia-ipoacusia)
Difetti della motilità mitocondriale (atrofia ottica autosomica dominante)
Malattie neurodegenerative (atassia di Friedreich, malattia di Wilson, paraplegia spastica, malattia di Parkinson)

favorevolmente del supporto alimentare con creatina monoidrato. Nei modelli murini di distrofia di Duchenne, l'apporto di creatina induce un miglioramento della funzione mitocondriale e un ridotto accumulo di calcio intracellulare. L'efficacia di questa sostanza è stata in parte dimostrata anche in pazienti con distrofia di Duchenne o di Becker, in cui migliorerebbe la funzione muscolare, incrementerebbe la massa muscolare e migliorerebbe il metabolismo osseo. In altre condizioni, come alcune neuropatie ereditarie o la miotonia di Steinert, sarebbe del tutto inutile. Nei pazienti affetti da miopatia di McArdle (glicogenosi da deficit di fosforilasi) o in alcune miopatie mitocondriali, la creatina migliorerebbe la tolleranza all'esercizio. Altri studi non hanno però confermato questi dati. Ovviamente sono indispensabili studi in doppio cieco su ampie casistiche di pazienti, per convalidare l'efficacacia della creatina. Il suo utilizzo, in genere alla dose di 1 o 2 g due volte al giorno, è tuttavia frequente nella gestione dei pazienti [70].

Malattie muscolari e attività fisica

I pazienti con malattia muscolare ricevono spesso dai medici l'indicazione di astenersi dall'attività fisica, per evitare un danno muscolare. In realtà, negli ultimi anni diversi autori propongono l'esercizio fisico regolare come terapia. In particolare sono stati svolti diversi studi nella miopatia da deficit di miofosforilasi, nelle forme miopatiche delle miopatie mitocondriali, nella glicogenosi II e nelle distrofie dei cingoli.

Nei pazienti con deficit di miofosforilasi il difetto enzimatico limita sia il metabolismo anaerobico (glicogeno metabolizzato ad acido lattico) sia il metabolismo aerobico (glicogeno metabolizzato a CO_2 e H_2O; ATP prodotto dal metabolismo ossidativo). In questi pazienti un programma di regolare esercizio aerobico, pari al 70% della frequenza cardiaca massima del soggetto durante l'esercizio, è ben tollerato e si associa a un innalzamento della soglia del danno muscolare espresso come dolore e intolleranza all'esercizio [71].

Nei pazienti con mutazioni nel DNA mitocondriale, l'esercizio aerobico al 50% della frequenza cardiaca massima migliora la capacità ossidativa del muscolo, riduce l'intolleranza all'esercizio e migliora la qualità di vita. La cessazione dell'esercizio riconduce alle condizioni precedenti [72].

Nei pazienti con forma adulta di deficit di maltasi acida, la gravità clinica è attribuibile da un lato all'accumulo di glicogeno nelle fibre e dall'altro a una aumentata proteolisi. Anche in questi pazienti si è osser-

vato che l'allenamento a un esercizio aerobico al 60-65% della massima frequenza cardiaca, associato a una dieta a basso contenuto di carboidrati ed elevato contenuto proteico, rallenta il deterioramento muscolare e migliora la storia naturale della malattia [73].

Infine, in pazienti con distrofia dei cingoli tipo LGMD2I, è stato dimostrato che l'allenamento aerobico protratto per 12 settimane induce un miglioramento del consumo massimo di ossigeno e del carico di lavoro pari al 21% e 27%. Questo miglioramento si associa a una maggiore resistenza all'esercizio, a un incremento della forza muscolare e a una maggiore distanza percorsa camminando [74].

Bibliografia

1. Koenig M, Monaco AP, Kunkel LM. The complete sequence of dystrophin predicts a rod-shaped cytoskeletal protein. Cell 1988; 53:219-226.
2. Campbell KP, Khal SD. Association of dystrophin and an integral membrane glycoprotein. Nature 1989; 338:259-262.
3. Muntoni E, Torelli S, Ferlini A. Dystrophin and mutations: one gene, several proteins, multiple phenotypese. Lancet Neurol 2003; 2:731-740.
4. Chamberlain JS, Gibbs RA, Ranier JE et al. Deletion screening of the Duchenne muscular dystrophy locus via multiplex DNA amplification. Nucleic Acids Res 1988; 16:1141-1156.
5. Schwartz M, Duno M. Improved molecular diagnosis of dystrophin gene mutations using the multiplex ligation-dependent probe amplification method. Genet Test 2004; 8:361-367.
6. Ashton EJ, Yau SC, Deans ZC et al. Simultaneous mutation scanning for gross deletions, duplications and point mutations in the DMD gene. Eur J Hum Genet 2007; 16(1):53-61.
7. Muntoni F. Is a muscle biopsy in Duchenne dystrophy really necessary? Neurology 2001; 57:574-575.
8. Ibraghimov-Beskrovnaya O, Campbell KP. Primary structure of dystrophin-associated glycoproteins linking dystrophin to extracellular matrix. Nature 1992; 355:696-702.
9. Bushby KMD, Gardner-Medwin D, Nicholson LVB et al. The clinical, genetic and dystrophin characteristics of Becker muscular dystrophy: correlation of phenotype with genetic and protein abnormalities. J Neurol 1993; 240:105-112.
10. Bakker JP, de Groot IJ, Beckerman H t al. The effects of knee-ankle-foot orthoses in the treatment of Duchenne muscular dystrophy: review of the literature. Clinical Rehabilitation 2000; 14:343-59.
11. Scott OM, Hyde SA, Goddard C et al. Prevention of deformity in Duchenne muscular dystrophy: a prospective study of passive stretching and splintage. Phisiotherapy 1981; 67:177-180.Rideau Y, Duport G,

Delaubier et al. Correction précoce des inégalité musculaires dans la myopathie: analise internationale. In problémes en médecine de rééducation: Maladies neuromusculaires de la géenétique à la réadaptation. Paris: Masson; 1996:156-170.

12. Shapiro F, Sethna N, Colan S et al. Spinal fusion in Duchenne muscular dystrophy: a multidisciplinary approach. Muscle & Nerve 1992; 15:604-614.

13. Manzur AY, Kuntzer T, Pike M, et al. Glucocorticoid corticosteroids for Duchenne muscular dystrophy.Cochrane Database Syst Rev. 2008 Jan 23;(1):CD003725.

14. Mendell JR, Moxley RT, Griggs RC et al. Randomized double-blind, six-month trial of prednisone in Duchenne muscular dystrophy. N Engl J Med 1989; 320:1592-1597.

15. Khan MA. Corticosteroid therapy in Duchenne muscular dystrophy. J Neurol Sci 1993; 120: 8-14.

16. Bonifati MD, Ruzza G, Bonometto P, Berardinelli A, Gorni K, Orcesi S, Lanzi G, Angelini C. A multicenter, double-blind, randomized trial of deflazacort versus prednisone in Duchenne muscular dystrophy. Muscle & Nerve 2000; 23:1344-1347.

17. Bianchi ML, Mazzanti A, Galbiati E et al.Bone mass and bone metabolism in children with Duchenne muscular dystrophy. Neuromusc Disord 2000; 10:377-378.

18. Alman BA, Raza SN, Biggar WD. Steroid treatment and the development of scoliosis in males with Duchenne muscular dystrophy. J Bone Joint Surg Am 2004; 86-A(3):519-524.

19. Markham LW, Kinnett K, Wong BL, Woodrow Benson D. et al. Corticosteroid treatment retards development of ventricular dysfunction in Duchenne muscular dystrophy. Neuromuscul Disord.2008 May;18(5):365-370.

20. Manzur AY, Kinali M, Muntoni F. Update on the management of Duchenne muscular dystrophy. Arch Dis Child 2008; online 30-7-2008.

21. Wagner KR, Lechtzin N, Judge DP. Current treatment of adult Duchenne muscular dystrophy. Biochimica et Biophysica Acta 2007; 1772:229-237.

22. Bushby K, Muntoni F, Bourke J.P. 107th ENMC international workshop: the management of cardiac involvement in muscular dystrophy and myotonic dystrophy. Neuromuscul. Disord. 2003; 13:166-172.

23. Duboc D, Meune C, Lerebours G et al. Perindopril preventive treatment on mortality in Duchenne muscular dystrophy: 10 years' follow-up. Am Heart J 2007; 154:596-602.

24. Ozawa E, Noguchi I, Mizuno Y et al. From dystrophinopathy to sarcoglycanopathy: evolution of a concept of muscular dystrophy. Muscle & Nerve 1998; 21:421-438.

25. Chae J, Minami N, Jin Y et al. Calpain 3 gene mutation: genetic and clinico-pathological findings in limb-girdle muscular dystrophy. Neuromusc Disord 2001; 11:547-555.

26. Liu J, Aoki M, Illa I et al. Dysferlin, a novel skeletal muscle gene, is mutated in Myoshi myopathy and limb girdle muscular dystrophy. Nat Genet 1998; 20: 21-36.

27. Norwood F, de Visser M, Eymard B, Lochmüller H, Bushby K; EFNS Guideline Task Force. EFNS guideline on diagnosis and management of limb girdle muscular dystrophies. Eur J Neurol. 2007 Dec;14(12):1305-1312.

28. Limb-girdle muscular dystrophy: diagnostic evaluation, frequency and clues to pathogenesis. Neuromuscul Disord. 2008 Jan;18(1):34-44.

29. van Deutekom JCT, Bakker E, Lemners RJ et al. Evidence for subtelomeric exchange of 3.3 kb tandemly repeatedy units between chromosome 4q35 and 10q26: implication for genetic counselling and etiology of FSHD1. Hum Mol Genet 1996; 5:1997-2003.

30. Kissel JT, McDermott MP, Mendell JR et al. FSH-DY Group. Randomized, double-blind, placebo-controlled trial of albuterol facioscapulohumeral dystrophy. Neurology 2001; 23, 57:1434-1440.

31. Bunch WH, Siegel IM. Scapulothoracic arthrodesis in facioscapulohumeral muscular dystrophy. J Bone Joint Surg 1993; 75:372-376.

32. Wagner RK, Fleckenstein JL, Amato AD et al. A phase I/II trial of MYO-029 in adult subjects with muscular dystrophy. Ann Neurol 2008; 63:561-571.

33. Bione S, Maestrini E, Rivella S et al. Identification of a novel X-linked gene responsible for Emery-Dreifuss muscular dystrophy. Nat Genet 1994; 8:323-327.

34. Bonne G, Di Barletta MR, Varnous et al. Mutations in the gene encoding lamin A/C cause autosomal dominant Emery-Dreyfuss muscular dystrophy. Nat Genet 1999; 21: 285-88.

35. Di Barletta R, Ricci E, Galluzzi G et al. Different mutations in the LMNA gene cause autosomal dominant and autosomal recessive Emery-Dreifuss muscular dystrophy. Am J Hum Genet 2000; 66:1407-1412.

36. Harper PS. Myotonic Dystrophy. 2nd ed. London: WB Saunders: 1989.

37. Vlachopapadopoulou E, Zachwieja JJ, Gertner JM et al. Metabolic and clinical response to recombinant human insulin-like growth factor I in myotonic dystrophy - a clinical research center study. J Clin Endocrinol Metab Dec 1995; 80:3715-3723.

38. Griggs RC, Pandya MS, Florence JM. Randomized controlled trial of testosterone in myotonic dystrophy. Neurology 1989; 39:19-22.

39. Moxley III RT, Thornton A, Sansone V. Therapeutic trials and clinical assessment in myotonic dystrophy. Muscle & Nerve 1998; (Suppl. 7):S45.

40. Sugino M, Ohsawa N, Ito T et al. A pilot study of dehydroepiandrosterone sulfate in myotonic dystrophy. Neurology 1998; 51:586-589.

41. Sunada Y, Saito F, Higuchi I et al. Deficiency of a 180-kDa extracellular matrix protein in Fukuyama type congenital muscular dystrophy skeletal muscle. Neuromuscul Disord Feb 2002; 12: 117-20.

42. Tezak Z, Prandini P, Boscaro M et al. Clinical and molecular study in congenital muscular dystrophy with partial laminin alpha 2 (LAMA2) deficiency. Hum Mutat Feb 2003; 2:103-111.

43. Brockington M, Yuva Y, Prandini P et al. Mutations in the fukutin-related protein gene FKRP identify limb girdle muscular dystrophy 2I as a milder allelic variant of

congenital Muscular dystrophy MDC1C. Hum Mol Genet 2001; 10:2851-2859.

44. Chang S, Ishikawa T, Nonaka I et al. Merosin-positive congenital muscular dystrophy with early orthopaedic problems in relation to Ullrich's disease. No To Hattatsu Mar 2003; 35: 159-64.

45. Tubridy N, Fontaine B, Eymard B. Congenital myopathies and congenital muscular dystrophies. Current opinion in Neurology 2001; 14:575-582.

46. Klein A; Clement E; Mercuri E; Muntoni F. Differential diagnosis of congenital muscular dystrophies. Eur J Paediatr Neurol. Sep 2008; 12:371-377.

47. Messina S, Hartley L, Main M, et al. Pilot trial of salbutamol in central core and multi-minicore diseases. Neuropediatrics, 2004; 35:262-266.

48. Munsat TL. Workshop report, International SMA collaboration. Neuromusc Disord 1991: 1-81.

49. Lefebvre S, Burglen L, Reboullet S et al. Identification and characterization of a spinal muscular atrophy-determining gene. Cell 1995; 80:155-165.

50. Wang CH, Finkel RS, Bertini ES et al. Participants of the International Conference on SMA Standard of Care. Consensus statement for standard of care in spinal muscular atrophy. J Child Neurol. 2007 Aug;22(8):1027-1049.

51. Merlini L, Solari A, Vita G et al. Role of gabapentin in spinal muscle atrophy: results of a multicenter, randomised italian study. J Child Neurol 2003; 18:537-541.

52. Mercuri E, Bertini E, Messina S et al. Randomised double blind, placebo-controlled trial of phenylbutyrate in spinal muscular atrophy. Neurology 2007; 68:51-55.

53. Kinali M, Mercuri E, Main M et al. Pilot trial of albuterol in spinal muscular atrophy. Neurology, 2002; 59:609-610.

54. Angelozzi C, Borgo F, Tiziano FD et al. Salbutamol increases SMNmRNA and protein levels in spinal muscular atrophy cells. J Med Genet, 2008; 45:29-31.

55. Slonim AE, Coleman RA, McElligot MA et al. Improvement of muscle function in acid maltase deficiency by high-protein therapy. Neurol 1983; 33:34-38.

56. Margolis ML, Hill AR. Acid malatase deficiency in an adult. Evidence for improvement in respiratory function with high-protein therapy. Am Rev Respir Dis 1986; 134:328-331.

57. Isaacs H, Savage N, Badenhorst M et al. Acid maltase deficiency: a case study and review of the pathophysiological changes and proposed therapeutic measures. J Neurol Neurosurg Psychiatry 1986; 49:1011-1018.

58. Van den Hout JM, Reuser AJ, de Klerk JB, Arts WF, Smeitink JA, Van der Ploeg AT. Enzyme therapy for Pompe disease with recombinant human alpha-glucodsidase from rabbit milk. J Inherit Metab Dis 2001; 24:266-274.

59. Amalfitano A, Bengur AR, Morse RP, Majure JM, Case LE, Veerling DL, Mackey J, Kishnani P, Smith W, McVie-

Wylie A, Sullivan JA, Hoganson GE, Phillips JA 3rd, Schaefer GB, Charrow J, Ware RE, Bossen EH, Chen YT.

60. Recombinant human acid-alpha glucosidase enzyme therapy for infantile glycogen storage disease type II: results of a phase I/II clinical trial. Genet Med 2001; 3:132-138.

61. Erl DD, Kishnani PS, Chen YT. Glycogen storage disease types I and II: treatment updates. J Inherit Metab Dis. 2007 Apr; 30(2):159-164.

62. Di Mauro S, Tsujino S. Non-lysosomal glycogenoses. In: Engel AG, Franzini-Armstrong C (eds) Myology-Basic and Clinical New York: McGraw-Hill1994; vol. 2: 1554-1576.

63. Vorgerd M, Grehl T, Jager M et al. Creatine therapy in Myophosphorylase deficiency (McArdle disease): a placebo-controlled cross over trial. Arch Neurol 2000; 57:956-966.

64. Phoenix J, Hopkins P, Bertram C, Beynon RJ, Quinlivan RCM, Edwards RHT. Effect of vitamin B6 supplementation in McArdle's disease: a strategic case study. Neuromuscul Disord 1998; 8:210-212.

65. Di Donato S. Disorders of lipid metabolism affecting skeletal muscle: carnitine deficiency sindromes, defects in the catabolic pathway, and chanarin disease. In: Engel AG, Franzini-Armstrong C eds. Myology-Basic and Clinical. Vol. 2. New York: McGraw-Hill, Inc; 1994:1587-1609.

66. Zeviani M, Tiranti V, Piantadosi C. Mitochondrial disorders. Medicine Baltimore 1998; 77:59-72.

67. Shapira AH. Primary and secondary defects of the mitochondrial respiratory chain. J Inherit Metab Dis 2002; 25: 207-214.

68. Di Mauro S, Schon EA. Mitochondrial respiratory-chain diseases. N Engl J Med 2003; 348:2656-2658.

69. Rossi FH, Okun M, Yachins A et al.Corticosteroid treatment of mitochondrial encephalomyopathy. Neurology 2002; 8:313-315.

70. Tarnopolsky MA. Clinical use of creatine in neuromuscular and neurometabolic disorders. Subcell Bioch 2007;46:183- 204.

71. Haller RG, Wyrick P, Taivassalo T, Vissing J. Aerobic conditioning: an effective therapy in McArdle's disease. Ann Neurol 2006; 59:922-928.

72. Taivassalo T, Gardner J, Taylor RW, et al. Endurance training and detraining in mitochondrial myopathies due to single large-scale mtDNA deletions. Brain, 2006; 129:3391-4001.

73. Slonim AE, Bulone L, Goldberg T, et al. Modification of the natural history of adult-onset acid maltase deficiency by nutrition and exercise therapy. Muscle Nerve, 2007; 35:70-77.

74. Sveen ML, Jeppesen TD, Hauerslev S, et al. Endurance training- An effective and safe treatment for patients with LGMD2I. Neurology, 2007; 68:59-61.

Capitolo 41

Miopatie infiammatorie

Paolo Confalonieri

Introduzione

Le miopatie infiammatorie comprendono un gruppo eterogeneo di malattie muscolari acquisite, ad andamento subacuto o cronico, caratterizzate da ipostenia prevalentemente prossimale e dalla presenza di infiltrati infiammatori alla biopsia muscolare [1]. Sono le più diffuse miopatie acquisite e potenzialmente trattabili, sia nell'età adulta sia fra i bambini. L'incidenza annuale riportata varia da 2,2 a 7,7/1.000.000 e la prevalenza da 10 a 63/1.000.000 [1, 2].

Gli studi clinici e immunopatologici condotti negli ultimi decenni hanno consentito di definire tre principali forme di miopatia infiammatoria: polimiosite (PM), dermatomiosite (DM) e forma sporadica di miosite a corpi inclusi (s-IBM). Ognuna di queste sindromi mantiene sue proprie caratteristiche cliniche e immunopatologiche indipendentemente dalla possibile concomitante presenza di patologie sistemiche [1-3].

Classificazione [2-4]:

- polimiosite (PM);
- dermatomiosite (DM);
- polimiosite e dermatomiosite in età infantile;
- polimiosite e dermatomiosite associate a neoplasie;
- polimiosite e dermatomiosite associate a vasculiti e connettivopatie (*overlap syndrome*);
- miosite a corpi inclusi (IBM).

Altre forme: miosite in infezioni da virus e parassiti, forme indotte da farmaci, miosite granulomatosa, miofascite macrofagica.

Fisiopatologia

L'eziologia di PM, DM e IBM rimane ignota, ma la presenza di infiltrati infiammatori, l'identificazione di precisi meccanismi immunopatogenetici per la polimiosite e la dermatomiosite, la possibile concomitante presenza di patologie autoimmuni e la risposta ai trattamenti steroideo e immunosoppressivo hanno consentito di definire una patogenesi di tipo autoimmune per la PM e la DM [3]. Nella miosite a corpi inclusi coesistono invece una componente autoimmune e una degenerativa.

Immunopatologia della dermatomiosite

I target antigenici nella DM sono componenti dell'endotelio dei vasi capillari endomisiali. Il danno vascolare è mediato da depositi dell'effettore litico della cascata del complemento a livello dei capillari [1-5]. I due aspetti istopatologici tipici della dermatomiosite sono costituiti dall'atrofia perifascicolare e dalla riduzione quantitativa del numero dei capillari associati alle fibre muscolari, accompagnata da ipertrofia compensatoria dei capillari superstiti [6]. La presenza di coinvolgimento sistemico con alterazioni miocardiche, pericardiche, polmonari, intestinali e, ovviamente, cutanee suggerisce un'ampia distribuzione delle alterazioni microvascolari mediate dal complemento. A sostegno di un meccanismo immunologico di tipo umorale alla base di questa miopatia infiammatoria, nelle biopsie muscolari prevalgono le sottopopolazioni linfocitarie B e T4 [7].

A. Sghirlanzoni (ed) *Terapia delle malattie neurologiche*. ISBN 978-88-470-1119-9; © Springer-Verlag Italia 2009

Studi recenti che beneficiano di metodiche di *microarray* o nuovi anticorpi monoclonali hanno messo in discussione il modello interpretativo tradizionale, sottolineando il possibile ruolo di cellule dendritiche plasmocitoidi e l'incrementata espressione di geni regolati dagli interferoni di tipo 1, e proponendo nuove prospettive interpretative anche nei confronti della atrofia perifascicolare in relazione alla incrementata espressione di geni e proteine [8].

Immunopatologia della polimiosite e della miosite a corpi inclusi

Il meccanismo immunopatologico in queste due miositi è caratterizzato dalla citotossicità diretta verso le fibre muscolari, mediata da linfociti T con fenotipo citotossico (CD8$^+$) mediante il rilascio di enzimi citotossici quali perforina e TIA-1 [1-7]. Le fibre muscolari apparentemente sane verso cui è diretto l'attacco citotossico presentano un'anomala espressione del complesso maggiore di istocompatibilità di classe I (MHC di classe I) con conseguente formazione di una sinapsi immunologica fra i linfociti citotossici CD8$^+$ clonalmente espansi [9] e le fibre target dell'attacco autoimmune.

Anche nella miosite a corpi inclusi i linfociti citotossici presentano una prolungata espansione clonale [10], ma la componente infiammatoria – pur importante [11] – è prevalentemente considerata secondaria alla componente degenerativa di questa forma acquisita e a genesi probabilmente multifattoriale, scarsamente trattabile, che rappresenta la più frequente malattia muscolare a insorgenza oltre i 50 anni di età [12].

Anche per quanto riguarda il meccanismo immuno-patogenetico di PM/IBM, studi recenti hanno contribuito con nuovi dati che riguardano il possibile ruolo di cellule dendritiche mieloidi e linfociti B [8]. Se al momento questi nuovi contributi necessitano di conferma e non sembrano sostanzialmente in conflitto con quanto già noto [3], c'è consenso sulla necessità di rivedere i modelli patofisiologici delle miositi autoimmuni alla luce dei dati provenienti dalle nuove metodiche applicate [13].

Clinica

Le tre forme PM, DM e IBM presentano alcune caratteristiche comuni; prima tra tutte l'ipostenia muscolare a prevalente distribuzione prossimale, e una serie di caratteristiche cliniche peculiari che suggeriscono una descrizione separata delle tre entità. La muscolatura extraoculare è caratteristicamente risparmiata nelle tre forme. DM e PM possono essere accompagnate da segni di convolgimento sistemico con artralgie, fenomeno di Raynaud, anomalie elettrocardiografiche, scompenso cardiaco, cardiomiopatia dilatativa e pericardite; tale coinvolgimento sistemico potrà presentarsi sia prima che durante o dopo la sintomatologia muscolare [14].

L'interessamento polmonare può presentarsi con difetto restrittivo e come patologia polmonare interstiziale in grado di provocare dispnea e successivamente evolvente in fibrosi polmonare, nel 50% dei casi accompagnata da positività per anticorpi anti-Jo-1, più frequente nei casi con concomitanti patologie reumatologiche (*overlap syndromes*) [1].

Clinica della dermatomiosite

L'insorgenza della malattia raramente è acuta; più spesso è insidiosa. I sintomi abitualmente lamentati per primi sono quelli dermatologici (93% dei casi) o un'ipostenia simmetrica coinvolgente il cingolo scapolo-omerale e pelvico (50% dei casi). Solo raramente è stato segnalato un coinvolgimento della muscolatura respiratoria [1]. Caratteristica distintiva della DM è il rash cutaneo che accompagna, o frequentemente precede, la sintomatologia muscolare: è frequentemente un rash "eliotropico" delle palpebre superiori, con edema localizzato al volto, collo, parte superiore del tronco e articolazioni (gomiti, falangi, intorno alle unghie delle mani, ginocchia). Il rash eliotropico e la papule di Gottron (localizzate sulle prominenze ossee, in particolare a livello delle articolazioni metacarpo-falangee) sono considerati patognomonici della DM.

Clinica della polimiosite

La PM è più frequente negli individui di sesso femminile (rapporto 2:1); l'età media di esordio è 47 anni, abitualmente con insorgenza subacuta o cronica di ipostenia muscolare simmetrica ai distretti prossimali degli arti e alla muscolatura flessoria del collo, incostantemente accompagnata da mialgie; possono concomitare disfagia e, in rari casi, difficoltà respiratorie. Il quadro clinico della PM non è peraltro unico e la diagnosi clinica è di esclusione. L'assenza di un marker clinico precoce di identificazione della PM causa frequentemente un ritardo diagnostico di mesi.

Clinica della miosite a corpi inclusi

La IBM è la più comune miopatia infiammatoria oltre i 50 anni di età, ed è la più importante miopatia associata all'invecchiamento. L'identificazione di un'ipostenia-atrofia, a volte asimmetrica, a carico dei distretti distali e, in particolare, dei muscoli estensori dei piedi e flessori delle dita delle mani, può permettere una diagnosi clinica precoce [15]. In rari casi la malattia può progredire fino all'insufficienza respiratoria [16]. La disfagia è comune (più del 60% dei pazienti), soprattutto nelle fasi avanzate della malattia. La presenza di coinvolgimento distale, di precoce scomparsa dei riflessi profondi e di segni misti all'elettromiografia causa frequenti difficoltà nella distinzione clinica con una forma neurogena o una sofferenza motoneuronale, soprattutto nei casi senza significativo innalzamento del CPK [17].

Polimiosite e dermatomiosite associate a connettivopatie (overlap syndrome)

La concomitanza di patologie autoimmuni sistemiche quali sclerodermia, sindrome di Sjögren, artrite reumatoide, lupus eritematoso sistemico o connettivite mista, identifica le *overlap syndrome*, la cui diagnosi viene posta in presenza di criteri che giustifichino la diagnosi di entrambe le concomitanti patologie [16].

Miopatie infiammatorie e neoplasie

È probabile che solo la dermatomiosite presenti un'incrementata incidenza di neoplasie associate [18], anche se le casistiche pubblicate riportano neoplasie associate a PM/DM dal 2,5 al 29% dei casi [19]. La percentuale di associazione varia fra il 10 e il 20% dei casi di DM, e la malattia muscolare può precedere anche di 4 anni l'insorgenza della neoplasia [2].

La miosite può seguire il corso della neoplasia, comportandosi come "paraneoplastica", ma può anche avere un andamento del tutto indipendente dalla presenza e dal trattamento della neoplasia. Poiché sono stati riportati casi di neoplasia associata anche a dermatomiosite dell'infanzia, è suggerito lo screening per neoplasie sia per gli adulti sia per i bambini.

Altre forme

Miopatia infiammatoria in corso di infezione virale

Numerosi virus sono stati considerati potenzialmente responsabili di una risposta infiammatoria a livello muscolare, ma le indagini molecolari e in microscopia ottica ed elettronica non sono state in grado di definire con certezza la correlazione fra l'infezione virale e l'infiammazione muscolare. Circa un terzo dei pazienti con virus HIV sviluppa una miopatia, con caratteristiche cliniche e istopatologiche paragonabili alla polimiosite. Analogo quadro infiammatorio muscolare può svilupparsi durante infezione da HTLV-1, da solo o in associazione a mielopatia (paraparesi spastica tropicale) [20].

Miopatie infiammatorie indotte da farmaci

D-penicillamina, chinidina e procainamide sono farmaci associati a rari casi di miopatia infiammatoria. Farmaci ipocolesterolemizzanti, quali le statine, sono stati associati a forme necrotizzanti non-infiammatorie, ma la simvastatina anche ad alcuni casi con infiammazione muscolare. Per quanto riguarda i farmaci immunomodulanti, la polimiosite è stata associata al trattamento con interferone-α e interleuchina-2 [2].

Miosite granulomatosa e in corso di sarcoidosi

Forma rara, abitualmente associata a sarcoidosi sistemica. Forme granulomatose causate da infezioni da bacillo tubercolare o funghi devono essere sempre considerate in diagnosi differenziale ed escluse a livello bioptico/sierologico [21, 22].

Miofascite macrofagica

È considerata una condizione tossica dovuta alla somministrazione di idrossido di alluminio in occasione di vaccinazioni somministrate a livello intramuscolare, con una sintomatologia sistemica diffusa malgrado la iniezione localizzata; in diagnosi differenziale con la fibromialgia [23].

Strumenti diagnostici

La definizione degli aspetti immunopatologici specifici per le diverse forme ha contribuito a identificare lo studio bioptico come fondamentale nel percorso diagnostico [24]. Sono in corso tentativi di formalizzazione internazionale dei criteri diagnostici per le miopatie infiammatorie, con il contributo congiunto di reumatologi e neurologi [25].

Il sospetto clinico di miopatia infiammatoria necessita della conferma strumentale mediante studio sierologico degli enzimi muscolari, approfondimento neurofisiologico mediante elettromiografia e caratterizzazione degli aspetti istopatologici e immunopatologici mediante biopsia muscolare.

Enzimi muscolari

Il dosaggio più sensibile e utile è quello della creatinfosfochinasi (CPK) sierica. L'innalzamento della CPK può raggiungere valori 50 volte più elevati della norma. I valori di CPK seguono abitualmente l'andamento della malattia, ma possono essere normali in alcuni casi di DM. Le transaminasi (ossalacetica e piruvica), le latticodeidrogenasi e aldolasi possono risultare incrementate. In caso di efficacia della terapia steroidea, le CPK tornano alla normalità in un periodo che varia da pochi giorni a settimane.

Autoanticorpi

La presenza di autoanticorpi "miosite-specifici" è considerata un dato a sostegno della presenza di una miopatia con componente infiammatoria e uno strumento utile nella identificazione di sottotipi di malattia [14]. I più frequentemente riscontrati sono gli autoanticorpi diretti contro le sintetasi tRNA, fra i quali gli anti-Jo-1 sono i più diffusi e riscontrati nel 20% circa dei pazienti con miosite e soprattutto in polimiosite quando associata ad artrite, fenomeno di Raynaud e incremento della VES. In sostanza la presenza di questi autoanticorpi deve spingere a un approfondimento diagnostico per la possibile concomitanza di patologie reumatologiche o neoplastiche, con coinvolgimento multiorgano [26].

Elettromiografia

L'esame ad ago consente di valutare la presenza del quadro tipico per miopatia infiammatoria, una triade presente in circa il 40% dei casi: potenziali motori miopatici, aumentata attività spontanea all'inserzione dell'ago con fibrillazione, scariche pseudomiotoniche.

TAC, risonanza magnetica ed ecografia muscolare

TAC e RMN consentono di identificare il pattern di coinvolgimento nelle diverse forme di miopatia e di valutare l'entità dell'infiammazione. Le più recenti tecniche di RMN permettono di acquisire informazioni funzionali oltre a quelle anatomiche. Più limitato l'utilizzo dell'indagine ecografica, prevalentemente utilizzata nella ricerca di calcificazioni [27].

Biopsia muscolare

La biopsia muscolare, possibilmente effettuata prima dell'inizio di qualsiasi trattamento steroideo o immunosoppressivo, consente nella quasi totalità dei casi una conferma definitiva della presenza di miopatia infiammatoria nonché la precisazione del tipo di patologia. Per la diagnostica delle miopatie infiammatorie possono essere utilizzate sia la agobiopsia sia la biopsia a cielo aperto. Utile sottolineare come l'accuratezza diagnostica dipenda fortemente dalla esperienza del singolo centro. Per la polimiosite e la dermatomiosite dovranno essere valutati la distribuzione delle cellule infiammatorie (endomisiale, perimisiale o perivascolare), i sottotipi linfocitari con l'eventuale citotossicità diretta contro le fibre muscolari, la presenza di atrofia perifascicolare, il coinvolgimento vasale con eventuali depositi di complemento. Nella diagnostica della IBM dovranno essere valutati: vacuoli endofibrali con orletto basofilo (*rimmed vacuoles*); inclusioni citoplasmatiche eosinofile; infiltrati infiammatori; depositi di amiloide, e inclusioni filamentose ultramicroscopiche, immunoreattive per varie proteine fra cui τ, ubiquitina, chimotropsina, prioni [1, 12].

Aspetti peculiari in età pediatrica

La dermatomiosite infantile è la più comune miopatia infiammatoria dell'infanzia ed è un'entità nosologica definita, caratterizzata dalla comparsa in successione cronologica di lesioni cutanee eritematose alla superficie estensoria delle articolazioni, rash cutaneo periorbitario e ipostenia muscolare, nel contesto di una vascolopatia sistemica autoimmune. Sono frequenti anche alterazioni periungueali e ulcerazioni digitali. La concomitante presenza di vasculite intestinale con ulcerazioni della mucosa, emorragia e perforazione è riportata più frequentemente nell'infanzia che nell'adulto. Abitualmente il coinvolgimento muscolare è successivo a quello cutaneo ed è prevalentemente prossimale. In assenza di trattamento farmacologico e nei casi scarsamente responsivi, il quadro clinico può evolvere in mesi fino alla paraplegia e al coinvolgimento della muscolatura bulbare e respiratoria. In oltre il 50% dei casi compaiono poi contratture in flessione delle grosse articolazioni e calcificazioni sottocutanee e muscolari. La mortalità è intorno al 7%; il trattamento risulta più efficace se iniziato precocemente [1, 28].

Terapia

Malgrado i recenti contributi nella comprensione dei meccanismi immunopatogenetici delle miopatie infiammatorie, non sono ancora stati identificati gli antigeni target della risposta autoimmune e l'approccio terapeutico è basato sulla immunosoppressione non selettiva e sulla immunomodulazione. Grazie alla terapia, il livello degli enzimi muscolari abitualmente decresce con il diminuire del deficit stenico, ma è anche possibile che la diminuzione del CPK non sia accompagnata da un significativo miglioramento clinico. Malgrado l'assenza di un numero sufficiente di studi controllati non consenta una valutazione basata sull'evidenza, l'approccio empirico ha ampiamente dimostrato che gli steroidi sono efficaci sia nella polimiosite sia nella dermatomiosite [1, 2].

Il prednisone è abitualmente il farmaco di prima scelta. L'introduzione in terapia di un immunosoppressore non steroideo è indicata nelle forme rapidamente progressive con grave ipostenia e coinvolgimento della muscolatura respiratoria, e nei casi non soddisfacentemente responsivi al trattamento cortisonico isolato [29]. L'utilizzo di una terapia combinata steroide + immunosoppressore è risultato capace di diminuire la frequenza delle ricadute cliniche e di migliorare la prognosi a lungo termine [2].

Fra gli immunosoppressori, il più frequentemente utilizzato è probabilmente l'azatioprina, attiva soprattutto sull'attività immunitaria dipendente dai linfociti T e con bassa frequenza di gravi effetti collaterali. L'efficacia del trattamento con questo immunosoppressore va valutata dopo almeno 6 mesi di assunzione continuativa [30, 31].

L'utilizzo della plasmaferesi e delle immunoglobuline endovena è indicato in gruppi selezionati di pazienti [32].

La miosite a corpi inclusi è una patologia lentamente progressiva in cui i trattamenti farmacologici antiinfiammatori, immunosoppressivi e immunomodulanti risultano non efficaci o scarsamente efficaci [1]: la progressione dell'invalidità motoria obbliga la maggior parte dei pazienti a utilizzare un appoggio nella deambulazione entro 5 anni dall'esordio e li confina in carrozzina entro i 10 anni [12].

Prednisone

Il meccanismo d'azione di questo farmaco non è stato chiarito, ma è probabilmente da ascriversi all'inibizione del reclutamento dei linfociti nella sede di infiammazione muscolare e all'effetto negativo sulla sintesi di citochine e chemochine. I dosaggi correntemente utilizzati variano da 1 a 1,5 mg/kg/die fino al raggiungimento di un risultato clinico soddisfacente e costante, abitualmente raggiunto nel giro di 60-90 giorni. La mono-somministrazione al mattino a colazione e la progressiva diminuzione del dosaggio nel tempo fino al raggiungimento di una somministrazione a giorni alterni riducono gli effetti collaterali, tra i quali va ricordato il ritardo della crescita nell'infanzia [1]. Negli studi retrospettivi è stata dimostrata una sicura risposta al trattamento steroideo nel 60-70% dei pazienti. Nei pazienti responsivi, il dosaggio di mantenimento è solitamente intorno a 10-25 mg a giorni alterni.

La possibile comparsa di una miopatia steroidea deve essere considerata in caso di ipostenia persistente o ingravescente anche dopo il miglioramento e la normalizzazione degli enzimi muscolari sierici; malgrado la frequente difficoltà nel distinguere, in questi casi, il contributo della terapia in corso o della malattia di base, il progressivo miglioramento dei sintomi dopo diminuzione del dosaggio dello steroide supporta la prima ipotesi [2].

Azatioprina

Derivato della 6-mercaptopurina da assumersi per os; per un efficace effetto immunosoppressivo viene abitualmente utilizzata a 3 mg/kg/die, dosaggio da raggiungere in alcune settimane previo monitoraggio dei parametri epatici. I parametri epatici e la crasi ematica devono essere controllati nel tempo per la possibile insorgenza di intolleranza epatica o di aplasia midollare anche dopo trattamenti prolungati; altri effetti collaterali che inducono alla sospensione del farmaco sono l'intolleranza gastrointestinale e la pancreatite [30].

La leucopenia (intorno a 3.000-4.000 mm^3) e un volume globulare medio superiore a 100 sono da considerarsi segni di attività biologica. Il trattamento viene abitualmente proseguito per almeno 1-2 anni; la sua efficacia può essere valutata solo dolo 8-10 mesi di trattamento. La sua associazione con prednisone può consentire l'abbassamento del dosaggio dello steroide.

Metotrexato

È indicato nei pazienti non responsivi al trattamento steroideo o in quelli che necessiterebbero di dosaggi elevati di steroidi; il farmaco è utilizzato a dosaggi settimanali variabili da 7,5 (3 somministrazioni da 2,5 mg distanziate di 12 ore) a 25 mg (dosaggio di mantenimento 15-20 mg), in un'unica somministrazione per os. Un effetto collaterale riportato è la tossicità polmonare, scarsamente distinguibile dalla pneumopatia interstiziale da anti Jo-1 cui spesso si associa; in tal caso il farmaco deve essere sospeso [30]. Effetti collaterali più frequenti sono la stomatite, sintomi gastrointestinali, leucopenia ed epatotossicità. Il farmaco è un antagonista dell'acido folico; gran parte degli effetti collaterali provocati dalla sua somministrazione ad alte dosi può essere evitata con una terapia di salvataggio *rescue* basata sulla somministrazione di calcio folinato (v. Cap. 20). In uno studio comparativo in doppio cieco fra azatioprina e metotrexato, quest'ultimo ha evidenziato analoga efficacia, ma una migliore tollerabilità [31].

Ciclosporina-A

È un potente inibitore dell'attività dei linfociti T e ha un'azione più selettiva verso questo tipo cellulare e sulla sua attività citotossica. Utile, per la maggiore rapidità di azione, rispetto ad azatioprina e metotrexato [1]. Mancano studi controllati e di confronto con i più utilizzati azatioprina e metotrexato, ma è stata riportata come efficace in pazienti non responsivi alla terapia steroidea [33]. Utile il monitoraggio mediante valutazione dei dosaggi plasmatici del farmaco (oltre ad azotemia e creatininemia), ma l'efficacia del farmaco è ancora discussa nelle miopatie infiammatorie; i suoi effetti collaterali quali nefrotossicità, tremore e irsutismo ne limitano attualmente l'uso a dosaggi inferiori a 5 mg/kg/die [1].

Ciclofosfamide

Nonostante occasionali segnalazioni di efficacia, è utilizzata più nelle vasculiti necrotizzanti che nelle miositi, anche in relazione ai severi effetti collaterali riportati: aplasia midollare, cistite emorragica, alopecia, infertilità e incrementato rischio di neoplasie [1].

Plasmaferesi

Inefficace in uno studio controllato e in doppio cieco nella polimiosite, è utilizzata in casi selezionati di dermatomiosite, in particolare in forme infantili o nelle fasi attive della malattia, con mialgie importanti e gravi alterazioni dermatologiche. L'utilizzo di questa metodica è giustificato dalla presenza di immunocomplessi circolanti e di deposito di complemento in relazione all'attacco anticorpo-mediato ai capillari muscolari nella dermatomiosite [32]; in relazione al concomitante utilizzo di farmaci anti-infiammatori e immunosoppressivi non sono disponibili dati definitivi sulla sua effettiva efficacia [1].

Immunoglobuline endovena

È un approccio terapeutico recente e costoso. Ha dimostrato la sua utilità in studi controllati condotti nella dermatomiosite, dove la sua efficacia è probabilmente da ascriversi all'interferenza con il deposito di complemento e di immunocomplessi a livello dei capillari ed è confermata dal miglioramento della stenia muscolare e del danno immunopatologico. Tale miglioramento perdura per 6-8 settimane, con necessità di ulteriore trattamento ogni 2 mesi circa. Due studi controllati nella miosite a corpi inclusi non hanno evidenziato effetto terapeutico a eccezione di un miglioramento nella disfagia in un certo numero di pazienti. Globalmente, i dati disponibili suggeriscono un ruolo per questo approccio terapeutico nel trattamento delle PM/DM severe o non responsive agli steroidi, con un possibile effetto positivo aggiuntivo nel 65% dei pazienti [1]. Il protocollo abitualmente utilizzato è 0,4 g/kg/die per 5 giorni, endovena a goccia lenta e temperatura ambiente. Un protocollo di somministrazione di 1 g/kg/die per 2 giorni consecutivi/mese è risultato efficace nel 70% dei pazienti di un ampio gruppo di soggetti affetti da polimiosite non responsiva ai trattamenti tradizionali. Il recupero clinico si è mantenuto costante nel 50% dei pazienti, per tre anni di follow-up [34].

Altre misure terapeutiche [1-16]

Consistono in:
- riposo nelle fasi attive della malattia e riduzione degli sforzi quotidiani nelle forme persistenti;

- esercizi passivi per la prevenzione delle contratture muscolari e delle retrazioni tendinee;
- trattamento della disfagia: oltre alle immunoglobuline endovena, nei casi cronici sono utilizzate la miotomia cricofaringea, l'iniezione di tossina botulinica nello sfintere orofaringeo superiore, la gastrostomia percutanea.

Strategie terapeutiche future

La sfida nella terapia delle miopatie infiammatorie sarà l'identificazione di immunoterapie semispecifiche mediante utilizzo di agenti biologici mirati ai processi immunopatologici in via di identificazione/precisazione. Questo approccio potrà utilizzare anticorpi monoclonali diretti contro i circuiti di regolazione delle cellule T, le molecole costimolatorie, le molecole di adesione, le citochine o le cellule B. Alcuni studi preliminari in tal senso appaiono promettenti anche per le miopatie infiammatorie [35, 36].

Considerazioni terapeutiche conclusive

Alcune considerazioni pratiche possono essere utili nella gestione dei pazienti affetti da miopatie infiammatorie autoimmuni [1-37].

- I pazienti affetti da polimiosite o dermatomiosite risponderanno comunque, almeno in parte, al prednisone; i pazienti affetti da DM, tendenzialmente, hanno migliore risposta.
- Se un paziente con presunta polimiosite non risponde a un adeguato dosaggio di prednisone assunto per un periodo sufficiente di tempo (in genere 2 mesi), è utile considerare in diagnosi differenziale la miosite a corpi inclusi. Può essere indicata, in questo caso, una rivalutazione della biopsia muscolare (ricerca vacuoli, microscopia elettronica, approfondimenti immunoistochimici).
- Il 20-30% dei casi di PM e DM risultano scarsamente responsivi al trattamento steroideo; è consigliabile, in questo caso, introdurre un secondo farmaco (azatioprina o metotrexato) e diminuire il dosaggio dello steroide; la risposta clinica in questi casi sarà comunque lenta e di entità variabile da caso a caso.
- Le ricadute cliniche insorgono prevalentemente nei pazienti che assumono un dosaggio molto basso di steroide o che l'hanno sospeso; nei casi più severi è consigliabile associare l'immunosoppressore.
- La calcinosi della DM non si risolve con la terapia immunosoppressiva ma una buona risposta alla terapia previene nuovi depositi di calcio.

- Un paziente che non abbia risposto alla terapia steroidea molto probabilmente non risponderà neanche ad altri farmaci immunosoppressori; è comunque ragionevole tentare di utilizzarli per un periodo adeguato. Allo stesso modo, è frequente che un paziente che abbia ben risposto alla terapia steroidea risponda in modo soddisfacente anche ad altre terapie immunosoppressive associate.
- I pazienti con concomitante malattia polmonare interstiziale (e possibile associazione con anticorpi anti-Jo-1) possono essere a maggior rischio di exitus; è ragionevole che siano trattati più aggressivamente.
- È opportuno prevedere una fisioterapia precoce.

Bibliografia

1. Engel AG, Hohfeld R. The polymyositis and dermatomyositis syndromes. In: Engel AG, Franzini-Armstrong C (eds). Myology3rd ed. New York McGraw-Hill 2004; 1321-1366.
2. Mastaglia FL, Garlepp MJ, Phillips BA et al. Inflammatory myopathies: clinical, diagnostic and therapeutic aspects. Muscle Nerve 2003; 27:407-425.
3. Hohlfeld R and Dornmair K. Revisiting the immunopathogenesis of the inflammatory myopathies. Editorial. Neurology 2007; 69:1966-1967.
4. Bohan A, Peter JB. Polymyositis and dermatomyositis. N Engl J Med 1974; 292: 344.
5. Emslie-Smith AM, Engel AG. Microvascular changes in early and advanced dermatomyositis: a quantitative study. Ann Neurol 1990; 27:343-356.
6. Dalakas MC. Immunopathogenesis of inflammatory myopathies. Ann Neurol 1995; 37:S74-S86.
7. Hohfeld R, Engel AG. The immunobiology of muscle. Immmunol Today 1994; 15:269-274.
8. Greenberg SA. Proposed immunologic models of the inflammatory myopathies and potential therapeutic implications. Neurology 2007; 69:2008-2019.
9. Mantegazza R, Andreetta F, Bernasconi P et al. Analysis of T cell receptor repertoire of muscle infiltrating T lymphocytes in polymyositis: restricted V a/b rearrangements may indicate antigen-driven selection. J Clin Invest 1993; 91:2880-2886.
10. Amemiya K, Granger RP, Dalakas MC. Clonal restriction of TR-cell receptor expression by infiltrating lymphocytes in inclusion body myositis persisit over time: studies in repeated muscle biopsies. Brain 2000; 123:2030-2039.
11. Needham M, Mastaglia FL. Sporadic inclusion body myosisis: a continuing puzzle. Neuromuscular Disorders 2008; 18:6-16.
12. Askanas V, King Engel W. Inclusion-body myositis, a multifactorial muscle disease associated with aging: current concept and pathogenesis. Current Opinion in Rheumatology 2007, 19: 550-559.

13. Hengstman GJD. Advances in the immunopathophysiology of the idiopathic inflammatory myopathies: not as simple as suspected. Curr Rheumatol Rep 2007; 9: 280-285.

14. Alexanderson H and Lundberg IE. Inflammatory muscole disease: clinical presentation and assessment of patient. Curr Rheumatol Rep 2007; 9: 273-279.

15. Needham M, Mastaglia FL. Inclusion body myositis: current pathogenetic concept and diagnostic and therapeutic approaches. Lancet Neurol 2007; 6:620-631.

16. Mantegazza R , Bernasconi P, Confalonieri P et al. Inflammatory myopathies and systemic disorders: a review of immunopathogenetic mechanisms and clinical features. J Neurol 1997; 244:277-287.

17. Dalakas MC. Inflammatory myopathies. Recent advances in pathogenesis and therapy. In: Pourmand R and Harati Y (eds). Neuromuscular disorders. Philadelphia: Lippincott Williams & Wilkins, 2001.

18. Callen JP. Dermatomyositis. Lancet 2000; 355: 53-57.

19. Brown H, Steven A. Myositis and malignancy: is there a true association? Hosp Med 1999; 60:51-53.

20. Dalakas MC. Virus-related muscle diseases. In: Engel AG, Franzini-Armstrong C (eds). Myology. 3rd ed. New York, Mc-Graw-Hill 2004; 51:1389-1417.

21. Banker BQ, Engel AG. Other inflammatory myopathies. In: Engel AG, Franzini-Armstrong C (eds). Myology. 3rd ed. New York: Mc-Graw-Hill; 2004; 53:1445-1472.

22. Mozaffar T, Lopate G, Pestronk A. Clinical correates of granulomas in muscle. J Neurol 1998; 245:519-524.

23. Gherardi RK, Coquet, Cherin P, Authier FJ et al. Macrophagic Myofasciitis: an emerging entity. Lancet 1998; 352:347-352.

24. Kissel JT. Polymyositis. Not a unicorn or mythological beast but maybe a duck? Editorial. Neurology 2008; 70:414-415.

25. Hoogendijk JE, Amato AA, Lecky BR, et al. 119th EN-MC International Workshop: trial design in adult idiopathic inflammatory myopathies, with the exception of IBM. Neuromusc Disord 2004; 14:337-345.

26. Mimori T, Imura Y, Nakashima R and Yoshifuji H. Autoantibodies in idiopathic inflammatory myopathy: an update on clinical and pathophysiological significance. Curr Opin Rheumatol 2007; 19:523-529.

27. Kuo GP end Carino JA. Skeletal muscle imaging and inflammatory myopathies. Cur Opin Rheumatol 2007; 19:530-535.

28. Feldman BM, Rider LG, Reed AM et al. Juvenile dermatomyositis and other idiopathic inflammatory myopathies of childhood. Lancet 2008; 371:2201-2212.

29. Greenberg SA. Inflammatory myopathies: evaluation and management. Semin Neurol 2008; 28:241-249.

30. Antozzi C, Confalonieri P, Mantegazza R et al. Emerging treatments in myopathies. Eur Neurol 1997; 38:222-229.

31. Miller F, Walsh Y, Saminaden S, Lecky B, Winer J. Randomized double blind trial of methotrexate and steroids compared with azathioprine and steroids in the treatment of idiopatic inflammatyory myopathy. J Neurol Sci 2002; 199: S53.

32. Miller FW, Leitman SF, Cronin ME, Hicks JE, Leff RL, Wesley R, Fraser DD, Dalakas M, Plotz PH. Controlled trial of plasma exchange and leukapheresis in polymyositis and dermatomyositis. N Engl J Med 1992; 326:1380-1384.

33. Grau JM, Herrero C, Casademont J, Fernandez-Sola J, Urbano-Marquez A. Cyclosporin A as first choiche for dermatomyositis. J Rheumatol 1994; 21:381-382.

34. Cherin P, Pelletier S, Teixeira A, Laforet P, Genereau T, Simon A, Maisonobe T, Eymard B, Herson S. Results and long-term follow-up of intravenous immunoglobulin infusion in chronic refrectory polymyositis: an open study with thirty-five adult patients. Arthritis Rheum 2002; 46:467-474.

35. Dalakas MC. Therapeutical targets in patients with inflammatory myopathies: present approaches and look to the future. Neuromuscul Disord 2006; 16:223-236.

36. Dalakas MC. Advances in the immunobiology and treatment of inflammatory myopathies. Curent Rheumatology Report 2007; 9:291-297.

37. Dalakas MC. Clinical, immunopathologic, and therapeutic considerations of inflammatory myopathies. Clinical Neuropharmacology 1992; 15:327-351.

Capitolo 42

Ipertermia maligna

Folco Fiacchino

L'ipertermia maligna (MH) è una miopatia "farmacogenetica" ereditata come predisposizione allo sviluppo di un grave stato di ipermetabolismo muscolare nel corso di anestesie generali effettuate con l'impiego di miorilassanti di tipo depolarizzante come la succinilcolina e/o con l'impiego di gas anestetici alogenati. Responsabile della reazione ipermetabolica è un'abnorme quantità di Ca^{++} che il reticolo sarcoplasmatico riversa nel citoplasma muscolare attraverso il recettore rianodinico [1]. Non è ancora del tutto chiaro se, e in che misura, l'aumentato rilascio sia preceduto o comunque favorito dall'ingresso di Ca^{++} extracellulare attraverso il sarcolemma o attraverso il cosiddetto recettore diidropiridinico (DHPR), che è un canale del Ca^{++} voltaggio-dipendente situato esclusivamente nel tubo T e funzionalmente associato al recettore rianodinico [1-3].

La frequenza degli incidenti è compresa tra 1:12.000 anestesie generali in soggetti molto giovani e 1:40.000 anestesie in adulti. Nessuna razza è esente, ma quella caucasica è più predisposta delle altre [4]. La mortalità, superiore al 70% nei primi anni Settanta, risultava inferiore al 7% nei primi anni Novanta. Attualmente, sembra essere inferiore al 2% [5].

Il modello animale più studiato è quello fornito dalla *porcine stress syndrome*, osservabile in alcuni maiali geneticamente predisposti. La mutazione che questi animali ereditano come carattere autosomico recessivo comporta un alterato funzionamento del recettore rianodinico. Ciò li predispone allo sviluppo di crisi MH che possono essere scatenate da stress psicofisico, da elevate temperature ambientali, da anestesie effettuate con impiego di alogenati o di succinilcolina, ma non da anestesie indotte con altri farmaci.

Patogenesi

In condizioni di riposo, la concentrazione sarcoplasmatica del Ca^{++} (100 nM) è circa 10.000 volte inferiore a quella presente nel lume reticolare (1 mM) e a quella presente nel plasma.

I meccanismi di clearance, dei quali la cellula si serve per evitare che l'accumulo di Ca^{++} produca effetti tossici, sono costituiti dalla ricaptazione del Ca^{++} nel reticolo longitudinale, dalla sua estromissione attraverso il sarcolemma, dal suo scambio con Na^+ extracellulare e dal suo temporaneo immagazzinamento nei mitocondri [1, 6]. L'efficienza di questi meccanismi è condizionata dalla disponibilità di ATP. Questo significa che l'aumento della CO_2 espirata – primo segnale della reazione ipermetabolica all'aumento del Ca^{++} sarcoplasmatico – è l'espressione di una risposta compensatoria con la quale il Ca^{++} stimola la produzione dell'ATP necessario al suo stesso smaltimento.

Se l'aumento della CO_2 espirata è il primo segnale, la comparsa di una contrattura simile al rigor mortis può essere l'ultimo. Ciò avviene se, raggiunta la soglia che corrisponde all'attivazione liminare dell'apparato contrattile, il Ca^{++} continua ad aumentare raggiungendo e superando la soglia che corrisponde alla contrazione massimale e alla massima capacità di ricaptazione da parte del reticolo [7]. Per sintetizzare l'ATP necessario a rendere reversibile il processo patologico, la cellula deve incrementare ulteriormente il suo metabolismo e ha quindi bisogno di una buona funzionalità dei suoi mitocondri e di una buona perfusione ematica. La prima condizione può diventare irrealizzabile se l'accumulo di Ca^{++} nei mitocondri è eccessivo; la seconda, se le condizioni cardiocircolatorie sono

A. Sghirlanzoni (ed) *Terapia delle malattie neurologiche*. ISBN 978-88-470-1119-9; © Springer-Verlag Italia 2009

precarie o i vasi sanguigni sono meccanicamente compressi dalla contrattura e dall'edema muscolare. È importante ricordare che in caso di ipoperfusione muscolare non è ridotto soltanto l'apporto dei substrati necessari alla sintesi di ATP, ma anche quello del dantrolene usato in terapia.

Tachicardia, diselettrolitemia, acidosi, polipnea, febbre senza brivido, rabdomiolisi, mioglobinuria, alterazioni cardiocircolatorie, insufficienza renale, edema cerebrale, coagulopatia e "sindromi compartimentali" [8] sono i possibili segnali successivi all'aumento della CO_2 espirata. Il loro succedersi è condizionato dalla gravità del rilascio patologico del Ca^{++}, dall'efficienza dei rimedi posti in essere dalla cellula e dalla tempestività delle contromisure attuate dall'anestesista.

Diagnosi

Diagnosi clinica

Nel 20-30% dei pazienti studiati dopo incidenti attribuibili alla MH esiste il dato anamnestico di anestesie generali effettuate con le stesse modalità (anche a distanza di pochi giorni) e tollerate senza problemi [4, 9, 10].

In assenza di rigidità e di grave ipertermia, la diagnosi clinica si orienta più facilmente verso una forma "abortiva" di MH [11] oppure verso la *MH-like reaction* o la *anaesthesia-induced rhabdomyolysis* di pazienti affetti da miopatie sensibili allo stress anestesiologico, ma estranee alla MH [12, 13].

Esiste una *clinical grading scale* in base alla quale la relazione tra incidente anestesiologico e MH può essere calcolata come molto probabile, probabile o improbabile [14].

La revisione critica di ampie casistiche internazionali, effettuata in epoche diverse, ha fornito le seguenti osservazioni: nel 1990, in Inghilterra, fu notata una progressiva riduzione della mortalità accompagnata da un numero crescente delle segnalazioni di casi clinici sospetti; 7 anni dopo, in Canada, molti individui diagnosticati in precedenza come MH-suscettibili sono stati "riabilitati" al ruolo di non-suscettibili con l'implicita conferma del fatto che la *MH-like reaction* è una complicanza frequente e troppo spesso interpretata come MH. Nel 2002, in Nuova Zelanda, viene notato che il progressivo abbandono della succinilcolina e delle anestesie inalatorie ha ridotto ulteriormente la mortalità, e anche la frequenza delle segnalazioni di casi clinici sospetti.

I dati più recenti [5] indicano che una segnalazione su due può essere considerata come "MH *event*". Ciò nonostante, permangono alcune perplessità [15].

Diagnosi istologica

È praticamente inesistente, perché nella maggior parte dei casi i segni miopatici sono di tipo aspecifico. Un'importante eccezione è costituita dalla *central core,* che è l'unica miopatia il cui riscontro deve autorizzare il sospetto di una suscettibilità alla MH nel paziente e/o nei suoi familiari [16].

La valutazione neurologica del paziente e quella morfologica e istologica della biopsia muscolare sono comunque sempre utili per accertare o escludere l'eventuale presenza di altre condizioni patologiche capaci di predisporre l'individuo al rischio di *MH-like reaction.*

Diagnosi farmacologica in vitro

È basata sulla risposta contrattile di campioni muscolari trattati separatamente con alotano e con caffeina. Il test può risultare positivo se la contrattura anomala è osservabile con entrambi i farmaci; negativo se non è osservabile; equivoco se è osservabile con uno dei due.

Esistono due protocolli caratterizzati da specificità e sensibilità non del tutto sovrapponibili: quello nordamericano [17] e quello europeo [18]. Gli autori giapponesi seguono un terzo protocollo, basato sul fenomeno CICR (*calcium-induced-calcium-release*) descritto nel 1977 su fibre muscolari private del sarcolemma [7].

La quantità di muscolo necessaria è di 100-200 mg. Il test deve essere effettuato entro 5 ore dalla biopsia; eventuali danneggiamenti del prelievo possono facilitare la positività del test.

Alcuni centri completano le prove farmacologiche con altri attivatori del recettore rianodinico quali la rianodina, che può facilitare la diagnosi se il risultato del test è equivoco, o il clorocresolo, additivo contenuto nelle preparazioni commerciali di succinilcolina, eparina, insulina e GH. Altri possibili attivatori del recettore rianodinico sono il tacrolimus e la rapamicina, e certi inibitori della fosfodiesterasi III come l'enoximone.

È importante ricordare che il test può risultare falsamente positivo in numerose malattie neuromuscolari [15, 19] e probabilmente anche nel caso in cui il muscolo contenga fibre in rigenerazione dopo particolari prestazioni sportive o dopo episodi traumatici o dopo rabdomiolisi estranee alla MH [20]. Inspiegabilmente, tanto nei pazienti quanto nei loro familiari, la positività del test è più frequente negli individui di sesso maschile [21].

Terapia della crisi

In caso di insorgenza di MH le misure da adottare sono le seguenti:

- se le condizioni lo consentono e il paziente non è curarizzato, sospendere l'anestesia erogando ossigeno al 100% e fornendo una buona copertura analgesica e sedativa;
- in caso contrario, sospendere l'erogazione dei gas alogenati e procedere con anestetici e analgesici per via venosa;
- evitare di accelerare il ripristino della trasmissione neuromuscolare con l'impiego di anticolinesterasici;
- somministrare dantrolene alla dose di 2,5 mg/kg ev; ripetere la stessa dose con intervalli di 10-15 minuti senza superare la dose complessiva di 10 mg/kg;
- correggere l'acidosi e l'iperpotassiemia con bicarbonato, glucosio e insulina;
- non correggere l'ipocalcemia se la funzionalità cardiaca è buona;
- raffreddare il paziente e le soluzioni glucosate e saline che gli vengono somministrate;
- somministrare cortisonici e mannitolo;
- evitare ipercorrezioni dell'acidosi respiratoria;
- mantenere i monitoraggi per 24-48 ore (l'incidenza delle recrudescenze è stata valutata recentemente intorno al 20%) e proseguire il trattamento con dantrolene alla dose di 1 mg/kg ogni 6-8 ore (per 2 giorni).

Nel 1980, F.R. Ellis sottolineava l'utilità della sedazione con diazepam e l'opportunità di proteggere il paziente con cortisonici. Segnalava, inoltre, l'utilità del droperidolo come alfa-bloccante (0,1 mg/kg), del practololo come antiaritmico (0,1 mg/kg) e dell'isoprenalina come potenziatore della gittata cardiaca (2 mg in 500 ml di fisiologica).

Il dantrolene è un derivato dell'idantoina. La sua lipofilia gli consente di attraversare facilmente la membrana cellulare per raggiungere quella del reticolo sarcoplasmatico, in corrispondenza della triade. È in questo sito che il farmaco svolge la sua funzione di inibitore del rilascio del Ca^{++} da parte del recettore rianodinico. Il suo effetto terapeutico è tanto più evidente quanto più precoce è la sua somministrazione nel corso della crisi ipermetabolica. Il picco plasmatico riscontrabile dopo una dose ev di 2,5 mg/kg è di 4,3-6,5 mg/l. La percentuale di assorbimento del farmaco dopo somministrazione orale è del 70%. La sua emivita è di 6-9 ore; quella del suo principale metabolita è di 15.

Profilassi

In passato, la dose orale di dantrolene raccomandata a scopo profilattico nelle 24-48 ore precedenti l'intervento in soggetti con MH accertata o presunta era di 4-8 mg/kg/die, ma gli effetti secondari (debolezza, malessere, disturbi gastroenterici) indotti dal trattamento e la non univocità dei pareri sulla sua reale efficacia hanno suggerito di omettere la profilassi o di effettuarla con la sola somministrazione ev di 2,5 mg/kg poco prima dell'induzione.

Preanestesia

Lo stress psichico e l'attività motoria prima dell'induzione dell'anestesia possono accelerare la comparsa della crisi e accrescerne la gravità [22]. L'importanza della lipolisi è stata più volte sottolineata in lavori sperimentali. L'enzima carnitina-palmitil-transferasi è spesso deficitario in questi pazienti [23] e può esserlo anche in altre miopatie responsabili della *MH-like reaction*. Tenuto conto del fatto che l'anestesia generale può facilitare l'inibizione di questo enzima [24], la necessità di controllare quanto più possibile la lipolisi appare ovvia [25].

Pertanto:
- tranquillizzare il paziente;
- evitare digiuni prolungati;
- sedare con benzodiazepine anche la sera che precede l'intervento.

Inoltre:
- evitare atropina o dimezzarne la dose;
- accertare la rapida disponibilità di dantrolene in caso di bisogno;
- accertare la disponibilità di un respiratore privo di tracce di gas alogenati;
- trasferire il paziente in sala operatoria con trasporto in barella [22].

Induzione dell'anestesia

Farmaci sicuri

Possono essere considerati sicuri: tiopentale, etomidate, ketamina, protossido d'azoto, oppiacei, droperidolo, benzodiazepine, curari non-depolarizzanti, magnesio. La sicurezza del propofol è stata più volte ribadita. Ciò nonostante, alcune perplessità restano e, potendo scegliere, la preferenza va accordata al tiopentale (opinione personale). In passato, gli effetti simpaticomimetici della ketamina furono considerati una controindicazione all'impiego di questo farmaco. Oggi non lo sono. Il farmaco esercita sulla membrana effetti di tipo opposto a quelli dell'alotano [26], riduce il rilascio di CK e di K^+ dopo succinilcolina [27] ed è spesso impiegato come anestetico per l'effettuazione di biopsie muscolari nei bambini [28, 29]. L'adenosina è attualmente impiegata anche come analgesico; il suo impiego è sicuro e potrebbe anche essere "protettivo" [30].

Farmaci induttori "trigger"

Etere, cloroformio, gas alogenati, succinilcolina, decametonio. Possibile "trigger" anche la depolarizzazione da accumulo di potassio.

Farmaci potenzialmente pericolosi

Dovrebbero essere ritenuti tali tutti i farmaci attivatori del recettore rianodinico: tacrolimus (FK506), rapamicina, clorocresolo ed enoximone.

Nella stessa categoria, ma per motivi diversi, possono essere inclusi gli anticolinergici (atropina e glicopirrolato) per la loro azione antidiaforetica e gli anticolinesterasici (neostigmina, piridostigmina) per i loro possibili effetti eccitatori pre- e postsinaptici. Sebbene l'esperienza clinica sia abbastanza favorevole al loro impiego, alcune segnalazioni suggeriscono di usarli con prudenza.

In teoria, anche la caffeina dovrebbe essere considerata tra i farmaci pericolosi, ma è sorprendente notare come in un solo caso [31] sia stata segnalata l'abituale comparsa di tensione muscolare dopo assunzione di caffè.

Bibliografia

1. Rossi AN, Dirksen RT. Sarcoplasmic reticulum: the dynamic calcium governor of muscle. Muscle Nerve 2006; 33:715-731.
2. Deuster PA, Bockman EL, Biscardi H et al. Verapamil and zero Ca^{++} alter response of cat muscle to halothane and caffeine. J Appl Physiol 1986; 60:935-941.
3. Rock E, Kozak-Reis G. Effect of halothane on the Ca^{++} transport system of surface membranes isolated from normal and malignant hyperthermia pig skeletal muscle. Arch Biochem Biophys 1987; 256:703-707.
4. Strazis KP, Fox AW. Malignant Hyperthermia: a review of published cases. Anesth Analg 1993; 77:297-304.
5. Larach MG, Brandom BW, Allen GC et al. Cardiac arrest and deaths associated with malignant hyperthermia in North America from 1987 to 2006. Anesthesiology 2008; 108:603-611.
6. Blaustein MP, Lederer WJ. Sodium/calcium exchange: its physiological implications. Physiol Rev 1999; 79:763-854.
7. Endo M. Calcium release from sarcoplasmic reticulum. Physiol Rev 1977; 57:71-108.
8. Green G. A fatal case of malignant hyperthermia complicated by generalized compartment syndrome and rhabdomyolysis. Acta Anaesth Scand 2003; 47:619-621.
9. Lane JE, Brooks AG, Logan MS et al. An unusual case of malignant hyperthermia during desflurane anesthesia in an african-american patient. Anesth Analg 2000; 91:1032-1034.
10. Bendixen D, Skovgaard LT, Ording H. Analysis of anaesthesia in patients suspected to be susceptible to malignant hyperthermia before diagnostic in vitro contracture test. Acta Anaesth Scand 1997; 41:480-484.
11 Fiacchino F, Borroni V. L'anestesia nel paziente miopatico. Ed Anestesia e Rianimazione. Milano 1983.
12 Fiacchino F, Bricchi M, Balestrini MR et al. La rabdomiolisi anestesiologica nella distrofia muscolare. Minerva Anestesiologica 1984; 50:521-526.
13. Farrel PT. Anaesthesia-induced rhabdomyolysis causing cardiac arrest: case report and review of anaesthesia and dystrophinopathies. Anaesth Intens Care 1994; 22:597-601.
14 Larach MG et al. A clinical grading scale to predict malignant hyperthermia susceptibility. Anesthesiology 1994. 80:771-779.
15. Brandom BW, Broadman LM, Ozolek JA et al. Could this be malignant hyperthermia? Anesth Analg 2008; 106:1328.
16. Loke J, Mac Lennan DH. Malignant Hyperthermia and Central Core disease: disorders of Ca^{++} release channels. Am J Med 1998, 104:470-486.
17. Allen GC, Larach MG. The sensitivity and specificity of the caffeine-halothane contracture test. A report from the North American MH Registry. Anesthesiology 1998; 88: 579-588.
18. Ording H et al. In vitro contracture test for diagnosis of malignant hyperthermia following the protocol of the European MH Group: results of testing patients surviving fulminant MH and unrelated low-risk subiects. Acta Anaest Scand 1997; 41:955-966.
19. Iaizzo PA, Lehmann-Horn F. Anesthetic complications in muscle disorders. Anesthesiology 1995; 82:1093-1096.
20. Fiacchino F. Rhabdomyolysis and succinylcholine. Anesthesiology 1996; 84:480.
21. Islander G, Rydenfelt K, Ranklev E, Bodelsson M. Male preponderance of patients testing for malignant

hyperthermia susceptibility. Acta Anaesth Scand. 2007; 51:614-620.

22. Berman MC. Role of preoperative management in the development of malignant hyperthermia. Lancet 1973; 2:743.

23. Vladitiu GD, Hogan K, Saponara I et al. Carnitine-palmitoyl-transferase deficiency in malignant hyperthermia. Muscle Nerve 1993; 16:485-491.

24. Zierz S, Schmitt U. Inhibition of carnitine-palmitoyl-transferase by malonyl-CoA in human muscle is influenced by anesthesia. Anesthesiology 1989; 70:733.

25. Fiacchino F, Consonni F, Dulcamara A et al. Suxamethonium in children. Br J Anaesth 1996; 76:883.

26. Familiari M. Meccanismo d'azione della ketamina a livello di membrana. Minerva Anestesiologica 1977; 43:435-448.

27. Noguchi I, Sankawa H, Andou M. The effect of ketamine or thiamylal on succinylcholine- induced myoglobinemia. Anest Analg 1995; 81:1015- 1018.

28. Fiacchino F, Bricchi M, Gemma M et al. Valutazione pre e postoperatoria della creatinkinasi plasmatica in 142 bambini sottoposti "senza complicazioni" ad anestesia per biopsia muscolare. Minerva Anestesiologica 1989; 55:11-19.

29. Isaacs H, Badenhorst M. False-negative results with muscle caffeine-halothane contracture testing for malignant hyperthermia. Anesthesiology 1993; 79:5-9.

30. Laver DR, Lenz GKE, Lamb GD. Regulation of the calcium release channel from rabbit skeletal muscle by the nucleotides ATP, AMP, IMP and Adenosine. J Physiol 2001; 537:763-778.

31. Mathieu A, Bogosian AJ, Ryan JF et al. Recrudescence after survival of an episode of malignant hyperthermia. Anesthesiology 1979; 51:454.

Parte 3

Principi generali di terapia

Capitolo 43

Principi di neuroradiologia intervenzionale

Elisa Ciceri, Luca Valvassori

Introduzione

La terapia endovascolare cerebrospinale tramite cateterismo percutaneo transfemorale, arterioso o venoso è indicata principalmente per il trattamento delle patologie malformativa vascolare tipo fistole, angiomi e aneurismi. Più recentemente, soprattutto grazie ai miglioramenti dei materiali disponibili, anche la patologia cerebro-vascolare steno-occlusiva ha potuto avvantaggiarsi della terapia endovascolare con differenti opzioni tecniche di rivascolarizzazione. In questo capitolo sarranno prese in considerazione le applicazioni più frequenti della terapia endovascolare in campo neurologico.

Per il lettore che desiderasse un approfondimento maggiore degli argomenti si rimanda alle voci bibliografiche citate.

Principi generali di trattamento

L'indicazione al trattamento deve essere individuata in collaborazione con il neurologo e il neurochirurgo. La storia naturale della malattia, le possibili opzioni terapeutiche, i relativi rischi e benefici vengono discussi con il paziente che deve firmare un consenso informato all'esecuzione dell'intervento, analogamente a quanto avviene in previsione di un importante intervento chirurgico. A seconda delle indicazioni, il trattamento può essere eseguito in anestesia locale, sotto sorveglianza anestesiologica, oppure in anestesia generale.

Le complicanze delle procedure terapeutiche eseguite per via endovascolare includono, oltre a quelle dell'esame angiografico diagnostico [1], quelle diret-tamente connesse alla navigazione e manipolazione intra-arteriosa dei vasi e delle malformazioni. Le complicanze di procedure eseguite per puntura diretta sono per lo più di tipo estetico (tatuaggi cutanei, necrosi tissutale) o infettivo locale. Le procedure possono richiedere terapie antiaggreganti o anticoagulanti. Il grado di anticoagulazione può essere monitorato con apparecchi che misurano il tempo di attivazione del trombo (*activating clotting time* – ACT). Il valore di ACT viene solitamente raddoppiato rispetto al valore di base, e al termine l'eparina può essere neutralizzata utilizzando solfato di protamina. Esistono apparecchi in grado di monitorare anche il grado di antiaggregazione (aggregometri) dando una stima percentuale del grado di inattivazione piastrinica.

Materiali

Procedure per via endovascolare

Richiedono l'utilizzo di cateteri portanti che si posizionano nei vasi brachiocefalici di interesse e all'interno dei quali vengono inseriti i microcateteri e le relative microguide che "navigano" nei vasi fino a raggiungere le malformazioni da trattare.

I cateteri sono costruiti in materiali plastici e devono essere continuamente lavati con fisiologica sotto pressione per evitare la formazione di coaguli. Esistono due tipi di microcateteri: "guida-guidati" (*over-the-wire* – OTW) oppure "flusso-guidati" (*flow-guided*). I primi avanzano nei vasi grazie a una microguida metallica inserita al loro interno sulla quale scorrono per raggiungere la posizione desiderata; sono generalmente utilizzati per il trattamento di aneurismi cerebrali. I secondi sono estremamente flessibili e mor-

A. Sghirlanzoni (ed) *Terapia delle malattie neurologiche*. ISBN 978-88-470-1119-9; © Springer-Verlag Italia 2009

bidi e procedono seguendo il flusso sanguigno spinti a tergo grazie a iniezioni di fisiologica o contrasto al loro interno, e vengono utilizzati per raggiungere le diramazioni più distali dell'albero vascolare come nel caso di malformazioni artero-venose. Recentemente sono stati resi disponibili anche microcateteri con punta distaccabile per l'iniezione di colle nelle malformazioni artero-venose (MAV).

Procedure con approccio per puntura diretta

Possono essere utilizzati aghi cannula, di dimensioni diverse secondo le necessità, oppure aghi in acciaio con mandrino tipo aghi da biopsia, come nel caso di procedure sulla colonna vertebrale.

Materiali embolizzanti

Data la rapida evoluzione delle tecnologie e dei materiali, questi ultimi vengono presentati secondo le categorie generali di utilizzo.

Spirali metalliche (coil)

Sono distinte in spirali tipo *Guglielmi-detachable-coils* (GDC) a distacco controllato, per il trattamento degli aneurismi, e spirali da utilizzare per l'occlusione vascolare, per esempio nel caso di fistole durali. Le prime sono in platino e possono avere una lunghezza, un diametro e una conformazione nello spazio variabili: elicoidali, bi- o tridimensionali, resistenti allo stretching. Vengono sistemate nell'aneurisma, ma nel caso non siano soddisfacentemente posizionate possono essere ritirate ed eventualmente sostituite prima del loro distacco, che avviene con sistemi differenti (elettrolitico, idraulico, meccanico). Le seconde sono in acciaio o platino e possono contenere fibre di dacron per aumentarne la trombogenicità. Sono spinte in sede con una microguida "spingitrice" (*pusher*) e una volta rilasciate non possono essere rimosse o riposizionate.

Emboli solidi

Sono utilizzati per la devascolarizzazione generalmente parziale e temporanea di tumori o di MAV, in previsione di un trattamento chirurgico a breve distanza di tempo. Possono essere utili in caso di epistassi intrattabili. Sono particelle di polivinil alcol (PVA) che hanno dimensioni variabili (da 45 a 2.000 μ) e che miscelate a soluzione fisiologica e mezzo di contrasto vengono iniettate nei vasi interessati. Le particelle di calibro più piccolo (< 100 μ), penetrando più distalmente, risultano più attive nel

promuovere la necrosi e l'infiammazione del tessuto ma possono determinare complicanze neuropatiche, in caso di involontaria occlusione dei *vasa nervorum*, o complicanze emboligene distali, nel caso in cui occludano involontariamente vasi normali.

Colle

Possono essere acriliche (butil-2-ciano-acrilati, NBCA o IBCA) o polimeriche (ONYX®: etilen-vinil-alcohol, EVOH, dissolto nel solvente dimetil-sulfossido, DMSO). Sono iniettate allo stato liquido e solidificano successivamente: le prime al contatto con soluzioni ioniche a pH alcalino (e quindi col sangue), le seconde per precipitazione dopo che il solvente è diffuso. Tutti i materiali che vengono a contatto con il polimero (cateteri, siringhe ecc.) devono essere resistenti al solvente, altrimenti possono degradare ed eventualmente rompersi con conseguenze a volte catastrofiche.

Palloncini

Ne esistono di tre tipi: staccabili, da angioplastica, da *remodelling technique*.

I palloncini staccabili, proposti da Serbinenko nel 1974, sono costruiti in latex o in silicone [2]. Sono montati su un microcatetere di trasporto con valvole a differente tenuta pressoria (alta, media o bassa) e sono rilasciati, dopo essere stati gonfiati con una soluzione iso-osmolare di mezzo di contrasto, per trazione oppure con sistema coassiale. Sono utilizzati per lo più per l'occlusione di vasi, di fistole artero-venose e in caso di traumi vascolari a rischio di emorragia.

I palloncini da angioplastica sono utilizzati per ripristinare il calibro di un vaso stenotico in corrispondenza di una placca ateromasica o, meno frequentemente, per ristabilire il calibro vascolare in presenza di vasospasmo serrato da emorragia subaracnoidea.

La tecnica di rimodellamento del colletto dell'aneurisma con palloncino non distaccabile, *remodelling technique*, è stata proposta qualche anno fa da Jacques Moret per poter eseguire trattamenti con spirali o colle in aneurismi con colletto molto ampio [3]. Riempiendo l'aneurisma con spirali di platino durante il gonfiaggio temporaneo del palloncino in corrispondenza dell'ampio colletto aneurismatico, le spirali assumono una conformazione tridimensionale stabile all'interno della sacca senza prolassare nel lume del vaso.

Stent per uso intracranico

Sono di recente introduzione e servono a ristabilire la normale anatomia dei vasi in presenza di stenosi ateromasiche oppure nel caso di aneurismi giganti o fusiformi in associazione con altri materiali embolizzanti (ad es., colle, spirali) oppure da soli (stent con azione di diversione del flusso a celle fitte).

Esistono due tipi di stent: premontati su catetere a palloncino che una volta raggiunta la posizione desiderata vengono rilasciati gonfiando il palloncino stesso; oppure autoespandibili, che inseriti in un microcatetere si espandono quando vengono rilasciati. Alcuni di questi ultimi sono retraibili e/o a distacco controllato. Nel primo caso si tratta di stent in acciaio, muniti di robusta forza radiale ma piuttosto traumatici: sono indicati per stenosi ateromasiche; nel secondo caso sono costruiti con nitinolo, hanno minor forza radiale e, se utilizzati su placche ateromasiche molto dure possono necessitare di preventiva angioplastica [4]. Da poco sono disponibili stent a maglie molto fitte che, divergendo il flusso, favorirebbero l'occlusione della sacca aneurismatica: sono indicati per l'occlusione di aneurismi, senza la necessità di successivo trattamento endovascolare con spirali [5]. La loro reale efficacia deve tuttavia essere ancora confermata.

Sistemi di protezione distali

Possono essere utilizzati durante le procedure di angioplastica e/o *stenting* di placche fibrocalcifiche a livello della carotide interna extracranica per evitare che frammenti della placca, staccandosi, determinino embolia distale. Il primo a suggerire un sistema di protezione è stato il francese Jacques Theron [6], che gonfiando un palloncino occlusivo in carotide interna a monte della stenosi durante la procedura ha ottenuto l'inversione del flusso dalla carotide interna alla carotide esterna. In tal modo i frammenti liberatisi dalla placca defluiscono nella circolazione extra- e non intracranica. Contemporaneamente, Theron proponeva di aspirare il sangue dal catetere portante per ripulire il sistema prima di sgonfiare il pallone. Il sistema è ingegnoso, ma non tiene conto delle anastomosi naturali tra il sistema della carotide esterna e interna che possono inficiarne il risultato.

Più recentemente sono stati proposti filtri in dacron a cappuccio montati sulla microguida dello stent oppure filtri a ombrello da posizionare prima della procedura distalmente alla stenosi o, ancora, un sistema di inversione completa del flusso carotideo con la creazione di una fistola temporanea arterovenosa carotido-femorale (sistema di Parodi).

Cemento utilizzato nelle procedure di vertebroplastica

È un prodotto acrilico (polimetilmetacrilato, PMMA) sterile, preparato mischiando la polvere e il solvente con polvere di tantalio o solfato di bario (radio-opa-chi) e quindi iniettato attraverso un ago da biopsia (10-15 gauge) nel corpo vertebrale passando attraverso il peduncolo vertebrale. Il PMMA agisce con un effetto combinato chimico, termico e meccanico.

Iniezione di sostanze sclerosanti

Può essere utile nel trattamento percutaneo di lesioni costituite da laghi venosi o linfatici con scarsa o meglio assente comunicazione con il sistema vascolare sistemico. Queste sostanze producono disidratazione cellulare e precipitazione protoplasmatica con meccanismi diversi: chimico (iodio, etanolo, ethibloc), osmotico (salicilati e soluzioni ipertoniche) e con alterazione della tensione superficiale (detergenti tipo polidocanolo, tetradecil-solfato-sodico). La scelta del tipo di agente più appropriato è determinata più dall'esperienza personale che da reali differenze tra i prodotti; infatti, tutti provocano lo stesso tipo di complicanze. L'iniezione locale di queste sostanze è estremamente dolorosa e le procedure sono solitamente eseguite in anestesia generale [7].

Sistemi meccanici per trombolisi

Parallelamente all'utilizzo di farmaci trombolitici, si sono sviluppati negli ultimi anni diversi sistemi meccanici mirati alla frammentazione, al recupero o alla aspirazione dei trombi per via intra-arteriosa.

Un certo grado di frammentazione meccanica è stato sempre utilizzato con l'ausilio o di una semplice microguida, variamente curvata, fatta passare più volte all'interno e oltre il trombo, allo scopo di aiutare la ripresa del flusso e aumentare la superficie di trombo esposta all'azione del farmaco, o con sistemi di recupero "per corpi estranei" (con microguida "a cappio").

Più recentemente sono stati immessi sul mercato sistemi specifici: cestelli per rimozione di trombi; sistemi di microcateteri collegati a una pompa aspirante; microguide con forme particolari (ad es., spiraliformi) che entrano nel trombo, lo agganciano e lo trascinano a valle mentre un catetere guida con palloncino ha arrestato il flusso in modo da evitare la migrazione di frammenti nel territorio distale; sistemi caratterizzati da sottili bracci meccanici saldati a una microguida con lo scopo di agganciare il trombo e portarlo via.

Nessuno di questi sistemi ha efficacia certa, ma soltanto supportata da casistiche personali o da serie multicentriche promosse dalle stesse aziende produttrici. Tuttavia, il loro perfezionamento negli anni futuri porterà a una maggiore utilizzazione della trombolisi meccanica e verosimilmente anche a risultati clinici migliori. I sistemi si adattano in modo diverso alle differenti situazioni patologiche e sono utilizzati anche in base alle singole esperienze degli operatori.

Nella pratica clinica, la strategia terapeutica da utilizzare (trombolisi farmacologica o meccanica) e la strumentazione ritenuta più idonea variano molto a seconda del quadro clinico e angiografico [8].

Farmaci per uso intra-arterioso

Trombolitici

L'urochinasi è un enzima proteolitico che funziona come attivatore del plasminogeno determinando la lisi del trombo già formato. Per la trombolisi intra-arteriosa il farmaco viene iniettato dal sistema micro-guida-microcatetere a monte, all'interno e a valle del trombo che generalmente è navigabile. L'utilizzo del farmaco aumenta il rischio di emorragie, pertanto deve essere valutato attentamente caso per caso l'associazione con altri farmaci anticoagulanti o antiaggreganti. L'utilizzo locale intravenoso per la trombolisi dei seni durali per via retrograda è poco utilizzato e non è scevro da complicanze (rottura di una vena corticale, perforazione nello spazio subaracnoideo).

Più recentemente, analogamente a quanto è effettuato nella trombolisi per via sistemica, si preferisce utilizzare l'rtPA (attivatore tissutale del plasminogeno ricombinante). Le modalità di impiego sono assolutamente analoghe.

Entrambi i farmaci non hanno indicazioni specifiche per l'uso intra-arterioso nell'ictus ischemico acuto: per l'utilizzo necessitano di approvazioni locali.

Ancora più recentemente è stato fatto uso sporadico dei nuovi farmaci antiaggreganti piastrinici (anti-glicoproteina di membrana IIb-IIIa) per via arteriosa, ma non esistono ancora dati significativi sulla loro efficacia [8].

Vasodilatatori

La papaverina è un alcaloide dell'oppio che inibisce l'AMP e GMP ciclico delle fosfodiesterasi delle cellule muscolari lisce determinando rilasciamento della muscolatura liscia. Il farmaco è utilizzato da solo o associato ad angioplastica per il trattamento del vasospasmo clinicamente significativo da emorragia subaracnoidea.

La papaverina è commercializzata in forma idrocloridrata che a contatto con siero, eparina, mezzo di contrasto e soluzioni a Ph > 5,3 precipita in cristalli delle dimensioni di 50-150 μ: per questo motivo occorre infonderla lentamente, dopo diluizione con soluzione fisiologica (300 mg in 100 ml), attraverso un microcatetere posizionato possibilmente oltre l'arteria oftalmica. L'infusione nel circolo posteriore può causare depressione cardiorespiratoria. Durante l'infusione di papaverina la pressione intracranica (ICP) tende ad aumentare; al di sopra dei 20 mm H_2O occorre discontinuare l'infusione e somministrare mannitolo per evitare erniazione transtentoriale e ischemia irreversibile. La somministrazione endovenosa di papaverina è inefficace per il trattamento del vasospasmo cerebrale a causa delle alte dosi richieste con conseguenti importanti complicanze ipotensive.

Più recentemente, si preferisce l'utilizzo della nimodipina, apparentemente dotata di maggiore efficacia. Si tratta di un farmaco calcioantagonista, appartenente al gruppo delle diidropiridine, al quale viene attribuita la capacità di determinare un aumento selettivo del flusso sanguigno cerebrale senza influenzare significativamente i parametri cardiocircolatori sistemici. I calcio-antagonisti inibiscono l'ingresso di calcio sia nelle fibre muscolari lisce della parete vascolare cerebrale, opponendosi quindi alla vasocostrizione, sia nei neuroni durante un'ischemia [9]. Tuttavia l'efficacia del trattamento, che è migliore rispetto alla somministrazione di papaverina intra-arteriosa, sembra transitoria [10].

L'utilizzo intra-arterioso prevede l'infusione di circa 2-3 mg di farmaco in ogni asse arterioso (carotide destra, carotide sinistra o circolo vertebro-basilare) interessato dallo spasmo. Alcuni autori la utilizzano a bassissima concentrazione anche durante procedure endovascolari per prevenire vasospasmi regionali reattivi, come per esempio nel posizionamento di stent intracranici.

Malformazioni vascolari cerebrali

Fistole dirette

Principi generali di trattamento

Il trattamento di scelta è endovascolare, con la chiusura del punto di fistola che può essere realizzata per via arteriosa o venosa con palloncini staccabili. Nel caso di fistola carotido-cavernosa, l'accesso venoso prevede due modalità: la puntura diretta della vena oftalmica superiore dilatata oppure il cateterismo retrogrado attraverso la vena femorale fino a raggiungere il seno petroso inferiore e quindi il seno cavernoso. In entrambi i casi la chiusura della fistola avverrà escludendo il seno cavernoso coinvolto utilizzando spirali metalliche associate a colle. La chiusura della carotide interna con palloncini distaccabili può essere proposta nel caso in cui i precedenti trattamenti siano falliti.

Complicanze

Per evitare il rischio di trombosi venosa il paziente può essere trattato con eparina a basso peso molecolare durante il periodo post-operatorio. Nel 30% dei casi trattati con palloncino distaccabile si osserva lo spontaneo sgonfiaggio del palloncino con possibile riapertura della fistola, che può comunque essere ritrattata. Il follow-up è clinico e neuroradiologico (TAC).

Prospettive

Riguardano la possibilità di chiudere il punto di fistola per via endovascolare intra-arteriosa con l'ausilio di stent "coperti" con membrane biocompatibili che giustapposti alla parete del vaso lo ricostruirebbero coprendo il punto di fistola (Fig. 43.1) [11].

Aspetti peculiari nell'età infantile

In età pediatrica il primo sintomo della presenza di una fistola artero-venosa generalmente è l'insufficienza cardiaca. L'aneurisma della vena di Galeno ne rappresenta l'esempio più eclatante. In questo caso si ha una fistola artero-venosa nella parete di un canale vascolare embrionico persistente (vena mediana prosencefalica) che decorre sul tetto del diencefalo drenando il plesso corioideo in un seno accessorio primitivo (il seno falcino) con conseguente idrocefalo, atrofia, trombosi venosa ed emorragie. Il drenaggio ventricolare va assolutamente evitato perchè aggrava lo shunt artero-venoso rendendolo irrecuperabile. Il trattamento che si è dimostrato più efficace è quello per via endovascolare transarteriosa con chiusura del punto o dei punti di fistola utilizzando *coil* e/o colle [12].

Fistole durali craniche

Principi generali di trattamento

Anche se sono stati riportati casi di risoluzione spontanea [13], più frequentemente la malattia ha un decorso ingravescente dovuto a progressione della trombosi dei seni durali e inversione del flusso venoso con ipertensione del distretto venoso. Le fistole a drenaggio diretto sinusale hanno un decorso generalmente benigno e possono regredire spontaneamente con la sola compressione manuale del collo. In questi casi il trattamento conservativo è pertanto giustificato, mentre nel caso di fistole con drenaggio che coinvolge le vene subaracnoidee il

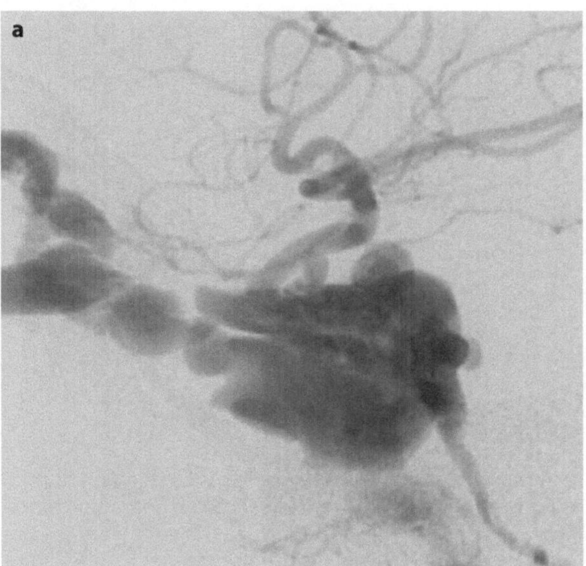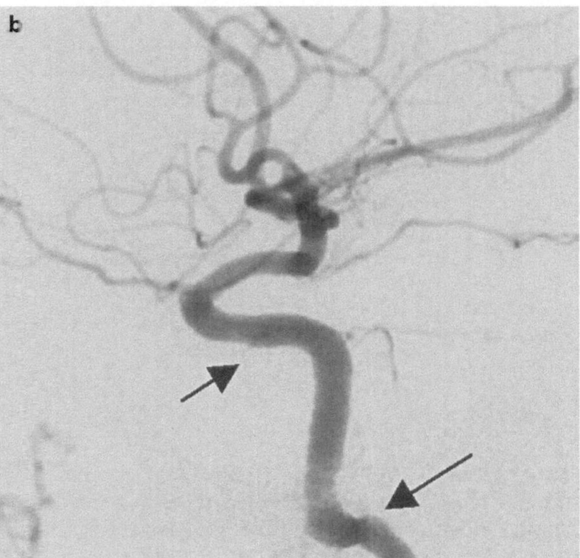

Fig. 43.1 • (a-b): angiografia cerebrale, proiezione laterale intracranica con iniezione dell'arteria carotide interna destra. Presenza di fistola carotico-cavernosa diretta post-traumatica, con drenaggio prevalente nella vena oftalmica superiore omolaterale, abnormemente dilatata (a). Trattamento mediante posizionamento di stent rivestito (frecce) con occlusione del punto di fistola (b).

trattamento deve essere aggressivo per l'alta tendenza al sanguinamento (40% in alcune casistiche) [14]. Il trattamento include diverse opzioni: chirurgica, endovascolare, combinata endovascolare e chirurgica. Fistole localizzate a livello della fossa cranica anteriore (lamina cribra) e a livello dell'angolo ponto-cerebellare con coinvolgimento della vena petrosa sono di facile accesso chirurgico e generalmente operate con successo dal neurochirurgo. Malformazioni durali dei seni cavernoso, trasverso o sigmoideo sono preferibilmente trattate per via endovascolare.

La chiusura degli shunt unicamente per via arteriosa con emboli solidi o colla istoacrilica, generalmente, non è sufficiente per la completa guarigione della fistola. L'approccio tradizionale è quello venoso, che prevede la chiusura del seno "malato" utilizzando spirali metalliche e colle preservando i drenaggi corticali (ad es., la vena di Labbé omolaterale). Sono riportati in letteratura casi sporadici trattati con successo utilizzando *stenting* del seno venoso [15]. Sta diventando lo standard terapeutico di riferimento l'utilizzo di polimero liquido (Onyx®)

che iniettato da un unico afferente arterioso riesce a distribuirsi nei rami coinvolti dalla fistola, fino a raggiungerne l'efferenza venosa ottenendo la chiusura dello shunt (Fig. 43.2) [16].

Complicanze

Dolore nei territori embolizzati di origine durale e generalmente controllato dagli analgesici. Paralisi dei nervi cranici; infarti venosi da chiusura accidentale di vene corticali.

Aspetti peculiari del bambino

Nell'età pediatrica esistono tre tipi di fistole arterovenose durali: il tipo neonatale, associato a malformazione dei seni durali, il tipo giovanile, generalmente associato a occlusione del bulbo giugulare, e il tipo dell'adolescente, con caratteristiche simili a quelle dell'adulto. Anche in questi casi, dopo avere attentamente valutato il rapporto rischio/beneficio, il trattamento preferibile, ove possibile, è quello per via endovascolare.

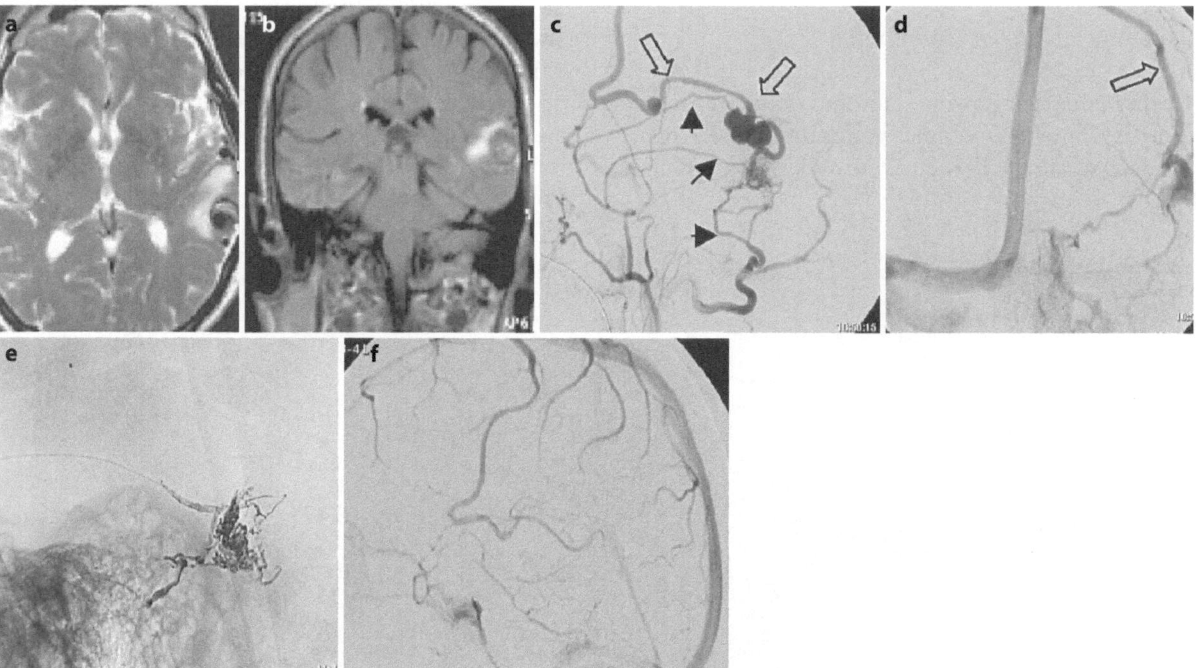

Fig. 43.2 • (a-f): RMN sezione assiale T2 (a), coronale FLAIR (b) in paziente con improvvisa cefalea. Le immagini dimostrano la presenza di iperintensità compatibile con edema in regione temporale sinistra. È presente un'immagine extra-assiale tondeggiante compatibile con vaso superficiale. L'angiografia cerebrale, in proiezione laterale (c) e antero-posteriore (d), con iniezione dell'arteria carotide esterna sinistra, evidenzia shunt artero-venoso precoce da fistola arterovenosa cranica tipo 3 della parete superiore del seno traverso di sinistra. La fistola è alimentata da rami della arteria meningea media e da rami durali della arteria occipitale (frecce in c). L'efferenza venosa corticale presenta una varicosità che corrisponde all'immagine della RMN, e si porta antero-superiormente fino al seno sagittale superiore (frecce trasparenti in c-d). L'iniezione di Onyx dall'arteria meningea media (e) determina la completa occlusione dello shunt con eliminazione della fistola (f).

Malformazioni artero-venose (MAV)

Principi generali di trattamento

L'indicazione al trattamento è determinata dal rischio di sanguinamento, che è stimato intorno al 2-4 % per anno, con mortalità intorno al 10-30% se la MAV è sopratentoriale, superiore al 50% se sottotentoriale. Il rischio di ri-emorragia durante il primo anno è circa del 7%. La tendenza al sanguinamento di una MAV è determinata dai seguenti fattori: sede intra-para-ventricolare o in corrispondenza dei nuclei della base, drenaggio venoso singolo e/o profondo, presenza di stenosi venose e di aneurismi arteriosi intranidali, diametro della MAV (< 2,5 cm). La terapia può essere chirurgica, radiochirurgica, combinata (trattamento endovascolare prima della chirurgia o della radiochirurgia). L'annullamento del rischio di sanguinamento si ottiene con la completa eliminazione del nido angiomatoso, che con la sola tecnica endovascolare si raggiunge in una percentuale di casi variabile. La terapia chirurgica è indicata soprattutto per le lesioni che abbiano già sanguinato e siano in regioni non eloquenti. Il rischio chirurgico è classificato nella ormai storica scala di Spetzler [17].

La radiochirurgia è considerata utile soprattutto per lesioni di piccole dimensioni, inferiori a 3 centimetri di diametro, ma il rischio di sanguinamento rimane invariato durante il periodo di ialinizzazione del nido (2-3 anni dal trattamento).

Il trattamento endovascolare prevede la chiusura progressiva dei peduncoli vascolari afferenti alla malformazione con colla istoacrilica o polimero liquido Onyx® eventualmente con più trattamenti a distanza di tempo [18].

Gli emboli solidi venivano utilizzati in caso di trattamento endovascolare preoperatorio. Dopo occlusione parziale del nido il trattamento successivo (chirurgico o radioterapeutico) non doveva essere procrastinato, per evitare che la porzione di nido residuo arruolasse nuovi collaterali.

Complicanze

Le più temibili sono emorragiche e ischemiche. Emorragie subaracnoidee o parenchimali possono avvenire per lesione diretta dei vasi durante la fase di cateterizzazione superselettiva. L'occlusione involontaria di vene corticali di drenaggio o addirittura di seni venosi (con l'uso di colle) può provocare infarti rossi. Se la procedura è eseguita correttamente, con occlusione prossimale del nido, l'ischemia di territori normali è un evento raro. L'incidenza di complicanze gravi varia intorno al 7-10% [19].

Aspetti peculiari nell'età infantile

Un quarto delle emorragie da MAV si presenta in pazienti al sotto dei 15 anni di età. Nella malattia di Osler-Weber-Rendu il 23% dei pazienti è portatore di una malattia cerebrovascolare, più frequentemente tipo MAV; nel 28% dei pazienti con sintomatologia neurologica questa è determinata da sanguinamento di MAV [20].

Aneurismi arteriosi

Principi generali di trattamento

Le indicazioni al trattamento degli aneurismi sono controverse e si differenziano a seconda che gli aneurismi siano "rotti" o "non-rotti".

Il trattamento degli aneurismi rotti si impone per l'alto rischio di ri-rottura (30% nel primo mese) [21]. Secondo i risultati dell'*International Subarachnoid Aneurysms Trial* (ISAT) [22, 23], l'intervento per via endovascolare con spirali di platino per l'esclusione della sacca aneurismatica (Fig. 43.3) migliora le probabilità di sopravvivenza del paziente rispetto all'intervento neurochirurgico, con una riduzione del rischio relativo di dipendenza o morte del 22,6%; la riduzione assoluta del rischio è del 6,9%.

In generale un aneurisma non-rotto di dimensioni superiori a 7 mm o di dimensioni inferiori, ma con aspetto irregolare, oppure con la tendenza ad accrescersi, deve essere trattato. Il tipo di trattamento non è rigidamente codificato, ma senz'altro il trattamento endovascolare è di prima scelta quando l'approccio chirurgico appaia complesso: aneurismi del circolo posteriore, apice di carotide e paraoftalmici (se parzialmente sottoclinoidei). Per un approfondimento dell'argomento si rimanda alle raccomandazioni dell'American Heart Association (AHA) [24].

Il trattamento degli aneurismi prevede l'utilizzo di spirali di platino a distacco controllato, cui possono essere associati sistemi di protezione del colletto nel caso di aneurismi a largo colletto. Molto recentemente è stata segnalata la possibilità di utilizzare stent a maglie fitte per la diversione del flusso; i dati riguardanti i primi casi trattati sembrano incoraggianti [5].

L'utilizzo del polimero liquido (ONYX®) indicato inizialmente per il trattamento di aneurismi giganti e/o fusiformi [25] richiede l'associazione di sistemi di protezione del colletto (*remodelling technique, stent*) e risulta piuttosto complesso; pertanto la tecnica è adottata in casi molto selezionati.

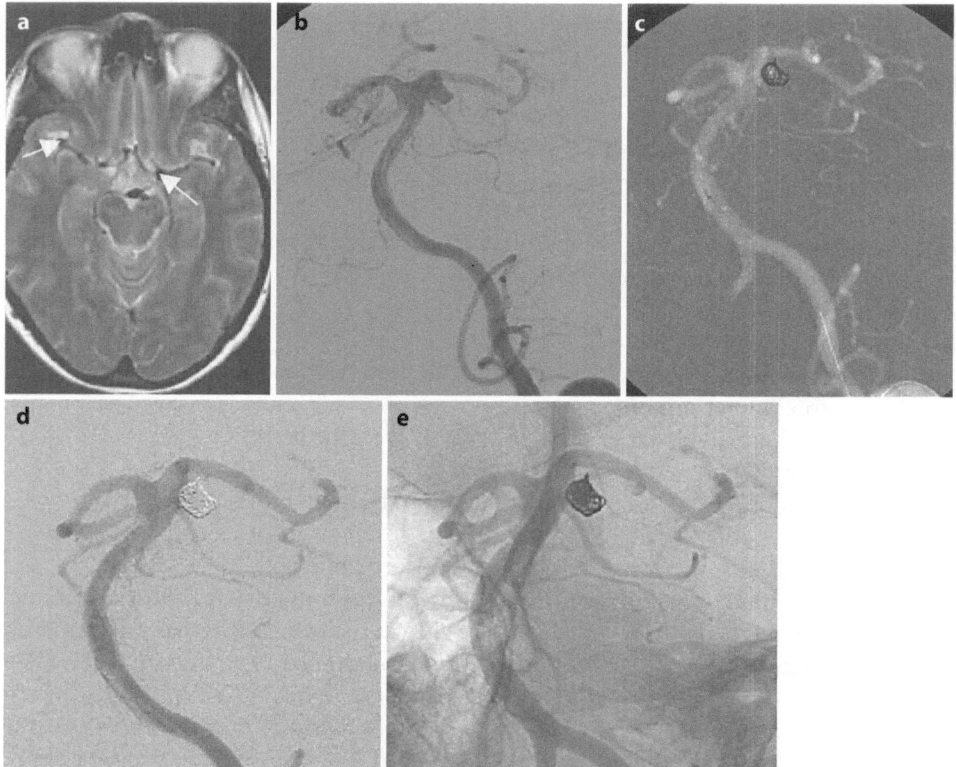

Fig. 43.3 • (a–e): paziente con riscontro di aneurismi multipli incidentali alla RM (frecce in a). Trattamento per via endovascolare dell'aneurisma localizzato in prossimità dell'origine dell'arteria cerebellare superiore sinistra, con spirali a distacco controllato. In c è ben riconoscibile la punta del microcatetere all'interno della sacca aneurismatica e il cast iniziale delle spirali. I controlli finali (d immagine sottratta, e immagine non sottratta) dimostrano occlusione completa della sacca aneurismatica con preservazione dei vasi vicini, in particolare dell'arteria cerebellare superiore.

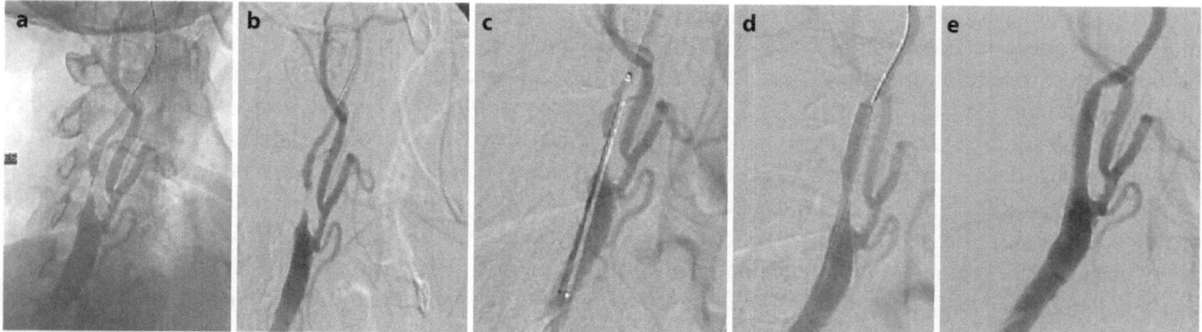

Fig. 43.4 • (a–e): proiezioni oblique dell'arteria carotide comune destra al collo che dimostrano stenosi serrata all'origine della arteria carotide interna (a e b), passaggio dello stent a cavallo della stenosi (c), apertura dello stent (d) e controllo finale post-angioplastica (e).

Controindicazioni

Non esistono controindicazioni assolute. Aneurismi parzialmente trombizzati e giganti (> 2,5 cm di diametro) generalmente non sono buoni candidati all'intervento endovascolare solo con spirali, per l'alta percentuale di ricanalizzazione dovuta a migrazione delle spirali nel trombo o a compattamento delle spirali nel fondo aneurismatico. Gli aneurismi in direzione di flusso hanno la maggiore tendenza alla ricanalizzazione; quelli dell'arteria cerebrale media sono spesso ad ampio colletto, e sono generalmente raggiunti con facilità dal neurochirurgo.

Complicanze

Rottura dell'aneurisma durante la procedura, tromboembolia distale. Sono raccomandati follow-up neuroradiologici a 6-36 mesi dal trattamento endovascolare per verificare la stabilità nel tempo della occlusione della sacca aneurismatica; in una bassa percentuale di casi le spirali si "compattano" permettendo la riabitazione di parte dell'aneurisma, oppure l'aneurisma stesso può accrescersi, necessitando di un ulteriore trattamento.

Prospettive

Possibilità di utilizzare materiali biologici attivi che promuovano contemporaneamente la trombosi della sacca aneurismatica e la endotelizzazione del colletto.

Aspetti peculiari nell'età infantile

Il 30% degli aneurismi dei bambini è associato a trauma [26]; altre cause includono infezioni e vasculiti necrotizzanti. La percentuale di aneurismi larghi o giganti è del 20%; bassa è l'incidenza di aneurismi multipli [12-27].

Steno-occlusioni arteriose extra- e intracraniche

Angioplastica transluminale percutanea (PTA) e stenting di vasi extra- intracranici

Principi generali di trattamento

Tutti i pazienti candidati al trattamento con *stent* devono essere pre-trattati con antiaggreganti almeno 48 ore prima della procedura e quindi mantenuti in terapia [28]. Mentre per le lesioni localizzate a livello dell'origine dei vasi al collo (lesioni "ostiali") e intracraniche non esistono valide alternative all'approccio endovascolare, escluse le procedure di by-pass, la riapertura delle stenosi della carotide cervicale con angioplastica e/o stent (Fig. 43.4) deve confrontarsi con i risultati della endoarterectomia chirurgica. Lo studio randomizzato NASCET (*North American Symptomatic Carotid Endoarterectomy Trial*) ha dimostrato chiaramente i vantaggi dell'intervento chirurgico rispetto alla migliore terapia medica in una popolazione selezionata di pazienti sintomatici con stenosi superiore al 70% [29].

Serie cliniche e diversi studi randomizzati (CAVATAS, EVA3S, SPACE) in più di 10 anni non sono riusciti a dimostrare la superiorità (o, a volte, la non infe-riorità) del trattamento endovascolare delle stenosi carotidee con angioplastica e posizionamento di stent, rispetto all'endoarteriectomia chirurgica. Anche l'ausilio dei cosiddetti "sistemi di protezione cerebrale", assai criticati da molti autori, non ha finora permesso di aggiungere nulla alla conclusione che lo *stenting* carotideo, con o senza sistemi di protezione, è un trattamento efficace per i pazienti portatori di stenosi carotidee. Tuttavia non vi è alcuna evidenza che fornisca risultati migliori della chirurgia nella prevenzione dello stroke. Si tratta di una discussione ancora molto aperta e animata. L'atteggiamento medico attuale non è univoco perché, al di là dei dati statistici, bisogna tenere in considerazione le esperienze dei singoli centri. Da un punto di vista teorico, lo *stenting* dovrebbe essere riservato ai pazienti ad alto rischio chirurgico.

È attualmente in corso un ulteriore trial multicentrico randomizzato per valutare l'efficacia dello *stenting* carotideo rispetto alla endoarterectomia (*Carotid Revascularization Endarterectomy versus Stent Trial* – CREST). I risultati preliminari dimostrano mortalità e morbidità periprocedurali simili per le due metodiche [30, 31].

Il trattamento per via endovascolare della patologia ateromasica intracranica è molto recente; le indicazioni al trattamento includono pazienti sintomatici in terapia medica con stenosi superiore al 50-70% [32].

Le stenosi a livello dei vasi brachiocefalici possono essere dilatate, con o senza successivo posizionamento di stent, con alta percentuale di successo e relativamente bassa morbidità [33, 34].

Complicanze

La percentuale di ristenosi dei vasi intracranici post-*stenting* è intorno al 30%. La percentuale di ristenosi post-angioplastica dei vasi intracranici sembra prevalere nel distretto vertebro-basilare con una percentuale intorno al 50% a 6 mesi-1 anno di distanza [35,36].

Prospettive

Stent ricoperti con sostanze che, prevenendo l'iperplasia neointimale, riducano il tasso di ri-stenosi intra-stent [37].

Trombolisi intra-arteriosa

Principi generali di trattamento

L'ictus ischemico acuto è una delle maggiori cause di morte e di grave disabilità. Nella popolazione occidentale la maggior parte degli stroke è correlata a occlusione arteriosa. Il trattamento più logico, consiste nel dissolvere il trombo. Questo però, per le caratteristiche particolari del tessuto cerebrale, deve essere eseguito in tempi molto rapidi dopo l'insorgenza dei sintomi clinici. Ad oggi, l'unico trattamento di provata efficacia è la somministrazione per via venosa di rtPA entro 3 ore dall'esordio dei sintomi [38].

Secondo lo studio NINDS, la procedura migliora del 12% l'incidenza di un recupero completo dei deficit a 90 giorni [39]. I pazienti che beneficiano di questo trattamento sono in realtà assai pochi, principalmente per la difficoltà di raggiungere l'ospedale in tempo utile.

Tuttavia, la possibilità che una infusione arteriosa loco-regionale di farmaco, associata o meno a manovre meccaniche di disgregazione o di recupero del trombo, possa ulteriormente migliorare la prognosi di questi pazienti, rispetto al trattamento per via venosa, è sempre stata ben presente nella mente dei neuroradiologi intervenzionali.

I vantaggi di un trattamento intra-arterioso potrebbero consistere in:
- minore quantità di farmaco da utilizzare, con diminuzione degli eventi avversi emorragici;
- prolungamento della finestra terapeutica di 3 ore;
- controllo diretto della sede di occlusione con aumento percentuale delle ricanalizzazioni arteriose;
- chiara visualizzazione della circolazione intracranica.

Per contro, il trattamento endovascolare necessita di tempi organizzativi più lunghi e di maggiore disponibilità di personale. Numerose serie e 3 trial randomizzati e controllati sono stati finora pubblicati sul trattamento loco-regionale dell'ictus ischemico acuto.

Il PROACT e il PRO ACT II [40] hanno confrontato l'utilizzo della pro-urokinasi per via arteriosa a quello di sola eparina per via venosa in pazienti con trombosi della arteria cerebrale media. Nel PRO ACT si è dimostrato un maggiore tasso di ricanalizzazioni arteriose nel braccio endovascolare (58% vs. 14%) senza tuttavia un beneficio clinico statisticamente significativo.

Nel PROACT II è stato dimostrato che, a tre mesi, il 40% dei pazienti trattati risultava portatore di modesta o nulla disabilità rispetto al 25% del gruppo di controllo.

Il terzo trial (EMS *Bridging Trial*) [41] ha confrontato l'associazione di rt-PA per via venosa seguita dalla somministrazione endoarteriosa, con la sola somministrazione per via venosa di rt-PA o di placebo. Si è confermata la maggiore ricanalizzazione nel braccio intra-arterioso senza tuttavia una significativa differenza nell'outcome clinico. Sono quindi necessarie ulteriori evidenze per supportare l'impressione clinica che il trattamento per via arteriosa, più lungo e complesso, conduca veramente a un esito migliore rispetto all'approccio per via venosa.

Il solo trial clinico che confronta la trombolisi per via venosa, standard di riferimento, con il trattamento intrarterioso è il *Synthesis Expansion*, ancora in corso [42].

Malformazioni vascolari spinali

Malformazioni arterovenose spinali

Principi generali di trattamento

Nel caso di MAV spinali, occorre eseguire un bilancio preoperatorio che tenga in considerazione la localizzazione della lesione e l'eventuale coinvolgimento dell'asse arterioso anteriore. Se localizzate profondamente nel midollo, le MAV possono avvantaggiarsi di un trattamento endovascolare parziale con colla oppure con particelle. In quest'ultimo caso l'efficacia sarà transitoria. Le fistole durali spinali vengono curate con la chiusura del punto di fistola che può avvenire per *clipping* chirurgico oppure per via endovascolare utilizzando colla. Si ottiene il miglioramento dei sintomi motori nel 55-67% e dei disturbi sfinterici nel 37-40% [43-45]. I disturbi della sensibilità sembrano rispondere meno costantemente al trattamento. La stabilizzazione della sintomatologia si ottiene entro l'anno dal trattamento.

Complicanze

La percentuale di ricorrenza della patologia, dovuta a riapertura della fistola o a collateralizzazione, si osserva nel 15% dei casi sia nelle serie chirurgiche sia in quelle endovascolari [46]. Il follow-up è pertanto cruciale. In caso di recrudescenza della sintomatologia un esame angiografico diretto è indispensabile.

Cenni di procedure sulla colonna

In questo paragrafo sono brevemente riassunte le tecniche di neuroradiologia intervenzionale disponibili per il trattamento del dolore vertebrale e lombosciatalgico. Anche se i risultati sono a volte transitori, queste procedure percutanee hanno limitata invasività, sono a volte ripetibili e non impediscono altri tipi di intervento associati o successivi.

Vertebroplastica

Principi generali di trattamento

Terapia del dolore vertebrale e prevenzione del crollo vertebrale in caso di angiomi vertebrali sintomatici, tumori (particolarmente mieloma e metastasi dove non vi sia interessamento dell'arco posteriore), fratture compressive dei corpi vertebrali, osteoporosi. È possibile trattare più segmenti nella stessa sessione. Nel 70-80% dei pazienti l'effetto analgesico si ottiene in 12-48 ore [47], ma il miglioramento si può verificare anche a distanza di un mese [48]. Le percentuali di successo in pazienti affetti da patologia vertebrale espansiva sottoposti a vertebroplastica vs. radioterapia per il trattamento del dolore sono sostanzialmente uguali. L'associazione delle due metodiche non presenta controindicazioni, ma nemmeno vantaggi provati [49].

Controindicazioni

Diatesi emorragiche, infezioni, lesioni con estensione epidurale (il cemento potrebbe determinare o accentuare la compressione sul midollo).

Complicanze

Stravaso di cemento in vene del plesso perivertebrale con possibile conseguente embolia distale polmonare. Stravaso di cemento nei canali di coniugazione con conseguente radiculopatia. Riempimento dello spazio epidurale con possibile effetto compressivo sul midollo.

Lo stravaso di polimetilmetacrilato (PMMA) verso il disco intersomatico è generalmente privo di conseguenze anche se può condizionare la stabilità delle vertebre adiacenti. Complicanze infettive.

Kifoplastica

Principi generali di trattamento

È una procedura con le stesse indicazioni, controindicazioni e complicanze della vertebroplastica. In questo caso il cemento è iniettato in una cavità precostituita all'interno della vertebra, utilizzando un palloncino che viene gonfiato e poi ritirato. Oltre ai vantaggi della vertebroplastica classica si otterrebbe il ripristino dell'altezza del corpo vertebrale e quindi della statica e dinamica della colonna. La tecnica è recente e sono ancora in via di definizione i reali vantaggi rispetto alla procedura di vertebroplastica.

Nucleoaspirazione

Principi generali di trattamento

Trattamento percutaneo dell'ernia discale introdotto nella pratica neuroradiologica nel 1985 da Onik [50] definito dall'acronimo APLD (*Automated Percutaneous Lumbar Diskectomy*). Consiste, previa discografia (iniezione di mezzo di contrasto nel nucleo polposo per verificarne la morfologia), nella decompressione per via percutanea del disco tramite frammentazione e rimozione del nucleo polposo per aspirazione con sonda meccanica alimentata da un generatore di vuoto. I parametri di scelta dei candidati devono essere rigorosi e includono criteri clinici e neuroradiologici (vedi cap. 35).

Criteri clinici – Lombosciatalgia o lombocruralgia di lunga durata (> 6 mesi) esacerbata dal carico, senza deficit neurologici stabili, dopo insuccesso di terapia medica o fisiatrica.

Criteri neuroradiologici – Ernie discali rigorosamente contenute, intraligamentose, di piccole o medie dimensioni.

Nel 74% dei casi si ottiene miglioramento soggettivo a 6 mesi dall'intervento [51]. Non sono disponibili dati riguardo la percentuale di recidiva.

Controindicazioni

Alterazioni malformative o degenerative osteodiscali. Infezioni.

Complicanze

Discite (< 1%).

Nucleolisi

Principi generali di trattamento

Introduzione per via percutanea di un enzima litico (chimopapaina) nel disco intersomatico che ne determina la disidratazione e la conseguente riduzione volumetrica fino al 90% del volume originario in 2-4 settimane. Il nucleo polposo verrebbe poi ricostituito dai condrociti nell'arco di 6 mesi-un anno [52]. Un trattamento proposto più recentemente è la chemodiscolisi con iniezione percutanea intradiscale di ossigeno-ozono (O_2-O_3) eventualmente miscelata a steroidi o anestetici [53].

Le indicazioni sono sostanzialmente le stesse della nucleoaspirazione. Il successo clinico è descritto nel 70-85% dei casi. Non sono disponibili i dati percentuali delle recidive anche nelle casistiche più consistenti [54] (v. Cap. 35).

Controindicazioni

Alterazioni malformative o degenerative osteodiscali. Infezioni.

Complicanze

Discite (< 1 %), reazioni allergiche alla chimopapaina.

Bibliografia

1. Willinsky RA, Taylor SM, terBrugge K, Farb R et al. Neurological complications of cerebral angiography: a prospective analysis of 2.899 procedures. Abtract presented on 6th joint meeting of the AANS/CNS section on cerebrovascular surgery & the American society of Interventional & Therapeutic Neuroradiology, Phoenix, Arizona 2003.
2. Serbinienko FA. Balloon catheterization and occlusion of major cerebral vessels. J Neurosurg, 1974; 41:125-145.
3. Moret J, Pierot L, et al. Remodelling of the arterial wall of the parent vessel in the endovascular treatment of intracranial aneurysms. Neuroradiology 1994; 36: 83-87.
4. Siddiq F, Vazquez G, Memon MZ et al. Comparison of Primary Angioplasty With Stent Placement for Treating Symptomatic Intracranial Atherosclerotic Diseases. A Multicenter Study. Stroke 2008; Jul 24.
5. Fiorella D, Woo HH, Albuquerque FC et al. Definitive reconstruction of circumferential, fusiform intracranial aneurysms with the pipeline embolization device. Neurosurgery 2008 May; 62(5):1115-1120; discussion 1120-1121.
6. Theron J, Courtheoux P, Alachkar F et al. New triple coaxial catheter system for carotid angioplasty with cerebral protection. AJNR Am J Neuroradiol 1990; 11: 869-874.
7. Causin F, Castellan L, Pinna et al. Terapia percutanea con materiale sclerosante della patologia malformativa vascolare dell'area capo-collo. Rivista di Neuroradiologia 2001; 14: 257-262.
8. Molina Carlos A, Saver Jeffrey L. Extending Reperfusion Therapy for Acute Ischemic Stroke: Emerging Pharmacological, Mechanical, and Imaging Strategies. Stroke 2005; 36:2311-2320.
9. Biondi A, Ricciardi GK, Puybasset L, et al. Intra-arterial nimodipine for the treatment of symptomatic cerebral vasospasm after aneurysmal subarachnoid hemorrhage: preliminary results. Am J Neuroradiol 2004; 25:1067–1076.
10. D. Hänggi, B. Turowski, K. Beseoglu et al. Intra-Arterial Nimodipine for Severe Cerebral Vasospasm after Aneurysmal Subarachnoid Hemorrhage. Influence on Clinical Course and Cerebral Perfusion. American Journal of Neuroradiology 2008; 29:1053-1060.
11. Singer RJ, Dake MD, Norbash A et al. Covered stent placement for neurovascular disease. AJNR Am J Neuroradiol 1997; 18:507-509.
12. Lasjaunias P, terBrugge K. Vascular diseases in neonates, infants and children. Springer, Berlin Heidelberg New York 1997.
13. Bitoh S, Sasaki S. Spontaneous cure of dural arterovenous malformation in the posterior cerebral fossa. Surg Neurol 1979; 12:111-114.
14. Brown RD, Wiebers DO, Nichols DA. Intracranial arteriovenous fistulae: angiographic predictors of intracranial hemorrhage and clinical out-come in non-surgical patients. J Neurosurg 1994; 81:531-538.
15. Murphy KJ, Gailloud P, Venbrux A et al. Endovascular treatment of a grade IV transverse sinus dural arteriovenous fistula by sinus recanalization, angioplasty, and stent placement: technical case report. Neurosurgery 2000; 46:497-500.
16. Lv X, Li Y, Wu Z. Endovascular treatment of anterior cranial fossa dural arteriovenous fistula. Neuroradiology 2008; Feb 21.
17. Spetzler RF, Martin NA. A proposed scheme for grading intracranial arteriovenous malformations. J Neurosurg 1986; 65:476-483.
18. Katsaridis V,Papagiannaki C,Aimar E. Curative embolization of cerebral arteriovenous malformations (AVMs) with Onyx in 101 patients.Neuroradiology Jul 2008; 50 (7): 589-597.
19. Hartmann A, Mast H, Choi JH et al. Treatment of arteriovenous malformations of the brain. Curr Neurol Neurosci Rep. 2007 Jan; 7(1):28-34.
20. Fulbright RK, Chaloupka JC, Putman CM et al.MR of hereditary hemorrhagic telangectasia: prevalence and spectrum of cerebrovascular malformations. AJNR Am J Neuroradiol 1998; 19:477-484.
21. Longstreth WT, Nelson LM, Keopsell TD et al. Clinical course of spontaneous subarachnoid hemorrhage: a population based study in King County, Washington. Neurology 1993; 43:712-718.
22. International Subarachnoid Aneurysm Trial (ISAT) Collaborative Group International Subarachnoid Aneurysm Trial (ISAT) of neurosurgical clipping versus coiling in 2143 patients with ruptured intracranial aneurysms: a randomized trial. The Lancet 2002; 360:1267-1274.
23. International Study of Unruptured Intracranial Aneurysms Investigators. Unruptured intracranial aneurysms: natural history, clinical outcome, and risks of surgical and endovascular treatment. Lancet, 2003 Jul 12; 362 (9378):103-10. Comment in: Lancet, 2003 Jul 12; 362 (9378): 90-91. Surg Neurol2004 Aug; 62 (2):95.
24. Claiborne SJ, Higashida RT, Barrow DL et al. Recommendation for the endovascular treatment of intracranial aneurysms. A statement for healthcare professio-

nal from the committee on cerebrovascular imaging of the American heart association council on cardiovascular radiology, 2003.

25. Mawad ME, Cekirge S, Ciceri E et al. Endovascular treatment of giant and large intracranial aneurysms by using a combination of stent placement and liquid polymer injection. J Neurosurg 2002; 96 (3):474-482.

26. Sharma BS, Sinha S, Mehta VS et al. Pediatric intracranial aneurysms-clinical characteristics and outcome of surgical treatment. Childs Nerv Syst Mar 2007; 23(3):327-333.

27. terBrugge KG. Neurointerventional procedures in the pediatric age group. Child's Nerv Syst 1999; 15:751-754.

28. Qureshi AI, Luft AR, Sharma M et al. Prevention and treatment of thromboembolic and ischemic complications associated with endovascular procedures: part II-Clinical aspects and recommendations. Neurosurg 2000; 46:1360-1376.

29. Barnett HJM, Taylor DW, Eliasziw M et al.for the North American symptomatic Carotid Endarterectomy Trial Collaborators. Benefit of carotid endarterectomy in patients with symptomatic moderate or severe stenosis. N Engl J Med 1998; 339:1415-1425.

30. Hobson RW.CREST (Carotid Revascularization Endarterectomy versus Stent Trial): back-ground, design and current status. Semin Vasc Surg 2000; 13:139-143.

31. Hobson RW and the CREST executive committee. Carotid stenting in the CREST lead-in phase: periprocedural stroke, myocardial infarction and death rates. Abtract presented on 28th Interventional Stroke Conference, Phoenix, Arizona 2003.

32. Different Authors. Stenting of Symptomatic Atherosclerotic Lesions in the Vertebral or Intracranial Arteries (SSYLVIA): Study Results. Abtract presented on 28th Interventional Stroke Conference, Phoenix, Arizona 2003.

33. Kachel R, Endert G, Basche S et al. Percutaneous transluminal angioplasty (dilatation) of carotid, vertebral, and innominate artery stenosis. Cardiovasc Intervent Radiol 1987; 10:142-146.

34. Piotin M, Spelle L, Martin JB et al. Percutaneous transluminal angioplasty and stenting of the proximal vertebral artery for symptomatic stenosis. Am J Neuroradiol 2000; 21:727-731.

35. Arat A, Lopez G, Klucznik R et al. Stenting for the treatment of intracranial atherosclerotic disease. Abtract presented on 6th joint meeting of the AANS/CNS section on cerebrovascular surgery & the American society of Interventional & Therapeutic Neuroradiology, Phoenix, Arizona 2003.

36. Rappard G, Pride GL, Replogle RE et al. Angioplasty and stenting of the vertebrobasilar circulation: mid and long term results. Abtract presented on 6th joint meeting of the AANS/CNS section on cerebrovascular surgery & the American society of Interventional & Therapeutic Neuroradiology, Phoenix, Arizona 2003.

37. Fattori R, Piva T. Drug-eluting stents in vascular intervention. Lancet 2003; 18:247-249.

38. Wardlaw JM, Yamaguchi T, del Zoppo G. Thrombolitic therapy versus control in acute ischaemic stroke. Stroke

module of the Cochrane Database of Systematic Reviews. Available in the Cochrane Library (database on disk and CDROM). Oxford: Update software, 2001.

39. The National Institute of Neurological Disorders and Stroke rt-PA Stroke Study Group. Tissue plasminogen activator for acute ischemic stroke. N Engl J Med 1995; 333:1581-1587.

40. Furlan A, Higashida R, Weshler L, et al. Intraarterial prourokinase for acute ischemic stroke: The PROACT II study: a randomized controlled trial. JAMA 1999; 282:2003-2011.

41. Lewandowski C, Frankel M, Tomsick T et al. Combined intra-arterial and intra-venous r-TPA versus intra-arterial therapy of acute ischemic stroke: Emergency Management of Stroke (EMS) Bridging Trial. Stroke 1999; 30:2598-2605.

42. Ciccone A, Valvassori L, Gasparotti R et al. Debunking 7 myths that hamper the realization of randomized controlled trials on intra-arterial thrombolysis for acute ischemic stroke. Stroke 2007; 38 (7):2191-2195.

43. Standards of practice: the American Society of Interventional and Therapeutic Neuroradiology (2001) AJNR Am J Neuroradiol 2007; 8:S18-S20.

44. Song JK, Vinuela F, Gobin YP et al. Surgical and endovascular treatment of spinal dural arteriovenous fistulas: long-term disability assessment and prognostic factors. J Neurosurg 2001; 94:199-204.

45. Behrens S, Thron A. Long-term follow-up and outcome in patients treated for spinal dural arteriovenous fistula. J Neurol 1999; 246:181-185.

45 Huffmann BC, Spetzger U, Reinges M et al. Treatment strategies and results in spinal vascular malformations. Neurol Med Chir 1998; 38:231-247.

47 Deramond H, Depriester C, Galibert P et al. Percutaneous vertebroplasty with polymethylmethacrylate: technique, indications, and results. Radiol Clin North Am 1998; 36:533-546.

48. KaufmannTJ et al. Age of fractures and clinical outcome of percutaneous vertebroplasty. AJNR Am J Neuroradiol 2001; 22:1860-1863.

49. Salazar OM et al. Single-dose half-body irradiation for palliation of multiple bone metastases from solid tumors. Cancer 1986; 58:29-36.

50. Onik G, Helms C et al. Percutaneous lumbar discectomy using a new aspiration probe. AJNR Am J Neuroradiol 1985; 6:290-293.

51. Bonaldi G. Trattamento mini-invasivo di lesioni discali lombari-15 anni di esperienza- Rivista di Neuroradiologia 2001; 14:291-296.

52. Bonneville JF. Focus on chemonucleolysis. Springer, Heidelberg, New York 1986.

53. Gallucci M, Limbucci N, Zugaro L et al. Sciatica: Treatment with Intradiscal and Intraforaminal Injections of Steroid and Oxygen-Ozone versus Steroid Only. Radiology 2007; 242 (3):907-913.

54. Young-Soo K, Dong-Kyu C, Yong-Eun C et al. Predictors of successful outcome for lumbar chemonucleolysis: analysis of 3000 cases during the past 14 years. Neurosurg 2002; 51:123-128.

Capitolo 44

Principi di neuroanestesia

Marco Gemma

Anestesia

Le tecniche anestesiologiche permettono di svolgere interventi terapeutici o diagnostici in cui siano richieste, a seconda dei casi:

* sedazione;
* analgesia;
* abolizione della coscienza;
* miorisoluzione.

Una risonanza magnetica, ad esempio, in un bambino richiede spesso una sedazione, mentre interventi chirurgici su torace o addome necessitano di completa analgesia e miorisoluzione.

Tutte le tecniche anestesiologiche devono mantenere le condizioni di omeostasi del paziente nell'ambito più opportuno alle circostanze. Se durante le manovre di isolamento di un aneurisma intracranico è necessaria una relativa ipotensione arteriosa, per verificare l'emostasi dopo ablazione di lesioni intracraniche è opportuna una relativa ipertensione arteriosa.

Le diverse pratiche anestesiologiche sono riconducibili a quattro gruppi.

* Sedazione: il paziente è mantenuto tranquillo per lo più con farmaci ev in infusione continua o in boli (propofol, ketamina, benzodiazepine come il midazolam, oppioidi come il remifentanil, barbiturici come il tiopentone ecc.) e lasciato in respiro spontaneo.
* Anestesia generale: gli stessi farmaci ev oppure degli anestetici inalatori (sevoflurane, isoflurane ecc.) permettono di ottenere l'abolizione della coscienza. Il paziente viene intubato per via tracheale e connesso a respiratore meccanico; si ha completa copertura analgesica e pieno controllo delle funzioni vitali e si può procedere a curarizzazione. Si possono effettuare tecniche particolari richieste dal tipo d'intervento: ventilazione mono-

polmonare in chirurgia toracica, circolazione extracorporea in chirurgia cardiovascolare, coma barbiturico in neurochirurgia ecc.

* Tecniche di anestesia locoregionale: anestetici locali (lidocaina, bupivacaina, mepivacaina, ropivacaina ecc.) sono iniettati per via intervertebrale a livello intra- o peridurale, oppure a ridosso di nervi e plessi nervosi che innervano i territori da operare. Si mantiene lo stato di coscienza e il respiro spontaneo, ma si garantisce analgesia e paralisi.
* Tecniche miste: l'anestesia locoregionale affianca la sedazione o l'anestesia generale per garantire un'ideale copertura analgesica intra- e post-operatoria.

Qualunque atto anestesiologico inizia con le prescrizioni preoperatorie e termina con la decisione di dove inviare il paziente dopo la fine dell'anestesia. Le prescrizioni preoperatorie prevedono la vera e propria preanestesia farmacologica ed eventuali altre indicazioni (ad es., in pazienti con varici saranno applicati apparecchi di compressione pneumatica alternata agli arti inferiori per prevenire trombo-embolie). La preanestesia comprende farmaci ansiolitici, atropina (per la riduzione delle secrezioni orofaringee) ed eventuali altri farmaci, come cardioattivi, anticomiziali, antibiotici ecc. Al termine dell'anestesia le caratteristiche del paziente e dell'intervento indicano se inviare il paziente nel normale reparto di degenza, in *Recovery Room* (RR) o addirittura in Terapia Intensiva Post-operatoria (TIPO).

Strumenti diagnostici

La valutazione preoperatoria comprende l'analisi di tutta la documentazione clinica del paziente e un accurato esame obiettivo da parte dell'anestesista. Questi

A. Sghirlanzoni (ed) *Terapia delle malattie neurologiche*. ISBN 978-88-470-1119-9; © Springer-Verlag Italia 2009

dati e la conoscenza del tipo di intervento previsto permettono una precisa quantificazione dei costi/rischi/benefici per pianificare in ciascun caso:

- le necessarie indicazioni preoperatorie (approfondimenti diagnostici, visite specialistiche, opzioni profilattiche ecc.);
- la migliore tecnica anestesiologica;
- il monitoraggio necessario durante l'anestesia;
- il miglior ambiente per il decorso post-operatorio (reparto, RR, TIPO);
- la stesura di un esauriente consenso informato all'atto anestesiologico, che deve essere obbligatoriamente firmato dal paziente o dal suo tutore prima dell'anestesia.

In particolare, il monitoraggio intraoperatorio si è notevolmente affinato in epoca moderna. A un minimo indispensabile – fatto di pressione arteriosa non invasiva, pulsossimetria e tracciato ECG continuo – si aggiungono, a seconda delle necessità: pressione arteriosa invasiva, pressione venosa centrale, temperatura interna, diuresi oraria ecc., fino ai monitoraggi più specifici per situazioni particolari, come il monitoraggio emodinamico invasivo (con catetere in arteria polmonare), la pressione intracranica, i potenziali evocati, l'EEG o una sua semplificazione (come il BIS, "indice bispettrale"), l'elettromiografia (EMG) o una sua semplificazione, come il *train of four* (TOF). Il collegamento del paziente a un respiratore automatico implica l'obbligatorio monitoraggio di una serie di parametri ventilatori, quali frazione inspirata ed espirata di O_2 e CO_2, curva della pressione nelle vie aeree, volume corrente ecc. A intervalli, durante l'anestesia, sono effettuati anche esami ematochimici come elettroliti plasmatici, emocromo, emogasanalisi ecc.

Anestesia e patologia neurologica

Premesse

Il paziente neurologico può necessitare di anestesia per interventi diagnostici o terapeutici rivolti alla patologia neurologica stessa (in neurochirurgia, neuroradiologia, neurorianimazione) oppure a patologie associate. Vari testi [1, 2] e siti internet [3-5] forniscono indicazioni utili all'anestesista che deve affrontare il problema sul campo. Presentiamo qui alcune delle maggiori e più critiche problematiche anestesiologiche, esemplificando le patologie neurologiche che più chiaramente vi contribuiscono.

In ogni caso va ribadito che il paziente deve essere valutato in modo approfondito prima dell'anestesia, con l'aiuto del neurologo referente e che, nei limiti del possibile, è necessario:

- ottimizzare, se esiste, la terapia dell'affezione neurologica (ad es., quella della miastenia);
- ottimizzare la terapia di eventuali patologie associate (ad es., la terapia cardiologica in alcune distrofie muscolari);
- effettuare adeguata fisioterapia respiratoria nei pazienti con problemi di disventilazione;
- evitare gli eventi di stress muscolare nel paziente miopatico (sforzo fisico, digiuno prolungato, agitazione, ipotermia, brivido perioperatorio);
- pianificare accuratamente il tipo di anestesia, il monitoraggio e la sede di decorso postoperatorio, sulla base delle conoscenze derivate dalla casistica anestesiologica per la patologia neurologica in questione.

Ipertensione endocranica

Un'elevata pressione endocranica (*intracranial pressure* – ICP) è spesso presente in ambito neurochirurgico e può essere causata tipicamente da neoplasie, emorragie endocraniche spontanee o post-traumatiche, idrocefalo, malformazioni di Arnold-Chiari ecc. Nei politraumatizzati si possono rendere necessari interventi non neurochirurgici, ad esempio per una rottura di milza, in pazienti con alta ICP. Qualsiasi atto anestesiologico può peggiorare le condizioni del paziente con ICP elevata in vari modi.

Prima dell'induzione dell'anestesia, va evitata l'agitazione del paziente cosciente, in quanto conduce ad aumento della ICP, specie se accompagnata da pianto, come nei bambini.

D'altra parte l'ipoventilazione causata da eccessiva preanestesia o da non corretta assistenza ventilatoria durante le fasi di induzione può aumentare a sua volta l'ICP. Ipoventilazione o disventilazione si possono instaurare anche durante l'anestesia nei pazienti in respiro spontaneo o per errata impostazione della ventilazione meccanica o per intolleranza al tubo tracheale. Al risveglio dall'anestesia generale il paziente può presentare una "coda" di sedazione o ostruzione delle vie aeree.

Nei pazienti con ipertensione endocranica l'analgesia è fondamentale, in quanto lo stimolo doloroso, a cominciare da quello dell'intubazione tracheale, stimola un aumento della ICP.

Un errato posizionamento del capo e del collo del paziente sul letto operatorio può ridurre il deflusso venoso giugulare e peggiorare l'ipertensione endocranica.

L'aumento di ICP controindica l'anestesia peridurale e spinale, perché può provocare erniazioni di tessuto cerebrale secondarie alla fuoriuscita di liquor dal sacco durale. Un'eccezione è rappresentata dallo *pseudotumor cerebri*, per il quale la stessa puntura lombare è terapeutica. Molto è stato scritto sull'aumento della ICP provocato dai farmaci impiegati per l'anestesia generale, che alterano il flusso ematico cerebrale, l'assorbimento e la produzione di liquor. In particolare, è noto che la ketamina e gli anestetici inalatori come l'alotano aumentano la ICP. Spesso la rilevanza di tali effetti è più statistica che clinica e comunque la tendenza attuale in neuroanestesia è di praticare un'anestesia totalmente endovenosa, tipicamente con propofol associato a un oppioide (ad es., remifentanil).

Disturbi cardiocircolatori

Molti anestetici generali comportano un effetto inotropo negativo e vasodilatazione sistemica (i gas alogenati, il propofol, il tiopentone ecc.) e alcuni tendono a sensibilizzare il miocardio alle aritmie da catecolamine (l'alotano ecc.). La ketamina provoca crisi di ipertensione arteriosa. Gli anestetici locali hanno tossicità miocardica e anch'essi vasodilatano il territorio anestetizzato. Inoltre, ogni pratica invasiva scatena complessi meccanismi di stress cardiovascolare.

Le caratteristiche di base del paziente possono rendere consigliabili approfondimenti cardiologici preoperatori con eventuale impostazione di una terapia farmacologia adatta o posizionamento di un pacemaker temporaneo in alcuni casi a rischio di gravi aritmie. Tutte le manovre invasive, specialmente in area urogenitale o orofaringea, provocano batteriemia, per cui è obbligatoria un'adeguata profilassi antibiotica perioperatoria per l'endocardite in tutti i pazienti con vizi valvolari.

Diverse patologie neurologiche si associano a rischio cardiovascolare, che può essere precipitato dall'atto anestesiologico. Seguono alcuni esempi di rilevanza clinica.

Il 20% dei casi di corea di Sydenham presenta endocardite con disturbi valvolari e di ritmo. Nel 50% delle atassie di Friedreich si ha cardiomiopatia ipertrofica con possibile scompenso cardiaco e aritmie anche letali. Alcune mucopolisaccaridosi si accompagnano a vizi coronarici, valvolari e miocardici anche molto gravi. L'idrocefalo normoteso è associato a ipertensione arteriosa e patologie cardiache aterosclerotiche. Molte sindromi congenite complesse sono caratterizzate anche da malformazioni cardiache aggiunte al danno neurologico: esempio classico è la sindrome di Down.

Nell'ambito delle miopatie si presentano numerosi esempi di cardiopatia clinicamente rilevanti. La distrofia muscolare miotonica e la distrofia di Duchenne si associano nel 50-70% dei casi a disturbi aritmici o di bassa gettata; le paralisi periodiche familiari possono presentare disturbi aritmici, come pure alcuni casi di miopatia mitocondriale e da deficit della fosforilazione ossidativa.

Fra i disturbi cardiocircolatori più rilevanti di un paziente neurologico in anestesia ci sono quelli legati alle forme di disautonomia: congenita, idiopatica, sindrome di Shy-Dräger, ma anche sindrome di Guillain-Barré e siringobulbia ecc. In questi casi, bassi dosaggi di farmaci anestetici possono scatenare gravi crisi ipotensive. La gettata cardiaca di questi pazienti con basse resistenze vascolari sistemiche è più che altro dipendente dal precarico e un buon riempimento volemico è molto più importante che non la scelta del tipo di anestesia. Le lesioni midollari traumatiche sopra T_5 presentano perdita dell'innervazione simpatica con bradicardia (responsiva all'atropina) e ipotensione da vasodilatazione (responsiva all'incremento volemico).

Ci sono casi in cui la terapia dell'affezione neurologica costituisce un problema cardiovascolare in anestesia. L'esempio più eclatante è la L-Dopa della terapia del Parkinson: aumenta l'ipertensione secondaria alla ketamina e il rischio aritmico per sensibilizzazione miocardica alle aritmie da catecolamine.

Peraltro, l'anestesista deve tenere presente che i tremori, ad esempio proprio nel parkinsoniano, possono mimare all'ECG un'aritmia ventricolare.

L'immobilità o l'ipomobilità, tipiche di molte affezioni neurologiche, specie se accompagnate da ipotono muscolare, rappresentano un importante fattore di rischio per tromboflebite e tromboembolia polmonare. In anestesia si presenta lo stesso rischio per gli stessi motivi, con in più la vasodilatazione e una possibile tendenza all'ipercoagulabilità da reazione da stress. Una profilassi con eparina a basso peso molecolare va effettuata in tutti i casi.

Disturbi della temperatura

La vasodilatazione sistemica, la paralisi muscolare, la somministrazione di fluidi endovenosi e di miscele di gas inalatori, l'esposizione del campo operatorio determinano ipotermia nel paziente sottoposto ad anestesia generale o locoregionale. È pratica comune mantenere la normotermia del paziente con varie metodiche, soprattutto con coperte termiche sull'area del corpo non esposta dall'intervento. Ciò obbliga al monitoraggio della temperatura interna del paziente per evitare surriscaldamenti, in particolare nei bambini e per anestesie di lunga durata.

In anestesia, la malattia neurologica può aggravare il problema della temperatura quando è associata a poichilotermia nel contesto di una disautonomia (congenita, idiopatica, sindrome di Shy-Draeger, ma anche sindrome di Guillain-Barré e siringobulbia, lesioni midollari sopra T_1 ecc.).

Nella sclerosi multipla bisogna evitare gli aumenti di temperatura perché associati a esacerbazioni della malattia.

Insufficienza respiratoria

Errori nel livello di somministrazione di anestesie locoregionali possono provocare insufficienza respiratoria per paralisi della muscolatura accessoria o del diaframma. Tutti i sedativi e i farmaci per l'anestesia generale, con l'eccezione della ketamina, tendono a deprimere in varia misura l'attività respiratoria e i curari la aboliscono totalmente. La depressione totale dell'attività respiratoria, con relativo controllo tramite ventilazione meccanica, è spesso ricercata al fine di garantire condizioni intraoperatorie ideali.

Diverse patologie neurologiche predispongono di per sé il paziente a difficoltà respiratorie, a volte borderline o addirittura subcliniche. Tali difficoltà possono precipitare al termine dell' anestesia e richiedere assistenza respiratoria con intubazione prolungata in ambiente semi-intensivo (RR) o intensivo (TIPO). Sclerosi laterale amiotrofica (SLA), *spinal muscular atrophy* (SMA), siringomielia e siringobulbia, sindrome di Guillain-Barré, presentano nel loro quadro clinico la possibilità di insufficienza respiratoria e sono esempi di possibile rischio anestesiologico.

Alcune affezioni neurologiche si associano a malformazioni della colonna dorsale e della gabbia toracica che provocano disturbi della ventilazione direttamente o attraverso atelettasie da disventilazione. Questi aspetti sono particolarmente esasperati dalla ventilazione meccanica, a volte tecnicamente difficile da impostare in questi malati. È il caso, tra gli altri, della cifoscoliosi associata ad atassia di Friedreich, alle neuropatie geneticamente determinate (Charcot-Marie-Tooth, Déjérine-Sottas ecc.), a siringomielia e siringobulbia.

Le polineuropatie geneticamente determinate possono comportare insufficienza respiratoria anche per interessamento del nervo frenico.

Le mucopolisaccaridosi presentano facilmente disturbi di sub-ostruzione delle vie aeree e atelettasie dovute a malformazioni delle prime vie aeree e a iperdensità delle abbondanti secrezioni.

Nelle disautonomie, e particolarmente nei traumi midollari rostrali a C_7, il quadro respiratorio perioperatorio è reso molto critico dalla ipoventilazione, con alterazioni dei rapporti ventilazione/perfusione, vasocostrizione polmonare, aumento dello spazio morto, polmoniti *ab ingestis*, ridotta risposta all'ipossia e all'ipercapnia, atelettasie, ritenzione di secrezioni.

L'interessamento diretto delle strutture bulbari, ad esempio per neoplasie, sindrome di Arnold-Chiari, sclerosi multipla, fornisce il quadro tipico di insufficienza respiratoria "centrale" con depressione del centro del respiro.

In molte miopatie (come la Duchenne) il paziente è di base a rischio di insufficienza respiratoria per ipostenia muscolare, facilmente aggravato dall'atto anestesiologico. Anche qui possono contribuire fenomeni disventilativi e di subostruzione.

In situazioni di acuto deficit neurologico (tipicamente nel trauma midollare e nell'emorragia subaracnoidea) si può avere l'insorgenza di un edema polmonare, noto appunto come "neurogeno".

Mancata protezione delle vie aeree

La deglutizione e la tosse collaborano alla protezione delle vie aeree. I fini meccanismi di regolazione di questi riflessi, nonché la necessaria stenia per esplicitarli vengono depressi, esattamente come l'attività respiratoria, in corso di anestesia generale o sedazione o per errori di anestesia locoregionale. In analogia al respiro, la protezione delle vie aeree può essere deficitaria a livello conclamato, subclinico o borderline, in diverse patologie neurologiche e peggiorare drammaticamente a causa dell'anestesia. Il rischio di polmonite *ab ingestis* è particolarmente insidioso perché facilmente le microinalazioni non sono diagnosticate e le complicanze infettive si presentano a distanza. L'evidenza di disturbi rilevanti di protezione delle vie aeree prolunga o determina la necessità di intubazione tracheale e, in caso i disturbi si configurino come permanenti o di lunga durata, obbliga alla tracheostomia.

Difficoltà a effettuare i complessi movimenti automatici della deglutizione possono insorgere per motivi funzionali – come nel torcicollo spasmodico, nel Parkinson o nella sindrome di Guillain-Barré – o anatomici, come nelle malformazioni associate alle mucopolisaccaridosi. In diverse malattie muscolari o della giunzione neuromuscolare (distrofia muscolare miotonica, miastenia ecc.) il deficit di deglutizione si presenta chiaramente correlato all'ipostenia della muscolatura interessata.

I riflessi di protezione si integrano a livello bulbare e quindi sono deficitarii nelle SLA, nelle SMA a componente bulbare, nella siringobulbia e in molte lesioni del tronco encefalico.

Intubazione difficoltosa

L'intubazione oro- o rinotracheale è parte integrante dell'anestesia generale, ma va prevista come possibile manovra per tutti i pazienti che subiscono qualsiasi atto anestesiologico. L'intubazione standard avviene per laringoscopia diretta. Esistono varie tecniche alternative da applicare in caso di intubazione difficoltosa imprevista (Fastrack, Tracklight, maschera laringea, cricotiroidotomia d'urgenza), mentre in caso di difficoltà prevedibile si procede in elezione a intubazione da sveglio con fibroscopio. Il paziente neurologico può presentare difficoltà all'intubazione, spesso prevedibili.

Impedimenti all'estensione della colonna cervicale si presentano ad esempio nella distonia muscolare deformante, nella sindrome di Klippel-Feil, nelle gravi artrosi cervicali. Tutti i traumi gravi, in particolari i traumi cranici, devono essere trattati, salvo prova contraria, come traumi cervicali e quindi devono avere il collo immobilizzato da collare. La flesso-estensione del collo nella malformazione di Arnold-Chiari può esacerbare la sintomatologia.

Nelle mucopolisaccaridosi le vie aeree sono di difficile gestione per la presenza di micrognatia, macroglossia, secrezioni dense, instabilità cervicale. Il quadro può peggiorare nel tempo e quindi l'indicazione di precedenti intubazioni senza problemi non deve tranquillizzare. Lo stesso discorso vale per la macroglossia dell'acromegalico. L'anamnesi anestesiologica negativa è più convincente per altre situazioni in cui la difficoltà all'intubazione tende a restare invariata nel tempo: ad esempio per la sindrome di Down, che presenta le stesse difficoltà citate per le mucopolisaccaridosi.

Risposta anomala ai curari

Comprensibilmente, nelle sindromi miasteniche si ha un'aumentata sensibilità ai curari non depolarizzanti, mentre i depolarizzanti (succinilcolina) tendono ad avere un effetto meno potente, o quanto meno poco prevedibile. Nelle sindromi miotoniche la succinilcolina può scatenare la miotonia, i curari non depolarizzanti non permettono facilmente di ottenere miorisoluzione, perché la stimolazione a valle della placca neuromuscolare può comunque causare la contrazione del muscolo. Oltre

alla norma di curarizzare il meno possibile, nella gestione dei miopatici è del tutto opportuno un monitoraggio strumentale della curarizzazione (EMG, TOF ecc.).

Una rabdomiolisi successiva alla depolarizzazione massiva da succinilcolina si può verificare nelle miopatie che presentano "fragilità" della membrana muscolare, come la distrofia muscolare di Duchenne o di Becker.

Una prolungata risposta alla succilnilcolina è descritta in presenza di riduzione di attività della pseudocolinesterasi plasmatica, come nella corea di Huntington.

Risposta anomala ai curari si osserva anche in tutti i casi di denervazione, cioè di interruzione della continuità nevrasse-muscolo. In questi casi la proliferazione recettoriale (*up-regulation*), specie extragiunzionale, è responsabile di ipersensibilità alla succinilcolina con possibilità di iperpotassiemia grave. Tipico in tal senso è il trauma midollare, in cui la proliferazione recettoriale inizia entro pochi giorni e procede fino a 9 mesi dal trauma; il rischio è però comune a molte patologie caratterizzate da denervazione (SLA, SMA, Guillain-Barré, siringomielia e siringobulbia, neuropatie ecc.). In tutti questi casi la risposta ai curari non depolarizzanti può essere ridotta per aumento del numero di recettori o aumentata per riduzione dell'attività della colina acetiltransferasi e quindi della sintesi di acetilcolina.

Ipertermia maligna

Vedi Capitolo 42.

Malattie infettive

L'invasività delle procedure anestesiologiche obbliga a un'elevata attenzione nel prevenire che il personale addetto si esponga a materiale infettante.

Ci sono pazienti in cui la sintomatologia neurologica è associata a infezione grave, come le patologie da prioni (malattia di Jakob-Creutzfeld ecc.) o l'AIDS (almeno il 50% dei casi presenta patologia neurologica).

Nei casi di meningite da meningococco esistono diversi schemi di profilassi antibiotica per gli operatori esposti al rischio di infezione.

Altre interazioni dell'anestesia con la patologia neurologica

Nelle sindromi extrapiramidali, come il Parkinson, vanno evidentemente evitati i farmaci che provocano disturbi extrapiramidali (fenotiazine, butirrofenoni, metoclopramide). In questi casi la rigidità può essere aumentata dagli anestetici inalatori e da alti dosaggi di oppioidi. I farmaci del parkinsoniano devono essere mantenuti fino al momento dell'intervento e ripresi immediatamente dopo.

L'esperienza clinica indica una maggiore efficacia degli anestetici locali nella sindrome di Guillain-Barré; del resto il dolore può scatenare in questi pazienti crisi disautonomiche e quindi l'anestesia locoregionale risulta particolarmente utile (ad es., nel parto o nel postoperatorio di interventi chirurgici).

Le aree di demielinizzazione della sclerosi multipla sembrano sensibili all'istotossicità degli anestetici locali, che peraltro in questa condizione passano più facilmente la barriera ematoencefalica aumentando il rischio di tossicità centrale.

La potenziale presenza di masse endorachidee misconosciute nelle malattie neuroectodermiche (neurofibromatosi, sindrome di Von Hippel-Lindau, sindrome di Sturge-Weber, sclerosi tuberosa) deve far valutare attentamente l'opportunità di effettuare anestesie spinali o epidurali.

Bibliografia

1. Benumof J (ed). Anesthesia and uncommon diseases. 4th ed. Philadelphia, WB Saunders Co, 1998.
2. Miller RD (ed). Anesthesia. 5th ed. Philadelphia, Churchill Livingstone, 2000.
3. http://www.virtual-anaesthesia-textbook.com.
4. http://147.163.1.68/anestit/HomePage.html.
5. http://www.mhaus.org.

Capitolo 45

Principi di riabilitazione

Franco Molteni

Le lesioni del sistema nervoso centrale congenite o acquisite determinano una molteplicità di alterazioni delle funzioni corporee.

L'*International Classification of Functioning Disease and Health* (ICF) della World Health Organization (WHO) [1] definisce le funzioni corporee come attività fisiologiche dei sistemi corporei suddivisibili in:

- mentali;
- sensoriali e del dolore;
- della voce e dell'eloquio;
- dei sistemi cardiovascolare, ematologico, immunologico;
- dell'apparato respiratorio;
- dell'apparato digerente e dei sistemi metabolico ed endocrino;
- genitourinarie e riproduttive;
- neuro-muscoloscheletriche e correlate al movimento;
- della cute e delle strutture correlate.

La deviazione o perdita significativa di una o più capacità determina una menomazione di grado, durata e modificabilità variabili in rapporto alla tipologia e alla gravità della patologia sottesa, alla sua eventuale caratteristica di progressività, alla complessità e al numero delle comorbilità.

Tabella 45.1 • Attività e partecipazione limitate dalle modificazioni di capacità

Mobilità
Cambiare e mantenere una posizione corporea
Trasportare, spostare e maneggiare oggetti
Camminare e spostarsi
Cura della propria persona
Lavarsi
Vestirsi
Mangiare

A ciò consegue una modificazione dell'esecuzione di uno o più compiti o di una o più azioni da parte dell'individuo. Le variazioni delle capacità e/o delle performance possono limitare le attività dell'individuo, inducendo problemi che riducono la possibilità di partecipazione alla vita familiare e sociale (Tab. 45.1).

Funzioni neuro-muscoloscheletriche correlate al movimento

- Il tono muscolare è correlato alla tensione presente nei muscoli a riposo e alla resistenza opposta al movimento passivo.
- Il controllo del movimento è associato alla supervisione e alla coordinazione dei movimenti volontari.
- Le funzioni muscolari sono correlate alla stenia della contrazione di uno o più muscoli.
- Le funzioni della mobilità articolare si riferiscono alla escursione del movimento di una o più articolazioni, di vertebre, spalla, gomito, polso, anca, ginocchio, caviglia, piccole articolazioni della mano e del piede; mobilità generalizzata delle articolazioni.
- Le funzioni mentali sono specificamente correlate all'immagine corporea, alla rappresentazione e alla consapevolezza del proprio corpo.

Tono muscolare

In presenza di un aumento del tono muscolare deve essere definita clinicamente la distribuzione riguardante: muscoli isolati e gruppi muscolari, un arto, un

A. Sghirlanzoni (ed) *Terapia delle malattie neurologiche.* ISBN 978-88-470-1119-9; © Springer-Verlag Italia 2009

lato del corpo, la metà inferiore del corpo, i quattro arti, i muscoli del tronco, tutti i muscoli del corpo; allo stesso modo deve esserne valutata l'entità (scala di Ashworth modificata).

Si utilizzano quindi test di capacità specifica (ad es., velocità di cammino sui 10 metri, Wolf test per l'arto superiore) per quantificare la capacità funzionale della persona, mettendola in relazione con la condizione globale.

Si definiscono così parametri di capacità specifica da verificare nella loro modificabilità in rapporto alle variazioni del tono determinate dalle procedure terapeutiche. Nelle condizioni di ipertono generalizzato sono altresì utili scale di valutazione dell'autonomia funzionale globale (ad es., FIM, *Barthel index*) [2].

Nelle situazioni coinvolgenti distalmente l'arto superiore è indicata una valutazione clinica dedicata quale la *Disability Assessment Scale* (DAS) [3] al fine di focalizzare il target terapeutico primario in rapporto alla problematica prevalente fra dolore, postura dell'arto, impedimento nelle manovre per l'igiene personale o per attività inerenti il vestirsi.

Nelle condizioni che presentano una specifica variabilità del tono in rapporto all'attività richiesta, con pattern neuromuscolari dinamici complessi (ad es., la deambulazione per le problematiche dell'arto inferiore; attività di raggiungimento o di presa di oggetti per l'arto superiore), è utile l'analisi polielettromiografica dinamica, che aiuta a identificare i gruppi muscolari prevalenti nel generare il danno funzionale. È possibile in tal modo focalizzare le procedure di intervento farmacologico, di esercizio terapeutico, e chirurgiche ai distretti determinanti nel ridurre la capacità specifica del paziente.

In rapporto alla problematica di base, alla sua stabilità clinica, al quadro funzionale rilevato clinicamente e/o strumentalmente, alle comorbilità, al processo sanitario prevedibile a lungo termine, si deve decidere quale sia l'obiettivo terapeutico primario fra:
- ripristino di funzione;
- facilitazione dell'utilizzo di splint o ortesi;
- facilitazione di programmi di esercizio terapeutico;
- riduzione del dolore;
- prevenzione di deformità muscolo-scheletriche;
- prevenzione e cura di ulcerazioni cutanee;
- facilitazione dell'igiene;
- facilitazione dell'assistenza.

Il programma terapeutico è realizzato con procedure singole o, molto più frequentemente, combinate quali:
- somministrazione di miorilassanti per os (baclofen, tizanidina, diazepam, dantrolene sodico) (v. Cap. 32);
- fisioterapia (stretching, splint, ortesi, esercizio terapeutico selettivo, training globale);
- blocchi neuromuscolari selettivi (tossina botulinica, fenolo) [4] (v. Cap. 33);
- somministrazione di baclofen intratecale;
- chirurgia funzionale (v. Cap. 32);
- terapia occupazionale.

Il follow-up a breve, medio e lungo termine consente di adeguare le strategie d'intervento e la loro combinazione in rapporto ai risultati funzionali e all'evoluzione del quadro clinico e strumentale.

Forza

Il deficit del controllo volontario riduce le possibilità di reclutamento di uno o più gruppi muscolari. Ne consegue un'ipostenia di grado variabile clinicamente quantificabile con test muscolari manuali (MMT) [5]. Per specifici gruppi muscolari (in particolare i flesso-estensori del ginocchio) e per specifiche necessità cliniche o di ricerca applicata può essere utile la valutazione strumentale dinamometrica isometrica o isocinetica.

Alla riduzione di forza si associa frequentemente una facile esauribilità motoria che condiziona l'espletamento di attività della vita quotidiana.

Per il recupero della forza muscolare devono essere attuati programmi di trattamento individuali a seconda della malattia di base, dell'entità e della distribuzione della menomazione, facendo riferimento alle seguenti procedure terapeutiche:
- esercizio selettivo isometrico, isotonico senza resistenze aggiuntive;
- esercizio globale in carico naturale;
- esercizio isotonico, eccentrico, isocinetico contro resistenze aggiuntive a catena cinetica chiusa o aperta;
- esercizio in acqua;
- elettrostimolazione;
- terapia occupazionale.

Ogni specifica metodologia può essere associata a procedure di training funzionale globale che implichino l'attivazione specifica dei gruppi muscolari ipostenici [6].

Mobilità articolare

La riduzione o l'alterazione del controllo motorio può provocare una riduzione della mobilità articolare che si traduce in danni funzionali aggiuntivi. Le resistenze aggiuntive, da rigidità articolari o da perdita di escursione articolare secondarie all'ipomobilità, producono effetti negativi moltiplicativi che, con la riduzione della forza o la perdita di coordinazione motoria, riducono la possibilità di esecuzione di movimenti semplici o complessi.

In particolare per quanto concerne la marcia, le alterazioni biomeccaniche conseguenti a scompensi funzionali da ridotta mobilità articolare e ad alterato controllo motorio provocano sovraccarichi articolari, variamente localizzati agli arti inferiori o al rachide, con possibile dolore articolare che induce ulteriore riduzione della stenia e della mobilità articolare del segmento interessato.

Per le articolazioni del cingolo scapolare, l'ipomobilità si traduce in aggravamento delle difficoltà di gestione delle attività di cura personale e di vestizione.

La ridotta mobilità delle articolazioni del polso e delle dita altera le capacità di presa singola e le attività bimanuali di supporto; aumenta alla fine la difficoltà di provvedere all'igiene e alla vestizione personali.

In assenza di rigidità articolari strutturate, per il recupero o il mantenimento dell'escursione articolare sono indicate procedure di:
- mobilizzazione manuale passiva;
- mobilizzazione isocinetica passiva (in particolare per la flesso-estensione del ginocchio e l'abduzione dell'anca);
- stretching dei muscoli biarticolari satelliti dell'articolazione o delle articolazioni coinvolte;
- uso di splint, ortesi, tutori.

Quando sono associate componenti flogistiche articolari maggiori:
- infiltrazioni endo- o periarticolari.

Quando sono presenti retrazioni delle parti molli periarticolari:
- chirurgia a carico delle componenti muscolotendinee (allungamenti tendinei, tenotomie, allungamenti frazionati intramuscolari, capsulotomie) [7].

Quando sono presenti calcificazioni para- o intra-articolari:
- chirurgia per l'asportazione delle calcificazioni.

Funzioni della cute e delle strutture correlate

Un'attenta gestione delle procedure terapeutiche, in particolare di quelle mirate al controllo del tono muscolare e al mantenimento della mobilità articolare, consente di evitare aree di accentuata e prolungata pressione cutanea e quindi di prevenire o curare lesioni da decubito.

Nei pazienti non deambulanti devono essere adottate sulla carrozzina superfici antidecubito e sistemi di controllo della postura seduta.

Nei pazienti con importanti deficit sensoriali e gravi disabilità motorie globali devono essere previste superfici antidecubito adeguate a letto.

Lo stato nutrizionale del paziente deve essere in ogni caso accuratamente monitorato sia per evitare ogni eccesso ponderale, sia per garantire un adeguato apporto proteico.

Le situazioni di particolare gravità o quelle in cui sia impossibile ripristinare l'integrità cutanea con un trattamento conservativo devono essere individuate e affrontate con appropriate procedure di chirurgia plastica.

Funzioni sensoriali e dolore

La sensazione di dolore si può manifestare come sensazione di dolore generalizzato o localizzato in una o più parti del corpo.

Le procedure precedentemente descritte per il controllo del tono muscolare, della mobilità articolare passiva e attiva, della postura, delle condizioni della cute sono fondamentali per contrastare, ridurre o abolire il dolore.

Splint, tutori o ortesi sono utili per contenere eventuali alterazioni morfostrutturali cui conseguono sollecitazioni biomeccaniche patologiche di specifiche articolazioni; sono molto frequenti le alterazioni del ginocchio dovute alla sua sollecitazione in iperestensione; dell'articolazione tibiotarsica in equinovarismo; da sublussazione inferiore della spalla.

I fenomeni flogistici associati vengono trattati in prima istanza con gli usuali antinfiammatori non steroidei o con cortisone; le infiltrazioni intra- o periarticolari devono essere invece riservate ai casi di particolare acuzie e a quelli resistenti.

Per il dolore centrale devono essere considerati farmaci ad azione specifica quali gabapentin, diazepam, carbamazepina [8] (v. Cap. 36).

Nelle condizioni di particolare gravità e generalizzate si deve considerare la possibilità di infusione intratecale di baclofen e/o di morfina.

Funzioni correlate all'apparato digerente

La capacità di alimentarsi può essere alterata da menomazioni di tipo disfagico, dall'aspirazione di cibo, dalla salivazione eccessiva [9].

Le difficoltà di coordinazione della deglutizione nelle sue varie fasi di preparazione orale e di progressione del cibo (al netto da problematiche cognitive) sono fonte di complicanze respiratorie *ab ingestis* e inducono frequentemente condizioni di cattiva nutrizione e lesioni da decubito.

Il regime dietetico deve essere controllato per quanto riguarda sia l'apporto calorico globale sia la tipologia degli alimenti con particolare attenzione all'apporto proteico.

Le eventuali carenze vanno corrette con integratori alimentari ipercalorici, iperproteici, multivitaminici.

La valutazione clinica della motilità riflessa e volontaria, e della faticabilità del paziente pone indicazione, nel sospetto clinico di problematiche maggiori, per accertamenti strumentali specifici quali la videofluorografia [10].

In rapporto alla situazione funzionale e alla sua modificabilità possono essere necessari trattamenti specifici conservativi (rieducazione dell'atto deglutitorio, posture del capo di compenso, adattamento della consistenza e delle dimensioni del singolo bolo alimentare) o si procede all'indicazione di trattamenti invasivi (gastrotomia percutanea).

Cura della propria persona: bisogni corporali

Regolazione della minzione

La minzione, la sua frequenza, la continenza urinaria possono essere alterate sotto forma di vescica automatica, ritenzione urinaria, incontinenza da stress, urgenza minzionale e bisogno imperioso, a sua volta riflesso, da sovra-distensione o continuo (v. Cap. 37).

Le problematiche vescicali sono molto frequenti e incidono significativamente sulla qualità di vita; sono inoltre fonte di infezioni ricorrenti o croniche delle vie urinarie.

La ritenzione urinaria va differenziata in (v. Cap. 37):

- impossibilità assoluta allo svuotamento vescicale: va impostato uno specifico programma di educazione del paziente o delle persone che si prendono carico del paziente per l'effettuazione di cateterismi vescicali intermittenti (con frequenza media ogni 4-6 ore). Nei casi in cui ciò non sia realizzabile si può decidere per il posizionamento di catetere vescicale a permanenza;
- incompleto svuotamento vescicale: devono essere diagnosticate l'entità e la causa (in particolare con esame urodinamico ed elettromiografia associata si verifica l'eventuale presenza di dissinergia vescico-sfinterica). Se si riscontrano residui vescicali significativi (oltre 100-150 cc) deve essere considerata la necessità di cateterismi vescicali

estemporanei con frequenza da valutare caso per caso (generalmente una volta al giorno). In presenza di dissinergia vescico-sfinterica rilevante devono essere prese in considerazione procedure di trattamento farmacologico o chirurgico;

- urgenza minzionale, incontinenza da urgenza: vanno quantificate la frequenza delle minzioni e degli episodi di incontinenza, la presenza di residui vescicali postminzionali, l'eventuale presenza di infezioni delle vie urinarie. L'esame urodinamico può definire il profilo pressorio vescicale durante manovre di riempimento e di svuotamento vescicale. Elevate pressioni vescicali o precoci risposte contrattili detrusoriali pongono indicazione a terapia farmacologica mirata (ossibutinina, tolterodina) [11].

Regolazione della defecazione

La mancanza di autonomia di svuotamento intestinale e la correlata necessità di assistenza e/o la presenza di incontinenza incidono pesantemente sulla qualità di vita del paziente.

A seconda dell'entità/tipologia del difettoso controllo della defecazione e previa valutazione clinica del piano perineale (con particolare riguardo a sensibilità, forza e controllo volontario dello sfintere anale), si può ulteriormente procedere a valutazione strumentale (rettomanometria, elettromiografia del piano perineale, tempo di transito intestinale).

Si differenziano le problematiche da insufficienza di progressione del materiale fecale, e/o di controllo della coordinazione e/o di forza della muscolatura del piano perineale [12].

Procedure terapeutiche dietetiche, assunzione di farmaci procinetici, microclismi, rieducazione del piano perineale sono da porre in atto in rapporto al quadro clinico (v. Cap. 37).

Funzioni dell'apparato respiratorio

La forza e coordinazione dei muscoli inspiratori ed espiratori è valutabile clinicamente e strumentalmente (valutazione del picco di flusso inspiratorio-espiratorio, della massima pressione inspiratoria-espiratoria); si impostano conseguentemente procedure di esercizio per l'allenamento e/o la coordinazione dell'atto respiratorio e della tosse.

In presenza di ridotta capacità ventilatoria (in particolare durante il sonno), associata o meno a sindrome delle apnee del sonno (verificate e valutate con polisonnografia ed emogasanalisi arteriosa), si possono attuare procedure di ventilazione meccanica non invasiva con apparecchiature a pressione positiva intermittente o continua (in rapporto alla presenza di ipoventilazione e/o di apnee) [13].

L'ipovalidità della tosse può essere corretta con manovre posturali (posture di drenaggio, manovre di assistenza della tosse) o con modalità di generazione delle pressioni utili con apparecchiature di supporto (*in-exufflator*).

Funzioni mentali

Le capacità cognitive in linea generale sono ovviamente una componente di assoluto rilievo nel determinare le possibilità di attività e partecipazione della persona.

Una valutazione specifica con test psicometrici permette di quantificare e qualificare le problematiche prevalenti, le loro possibilità di essere corrette, le procedure specifiche di una eventuale rieducazione [14] (v. Cap. 46).

Conclusioni

Il processo di presa in carico della persona in ambito riabilitativo deve considerare le menomazioni e la loro modificabilità farmacologica, chirurgica, nutrizionale, di terapia fisica, ortesica; il supporto psicologico è utile per ottimizzare le capacità, facilitare le performance, ripristinare o migliorare le attività e la partecipazione sociale del paziente.

Questo complesso quadro di intervento sanitario deve essere strutturato con una logica progettuale di intervento razionale che va definito sulla base della diagnosi funzionale e sulla prognosi riguardante la possibilità del recupero di funzione e la sua presumibile entità.

Si devono attentamente considerare anche interventi mirati al contesto familiare e sociale, per facilitare l'estrinsecazione ottimale delle attività raggiunte in termini di reale partecipazione alla vita sociale e semplificare l'assistenza [15].

La realizzazione di un progetto complesso e di procedure diagnostiche e terapeutiche specifiche implica un'organizzazione interdisciplinare che assicuri le adeguate competenze diagnostiche, prognostiche e terapeutiche.

La logica di sinergia funzionale operativa, sottesa all'organizzazione del team riabilitativo, è la garanzia di servizio adeguato e proporzionato alle esigenze della persona di cui il sistema sanitario si voglia far carico efficientemente.

Il miglioramento della qualità di vita è un indicatore del risultato globale del progetto riabilitativo; questo obiettivo è comune ad altri interventi medici che non sono rivolti unicamente alla sopravvivenza della persona ed è elemento essenziale per la valutazione finale dell'efficacia del processo di riabilitazione medica [16].

Bibliografia

1. Ustun TB, Chatterji S, Bickenbach J et al.The International Classification of Functioning, Disability and Health: a new tool for understanding disability and health. Disabil Rehabil 2003; 25(11-12):565-571.
2. Green J, Forster A, Young J. A test-retest reliability study of the Barthel Index, the Rivermead Mobility Index, the Nottingham Extended Activities of Daily Living Scale and the Frenchay Activities Index in stroke patients. Disabil Rehabil 2001; 23(15):670-676.
3. Brashear A, Zafonte R, Corcoran M et al. Inter- and intrarater reliability of the Ashworth Scale and the Disability Assessment Scale in patients with upper-limb poststroke spasticity. Arch Phys Med Rehabil 2002; 83(10):1349-1354.
4. Ward AB, Aguilar M, De Beyl Z et al. Use of botulinum toxin type A in management of adult spasticity-a European consensus statement. J Rehabil Med 2003; 35(2):98-99.
5. Andrews AW, Bohannon RW. Distribution of muscle strength impairments following stroke. Clin Rehabil 2000; 14(1):79-87.
6. Eng JJ, Dawson AS, Chu KS. Submaximal exercise in persons with stroke: test-retest reliability and concurrent validity with maximal oxygen consumption. Arch Phys Med Rehabil 2004; 85(1):113-118.
7. Smyth MD, Peacock WJ. The surgical treatment of spasticity. Muscle Nerve 2000; 23(2):153-163.
8. Levendoglu F, Ogun CO, Ozerbil O et al. Gabapentin is a first line drug for the treatment of neuropathic pain in spinal cord injury. Spine 2004; 29(7):743-751.
9. Rodrigue N, Cote R, Kirsch C et al. Meeting the nutritional needs of patients with severe dysphagia following a stroke: an interdisciplinary approach. Axone 2002; 23(3):31-37.
10. Han TR, Paik NJ, Park JW. Quantifying swallowing function after stroke: A functional dysphagia scale based on videofluoroscopic studies. Arch Phys Med Rehabil 2001; 82(5):677-682.
11. Rendeli C, Ausili E, Salvaggio E. Neurogenic bladder dysfunction: urodynamic evaluation. Rays 2002; 27(2):127-130.
12. Wiesel PH, Norton C, Brazzelli M. Management of

faecal incontinence and constipation in adults with central neurological diseases. Cochrane Database Syst Rev 2001; (4):CD002115.

13. Perrin C, Unterborn JN, Ambrosio CD et al. Pulmonary complications of chronic neuromuscular diseases and their management. Muscle Nerve 2004; 29(1):5-27.

14. McDonald BC, Flashman LA, Saykin AJ. Executive dysfunction following traumatic brain injury: neural substrates and treatment strategies. NeuroRehabilitation 2002; 17(4):333-344.

15. Kalra L, Evans A, Perez I et al. Training carers of stroke patients: randomised controlled trial. BMJ 2004; 328(7448):1099.

16. Dijkers MP. Quality of life after traumatic brain injury: a review of research approaches and findings. Arch Phys Med Rehabil 2004; 85(4 Suppl 2):S21-35.

Capitolo 46

Principi ed efficacia della riabilitazione cognitiva

Anna Basso

L'espressione "riabilitazione cognitiva" è ambigua in quanto utilizzata per definire interventi nettamente diversi tra loro. Molti ricercatori definiscono in tal modo qualunque trattamento di una funzione cognitiva. In questa accezione, "cognitivo" è l'oggetto della riabilitazione – memoria, linguaggio o altro – mentre il tipo di intervento resta indeterminato. In senso più ristretto, si parla di riabilitazione cognitiva per indicare un trattamento riabilitativo basato sui principi della neuropsicologia cognitiva; in questo caso l'aggettivo "cognitivo" si riferisce al tipo di trattamento e non all'oggetto del trattamento, anche se oggetto del trattamento sono funzioni cognitive quali il linguaggio, il calcolo o l'elaborazione spaziale. Un'altra distinzione importante tra queste due accezioni di riabilitazione cognitiva riguarda il focus del trattamento. La riabilitazione cognitiva in senso stretto si propone di ridurre il danno funzionale che è alla base delle difficoltà comportamentali del paziente; la riabilitazione cognitiva in senso lato, invece, si propone quasi sempre di ridurre la disabilità del paziente, vale a dire le difficoltà che il paziente incontra nella vita quotidiana in seguito al suo disturbo cognitivo, tralasciando di trattare direttamente il disturbo sottostante alla disabilità.

In passato, i rapporti tra ricerca neuropsicologica e riabilitazione non sono sempre stati facili né proficui e l'interazione tra neuropsicologi e riabilitatori è stata piuttosto scarsa. I neuropsicologi hanno spesso considerato la riabilitazione una pratica più caritatevole che scientifica, di scarso interesse per lo studio del comportamento patologico; dal canto loro, i riabilitatori hanno spesso considerato la neuropsicologia un'impresa diagnostica che, una volta etichettato il disturbo, non aveva nessun reale impatto sul trattamento del paziente. Questo stato di cose è andato lentamente modificandosi nel corso degli ultimi anni, e oggi i rapporti tra ricerca e riabilitazione in neuropsicologia sono nettamente più stretti che in passato.

In questo capitolo, dopo una rapida esposizione dei principi della neuropsicologia cognitiva e delle problematiche sottostanti a una diagnosi funzionale, verrà trattata la questione dell'efficacia della riabilitazione, e verranno esposti gli interventi terapeutici basati sui principi della psicologia cognitiva e alcuni interventi "cognitivi" in senso lato.

Principi della neuropsicologia cognitiva

La neuropsicologia classica è una scienza del cervello il cui obiettivo principale è stato per lungo tempo correlare specifici comportamenti a precise aree cerebrali, basandosi sullo studio di gruppi di pazienti con lesioni cerebrali chiaramente delimitate. La neuropsicologia cognitiva è una scienza della mente che si propone di studiare la struttura dei processi mentali che permettono di eseguire compiti cognitivi come riconoscere una faccia, leggere una frase, ricordare un nome o altro.

La neuropsicologia cognitiva si basa su alcune assunzioni di base: il principio di universalità, il principio di modularità e il principio di trasparenza.

Il principio di universalità dice che la struttura di una funzione cognitiva è universale e non varia da soggetto a soggetto.

Il principio di modularità afferma che una funzione cognitiva – come, ad esempio, riconoscere un oggetto – può essere analizzata in sottocomponenti cognitive, indipendenti dal punto di vista computazionale, che possono essere danneggiate selettivamente. Per riconoscere un oggetto, per esempio, come

A. Sghirlanzoni (ed) *Terapia delle malattie neurologiche*. ISBN 978-88-470-1119-9; © Springer-Verlag Italia 2009

minimo si devono analizzare le caratteristiche visive dell'oggetto, che deve poi essere identificato come oggetto noto e, infine, riconosciuto. I modelli della neuropsicologia cognitiva sono generalmente rappresentati come flussi d'informazione.

La neuropsicologia cognitiva considera, inoltre, che i dati ottenuti da pazienti cerebrolesi siano importanti e informativi per una teoria cognitiva perché ritiene che il danno cerebrale possa danneggiare parzialmente o totalmente una componente o un processo del sistema cognitivo ma che non possa crearne di nuovi. È questo il principio di trasparenza.

Se i principi su cui si basa la neuropsicologia cognitiva non fossero sostanzialmente veri – se, in altre parole, la struttura normale di qualunque funzione cognitiva non fosse universale o se un danno cerebrale potesse avere come conseguenza la creazione di nuove componenti – lo studio di un sistema danneggiato non potrebbe aiutarci a comprendere la struttura del sistema normale. Tuttavia, i risultati delle ricerche condotte in questi ultimi vent'anni secondo i modelli della neuropsicologia cognitiva non sono in contrasto tra loro ma sono fondamentalmente coerenti, dimostrando così la sostanziale realtà delle assunzioni di base della neuropsicologia cognitiva.

Diagnosi funzionale

Una condizione essenziale per poter attivare un trattamento rieducativo efficace è fare una diagnosi corretta. Arrivare a una corretta diagnosi funzionale è estremamente complesso perché nessun compito cui può essere sottoposto un paziente richiede, per essere eseguito, l'intervento di una singola componente funzionale. Nella neuropsicologia classica, la denominazione e altri compiti simili (leggere o scrivere parole o riconoscere una faccia, per esempio) erano considerati compiti unitari e la diagnosi era basata sul numero di fallimenti del paziente in ogni compito. Tuttavia, la corretta esecuzione di qualunque compito richiede l'integrità di molte componenti cognitive, ciascuna delle quali viene utilizzata in una serie di compiti diversi. Si può quindi affermare che un elemento cognitivo è danneggiato solo incrociando i risultati di vari compiti. Se un paziente fallisce in tutti i compiti che necessitano l'integrità di quella componente per una loro corretta esecuzione, si può ragionevolmente presumere che essa sia compromessa, ma se il paziente esegue correttamente anche uno solo di questi compiti occorre trovare una spiegazione diversa per i suoi fallimenti, che non coinvolga quella componente. A rendere più complesso il processo diagnostico si

aggiunge il fatto che molto raramente il danno cerebrale danneggia una singola componente funzionale e le procedure diagnostiche diventano tanto più complesse quanto più complesso è il danno cognitivo.

Inoltre, la neuropsicologia cognitiva non è ancora giunta a dare un'interpretazione cognitiva convincente di tutti i sintomi clinici presenti in un paziente. Nel campo dei disturbi del linguaggio, certamente il campo in cui la neuropsicologia cognitiva ha permesso di fare i maggiori progressi e quello in cui i modelli cognitivi sono i più dettagliati, non vi è alcuna interpretazione dettagliata del danno funzionale sottostante, per esempio, alle perseverazioni o al gergo.

Oggigiorno, tuttavia, il riabilitatore è aiutato nel processo diagnostico dall'esistenza di batterie standardizzate costruite sui principi della neuropsicologia cognitiva, come lo *Psycholinguistic Assessment of Language Processing in Aphasia* (PALPA) [1] per l'inglese o la Batteria per l'Analisi dei Deficit Afasici (BADA) [2] per l'italiano.

Efficacia della riabilitazione

Il processo diagnostico è solo il primo passo di un trattamento riabilitativo. Occorre poi mettere in atto un programma terapeutico efficace. Il problema dell'efficacia della riabilitazione è stato trattato essenzialmente in riferimento all'afasia, che ha una storia riabilitativa relativamente lunga rispetto a quella di altri disturbi cognitivi. Verranno qui riportati brevemente i risultati di alcuni studi recenti che hanno affrontato questo problema con la metodica della metanalisi, tralasciando di parlare dei singoli lavori su cui le metanalisi sono basate.

La metanalisi è una procedura quantitativa che consente di valutare e sintetizzare i risultati di una serie di lavori. Nel campo delle scienze sociali e mediche l'uso della tecnica della metanalisi è frequente. È la procedura più utilizzata per calcolare l'efficacia di un trattamento sulla base dei risultati dei singoli studi che riportano dati sufficienti per essere analizzati. La metanalisi permette di calcolare la grandezza dell'effetto medio e il suo intervallo di confidenza, che consente di stimare il rischio che l'ipotesi nulla sia falsa. La validità di una metanalisi è, in parte, determinata dalla completezza degli studi analizzati. Negli ultimi dieci anni la metodica della metanalisi è stata frequentemente applicata agli studi sull'efficacia della riabilitazione dell'afasia.

Whurr e colleghi [3] hanno preso in considerazione 45 lavori pubblicati tra il 1947 e il 1988. A loro parere, i risultati della metanalisi permettono di affermare che la riabilitazione ha un effetto significativo; gli autori, tuttavia, lamentano che i lavori riguardanti l'efficacia della riabilitazione difettino per scarsa validità interna (determinata dalla correttezza del campionamento con riferimento alle possibili variabili interferenti) ed esterna (che si riferisce alla possibilità di generalizzare i risultati, e cioè alla stabilità dei risultati in contesti o gruppi sperimentali diversi).

Robey [4] riesamina 48 lavori; a suo giudizio, 21 riportano dati sufficienti per essere rielaborati. L'autore studia separatamente i risultati relativi a pazienti visti prima dell'evento morboso e dopo 4 mesi. Conclude che la riabilitazione è efficace e che la differenza tra pazienti riabilitati e pazienti non riabilitati è maggiore nei pazienti che iniziano la riabilitazione entro 4 mesi dall'evento morboso.

In un lavoro successivo, Robey [5] esamina una più ampia serie di ricerche, rianalizza i dati di 55 lavori studia separatamente l'effetto del tipo di trattamento, della gravità e del tipo di afasia e della durata di malattia. I risultati della metanalisi indicano che i pazienti riabilitati migliorano di più di quelli non riabilitati, che la differenza è maggiore nei pazienti acuti e che un trattamento intensivo è più efficace di uno meno intensivo.

Un ulteriore tentativo di applicare la metodica della metanalisi è stato realizzato molto di recente da Greener e colleghi [6], ma i criteri di inclusione erano così rigidi (esclusivamente pazienti vascolari allocati casualmente al gruppo di pazienti rieducati e non rieducati) che non è stato possibile condurre una metanalisi a causa della scarsità dei dati. Solo 12 dei lavori pubblicati tra il 1968 e il 1998 furono considerati adatti e di questi solo due [7, 8] confrontavano pazienti rieducati e non rieducati. A detta degli autori non è stato quindi possibile trarre delle conclusioni valide.

Infine, il *Brain Injury Interdisciplinary Special Interest Group* (BI-ISIG) dell'American Congress of rehabilitation medicine ha sviluppato e pubblicato dei criteri sui quali basarsi per raccomandare o non raccomandare il trattamento dei più importanti disturbi cognitivi [9].

I lavori presi in considerazione sono stati classificati, secondo la maggiore o minore correttezza delle metodologie adottate, in Classe I (studi prospettici con gruppi di controllo randomizzati), Classe II (studi prospettici e studi basati su serie di pazienti con controlli ben definiti) e Classe III (studi clinici senza soggetti di controllo e casi singoli studiati con metodologie appropriate). A loro volta, le raccomandazioni per il trattamento sono state suddivise in raccomandazioni per una "pratica standard" (basate sul più alto livello di evidenza), "linee guida" per un trattamento eventuale (basate su un livello di evidenza medio) e

"trattamento opzionale" (basato sul minimo livello di evidenza). Infine, gli autori suggeriscono esplicitamente di non usare alcuni trattamenti riportati in letteratura di cui non è stata dimostrata l'efficacia. Per quanto riguarda la riabilitazione dell'afasia, il comitato ritiene che l'evidenza sperimentale sia sufficiente per raccomandare la rieducazione del linguaggio come pratica standard.

In conclusione, i risultati delle metanalisi e la revisione della letteratura effettuata dal BI-ISIG sono chiari e confermano l'efficacia della riabilitazione dell'afasia.

Terapia

Afasia

La rieducazione dei disturbi del linguaggio si è modificata in questi ultimi anni sotto la spinta di due diverse influenze: la neuropsicologia cognitiva e la linguistica pragmatica. È opportuno esaminare dapprima come la neuropsicologia cognitiva possa guidare il trattamento riabilitativo della componente del lessico fonologico di *output*, partendo dal sistema semantico-lessicale di seguito brevemente descritto e graficamente illustrato nella figura 46.1.

Per molti pazienti, tuttavia, soprattutto se gravi, è difficile identificare il danno funzionale e implementare un trattamento razionalmente motivato dal danno. È soprattutto in questi casi che la linguistica pragmatica, cui si accennerà brevemente, può servire da guida per l'intervento terapeutico.

Neuropsicologia cognitiva: sistema semantico-lessicale

Si definisce sistema semantico-lessicale il luogo mentale dove sono conservate tutte le conoscenze relative alle parole. Secondo i neuropsicologi cognitivi, il sistema semantico-lessicale è un sistema distribuito. Una prima importante distinzione è quella tra significato e forma delle parole, cioè tra la componente semantica, dove sono immagazzinate le nostre conoscenze sui concetti, e la componente lessicale, dove sono conservate le conoscenze relative alla forma delle parole. Generalmente si ritiene che la componente semantica sia unitaria mentre la componente lessicale consiste in un insieme di sottocomponenti, interconnesse con il sistema semantico. Nell'ambito della componente lessicale, una suddivisione va fatta tra componenti di *input* e di *output*, componenti cioè relative alla comprensione e alla produzione delle parole. Una

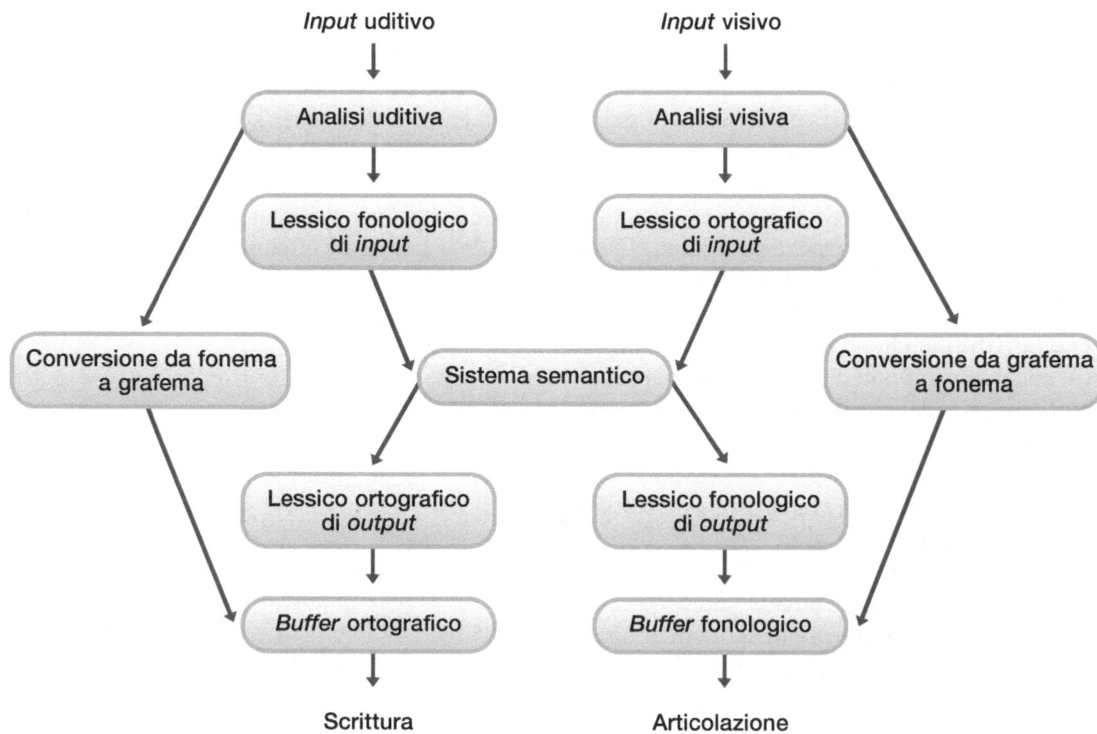

Figura 46.1 • Modello di sistema semantico-lessicale a due vie

seconda distinzione va tracciata tra componenti modalità-specifiche, cioè tra componenti fonologiche e ortografiche. Dati sperimentali ricavati da pazienti cerebrolesi dimostrano inoltre la necessità di presupporre l'esistenza di memorie di lavoro, o *buffer*, che trattengono temporaneamente l'informazione mentre viene processata. Una rappresentazione fonologica (o ortografica), per esempio, viene momentaneamente trattenuta nel *buffer* fonologico (o ortografico) di *output* mentre viene articolata (o scritta).

Oltre a leggere e scrivere parole note, i soggetti normali, scolarizzati, possono leggere e scrivere parole nuove. Le parole note possono essere lette e scritte attraverso i meccanismi lessicali sopra descritti. Per leggere una parola, per esempio, questa deve essere riconosciuta nel lessico ortografico di *input* da dove accede al sistema semantico e assume un significato; dal sistema semantico lo stimolo passa al lessico fonologico di *output*, dove si attiva la rappresentazione fonologica della parola che viene trattenuta attiva nel *buffer* fonologico il tempo necessario alla sua articolazione.

Parole nuove, tuttavia, non sono rappresentate nel lessico ma vengono lette e scritte attraverso procedure non lessicali che trasformano la nuova lista di grafemi nella corrispondente sequenza di fonemi o la nuova sequenza di fonemi nella corrispondente serie di grafemi, utilizzando le procedure di conversione.

Questi tipi di modelli vengono chiamati "a due vie" perché assumono l'esistenza di due vie di lettura e due vie di scrittura. Un modello lessicale a due vie è schematicamente rappresentato nella figura 46.1.

Ben poco si sa riguardo all'organizzazione interna del sistema semantico. L'osservazione di pazienti con danni semantici ha tuttavia permesso di metterne in luce una caratteristica molto importante: i concetti sono (apparentemente) organizzati per categoria. Sono infatti stati descritti pazienti con disturbi selettivi delle conoscenze relative ai concetti animati [10, 11] o inanimati [12, 13] o con dissociazioni ancora più specifiche [14].

I principali parametri di organizzazione dell'informazione contenuta nelle componenti lessicali sono la frequenza d'uso delle parole, la classe grammaticale e la morfologia. Nei pazienti afasici la frequenza d'uso delle parole è un importante fattore di successo in un compito di evocazione di parole: parole ad alta frequenza d'uso sono più facilmente e frequentemente rievocate di parole a bassa frequenza d'uso. Per quanto riguarda le classi grammaticali, le due che più frequentemente si dissociano nei soggetti afasici sono i verbi e i nomi: pazienti anomici possono evocare i verbi meglio dei nomi e pazienti agrammatici possono evocare i nomi meglio dei verbi. La dissociazione, comunque, non è mai totale e non è presente in tutti i pazienti clinicamente anomici o agrammatici. Per quanto concerne la morfologia, è stato spesso sostenuto che le rappresentazioni lessicali sono immagazzinate in forma morfologicamente decomposta, e cioè radice + desinenza (tavol + o, lav + iamo, corr + ev + o, gentil + mente) e in letteratura sono descritti alcuni rari casi di pazienti con un disturbo selettivo della morfologia [15].

Danno del lessico fonologico di output

La difficoltà di evocazione di parole – o anomia – è un disturbo frequente e trasversale, presente nella maggioranza dei pazienti afasici. L'anomia può derivare dal danno di diverse componenti del sistema lessicale, quali per esempio il lessico fonologico di *output* o il *buffer* fonologico. Nell'approccio classico, la rieducazione dei disturbi anomici non si differenziava secondo il livello danneggiato e consisteva nel chiedere al paziente di dire il nome delle figure che gli venivano presentate, facilitandolo in modi diversi. La facilitazione più frequente consisteva nel dire il suono iniziale della parola (*cue* fonetico).

Al contrario, una diagnosi cognitiva dovrebbe identificare l'origine funzionale del danno e permettere di modellare l'intervento riabilitativo per quel danno specifico. Si consideri, come esempio, un danno del lessico fonologico di *output* e si veda come procedere per individuare un trattamento che abbia buone probabilità di essere efficace.

Il miglioramento è una conseguenza dell'apprendimento, e cioè di qualunque processo che induca un cambiamento del comportamento dovuto all'esperienza. L'apprendimento nei soggetti normali è stato ampiamente studiato negli anni Quaranta e Cinquanta del secolo scorso, ma i processi di apprendimento non sono mai stati approfonditi nei cerebrolesi. Finché non si saprà di più su come soggetti cerebrolesi apprendono, sembra ragionevole usare quello che si conosce sull'apprendimento nei soggetti normali. Sapere, per esempio, in quale modo soggetti normali acquisiscono nuove parole può aiutare a programmare un intervento terapeutico per pazienti anomici.

Basso e colleghi [16] hanno studiato in soggetti normali l'efficacia di tre diversi tipi di intervento per la rieducazione dell'anomia, frequentemente usati nei pazienti afasici: ripetizione, lettura ad alta voce e *cue*

ortografico. Sessanta "parole" bisillabiche nuove, create rispettando le regole fonologiche dell'italiano, sono state arbitrariamente associate a 60 concetti (animali, parti del corpo, vestiti, frutta, strumenti musicali). Le parole sono poi state presentate a 30 soggetti normali: 30 parole dovevano essere apprese e 30 formavano il gruppo di controllo. I soggetti erano suddivisi in tre gruppi di 10 soggetti, uno per ogni tipo di intervento. Il primo gruppo doveva ripetere le parole, il secondo leggerle ad alta voce e al terzo gruppo veniva dato un *cue* ortografico (iniziando con la prima lettera della parola) e doveva scrivere il nome corrispondente alla figura presentata. Le risposte dei soggetti venivano registrate alla *baseline*, dopo la fase di apprendimento (massimo 20 presentazioni) e al follow-up una settimana dopo. Tutti i soggetti hanno appreso le 30 parole nella fase di apprendimento, ma il numero di tentativi era significativamente più basso nel gruppo che aveva utilizzato il *cue* ortografico (numero medio di tentativi: 5,1) che negli altri due gruppi (numero medio di tentativi con la ripetizione: 7,7; con la lettura: 7,3). Inoltre, al follow-up, il gruppo che aveva utilizzato il *cue* ortografico ricordava un numero di parole (16,4) significativamente più alto degli altri due gruppi (rispettivamente 8,5 e 9,3).

Lo stesso disegno sperimentale è stato applicato a due pazienti anomici con danno al lessico fonologico di *output*, utilizzando 92 e 88 figure di oggetti che i due pazienti, RF e MR, avevano correttamente indicato quando veniva loro detto il nome ma non avevano mai denominato.

Le parole erano state suddivise in quattro gruppi, un gruppo per ogni tipo di trattamento e un gruppo di controllo. In ognuno dei due pazienti i tre trattamenti sono stati implementati in successione, in ordine randomizzato. Le parole appartenenti a ciascun gruppo sono state presentate tre volte al giorno per cinque giorni successivi. Né RF né MR hanno appreso tutte le parole durante il periodo di apprendimento, ma alla fine di ogni trattamento ne denominavano un numero significativamente superiore rispetto all'inizio. Inoltre, entrambi i pazienti denominavano un numero significativamente maggiore di parole acquisite con il *cue* ortografico che con gli altri due metodi e, al follow-up, rispettivamente 12 e 5 settimane dopo per RF e 5 per MR, ricordavano un numero significativamente più alto di parole acquisite con il metodo del *cue* ortografico.

Questi risultati confermano l'efficacia dei tre trattamenti (in tutti i casi, i pazienti hanno acquisito un certo numero di parole) e, in particolare, la superiore efficacia del *cue* ortografico. Benché la superiorità del cue ortografico sia stata per ora verificata su due soli pazienti, il risultato sembra interessante per motivare la scelta di un trattamento rispetto a un altro.

Linguistica pragmatica

Un'altra grande spinta al rinnovamento della rieducazione dell'afasia è venuta dalla linguistica pragmatica, che studia l'uso del linguaggio nella situazione concreta. Oggetto di particolare attenzione della linguistica pragmatica è stata la conversazione, che rappresenta la forma principale di scambio comunicativo.

Nella rieducazione cognitiva basata sui principi della neuropsicologia cognitiva, obiettivo dell'intervento è sempre il recupero del danno funzionale specifico e, per individuarlo, è sempre necessaria una diagnosi accurata basata su un modello di funzionamento della struttura cognitiva in esame. Quando il disturbo afasico è molto grave ciò può non essere possibile, o comunque scarsamente informativo, e appare allora utile passare dal livello del danno funzionale a quello della disabilità, e cioè delle conseguenze che il danno ha nella vita quotidiana. Una conseguenza comune a qualunque danno del sistema linguistico è una minore capacità di comunicazione. Nei pazienti gravi, obiettivo primario della rieducazione è ristabilire una buona capacità di comunicazione, che consentirebbe al paziente la possibilità di partecipare a una conversazione.

La conversazione è il risultato di una collaborazione tra due o più interlocutori che si alternano nel ruolo di parlante e ascoltatore. Ogni frase detta da uno degli interlocutori si propone uno scopo: informare l'interlocutore, interrogarlo riguardo a qualcosa, promettere qualcosa sono alcuni degli scopi che il parlante può avere. Secondo Grice [17] la conversazione è retta dal principio di cooperazione, che si esplica in quattro regole: la massima della qualità (dire il vero), la massima della quantità (dire quanto è necessario), la massima della rilevanza (essere rilevanti) e la massima del modo (essere chiari e perspicui). I parlanti non aderiscono consciamente al principio di cooperazione e alle sue quattro massime ma vi si adattano inconsciamente, rendendo così la comunicazione estremamente efficace.

Con pazienti gravi, compito del terapista è attuare una conversazione quanto più ecologica possibile, attenendosi al principio di cooperazione e alle sue quattro massime. Se il terapista le infrange il paziente è indotto in confusione. Se, per esempio, il terapista compie atti linguistici non appropriati, come quando pone una domanda di cui già conosce la risposta, il paziente non capisce per quale ragione gli venga chiesto qualcosa che è già noto all'interlocutore e non sa come interpretare la domanda del terapista. Se il terapista adatta le richieste alle possibilità di comprensione del paziente e cerca di faci-

litargli qualunque risposta questi voglia dare, il paziente assumerà una parte sempre più attiva nella conversazione. Qualora vi fosse un miglioramento sufficiente, si potrà poi passare a una seconda fase della riabilitazione, basata su una diagnosi accurata e un intervento diretto al disturbo funzionale, come descritto sopra.

Acalculia

La storia della riabilitazione dei disturbi acquisiti del calcolo mostra come l'interesse per la rieducazione di un disturbo cognitivo possa essere proporzionale alle conoscenze dei meccanismi che ne stanno alla base.

L'acalculia è stata descritta all'inizio del secolo scorso, ma fino a pochi decenni fa le ricerche neuropsicologiche in questo campo si erano limitate allo studio delle correlazioni anatomo-cliniche e delle associazioni dell'acalculia con altri deficit quali l'afasia o i disturbi spaziali. Ancora nel 1961 i disturbi di calcolo erano distinti in tre categorie basate non su un'analisi specifica della funzione del calcolo, ma su un'analisi globale del comportamento del paziente acalculico:
* acalculia afasica;
* acalculia visuospaziale;
* acalculia anaritmetica [18].

L'organizzazione interna del sistema dei numeri e del calcolo è stata affrontata con i metodi della neuropsicologia cognitiva molto più recentemente [19].

Secondo il modello di McCloskey e colleghi [19], una prima distinzione deve essere fatta tra il sistema di elaborazione dei numeri e il sistema di calcolo. Nel sistema di elaborazione dei numeri sono rappresentate alcune distinzioni fondamentali come quella tra meccanismi lessicali e sintattici: il codice lessicale elabora i singoli elementi che compongono una stringa di cifre (74, per esempio, è costituito da due cifre: 7 e 4), mentre i meccanismi sintattici elaborano le relazioni tra i vari elementi della stringa. La quantità espressa da ogni cifra, infatti, dipende dalla sua posizione all'interno del numero: 4 significa 4 in 74; significa 40 in 743 e 400 in 3.472.

Nel sistema di calcolo si devono distinguere i meccanismi responsabili dell'elaborazione dei segni delle operazioni, i fatti aritmetici (quelle informazioni depositate in un magazzino di memoria che ci permettono di dire immediatamente che $7 \times 5 = 35$ senza doverlo calcolare) e quelli relativi alle procedure necessarie all'esecuzione delle varie operazioni. Per un normale funzionamento del sistema di calcolo i meccanismi debbono essere tutti integri.

In letteratura, sono stati descritti casi di pazienti con disturbi altamente selettivi che confermano la realtà psicologica del modello [20-22].

Non si conoscono esempi di trattamenti dell'acalculia precedenti all'introduzione della neuropsicologia cognitiva. Quando tuttavia si è iniziato a studiare i disturbi del calcolo in un dato paziente analizzandoli sulla base del modello brevemente esposto, si è anche iniziato a trattare i singoli pazienti con programmi riabilitativi individuali mirati alla riorganizzazione della componente compromessa. Benché questo tipo di approccio non sia ancora pratica comune, i risultati finora ottenuti sembrano molto promettenti [23-26].

Neglect

L'eminegligenza spaziale unilaterale (*neglect*) è una strana difficoltà nell'individuare gli stimoli in un lato dello spazio (generalmente il sinistro), agire su di loro o anche solo immaginarli, difficoltà che non può essere totalmente spiegata dall'eventuale presenza di disturbi sensoriali. Se valutati a pochi giorni dall'ictus, l'82% dei cerebrolesi destri e il 65% dei cerebrolesi sinistri sono affetti da *neglect* [27], benché la maggior parte dei pazienti recuperi spontaneamente in tempi relativamente brevi. Nei pazienti cronici il *neglect* è presente quasi esclusivamente in pazienti cerebrolesi destri che negligono l'emispazio di sinistra.

Il *neglect* è un disturbo che può essere altamente invalidante; nei casi più vistosi il paziente con *neglect* mangia solo da una metà del piatto, parla solo con persone che si trovano dal lato non negletto dello spazio, veste solo metà del corpo e tende, quando si muove, a girare solo verso lo spazio non negletto. È noto inoltre che la presenza di *neglect* è uno dei più importanti fattori prognostici negativi per un recupero funzionale [28-30]. È quindi importante trovare dei trattamenti riabilitativi adeguati. Rispetto alla rieducazione dell'afasia, la rieducazione del *neglect* è iniziata tardivamente, anche perché è stato spesso affermato che il disturbo era transitorio. Di recente l'interesse per il *neglect* è andato rapidamente crescendo e negli ultimi 20 anni sono stati pubblicati più di mille lavori, indirizzati soprattutto a individuare la natura del disturbo [31]. In alcuni casi l'interesse primario dei ricercatori è comunque stato il trattamento riabilitativo. Trattamenti riabilitativi molto diversi sono stati ideati e si sono dimostrati efficaci, anche se per ora su gruppi relativamente poco numerosi di pazienti senza, o con brevi, follow-up.

I trattamenti riabilitativi del *neglect* sono eterogenei e generalmente non si basano, come invece accade nel caso dell'acalculia, su un'interpretazione del tipo di *neglect* da cui è affetto il paziente. In altre parole, sembra che le ricerche sulla natura del deficit e quelle sulla sua riabilitazione si siano sviluppate indipendentemente. Gli interventi riabilitativi possono essere raggruppati come descritto di seguito.

Scanning

Molti pazienti con *neglect* possono diventare coscienti di uno stimolo alla loro sinistra o volgere a sinistra lo sguardo se vengono sollecitati a farlo, ma questo effetto è di brevissima durata e la sollecitazione deve essere continuamente ripetuta.

I primi trattamenti per il *neglect* risalgono agli anni Sessanta del secolo scorso, quando si è cercato di mettere a punto delle metodiche per addestrare i pazienti a rivolgere la loro attenzione verso lo spazio sinistro. Un sintomo molto invalidante e frequente nel *neglect* è la dislessia; pazienti con dislessia da *neglect* leggono solo la parte destra della pagina, senza comprendere quanto leggono. Una tecnica frequentemente usata per superare questo problema è stata quella di fornire un punto di ancoraggio allo sguardo da dove iniziare la lettura. Questo è stato generalmente fatto con metodi molto semplici come tracciare una linea verticale rossa sul bordo sinistro della pagina e informare i soggetti che dovevano sempre ritrovare la linea rossa prima di iniziare a leggere la riga successiva.

Uno dei problemi principali di questi metodi è la quasi totale assenza di generalizzazione. Per questa ragione, recentemente sono stati utilizzati metodi basati sulla stessa idea (abituare il paziente a esplorare parti sempre più ampie dell'emispazio di sinistra) che hanno utilizzato compiti più vari, per tempi più lunghi. È ragionevole pensare che in questo modo è più facile indurre una generalizzazione a situazioni della vita quotidiana e ottenere un maggior grado di automatismo.

Pizzamiglio e colleghi [32], per esempio, hanno sottoposto un gruppo di pazienti con *neglect* a 40 ore di training sistematico e progressivo utilizzando compiti quali la lettura, la denominazione di oggetti disposti in file di diversa lunghezza, o seguire con gli occhi delle luci che si spostavano nello spazio sinistro su aree sempre più vaste. I risultati ai test sono stati soddisfacenti e, cosa ancor più importante, c'è stata una certa generalizzazione a situazioni della vita quotidiana.

Una limitazione importante di questo tipo di compiti è che i pazienti devono essere coscienti del loro disturbo ed essere in grado di mantenere volontariamente l'attenzione rivolta verso sinistra.

Lenti prismatiche

Una tecnica tutta diversa, che non richiede che il paziente sia cosciente del proprio disturbo né che mantenga volontariamente l'attenzione rivolta verso la metà sinistra dello spazio, è stata sviluppata recentemente con ottimi risultati, anche se per ora su un numero ridotto di pazienti. Rossetti e colleghi [33] hanno fatto indossare a pazienti con *neglect* lenti prismatiche che distorcevano lo spazio verso destra, causando così una specie di *iper-neglect*. Durante i 5 minuti in cui indossavano le lenti, i pazienti dovevano toccare alcuni *target*. Tolte le lenti, si osservava un effetto di adattamento; se dovevano toccare un *target* di fronte a loro, il movimento era spostato verso sinistra. Sfruttando questo effetto, Frassinetti e colleghi [34] hanno messo a punto un trattamento riabilitativo. Sette pazienti con *neglect* sono stati sottoposti a 2 sedute quotidiane di 20 minuti ciascuna, per 2 settimane, con lenti prismatiche che inducevano uno *shift* verso destra di 10°. Prima, durante e dopo aver indossato le lenti, i pazienti dovevano toccare dei *target*. I risultati del trattamento sono stati vistosi, generalizzati a situazioni della vita quotidiana e, soprattutto, ancora evidenti a un follow-up eseguito 5 settimane dopo l'interruzione del trattamento. Uno solo dei sette pazienti non ha tratto giovamento dal trattamento, ma era anche l'unico a non avere dimostrato il normale effetto di adattamento alle lenti prismatiche.

Se confermato su un più ampio gruppo di pazienti, questo trattamento presenta notevoli vantaggi rispetto a quelli descritti precedentemente perché più breve, non richiede che il paziente sia cosciente del proprio disturbo, sembra duraturo (anche se si dovranno fare dei controlli a maggior distanza di tempo) e i risultati sono generalizzabili a situazioni della vita quotidiana.

Stimolazione propriocettiva

È stato osservato che alcuni pazienti eminegligenti mostravano una notevole riduzione del *neglect* quando usavano la mano sinistra per eseguire un compito [35]. Ricerche successive, basate su questa osservazione, hanno dimostrato che non è necessario che il paziente veda la mano che si muove, che qualunque movimento della mano ottiene lo stesso risultato, che l'uso di entrambe le mani annulla l'effetto, che il movimento deve essere compiuto nell'emispazio di sinistra, che anche ampi movimenti passivi sono efficaci. Non tutti i pazienti tuttavia mostrano una riduzione del *neglect* quando compiono movimenti con l'arto

sinistro; inoltre, molti pazienti con *neglect* presentano un'emiparesi sinistra e non sono in grado di compiere movimenti con l'arto superiore sinistro. Inoltre, ai pazienti deve essere continuamente ricordato di muovere l'arto di sinistra e questi sono ovvi limiti di tale tecnica. Robertson e colleghi [36] hanno risolto il problema della sollecitazione fornendo al paziente un apparecchio di allerta: un bottone che, se non regolarmente premuto, produce un suono che ricorda al paziente di premerlo (e quindi di muovere la mano).

Memoria

Quello della memoria è, nella maggior parte dei casi, un disturbo estremamente invalidante, da molti anni ormai soggetto a tentativi riabilitativi. I pazienti con disturbi della memoria hanno generalmente una normale memoria a breve termine (o, perlomeno, hanno uno *span* per cifre e un *recency effect* nella norma), mentre hanno delle difficoltà ad apprendere e ricordare informazioni nuove e un'amnesia retrograda per periodi più o meno lunghi. Molti pazienti con disturbi della memoria presentano anche disturbi dell'attenzione e delle capacità di programmazione che rendono ovviamente più complesso un trattamento riabilitativo.

Come nella rieducazione di altri disturbi cognitivi, si possono riconoscere due diversi tipi di approccio alla rieducazione dei disturbi di memoria che, fino a un certo punto, rappresentano anche momenti successivi. Un primo approccio è consistito nel mettere a punto interventi che riducessero il disturbo di base, con un conseguente recupero più generale delle funzioni mnesiche.

La tecnica più usata è stata quella di far ripetere al paziente il materiale da apprendere fino al raggiungimento del criterio prefissato. Si chiedeva ai pazienti di memorizzare liste di parole o cifre, serie di posizioni su un computer o altro con l'obiettivo di stimolare i processi di memoria danneggiati [37-39]. Benché i pazienti si siano dimostrati in grado di apprendere il materiale utilizzato, anche se in misura minore rispetto ai soggetti normali, non è mai stata riscontrata una generalizzazione ad altri stimoli o altre situazioni rendendo, di fatto, totalmente inutile questo tipo di apprendimento, che può infatti essere considerato efficace solo se il miglioramento è generalizzato.

Questa serie di lavori ha comunque permesso di giungere all'importante conclusione che il paziente amnesico è in grado di acquisire il materiale sul quale lavora ma che gli effetti della pratica sono specifici ed è quindi importante utilizzare del materiale "ecologico" di cui il paziente amnesico possa usufruire nella sua vita quotidiana.

In seguito al riconoscimento del sostanziale fallimento dei tentativi di ridurre il danno cognitivo, la rieducazione del disturbo mnesico è tornata a mettere l'accento sulle conseguenze del danno nella vita quotidiana e a cercare di ridurne l'impatto. Sono stati proposti interventi diretti a modificare l'ambiente in cui vive la persona amnesica e l'uso di ausili esterni. Risultati molto positivi sono stati ottenuti da Wilson e colleghi [40] abituando un gruppo di pazienti a usare uno speciale *pager*.

Il *pager* in questione è un cercapersone alfanumerico sul quale può essere trasmessa una frase che compare su un piccolo schermo. Quando un messaggio arriva sul cercapersone, questi emette un suono o una vibrazione e il paziente deve premere un bottone per indicare che ha ricevuto il messaggio. I messaggi che gli vengono inviati sono stati scelti in base alle esigenze della sua vita quotidiana e concordati direttamente con il paziente. Wilson e colleghi [40] riferiscono che dopo 7 settimane di uso del cercapersone i compiti quotidiani autonomamente eseguiti dai pazienti erano significativamente aumentati. I cercapersone sono quindi stati dati a un secondo gruppo di pazienti che era stato usato come gruppo di controllo durante le prime 7 settimane della ricerca. Dopo altre 7 settimane, anche il secondo gruppo di pazienti eseguiva autonomamente un numero significativamente maggiore di compiti della vita quotidiana, mentre i pazienti del primo gruppo, cui era stato tolto il cercapersone, mantenevano un buon livello, anche se inferiore rispetto a quello raggiunto dopo le prime 7 settimane durante le quali lo avevano usato.

L'uso di questo strumento, appositamente studiato da un ingegnere in collaborazione con il padre di un giovane amnesico [41], sembra molto efficace e in Inghilterra il suo impiego viene ora offerto a tutti i pazienti amnesici per i quali ne è stata fatta richiesta, a un costo molto contenuto.

In conclusione, l'evidenza a favore dell'efficacia della riabilitazione diretta al danno funzionale nei disturbi di memoria è molto scarsa anche se sufficiente a giustificare ulteriori ricerche in questa direzione. Da quanto si è potuto stabilire finora, una buona generalizzazione si ha solo nei pazienti con disturbi non troppo gravi, quando l'apprendimento è applicato a problemi della vita quotidiana e il trattamento è protratto. Strategie o ausili per la riduzione della disabilità si sono dimostrati molto utili e le ricerche in questo campo devono proseguire.

Né l'idea, molto diffusa, che poco o nulla si possa fare per alleviare le difficoltà che incontra un paziente amnesico, né l'idea opposta, che le capacità mnesiche di una persona possano essere reintegrate,

appaiono quindi corrette. Non vi sono trattamenti atti a ridurre il danno funzionale di un paziente amnesico e ad aumentare le sue capacità di memoria, ma si possono aiutare i pazienti e le loro famiglie a superare le difficoltà che incontrano nella vita quotidiana.

Conclusioni

Nel corso di questi ultimi anni le richieste di riabilitazione sono enormemente aumentate ed è aumentato anche il numero di funzioni cognitive per le quali queste richieste vengono avanzate. Fino a qualche decina di anni fa si pensava che la malattia fosse un fatto strettamente connesso con l'età e che le sue conseguenze fossero ineludibili. Oggi invece il "diritto alla salute" è un concetto acquisito e molti sembrano ritenere che le persone affette da un danno cognitivo abbiano "diritto" alla rieducazione, che "deve" riportarle al loro livello di funzionamento premorboso. Come si è cercato di spiegare in questo capitolo, anche se le tecniche riabilitative si sono molto affinate nel corso di questi ultimi 10-20 anni, non si può certo affermare di essere oggi in grado di trattare efficacemente tutti i disturbi cognitivi né di sapere con precisione quale tipo di intervento sia il più adeguato in ogni singolo caso. La situazione varia molto da una funzione cognitiva all'altra.

Per quanto riguarda i disturbi del linguaggio, si può ragionevolmente concludere che l'efficacia della riabilitazione è stata sufficientemente documentata anche se restano tuttora molte domande senza risposta. In particolare non si sa se un trattamento può essere più efficace di un altro, né se alcuni pazienti hanno migliori possibilità di recupero di altri. Anche in questo campo, tuttavia, alcuni passi avanti sono stati fatti e si può affermare che, laddove sia possibile una diagnosi accurata che permetta di identificare il danno funzionale, il trattamento specificamente mirato a quel danno ha migliori probabilità di successo di quelli più generici utilizzati in tempi meno recenti. Quando il danno funzionale non è chiaramente delimitabile, per esempio per la gravità del disturbo, l'apporto della linguistica pragmatica e dell'analisi della conversazione ha permesso un intervento più "ecologico" che ha buone probabilità di ricaduta nella vita quotidiana.

Infine, i dati della letteratura permettono di affermare che, nella maggior parte dei casi, il livello acquisito viene mantenuto nel tempo, anche per molti anni, a meno che non intervengano motivi specifici di peggioramento [42].

Diversa è la situazione per quanto riguarda i disturbi del calcolo. La rieducazione dell'acalculia ha una storia molto breve, nata, tuttavia, sotto i migliori auspici perché basata su un modello cognitivo esplicito. Ciò ha permesso di indirizzare fin da subito il trattamento riabilitativo al danno funzionale con buoni risultati, anche se tuttora su un numero di pazienti molto limitato.

Anche la rieducazione del *neglect* – benché le metodiche siano recenti e non vi siano ancora dati sulla durata nel tempo dei miglioramenti ottenuti – sembra molto promettente. Tuttavia, le ricerche sulla natura del disturbo e quelle sulla riabilitazione si sono svolte indipendentemente le une dalle altre e non vi è, in generale, alcun rapporto tra il tipo di *neglect* presente nel paziente e il tipo di trattamento effettuato.

La storia della rieducazione della memoria, infine, è ancora diversa. Dopo un periodo di iniziale euforia e mentre le conoscenze sui sistemi di memoria si andavano rapidamente ampliando, si è stati costretti ad accettare l'idea che, negli amnesici, le capacità di memoria non potevano essere migliorate. Si è visto che l'apprendimento di nuovo materiale è sì possibile, ma che non vi è nessuna generalizzazione a situazioni diverse o a materiale diverso da quello appreso. Parallelamente, si è sempre cercato di alleviare le difficoltà che il paziente amnesico incontra nella sua vita quotidiana cercando di abituarlo a usare ausili esterni. Ciò, tuttavia, pone un problema di base, e cioè che il paziente amnesico dimentica di usare l'ausilio esterno, per esempio un'agenda. L'introduzione di un cerca-persone alfanumerico sembra aver aperto nuove prospettive per il raggiungimento di un certo grado di autonomia nella vita quotidiana anche per persone affette da gravi disturbi della memoria.

Bibliografia

1. Kay J, Lesser R, Coltheart M. Psycholinguistic Assessment of Language Processing in Aphasia. Hillsdale, NJ: Lawrence Erlbaum Associates; 1992.
2. Miceli G, Laudanna A, Burani C, Papasso R. Batteria per l'Analisi dei Deficit Afasici. Roma: CEPSAG; 1994.
3. Whurr R, Lorch MP, Nye C. A meta-analysis of studies carried out between 1946 and 1988 concerned with the efficacy of speech and language therapy treatment for aphasic patients. Eur J Disord Commun 1992; 27:1-17.
4. Robey RR. The efficacy of treatment for aphasic persons: A meta-analysis. Brain Lang 1994; 47:582-608.
5. Robey RR. A meta-analysis of clinical outcomes in the treatment of aphasia. J Speech Lang Hear Res 1998; 41:172-187.
6. Greener J, Enderby P, Whurr R. Speech and language therapy for aphasia following stroke (Cochrane review). In: The Cochrane Library, Issue 4. Oxford: Update software, 1999.
7. Lincoln NB, McGuirk E, Mulley GP et al. Effectiveness of speech therapy for aphasic stroke patients: A randomized controlled trial. Lancet 1984; 1:1197-1200.
8. Wertz RT et al. Comparison of clinic, home, and deferred language treatment for aphasia: A Veterans Administration cooperative study. Arch Neurol 1986; 43:653-658.
9. Cicerone KD et al. Evidence-based cognitive rehabilitation: Recommendations for clinical practice. Arch Physic Med Rehab 2000; 81:1596-1615.
10. Barbarotto R, Capitani E, Laiacona M. Naming deficits in herpes-simplex encephalitis. Acta Neurol Scandin 1995; 93:272-280.
11. Caramazza A, Shelton JR. Domain-specific knowledge systems in the brain: The animate-inanimate distinction. J Cogn Neurosci 1998; 10:1-34.
12. Warrington EK, McCarthy R. Categories of knowledge: Further fractionations and an attempted integration. Brain 1987; 110:1273-1296.
13. Cappa S, Frugoni M, Pasquali P et al. Category-specific naming impairment for artefacts: a new case. Neurocase 1998; 4:391-397.
14. Gainotti G. What the locus of brain lesion tells us about the nature of the cognitive defect underlying category-specific disorders: a review. Cortex 2000; 26:539-59.
15. Miceli G, Caramazza A. Dissociation of inflectional and derivational morphology. Brain Lang 1988; 35:24-65.
16. Basso A, Marangolo P, Piras F et al. Acquisition of new "words" in normal subjects. A suggestion for the treatment of anomia. Brain Lang 2001; 77:45-59.
17. Grice P. Logic and conversation. In: Cole P, Morgan J (ed). Syntax and semantics 3: Speech acts. Londra: Academic Press; 1975:41-58.
18. Hécaen H, Angelergues R, Houiller S. Les variétés cliniques des acalculies au cours des lesions rétro-rolandiques. Approche statistique du problème. Rev Neurol 1961; 105:85-103.
19. McCloskey M, Aliminosa D, Sokol SM. Facts, rules and procedures in normal calculation: Evidence from multiple single-patient studies of impaired arithmetic fact retrieval. Brain Cogn 1991; 17:154-203.
20. McCloskey M. Cognitive mechanisms in numerical processing: Evidence form acquired dyscalculia. Cognition 1992; 44:107-157.
21. Sokol SM, McCloskey M, Cohen NJ, Aliminosa D. Cognitive processes and representations in arithmetic: Inferences from the performance of brain-damaged patients. J Exp Psych: Learn, Mem Cogn 1991; 17:355-376.
22. Basso A, Beschin N. Number transcoding and number word spelling in a left-brain-damaged non-aphasic acalculic patient. Neurocase 2000; 6:129-139.
23. Miceli G, Capasso R. I disturbi del calcolo. Diagnosi e riabilitazione. Milano: Masson; 1991.
24. Hittmair-Delazer M, Semenza C, Denes G. Concepts and facts in calculation. Brain 1994; 117:715-728.
25. Girelli L, Delazer M, Semenza C et al. The representation of arithmetical facts: Evidence from two rehabilitation studies. Cortex 1996; 32: 49-66.
26. Girelli L, Bartha L, Delazer M. Strategic learning in the rehabilitation of semantic knowledge. Neuropsychol Rehab 2002; 12:41-61.

27. Stone SP, Halligan PW, Greenwood RJ. The incidence of neglect phenomena and related disorders in patients with an acute right or left-hemisphere stroke. Age and Ageing 1993; 22:46-52.

28. Sea MC, Henderson A, Cermack SA. Patterns of visual spatial inattention and their functional significance in stroke patients. Arch Physic Med Rehab 1993; 74:355-361.

29. Cherney LR, Halper AS, Kwasnica CM et al. Recovery of functional status after right hemisphere stroke: Relationship with unilateral neglect. Arch Physic Med Rehab 2001; 82:322-328.

30. Paolucci S, Antonucci G, Grasso M et al. The role of unilateral spatial neglect in rehabilitation of right-brain-damaged ischemic stroke patients: A matched comparison. Arch Physic Med Rehab 2001; 82:743-749.

31. Manly T. Cognitive rehabilitation for unilateral neglect. Neuropsychol Rehab 2002; 12:289-310.

32. Pizzamiglio L, Antonucci G, Judica A et al. Cognitive rehabilitation of the hemineglect disorder in chronic patients with unilateral right brain-damage. J Clinic Exp Neuropsychol 1992; 14:901-923.

33. Rossetti Y, Rode G, Pisella L et al. Prism adaptation to a rightward optical deviation rehabilitates left hemispatial neglect. Nature 1998; 395:166-169.

34. Frassinetti F, Angeli V, Meneghello F, Avanzi S, Ladavas E. Long-lasting amelioration of visuospatial neglect by prism adaptation. Brain 2002; 125:608-623.

35. Halligan PW, Manning L, Marshall J. Hemispheric activation vs. spatio-motor cueing in visual neglect: A case study. Neuropsychologia 1990; 32:13-21.

36. Robertson IH, North N, Geggie C. Spatio-motor cueing in unilateral neglect: Three single case studies of its therapeutic effectiveness. J Neurol Neurosurg Psychiatr 1992; 55:799-805.

37. Godfrey HPD, Knight RG. Cognitive rehabilitation of memory functioning in amnesiac alcoholics. J Consult Clinic Psychol 1985; 53:555-557.

38. Berg IJ, Konin-Haanstra M, Deelman BG. Long-term effects of memory rehabilitation: a controlled study. Neuropsychol Rehab 1991; 1:87-111.

39. Middleton DK, Lambert MJ, Seggar LB. Neuropsychological rehabilitation: microcomputer-assisted treatment of brain-injured adults. Percept Motor Skills 1991; 72:527-530.

40. Wilson B, Emslie HC, Quirk K et al. Reducing everyday memory and planning problems by means of a paging system: a randomised control crossover study. J Neurol Neurosurg Psychiatr 2001; 70:477-482.

41. Hersch N, Treadgold I. Neuro-Page: the rehabilitation of memory dysfunction by prosthetic memory and cueing. Neurorehab 1994; 4:187-197.

42. Caporali A, Basso A. A survey on long-term outcome of aphasia and of aphasics' chances of gainful employment 2004.

Capitolo 47

Principi di terapia genica

Ettore Salsano, Gaetano Finocchiaro

Introduzione

La terapia genica si basa sul trasferimento in vivo (in cellule presenti nell'organismo del paziente) o ex vivo (in cellule momentaneamente isolate dal paziente stesso) di materiale genetico (DNA) allo scopo di prevenire o curare una malattia. Nella maggior parte dei casi si prevede di introdurre un gene in un gruppo specifico di cellule per compensare una versione mancante o non funzionale di tale gene o per aggiungere una proprietà completamente nuova alle cellule bersaglio. Un'altra strategia, denominata terapia antisenso, è basata invece sull'introduzione di brevi sequenze di DNA o RNA sintetico al fine di inibire la traduzione di molecole di RNA messaggero (mRNA) in proteine difettose o dannose.

L'area di ricerca e il mondo accademico e imprenditoriale che si sono formati attorno al concetto di terapia genica, da almeno un decennio a questa parte, permangono in una situazione di relativo stallo.

Benchè il concetto di terapia genica è pionieristico e il tempo intercorso fra i primi esperimenti e la situazione attuale non breve, resta il dato centrale che questo approccio è realmente terapeutico soltanto in casi rari di malattie ereditarie del sistema immunitario. Le cause rintracciabili di questo stallo sono almeno due. I vettori utilizzati sono lontani dall'avere la capacità di raggiungere la maggioranza o la totalità delle cellule bersaglio e dalla capacità di esprimere in modo controllato e prolungato il transgene terapeutico, sebbene abbiano in genere dimostrato di essere sicuri; si deve ricordare, tuttavia, che 2 dei 10 bambini affetti da una rara forma di immunodeficienza combinata severa legata all'X (SCID-X1) hanno sviluppato una leucemia a cellu-le T dovuta all'integrazione del vettore retrovirale vicino al promotore del proto-oncogene *LMO2*. La seconda debolezza risiede nei modelli, principalmente murini, usati per valutare a livello preclinico l'efficacia delle strategie terapeutiche, che hanno dimostrato una scarsa capacità predittiva della situazione clinica.

Le patologie neurologiche per le quali la terapia genica può rappresentare un'alternativa sono numerose, anche perché molte malattie monogeniche sono responsabili di un danno neurologico. Semplificando, esse possono suddividersi in:

- malattie neurologiche croniche o acute con degenerazione neuronale circoscritta, quali la malattia di Parkinson o lo stroke;
- malattie neurologiche con degenerazione di un tipo cellulare diffusamente distribuito, quali le malattie del motoneurone e le malattie del neurone sensitivo;
- malattie metaboliche ereditarie, caratterizzate da una degenerazione diffusa del sistema nervoso, come la malattia di Canavan e l'adrenoleucodistrofia;
- tumori cerebrali;
- miopatie ereditarie, quali la distrofia muscolare di Duchenne/Becker e le glicogenosi di tipo II e di tipo V.

Inoltre, vi sono evidenze per la potenziale efficacia della terapia genica del dolore e dell'epilessia, nonché per la prevenzione della lenta e fisiologica degenerazione neuronale che accompagna l'invecchiamento dell'uomo, in modo da annullare il declino di facoltà cognitive quali l'apprendimento e la memoria. Le malattie di interesse neurologico per le quali sono stati pubblicati studi clinici di terapia genica sono indicate nelle tabelle 47.1 e 47.2.

A. Sghirlanzoni (ed) *Terapia delle malattie neurologiche*. ISBN 978-88-470-1119-9; © Springer-Verlag Italia 2009

Tabella 47.1 • Studi clinici di terapia genica per le malattie neurologiche.

Malattia	Metodo di terapia genica	Vettore (cellule)	Gene	Via di somministrazione	Fase	Numero pazienti	Responsabile	Referenza
Adrenoleucodistrofia	Ex vivo	Lentivirus (HSC)	ABCD1	Intravenosa	I/II	2	Patrick Aubourg	Congresso ESGCT 28-ott-2007
Malattia di Alzheimer	Ex vivo	Retrovirus (fibroblasti autologhi)	NGF	Intracerebrale	I	8	Mark Tuszynski	Nature Medicine 2005; 11:551
Malattia di Gaucher	Ex vivo	Retrovirus (PBC o BMC)	Glucocerebrosidasi	Intravenosa	I/II	3	Stefan Karlsson	Hum Gen Ther 1998; 9:2629
Malattia di Huntingon	Ex vivo	DNA plasmidico (BHKC)	CNTF	Intraventricolare	I	6	Mark Peschanski	Hum Gen Ther 2004; 15:968
Sclerosi laterale amiotrofica	Ex vivo	DNA plasmidico (BHKC)	CNTF	Intratecale	I	6	Patrick Aebischer	Nature Medicine 1996; 2:696
Sclerosi laterale amiotrofica	Ex vivo	DNA plasmidico (BHKC)	CNTF	Intratecale	I/II	12	Patrick Aebischer	Cell Transplant
Ceroidolipofuscinosi neuronale tardo-infantile	In vivo	AAV	TPP1	Intracerebrale	I/II	10	Ronald G. Crystal	Hum Gen Ther 2008; in stampa
Deficit parziale di OTC	In vivo	Adenovirus	Ornitina Transcarbamilasi	Arteria Epatica Destra	I	18	Mark L. Batshaw	Hum Gen Ther 2002; 13:163
Distrofia muscolare di Duchenne/Becker	In vivo	DNA plasmidico	Distrofina	Intramuscolare	I	9	Michel Fardeau	J Soc Biol2005; 199:29
Malattia di Canavan	In vivo	DNA-liposoma	Aspartoacilasi	Intracerebrale	I/II	2	Paola Leone	Ann Neurol 2000; 48:27
Malattia di Canavan	In vivo	AAV	Aspartoacilasi	Intracerebrale	I/II	10	Paola Leone	J Gene Med2006; 8:577
Malattia di Parkinson	In vivo	AAV	GAD65-67	Nucleo subtalamico	I	12	Matthew J. During	Lancet 2007; 369:2097
Malattia di Parkinson	In vivo	AAV	Neurturina	Putamen	I	12	William J. Marks Jr	Lancet Neurology 2008; 7:400
Malattia di Parkinson	In vivo	AAV	hAADC	Putamen	I	5	Jamie L. Eberling	Neurology 2008; 70:1980
Sclerosi multipla	In vivo	DNA plasmidico (BHT-3009)	hMBP	Intramuscolare	I/II	30	Amit Bar-Or	Arch Neurol 2007; 64:1407

AAV, virus adeno-associato; BHKC, cellule di rene di criceto neonato; BMC, cellule di midollo osseo; CNTF, fattore neurotrofico ciliare; ESGCT, Società Europea di Terapia Genica e Cellulare; GAD, decarbossilasi dell'acido glutammico; hAADC, decarbossilasi degli aminoacidi L-aromatici; hMBP, proteina basica della mielina; HSC, cellule staminali ematopoietiche; NGF, fattore di crescita nervoso; PBC, cellule del sangue periferico; TPP1, tripeptidil peptidasi I.

Tabella 47.2 • Studi clinici di terapia genica per i tumori cerebrali.

Malattia	Metodo di terapia genica[1]	Vettore (cellule)	Gene	Via di somministrazione	Fase	Numero pazienti	Responsabile	Referenza
GBM recidivo	In vivo	RVPCs	HSV-1-tk	Intratumorale	I	5	Marta Izquierdo	Gene Ther 1996; 3:491
GBM e metastasi cerebrali	In vivo	RVPCs	HSV-1-tk	Intratumorale	I	15	Zvi Ram	Nature Med 1997; 3:1354
GBM recidivo	In vivo	RVPCs	HSV-1-tk	Intratumorale	I/II	12	David Klatzmann	Hum Gene Ther 1998; 9:2595
GBM recidivo	In vivo	RVPCs	HSV-1-tk	Intratumorale	I/II	48	Nick Shand	Hum Gene Ther 1999; 10:2325
GBM primario	In vivo	RVPCs	HSV-1-tk	Intratumorale	III	248	Nikolai G Rainov	Hum Gene Ther 2000; 11:2389
GBM recidivo	In vivo	RVPCs	HSV-1-tk	Intratumorale	I	5	Naoto Adachi	No Shinkei Geka 2000; 28:865
Tumori sopratentoriali recidivi pediatrici	In vivo	RVPCs	HSV-1-tk	Intratumorale	I	12	Roger J. Packer	J Neurosurg 2000; 92:249
GBM recidivo	In vivo	RVPCs	HSV-1-tk	Intratumorale	I/II	30	Michael D. Prados	J Neurooncol 2003; 65:269
GBM recidivo	In vivo	RVPCs	HSV-1-tk/IL 2	Intratumorale	I	4	Giorgio Palù	Gene Ther 1999; 6:330
GBM recidivo	In vivo	RVPCs	HSV-1-tk/IL-2	Intratumorale	I/II	12	Giorgio Palù	Cancer Gene Ther 2005; 12:835
GBM primario o recidivo	In vivo	RVPCs o adenovirus	HSV-1-tk	Intratumorale	I/II	21	Anu-Maaria Sandmair	Hum Gene Ther 2000; 11:2197
Gliomi maligni	In vivo	Adenovirus	HSV-1-tk	Intratumorale	I	13	Todd W. Trask	Mol Ther 2000; 1:195
Gliomi maligni recidivi	In vivo	Adenovirus	HSV-1-tk	Intratumorale	I	11	Isabelle M. Germano	J Neurooncol 2003; 65:279
GBM recidivo	In vivo	Adenovirus	HSV-1-tk	Intratumorale	I	14	Peter Sillevis Smith	Mol Ther 2003; 7:851
Gliomi maligni	In vivo	Adenovirus	HSV-1-tk	Intratumorale	I/II	36	Arto Immonen	Mol Ther 2004; 10:967
Gliomi maligni	In vivo	Adenovirus	TP53	Intratumorale	I	15	Frederick F. Lang	J Clin Oncol 2003; 21:2508
Gliomi maligni	In vivo	Adenovirus	IFN	Intratumorale	I	11	E. Antonio Chiocca	Mol Ther 2008; 16:618

GBM, glioblastoma multiforme; HSV-1-tk, timidina chinasi del virus dell'*Herpes simplex* 1; RVCPs, cellule produttrici di vettori retrovirali.

[1] La terapia genica mediante RVCPs è stata considerata un approccio in vivo "indiretto". Infatti, sebbene nell'organismo siano inoculate cellule ingegnerizzate in vitro, esse non servono a produrre la proteina terapeutica come nella terapia genica ex vivo vera a propria. Infatti le RVCPs rilasciano nella sede di inoculo un vettore retrovirale "addomesticato" che successivamente dovrebbe trasportare il gene terapeutico nelle cellule bersaglio limitrofe, proprio come accade nel caso di inoculo diretto del vettore nella terapia genica in vivo. Solitamente il vettore retrovirale trasporta un gene suicida in cellule tumorali.

Strategie virali e non virali

Esistono due metodi diversi di terapia genica, quello ex vivo e quello in vivo. In entrambi i casi, i geni terapeutici devono essere dapprima introdotti in vettori capaci di trasferirli all'interno delle cellule animali, ma nel metodo in vivo sono i vettori stessi che si somministrano per trasferire il gene terapeutico all'interno delle cellule bersaglio raggiunte nella loro sede naturale; nel metodo ex vivo, invece, le cellule bersaglio – che possono essere prelevate dal paziente stesso – sono coltivate in laboratorio, esposte in vitro al vettore che contiene il gene da trasferire e quindi introdotte nell'organismo, dopo aver verificato che il gene estraneo sia espresso in modo adeguato per raggiungere l'effetto terapeutico desiderato. Quindi, nel metodo ex vivo si somministrano cellule geneticamente modificate in grado di produrre la proteina terapeutica.

I vettori impiegati per il trasferimento genico possono essere distinti in vettori virali e vettori non virali. Ciascuno di essi presenta vantaggi e svantaggi, ma tutti dovrebbero possedere determinate caratteristiche. I vettori devono esseri sicuri e non causare malattie; pertanto, di fronte al possibile rischio che i vettori virali si modifichino diventando patogeni, si stanno studiando nuovi sistemi non virali di terapia genica.

Nella terapia genica in vivo i vettori devono essere specifici per le cellule bersaglio, poiché l'assunzione del gene terapeutico da parte delle cellule che non devono riceverlo potrebbe determinare effetti indesiderati e ridurre l'efficacia del trasferimento alla popolazione delle cellule bersaglio. Inoltre i vettori devono essere efficienti nel trasferire il gene terapeutico all'interno delle cellule bersaglio e non devono attivare la risposta immunitaria che ne impedirebbe l'introduzione nell'organismo per una seconda volta – il primo evento avverso maggiore della terapia genica fu la morte nel 1999 del diciottenne Jesse Gelsinger, affetto da deficit di ornitina transcarbamilasi: la morte è stata attribuita a una tanto inattesa quanto devastante reazione infiammatoria al vettore adenovirale – . In alcuni casi, come nelle malattie lisosomiali da accumulo o nelle distrofie muscolari, potrebbe essere vantaggioso che il gene terapeutico si integrasse nei cromosomi delle cellule bersaglio consentendone l'espressione per tutta la vita, senza doverne ripetere periodicamente l'introduzione nell'organismo. L'integrazione del gene terapeutico nei cromosomi, tuttavia, può essere svantaggiosa se avviene in modo casuale, poiché si possono produrre alterazioni genetiche favorenti l'insorgenza di neoplasie. In altri casi, invece, come nelle neoplasie, in cui una proteina serve solo temporaneamente per uc-

cidere le cellule tumorali, può essere preferibile la mancanza di integrazione del gene terapeutico e l'espressione a breve termine. Infine devono esistere vettori in grado di trasportare geni terapeutici di grandi dimensioni, insieme con la sequenza di DNA necessaria per regolarne i livelli di espressione nelle cellule bersaglio.

Nella gran parte degli approcci non virali alla terapia genica, il vettore è un lipoplesso, costituito da un involucro lipidico e da un plasmide (anello di DNA extracromosomico capace di moltiplicarsi nei batteri). Il plasmide contiene il gene terapeutico e il promotore che ne induce l'espressione nelle cellule bersaglio, mentre l'involucro lipidico favorisce l'ingresso del plasmide all'interno delle cellule. Anche il DNA plasmidico "nudo", privo cioè di rivestimento lipidico, può occasionalmente entrare in una cellula e produrre le proteine da esso codificate.

Il principale svantaggio dei vettori non virali consiste nella loro scarsa efficienza nel trasferire i geni nelle cellule. Il DNA plasmidico "nudo" è stato impiegato per l'introduzione di geni nei miociti attraverso l'inoculazione diretta nei muscoli, mentre i lipoplessi non si sono dimostrati particolarmente utili nel trasferimento di geni all'interno di cellule nervose sia in vitro sia in vivo. Tuttavia la fabbricazione dei vettori non virali è semplice e può essere facilmente standardizzata per l'impiego terapeutico nell'uomo. Inoltre questi vettori, non avendo geni virali, non possono causare malattie. Infine, per migliorare la specificità e l'efficienza dei lipoplessi è possibile incorporare nella loro superficie esterna proteine o frammenti proteici specializzati simili a quelli che attraggono i virus verso particolari tipi cellulari e ne permettono l'internalizzazione.

I vettori virali utilizzati per la terapia genica sfruttano la proprietà dei virus di introdurre il DNA nel nucleo delle cellule bersaglio. Questi vettori sono detti virali perché sono costruiti alterando i virus in modo tale che essi non siano in grado di moltiplicarsi e causare malattie, pur conservando la proprietà di penetrare all'interno delle cellule e di trasferirvi i geni terapeutici. Fino a oggi sono stati impiegati cinque generi di virus differenti allo scopo di produrre vettori per la terapia genica.

I vettori virali della famiglia dei *Retroviridae* (comunemente retrovirus) comprendono virus a RNA "addomesticati" del genere degli oncovirus o dei lentivirus. I virioni sono dotati di un rivestimento membranoso (*envelope*) e il loro diametro è di circa 100 nm. I vettori retrovirali sono in grado di inserire il materiale genetico che trasportano nei cromosomi delle cellule che invadono, consentendo una stabilità a lungo termine della sua espressione. Tuttavia, gli oncovirus, come il virus della leucemia murina di

Moloney (Mo-MuLV) da cui sono stati sviluppati i primi vettori virali, possono integrare i propri geni solo nei cromosomi delle cellule in divisione, poiché il loro genoma raggiunge i cromosomi quando la membrana che circonda il nucleo si dissolve, un evento che si verifica esclusivamente durante la divisione cellulare. Pertanto, nella terapia genica delle malattie del sistema nervoso i vettori retrovirali possono essere impiegati quasi esclusivamente per il trasferimento di geni terapeutici ex vivo in cellule in grado di proliferare come gli astrociti e i fibroblasti.

I lentivirus, invece, come il virus dell'immunodeficienza acquisita umana (HIV), sono in grado di integrare il proprio materiale genetico anche in cellule non proliferanti come i neuroni e questa proprietà li rende particolarmente adatti all'impiego nella terapia genica in vivo delle malattie del sistema nervoso.

Gli herpesvirus sono virus a doppio filamento di DNA (dsDNA), dotati di un rivestimento membranoso (*envelope*) e dal diametro di 180-200 nm. Il virus dell'*Herpes simplex* di tipo 1 (HSV1), l'agente che provoca il comune herpes labiale, si è dimostrato particolarmente adatto a trasportare geni nelle cellule nervose. Gli herpesvirus non integrano il proprio DNA nei cromosomi delle cellule bersaglio, ma possono infettare i neuroni che trattengono al proprio interno tali virus per tutta la vita dell'individuo, in forma di elementi genetici extracromosomiali (i cosiddetti episomi). I vettori derivati dall'HSV1 possono trasportare materiale genetico di grandi dimensioni e, per il loro neurotropismo, hanno potenzialità come vettori per la terapia dei disturbi neurologici.

I vettori virali della famiglia *Adenoviridae* (comunemente adenovirus) sono virus "addomesticati" a doppio filamento di DNA (dsDNA) dal diametro di 60-90 nm. Possono accogliere materiale genetico estraneo di grandi dimensioni (fino a 36 kb), ma i geni funzionano solo transitoriamente o per la mancata integrazione nei cromosomi della cellula bersaglio o per l'attacco del sistema immunitario contro le cellule transfettate.

I virus adeno-associati (AAV), infine, ufficialmente denominati dependovirus, sono virus naturalmente difettivi a singolo filamento di DNA (ssDNA) della famiglia delle *Parvoviridae* (dal latino *parvus*, "piccolo") dal diametro di 20-30 nm. Dipendono completamente dalla moltiplicazione degli adenovirus, da cui il nome dependovirus dato al genere. Gli AAV non causano malattie umane note e il loro DNA si integra nel DNA delle cellule bersaglio replicandosi con esso in vitro. Il destino del DNA virale dopo il trasferimento in vivo, invece, non è stato completamente chiarito. Uno svantaggio degli AAV è di non potere accogliere geni estranei di grandi dimensioni (fino a 4,5 kb), ma resta-

no al momento i vettori virali più utilizzati nei trial di terapia genica in vivo per malattie neurologiche, data la loro provata sicurezza e tollerabilità.

Modalità di trasporto genico nel sistema nervoso

Nella terapia genica delle malattie del sistema nervoso, la popolazione delle cellule bersaglio può essere diffusa o localizzata in una o più aree. Di conseguenza, anche le strategie di trasporto genico dovranno essere in grado di introdurre il gene terapeutico nel parenchima cerebrale in maniera diffusa o circoscritta. In particolare, le malattie degenerative del sistema nervoso prevedono il trasporto genico circoscritto con lo scopo di esprimere o un fattore neurotrofico che prevenga la morte neuronale o un enzima che modifichi localmente i livelli di un neurotrasmettitore migliorando il quadro clinico della malattia ("terapia genica sintomatica"). Al contrario, per i tumori cerebrali maligni sarebbe necessario disporre di efficienti strategie per il trasporto genico diffuso, considerata la natura invasiva delle cellule neoplastiche. Per le malattie lisosomiali di accumulo, infine, sebbene la modalità del trasporto diffuso del gene che codifica per l'enzima deficitario sia concettualmente necessaria, è stato sperimentalmente osservato che non occorre che tutte le cellule esprimano il gene terapeutico; difatti, gli enzimi lisosomiali solubili, deficitari in queste malattie, sono secreti dal pool di cellule transfettate e successivamente sono internalizzati e utilizzati anche dalle cellule circostanti.

Il gene terapeutico può essere trasportato nel cervello da vettori virali o da vettori non virali (terapia genica in vivo). I vettori virali, a loro volta, possono essere introdotti nel parenchima cerebrale *sic et simpliciter* – terapia genica in vivo diretta – oppure possono essere rilasciati da alcuni tipi di cellule (le cosiddette *vector producing cells* – VPCs) preposte alla loro produzione e impiantate nel cervello (terapia genica in vivo indiretta). Alternativamente, alcuni tipi cellulari opportunamente ingegnerizzati in vitro possono essere utilizzati per il trasporto e la produzione della proteina terapeutica nell'organismo – terapia genica ex vivo –. I tipi di cellule utilizzabili includono cellule staminali ematopoietiche o neurali, ma anche fibroblasti omologhi o eterologhi, come le cellule BHK (*baby hamster kidney*), che sono fibroblasti di rene di criceto neonato. Il vantaggio delle cellule staminali neurali potrebbe consistere nella loro capacità di migrare lontano dal sito di impianto, consentendo il rilascio del vettore virale (se utilizzate come VPCs) o della proteina terapeutica lungo il tragitto.

Nella modalità circoscritta di trasporto genico, i vettori (o le cellule che li rilasciano) sono inoculati nella regione che contiene le cellule bersaglio. Solitamente la diffusione del vettore è limitata e il trasporto genico è circoscritto alle cellule ubicate nel raggio di pochi millimetri dalla sede di inoculo. Comunque, i corpi cellulari di neuroni posti a una certa distanza dalla sede di inoculo possono essere transfettati attraverso il trasporto anterogrado o retrogrado del vettore lungo i loro prolungamenti.

Le strategie per il trasporto genico diffuso nel sistema nervoso sono invece complicate dalla mancanza di vettori che, una volta inoculati nel parenchima cerebrale, siano in grado di raggiungere efficacemente le aree di lesione distanti dalla sede di inoculo, o dalla difficoltà di utilizzare la via ematica per la presenza della barriera ematoencefalica (BEE), che non permette il passaggio dei vettori tradizionali dal torrente circolatorio.

L'impiego di cellule modificate in vitro e capaci di migrare nel parenchima cerebrale lontano dal sito di inoculo può rappresentare una soluzione per la diffusione di una proteina terapeutica o di un vettore virale nel parenchima cerebrale. Alternativamente, vettori provvisti di particolari molecole di superficie (ad es., un ligando per il recettore della transferrina) possono attraversare la barriera ematoencefalica; agenti farmacologici, come la bradichinina, possono essere usati per facilitare il transito di un vettore, soprattutto nelle aree neoplastiche dove la barriera ematoencefalica è rimpiazzata dalla più permeabile barriera emato-tumorale; anche lo shock osmotico può favorire il passaggio di vettori dal sangue al parenchima cerebrale. Le cellule staminali, infine, sembrano essere in grado di raggiungere le aree di lesione del parenchima cerebrale anche quando sono inoculate nel sangue, rappresentando una strategia nuova per l'attraversamento della barriera ematoencefalica e il rilascio di proteine terapeutiche o di vettori virali nel parenchima cerebrale. L'inoculo intraventricolare dei vettori comporta, invece, un trasferimento di materiale genetico esclusivamente nelle regioni periventricolari.

Obiettivi generali della terapia genica nelle malattie del sistema nervoso

Nella terapia delle malattie neurologiche il materiale genetico trasferito persegue differenti obiettivi secondo la natura della patologia. In alcuni casi, come nelle malattie lisosomiali da accumulo, viene inserito nelle cellule bersaglio il gene deficitario che codifica per la proteina mancante o difettosa. In altri casi, invece, come nella malattia di Parkinson, è introdotto un gene che, seppure non implicato nella patogenesi della malattia, codifica per un fattore trofico o per un enzima la cui espressione può migliorarne il quadro clinico. In altri casi ancora, come nei tumori, si può trasferire un gene detto "suicida" che è in grado di uccidere le cellule che lo esprimono, oppure un oligonucleotide antisenso in grado di bloccare l'espressione di un gene bersaglio – gli oligonucleotidi antisenso sono brevi segmenti di DNA che, dopo essere stati trascritti, si legano a un RNA messaggero complementare in modo tale da impedire la sintesi dalla proteina che esso codifica – . Infine, si possono introdurre geni il cui prodotto abbia lo scopo di stimolare o modulare la risposta immunitaria (ad es., nei tumori e nella sclerosi multipla).

Malattie neurologiche degenerative

L'obiettivo della terapia genica nelle malattie neurologiche degenerative è prevenire la morte dei neuroni, caratteristica di queste malattie, modificandone i geni. La terapia genica potrebbe fornire ai neuroni in pericolo un gene che codifichi per una proteina in grado di proteggere queste cellule; per esempio, si potrebbe pensare di somministrare una proteina nuova, presente in un diverso tessuto o addirittura in un diverso organismo e che possieda una funzione protettiva. Alternativamente, si potrebbe pensare di bloccare la sintesi di una proteina nociva per i neuroni utilizzando la terapia genica antisenso. Queste strategie terapeutiche possono essere impiegate nonostante i meccanismi responsabili della progressiva perdita di neuroni siano solo parzialmente compresi.

Il trasferimento di un gene terapeutico all'interno dei neuroni è *conditio sine qua non* nel caso in cui si voglia inibire una proteina nociva; nel caso in cui si voglia somministrare una proteina con funzione protettiva, invece, il vantaggio della terapia genica è quello di consentirne la produzione locale, che ne garantisce l'azione sui neuroni bersaglio annullando gli effetti collaterali che possono derivare dalla somministrazione sistemica o intratecale del prodotto terapeutico.

Infine, nelle malattie neurologiche con degenerazione circoscritta, il problema del trasporto genico nelle cellule bersaglio può essere risolto con l'inoculo del vettore o delle cellule che lo producono nella regione da trattare.

Malattia di Parkinson

Le manifestazioni classiche della malattia di Parkinson (tremore, rigidità, acinesia e perdita dei riflessi posturali), sono almeno in parte dovute alla degenerazione dei neuroni dopaminergici che dalla sostanza nera *pars compacta* (SNpc) proiettano allo striato, dove si verifica la riduzione del neurotramettitore dopamina. Quindi, per l'impiego della terapia genica, questa malattia presenta il vantaggio di avere una popolazione circoscritta di neuroni bersaglio. Benché poi l'obiettivo ultimo della terapia genica nei pazienti affetti da malattia di Parkinson sia quello di rallentare o ribaltare il processo neurodegenerativo, vi è anche un approccio di terapia genica esclusivamente sintomatica.

Nei modelli animali di malattia di Parkinson sono stati condotti con successo diversi studi di terapia genica, gran parte dei quali hanno impiegato il gene che codifica per il *glial cell-derived neurotrophic factor* (GDNF) [1] per prevenire la degenerazione dei neuroni dopaminergici della SNpc. L'efficacia del trattamento non sembra influenzata dal tipo di vettore utilizzato (adenovirus, AAV, HSV o lentivirus), né dalla sede di inoculo (SNpc o striato). Fino a oggi, però, non sono stati proposti trial di terapia genica con il GDNF nell'uomo.

Il primo trial di terapia genica nell'uomo per il trattamento della malattia di Parkinson ha previsto, invece, il trasporto del gene della decarbossilasi dell'acido glutammico (*glutamic acid decarboxylase*: GAD) con un vettore AAV in uno dei due nuclei subtalamici (NST) (v. *infra*). La GAD è l'enzima che catalizza la sintesi dell'acido gamma-aminobutirrico (GABA), un neurotrasmettitore inibitore, utilizzando il glutammato come substrato. Poiché nella malattia di Parkinson i NST sopra-stimolano il globo pallido interno rilasciando glutammato, questa strategia si è proposta di ridurne la stimolazione attraverso la conversione GAD-mediata del glutammato in GABA. Questo tipo di terapia genica, che non si propone di modificare l'evolutività della malattia ma di attenuarne i sintomi, può essere considerata un esempio di terapia genica sintomatica.

Malattia di Alzheimer

La malattia di Alzheimer è caratterizzata dalla degenerazione dei nuclei colinergici del prosencefalo basale, sebbene negli stadi avanzati della malattia si abbia una considerevole perdita di neuroni in tutta la corteccia cerebrale, con diminuzione di volume delle circonvoluzioni. I neuroni colinergici dei nuclei del prosencefalo basale, che comprendono il nucleo di Meynert e il nucleo settale mediale, sono la sola fonte di innervazione colinergica della corteccia cerebrale e proiettano a tutte le aree della corteccia, così come all'ippocampo e all'amigdala.

Gli studi sugli animali hanno dimostrato la possibilità di impedire la degenerazione dei neuroni colinergici e migliorare il quadro clinico della malattia mediante l'impianto di fibroblasti autologhi in cui veniva inserito il gene del *nerve growth factor* (NGF) con un vettore retrovirale: terapia genica ex vivo. L'NGF non viene introdotto nel cervello con un'iniezione intraventricolare sia per la scarsa capacità di penetrare nel parenchima cerebrale dal liquido cefalorachidiano sia per gli effetti collaterali che accompagnano questa modalità di somministrazione. Invece, la produzione di NGF da parte di cellule autologhe transfettate e impiantate nel parenchima cerebrale sembra essere in grado di modificare l'evolutività della malattia senza significativi effetti collaterali. I risultati del primo trial di terapia genica che ha utilizzato questo approccio nell'uomo sono discussi più avanti.

Una strategia alternativa per il trattamento della malattia di Alzheimer ha l'obiettivo di prevenire l'accumulo della sostanza amiloide, un peptide neurotossico che si deposita negli spazi extracellulari del sistema nervoso dei malati. Per esempio, si potrebbe trasferire nel parenchima cerebrale il gene che codifica per la neprilisina, un enzima che degraderebbe l'amiloide in vivo. La diffusione dell'enzima all'interno del tessuto nervoso, infine, suggerisce la possibilità di trasferire il gene terapeutico a gran parte del cervello attraverso l'inoculo del vettore in un numero limitato di sedi adeguatamente distanziate l'una dall'altra.

Malattia di Huntington

La malattia di Huntington è una malattia neurodegenerativa a trasmissione autosomica dominante caratterizzata clinicamente da disturbi del movimento (corea), modificazioni della personalità e demenza. Il prodotto proteico del gene responsabile della malattia è stato chiamato huntingtina. Il quadro clinico è la conseguenza della degenerazione di neuroni del corpo striato, sebbene il processo neurodegenerativo sia più esteso e negli stadi avanzati porti a un'atrofia diffusa della corteccia cerebrale.

Nella malattia di Huntington, la terapia genica dovrebbe avere l'obiettivo di inibire l'espressione dell'allele mutato, che codifica per una proteina tossica per le cellule nervose, senza inibire l'espressione dell'allele sano. Sebbene la terapia antisenso rappresenti una strategia per impedire la traduzione di proteine difettose, tattiche affini si servono dell'uso degli *small interfering RNA* (siRNA), uno strumento innovativo per inibire la traduzione delle molecole di mRNA. Un vantaggio degli siRNA è quello di riconoscere mRNA che differiscono tra loro per brevi sequenze nucleotidiche, consentendo in questo modo di bloccare la traduzione dell'mRNA mutato senza interferire con quella dell'mRNA normale. Inoltre, gli siRNA possono essere facilmente espressi da vettori virali.

Malattie del motoneurone: sclerosi laterale amiotrofica

La sclerosi laterale amiotrofica (SLA) è una malattia caratterizzata dalla morte progressiva dei motoneuroni del midollo spinale, del tronco dell'encefalo e dei motoneuroni della corteccia cerebrale.

Negli animali di laboratorio il *ciliary neurotrophic factor* (CNTF) e il *brain-derived neurotrophic factor* (BDNF) rallentano la degenerazione dei motoneuroni in vivo, quando somministrati per via sottocutanea. Anche il GDNF [2] e la cardiotrofina 1 (CT-1) hanno dimostrato la loro efficacia protettiva in vivo, se rilasciati da cellule muscolari transfettate mediante l'impiego di vettori virali.

Nell'uomo, invece, la somministrazione del CNTF per via sottocutanea è gravata da numerosi effetti collaterali (tosse, astenia, nausea, anoressia, perdita di peso ecc.), che non ne consentono l'impiego alle dosi efficaci negli animali.

Fino a oggi, inoltre, non si dispone di strategie per trasferire efficientemente i geni che codificano per i fattori neurotrofici all'interno dei motoneuroni o in cellule limitrofe, con lo scopo di sfruttarne l'azione protettiva locale, autocrina o paracrina, ed evitarne gli effetti collaterali sistemici. Pertanto, sebbene siano state identificate proteine in grado di rallentare o arrestare il processo neurodegenerativo, l'impiego della terapia genica nelle malattie del motoneurone è ostacolato dalla difficoltà di trasportare i geni terapeutici e/o il loro prodotto in prossimità dei neuroni bersaglio. In un modello murino di malattia del motoneurone, però, un vettore virale adeno-associato ha recentemente trasportato il gene dell'*insulin growth factor 1* (IGF-1) dal muscolo all'interno dei motoneuroni spinali, rallentando la progressione della malattia e prolungando la sopravvivenza degli animali [2].

Malattie del neurone sensitivo

Nelle malattie del neurone sensitivo, che sono caratterizzate dalla degenerazione dei neuroni sensitivi primari localizzati nei gangli delle radici dorsali e in quelli dei nervi cranici, la terapia genica è favorita dalla possibilità di disporre di vettori virali altamente specifici. Infatti, i vettori basati sul virus dell'*Herpes simplex*, una volta inoculati nel tessuto sottocutaneo, sono in grado di trasferire il gene terapeutico all'interno dei neuroni sensitivi primari attraverso le loro terminazioni periferiche e il successivo trasporto retrogrado fino al corpo cellulare, dove avviene la sintesi del prodotto terapeutico.

Fino a oggi questi vettori sono stati impiegati con successo negli animali di laboratorio per il trattamento di neuropatie sensitive causate dall'eccesso di piridossina o di glucosio nel sangue, oppure dalla somministrazione di farmaci neurotossici (cisplatino). Lo scopo è stato quello di far esprimere ai neuroni sensitivi primari fattori neurotrofici come la NT-3 e l'NGF che, rilasciati localmente, ne prevenissero la degenerazione.

Stroke e traumi

Sebbene sia difficile prevedere l'attuazione di una terapia genica d'emergenza, negli animali di laboratorio il trasferimento di geni è stato impiegato per limitare i danni dell'ipoperfusione secondaria a un disturbo cerebrovascolare acuto. La quantità di cellule morte è stata ridotta usando vettori virali che trasportavano geni terapeutici come quelli dell'antagonista del recettore dell'interleuchina 1 (IL-1), della proteina antiapoptotica Bcl-2, del GDNF o della *heat shock protein* (HSP) 72. Tuttavia, in questi studi, la somministrazione dei vettori virali è avvenuta prima dell'insulto ischemico e non tutti hanno tenuto conto dei miglioramenti clinici che dovrebbero accompagnare la riduzione dell'area necrotica, perché si possa valutare l'utilità di questa strategia. Comunque, è possibile che la somministrazione di un gene terapeutico possa avvenire entro un'ora dall'insulto, perché si possa promuovere la sopravvivenza dei neuroni.

Dopo un trauma, come lo strappamento di una radice nervosa, l'inoculo intramidollare di un vettore herpetico che trasferisce nella regione danneggiata il gene per la Bcl-2 o il GDNF previene la morte dei motoneuroni danneggiati, purché sia eseguito entro i primi 30 minuti dalla lesione. L'inoculo di un vettore adenovirale per esprimere il *fibroblast growth factor-2* (FGF2) o il *nerve growth factor* (NGF) nelle cellule della glia, invece, promuove la rigenerazione degli assoni dei neuroni sensitivi primari nei cordoni posteriori del midollo spinale, con il recupero quasi completo della sensibilità termica, fino a 16 giorni dopo lo strappamento delle radici dorsali.

Encefalopatie metaboliche

Malattie lisosomiali da accumulo

Le malattie lisosomiali da accumulo sono malattie metaboliche causate dal difetto geneticamente determinato di uno degli enzimi coinvolti nella degradazione di grosse molecole. Sebbene siano diverse tra loro dal punto di vista sia clinico sia patologico, le alterazioni psichiche e/o sintomi neurologici progressivi ne sono le caratteristiche principali. La terapia genica è stata impiegata anche per il trattamento di queste malattie che interessano il sistema nervoso nella sua globalità.

Negli animali di laboratorio, per il trasferimento del gene difettoso o mancante sono stati impiegati vettori virali inoculati nel liquido cerebrospinale (ventricoli laterali) o nel parenchima cerebrale. Nel primo caso l'espressione dell'enzima corrispondente aumentava soltanto nelle cellule ependimali e nei neuroni adiacenti; nel secondo caso, invece, l'enzima diffondeva entro un certo raggio dalla sede dell'inoculo, suggerendo la possibilità di trasferire il gene terapeutico alla gran parte del cervello attraverso un numero limitato di inoculi in sedi adeguatamente distanziate.

L'enzima è sintetizzato esclusivamente nelle cellule transfettate dal vettore virale. La maggior parte di esso raggiungerà i lisosomi dove potrà digerire gli accumuli patologici delle grosse molecole indigerite. Una piccola parte, invece, sarà rilasciata dalle cellule transfettate, diffonderà nello spazio extracellulare e sarà internalizzata dalle cellule che raggiunge grazie al legame con i recettori per il mannosio-6-fosfato. Con questo meccanismo di *uptake*, anche le cellule non transfettate possono disporre dell'enzima lisosomiale. Pertanto, anche se teoricamente nelle malattie lisosomiali da accumulo tutte le cellule del sistema nervoso dovrebbero essere raggiunte dal vettore virale che trasporta il gene terapeutico, praticamente, grazie all'*uptake* cellulare dell'enzima secreto, la cura di queste malattie può richiedere solamente la trasduzione di una frazione di cellule. Inoltre, per la correzione del fenotipo potrebbe essere sufficiente una percentuale di attività enzimatica non superiore al 10%.

Tra le malattie d'accumulo trattate con la terapia genica vi sono la mucopolisaccaridosi (MPS) IIIB (deficit di α-N-acetilglucosaminidasi, NaGlu), la mucopolisaccaridosi VII (deficit di βa-glucuronidasi) [3], la leucodistrofia metacromatica (deficit di aril-sulfatasi) [4] e la leucodistrofia a cellule globoidi (malattia di Krabbe) (deficit di βa-galattocerebrosidasi).

In un modello murino di MPS IIIB, l'inoculo intracerebrale di un vettore adeno-associato per l'espressione in vivo dell'NaGlu ha comportato la trasduzione cellulare in un volume sferico del diametro di circa 500 ?m intorno al sito di inoculo e in un volume molto più esteso la presenza di NaGlu ricombinante per 6 mesi con la conseguente digestione dei depositi di mucopolisaccaride. Analogamente, in un modello murino di leucodistrofia metacromatica, l'inoculo intracerebrale di un vettore lentivirale per il trasporto del gene dell'arilsulfatasi A ha comportato l'espressione dell'enzima per un lungo periodo di tempo in una vasta regione del cervello, insieme con il ritardo nella comparsa delle alterazioni neuropatologiche e dei segni di malattia.

Infine, è promettente l'impiego di cellule staminali per il trasferimento degli enzimi mancanti o difettosi nel parenchima cerebrale. Queste cellule possono essere transfettate ex vivo con il gene terapeutico e successivamente introdotte nell'organismo. Negli animali di laboratorio esse possono migrare verso le aree lesionali sia quando sono inoculate nel parenchima cerebrale sia quando sono iniettate nel sangue.

Malattia di Canavan

Si tratta di una malattia metabolica ereditaria causata dal deficit di aspartato-acilasi (ASPA), un enzima che idrolizza l'acido *N*-acetilaspartico (NAA) in L-aspartato e acido acetico. La malattia di Canavan è uno dei pochi esempi di malattia neurologica per la quale si è già iniziata la valutazione della terapia genica nell'uomo (v. *infra*).

Epilessia

La terapia genica è ritenuta una strategia alternativa alla neurochirurgia per la cura delle epilessie focali farmaco-resistenti. L'obiettivo è quello di far esprimere un gene "terapeutico" nel focus epilettico, ovverosia in quella zona circoscritta di cellule nervose che è il punto di partenza della scarica elettrica patologica. Taluni neuropeptidi, quali la galanina e il neuropeptide Y (NPY), sono ritenuti buoni candidati per la terapia genica dell'epilessia in virtù delle loro proprietà anticonvulsivanti e neuroprotettive. Sebbene un vettore virale adeno-associato codificante per l'NPY (che sarebbe in grado di antagonizzare la neurotrasmissione glutamatergica eccitatoria) sia stato suggerito per un trial di fase I in pazienti con epilessia del lobo temporale farmaco-resistente, fino a oggi non vi sono studi clinici di terapia genica per l'epilessia nell'uomo.

Terapia genica del dolore

Gli oppiacei sono farmaci analgesici molto potenti, ma i loro effetti collaterali (nausea, sedazione, depressione respiratoria, stipsi, tolleranza, abuso ecc.) ne limitano l'impiego clinico per la terapia del dolore. Il nostro organismo è in grado di produrre peptidi ad attività oppiacea che derivano da tre precursori: la proopiomelanocortina, la proencefalina-A e la proencefalina-B o prodinorfina. Pertanto, come nei pazienti affetti da malattia di Parkinson è concettualmente possibile utilizzare il trasferimento genico per ottenere il rilascio focale di neurotrasmettitore, così nella terapia del dolore dovrebbe essere possibile trasferire materiale genetico che codifichi per peptidi oppiacei in modo tale da ottenerne il rilascio localizzato e ridurne gli effetti collaterali sistemici.

Tra le strategie usate per la terapia genica del dolore vi sono l'impiego di vettori erpetici iniettati sottocute e in grado di transfettare i neuroni sensitivi primari. Questi sintetizzano fisiologicamente la dinorfina che è rilasciata nelle terminazioni sinaptiche delle corna posteriori del midollo spinale, dove svolge la sua azione analgesica.

Negli animali, la terapia con geni che codificano per peptidi oppiacei è stata impiegata nel trattamento del dolore neuropatico, articolare e da metastasi ossee.

Nell'uomo è stato proposto uno studio clinico di fase I che prevede l'uso di un vettore che esprime proencefalina per il trattamento del dolore da metastasi ossee.

Tumori cerebrali

I tumori cerebrali sono neoplasie che metastatizzano raramente fuori dal sistema nervoso centrale e la causa di morte è di solito legata alle recidive locali, che insorgono comunemente entro 1-2 cm dalla lesione primitiva. I gliomi originano dalle cellule della glia o dai loro precursori. Quelli di basso grado evolvono comunemente in gliomi di alto grado: il glioblastoma multiforme ne rappresenta la varietà maggiormente frequente e aggressiva. La sua prognosi è rimasta sostanzialmente invariata negli ultimi trent'anni. Nonostante gli sviluppi della chirurgia, della radioterapia e della chemioterapia la mediana di sopravvivenza è di circa un anno.

Il trasferimento di materiale genetico può essere una nuova strategia per il trattamento dei pazienti affetti da glioblastoma multiforme e da altri tumori cerebrali maligni. Fino a oggi, negli animali di laboratorio, sono state impiegate differenti modalità di te-

rapia genica con risultati a volte soddisfacenti. In alcuni casi è stato eseguito un trattamento con geni in grado di rendere le cellule tumorali ipersensibili a determinati farmaci (terapia con geni suicidi); in altri casi è stata eseguita la terapia genica con citochine come l'interleuchina-4 (IL4), in grado di stimolare le difese immunitarie dell'organismo contro la neoplasia (immunoterapia basata sul trasferimento genico), ovvero con fattori che bloccano la crescita dei vasi nel tumore; in altri casi ancora è stata provata la terapia con geni oncosoppressori al fine di rimpiazzare un gene analogo perso o danneggiato; in altri casi, infine, è stata tentata la terapia antisenso, per inibire la sintesi di geni codificanti per proteine che favoriscono la crescita e/o la diffusione delle cellule tumorali.

Poiché le cellule tumorali maligne infiltrano il parenchima cerebrale sano, l'ostacolo maggiore per la terapia genica dei tumori cerebrali è la difficoltà di raggiungere la totalità di queste cellule con le strategie disponibili di trasferimento genico. Potrebbe essere una soluzione l'impiego delle cellule progenitrici neurali come veicolo per la diffusione di vettori virali o di proteine terapeutiche. Infatti, queste cellule avrebbero la proprietà di migrare attraverso il tessuto nervoso e raggiungere le cellule tumorali [6]. I tumori cerebrali benigni come i meningiomi e gli schwannomi, invece, essendo circoscritti e non infiltranti, potrebbero essere trattati con successo inoculando i tradizionali vettori di materiale genico che consentono il trasferimento dei geni terapeutici nella sola area circostante la sede dell'inoculo.

Le strategie non virali prevedono il trasporto del gene terapeutico e del suo promotore sotto forma di DNA plasmidico impaccato in lipoplessi e, nella terapia dei tumori cerebrali, rappresentano un'interessante alternativa alle strategie basate sui vettori virali. Mentre per trasferire il materiale genetico alle cellule neoplastiche i vettori virali devono essere inoculati direttamente nel cervello, poiché non possono attraversare la barriera ematoencefalica, i lipoplessi possono essere opportunamente costruiti per raggiungere le cellule tumorali bersaglio dal torrente circolatorio. In questo modo, il materiale genetico terapeutico può essere trasferito non solo alle cellule neoplastiche vicine al sito di inoculo, ma anche a quelle che infiltrano il parenchima cerebrale sano con BEE integra. Infatti, sebbene nella massa tumorale la barriera ematoencefalica sia compromessa e le cellule endoteliali dei vasi neoformati abbiano una maggiore permeabilità, il tessuto cerebrale sano marginale, il cosiddetto *brain adjacent tumour* (BAT), possiede una barriera ematoencefalica integra. In topi con tumore cerebrale, utilizzando un lipoplesso in grado di interagire con il recettore della transferrina e con il recettore dell'insulina, è stato possibile trasportare nelle cellule neoplastiche materiale genico per inibire l'espressione dell'oncogene EGFR attraverso la barriera ematoencefalica e raddoppiare la sopravvivenza globale degli animali.

Pertanto, la sfida della terapia genica nel trattamento dei tumori cerebrali è oggi quella di preparare vettori in grado di raggiungere il maggior numero possibile di cellule neoplastiche, sia attraverso l'impiego di cellule in grado di migrare nel sistema nervoso centrale sia attraverso l'impiego di strategie che consentano il passaggio attraverso la barriera ematoencefalica.

Patologia muscolare

Alcuni trial condotti negli animali dimostrano la possibilità di trattare con terapia genica miopatie ereditarie come la distrofia muscolare di Duchenne, le distrofie muscolari dei cingoli e le glicogenosi di tipo II [deficit di alfa-glucosidasi (maltasi acida)] e di tipo V (malattia di McArdle; deficit di miofosforilasi).

Il trasferimento genico circoscritto per la terapia delle malattie muscolari è favorito dalla relativa accessibilità dei muscoli scheletrici all'inoculo di un vettore, mentre la mancanza di barriere simili alla ematoencefalica rende virtualmente meno difficile il trasferimento genico diffuso attraverso il sangue. Tuttavia, la scarsa efficienza della transfezione dei miociti con il gene terapeutico, insieme con la difficoltà di ottenere un'espressione duratura del transgene, costituisce un limite alla terapia genica di queste malattie.

Anche per le malattie del muscolo, il vettore ideale dovrebbe essere sicuro, non immunogenico, capace di trasdurre un numero sufficiente di cellule e in grado di garantire un'espressione del gene terapeutico elevata e prolungata. Per esempio, i promotori virali come quello del citomegalovirus (CMV) inducono alti livelli di espressione del transgene, ma per un breve periodo, mentre promotori come quello dell'alfa-actina scheletrica sono muscolo-specifici ma poco efficienti nell'indurre l'espressione del transgene.

Nel caso in cui il transgene venga espresso transitoriamente potrebbero essere eseguiti inoculi ripetuti del vettore. In questo caso è necessario che il sistema immunitario non monti una risposta contro il vettore. Pertanto, nelle malattie muscolari è preferibile l'impiego di vettori non virali (DNA plasmidico) per il trasferimento di geni in vivo, non solo per ragioni di sicurezza ma anche perché meno esposti all'attacco del sistema immunitario.

La terapia genica delle malattie del muscolo con vettori virali è ostacolata, oltre che dalla risposta immunitaria dell'organismo, anche dalla generica difficoltà di trasferire con successo il gene terapeutico nei miociti. Per esempio, i vettori adenovirali impiegati per trasportare il gene della distrofina nei topi *mdx* (un modello murino di distrofia muscolare di Duchenne) non attraversano efficacemente la barriera endoteliale e sono internalizzati nelle cellule muscolari in maniera poco efficiente perché i miociti esprimono bassi livelli del recettore di membrana per gli adenovirus. Un'alterazione delle forze di Starling (aumento della pressione idrostatica e diminuzione della pressione osmotica) potrebbe favorire il passaggio degli adenovirus attraverso la barriera endoteliale e, quindi, il trasferimento del gene terapeutico nelle cellule muscolari.

Gli AAV sono stati impiegati con successo in un modello murino di distrofia dei cingoli per il trasferimento del gene che codifica per il delta-sarcoglicano. La trasduzione delle cellule è stata raggiunta con l'inoculo del vettore nell'arteria femorale e la somministrazione di istamina per favorire la permeabilizzazione della barriera endoteliale. Sebbene gli AAV possano efficientemente trasdurre i miociti maturi, il loro utilizzo è limitato dalle piccole dimensioni del gene terapeutico che possono trasportare, dalla difficoltà nel produrli e dalla potenziale contaminazione con virus *helper* che li rende competenti alla replicazione.

In questo scenario, la terapia con le cellule staminali rappresenta una valida alternativa alla terapia genica delle malattie muscolari. In questo caso, cellule staminali ematopoietiche o ottenute dal muscolo, dopo essere state iniettate per via endovenosa, sono reclutate nelle aree di degenerazione muscolare. Qui si differenziano e partecipano alla rigenerazione delle fibre muscolari danneggiate.

Senescenza

Il decadimento delle facoltà cognitive che accompagna il passare degli anni è parzialmente attribuibile alla lenta morte dei neuroni, tra cui quelli dell'ippocampo, che è regione cerebrale fondamentale per l'apprendimento e la memoria. Concettualmente potrebbe prevedersi il trasferimento di geni che codificano per fattori di crescita nervosi al fine di ridurre la fisiologica degenerazione neuronale non soltanto nell'ippocampo, ma anche in altre aree cerebrali, come nella malattia di Alzheimer. L'esperimento è già stato effettuato con successo e ha avuto il risultato di limitare il declino delle facoltà cognitive nei ratti adulti sani, attraverso l'utilizzo di cellule precursori neurali trasdotte ex vivo con il gene che codifica per l'NGF e successivamente inoculate nel nucleo basale e nel setto [7].

La possibilità di modificare il declino naturale delle facoltà cognitive o di potenziare le funzioni normali attraverso l'impiego della terapia genica, sebbene sia una conseguenza pressoché inevitabile del prosieguo delle ricerche nel campo della terapia genica delle malattie del sistema nervoso, rischia però di sollevare questioni etiche di difficile gestione.

Studi clinici di terapia genica in malattie neurologiche

Dal 1989 (anno del primo trial di terapia genica) a oggi sono stati completati, sono in corso o sono stati approvati oltre 1.340 trial di terapia genica [v. revisione di Edelstein et al, 2007]. Peraltro, soltanto pochi riguardano le malattie neurologiche, monogeniche e non, fra cui la malattia di Parkinson, la demenza di Alzheimer, la malattia di Canavan, la ceroidolipofuscinosi neuronale tardo-infantile e i glioblastomi. Nel caso dei tumori cerebrali si è arrivati al completamento di uno studio di fase 3 [6], ma per il resto si tratta di studi di fase I-II, il cui principale obiettivo è valutare la tossicità della terapia genica e solo a grandi linee la sua efficacia. Inizialmente hanno prevalso le strategie ex vivo (specie per la mancanza di riproducibilità associata con l'approccio in vivo), ma l'uso di vettori virali adeno-associati per una terapia genica in vivo è apparso sufficientemente sicuro per prevederne l'impiego futuro su più larga scala.

Il breve tempo di monitoraggio e a volte il basso numero di pazienti trattati non hanno tuttavia consentito di trarre conclusioni definitive sui possibili effetti collaterali a breve e a lungo termine delle diverse strategie di terapia genica utilizzate. Inoltre, non è emersa alcuna evidenza di un ovvio vantaggio terapeutico e persiste la difficoltà di ottenere livelli di espressione adeguati e duraturi dei prodotti dei geni trasferiti, nonostante lo sviluppo di vettori più sicuri ed efficienti.

Terapia genica ex vivo

Nel maggio 2005 è stato pubblicato dalla rivista *Nature Medicine* il primo trial di terapia genica ex vivo per la malattia di Alzheimer, che ha suggerito un rallentamento della progressione del decadimento cognitivo. Infatti, prima del trattamento la riduzione dei punteggi al *Mini-Mental Status Examination*

(MMSE) era di 6,1 ± 2,7 punti/anno, mentre dopo il trattamento la perdita si riduceva a 3,0 ± 1,0 punti/anno. Questo studio implicava produzione ex vivo di fibroblasti autologhi ingegnerizzati per esprimere NGF, successivamente inoculati nel nucleo di Meynert di 8 pazienti con diagnosi di probabile malattia di Alzheimer.

Nell'ottobre 2007 sono stati comunicati al XV Congresso della Società Europea di Terapia Genica e Cellulare (ESGCT) i risultati sui primi due bambini di un trial clinico di terapia genica per l'adrenoleucodistrofia. In esso, per la prima volta nell'ambito delle malattie neurologiche, è stato utilizzato un vettore lentivirale allo scopo di ingegnerizzare ex vivo cellule staminali ematopoietiche, successivamente re-iniettate nei pazienti senza la comparsa di eventi avversi.

Gli altri studi clinici di terapia genica ex vivo per malattie neurologiche che sono stati pubblicati sono indicati nella tabella 47.1. I trial per la terapia genica della sclerosi laterale amiotrofica sono serviti esclusivamente per dimostrare che fattori neurotrofici come il CNTF possono essere prodotti nel liquor cefalorachidiano in maniera continuativa attraverso un approccio di terapia genica ex vivo sicuro e ben tollerato.

Terapia genica in vivo

I primi studi di terapia genica in vivo per una malattia neurologica non neoplastica sono stati condotti negli Stati Uniti in bambini con malattia di Canavan, una leucodistrofia dovuta al deficit di asparto-acilasi e caratterizzata da ipotonia e macrocefalia. Nel primo studio, un vettore non virale (DNA plasmidico racchiuso in liposomi) contenente il gene della asparto-acilasi è stato iniettato nei ventricoli cerebrali di due bambini; nel secondo studio, invece, vettori virali adeno-associati trasportanti il gene della asparto-acilasi sono stati iniettati in sei sedi del parenchima cerebrale di 10 bambini [5]. Ambedue i trattamenti sono stati ben tollerati, ma per valutarne la sicurezza e l'efficacia saranno necessari studi a lungo termine con un numero maggiore di pazienti.

Nel giugno 2007 è stato pubblicato sulla rivista *The Lancet* il primo studio di fase I di terapia genica per la malattia di Parkinson. In esso un vettore virale adeno-associato con il gene che codifica per la decarbossilasi dell'acido glutammico (GAD) è stato inoculato unilateralmente nel nucleo subtalamico di 12 pazienti con malattia di Parkinson. Il trattamento è stato ben tollerato e ha permesso di ottenere un miglioramento del 24% del punteggio medio della *Unified Parkinson's Disease Rating Scale*

(UPDRS) motoria in fase off a 12 mesi, prevalentemente nel lato del corpo controlaterale a quello dell'inoculo. Nel secondo studio di fase I per la malattia di Parkinson, un vettore virale adeno-associato contenente il gene che codifica per il fattore trofico neurturina (NTN), il CERE-120, è stato inoculato bilateralmente nel putamen di 12 pazienti con malattia di Parkinson in fase avanzata. Esso è stato ben tollerato e ha consentito di ottenere un miglioramento del 36% del punteggio medio della UPDRS motoria in fase off a 12 mesi dal trattamento. Nel terzo studio di fase I, infine, un vettore adeno-associato trasportante il gene della decarbossilasi degli aminoacidi L-aromatici (AAV-hAADC) è stato inoculato nel putamen di 5 pazienti con malattia di Parkinson con lo scopo di incrementare la produzione putaminale di dopamina a partire dalla levodopa esogena. Esso è stato ben tollerato, ma il beneficio clinico è stato modesto.

Il primo studio di terapia genica in vivo per la distrofia muscolare di Duchenne/Becker è stato condotto in Francia: a 9 pazienti sono state inoculate nel muscolo radiale dell'avambraccio dosi diverse di un plasmide contenente il gene che codifica per la distrofina. Sebbene non si sia verificato alcun effetto collaterale, la produzione di distrofina in quantità molto bassa è stata dimostrata in 6 pazienti su 9.

Il primo studio di terapia genica per una ceroidolipofuscinosi, la neuronale tardo-infantile (CLN2), è stato condotto negli Stati Uniti, con beneficio clinico-neuroradiologico incerto: a 10 bambini sono stati eseguiti inoculi multipli intracerebrali di un vettore virale adeno-associato trasportante il gene CLN2/TTP1, la cui mutazione recessiva causa la malattia. Come per la malattia di Canavan, l'età pediatrica, che può essere associata a una reattività del parenchima cerebrale diversa da quella dell'età adulta, e l'elevata quantità di inoculi intracerebrali potrebbero aumentare il rischio di reazioni immuni e di eventi emorragici, come l'ematoma subdurale.

Lo studio di Amit Bar-Or pubblicato su *Archives of Neurology* per la cura della sclerosi multipla rappresenta il primo esempio di vaccino a DNA utilizzato per trattare una malattia autoimmune negli uomini. Il vaccino, denominato BHT-3009, consiste in un plasmide trasportante il gene che codifica per l'antigene proteina basica della mielina (hMBP) inoculato per via intramuscolare. L'antigene dovrebbe essere successivamente prodotto nell'organismo per modulare il sistema immunitario in maniera benefica. Il BHT-3009 è apparso sicuro e ben tollerato, ma l'efficacia dovrà essere valutata in studi futuri.

Altri studi clinici di terapia genica in corso per malattie neurologiche sono:

- uno studio di fase I-II nei pazienti con distrofia muscolare dei cingoli di tipo 2C (LGMD 2C) per valutare la sicurezza di un vettore adeno-associato trasportante il gene γ-SC che codifica per il gamma-sarcoglicano inoculato nel muscolo radiale dell'avambraccio;
- uno studio di fase I-II in cui un vettore virale adeno-associato è usato per trasportare la "microdistrofina" nel muscolo bicipite di pazienti con distrofia muscolare di Duchenne;
- due studi con oligonucleotidi antisenso, il 2'-O-metil-fosforotioato e il fosforodiamidato morfolino, iniettati rispettivamente nel muscolo tibiale anteriore e nel muscolo estensore breve delle dita di pazienti affetti da Duchenne, per valutarne la sicurezza e l'efficacia locale: entrambi gli oligonucleotidi dovrebbero indurre uno specifico taglio (*exon-skipping*) nel gene della distrofina mutante, in modo da determinare la produzione di una distrofina più corta del normale ma funzionante;
- uno studio di fase I in pazienti con malattia di Alzheimer che prevede l'inoculo di un vettore virale adeno-associato trasportante il gene del fattore trofico NGF nel prosencefalo basale (nucleo basale del Meynert) (Clinical Trial.gov. NCT00087789).

Terapia genica in neuro-oncologia

I principali trial di terapia genica in pazienti neuro-oncologici pubblicati finora sono risultati poco efficaci e sono riassunti nella tabella 47.2. Il solo approccio indagato in maniera completa è stato quello del trasferimento di un gene suicida mediante vettore retrovirale "addomesticato", incapace cioè di replicarsi, ma i risultati sono stati deludenti. Il gene suicida utilizzato codifica per l'enzima timidina chinasi (tk) del virus dell'*Herpes simplex* (HSV) e rende le cellule tumorali che lo esprimono sensibili al trattamento con il profarmaco ganciclovir. Infatti, la HSV-tk è in grado di attivare il ganciclovir attraverso la fosforilazione [8]. Il ganciclovir, una volta attivato, diventa citotossico perché inibisce l'azione della DNA polimerasi e provoca la morte delle cellule tumorali.

Sebbene sia risultato sicuro, questo approccio non è stato efficace, soprattutto per la scarsa quantità di cellule che sono state transfettate e, in misura minore, per i bassi livelli di espressione del gene dell'HSV-tk nelle cellule tumorali e per la ridotta capacità del profarmaco di diffondere dentro di esse.

Prospettive

Come si è cercato di illustrare, le potenzialità della terapia genica in ambito neurologico rimangono cospicue e il completamento dei primi trial clinici è indicativo di un seppur lento passaggio dal laboratorio alla clinica. Peraltro, le prime esperienze, negative o modeste, impongono un ulteriore e probabilmente lungo periodo di immersione nella ricerca di base e preclinica, giustificato non solo dalla necessità di proporre nuove soluzioni per le principali difficoltà incontrate finora (vettori e modelli), ma anche dalla gravità delle condizioni per cui la terapia genica è stata concepita. È questa una terapia complessa che si rivolge a pazienti che soffrono di malattie complesse per le quali, cioè, non è disponibile alcun trattamento alternativo, o che sono state sottoposte senza vantaggio a diversi trattamenti.

È ipotizzabile che un periodo di lavoro serio, con una minore pressione dei media e del mondo dell'impresa, possa essere in grado di fare emergere nuovi approcci. Comunque, la terapia genica va considerata uno dei trattamenti possibili, da usare nel contesto di un armamentario terapeutico più vasto. Deve, cioè, essere abbandonata l'idea ingannatrice di una terapia magica e risolutiva di per sé.

Bibliografia

1. Kordower JH, Emborg ME, Bloch J, et al. Neurodegeneration prevented by lentiviral vector delivery of GDNF in primate models of Parkinson's disease. Science 2000; 290(5492):767-773.
2. Kaspar BK, Llado J, Sherkat N et al.Retrograde viral delivery of IGF-1 prolongs survival in a mouse ALS model. Science 2003; 301(5634):839-842.
3. Taylor RM, Wolfe JH. Decreased lysosomal storage in the adult MPS VII mouse brain in the vicinity of grafts of retroviral vector-corrected fibroblasts secreting high levels of beta-glucuronidase Nat Med 1997; 3(7):771-774.
4. Consiglio A, Quattrini A, Martino S et al. In vivo gene therapy of metachromatic leukodystrophy by lentiviral vectors: correction of neuropathology and protection against learning impairments in affected mice. Nat Med 2001; 7(3):310-316.
5. McPhee SW, Janson CG, Li C et al. Immune responses to AAV in a phase I study for Canavan disease. J Gene Med. 2006;8(5):577-88.
6. Benedetti S, Pirola B, Pollo B et al.Gene therapy of experimental brain tumors using neural progenitor cells. Nat Med 2000; 6(4):447-450.
7. Martinez-Serrano A, Bjorklund A. Ex vivo nerve growth factor gene transfer to the basal forebrain in presymptomatic middle-aged rats prevents the development of cholinergic neuron atrophy and cognitive impairment during aging. Proc Natl Acad Sci USA 1998; 95(4):1858-1863.
8. Rainov NG. A phase III clinical evaluation of herpes simplex virus type 1 thymidine kinase and ganciclovir gene therapy as an adjuvant to surgical resection and radiation in adults with previously untreated glioblastoma multiforme. Hum Gene Ther 2000; 11(17):2389-2401.

Letture consigliate

Biffi A, Cesani M. Human hematopoietic stem cells in gene therapy: pre-clinical and clinical issues. Curr Gene Ther. 2008;8(2):135-146.
Davidson BL, Breakefield XO. Viral vectors for gene delivery to the nervous system. Nat Rev Neurosci 2003; 4(5):353-364.
Edelstein ML, Abedi MR, Wixon J. Gene therapy clinical trials worldwide to 2007-an update. J Gene Med. 2007; 9(10):833-842.
Felgner PL. Strategie non virali per la terapia genica. Le Scienze 1997; 349:60-64.
Fletcher S, Wilton SD, Howell JM. Gene therapy and molecular approaches to the treatment of hereditary muscular disorders. Curr Opin Neurol 2000; 13(5):553-560.
Friedmann T. Verso la terapia genica. Le Scienze 1997; 349:54-59.
Ho DY, Sapolsky RM. Degenerazione dei neuroni e terapia genica. Le Scienze 1997; 349:70-4.
Hsich G, Sena-Esteves M, Breakefield XO. Critical issues in gene therapy for neurologic disease. Hum Gene Ther 2002; 13(5):579-604.
Leone P, Janson CG, McPhee SJ, During MJ. Global CNS gene transfer for a childhood neurogenetic enzyme deficiency: Canavan disease. Curr Opin Mol Ther 1999; 1(4):487-492.
Muntoni F, Wells D. Genetic treatments in muscular dystrophies. Curr Opin Neurol. 2007;20(5):590-594.
Noè F, Nissinen J, Pitkänen A et al. Gene therapy in epilepsy: the focus on NPY. Peptides. 2007;28(2):377-383.
Pardridge WM. Drug and gene delivery to the brain: the vascular route. Neuron 2002; 36(4):555-558.

Principi di farmacoterapia psichiatrica

Sergio Zupo

Disturbi dell'umore

Disturbi depressivi

I pazienti depressi normalmente mostrano una mescolanza di sintomi biologici (insonnia o ipersonnia, variazioni giornaliere dell'umore, riduzione dell'appetito, stanchezza o perdita di energia, costipazione, perdita della libido, aumento o riduzione di peso) e di sintomi psichiatrici (umore depresso, perdita di interesse o di piacere, scarsa memoria, agitazione o rallentamento psicomotorio, pensieri ricorrenti di morte o di suicidio, ansia, sentimenti di indegnità o di colpa, delirio) [1].

Nel *Diagnostic and Statistical Manual of Mental Disorders* (DSM-IV-TR) per l'episodio depressivo maggiore si prevede la presenza contemporanea di 5 o più sintomi, fra cui obbligatoriamente umore depresso o perdita di interesse o di piacere.

Principi generali di trattamento

La terapia dei disturbi depressivi oggi è prevalentemente orientata dalle caratteristiche psicopatologiche, di stato e di decorso dominanti nei singoli quadri clinici piuttosto che dalle sindromi così come definite da criteri nosografici riportati nei principali sistemi classificatori internazionali.

Poiché è assai diffusa la pratica del sottodosaggio dei farmaci e della loro somministrazione per periodi di trattamento troppo brevi, si raccomanda il ricorso a dosi adeguate – necessarie per ottenere l'effetto clinico – e a un periodo di trattamento di almeno 6 mesi per prevenire le ricadute.

Riguardo alla scelta del farmaco, i dati degli studi controllati indicano la superiore efficacia delle varie molecole antidepressive rispetto al placebo, con una sostanziale loro sovrapponibilità rispetto alla molecola di riferimento [2]. Per il momento non vi sono documentate differenze di efficacia fra i vari farmaci antidepressivi. Esistono invece differenze rispetto alle caratteristiche dimensionali del quadro psicopatologico e per quanto riguarda la tollerabilità [3].

L'opinione corrente, secondo cui gran parte delle depressioni si risolve nel tempo e con remissione completa, è attualmente messa in discussione: nel 20-35% dei soggetti persistono sintomi residui [4]. Obiettivi del trattamento farmacologico sono quindi la remissione completa dei segni o sintomi della depressione, il ripristino dei

<table>
<tr><td>

Avvertenza

Le caratteristiche cliniche e di decorso dei disturbi psichici sono descritte nei principali sistemi diagnostici nosografici internazionali dei disturbi mentali: il *Manuale diagnostico e statistico dei disturbi mentali text revision* (DSM-IV-TR) dell'Associazione Psichiatrica Americana, edizione italiana del 2001 (Masson, Milano) e la Classificazione Internazionale delle Malattie (ICD-10) dell'Organizzazione Mondiale della Sanità. A essi rimandiamo per ragioni di spazio.

</td><td>

La trattazione degli argomenti ha un taglio eminentemente pratico: è data per acquisita gran parte delle nozioni di base di psicofarmacologia.

Le citazioni sono frutto di una scelta che tiene anche conto della completezza e dell'aggiornamento delle rispettive bibliografie, alle quali è possibile ricorrere per gli approfondimenti ritenuti necessari.

</td></tr>
</table>

A. Sghirlanzoni (ed) *Terapia delle malattie neurologiche*. ISBN 978-88-470-1119-9; © Springer-Verlag Italia 2009

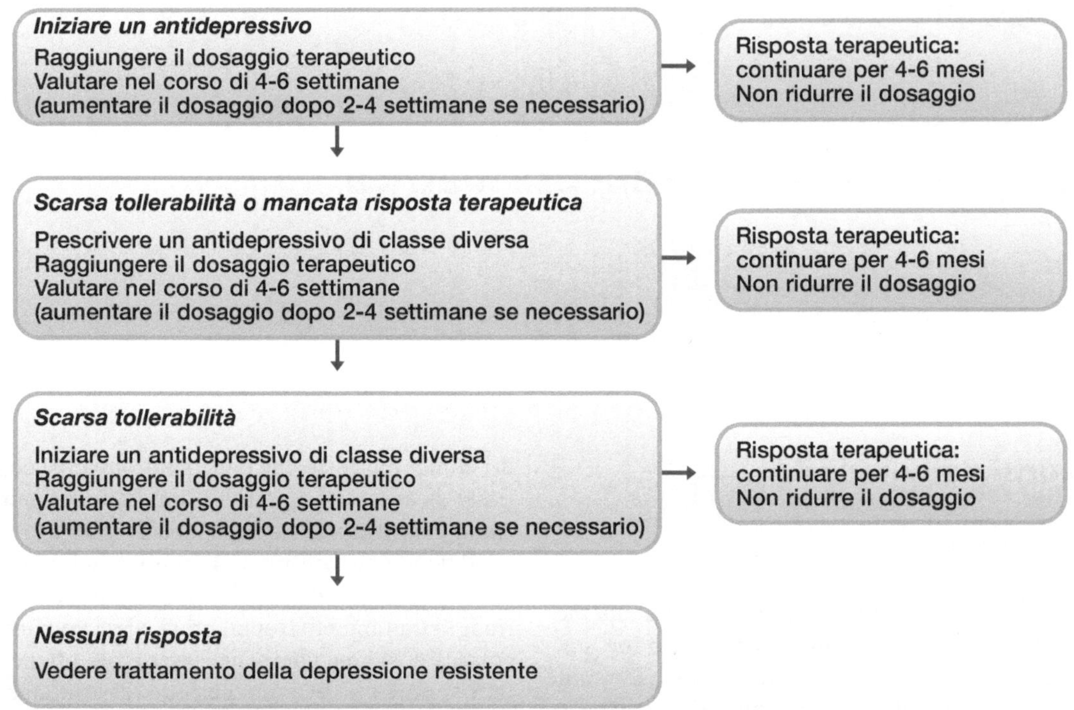

Figura 48.1 • Trattamento farmacologico della depressione

livelli di funzionamento sociale lavorativo precedente e infine la riduzione del rischio di ripresa della sintomatologia.

Terapia

Possono essere formulati criteri generali di trattamento che riguardano tutte le forme depressive, e criteri più specifici relativi a particolari condizioni cliniche e ad aspetti psicopatologici dominanti.

Lo schema generale di trattamento è descritto nella figura 48.1.

In sostanza, la scelta del farmaco antidepressivo (AD) deve essere discussa con il paziente insieme alle altre possibili opzioni terapeutiche. Occorre individuare il dosaggio terapeutico, continuare il trattamento per almeno 4-6 mesi dopo la risoluzione del quadro clinico e sospendere il farmaco gradatamente, nel corso di 2-4 settimane o più se necessario [5].

I criteri generali di scelta [3] comprendono (Tab.48.1):
- l'anamnesi psicofarmacologica;
- l'età, il sesso, il tipo di attività lavorativa, particolari fasi del ciclo riproduttivo;
- gli effetti collaterali soprattutto, che costituiscono un aspetto condizionante di qualsiasi

trattamento antidepressivo. Il loro peso è importante nell'ambito di un trattamento che può durare mesi per la fase acuta; anni per il mantenimento e talvolta per tutta la vita nel caso di depressioni croniche e/o con alta frequenza di recidive. Gli effetti collaterali sono conseguenza del profilo recettoriale del farmaco e possono variare per intensità e frequenza in relazione al singolo paziente;
- in molte situazioni cliniche gli effetti collaterali di un AD possono essere utilizzati con finalità terapeutiche nell'attesa della comparsa dell'effetto antidepressivo. Un AD con elevata attività sedativa come la reboxetina può essere adoperato in un paziente con un quadro depressivo caratterizzato da agitazione, ansia e disturbi del sonno; viceversa, un antidepressivo con spiccata attività attivante come la fluoxetina può avere una indicazione nei quadri clinici caratterizzati da rallentamento e sedazione.

Fra i criteri più specifici ricordiamo quello di gravità.

È comune opinione che nelle forme più gravi debba essere privilegiato l'uso di molecole tricicliche, in particolare quelle in grado di inibire la ricaptazione della noradrenalina, come l'imipramina, benché studi più recenti sembrino non confer-

Tabella 48.1 • Farmaci antidepressivi e meccanismi d'azione

Classe farmacologica	Molecola	Meccanismo d'azione
Triciclici	Amitriptilina	Inibizione del reuptake (5HT > NA)
	Clomipramina	Inibizione del reuptake (5HT > NA)
	Desimipramina	Inibizione del reuptake (5HT < NA)
	Dotiepina	Inibizione del reuptake (5HT = NA)
	Imipramina	Inibizione del reuptake (5HT < NA)
	Nortriptilina	Inibizione del reuptake (5HT < NA)
	Trimipramina	Inibizione del reuptake (5HT < NA)
IMAO irreversibili (inibitori delle monoamino-ossidasi)	Tranilcipromina	Inibizione del catabolismo 5HT, NA e DA
	Fenelzina	Inibizione del catabolismo 5HT, NA e DA
IMAO reversibili (RIMA: inibitori reversibili delle monoamino-ossidasi A selettivi)	Monoclobemide	Inibizione del catabolismo 5HT e NA
SSRI (inibitori selettivi della ricaptazione di serotonina)	Citalopram Fluoxetina Fluvoxamina Paroxetina Sertralina	Inibizione selettiva della ricaptazione della serotonina
SNRI (inibitore selettivo della ricaptazione di serotonina e noradrenalina)	Venlafaxina	Inibizione della ricaptazione di 5HT e (dose-dipendente) di NA
NASSA (antidepressivo noradrenergico e serotoninergico selettivo)	Mirtazapina	Blocco autorecettori α-2, blocco postsinaptico 5HT2 e 5HT3
NARI (inibitore selettivo della ricaptazione di noradrenalina	Reboxetina	Inibizione selettiva della ricaptazione NA
Benzamidi sostituite	Sulpiride Levo-sulpiride Amisulpiride	Blocco auto-recettori presinaptici DA
Atipici	Maprotilina	Inibizione ricaptazione prevalente di NA
	Mianserina	Blocco recettori presinaptici ?-2
	Trazodone	Inibizione ricaptazione prevalente di HT e blocco recettori postsinaptici 5HT2
	Viloxazina	Inibizione ricaptazione prevalente di NA
	Amineptina	Inibizione selettiva ricaptazione DA
	Ademetionina	Azione su meccanismi postsinaptici di trasduzione di segnale (fosforilazione proteica)
	Nefazodone	Inibizione ricaptazione selettiva di 5HT e blocco recettori postsinaptici 5HT2

Legenda: NA, noradrenalina; 5HT, serotonina; DA, dopamina.

mare tale dato. In caso di depressione delirante è consigliabile l'uso un antidepressivo triciclico (TCA) con bassi dosaggi di un antipsicotico.

In caso di depressione atipica sono considerati preferibili gli inibitori selettivi della ricaptazione della serotonina (SSRI), gli inibitori delle monoamino-ossidasi (IMAO) e gli inibitori selettivi della ricaptazione della serotonina e della noradrenalina (SNRI).

Un temperamento premorboso di tipo passivo-evitante dovrebbe orientare la scelta verso un antidepressivo pronoradrenergico; caratteristiche di irritabilità aggressività, disforia consiglierebbero l'uso di un proserotoninergico. Per l'età senile ed evolutiva si sconsigliano i triciclici; in gravidanza sono sconsigliati tutti gli antidepressivi.

Titolazione e individuazione del dosaggio minimo terapeutico

Alcuni farmaci che mostrano una bassa incidenza di effetti collaterali consentono di raggiungere rapidamente o addirittura di iniziare con la dose terapeutica (SSRI, NARI: inibitori selettivi della ricaptazione della noradrenalina, NASSA: antidepressivi noradrenergici e serotononergici selettivi, IMAO). Gli inibitori selettivi della ricaptazione della serotonina richiedono una titolazione più lenta (7-10 giorni); i triciclici necessitano di aumentare progressivamente la dose in circa 2 settimane per ridurre l'incidenza e la gravità degli effetti collaterali. Aggiustamenti frequenti del dosaggio consentono di personalizzare l'intervento rispetto alle specifiche caratteristiche del paziente (Tab. 48.2).

Tabella 48.2 • Dosaggi antidepressivi

Molecola	Dosaggi (mg)	Molecola	Dosaggi (mg)
Amitriptilina	75-250	Venlafaxina	75-375
Clomipramina	75-250	Mirtazapina	15-45
Desimipramina	75-250	Reboxetina	4-12
Dotiepina	75-250	Maprotilina	50-150
Imipramina	75-250	Mianserina	60-120
Nortriptilina	75-250	Trazodone	75-300
Trimipramina	75-250	Viloxazina	200-400
Tranilcipromina	10-30	Amineptina	100-200
Fenelzina	30-135	Nefazodone	300-600
Moclobemide	200-900	Levosulpiride	75-150
Citalopram	20-60	Amisulpiride	50
Fluoxetina	20-60	Paroxetina	20-60
Fluvoxamina	100-300	Sertralina	50-200

Effetti collaterali

Sono in genere dose-dipendenti e per lo più tendono a ridursi nel tempo. Bisogna prestare particolare attenzione alla sindrome serotoninergica da sovradosaggio o sovrapposizione di diversi antidepressivi, nonché ai sintomi da sospensione brusca del trattamento (Tab. 48.3).

L'iponatremia è stata descritta in associazione con la maggior parte degli AD; sembra essere causata da inappropriata secrezione dell'ormone antidiuretico. È rara ma potenzialmente molto grave e si caratterizza per letargia, confusione, nausea, crampi muscolari, convulsioni. In tali circostanze l'antidepressivo deve essere sospeso immediatamente.

Tempo di latenza

È definito come il tempo che intercorre tra il raggiungimento della dose ottimale e l'inizio del miglioramento della sintomatologia depressiva: il tempo di latenza può variare tra i 15 e i 20 giorni, benché in una discreta percentuale di casi non si verifichi un significativo miglioramento clinico prima della quarta settimana di trattamento.

Efficacia e durata del trattamento

È preferibile utilizzare un unico antidepressivo, almeno in fase iniziale. Per stabilirne l'efficacia occorre che il trattamento sia prolungato per 4-8 settimane a pieno dosaggio.

In caso di mancata risposta verificare la diagnosi, se vi è abuso di sostanze, una comorbilità psichiatrica, altre patologie sistemiche, dosi troppo basse o scarsa aderenza del malato al trattamento.

Verificati questi parametri, in caso di mancata o insufficiente risposta sarà opportuno il passaggio a un'altra classe di AD, previa sospensione del farmaco precedente.

Tutti gli antidepressivi possono indurre "sintomi da sospensione" (Tab. 48.4). Qualora un AD sia stato assunto per un periodo superiore alle 5-6 settimane non si dovrebbe interrompere la terapia di colpo, ma procedere gradatamente. In caso di necessità di interruzione e comparsa di sintomi da sospensione si può far presente al paziente che i sintomi hanno una durata temporanea (1-2 settimane).

La terapia individuata deve essere proseguita a dosaggio pieno per 4-6 mesi dopo la comparsa del completo equilibrio. Il trattamento può essere quindi interrotto con riduzione graduale dei dosaggi e monitoraggio nei mesi successivi.

Tabella 48.3 • Effetti collaterali dei farmaci antidepressivi

Classe	Effetti più comuni	Effetti meno comuni
Triciclici	Secchezza delle fauci Stipsi Disturbi dell'accomodazione Tachicardia Ipotensione posturale	Nervosismo e agitazione Tremori Sudorazioni
IMAO irreversibili	Ipotensione Insonnia	Viraggi maniacali Ritardo dell'eiaculazione Vertigini Difficoltà minzionali
IMAO reversibili	Disturbi del sonno Nausea	Cefalea
SSRI	Nausea Vomito Disturbi della libido Modificazione dell'appetito	Nervosismo Sindrome serotonergica Cefalea
SNRI	Insonnia Secchezza delle fauci Stipsi Nausea Cefalea Disturbi del sonno	Irritabilità Tremore Anoressia Disturbi della libido
NASSA	Secchezza delle fauci Incremento ponderale Sonnolenza	Ipotensione ortostatica Tremori Aumento transaminasi
NARI	Sudorazione Vertigini Stipsi Secchezza delle fauci	Tachicardia Parestesie Disturbi dell'addormentamento Ritenzione urinaria da stasi vescicale

IMAO, inibitori delle monoamino-ossidasi; SSRI, inibitori selettivi della ricaptazione della serotonina; SNRI, inibitori selettivi della ricaptazione della serotonina e della noradrenalina; NASSA, antidepressivi selettivi noradrenergico e serotoninergico; NARI, inibitori selettivi della ricaptazione della noradrenalina.

Tabella 48.4 • Sintomi da sospensione di antidepressivi

Sindrome da sospensione di antidepressivi	Sindrome serotoninergica	
Vertigini*	Agitazione	
Sensazione tipo scossa elettrica*	Sudorazione	
Ansia e agitazione	Tremore	
Insonnia	Brividi	Gravità
Sintomi simil-influenzali	Mioclonie	
Diarrea e spasmi addominali	Confusione	
Parestesia*	Convulsioni	
Cambiamenti dell'umore	Morte	
Nausea		
Abbassamento del tono dell'umore		

*Comuni nella sospensione di SSRI e venlafaxina.

La terapia di mantenimento ha una funzione profilattica e viene decisa in base a vari fattori:

- alta frequenza degli episodi (almeno 3 in cinque anni oppure ricadute a intervalli molto ravvicinati);
- gravità degli episodi: gravi alterazioni cognitive, sintomi psicotici, tentativi di suicidio;
- condizioni predittive di rischio: esordio precoce, familiarità positiva, remissione incompleta dei sintomi, comorbilità.

La prevenzione si può attuare attraverso:

- il mantenimento della terapia risultata efficace nella fase iniziale e di continuazione, possibilmente allo stesso dosaggio;
- la sostituzione dell'antidepressivo usato con un altro a più basso profilo di effetti collaterali;
- trattamento con sale di litio in alternativa o in concomitanza con gli AD, particolarmente nelle forme più gravi.

Depressione resistente

È così definita [17] la forma depressiva [6] in cui manca la risposta ad almeno 2 antidepressivi di classi diverse, di cui almeno un triciclico, somministrati a dosi opportune per un periodo adeguato. Una volta escluso che si tratti di pseudo-resistenza (dosaggio inadeguato, mancata compliance, errata diagnosi, comorbilità, età avanzata), si possono attuare i seguenti accorgimenti:

- associazione di un antidepressivo triciclico con un SSRI;
- associazione con il litio, efficace nel 50% dei casi;
- associazione SSRI-SNRI (inibitori selettivi della ricaptazione della serotonina con inibitori selettivi della ricaptazione della serotonina e della noradrenalina).

Depressione bipolare

Tende a durare più a lungo della depressione unipolare (oltre il 50% dei casi ha durata maggiore di un anno), ed è più difficile da trattare.

Criteri generali di trattamento sono:

- uso degli stabilizzanti dell'umore (litio, acido valproico, carbamazepina) nella fase acuta iniziale;
- aggiunta di un antidepressivo se necessario, usando quelli a minor rischio di viraggio, come SSRI, mirtazapina, bupropione;
- riduzione al minimo dei tempi di esposizione all'antidepressivo, con graduale diminuzione del dosaggio una volta ottenuta una situazione di reale eutimia.

Distimia

È una depressione cronica melanconica di basso grado, spesso associata con ansia, ad inizio insidioso e decorso cronico, di almeno due anni, con elevato rischio di ricadute. Condivide alcuni sintomi biologici con la depressione ed è compatibile con un accettabile funzionamento sociale. Comunemente si sovrappone a un episodio di depressione maggiore. Il trattamento farmacologico con AD deve durare alcuni mesi ed essere possibilmente associato ad altri tipi di interventi psico-educativi e/o psicologici. Non si sono evidenziate differenze nell'efficacia fra le varie classi di farmaci.

Disturbi dello spettro bipolare

Il disturbo dello spettro bipolare [7] è definito dalla presenza attuale o in anamnesi di almeno un episodio maniacale, ipomaniacale o misto.

L'ipomania, la più comune e lieve forma di mania, è definita come una normale elazione dell'umore, alternata a irritabilità, grande energia, fuga delle idee, insonnia ecc.

I sintomi principali sono: umore euforico e labile (irritabile, grandioso, rabbioso) aspetto brillante o trascurato, scarso bisogno di sonno, aumento della determinazione e dell'energia, ridotta consapevolezza di malattia, logorrea, fuga delle idee, pensiero espansivo, comportamento iperattivo e intrusivo.

Principi generali di trattamento

Al di là del trattamento farmacologico sono di fondamentale importanza l'informazione del paziente e dell'entourage e un atteggiamento supportivo per entrambi, affinché venga mantenuta la *compliance* e aumentata la capacità di gestione dello stress.

La programmazione del trattamento richiede la valutazione sia della sintomatologia in atto sia della frequenza, polarità e gravità dei precedenti episodi. La complicazione maggiore è in genere la scarsa *compliance* del paziente per la frequente tendenza alla negazione della malattia. Scopo della terapia è curare la sintomatologia in atto, ridurre frequenza, gravità e conseguenze delle ricorrenze, ottenere fasi intercritiche in cui vi sia un miglior funzionamento psicosociale.

Terapia

Per gli episodi depressivi è valido quando già indicato in questo capitolo nel paragrafo relativo ai disturbi depressivi.

Trattamento acuto della mania e dell'ipomania (vedi anche "Comportamenti aggressivi e stati di agitazione").

Accanto alla sospensione immediata di tutti farmaci AD occorre iniziare o ottimizzare la terapia con i farmaci stabilizzanti del tono dell'umore (Tab. 48.5), secondo i seguenti dosaggi di massima iniziali, fino a raggiungere livelli ematici compresi nel range terapeutico, ovvero:

- litio: 300-400 mg/die da aumentarsi fino a ottenere 0,6-1,2 mmol/l;
- carbamazepina: 200-400 mg/die da aumentarsi fino a ottenere 8/12 mg/l;
- valproato: 500 mg/die da aumentarsi fino a ottenere 50/100 mg/l.

Gli stabilizzatori possono essere utilizzati da soli o in associazione con le benzodiazepine:

- lorazepam da 1 mg 3 volte al giorno a 6-8 mg/die;
- clonazepam da 1 mg 2 volte al giorno a 4-6 mg/die.

Se sono presenti sintomi psicotici o le precedenti terapie si sono rivelate inefficaci si può iniziare con un farmaco antipsicotico:

- olanzapina: 10-20 mg/die:
- risperidone: fino a 6 mg/die;
- aloperidolo: da 2 a 5 mg 3 volte al giorno;
- clorpromazina: da 100 mg 3 volte al giorno.

Altri farmaci da prendere in considerazione in caso di inefficacia degli schemi precedenti sono clozapina, lamotrigina, gabapentin.

Farmaci stabilizzanti del tono dell'umore

I cosiddetti stabilizzanti del tono dell'umore [8] riconoscono nel litio il farmaco di riferimento; valproato e carbamazepina sono pressoché sovrapponibili in termini di efficacia e presentano maggiore maneggevolezza (v. Tab. 48.5).

Nella mania acuta vengono in genere associati a neurolettici e benzodiazepine perché la loro latenza terapeutica è piuttosto lunga e simile per tutti i regolatori dell'umore. Ad esempio, la latenza terapeutica del litio è di 3-6 settimane.

Il valproato avrebbe un'efficacia relativamente maggiore negli stati misti; la carbamazepina occuperebbe una posizione intermedia. Tutti sono efficaci nella depressione bipolare e nella profilassi delle ricorrenze. La scelta va posta tenendo conto degli effetti collaterali e delle caratteristiche del paziente.

Gestione del trattamento

Un primo episodio non implica l'inizio di un trattamento di profilassi; la decisione di instaurarlo va commisurata alla durata degli intervalli liberi e alla gravità della malattia.

La sospensione della profilassi comporta un elevato rischio di ricaduta a breve termine e in genere va ascritta a fattori di intolleranza o a gravidanza; se possibile deve essere fatta in modo graduale.

La durata del trattamento è in genere indicata in 3-5 anni. In molti casi la terapia va continuata a tempo indefinito.

Studi recenti sembrano indicare nei neurolettici atipici utili alternative nel trattamento a lungo termine del disturbo bipolare.

Nel caso del disturbo affettivo bipolare a cicli rapidi (più di quattro episodi di (ipo) mania/depressione in 12 mesi), se l'uso di litio, carbamazepina o valproato risulta inefficace si può ricorrere a una combinazione di due o più di questi farmaci. In terza istanza si può aggiungere tiroxina fino a raddoppiare i livelli degli ormoni tiroidei liberi.

Disturbi d'ansia

Principi generali di trattamento

I disturbi d'ansia sono trattabili con pari efficacia sia con farmaci sia con la psicoterapia [9]. Molti autori di scuola anglosassone danno la terapia cognitivo-comportamentale come prima indicazione per tutti i disturbi d'ansia. Secondo le più recenti linee guida nazionali [10-11] l'orientamento prevalente è quello di associare al trattamento farmacologico un "supporto" psicologico, ricorrendo come seconda opzione a trattamenti psicologici più strutturati.

La presenza di elevata comorbilità fra ansia e depressione (in particolare disturbo da attacchi di panico e depressione) ha reso sempre più diffuso e consigliabile l'uso elettivo degli antidepressivi (AD), specie i più recenti.

I vantaggi delle benzodiazepine (BDZ) rispetto agli antidepressivi sono la loro rapidità di azione e la maggiore compliance; esse danno però problemi di sedazione e di dipendenza. Se ne consiglia l'uso per un tempo limitato e in associazione agli AD (Tabb. 48.6 e 48.7).

Gli inibitori selettivi della ricaptazione della serotonina (SSRI) hanno dato buoni risultati nel disturbo ossessivo compulsivo (DOC) e nel disturbo post-traumatico da stress (PTSD); la Food and Drug Administation ha approvato nel 2002 l'uso della venlafaxina per la terapia del disturbo d'ansia generalizzato (GAD).

Tabella 48.5 • Stabilizzanti del tono dell'umore

	Litio	Carbamazepina	Valproato di sodio	Lamotrigina
Caratteristiche	Emivita: 20 h. Escrezione renale. Non viene metabolizzato	Emivita: 12-17 h. Metabolizzata dal fegato ed escreta per via renale. È possibile che il metabolita abbia attività farmacologica.	Emivita: 8 h. Metabolizzato	Emivita 20-24 h. L'emivita è aumentata dal valproato e ridotta da farmaci che inducono gli enzimi
Indicazioni	Trattamento acuto della mania. Profilassi del disturbo bipolare affettivo. Trattamento adiuvante della depressione. Disturbo schizofrenico. Comportamento violento (anche nei pazienti con handicap mentale)	Trattamento acuto della mania. Profilassi del disturbo bipolare affettivo da solo o in combinazione con il litio. Comportamento violento	In caso di mancata risposta al litio o alla carbamazepina. Mania acuta – specialmente stati affettivi misti. Profilassi degli episodi depressivi e maniacali	In caso di mancata risposta alla carbamazepina e al valproato. Mania acuta. Profilassi del disturbo bipolare. Disturbo affettivo a cicli rapidi
Dosaggio	Iniziare con 400mg/die. Monitorare le concentrazioni plasmatiche ogni 5-7 giorni fino al raggiungimento di 0,6-1,0 mmol/l. Successivamente controllare i livelli plasmatici ogni 2-3 mesi. NB: il prelievo deve essere effettuato 12 h dopo la somministrazione dell'ultima dose	Iniziare con 200 mg 2 volte al giorno, aumentando il dosaggio fino a 600/1000 mg/die. Raggiungere una concentrazione plasmatica 8-12mg/l. NB: il prelievo deve essere effettuato quando i livelli plasmatici sono minimi, prima dell'assunzione della dose successiva. Induce il proprio metabolismo: monitorare i livelli ogni 2 settimane fino a stabilizzazione e poi ogni 3-6 mesi	Iniziare con 500 mg/die una volta al giorno, aumentando il dosaggio fino a 50/100 mg/l. Il prelievo deve essere effettuato quando i livelli plasmatici sono minimi, prima dell'assunzione della dose successiva	La dose come stabilizzatore del tono dell'umore non è stabilita ma è probabilmente simile a quella usata nell'epilessia ed è legata all'assunzione contemporanea di altri farmaci
Precauzioni	Funzionalità renale: valutare azotemia ed elettroliti prima di iniziare il litio. È escreto esclusivamente tramite il rene ed è potenzialmente nefrotossico. Cambiamenti nella concentrazione degli elettroliti corporei possono influenzare i livelli plasmatici di litio. Il 3-4% dei pazienti sviluppa ipotiroidismo: valutare la funzionalità tiroidea prima di iniziare la terapia e successivamente ogni 6 mesi. La tossicità si verifica a livelli > 1,5 mmol/l. Eseguire ECG prima della terapia	Leucopenia e agranulocito: attenzione a febbre e infezione, Ematocrito e conta leucocitaria prima di iniziare il trattamento e ogni 2 settimane per i primi due mesi. La leucopenia iniziale è solo temporanea e benigna Tossicità da CBZ: diplopia, atassia, sedazione	Valutare la funzionalità epatica e renale prima di iniziare il trattamento. Valutare la conta leucocitaria e l'emocromo regolarmente	Monitorare la comparsa di eruzioni cutanee
Controindicazioni	Gravidanza, allattamento al seno. Insufficienza renale. Disturbi della funzione tiroidea. Sindrome del *sick sinus*	Gravidanza, allattamento al seno. Abuso di alcol, glaucoma, diabete	Gravidanza, allattamento al seno. Disturbi epatici	Gravidanza. Disturbi epatici
Effetti collaterali	Sete, poliuria, disturbi gastroenterici. Tremore (risponde al propranolo). Diabete insipido. Acne. Debolezza muscolare. Aritmie cardiache. Aumento di peso. Ipotiroidismo	Sonnolenza, atassia, diplopia, nausea, agranulocitosi, anemia aplastica, leucopenia transitoria, ipersensitività, epatite, eruzioni cutanee	Sonnolenza, nausea, vomito. Raramente: atassia, cefalea, ansia, trombocitemia e disturbi della funzionalità piastrinica, pancreatite	Eruzioni cutanee, atassia, diplopia, cefalea, vomito.
Interazioni farmacologiche	Antipsicotici: tutti gli antipsicotici possono aumentare il rischio di neurotossicità indotta da litio. Diuretici tiazidici: aumentano i livelli plasmatici di litio. Inibitori dell'ACE: tossicità. Diltiazem e verapamile: neurotossicità. Xantine: aumentano l'escrezione di litio. FANS: tutti causano tossicità tranne l'aspirina, il sullindac e l'ibuprofene a basse dosi	Antipsicotici: possono causare sonnolenza, atassia e altri sintomi neurologici. Litio: aumento degli effetti collaterali di entrambi i farmaci. Calcio-inibitori: neurotossicità. IMAO: sospendere per 2 settimane prima di iniziare la terapia. La CBZ riduce la concentrazione plasmatica di triciclici e neurolettici; induce gli enzimi epatici e quindi abbassa i livelli di fenitoina, contraccettivi orali e altri farmaci		Il valproato aumenta i livelli di lamotrigina. La lamotrigina può aumentare i livelli del metabolita epoxide della carbamazepina

Tabella 48.6 • Benzodiazepine e altri ipnotici sedativi

Nome generico	Effetto principale		Dose usuale	Emivita	Affinità
	Ansiolitico	Ipnotico	(mg/die)	media (ore)	recettoriale
Clordiazepossido	•	–	15-100	100	•
Diazepam	•	–	2-40	75	••
Flurazepam	–	•	15-30	75	•
Prazepam	•	–	20-60	65	•
Lorazepam	•	•	2-4	15	•••
Temazepam	–	•	15-3	12	•
Oxazepam	•	•	30-120	10	••
Alprazolam	•	–	0,5-4	12	•••
Triazolam	–	•	0,125-25	3	•••
Brotizolam	–	•	0,125-25	5	•••
Clonazepam	•	–	0,5-10	45	•••
Flunitrazepam	–	•	0,5-2	20	•••
Nitrazepam	–	•	2,5-10	30	••
Non benzodiazepine					
Zaleplom	–	•	5-10	2	••
Zolpidem	–	•	5-10	3	•••
Zopiclone	–	•	3,75-7,5	5	••

• Presenza ed entità dell'effetto. – Assenza dell'effetto

Tabella 48.7 • Benzodiazepine: effetti collaterali

Nome generico	Sedazione diurna	Deficit di memoria	Fenomeni da sospensione
Clordiazepossido	••	•	•
Diazepam	••	••	•
Flurazepam	•••	••	–
Prazepam	••	•	•
Lorazepam	•	•••	•••
Temazepam	•	••	•
Oxazepam	•	•	•
Alprazolam	•	•	••
Triazolam	•	•••	•••
Brotizolam	•	•	•
Clonazepam	•	•	••
Flunitrazepam	•	•••	•
Nitrazepam	•	•	•
Non benzodiazepine			
Zaleplom	–	–	–
Zolpidem	–	–	–
Zopiclone	–	–	–

• Presenza ed entità dell'effetto. – Assenza dell'effetto

Disturbo di panico (DAP)

Nel DSM-IV-TR, cui si rimanda per una disamina della sintomatologia, sono presenti tre diagnosi: disturbo da attacchi di panico con agorafobia (più frequente), il disturbo di panico senza agorafobia e, più controversa, l'agorafobia senza attacchi di panico.

Principi generali di trattamento

È dimostrata l'efficacia a breve termine del trattamento farmacologico; mancano dati rispetto a periodi superiori agli 8-12 mesi [2].

Quasi tutte le molecole riconosciute come efficaci appartengono al gruppo degli AD. Le variabili cliniche più importanti per la scelta dell'antidepressivo sono: l'indice terapeutico (rapporto tra efficacia terapeutica ed effetti secondari e collaterali); precedenti risposte agli stessi farmaci; eventuale comorbilità; condizioni mediche di base.

Terapia

Fasi del trattamento

La fase iniziale di 2-3 mesi è necessaria per personalizzare il dosaggio e verificare la massima efficacia ottenibile; la fase di consolidamento richiede 8-12 mesi a dosaggio pieno; la fase di mantenimento dura almeno ulteriori 8-10 mesi con riduzione progressiva della dose fino a sospensione del farmaco. Poiché spesso si hanno recidive importanti ai primi tentativi di diminuzione può essere necessario prolungare il trattamento a dosaggio pieno per anni.

Degli SSRI in commercio, paroxetina, sertralina, e citalopram hanno ottenuto in scheda tecnica l'autorizzazione ministeriale al trattamento del disturbo di panico (DAP); anche per gli altri esistono tuttavia dati comprovanti l'efficacia e si accetta l'indicazione di un aumento graduale della dose: per la paroxetina 10 a 40 mg; per la fluvoxamina da 25 a 200 mg; per il citalopram da 10 a 40 mg; per la sertralina da 25 a 150 mg; per la fluoxetina da 10 a 60 mg [9].

L'effetto utile può comparire anche dopo 6 settimane e la risposta piena può richiedere fino a 12 settimane. Poiché, inoltre, nel 40% di casi vi può essere una "sindrome di attivazione" all'inizio del trattamento, si consiglia la lenta titolazione e l'eventuale associazione con benzodiazepine (BDZ).

Si consiglia un periodo minimo di 12 mesi di trattamento con riduzione lenta della dose per evitare sintomi da discontinuazione.

I triciclici presentano una pari efficacia, ma per i loro effetti collaterali vengono considerati come farmaci di seconda scelta, pur considerando che la clorimipamina è l'unica molecola ad avere l'autorizzazione in scheda tecnica per il disturbo di panico (DAP). Per i dosaggi e le modalità di somministrazione si veda il capitolo sui disturbi dell'umore.

Le BDZ mostrano quasi tutte un'attività antipanico sovrapponibile, anche se soltanto l'alprazolam ha ottenuto l'autorizzazione ufficiale al trattamento del DAP.

Per i motivi sopra esposti, le BDZ sono considerate utilizzabili solo nelle prime settimane di trattamento salvo casi in cui sia specificatamente sconsigliato l'uso degli antidepressivi.

Gli inibitori delle monoamino-ossidasi (IMAO) sono considerati farmaci di terza scelta per la loro scarsa maneggevolezza ed elevati rischi di reazione avversa.

Scelta del trattamento [2-4]

La terapia farmacologia prevede generalmente l'associazione di una BDZ ad alta potenza, nel senso di alta affinità per i recettori benzodiazepinici [12], come l'alprazolam per il controllo dell'ansia e dell'agitazione con un SSRI destinato a svolgere la sua attività a medio e lungo termine. Una volta ottenuto il controllo dell'ansia è opportuno scalare e sospendere la BDZ e proseguire con l'AD. Nel caso di scarsa o nulla risposta nel periodo di 2 mesi è consigliabile il cambio di molecola.

Se vi è comorbilità con i disturbi dell'umore – dato il rischio di induzione di viraggi maniacali e iatrogeni – è bene usare come prima scelta l'SSRI in associazione con stabilizzatori dell'umore (v. sopra, "Farmacoterapia dei disturbi dell'umore") e BDZ ad alta potenza in fase iniziale.

Nel caso di comorbilità DAP-GAD (disturbo di panico, disturbo d'ansia generalizzata), lo schema prevede l'uso nell'ordine di SSRI, venlafaxina, IMAO; nel caso di comorbilità GAD-DOC (disturbo d'ansia generalizzata, disturbo ossessivo-compulsivo) lo schema prevede l'uso in prima battuta di un SSRI con eventuale associazione in seconda istanza di SSRI e clorimipamina.

Disturbo d'ansia generalizzata (GAD)

Erede di larga parte di quella che era un tempo definita nevrosi d'ansia, il disturbo d'ansia generalizzata (GAD) fa parte del vasto campo dei disturbi ansiosi, ma si caratterizza per la persistenza di uno stato di perenne apprensione e preoccupazioni eccessive, sensazione di nervosismo, ipervigilanza e disturbi somatici con momenti di accentuazione e momenti di minore intensità nel corso della vita (Fig. 48.2).

Il GAD potrebbe essere riconcettualizzato con esagerazione di una normale disposizione di personalità definibile come "temperamento generale ansioso"[10].

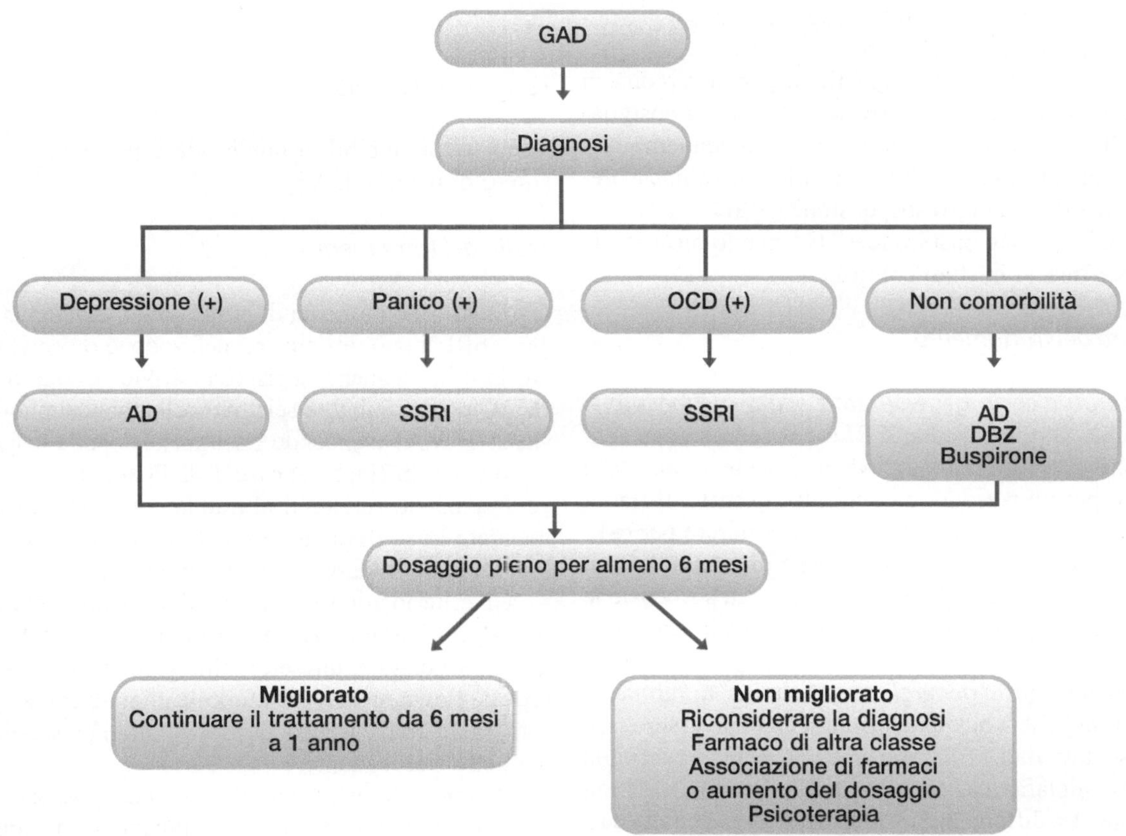

Figura 48.2 • Algoritmo per il trattamento farmacologico del GAD [5].

Principi generali di trattamento

Ai fini delle scelte terapeutiche si può distinguere all'interno di casi che rispettano la stessa diagnosi formale di GAD, casi con prevalente componente di sintomi di ansia somatica, casi con importante sintomatologia depressiva e casi con maggiore prevalenza di ansia psichica "pura".

È possibile distinguere due principali tipi di intervento: trattamento del disturbo d'ansia generalizzata (GAD) acuto e trattamento di mantenimento.

I farmaci per i quali esiste in letteratura la maggiore evidenza sono BDZ, imipramina, SSRI, venlafaxina, buspirone e alcuni altri AD triciclici (TCA)

L'orientamento prevalente è comunque simile a quello del DAP, cioè l'utilizzo di SSRI o SNRI eventualmente associati in fase iniziale da una BDZ.

Le alternative sono rappresentate da:
- BDZ a emivita lunga come, ad esempio, diazepam 2-30 mg/die solitamente per non più di 4 settimane; un uso continuato a basse dosi può essere giustificato in alcuni pazienti resistenti al trattamento;

- buspirone da 15 mg/die gradualmente fino a 60 mg/die prevedendo un periodo di almeno 2-4 settimane per avere una risposta parziale; non vi è rischio di dipendenza.

Terapia

Il GAD è una patologia spesso a lungo decorso della durata maggiore di 6 mesi (circa 4 pazienti su 10 restano sintomatici dopo 5 anni). I farmaci di comprovata evidenza sono:
- SSRI: di questa categoria la paroxetina è stata oggetto di studi e autorizzata dalla FDA;
- BDZ: per garantire una copertura costante, nel disturbo d'ansia generalizzata sono preferibili benzodiazepine a emivita medio-lunga e a produzione controllata di metaboliti attivi, come diazepam e clordemetildiazepam. Nei soggetti che superano i 60 anni è preferibile l'impiego di BDZ con medio-alta velocità di eliminazione, scarsità di metaboliti attivi e metabolizzazione con coniugazione epatica, come ad esem-

pio il lorazepam; in tali soggetti i dosaggi vanno ridotti (v. Tab. 48.6).

L'uso delle BDZ si giustifica per la rapidità di azione, tollerabilità e bassa tossicità; ne sconsigliano l'uso la facilità a indurre abuso, dipendenza, fenomeni di rimbalzo o di ritorno allo stato d'ansia precedente dopo la loro sospensione (v. Tab 48.7).

Venlafaxina, buspirone e TCA hanno mostrato la loro efficacia in studi controllati.

Scelta del trattamento

Disturbo d'ansia generalizzata acuto o subacuto – Terapia di prima scelta SSRI (come paroxetina, venlafaxina o imipramina) eventualmente associata a BDZ per un periodo massimo di 2-3 mesi. Il trattamento con gli SSRI o altri AD deve durare per 6-12 mesi. In linea di massima la dose di mantenimento può essere uguale alla dose iniziale. La sospensione va condotta gradualmente nell'arco di varie settimane.

Disturbo d'ansia generalizzata "cronico" o "temperamentale" – Anche qui la prima scelta può essere rappresentata dall'SSRI associato al BDZ; la seconda dalla venlafaxina, la terza da imipramina e buspirone. La differenza sostanziale è rappresentata dall'indicazione generale a un trattamento mediamente più lungo (12-18 mesi) e una valutazione molto più legata al singolo caso. Per le frequenti situazioni di comorbilità: Figura 48.2.

Disturbo post-traumatico da stress (DPTS)

Il disturbo post-traumatico da stress (DPTS) è stato inserito tra i disturbi d'ansia nel DSM-IV; nell'ICD-10 è classificato a parte. Le sue caratteristiche fanno supporre che l'ansia sia un fenomeno secondario e che il *core* della patologia sia di natura differente. Nella letteratura viene considerato prioritario l'intervento psicoterapico sull'intervento farmacoterapico, o si raccomanda che comunque le due forme vadano associate; in ogni caso la percentuale di successo è relativamente ridotta.

Principi generali di trattamento

Gli SSRI sono i farmaci di prima scelta per la terapia del DPTS. I dati attualmente disponibili non consentono di formulare un razionale biologico sull'azione di questi farmaci [7]. La paroxetina sembra mostrare più efficacia del placebo e della sertralina, indipendentemente dalla sua azione AD.

Terapia

Fasi del trattamento

Sono sovrapponibili a quelle già esposte per il disturbo di panico (DAP).

Scelta del trattamento

Gli SSRI sono i farmaci di prima scelta; in alternativa agli SSRI si può iniziare con nefazodone o venlafaxina; in caso di mancata risposta si può passare a un IMAO o a un inibitore selettivo delle monoamino-ossidasi (RIMA) attendendo 2 settimane dopo la sospensione di un SSRI e 5 nel caso della floxetina.

In pazienti resistenti al trattamento viene raccomandato l'uso di un anticonvulsivante come la carbamazepina, il valproato o la lamotrigina.

Un criterio condiviso [11] è il seguente: nel caso prevalga l'iperattivazione, va iniziato uno stabilizzante associato a un serotoninergico; viceversa se prevale l'evitamento, è preferibile iniziare con un serotoninergico a cui associare, semmai in un secondo tempo lo stabilizzante.

Il ruolo delle BDZ è molto limitato è possono subentrare problemi nella discontinuazione di questi farmaci.

Fobia sociale

La struttura centrale del disturbo è rappresentata dal timore persistente ed eccessivo di essere considerati inadeguati nel corso delle proprie interazioni sociali. L'ansia anticipatoria determina riduzione delle prestazioni. La maggior parte (fino all'80%) presenta comorbilità con altri disturbi psichiatrici (altri disturbi ansiosi, depressione, abuso di sostanze, specie alcol).

Principi generali di trattamento

Evidenze sperimentali indicano maggiore efficacia della terapia farmacologica rispetto alla psicoterapia (terapia cognitivo-comportamentale, addestramento alle abilità sociali ecc.). I trattamenti combinati sembrerebbero consentire un potenziamento di efficacia e prevenire in modo significativo le ricadute.

Terapia

È tanto più efficace quanto più precoce e va considerata non alternativa alla psicoterapia. I farmaci [3] per cui è maggiormente documentata l'efficacia sono: SSRI (fra cui la paroxetina, che ha ottenuto l'indicazione in scheda tecnica), IMAO (la fenelzina viene considerata il più potente farmaco sulle gravi forme di fobie sociali), i beta-bloccanti (utilizzati soprattutto per il contenimento delle manifestazioni neurovegetative legate all'ansia).

Fasi del trattamento

Sono sovrapponibili a quelle del disturbo di panico (DAP). La risposta terapeutica si verifica generalmente entro 6 settimane; perciò è meglio attendere 8 settimane prima di considerare un altro farmaco. Circa il 40% dei pazienti ha una ricaduta dopo la sospensione di un SSRI ed è quindi necessario protrarre il trattamento per almeno 12 mesi e anche fino a oltre 2 anni; in fase di remissione il dosaggio va ridotto gradatamente soprattutto nel caso di SSRI a emivita breve come la paroxetina.

Scelta del trattamento

Il farmaco di prima scelta è la paroxetina agli usuali dosaggi terapeutici.

In caso di mancata risposta passare a un IMAO o a un inibitore selettivo delle monoamino-ossidasi (RIMA) (ad es., fenelzina 45-90 mg/die attendendo almeno 2 settimane dopo la sospensione dell'SSRI, 5 per la fluoxetina) [9].

Nel caso si intendesse usare i betabloccanti come il propranololo alla dose iniziale di 20 mg/die fino a 60 mg/die, questi possono trovare il loro impiego anche come adiuvanti SSRI o IMAO.

In presenza di comorbilità col disturbo bipolare è opportuno associare agli AD gli stabilizzanti dell'umore; nel caso di abuso di sostanze vanno evitate le BDZ.

Disturbo ossessivo-compulsivo (DOC)

Il disturbo ossessivo-compulsivo (OCD-DOC) è caratterizzato dalla presenza di pensieri o comportamenti ricorrenti intrusivi stereotipati e ripetitivi (ad es., controllare, lavarsi le mani ecc.) [15].

Il funzionamento sociale è compromesso; i tentativi di resistere alle compulsioni aumentano l'ansia.

Principi generali di trattamento

Il trattamento di scelta è un SSRI da associarsi (secondo molti autori) a un trattamento psicoterapico, aumentando gradualmente la dose iniziale fino ad arrivare alla dose massima tollerata.

In caso di fallimento si può passare a un altro SSRI o alla clomipamina, fino a utilizzare neurolettici tipici o atipici [9, 10].

I dati più recenti [15] confermano l'efficacia a breve termine solo degli AD agenti sul sistema serotoninergico, indipendentemente dalla presenza di una sindrome depressiva.

Terapia

Occorre aumentare gradualmente la dose iniziale fino alla dose massima tollerata nell'arco di 6-8 settimane; la dose massima tollerata dovrebbe essere somministrata per almeno 12 settimane prima di considerare il passaggio ad altro farmaco o associazione.

La terapia di mantenimento dovrebbe durare almeno un anno; nel mantenimento il dosaggio usato in fase acuta può essere ridotto sino al 50%.

Scelta del trattamento

Tutti gli SSRI sembrano essere dotati della stessa efficacia; in caso di fallimento della terapia con SSRI, bisogna passare ad altro antiserotoninergico o alla clomipramina. In caso di fallimento della terapia con almeno due SSRI e con clomipramina, si può passare a una terapia con neurolettico a basse dosi (ad es., aloperidolo 0,5 mg/die) o con un neurolettico atipico (ad es., risperidone 1 mg/die).

Nei pazienti resistenti non esistono indicazioni chiare in letteratura; viene frequentemente proposta l'associazione di un SSRI o SNRI (ad es., venlafaxina con un antipsicotico tipico o atipico).

Psicosi

Considerando il disturbo schizofrenico la patologia di riferimento (v. DSM-IV-TR e ICD-10), ricordiamo che nella schizofrenia i sintomi di primo rango di Schneider sono spesso considerati i principali elementi diagnostici. Essi includono: allucinazioni auditive, allucinazioni in terza persona, sotto forma di commentario, allucinazioni asomatiche, arresti o disturbi del pensiero, percezioni deliranti e sentimenti o azioni esperiti come compiute o influenzate da agenti esterni. Più frequentemente gli schizofrenici hanno mancanza di consapevolezza della propria patologia, idee di riferimento, sospettosità, appiattimento affettivo, umore delirante, deliri di persecuzione ecc. [16]

Una distinzione utile ai fini terapeutici è quella fra sintomi positivi e negativi (Tab. 48.8).

Tabella 48.8 • Sintomi positivi e negativi nella schizofrenia

Sintomi Positivi	Sintomi negativi
Deliri	Appiattimento affettivo
Allucinazioni	Povertà dell'eloquio o del contenuto del discorso
Disturbi formali del pensiero	Mancanza di iniziativa (energia)
Comportamenti bizzarri	Ritiro sociale
Aggressività/ostilità	Anedonia
Distraibilità	Ritiro emotivo
Aumento del flusso dell'eloquio	Rallentamento motorio
Illogicità	Blocco del pensiero

Tabella 48.9 • Principi attivi degli antipsicotici: dosaggi indicativi e dosi equivalenti

Antipsicotici tradizionali: classe di appartenenza	Principio attivo	Dosi (mg/die)	Dosi: mg equivalenti a circa 1 mg di aloperidolo
Fenotiazine alifatiche	Clorpromazina,	200-800	50
	Levomepromazina	120-800	60
Fenotiazine piperidiniche	Propericiazina	25-190	12
	Tioridazina	100-800	60
Fenotiazine piperaziniche	Flufenazina	4-40	2
	Perfenazina	12-60	6
	Trifluperazina	6-50	3
Butirrofenoni	Aloperidolo	1,5-30	
	Benperidolo	0,25-1,5	1
	Bromperidolo	3-6	?
	Droperidolo	20-120	?
	Pipanperone	40-120	?
	Trifluperidolo	2-6	1
Difenilbutilpiperidine	Pimozide	2-6	1
Tioxanteni	Clopentixolo	4-30	1
	Zuclopentixolo		4-30
Dibenzoaxoazeopine	Clotiapina	16-120	8
Benzamidi sostituite	Amisulpiride	400-1200	100
	Levosulpiride	400-1200	100
	Sulpiride	400-1200	100
	Sultopride	400-1200	?
	Tiapride	400-600	?
Nuovi antipsicotici	Clozapina	150-400	
	Risperidone	1-16	
	Olanzapina	10-20	
	Quetiapina	600-800	
	Sertindolo	20-24	
	Ziprasidone*	?-160?	
	Zotepina*	75-450	

* Non in commercio in Italia
Le dosi equivalenti non sono rilevanti per i nuovi antipsicotici (APA). Le dosi terapeutiche sono ben definite.

Tabella 48.10 • Tollerabilità dei farmaci antipsicotici [4]

Farmaco	Sedazione	Effetti extra-piramidali	Effetti anticolinergici	Ipotensione	Cardiotossicità	Iperprolattinemia
Clorpromazina	•••	••	••	•••	••	•••
Promazina	•••	•	••	••	•	••
Tioridazina	•••	•	•••	•••	•••	••
Flufenazina	•	•••	••	•	•	•••
Perfenazina	•	•••	•	•	•	•••
Trifluoperazina	•	•••	–	•	•	•••
Flupentixolo	•	••	••	•	•	•••
Zuclopentixolo	••	••	••	•	•	•••
Aloperidolo	•	•••	•	•	•	•••
Troperidolo	••	•••	•	•	•	•••
Benperidolo	•	•••	•	•	•	•••
Sulpiride	–	•	•/–	–	–	•••
Pimozide	•	•	•	•	•••	•••
Clozapina	•••	–	•••	•••	•	–
Risperidone	•	•	•	••	–	•••
Sertindolo	–	–	–	•••	•••	–
Olanzapina	••	•/–	•	•	–	•
Quetiapina	••	–	•	••	–	–
Amisulpiride	–	•	–	–	–	•••
Zotepina	•••	••	•	••	••	••
Ziprasidone	•	•••/–	–	•	•	•

• Presenza ed entità dell'effetto – Assenza dell'effetto

Principi generali di trattamento

Gli antipsicotici (AP) sono l'elemento principale del trattamento; fino agli anni Novanta erano disponibili i così detti AP tipici o tradizionali (APT), sostanzialmente equivalenti tra loro, per i quali veniva accettata una sostanziale interdipendenza fra effetti clinici, eccetto che per le caratteristiche sedative e sintomi extrapiramidali, come pure l'ineluttabilità di reazioni avverse (Tab. 48.9) [16-18].

Una distinzione tuttora in uso fra gli APT è quella fra:

- neurolettici ad alta potenza: butirrofenoni e fenotiazine piperaziniche come aloperidolo, promazina, clorpromazina;
- neurolettici a bassa potenza: fenotazine piperidiniche e alifatiche e di benzooxazepine come tioridazina, pimozide, trifluoroperazina.

Per potenza si intende la capacità di bloccare i recettori D2 dopaminergici postsinaptici; ad alta potenza corrispondono in genere, a dosi equivalenti, un maggior effetto parkinsonizzante e un minor effetto anticolinergico, quindi un minore effetto sedativo e ipotensivo; viceversa, a bassa potenza corrispondono minori effetti extrapiramidali e una maggior attività sedativa e ipotensiva.

Con l'ingresso degli antipsicotici atipici o neurolettici di seconda generazione (APA) si è posto l'obiettivo più ambizioso di agire positivamente sui così detti sintomi negativi e quindi sul reinserimento sociale e sulla qualità di vita.

Da farmaci da impiegare in caso di risultati insoddisfacenti, gli APA stanno gradatamente diventando farmaci di prima scelta nelle varie fasi del trattamento a causa della loro migliore tollerabilità (Tab. 48.10).

Terapia

Gli schemi di trattamento [19] fanno in genere riferimento all'aloperidolo come farmaco di prima scelta fra i neurolettici tradizionali (APT); un uso alternativo o preferenziale dell'atipico (APA) può essere preso in considerazione in varie circostanze e in tutte le fasi del trattamento, di seguito illustrate.

1. Fase prodromica: si raccomanda un uso molto prudente degli AD e degli ansiolitici; sono consigliabili gli APA nel caso in cui prevalgano i disturbi del pensiero o del comportamento.
2. Esordio: viene raccomandata la massima precocità dell'intervento; l'uso preferenziali di APA è dovu-

to alla maggiore tollerabilità; gli APT sono meglio studiati e di più pratico impiego in fase acuta per il loro maggiore effetto sedativo e per la possibilità di somministrazione per via parenterale o endovenosa. Idealmente dovrebbe essere prescritto un solo AP in somministrazione unica giornaliera.

3. Fase acuta: si consiglia di ottimizzare il dosaggio dell'AP valutandone gli effetti in 6-8 settimane:
   - in caso di scarsa aderenza al trattamento passare al neurolettico depot; in caso di scarsa tollerabilità passare a un neurolettico atipico;
   - in caso di risposta scarsa passare ad altro atipico con valutazione in 6-8 settimane;
   - in caso di ulteriore risposta scarsa o nulla è consigliabile il passaggio alla clozapina con valutazione in 6 mesi.

   In questa fase può essere necessaria la somministrazione del farmaco per via parenterale o endovenosa (Tab. 48.11).

4. Fase di stabilizzazione: si considera che duri 12 mesi; è consigliabile un orientamento dinamico e prudente orientato alla ricerca della dose minima efficace (indicativamente 5-6 mg/die di aloperidolo).

5. Terapia di mantenimento: un trattamento a 25 mesi ha dimostrato una chiara efficacia per ciò che concerne gli APT; non vi sono sufficienti studi per comparare l'efficacia degli atipici ai precedenti. L'opinione prevalente è di somministrare continuativamente la dose minima efficace.

A favore degli APA giocherebbe una meno elevata percentuale di eventi neurologici avversi (specie discinesia tardiva) e minor gravità delle reazioni avverse (diabete, aumento ponderale, disturbi sessuali ecc.). A favore degli APA è documentato un effetto positivo sulle funzioni cognitive [17].

La durata del trattamento consigliato è di almeno 2 anni al primo episodio e di almeno 5 anni per pazienti con frequenti recidive.

Forme resistenti

La definizione scientificamente accettata di "schizofrenia resistente al trattamento" è riferita a quei casi nei quali una terapia con almeno tre AP differenti e a dosaggio adeguato (dosi equivalenti uguali a 1.000 o più mg/die di cloropromazina) protratta per un periodo di tempo adeguato (almeno 6 settimane per ogni farmaco) non abbia indotto miglioramenti significativi. Una definizione più allargata e clinica indica come resistenti quei casi in cui una terapia antipsicotica a dose adeguata non abbia indotto negli ultimi 6 mesi una modificazione sintomatologica significativa o una variazione apprezzabile del malfunzionamento sociale, familiare e lavorativo del paziente.

Nei confronti delle forme resistenti il farmaco d'elezione è la clozapina.

Associazioni

In genere si sconsigliano le associazioni fra neurolettici diversi.

Interazioni

Numerose e studiate sono le interazioni degli AP con i diversi farmaci [16]; ci limitiamo qui a ricordare che l'uso combinato di anticolinergici e AP comporta, specie se protratto nel tempo, i seguenti rischi:
- aumento degli effetti colinergici centrali con peggioramento delle funzioni cognitive;
- aumento degli effetti colinergici periferici con ritenzione di urine, ileo paralitico ecc.;
- rallentamento della peristalsi intestinale con ridotto assorbimento dell'AP;
- maggior rischio di discinesia tardiva (TD);
- possibili fenomeni di abuso e dipendenza dall'anticolinergico.

Per quel che riguarda più specificamente gli APA, le nuove molecole presentano antagonismo nei confronti dei farmaci dopaminergici, sinergismo verso gli anticolinergici, i sedativi e gli antipertensivi.

Da evitare: clozapina + carbamazepina, per il potenziamento dell'effetto leucopenizzante; similmente occorre cautela nell'associare al litio la clozapina, il risperidone e l'olanzapina; infine sono segnalati casi di depressione respiratoria nell'associazione clozapina + BDZ.

Tabella 48.11 • Dose equivalente orale/parenterale [4]

Farmaco	dose orale (mg)	dose equivalente (mg) im o ev
Clorpronazina	100	25-50 solo im
Droperidolo	10	7,5
Aloperidolo	10	5
Promazina	100	100

Effetti collaterali

Nella tabella 48.12 [19-21] sono riportati gli effetti collaterali dei principali AP e le relative contromisure.

Uso del depot

Criteri generali: l'uso del depot è da riservare a situazioni non complianti e dopo una prova con un farmaco per os.

Modalità di impiego: occorre somministrare una dose di prova, quindi procedere con un dosaggio minimo utilizzando gli intervalli massimi di 4 o 5 settimane. Modificare il dosaggio dopo un adeguato periodo di valutazione di 3-6 mesi. Dimezzare le dosi nel paziente anziano. Un possibile schema è quello tracciato nella tabella 48.13.

Clozapina

È considerato farmaco non di prima scelta, ma d'elezione per forme resistenti, controindicato in caso di pazienti con anamnesi positiva per leucopenia/agranulocitosi. Condivide inoltre le comuni controindicazioni ai neurolettici [21].

Prima del trattamento occorre eseguire una conta leucocitaria e un esame della formula leucocitaria: detto esame deve essere ripetuto settimanalmente nelle prime 18 settimane di trattamento e successivamente ogni 4 settimane sino a che si procede con l'assunzione del farmaco; il primo prelievo dopo l'inizio della terapia va eseguito a distanza di 3 giorni. In caso di interruzione e ripresa in fase iniziale e in caso di interruzioni che superano le 4 settimane è consigliabile ripartire con i prelievi settimanali per 18 settimane.

La dose iniziale è di 12,5 mg raddoppiabile il giorno dopo, con aumenti successivi di 25,50 mg al giorno fino a raggiungere in 3 settimane i 300 mg/die. Il paziente risponde normalmente a 150-900 mg/die. Dosi inferiori sono necessarie negli anziani, nelle donne e nei pazienti in trattamento con inibitori degli enzimi epatici.

Disturbi di personalità

Secondo Kaplan [23] si tratta di modalità di comportamento pervasive, persistenti e maladattative, profondamente radicate e non attribuibili a disturbi dell'asse primo o dell'asse terzo secondo il DSM o a difficoltà di ruolo culturale.

È necessario che sia presente una storia di difficoltà persistenti in una varietà di contesti di vita. Al-

tre caratteristiche sono l' egosintonicità dei comportamenti, la rigidità, la mancanza d'empatia verso gli altri, l'immaturità, le difficoltà interpersonali e l'ansia sotto la corazza protettiva.

Il DSM-IV-TR, cui si rimanda per i particolari, classifica questi disturbi in tre gruppi: il primo è il gruppo stravagante, eccentrico e comprende i disturbi di tipo paranoide, schizoide e schizotipico; il secondo è il gruppo drammatico, emotivo ed erratico, che comprende i disturbi di personalità di tipo istrionico, narcisistico, antisociale, borderline; il terzo è il gruppo ansioso-timoroso e comprende i disturbi di personalità di evitamento, dipendente e passivo-aggressivo. Vi è una sostanziale coincidenza fra questa classificazione e quella dell' ICD-10.

Principi generali di trattamento

Questa categoria diagnostica è stata da sempre caratterizzata da un pessimismo terapeutico, in quanto i dati empirici indicano che l'efficacia del trattamento farmacologico è limitata in genere al controllo sintomatologico delle fasi di scompenso. Maggiore enfasi – anche in termini di prove di evidenza [22-23] – è data a un trattamento psicoterapico di cui spesso la farmacoterapia costituisce un supporto essenziale. Sulla base di modelli teorici e per il momento senza evidenze empiriche, sono consigliati i trattamenti combinati: farmaco e psicoterapici. Allo stesso modo si suggeriscono trattamenti farmacologici di breve durata (settimane o mesi) [24].

Terapia e clinica

L'ICD-10 a differenza del DSM-IV valorizza alcuni elementi comuni a più disturbi di personalità classificandoli secondo raggruppamenti (*cluster*) in base ad alcune caratteristiche:
- *cluster* A: include i tipi bizzarro o eccentrico, ovvero i disturbi schizotipico, schizoide e paranodie.
- *cluster* B: include il tipo drammatico, ovvero i disturbi istrionico antisociale e narcisistico.
- *cluster* C: include il tipo ansioso, ovvero i disturbi dipendente, da evitamento e ossessivo-compulsivo.

L'orientamento al trattamento dei *clusters* sintomatologici trova ampio riscontro nella clinica.

Maggini e Pintus [26], rifacendosi ai modelli di Cloninger, Gitlin, Silver e Davis propongono un trattamento farmacologico in due fasi, una prima centrata sul trattamento dei disturbi di Asse I (disturbo depressivo, disturbo bipolare, disturbo di panico, disturbo dell'alimentazione, disturbo da uso di sostanze e disturbo mentale organico) da attuarsi secondo gli schemi usuali, alcuni dei quali riportati negli specifi-

Tabella 48.12 · Gestione degli effetti collaterali degli antipsicotici

Effetti collaterali	Sintomatologia	Più comuni presidi di comprovata efficacia
Acatisia	Irrequietezza, sensazione di non poter star fermo, tendenza a cambiare posizione	Ridurre la dose o usare APA; uso di propanolo 30/80 mg/die; meno efficaci gli altri β-antagonisti e anticolinergici
Parkinsonismo	Bradicinesia, acinesia, rigidità muscolare, tremori a riposo	Ridurre la dose; usare anticolinergici da sospendere o ridurre dopo 3/6 mesi
Distonia	Contrazioni muscolari lente e sostenute di collo, arti, tronco e viso	Sospendere APT, sostituire con APA; anticolinergici per os o im; BDZ (lorazepam)
Altri effetti colinergici	–	Passaggio da APT ad APA
Discinesia	Movimenti involontari ripetitivi e afinalistici coreo-atetosici che si aggravano sotto stress, recedono con il sonno e temporaneamente con la volontà	Diminuire/sospendere l'AP e l'agente anticolinergico; eventualmente reintrodurre dopo un certo tempo l'AP oppure sostituirlo con APA (ad es., clozapina)
Ipotensione ortostatica	Più marcata con APT a bassa potenza	Educazione del paziente, attesa della tolleranza, evitare epinefrina
Disturbi cardiovascolari	Tachicardia	Controllo ECG, attesa della tolleranza eventualmente β-bloccanti
Nausea e vomito		
Aumento ponderale	Soprattutto tioridazina, clorpromazina, clotiapina, olanzapina	Educazione alimentare, attesa della tolleranza, sospensione del farmaco con passaggio a risperidone o quetiapina
Metabolismo glucidico	Iperglicemia	Controllo glicemia ed eventuale adeguamento della terapia antidiabetica
Ipertermia	Di solito transitoria e benigna, da distinguere dalla neutropenia/agranulocitosi e sindrome maligna	Evitare antipiretici mielotossici come i pirazolici
Aumento dei livelli di prolattina	Dismenorrea, amenorrea, metrorragie, galattorrea, ginecomastia, impotenza, diminuzione della libido e anorgasmia	Passaggio ad APA escluso risperidone
Disturbi sessuali	Dismenorrea, amenorrea, metrorragie, galattorrea, ginecomastia, impotenza, diminuzione della libido e anorgasmia	Passaggio ad APA escluso risperidone
Crisi comiziali	Maggior rischio con APT ad alta potenza	Sospensione o riduzione dell'AP, uso di APT a bassa potenza come l'aloperidolo, uso di APA (no clozapina)
Effetti ematologici	Leucopenia, piastrinopenia, anemia aplastica, più frequenti nei primi 5 o 6 mesi	Istruire il paziente sui segni di discrasia ematica. Interrompere il trattamento nel caso di: leucociti $< 3.000/mm^3$; neutrofili $< 1.500\ mm^3$, g. r. $< 4 \times 10^2/mm^3$; ematocrito $< 32\%$, reticolociti $< 0,3\%$, piastrine $< 100.000\ mm^3$, sideremia $< 150\ mg/dl$
Sindrome maligna da neurolettici	Rara ma potenzialmente letale. Sintomi principali: ipertermia e grave rigidità muscolare, accompagnate da due dei seguenti: sudorazione, disfagia, tremore, incontinenza, alterazione del sensorio, tachicardia, anomalie della PA, leucocitosi, aumento CPK. Il quadro clinico progredisce in 24-72 ore, periodo in cui vi è rischio di decesso; tende a regredire in 5-10 giorni (AP per os) o 10-21 giorni (AP depot)	Sospensione di AP ed eventualmente litio; instaurare misure supportive e sintomatiche, considerare basse dosi di eparina; continuare l'antiParkinson. Possibili associazioni con: dantrolene, mantidina bromocriptina. Quando il paziente è completamente ristabilito da almeno 2 settimane, se la diagnosi è disturbo bipolare: litio, valproato o CBZ + basse dosi di AP; se il disturbo è di tipo schizofrenico: APA. Prendere in considerazione la prosecuzione con bromocriptina per parecchie settimane
Effetti dermatologici	Fenomeni di fotosensibilizzazione più comuni con la cloropromazina. Rash cutanei, dermatite, orticaria ecc.	Limitare l'esposizione al sole; usare APT ad alta potenza o APA. Wash-out di circa 7 giorni per le fenotiazine, quindi usare un di verso AP.
Sindrome da sospensione	Malessere, astenia, nausea, vomito, vertigine, tremori, brividi, vampate di calore, sudorazione, tachicardia, cefalea, insonnia e in alcuni casi sintomi neurologici tardivi. I sintomi di solito compaiono dopo 24-48 ore dalla sospensione o brusca riduzione del farmaco. Vi è rischio di recidiva della psicosi	Sospendere o ridurre più gradualmente il farmaco
Intossicazione da sovradosaggio	Più comunemente depressione cardiorespiratoria e ipotensione fino allo stato di shock, aritmie cardiache, disturbi extrapiramidali, ipotensione, coma. A volte ipertensione ischemie miocardica e convulsioni	Controllo e supporto della funzione cardiorespiratoria e circolatoria. In caso di convulsioni: diazepam, clordesmetildiazepam, lorazepam ev

Tabella 48.13 • Schema di trattamento

Farmaco	Dose di prova (mg)	Dose di mantenimento (mg/settim.)	Intervento di somministrazione (settim.)
Aloperidolo decanoato	25-50	12,5-100	4
Flufenazina decanoato	12,5	6,25-50	2-5
Flupentixolo decanoato	20	12,5-400	2-4
Zuclopentixolo decanoato	100	100-600	2-4

Tabella 48.14 • Trattamento dei disturbi della personalità

	Sintomi	Trattamento
Cluster Affettivo	Rabbia, depressione, ansia, labilità emotiva	SSRI, TC, Li, BDZ
Cluster impulsivo-comportamentale	Esplosività, accessi d'ira, aggressività, tentativi di suicidio, automutilazioni, overdose di cibo, sesso, sostanze	SSRI, APT, APA, Li
Cluster percettivo-cognitivo	Derealizzazione, depersonalizzazione, illusioni, ideazione paranoie, idee di riferimento, sospettosità, pensiero eccentrico e bizzarro	APTa basse dosi, APA

ci capitoli; la seconda, di cui intendiamo occuparci specificatamente, orientata sui tre *cluster* sintomatologici o *target symptoms* rappresentati dal discontrollo affettivo, dall'impulsivo comportamentale, percettivo cognitivo (Tab. 48.14).

Scelta del farmaco

Farmacoterapia del cluster affettivo
Prima scelta: SSRI, SNRI oppure triciclici.
Seconda scelta: IMAO, buspirone, BDZ, a emivita lunga.
Alternative: antipsicotici atipici (APA) a basse dosi, litio (eventualmente più IMAO), carbamazepina.

L'efficacia degli SSRI è stata documentata in studi in doppio cieco (fluoxetina, sertralina, paroxetina e citalopram).

Ai triciclici (imipramina, amitriptilina) è possibile ricorrere qualora i sintomi depressivi siano intensi e protratti.

In caso di scarsa o mancata risposta all'SSRI è preferibile un composto che agisca su più neurotrasmettitori (nefazodone, venlafaxina).

Quando è presente una significativa sintomatologia ansiosa, per evitare l'elevato rischio di discontrollo e abuso, è preferibile ricorrere a benzodiazepine a lunga emivita come il clonazepam.

L'utilizzo di IMAO e di regolatori dell'umore presenta difficoltà legate alla scarsa maneggevolezza dei farmaci e alla scarsa *compliance* dei pazienti; più facilmente utilizzabili sono gli antipsicotici atipici (APA) a basse dosi.

Il trattamento pur in assenza di linee guida prevede tempi medio-lunghi

Farmacoterapia del cluster impulsivo comportamentale
Prima scelta: SSRI.
Seconda scelta: antipsicotici tipici (APT) a basse dosi, APA, litio.
Alternative: IMAO, carbamazepina, valproato.

Sono documentati gli effetti positivi degli SSRI (fluoxetina, sertralina, e anche paroxetina) sui sintomi aggressivi impulsivi; si può ricorrere anche all'aggiunta di litio per i suoi provati effetti antimpulsivi.

Nel caso di mancata risposta si può passare a un IMAO o a un anticonvulsivante. All'IMAO può essere eventualmente associato il litio o un anticonvulsivante come *augmentation*.

Nei casi con impulsività refrattaria al trattamento possono essere presi in considerazione i neurolettici atipici, tra i quali la clozapina, per le sue caratteristiche, viene considerata come estrema risorsa.

Farmacoterapia del cluster percettivo-cognitivo – Prima scelta: APT ad alte dosi, APA. Seconda scelta: associazione del neurolettico con SSRI o IMAO.

Nel cluster percettivo-cognitivo: prevalgono i sintomi percettivi o cognitivi come derealizzazione, depersonalizzazione, illusioni, ideazione paranoide e idee di riferimento o caratteristiche di tratto come sospettosità, pensiero eccentrico ecc.

I neurolettici tipici a basse dosi (aloperidolo, tiotixene, clorpromazina ecc.) sono considerati il trattamento elettivo soprattutto in pazienti borderline e schizotipici. Preferibili gli APA nel disturbo schizoide di personalità [22].

Gli effetti del trattamento appaiono rapidamente (pochi giorni, 2 settimane); se la risposta non è ottimale, dopo 4-6 settimane può essere aumentato il dosaggio senza arrivare alle dosi massime per un secondo periodo della stessa lunghezza.

Se la risposta non è ottimale e la diagnosi è corretta, soprattutto in presenza di sintomatologia negativa, possono essere presi in considerazione i neurolettici atipici.

La durata del trattamento è arbitrariamente definita in un periodo di 4-12 settimane. Su tale brevità incidono primariamente la scarsa *compliance* del paziente – sia per le caratteristiche che lo contraddistinguono sia per la scarsa tolleranza agli effetti collaterali – e la comparsa di sintomi depressivi.

Comportamenti aggressivi e stati di agitazione

L'acuzie psichiatrica si può definire attraverso tre concetti che presentano varie aree di sovrapposizione.
- Urgenza psichiatrica: situazione di sofferenza psichica acuta e grave, che richiede diagnosi e terapie immediate.
- Emergenza psichiatrica: situazione di grave rottura di un equilibrio con l'ambiente, non strettamente in relazione con uno scompenso psicopatologico.
- Crisi: rottura di un equilibrio relativamente stabile, sia individuale sia relazionale.

Patologie psichiatriche in cui si riscontrano più frequentemente casi di acuzie

Ricordiamo con Kaplan [23] le patologie psichiatriche in cui sono più frequenti i casi di acuzie.
- Esordio o riacutizzazione di disturbi psichiatrici.
  - Psicosi: schizofrenia, disturbo schizofreniforme e schizoaffettivo, disturbo delirante;
  - disturbi dell'umore, depressivi o bipolari;
  - disturbi d'ansia: disturbo di panico, disturbo post-traumatico da stress, disturbo acuto da stress, disturbo ossessivo compulsivo.
- Disturbi indotti da sostanze: intossicazione o astinenza.
- Disturbi cognitivi: demenze.
- Disturbi mentali dovuti a una condizione medica generale, *delirium* (da ipossia, alterazione dell'equilibrio idroelettrico, anestesia e chirurgia, uremia), lupus eritematoso sistemico; disturbi neurologici cronici (Huntington, Alzheimer, Wilson, Parkinson, sclerosi multipla, ictus e altri disturbi cerebrovascolari, tumori cerebrali; epilessia); danno cerebrale traumatico; malattie infettive (encefalite, meningite, AIDS); farmaci e droghe; disturbi metabolici (ipotiroidismo o ipertiroidismo, ipoglicemia).
- Disturbi di personalità.

Si ricordi che i disturbi cerebrali organici, quando associati a collera e violenza, sono caratterizzati da reattività elevata, mancato finalismo e premeditazione, esplosività.

Principi generali di trattamento

La gestione del paziente acuto richiede un approccio integrato (farmacologico, psicoterapico e sul contesto familiare), una continua valutazione dei comportamenti aggressivi e un costante aggiornamento del piano di trattamento.

L'approccio al paziente agitato prevede un primo livello fondato su una serie di interventi non violenti: si consiglia di non assumere un atteggiamento minaccioso, di cercare di conquistarsi la fiducia del paziente offrendo ad esempio cibi o bevande, di consentirgli nei limiti del possibile facoltà di scelta rispetto all'iter diagnostico terapeutico [27].

Nel caso la violenza sembri ciononostante imminente, un secondo livello prevede una dimostrazione di forza, come il presentarsi numerosi e pronti ad agire; qualora fallissero le misure precedenti, il terzo livello prevede la contenzione fisica associata a un trattamento farmacologico.

Terapia

L'induzione del sonno non offre garanzie di sicurezza; spesso ritarda invece che migliorare il percorso terapeutico. Vi è inoltre un evidente superiorità delle BDZ e degli antipsicotici atipici rispetto ai neurolettici tradizionali per la riduzione dell'ostilità e del comportamento violento. È per di più possibile associare BDZ e antipsicotici atipici ottenendo soprat-

Tabella 48.15 • Scelta del farmaco in base alla patologia

Patologia	Terapia per os	Terapia im
Schizofrenia	BDZ + APA BDZ + APT	BDZ + APT
Mania	BDZ + APA BDZ + APT Uno solo di questi	BDZ + APT BDZ APT
Condizione medica generale	APA o APT BDZ	APT BDZ BDZ + APT
Intossicazione da sostanze (alcool)	BDZ	BDZ
Eziologia ignota	BDZ + APT BDZ + APA	BDZ BDZ + APT

tutto nei casi di schizofrenia un buon controllo comportamentale e la possibilità di iniziare un trattamento a lungo termine [28].

L'intervento in fase acuta prevede innanzitutto:
- la correzione di eventuali cause mediche chirurgiche, con particolare riferimento a: ipoglicemia, ipossia/anossia, ipertermia, deficit di tiamina (alcolisti), ematoma subdurale, emorragia subaracnoidea, disidratazione, squilibrio elettrolitico;
- instaurazione di una terapia sedativa/incisiva:
  - APT (ad es., aloperidolo: dosaggio minimo efficace 3 + 3 + 5 mg/die oppure 1-2 mg ogni 2-4 ore);
  - APA: risperidone (dosaggio minimo efficace: 0,25-2 mg/die);
  - olanzapina (dosaggio minimo efficace: 10-20 mg/die);
  - associazioni possibili: AP + BDZ; AP + AP; AP + antistaminici + oppioidi (poco usati).

Uno schema di intervento tipo, rispetto a un paziente agitato di cui non è nota la diagnosi, può essere il seguente:
- sedazione rapida:
  - somministrazione di farmaci per os: BDZ: ad es. lorazepam da 1 mg fino a 4 mg/die, solo o meglio se associato ad APT ad alta potenza come clorpromazina 50-100 mg oppure aloperidolo 5-10-mg. APA come olanzapina T.A.B. 20 mg o risperidone 2 mg; usare dosi ridotte negli anziani (ad es., aloperidolo 3 mg);
  - se rifiutato dal paziente o inefficace: lorazepam 1mg. intramuscolo o diazepam ev, specie se il paziente non è già in trattamento farmacologico o se non è conosciuto, oppure aloperidolo da 2,5 mg a 5 mg intramuscolo, eventualmente associato a 1 f. di lorazepam;
  - eventualmente ripetere dopo 30 min. oppure passare alla prometazina 50 mg. per via im;
  - monitorare ogni 5-10 minuti temperatura, polso e pressione arteriosa la prima ora, successivamente ogni 60 minuti;
- sedazione: mantenimento [27];
  - aloperidolo, soluzione orale (3 dosi ogni 8 ore: 3 mg-3 mg-5 mg); negli anziani 2 mg-2 mg-3 mg;
  - aggiustare i dosaggi secondo la risposta clinica; riduzione lenta del dosaggio se la risposta clinica è buona, poi sospendere;
  - attenzione agli effetti indesiderati: segni vitali ogni 4 ore il primo giorno, poi ridurre la frequenza dei controlli; livello di coscienza: diminuire il dosaggio se necessario; effetti extrapiramidali acuti: trattamento biperidene 5mg per via im, in seguito 5 mg per os, retard la sera.

A seconda del tipo di disturbo sono possibili diverse opzioni fra AP tipici e AP atipici (APT e APA) associati o meno alle BDZ. Soprattutto in fase acuta non si prende in considerazione la clozapina, per la scarsa maneggevolezza; sono invece consigliati olanzapina e risperidone per i quali si sono acquisiti dati sull'efficacia in acuto (Tab. 48.15). Di recente introduzione è l'olanzapina per via i.m. nella terapia della schizofrenia e mania in fase acuta; consigliati 5-10 mg i.m. ripetibili dopo due ore fino a una dose massima giornaliera di 20 mg per un periodo massimo di tre giorni consecutivi.

*Complicanze della sedazione rapida
alle dosi usuali* [5]

Tra le più comuni complicanze secondo Bazire [15]
possiamo ricordare:

- cardiovascolari: farmaci che provocano un aumento del Q-T sono controindicati in pazienti con persistenti problemi cardiaci; va posta attenzione a pazienti che hanno assunto adrenalina, in quanto vi è rischio di morte improvvisa dopo 2-3 minuti dall'inienzione ev;
- respiratorie;
- contusioni, ematomi locali;
- potensione acuta, evitabile se viene mantenuto il clinostatismo. Il rischio è maggiore negli anziani e con l'uso di fenotiazine, minore con l'aloperidolo;
- convulsioni, specialmente in epilettici non complianti: evitare alte dosi di cloropromazina;
- sindrome neurolettica maligna e sindrome extra-piramidale, specie distonia acuta. In caso di agitazione persistente si consideri la possibilità che si tratti di acatisia.

Bibliografia

1. Bogetto F., Maina G. (a cura di) Linee guida per il trattamento del disturbo depressivo maggiore. Ed. Masson, Milano, 2001.
2. AA.VV. Linee guida sulla farmacoterapia dei disturbi dell'umore. Consensus Conference. Giorn Ital di Psicopat 1999; 5:5-19.
3. AA.VV. Nuove strategie terapeutiche nel trattamento della depressione. Giorn Ital di Psicopat 1998; 4:5-10.
4. Nieremberg A., Wright E. Evolution of remission as the new standard in the treatment of depression. J Clin Psychiatry 1999; 60:7-11.
5. Kornstein S.G., Schneider R.K. Clinical features of treatment of resistant depression. J Clin Psychiatry 2001; 62:18-25.
6. Mauri M., Banti S. Gli antipsicotici atipici nel trattamento del disturbo bipolare. Facts News & News 2002; 3:1-3.
7. Bellantuono C., Rizzo R., Balestrieri M. Psicofarmacoterapia delle sindromi depressive. In: Bellantuono C., Balestrieri M. Gli Psicofarmaci Farmacologia e Terapia I ed. Ed. Il pensiero scientifico, Roma1997:299-438.
8. Mauri M., Borri C., Banti S., Miniati M. Gli stabilizzanti del tono dell'umore nel trattamento dei disturbi dello spettro bipolare. Giorn Ital di Psicopat 2001; 4:5-10.
9. Taylor D., Mc Connell H., Mc Connell D., Kerwin R. Il trattamento dei disturbi d'ansia. In: Taylor D., Mc Connell H., Mc Connell D., Kerwin R. Le linee guida per la terapia psicofarmacologica. Ed. Martin Dunitz, London, 2002.
10. Pancheri P., Delle Chiaie R. Terapia sintomatica e terapia patogenetica dell'ansia generalizzata. Giorn Ital di Psicopat 2001; 7:91-107.
11. AA. VV. Linee guida per la terapia dei disturbi d'ansia Giorn Ital di Psicopat 2001; 7:5-31.
12. Bellantuomo C., Rizzo R., Balestrieri M. Psicofarmacoterapia delle sindromi ansiose. In: Bellantuomo C., Balestrieri M. Gli psicofarmaci: farmacologia e terapia. Ed. Il Pensiero Scientifico, Roma, 1997.
13. Cassano G.B., Mauri M. (a cura di) APA: linee guida per il trattamento del disturbo di panico. Ed. Masson, Milano, 2002.
14. Nutt B., Argyropoulos S., Forshall S. Generalized anxiety disorder: diagnosis, treatment and its relationship to other anxiety disorders. Ed. Martin Dunitz, London, 1998.
15. Bazire S. Psychotropic drug directory (2001/2002). Ed. Bath Press, Bath, UK, 2001.
16. Bellantuomo C., Vampini C., Balestrieri M. Psicofarmacoterapia della schizofrenia e delle sindromi deliranti. In: Bellantuomo C., Balestrieri M. Gli psicofarmaci: farmacologia e terapia. Il Pensiero Scientifico, Roma 1997;483-576.
17. Muscettola G. Evoluzione della farmacoterapia con antipsicotici. In AA. VV. Gli antipsicotici e le loro potenzialità terapeutiche. Ed. Airon, Milano 2002:9-51.
18. Taylor D., Mc Connell H., Mc Connell D., Kerwin R. Il trattamento delle psicosi. In : Taylor D., Mc Connell H., Mc Connell D., Kerwin R. Le linee guida per la terapia psicofarmacologica. Ed. Martin Dunitz, London, 2002.
19. AA.VV. Linee guida per la terapia farmacologica della schizofrenia. Riv. di Psichiatria 1995; 30:4-21.
20. Piccinelli M. Prontuario degli psicofarmaci. Ed. Emme, Milano, 2001.
21. Rundell J., Wise M. La psichiatria nella pratica medica. Ed. Centro Scientifico, Torino, 1999.
22. Shiloh R., Nutt D., Weizman A. Essentials in clinical psychiatrich pharmacotherapy. Ed. Martin Dunitz, London, 2001.
23. Kaplan H., Sadock B.J. Psichiatria clinica. Ed. CSI, Torino, 1997.
24. AA. VV. Practice guide line for the treatment of patients with border-line personality disorders. Suppl. of American J of Psychiatry 2001; 158:1-52.
25. Balestrieri M., Fantinato S., Nicotra L. Psicofarmacoterapia dei disturbi di personalità. In: Bellantuomo C., Balestrieri M. Gli psicofarmaci: farmacologia e terapia. Ed. Il Pensiero Scientifico, Roma 1997; 595-616.
26. Maggini C., Pintus A. Il trattamento farmacologico dei disturbi di personalità. Ed. Noos 2001; 2:105-121.
27. Furlan P. Problematiche cliniche e terapeutiche nella gestione della fase di emergenza del paziente psicotico. In: AA. VV. Gli antipsicotici e le loro potenzialità terapeutiche. Ed. Airon, Milano, 2002:287-308.
28. Lobo A. Psichiatria di consultazione: i temi scottanti della clinica. Ed. Noos 2001; 4:281-304.

Letture consigliate

Bazire S. Psychotropic drug directory. Ed. Bath Press, Bath, UK, 2001/2002.

Bellodi L., Castrogiovanni P., Mantero M et al. Il disturbo post-traumatico da stress. Ed. Pacini, Pisa, 2002.

Kaplan H.I., Sadock D. Psichiatria clinica. Ed. CSI, Torino, 1997.

Scapicchio P.L., Leggieri G., Torta R. Il disturbo d'ansia generalizzata. CIC Internazionali, Roma, 2002.

Taylor D., Mc Connell H., Mc Connell D. et al. Le linee guida per la terapia psicofarmacologica. Ed. Martin Dunitz, London, 2002.

Taylor D., Mc Connell D. Il trattamento dei disturbi affettivi. In: Taylor D., Mc Connell D, Mc Connell H., Kerwin R. (eds.) Le linee guida per la terapia psicofarmacologica. Ed. Martin Dunitz, London, 2002: 50-82.

Capitolo 49

Principi di terapia palliativa

Ignazio R. Causarano, Carlo A. Defanti

Definizione di cure palliative

Questa introduzione si avvale largamente del Documento programmatico del Gruppo di studio "Bioetica e cure palliative in neurologia" [1] alla cui elaborazione abbiamo partecipato e di cui riprendiamo alcune sezioni.

Secondo la definizione data dall'OMS nel 1990, le cure palliative (CP) sono "la cura attiva, totale dei pazienti la cui malattia non risponde più ai trattamenti curativi". Il controllo del dolore, di altri sintomi e dei problemi psicologici, sociali e spirituali è di fondamentale importanza. Lo scopo delle cure palliative è il raggiungimento della migliore qualità di vita per i pazienti e per le loro famiglie; alcuni loro aspetti, quindi, sono applicabili anche più precocemente nel decorso della malattia, in aggiunta al trattamento oncologico. Le cure palliative:

- affermano la vita e considerano il morire come un processo naturale;
- non affrettano né pospongono la morte;
- offrono sollievo dal dolore e dagli altri sintomi disturbanti;
- integrano gli aspetti psicologici e spirituali della cura del paziente;
- offrono un sostegno ai pazienti per consentire loro di vivere il più attivamente possibile fino alla morte;
- offrono un sostegno alla famiglia per affrontare la malattia e il lutto.

Se analizziamo attentamente questa definizione, vediamo che è molto complessa e presenta alcuni elementi fondamentali.

1. L'insistenza sul carattere attivo della cura (o meglio della *care*, cioè dell'assistenza), in opposizione all'idea della palliazione come approccio "passivo" o "di ripiego".

2. L'accento posto sul carattere totale della cura, cioè sulla sua comprensività, ribadito nella seconda frase ("Il controllo del dolore, di altri sintomi e dei problemi psicologici, sociali e spirituali è di fondamentale importanza"), in opposizione all'approccio corrente, focalizzato sulla malattia piuttosto che sul malato.

3. La delimitazione dell'ambito palliativo alle malattie che non rispondono più ai trattamenti curativi; si intendono probabilmente con questo termine le terapie che si propongono di modificare la storia naturale della malattia, in opposizione a quelle sintomatiche (è chiaro che la situazione cui la definizione si riferisce è quella del cancro: trattamenti curativi sono, in quel caso, la chirurgia, la radio- e la chemioterapia).

4. La chiara indicazione dello scopo della cura: la migliore qualità di vita per il paziente e per la sua famiglia; anche questa indicazione è fatta in opposizione a qualcosa (essenzialmente: il prolungamento della vita). È ovvio che uno degli scopi della medicina è la salvaguardia della qualità della vita, ma spesso questo scopo non è l'unico né il prevalente, mentre lo diviene in questo caso.

Questa definizione ha un difetto importante: fa un richiamo esplicito all'ambito oncologico, il che rischia di limitarla a quest'ambito; un problema secondario è che in essa manca un riferimento all'imminenza della morte, punto sul quale i medici palliativisti oggi insistono.

Filosofia delle cure palliative

In un interessante editoriale di Ellen Fox apparso su *JAMA* [2] si individuano nella medicina contemporanea due modelli di assistenza medica il modello

---

A. Sghirlanzoni (ed) *Terapia delle malattie neurologiche*. ISBN 978-88-470-1119-9; © Springer-Verlag Italia 2009

curativo e quello *palliativo*. Tali modelli coesistono, anche se il primo improta largamente di sé la medicina ospedaliera e accademica e la formazione dei nuovi medici, mentre il secondo è per il momento nettamente minoritario.

1. In modo schematico, il modello curativo risponde al solo grande obiettivo della cura della malattia, intesa come un difetto della macchina biologica: collateralmente, esso ricerca il prolungamento della vita. Si cerca di comprendere la causa – o l'insieme dei fattori causali – della malattia, il meccanismo patogenetico, la sintomatologia conseguente e di intervenire nel processo biologico in atto avendo di mira – almeno idealmente – la completa guarigione o comunque una radicale modificazione della "storia naturale" della malattia. Questo modello corrisponde a una particolare visione della medicina, in quanto assume che la malattia e la normalità siano definibili senza far ricorso a giudizi di valore e indipendentemente dal *vissuto* del malato (di conseguenza, è in difficoltà nel rendere conto delle "malattie senza substrato").

   Non è il caso di sottolineare qui i limiti di questo approccio riduzionistico, cui siamo debitori comunque degli enormi progressi compiuti dalla medicina moderna. Si vuole soltanto evidenziare il paradigma che sottende il modello curativo di assistenza medica e che ne spiega gli atteggiamenti e i valori: i casi clinici sono considerati come problemi scientifici da risolvere, i sintomi sono considerati più per il loro valore di guida alla diagnosi che per il loro carico di sofferenza. Lo scopo primario è il raggiungimento della diagnosi; a questo scopo, i dati obiettivi sono privilegiati rispetto a quelli soggettivi, considerati poco affidabili e difficili o impossibili da quantificare. Il trattamento è guidato dalla comprensione del processo morboso, anche se oggi è considerato efficace solo dopo una rigorosa conferma empirica mediante studi clinici appropriati. Quanto agli outcome, questo modello enfatizza gli *hard endpoints* quali la sopravvivenza, il grado di disabilità, piuttosto che il benessere soggettivo.

2. Il modello palliativo è molto diverso: non mira alla cura della malattia, bensì al sollievo della sofferenza; nei termini della già citata definizione dell'OMS, esso mira "al controllo del dolore, dei sintomi e dei problemi psicologici, sociali e spirituali". Il modello palliativo rinuncia dunque all'obiettivo della cura (intesa come guarigione*)*, ma si concentra su altri scopi: il sollievo della sofferenza, l'attenuazione della disabilità, l'assistenza agli inguaribili, il propiziare una morte serena. È centrato sul malato e non sulla malattia e, in ultima analisi, mira a raggiungere la migliore qualità di vita possibile nelle circostanze date.

Nei due modelli proposti la figura del medico occupa posizioni diverse: essenzialmente assertiva e direttiva nell'approccio curativo, prevalentemente di supporto in quello palliativo. Se la finalità della cura è infatti la guarigione, il medico ha titolo prevalente a indicare modi e mezzi; se obiettivo della cura è "il raggiungimento della migliore qualità di vita", titolare di questa informazione non può essere che il paziente. L'intervento palliativo e le preferenze del paziente sono costrette al confronto e alla definizione dei limiti reciproci. La relazione terapeutica, tradizionalmente duale, di fronte al paziente inguaribile deve aprirsi alla presenza e alle competenze di altre figure professionali da un lato e, dall'altro, alle necessità delle persone che costituiscono la rete affettiva e assistenziale del paziente. In realtà i due modelli – curativo e palliativo – non debbono essere visti come due modalità alternative di assistenza medica, ma semplicemente come i due estremi di uno spettro di cure. È ovvio che vi siano situazioni, come le malattie acute trattabili, in cui il primo modello è applicabile con successo in forma quasi pura, così come vi sono situazioni terminali, come quelle oncologiche, nelle quali l'unico modello valido è il secondo. Vi è però tutta una vasta gamma di situazioni intermedie nelle quali elementi dei due modelli debbono essere fra loro integrati. Va detto però che l'integrazione non è sempre facile e talora è anzi impossibile. In effetti i due modelli, in quanto perseguono due diversi obiettivi, sono complementari nella misura in cui i due obiettivi (*sanare* e *sedare dolorem*) sono fra loro compatibili, mentre entrano in conflitto quando quelli divergono. Tipicamente ciò accade nel momento in cui, per dare sollievo alla sofferenza, sia necessario rinunciare alla cura della malattia e al prolungamento della vita.

Cure palliative in neurologia

Quali malattie neurologiche possono essere oggetto di CP? In primo luogo pensiamo alle patologie neurologiche progressive ad esito fatale, come le malattie neuromuscolari che portano a un'impotenza motoria sempre più grave rispettando la lucidità mentale e di cui è prototipo la sclerosi laterale amiotrofica (SLA), pensiamo poi alle malattie che compromettono le capacità cognitive, il cui paradigma è la demenza di Alzheimer, nonché alle malattie con caratteristiche intermedie fra le une e le altre, come i tumori cerebrali maligni ed alcune demenze sintomatiche (ad es., l'encefalopatia spongiforme di Creutzfeldt-Jakob).

L'approccio palliativo può svolgere inoltre un ruolo importante nella fase avanzata delle malattie neurologiche incurabili, progressive, ma non fatali – se non nel lungo periodo – come la sclerosi multipla, il Parkinson e le altre malattie degenerative correlate. Pensiamo, infine, alle malattie gravemente invalidanti e stabili, come gli esiti dei traumi cranioencefalici più gravi (ivi compresi gli stati vegetativi permanenti e gli stati quasi-vegetativi), gli esiti dei traumi spinali (in particolare le tetraplegie da lesione cervicale) e i postumi degli ictus più devastanti.

Una volta delimitato in questo modo l'ambito di applicazione delle CP alla neurologia, sorgono però problemi difficili, come quello del momento dell'evoluzione della malattia in cui si passa dalle cure "normali" a quelle palliative. A questo proposito si è svolta nel Gruppo di studio sopra citato una discussione vivace che ha visto confrontarsi due diverse prospettive: secondo la prima, l'approccio palliativo può essere adottato in neurologia nelle malattie sopra ricordate fin dall'inizio del loro decorso; la seconda, invece, insiste sulla specificità delle CP per la fase terminale di queste malattie. Questo contrasto di pareri ha varie radici.

La prima di queste è il dato empirico che il criterio di terminalità non è di facile applicazione in neurologia, disciplina in cui, al difficile problema generale dei margini di errore rispetto alla prognosi *quoad vitam* [3], si aggiunge lo specifico problema della prognosi delle malattie a carattere degenerativo, il cui decorso è di regola assai più lento che quello delle malattie tumorali ed è spesso contrassegnato da fasi di *plateau* mal prevedibili. Un'ulteriore difficoltà sorge nei casi in cui la malattia – un caso paradigmatico è la SLA – comporta la morte solo qualora il paziente rifiuti l'alimentazione e/o la ventilazione artificiale. In questi casi il criterio di terminalità è soddisfatto solo se il malato rinuncia alle misure di supporto vitale.

Una seconda radice del contrasto riguarda la centralità o meno della considerazione della morte nelle CP. Coloro che sostengono l'opportunità di mantenere il criterio di terminalità affermano questa centralità come punto cruciale della filosofia delle CP, mentre il secondo gruppo ritiene che l'approccio palliativo possa essere adottato anche al di fuori dell'imminenza della morte e quindi nelle fasi iniziali delle malattie progressive incurabili.

Un terzo e più grave motivo di contrasto risiede nel peso che viene attribuito al conflitto fra gli scopi della medicina. Secondo un modo di vedere, in neurologia raramente si pongono conflitti tra l'obiettivo di *sanare* e quello di *sedare dolorem* e quindi i due approcci sono tendenzialmente complementari; il punto di vista alternativo sottolinea invece la frequenza con cui anche nella nostra disciplina debbono essere prese decisioni che privilegiano l'uno o l'altro dei due scopi. Si pensi ad esempio alle difficili decisioni che vanno prese in neuro-oncologia, quando il persistere nello scopo curativo (ad es., al momento della recidiva di un glioma maligno) rischia, almeno in alcuni casi, di prolungare la vita del paziente al prezzo di un grave deterioramento della sua qualità.

La discussione nel Gruppo di studio ha raggiunto il punto di sintesi che segue.

1. Si è convenuto che l'adozione di un approccio olistico può essere utile in neurologia nelle malattie croniche progressive e invalidanti in tutte le loro fasi. Questo approccio ha molto in comune con quello palliativo al quale si ispira, senza però identificarsi con esso. Un approccio analogo è stato sviluppato, al di fuori del campo delle CP, in ambiti specialistici diversi dal nostro ma ad esso accomunati da alcuni aspetti, quali il trattare patologie incurabili e invalidanti: pensiamo alla riabilitazione – e in particolare a quella delle neurolesioni – e alla geriatria. Fanno parte dell'approccio olistico il coinvolgimento di diverse discipline e di diverse figure professionali fra loro coordinate, e l'attenzione agli aspetti psicologici e alla qualità di vita. Non sono generalmente necessari in queste fasi interventi di assistenti spirituali e di volontari; inoltre l'équipe curante è coordinata dal medico (neurologo) e l'attività è generalmente basata sull'ospedale. La formazione del neurologo alle CP comporterebbe comunque, come effetto collaterale, anche l'apprendimento di questo tipo di approccio olistico.

2. Si restringe invece alla fase terminale delle malattie neurologiche il ruolo dell'approccio palliativo vero e proprio, pur ammettendo la difficoltà di individuare con precisione il momento in cui inizia la fase terminale. Quest'ultima è definita sia in termini cronologici (con tutti i limiti delle previsioni in questo campo, si pensa a un periodo stimato di 3-6 mesi), sia in termini di mancato ricorso ai mezzi di sostegno vitale in alcune malattie (come la SLA o, più raramente, la distrofia muscolare o la sclerosi multipla). A differenza dall'approccio precedente, le CP sono prevalentemente basate sull'assistenza domiciliare, e si basano su un'équipe multidisciplinare comprendente componenti non sanitarie e non strettamente medicocentrica.

Controllo dei sintomi nel contesto delle cure palliative

Come già detto, l'approccio palliativo è basato di regola su un team multidisciplinare in cui l'azione combinata delle diverse figure professionali si propone di controllare i sintomi correlati alla malattia e di rispondere ai bisogni, sia fisici sia psicologici e spirituali, del malato e della sua famiglia (Fig. 49.1). Le CP sono spesso descritte come *low tech and high touch* [4]; il ricorso a tecniche diagnostiche o a interventi sofisticati avviene soltanto quando i vantaggi che ne derivano in termini di qualità di vita del paziente siano inequivocabilmente superiori ai costi.

L'approccio corretto al trattamento dei sintomi nel malato terminale deve tenere sempre in considerazione la spiegazione dei sintomi stessi e l'attenzione ai dettagli. Va sempre posta molta attenzione anche a quei sintomi che spesso il malato considera meno importanti (come la secchezza delle fauci, il prurito e la tosse) e che possono peggiorare la qualità di vita.

La spiegazione dell'origine dei sintomi e di che cosa si intende fare è di fondamentale importanza. Sapere che cosa sta accadendo riduce l'impatto psicologico del sintomo, impedisce che il paziente possa ritenere che la sua condizione sia avvolta nel mistero, evita che egli possa pensare che anche il medico non è in grado di capire la natura dei disturbi e che ciò riduca la fiducia nei trattamenti proposti. Quando è possibile, il medico e il paziente dovrebbero discutere sulle diverse opzioni di trattamento e decidere insieme quali scegliere.

La terapia non è necessariamente solo farmacologica. Per ottenere la remissione di un disturbo è talvolta appropriato e sufficiente un trattamento fisico o psicologico. In caso di sintomi persistenti, i farmaci in grado di controllarli vanno somministrati con regolarità e a orari fissi a scopo profilattico. È importante cercare di rendere il trattamento il più semplice possibile. È importante altresì assicurare al paziente che non verrà lasciato solo e che ci si attrezzerà per aiutarlo in qualunque modo. Le prescrizioni devono essere scritte in modo chiaro (possibilmente in stampatello) riportando il nome del farmaco, l'ora in cui questo va somministrato, la dose esatta e il motivo per cui viene prescritto (ad es., per la stitichezza, per il dolore, per i crampi).

Trattamento di sintomi frequenti

Dolore

È opinione abbastanza diffusa che il dolore non sia tra i sintomi più importanti e frequenti nelle malattie neurologiche terminali. Non esistono infatti dati epidemiologici accurati a questo proposito. Le uniche segnalazioni disponibili derivano dalle osservazioni fatte nell'ambito dei servizi di cure palliative; ad esempio, si è visto in questi ambienti che il dolore si manifesta – ciò può sorprendere – in circa l'80% dei malati con malattia del motoneurone [5]. L'esperienza clinica ci porta a dire che in realtà questo sintomo è presente nelle sue varie manifestazioni in un'ampia gamma di malati neurologici al termine della vita.

Come è ben noto, il dolore è un complesso fenomeno somato-psichico la cui percezione è modulata dall'umore, dallo stato d'animo e dal significato che esso ha per il paziente. Vista la sua natura multidimensionale, il dolore nel malato terminale va inteso come *dolore totale*, considerando cioè non soltanto gli aspetti fisici, ma anche quelli psicologici, spirituali e sociali [6].

La descrizione clinica dei vari tipi di dolore esula dagli scopi di questo capitolo. Vediamo invece di entrare nel merito delle possibilità di trattamento del dolore nel malato neurologico alla fine della vita [7].

La terapia con analgesici, se usata correttamente, è efficace in un'alta percentuale di casi.

Riassumiamo qui di seguito i principi generali di trattamento analgesico nel malato terminale.

Preferire la via orale – Se possibile: questa via è più gradita al paziente e più semplice da somministrare.

Somministrare i farmaci a ore fisse – Gli analgesici, nel trattamento del dolore cronico, vanno somministrati a intervalli regolari. La dose va regolata sulla base della risposta terapeutica e la dose successiva deve essere somministrata prima che si esaurisca l'effetto della dose precedente.

Controllo
dei sintomi

Supporto
psicosociale

Lavoro di gruppo
e condivisione delle scelte

Sequenzialità della somministrazione – Il primo gradino è costituito dai farmaci non oppioidi (paracetamolo, FANS). Se non si ha risposta il passaggio successivo vede l'impiego di oppioidi deboli (codeina, ossicodone, tramadolo). Quando anche questi farmaci non ottengono risposta si deve passare agli oppioidi forti (morfina, metadone, buprenorfina, fentanyl). Di ogni classe, di regola, deve essere somministrato un solo rappresentante nello stesso momento.

Trattamento personalizzato – La dose giusta è quella che controlla il sintomo del paziente provocando il minimo di effetti collaterali.

Ci soffermiamo qui brevemente sulla farmacologia degli oppioidi in quanto tradizionalmente poco nota al neurologo.

Oppioidi deboli

Le loro caratteristiche farmacologiche sono abbastanza simili a quelle degli oppioidi forti. Essi presentano lo stesso tipo di risposta dose/effetto della morfina. A parità di effetto analgesico, però, è richiesta una dose maggiore di farmaco con una più grande incidenza di effetti collaterali. Il loro vantaggio principale è che sono di più agevole prescrizione, in quanto non è richiesta la ricetta speciale per gli stupefacenti. I principali oppioidi deboli disponibili in Italia sono la codeina fosfato e il tramadolo.

La codeina (sotto forma di sale fosfato) esiste in compresse da 30 mg associata a paracetamolo 500 mg e in supposte da 40 mg associata a propifenazone 500 mg. La dose massima è di 60 mg ogni 6 ore. In caso non vi sia risposta a questo dosaggio, è opportuno passare all'oppioide forte.

Il tramadolo è disponibile in compresse da 50 e da 100 mg a lento rilascio, in compresse da 100, 150, 200 mg, in gocce e in fiale ev o im da 100 mg. La dose massima è di 100 mg ogni 6 ore.

Oppioidi forti

La morfina è l'oppioide forte di prima scelta. Sul suo impiego esiste la più lunga esperienza e la sua efficacia nel trattamento del dolore nelle malattie in fase avanzata è ampiamente dimostrata. Può essere somministrata per via parenterale e orale, ma sono talvolta indicate possibili vie di somministrazione alternative come la via sottocutanea, rettale o spinale [8-12].

Vediamo in dettaglio le modalità di somministrazione della morfina.

La formulazione orale di scelta è rappresentata da compresse a rilascio controllato che non vanno spezzate. Se il malato sta assumendo un analgesico non oppioide, la dose di partenza è di 10-30 mg/die. Se il malato sta assumendo un oppioide debole, la dose di partenza è di 30-60 mg/die. La dose giornaliera per via orale deve essere suddivisa in 2-3 somministrazioni (ogni 8-12 ore).

Quando necessario, gli incrementi di dosaggio della dose giornaliera devono essere nell'ordine del 30-50% della dose iniziale. Questo incremento è in genere sufficiente per l'analgesia senza la comparsa di sopore.

Nei malati che non riescono ad assumere la dose per os si deve ricorrere alla via parenterale, ricordando che in questo caso bisogna adeguare il dosaggio, riducendolo a 1/3 rispetto alla dose giornaliera orale. Va ricordato che le formulazioni per via parenterale e la forma orale non a lento rilascio hanno una durata d'azione di 4 ore, per cui bisogna prevedere 6 somministrazioni, quando non sia possibile la via sottocutanea, attraverso una pompa elettromeccanica o elastomerica.

La morfina non ha un dosaggio massimo. L'effetto analgesico è dose-dipendente e la dose è proporzionata alla tolleranza. Non è infrequente arrivare a dosi di diversi grammi pro die.

Gli effetti collaterali più frequenti della morfina sono:
- sonnolenza, usuale nelle prime 72 ore di terapia;
- nausea e vomito, che compaiono di solito in pochi casi e in genere regrediscono spontaneamente dopo alcuni giorni, quando la morfina esprime il suo effetto inibitorio sul centro del vomito. All'inizio della terapia è consigliabile comunque associare un antiemetico;
- stipsi, di gran lunga l'effetto collaterale più frequente e ostinato, per cui si rende necessario suggerire preventivamente modifiche della dieta e ricorrere all'uso di lassativi, salvo provvedere in caso di stipsi superiore ai 3 giorni con enterolusi;
- depressione respiratoria: contrariamente a un'opinione diffusa, essa è clinicamente irrilevante ai dosaggi analgesici anche nei pazienti con insufficienza respiratoria [13];
- ritenzione urinaria: è un fenomeno raro che compare in genere nelle prime 24 ore di terapia, ma può rendere necessaria la cateterizzazione;
- allucinazioni e confusione, eventi piuttosto rari che colpiscono in particolare gli anziani.

Il metadone può essere utilizzato anche nei casi in cui è presente insufficienza renale. Esso possiede un'attività agonistica sul recettore per il N-Metil-D-aspartato per cui è tra gli oppioidi quello più indicato nel trattamento del dolore neuropatico. Produce facilmente fenomeni di accumulo, probabilmente per un legame extravasale che agisce come riserva a lento rilascio, ragion per cui deve essere dosato con molta attenzione [14].

Il fentanyl transdermico rappresenta una valida alternativa quando la via orale è impraticabile. Può essere utilizzato anche nelle insufficienze renali, ma raggiunge livelli plasmatici adeguati in tempi lunghi, così come lunghi sono i tempi di abbassamento dei livelli plasmatici, una volta sospeso.

La buprenorfina non presenta particolari vantaggi rispetto alla morfina e alle altre formulazioni sopra citate.

Tabella 49.1 • Possibili cause di nausea e vomito

Dolore non rilevato
Stipsi o stasi gastrica
Ansia e/o depressione
Candidosi del tratto digerente
Assunzione di farmaci potenzialmente induttori di nausea e vomito
Ipertensione endocranica
Ostruzione intestinale e/o stasi gastrica
Ipersecrezione bronchiale
Ipercalcemia
Alterazioni del quadro elettrolitico
Intolleranza alimentare
Recente chemioterapia
Gastrite o ulcera peptica

Nausea e vomito

La nausea e il vomito riconoscono molte possibili cause, è perciò necessario individuarne l'origine in modo da poter intervenire con un trattamento mirato (Tab. 49.1), avendo prima rimosso, se possibile, la causa scatenante (Tab. 49.2) [13-15]. Non ci soffermiamo qui sull'uso dei farmaci antiemetici, che è abituale e ben noto al neurologo, ma piuttosto sui possibili interventi non farmacologici.

È necessario educare il paziente e la sua famiglia alla somministrazione dei farmaci, eseguire una scrupolosa igiene orale, modificare la dieta riducendo l'apporto di grassi, somministrando piccoli pasti frequenti ed evitando gli alimenti che possono sviluppare gas intestinali; insegnare tecniche di rilassamento. È utile provare a inserire nella dieta alimenti aspri come il limone, i sottaceti, la mostarda o le bevande a base di limone; modificare frequentemente la varietà dei cibi; evitare di mangiare e di bere per 1-2 ore dopo l'episodio di vomito; somministrare una dieta liquida per 24 ore in modo da tenere a riposo l'intestino e permettere ai farmaci antiemetici di agire; invitare il paziente ad assumere i liquidi lentamente [18].

È indispensabile porsi degli obiettivi raggiungibili e corretti dopo aver discusso con il paziente e la sua famiglia, così come affrontare i vantaggi e gli svantaggi tra l'intervenire e il non intervenire con le misure dietetiche e terapeutiche.

Tabella 49.2 • Scelta del trattamento antiemetico

Cause di nausea e di vomito	Antiemetico di scelta
Ritardato svuotamento gastrico, ostruzione funzionale dell'intestino	Metoclopramide 10-20 mg/die per os o sc Domperidone 10-20 mg /die Cisapride 20 mg × 2 die per os
Gastrite o ulcera peptica	Misoprostolo 100-200 mcg × 3 die per os Ranitidina 300 mg/die per os Metoclopramide 10-20 mg/die per os o s.c.
Indotte da farmaci	Aloperidolo 1,5-3 mg la sera
Chemioterapia	Metoclopramide 10-20 mg/die per os o sc Desametasone 8-10 mg die per os/im
Metaboliche (ipercalcemia/iperuricemia ecc.)	Aloperidolo 5-10 mg la sera o 2/dieì
Ipertensione endocranica	Desametasone 8-10 mg die per os/im Prometazina 5-25 mg la sera per os o sc
Ostruzione meccanica dell'intestino	Ioscina butilbromuro 60-120 mg sc/24 h Octreotide 300-600 mcg sc/24h
Ipersecrezione bronchiale	Ioscina bromidrato cerotto transdermico 1,5 mg/72 h

Stipsi

La stipsi è un problema molto comune nel malato neurologico, in particolare in quello alla fine della vita. Le cause sono molteplici: si va dal coinvolgimento del sistema nervoso vegetativo, come si verifica nelle lesioni midollari di qualunque natura o nelle forme degenerative, a quelle malattie dove viene persa la funzione del torchio addominale per ipostenia della muscolatura, come nelle malattie del motoneurone o nelle distrofie muscolari. Si può determinare stipsi anche per la presenza di importante disfagia che riduce l'apporto idrico e di alcuni alimenti ricchi di fibre. L'immobilità rappresenta un'ulteriore fonte di comparsa di questo sintomo.

Il trattamento farmacologico rappresenta una causa non secondaria di stipsi nel malato neurologico; un esempio sopra tutti: i farmaci antiparkinsoniani sono i principali responsabili della stipsi in quella malattia.

Abbiamo già accennato come gli oppioidi – sia i forti che i deboli – abbiano nella stipsi il loro più importante effetto collaterale (Tab. 49.3). La stipsi, se trascurata, può essere causa di importanti sintomi come la nausea, il vomito, il dolore addominale; la stipsi può peggiorare una situazione di cachessia, già frequente nelle fasi avanzate di malattia, e peggiorare l'astenia.

Occorre ricordare che gli ammorbidenti delle feci e gli stimolatori meccanici funzionano al meglio solo in presenza di adeguato apporto idrico. Talvolta è necessario associare lassativi con diverso meccanismo d'azione (v. Cap. 37).

In presenza di stipsi occorre procedere con un'esplorazione rettale digitale. Se l'ampolla è piena di feci dure occorre invitare il malato a bere di più e ad utilizzare supposte di glicerina per lubrificare e facilitare l'evacuazione; in alternativa si ricorre al clistere con docusato sodico. Se le feci sono soffici occorre stimolare la motilità del colon con senna e bisacodile per os ricordando che questa sostanza impiega circa 10 ore prima di agire. Se non si ottiene l'evacuazione bisogna passare ala manovra manuale dopo aver sedato il paziente, ad esempio con midazolam ev.

Nel caso la palpazione o una indagine radiologica dimostrino la presenza di un colon ripieno, oppure in caso di coliche addominali, si inizia con docusato sodico 100-300 mg per os ogni 8 ore ed eventualmente con clistere alto con olio di arachidi. Se non ci sono coliche somministrare regolarmente un ammorbidente delle feci [19, 20].

Dispnea

La dispnea, con il dolore e il *delirium*, rappresenta il sintomo di maggiore stress per il paziente e la sua famiglia. La sensazione di mancanza d'aria è infatti causa di grande sofferenza non solo fisica, ma anche psichica in quanto provoca sensazione di morte imminente. Occorre quindi inquadrare rapidamente la causa o le cause della dispnea, per intervenire in modo efficace e rapido.

Quando appropriato, si devono accertare il livello di emoglobina o la presenza in anamnesi di pregressa patologia respiratoria o cardiaca (Tab. 49.4). In assenza di paralisi respiratoria, una saturazione di O_2 inferiore al 90% indica nell'ossigeno per via nasale un possibile strumento da associare all'intervento farmacologico, comunque rapportato alle condizioni cliniche del malato e alle sue volontà [21].

Nel caso la dispnea sia di origine ansiosa è utile l'impiego delle benzodiazepine.

Il trattamento più efficace nel controllo del distress respiratorio è rappresentato dagli oppioidi. La depressione respiratoria da oppioidi si manifesta, in modo clinicamente rilevante, solo a dosi alte. L'ipercapnia è evento rarissimo anche in pazienti con concomitanti infezioni respiratorie. Le dosi e le modalità di som-

Tabella 49.4 • Cause più comuni di dispnea

Paralisi respiratoria
Ansia e panico
Asma bronchiale
Insufficienza respiratoria cronica ostruttiva
Versamento pleurico
Pneumotorace
Ostruzione di uno o più bronchi (attenzione ai tappi di muco)
Embolia polmonare
Insufficienza cardiaca
Anemia

Tabella 49.3 • Farmaci più comuni ad azione costipante

Farmaci che riducono la progressione peristaltica	Morfina, codeina, fentanyl, tramadolo, loperamide
Farmaci che riducono la contrazione dell'intestino (azione antimuscarinica)	Antidepressivi triciclici, ioscina bromidrato e butilbromuro, clorpromazina

ministrazione della morfina sono simili a quelle per il dolore. Se il paziente è molto ansioso è utile associare lorazepam 1 mg per os ogni 6 ore.

Alcuni provvedimenti non farmacologici possono rivelarsi di utilità nella dispnea. Ad esempio, si può istruire il paziente e la sua famiglia sulle tecniche posturali che facilitano l'espansione del torace. Si può elevare la testata del letto, abbassare la temperatura nella stanza, utilizzare impacchi freddi sul volto. È bene munirsi di un ventilatore in modo da migliorare la circolazione dell'aria e ridurre al minimo gli stimoli ambientali in modo da non stimolare eccessivamente il paziente. È utile insegnare, quando possibile, gli esercizi di respirazione e le tecniche di rilassamento, infondere tranquillità e rassicurare il paziente e la sua famiglia sulla nostra presenza e sui nostri interventi. Ovviamente è necessario allontanare dalla stanza coloro che fumano [25].

Quando il sintomo-dispnea non sia controllabile con nessuna delle misure su descritte, l'unica possibilità è il ricorso alla sedazione terminale, misura estrema e controversa su cui torneremo fra poco.

Strettamente collegato al trattamento della dispnea è il problema delle infezioni polmonari, che sono spesso la causa immediata di morte nel malato terminale. Una prassi ampiamente diffusa e quasi automatica è quella di somministrare antibiotici. Questa prassi è ovviamente utile e doverosa nella pratica clinica ordinaria, ma va esaminata criticamente nel caso dei malati terminali, valutando il pro e il contro di un trattamento che può prolungare la vita del malato ma al tempo stesso può protrarne la sofferenza. Si tratta di un problema etico tipico delle cure palliative: la difficoltà consiste nel valutare, caso per caso, se debba essere privilegiato l'obiettivo di curare la malattia o di salvaguardare la vita del malato. È chiaro che la volontà del malato, se è possibile conoscerla, deve essere rispettata. Qualora in un paziente terminale con infezione broncopolmonare si decida di non somministrare antibiotici, è comunque necessario alleviare i sintomi trattando la febbre (con antipiretici), il dolore e la dispnea [24, 25].

Sedazione terminale

Per sedazione terminale (ST) si intende l'induzione, mediante farmaci, di uno stato di coma sufficientemente profondo da impedire la percezione degli stimoli che provocano uno stato di sofferenza inaccettabile per il malato e che non possono essere controllati in modo mirato.

La letteratura scientifica sulla sedazione terminale è abbastanza scarna. Manca una definizione chiara e condivisa di questa pratica e le descrizioni presenti in letteratura circa la sua farmacologia sono strettamente empiriche: non vi sono, ad esempio, studi che confrontino diversi regimi di trattamento atti a realizzarla. Nell'articolo di Cherny e Portenoy [26] sull'argomento non si distingue con chiarezza fra la sedazione parziale, che lascia aperta una possibilità di interazione fra il paziente e il suo ambiente e che è suscettibile di essere interrotta, e la sedazione terminale vera e propria, che esclude questa interazione. È inoltre sottaciuto un dettaglio estremamente importante: il fatto che nel secondo caso, di regola, alla sedazione si associa la sospensione dell'idratazione e della nutrizione artificiale. Inoltre non viene discussa se non in modo tangenziale la questione del consenso alla ST. È chiaro infatti che questa misura è suscettibile di essere avviata a richiesta del paziente, ma anche a sua insaputa e persino contrariamente alla sua volontà.

Nell'articolo sopra citato, Cherny e Portenoy hanno tentato di precisarne le indicazioni e di proporre un algoritmo per identificare i sintomi refrattari, definendoli in contrasto con i sintomi semplicemente difficili da trattare.

Tabella 49.6 • Farmaci utilizzati per la sedazione

Midazolam
Diazepam
Clorpromazina
Aloperidolo
Barbiturici
Propofol

Tabella 49.5 • Tipi di sedazione

Primaria	Intervento terapeutico il cui scopo è abbassare il livello di coscienza
Secondaria	Riduzione della coscienza come effetto secondario di farmaci
Intermittente	Permette la presenza di periodi di coscienza
Continua	Abolizione permanente della coscienza
Leggera	Consente il mantenimento della coscienza e permette per esempio di comunicare
Profonda	Abolizione della coscienza

Tabella 49.7 • Schema di trattamento

Midazolam	Dose di partenza: bolo ev Mantenimento 30-100 mg/die (0,42-20 mg/h) ev/sc Aumento dosaggi 30%/h sino a sedazione
Propofol	Dose iniziale 20 mg ev Mantenimento 50-70 mg/h ev

La definizione che essi propongono di sintomo refrattario è la seguente. Un sintomo è tale se:

- non vi sono altre misure – invasive o non – capaci di dare un sollievo adeguato;
- se questo sollievo è accompagnato da effetti secondari eccessivi o intollerabili;
- se è improbabile che altre misure siano capaci di dare sollievo entro limiti di tempo ragionevoli.

Con quale frequenza si verificano i sintomi refrattari nel malato terminale?

I dati epidemiologici che si desumono dalla letteratura sulle cure palliative (non specificatamente neurologica) danno percentuali molto varie e non confrontabili [27] (negli studi, che per lo più avevano carattere retrospettivo, esse variano dal 15 al 50%) e la necessità di ricorrere, in questi casi, alla ST come extrema ratio palliativa è emersa chiaramente.

Uno dei contributi scientifici più interessanti viene da un recente studio italiano [28] condotto su circa 400 malati seguiti a domicilio nell'ultima settimana di vita; da questo studio prospettico è emerso che nel 25% dei malati si è fatto ricorso alla sedazione totale, senza però che si potesse associare chiaramente questa pratica a fattori studiati quali il tipo e il numero dei sintomi dei malati o l'ansia dei familiari. Non per nulla lo studio si conclude con una sollecitazione rivolta alla comunità scientifica a elaborare linee guida sulla sedazione e sulle sue indicazioni.

In questa sede non possiamo approfondire la questione del rapporto fra sedazione terminale ed eutanasia, tema quanto mai controverso. Basti qui accennare alla dottrina del doppio effetto sulla cui base essa è accettabile secondo una parte degli studiosi di bioetica: si tratta di un tipo di argomentazione elaborato nella teologia morale cattolica. In sintesi, questa dottrina afferma che è moralmente lecito trattare un paziente ricercando un effetto positivo (qui: l'alleviamento del dolore) pur sapendo (ma non con l'intenzione) che il trattamento potrebbe abbreviarne la vita, mentre non è lecito ricorrere allo stesso (o un altro) trattamento se esso viene somministrato con l'intenzione di abbreviarne la vita.

Due ulteriori condizioni di liceità sono le seguenti: il risultato desiderato non si può ottenere altrimenti che con quel trattamento e il trattamento deve essere proporzionato alla gravità dei sintomi da trattare.

Quali sono i sintomi refrattari più comuni in neurologia? Certamente il caso paradigmatico nella nostra disciplina è la dispnea nella fase terminale della sclerosi laterale amiotrofica, quando il paziente decide di non sottoporsi alla ventilazione meccanica ovvero, anche più, quando un paziente già ventilato chiede la sospensione del trattamento. Altri sintomi terminali che nel corso della malattia possono diventare refrattari al trattamento convenzionale e richiedere l'intervento sedativo sono il delirium, le mioclonie e le convulsioni, la nausea e il vomito, più raramente il dolore. In modo schematico possiamo riconosce diversi tipi di sedazione, riassunti nella tabella 49.5.

Nella tabella 49.6 sono riassunti i farmaci di più comune impiego. Nella tabella 49.7 proponiamo uno schema di sedazione tra i più utilizzati nell'ambito delle cure palliative.

È ovvio che la scelta di ricorrere alla sedazione deve essere condivisa con il paziente (se possibile) e con la sua famiglia. Nel caso di un paziente non competente che non abbia lasciato direttive anticipate sulle cure, il processo decisionale richiede il coinvolgimento dei familiari (giudizio sostitutivo) o del tutore del paziente [29].

Bibliografia

1. Gruppo di studio per la Bioetica e le Cure Palliative in Neurologia: documento programmatico. Neurol Sci 2000; 21:266-271.
2. Fox E. Predominance of the curatiive model of medical care. A residual problem. JAMA 1997; 278:761-763.
3. Christakis NA, Lamont EB.Extent and determinants of error in doctors' prognoses in terminally ill patients: prospective cohort study British Medical Journal 2000; 320:469-471.
4. Twycross R. Introducing Palliative Care 2nd edition, Radcliffe Medical Press, Oxford and New York, 1995.
5. Hicks F, Corcoran G. Should hospices offer respite admission to patients with motor neurone disease? Palliative Medicine 1993; 7:145-150.
6. Twycross RG. Pain and suffering in: Pain Relief in Advanced Cancer Churchill Livingstone, London 1995.
7. Taub A. Opioid analgesic in the treatment of chronic intractable pain of non-neoplastic origin In: Kita-

hata LM, Collins JG (eds) Narcotic Analgesics in Anaesthesiology. Williams and Wilkins, Baltimore 1982; 199-208.

8. World Health Organisation. Cancer Pain Relief World Health Organisation, Geneva 1986.

9. Hanks GW, Justins DM. Cancer pain management. Lancet 1992; 339:504-504.

10. Mazoit JX, Sardouk P, Zetlaoui P et al. Pharmacokinetics of unchanged morphine in normal and cirrhotic patients. Anaesthesia and Analgesia 1987; 66:293-298.

11. Portenoy RK, Foley KM, Stulman J et al. Plasma morphine and morphine-6-glucuronide during chronic morphine therapy for cancer pain: plasma profiles, steady state concentration and the consequences of renal failure. Pain 1991; 47:13-19.

12. Schug SA, Zech D, Grond S et al. A long term survey of morphine in cancer pain patients. Journal of Pain an Symptom Management 1992; 7:259-266.

13. Walsh TD. Opiates and respiratory function in advanced cancer. Recent Results in Cancer Research 1984; 89:115-117.

14. W Gannon C. The use of methadone in the care of the dying. European Journal of Palliative care 1997; 4:152-158.

15. Desbiens NA, Mueller-Rizner N, Commors AF et al. The relationship of nausea and dysnoea to pain in seriously ill patients. Pain 1997; 71:149-156.

16. Walsh TD. The symptoms of advanced cancer. Seminars in Oncology 1995; 22:67-72.

17. Lichter J. Which antiemetic? Journal of Palliative Care 1993; 9:42-50.

18. Williams J,Copp G. Food presentations and the terminally ill. Nursing Standard 1990; 4: 29-32.

19. Sykes NP. A clinical comparison of laxatives in a hospice. Palliative medicine 1991; 5:307-314.

20. Regnard C. Costipation in: Flow Diagrams in Advanced Cancer and other Diseases. Edward Arnold, London 1995; 11-13.

21. Hanning CD, Alexander-Williams JM. Pulse oximetry: a pratical review. British Medical Journal 1995; 311:367-370.

22. Ahmedzai S. Palliation of respiratory symptoms. In: Doyle D, Hanks GWC, MacDonald N. (eds) The Oxford Testbook of Palliative Medicine Oxford University Press, Oxford 1996;145-150.

23. Walsh TD. Opiates and respiratory function in advanced cancer. Recent Results in Cancer Research 1984; 89:115-117.

24. Davies CL. ABC of palliative care: breathlessness, cough and other respiratory problems. British Medical Journal 1997; 315:931-934.

25. Corner J, Plant H, A'Hern R et al. Non-pharmacological intervention for breathlessness in lung cancer. Palliative medicine 1996; 10:299-305.

26. Cherny NL,Portenoy RK.. Sedation in the management of refractory symptoms: guideliness for evaluation and treatment. J Palliat Care 1993; 10:31-38.

27. Enck RE. The medical care of terminally ill patients Johns Hopkins University Press, Baltimore, 1994.

28. Peruselli C et al. Home palliative care for terminal cancer patients: a survey of the final week of life. Palliative Medicine, 1999; 13:233-241.

29. Quill TE, Byock IR. Responding to intractable terminal suffering: the role of terminal sedation and voluntary refusal of food and fluids Ann of Int Med 2000; 132:408-414.

Principi attivi citati nel volume e nomi commerciali*

Abciximab
Reopro

Acarbosio
Glicobase
Glicobay

Acenocumarolo
Sintrom

Acetazolamide
Diamox

Aciclovir
Aciclin
Aciclovir (generico)
Acy
Acyvir
Alovir
Amodivyr
Avirase
Avix
Avyclor
Avyplus
Citivir
Cycloviran
Dravyr
Efriviral
Esavir
Euclivir
Fuviron
Herpesnil
Iliacor
Immunovir
Neclovir
Neviran
Rexan
Riduvir
Sanavir
Voraclor
Zovirax

Acido acetilsalicilico
Acido acetilsalicilico (generico)
Ascriptin
Aspiglicina
Aspirina
Aspirinetta

Aspro 500
Cardioaspirin
Cardirene
Flectadol

Acido ascorbico-Vitamina C
Acido ascorbico (generico)
Agruvit
Bioci
Cebion
Cebion 500
Dynaphos C
Redoxon
Vitamina C Vita

**Acidi grassi polinsaturi
(Acido ascorbyl-6-Gamma
Linolenico – GLA)**
Esapent
Eskim
Seacor

Acido clavulanico
Augmentin
Clavulin

Acido E-aminocaproico
Caprolisin

Acido folico (acido folinico)
Fertifol
Folidex
Folina

**Acido
gamma-idrossibutirrico (GBH)**
Alcover

Acido valproico o valproato
Acido valproico o valproato (generico)
Depakin
Depamag

ACTH
Synachten

Ademetionina
Samyr

Adriamicina - doxorubicina
Adriblastina
Caelix
Doxorubicina (generico)

Albendazolo
Zentel

Alemtuzumab
MabCampath

Alfametildopa
Aldomet

Alfuzosina
Alfuzosina (generico)
Mittoval
Xatral

Almotriptan
Almogran
Almotrex

Aloperidolo
Aloperidolo (generico)
Haldol
Serenase

Alotano (gas anestetico)
Alotano (generico)

Alteplase
Actilyse

Amantadina
Mantadan

Amfotericina B
Abelcet
Ambisome
Fungilin
Fungizone

Amiloride
(solo in associazione con idroclortiazide)
Moduretic

Amineptina
Maneon
Survector

Amitriptilina
Adepril
Laroxyl
Triptizol

Amoxicillina
Alfamox
Amoflux
Amosol
Amox
Amoxicillina (generico)
Amoxina
Hydramox
Mopen
Moxiren
Neotetranase
Oralmox
Pamocil
Sievert
Sintopen
Velamox
Ximex
Zimox

Ampicillina
Ampicillina (generico)
Ampilux
Ampiplus Simplex
Amplital
Pentrexyl

Ancrod
Viprinex

Antitossina botulinica trivalente
Liosiero antibotulinico

Antitossina tetanica
Siero antitetanico

Apomorfina
Apofin
Apofin Stylo

Argatroban
Novastan

Arginato di Eme
Normosang

Atenololo
Atenol
Atenololo (generico)
Atermin
Seles Beta
Tenomax
Tenormin

Atorvastatina
Torvast
Totalip

Atropina
Atropina (generico)
Atropina Lux
Atropina Solfato

Azatioprina
Azafor
Azatioprina (generico)
Immunoprin

Aztreonam
Primbactam

Baclofene
Lioresal

Betaistina
Betaistina (generico)
Betaserc
Microser
Sincrover
Vertiserc

Bevacizumab
Avastin

Biotina (uso orale)
Biodermatin
Diathynil
Nebiotin

Biperidene
Akineton

Bisacodile
Alaxa
Confetto Falqui C.M.
Dulcolax
Normalene
Sacodil
Stixenil
Verecolene

Bisoprololo
Bisoprololo (generico)
Cardicor
Concor
Congescor
Pluscor
Sequacor

Bleomicina
Bleomicina (generico)

Bornaprina
Sormodren

Brivudin
Brivirac
Zecovir

Bromazepam
Brixopan
Bromazepam (generico)
Compendium
Lexotan

Bromocriptina
Bromocriptina (generico)
Parlodel

Bumetanide
Bumex

Bupivacaina
Bupibil
Bupicain
Bupiforan
Bupiforan Heavy
Bupisen
Bupisolver
Bupivacaina (generico)
Bupixamol
Marcaina
Marcaina iperbarica

Buprenorfina
Subutex
Temgesic
Transtec

Buspirone
Buspar

Butalbital
Fioricet

Cabergolina
Actualene
Cabergolina (generico)
Cabaser
Dostinex

Calcitonina
Calcitonina (generico)

Carbamazepina
Carbamazepina (generico)
Tegretol

Carbapenem + cilastina
Imipem
Invanz (ertapenem)
Merrem (meropenem)
Tenacid
Tienam

Carboplatino
Carboplatino (generico)
Paraplatin

Carmustina (BCNU)
Gliadel

Carnitina
Carnitene

Caspofungin
Cancidas

Cefazolina
Acef
Cefamezin
Cefazil
Cefazolina (generico)
Cromezin
Nefazol
Recef

Cefepima
Cepim
Cepimex
Maxipime

Cefixima
Cefixoral
Supracef
Suprax
Unixime

Cefotaxima
Aximad
Baxitim
Cefomit
Cefotaxima (generico)
Lirgosin
Refotax
Salocef
Spectrocef
Taxime
Zariviz
Zimanel

Ceftazidima
Ceftazidima (generico)
Deltazime
Dizatec
Etazim
Fribat
Glazidim

Liotixil
Panzid
Spectrum
Starcef
Tazidif
Tottizim

Ceftriaxone
Axobat
Bixon
Cefrag
Ceftriaxone (generico)
Davixon
Daytrix
Deixim
Diaxone
Eftry
Eraxitron
Fidato
Frineg
Kocefan
Monoxar
Nilson
Panatrix
Pantoxon
Ragex
Rocefin
Setriox
Sirtap
Valexime

Cefuroxima
Cefuroxima (generico)
Cefurin
Curoxim
Curoxim Vena
Duxima
Itorex
Lafurex
Oraxim
Supero
Tilexim
Zinnat
Zinocep
Zoref

Certoparina
Certaparina (generico)

Chetoconazolo
Chetoconazolo (generico)
Nizoral
Triatop

Chinino
Chinina cloridrato (generico)
Chinina solfato (generico)

Ciclobenzaprina
Flexiban

Ciclofosfamide
Endoxan

Ciclosporina
Sandimmun
Sandimmun Neoral

Cimetidina
Biomag
Cimetidina (generico)
Etideme
Tagamet
Temic
Ulcedin
Ulis

Cinnarizina
Cinazyn
Cinazyn Forte
Stugeron
Toliman

Ciprofloxacina
Ciperus
Ciprofloxacina (generico)
Ciproxin
Eoxin
Flociprin
Flontalexin
Oftacilox
Prociflor
Samper

Cisapride
Alimix
Cipril
Prepulsid

Cisplatino
Cisplatino (generico)
Platamine
Pronto Platamine

Citalopram
Citalopram (generico)
Elopram
Felipram
Feliximir
Frimaind
Kaidor
Marpram
Percitale
Pramexyl
Return
Ricap
Seropram
Sintopram
Verisan

Citarabina o **Ara-C**
Aracytin
Citarabina (generico)

Citarabina cloridrato
Depocyte

Cladribina
Leustatin

Clavulanato
o **acido clavulanico**
Augmentin
Clavulin

Clindamicina
Cleocin
Clindamicina (generico)
Dalacin C
Dalacin C Fosfato
Dalacin T
Zindaclin

Clobazam
Frisium

Clomipramina
Anafranil

Clonazepam
Rivotril

Clonidina
Catapresan

Catapresan TTS 1 e 2
Isoglaucon

Clopidrogel
Plavix

Clorambucile
Leukeran

Clordemetildiazepam
En

Clorfenamina
Trimeton

Clorochina
Clorochina (generico)
Clorochina bifosfato

Cloropromazina
Largactil

Cloruro di alluminio – Cloridrossido di alluminio
Cloruro di alluminio (soluzione)

Clozapina
Clozapina (generico)
Leponex

Cobalamina – Vitamina B12
Cobaforte
Dobetin
Eparmefolin
Hepafactor
Indusil
Neocytamen
Neoeparbiol
OH B12

Codeina
Hederix Plan

Coenzima Q10 o ubidecarenone
Decafar
Decorenone
Ubicor
Ubimaior

Colchicina
Colchicina Lirca

Colestiramina
Questran

Colla acrilica (solo parafarmaci)
NBCA (n-butyl-cyano-acrylato – Histo-acryl)

Colla di fibrina (solo in associazione)
Beriplast
Tachisol
Tissucol

Creatina
Daclizumab
Zenapax

Dalteparina
Fragmin

Dantrolene
Dantrium

Dapsone
Dapsone (generico)
Neo Sulfonazina

Darifenacina
Emselex

Deferoxamina
Desferal

Deflazacort
Deflan
Flantadin

Desametasone
Decadron
Desalfa
Desametasone fosfato (generico)
Desamix Effe
Dexamono
Doxiproct
Etacortilen
Luxazone
Megacort
Soldesam
Soldesam Forte
Visumetazone

Desipramina
Nortimil

Desmopressina
Emosint
Minirin/DDAVP

Dextroamfetamina solfato
Dexedrine

Diaminopiridimine
Metakelfin

Diazepam
Ansiolin
Diazelmus
Diazepam (generico)
Micronoan
Noan
Tranquirit
Valium
Vatran

Diazossido
Proglicem

Diclofenac
Algosenac
Dealgic
Deflamat
Diclocular
Diclofan
Diclofenac (generico)
Dicloftil
Dicloreum
Dicloreum Actigel
Dicloreum Retard
Dicloreum Tissugel
Diclotears
Dolaut
Doroxan
Dropflam
Fenadol
Fender
Flector
Flector Dolore
Flogofenac
Flogofenac Retard

Itami
Leviogel
Novapirina
Pennsaid
Solaraze
Traulen
Voltadol
Voltadvance
Voltaren
Voltaren Emugel
Voltaren Ofta
Voltfast

Diclorofenamide
Fenamide
Antidrasi

Diidralazina
Ipogen

Diidroergotamina
Diidergot
Seglor

Diidrossifenilserina
Dimenidrinato

Dipiridamolo
Corosan
Persantin

Docusato sodico
Macrolax
Sorbiclis

Domperidone
Digestivo Giuliani
Domperidone (generico)
Motilium
Peridon
Permotil
Riges
Stalcare

Donepezil
Aricept
Memac

Dotiepina
o dosulepina
Protiaden

Doxazosina
Cardura
Dedralen
Doxazosin
Doxazosina (generico)
Noradox
Normothen
Quorum

Doxiciclina
Atridox
Bassado
Miraclin
Periostat

Doxorubicina
Adriblastina
Caelyx
Myocet

Droperidolo
Sintodian

Duloxetina
Cymbalta
Xeristar
Yentreve

Edrofonio cloruro
Tensilon

Efedrina
Argotone
Deltarinolo
Efedrina cloridrato (generico)
Rinovit

Eletriptan
Relpax

Enalapril
Converten
Enalapril (generico)
Enapren
Lanex
Naprilene
Prilenor
Silverit

Enoxaparina
Clexane
Clexane T

Enoximone
Perfan

Entacapone
Comtan

Epirubicina
Epireubicina
Epirub
Farmorubicina

Eptifibatide
Integrilin

Ergotamina
Ergotan

Eritropoietina alfa e delta
Dynepo (delta)
Eprex (alfa)
Neorecormon (alfa)

Escitalopram
Cipralex
Entact

Eszopiclone
Lunesta

Etambutolo
Etapiam
Miambutol

Etoposide
Etoposide (generico)
Lastet
Vepesid

Etosuccimide
Zarontin

Famciclovir
Famvir
Ziravir

Felbamato
Taloxa

Fendimetrazina
Plegine

Fenelzina
Nardil

Fenilefrina
Fenilefrina cloridrato (generico)
Isonefrine
Nasomixin C.M.
Neosynephrine
NTR

Fenilpropanolamina
Acutrim
Dexatrim

Fenitoina
Aurantin
Fenitoina
Dintoina

Fenobarbital
Fenobarbitale sodico (generico)
Gardenale
Luminale

Fenossibenzamina
Dibenzyline
Prazosin

Fentanil
Actiq
Durogesic
Fentanest
Fentanil (generico)
Matrifen
Quatrofen

Fingolimod
FTY720

Flavoxato cloridrato
Cistalgan
Genurin

Flucitosina
Ancotil

Fluconazolo
Alozof
Diflucan
Dizolo
Elazor
Fluconazolo (generico)
Flumicon
Flumos
Fluores
Fungus
Klaider
Lefunzol
Riflax
Winch
Zoloder

Fludarabina
Fludara

Fludrocortisone
Florinef

Flumazenil
Anexate
Flumazenil (generico)

Flunarizina
Flugeral
Flugeral Mite

Flunagen
Fluxarten
Gradient
Issium
Sibelium

Flunitrazepam
Roipnol
Valsera

**Fluorochinoloni – ciprofloxacina
(uso orale)**
Ciperus
Ciprofloxacina (generico)
Ciproxin
Eoxin
Flontalexin
Prociflor
Samper

Fluorochinoloni – enoxacina
Enoxen

Fluorochinoloni – levofloxacina
Levoxacin
Oftaquix
Prixar
Tavanic

Fluorochinoloni – lomefloxacina
Chimono
Maxaquin
Uniquin

Fluorochinoloni – moxifloxacina
Actira
Avalox
Octegra

Fluorochinoloni – norfloxacina
Diperflox
Flossac
Norflox
Norfloxacina (generico)
Noroxin
Renoxacin
Sebercim
Uticina
Utinor

Fluorochinoloni – ofloxacina
Oflocin

Fluorochinoloni – pefloxacina
Peflacin
Peflox

Fluorochinoloni – prulifloxacina
Chinoplus
Keraflox
Unidrox

Fluorochinoloni – rufloxacina
Monos
Qari

Fluoxetina
Azur
Clexiclor
Cloriflox
Diesan
Flotina
Fluoxeren
Fluoxetina (generico)
Prozac
Xeredien

Flurazepam
Dalmadorm
Felison
Flunox
Remdue
Valdorm

Flurbiprofene
Froben
Ocufen
Transact Lat

Fluvoxamina
Dumirox
Fevarin
Fluvoxamina (generico)
Maveral

Foscarnet
Foscavir

Frovatripan
Auradol
Rilamig

Furosemide
Furosemide (generico)
Lasix

Gabapentin
Gabapentin (generico)
Gabexine
Neurontin
Semerial

Galantamina
Reminyl

Gentamicina
Ciclozinil
Eutopic
Gentacream
Gentalyn
Genticol
Nemalin
Ribomicin
Tacigen

Gentamicina solfato
Gentomil

Glatimer acetato
Copaxone

Glicerolo
Glicerina San Pellegrino
Glicerolax
Glicerolo (generico)
Supposte glicerina
Verolax
Zetalax

Glicopirronio bromuro
Robinul

**Granulocyte Colony-Stimulating
Factor (G-CSF)**
Neulasta
Neupogen

Ibuprofene
Algofen
Antalfebal
Antalfort
Antalgil

Antalisin
Arfen
Arfen Pronto
Brufen
Buscofen
Calmine
Cibalgina Dol
Cibalgina Due Fast
Dolofast
Edenil
Gineflor
Ginenorm
Moment
Momentact
Momentact Analgesico
Nureflex
Nurofen
Nurosolv
Pedea
Sinifev
Spidifen
Subitene

Idralazina
Apresolin

Idroclorotiazide
Esidrex

Idrocortisone
Colifoam
Cortidro
Cortop
Dermirit
Dermocortal
Emorril
Flebocortid
Foille Insetti
Idracemi
Lanacort
Lenirit
Lidocaina idrocortisone (generico)
Prepacorth
Proctofoam HC
Proctosedyl
Proctosoll
Scalpicin
Sintotrat
Solucortef

Idrossiclorochina
Plaquenil

Idrossiurea o **idroxicarbamide**
Onco Carbide

Idrossizina
Atarax

Ifosfamide
Holoxan

**Imipenem
e inibitori enzimatici**
Imipem
Tenacid
Tienam

Imipramina
Tofranil

Immunoglobulina tetanica
Gammatet P
Igantet
Tetabulin
Tetanusgamma

Immunoglobuline – IgGIV
Endobulin
Flebogamma
Gammagard
IG Vena
Intraglobin
Isiven
Pentaglobin
Sandoglobulina
Subcuvia
Vivaglobin

Indobufene
Ibustrin
Indobufene (generico)

Indometacina
Indocid
Indocollirio
Indom
Indoxen
Liometacen
Metacen

Indoramina
Indorene
Vidora

Interferone (IFN) Beta-1a
Avonex
Rebif

Interferone (IFN) Beta-2a
Betaferon

Interferone Gamma
Imukin

Irinotecan
Campto
Irinotecan (generico)

Isoflurano
Aerrane
Forane

Isoniazide
Isoniazide (generico)
Nicozid

Isoprenalina
Isoprenalina cloridrato (generico)

Itraconazolo
Itraconazolo (generico)
Sporanox
Trazer
Triasporin

Ketamina
Ketalar

Ketoprofene
Alket
Artrosilene
Dolgosin
Euketos
Fastum
Flexen
Ibifen
Isofenal
Keplat
Ketofarm
Ketoplus
Ketoprofene (generico)
Ketoselect

Ketum
Lasoartro
Lasonil C.M.
Liotondol
Oki
Orudis

Labetalolo
Ipolab
Trandate

Lamotrigina
Lamictal
Lamotrigina (generico)

Lanreotide
Ipstyl

Levetiracetam
Keppra

Levodopa
Larodopa
Levomet

**Levodopa e inibitore
della decarbossilasi**
Carbidopa levodopa (generico)
Duodopa (Levodopa e carbidopa)
Madopar (Levodopa e benserazide)
Sinemet (Levodopa e carbidopa)

Levo-Idrossi Triptofano
Tript-OH

Levotiroxina sodica
Eutirox
Tiracrin
Tirosint

Lidocaina
Basicaina
Ecocain
Lidocaina cloridrato (generico)
Lidofast
Lidosen
Lidrian
Luan
Ortodermina
Vagisil
Xylocaina

Linezolid
Zyvoxid

Lisuride
Cuvalit

Litio carbonato
Carbolithium
Litio carbonato (generico)

Lomustina
Belustine
CEENU

Loperamide
Diarstop
Diarzero
Dissenten
Imodium
Lopemid
Loperamide (generico)

Loprazolam
Dormonoct

Lorazepam
Control
Lorans
Lorazepam (generico)
Slipirem
Tavor
Zeloram

Lormetazepam
Axilium
Ipnolor
Lormetazepam (generico)
Luzul
Mexylor
Minias

Magnesio solfato
Magnesio solfato (generico)

Mannitolo
Isotol
Mannitolo (generico)

Maprotilina
Ludiomil

Melatonina
Melatonina (generico)

Melevodopa + carbidopa
Sirio

Melfalan
Alkeran

Memantina
Ebixa

Meropenem
Merrem

Metadone
Eptadone
Metadone cloridrato (generico)

**Metamfetamina
o Metilamfetamina**
Metedrine

Metilfenidato
Ritalin

Metilprednisolone
Depomedrol
Medrol
Solumedrol
Supresol
Urbason

Metimazolo
Tapazole

Metisergide
Deserril

Metixene
Tremaril

Metoclopramide
Delipram
Isaprandil
Metoclopramide (generico)
Plasil
Pramidin
Randum

Metoprololo
Lopresor
Metoprololo (generico)
Seloken

Metotrexato
Methotrexate
Metotressato
Metotrexato (generico)

Metronidazolo
Deflamon
Deflamon Flebo
Elyzol
Flagyl
Metronidazolo (generico)
Rosiced
Rozex
Vagilen
Zidoval

Mexiletina
Mexitil

Mianserina
Lantanon

**Micofenolato
mofetile**
Cellcept

Midazolam
Ipnovel
Midazolam (generico)

Midodrina
Gutron
Midodrina (generico)
Xerotil

Mirtazapina
Mirtazapina (generico)
Remeron

Misoprostolo
Cytotec
Misodex

Mitoxantrone
Mitoxantrone (generico)
Novantrone
Onkotrone

Mitramicina o plicamicina
Mithracin

Modafinil
Provigil

Morfina
Morfina cloridrato (generico)
MsContin
Oramorph
Ticinan
Twice

Nadololo
Corgard

Nadroparina
Fraxiparina
Fraxodi
Seledie
Seleparina

Naloxone
Naloxone cloridrato (generico)
Narcan
Narcan Neonatale

Naproxene o naprossene
Aleve
Floginax
Gynestrel
Laser R
Momendol
Naprius
Naprosyn
Naproxene (generico)
Naproxene sodico (generico)
Neo Eblimon
Prexan
Provindol
Synflex
Synflex Forte
Uninapro

Natalizumab
Tysabri

Nebivololo
Lobivon
Nebilox

Nefazodone
Reseril

Neomicina
Cicatrene
Endomixin
Neomicina (generico)

Neostigmina
Intrastigmina
Prostigmina

Niacina Vitamina PP – acido nicotinico
Niacin
Niacina

Nicardipina
Bionicard
Lisanirc
Nicapress
Nicardal
Nicardal R
Nicardipina (generico)
Nicaren
Perdipina
Vasodin

Nifedipina
Adalat
Adalat A.R.
Adalat Chrono
Amarkor
Citilat
Coral
Euxat
Fenidina
Nifedicor
Nifedicor R
Nifedipina (generico)
Nifesal
Nipin

Nimodipina
Iskirop
Nimobrain
Nimodipina (generico)
Nimotop
Periplum

Nitroglicerina
Adestrin
Deponit
Dermatrans
Epinitril
Keritrina
Minitran
Natispray
Nitraket
Nitrocor
Nitroderm TTS
Nitrodur
Nitroglicerina (generico)
Nitrosylon
Perganit
Top Nitro
Triniplas
Trinitina
Venitrin

Nitroprussiato
Sodio nitroprussiato

Nitrosouree – carmustina
Gliadel

Nitrosouree – fotemustina
Muphoran

Noradrenalina
Noradrenalina tartrato (generico)

Notriptilina
Noritren

Ocreotide
Longastatina
Longastatina Lar
Samilstin
Sandostatina
Sandostatina Lar

Olanzapina
Zyprexa
Zyprexa Velotab

Orfenadrina cloruro
Disipal

Oxacillina
Penstapho

Oxcarbazepina
Oxcarbazepina (generico)
Tolep

**Oxibato di sodio
(acido idroxibutirrico)**
Xyrem

Oxibutinina
Ditropan
Ossibutinina
Oxibutinina

Paclitaxel
Anzatax
Paclitaxel (generico)
Taxol

Pamidronato
Amidrox
Aredia
Pamidronato (generico)
Texpami

Papaverina
Antispasmina colica
Antispasmina colica forte
Papaverina cloridrato (generico)
Papaverina He'

Paracetamolo
Acetamol
Adolef
Efferalgan
Minofen
Panadol
Paracetamolo (generico)
Perfalgan
Piros
Sanipirina
Tachipirina
Tachipirina Flashtab
Tachipirina Prima Infanzia

Paroxetina
Dapagut
Daparox
Dropaxin
Eutimil
Paroxetina (generico)
Serestil
Sereupin
Seroxat
Stiliden

Pegvisomant
Somavert

Penicillamina
Pemine

Pentazocina
Talwin

Pergolide
Nopar
Pergolide (generico)

Periciazina
Neuleptil

Perindopril
Coversyl
Procaptan

Pimozide
Orap

Pindololo
Visken

Piperacillina
Cilpier
Ecosette
Farecillin
Peracil
Piciclin
Piperacillina (generico)
Piperital
Pipersal
Pipertex
Reparcillin
Semipenil

Piracetam
Nootropil
Piracetam (generico)
Psycoton

Pirazinamide
Piraldina

Piridossina o **Vitamina B6**
Benadon
Coxanturenasi
Xanturenasi

Piridostigmina
Mestinon

**Pirimetamina
+ solfametopirazina**
Metakelfin

Pizotifene
Sandomigran

Polimeri impregnati con BCNU
Gliadel

Practololo
Dalzic

Pramipexolo
Mirapexin

Pravastatina
Aplactin
Prasterol
Pravaselect
Pravastatina (generico)
Sanaprav
Selectin

Praziquantel
Droncit

Prednisolone
Deltacortenesol

Prednisone
Deltacortene

Pregabalin
Lyrica

Pridinolo
Lyseen

Primidone
Mysoline

Procarbazina
Natulan

Proclorperazina
Stemetil

Promazina
Talofen

Prometazina
Fargan
Farganesse
Fenazil
Prometazina (generico)
Prometazina cloridrato (generico)

Propantelina bromuro+ bromazepam
Lexil

Propifenazone
Propifenazone (generico)

Propofol
Diprivan
Propofol (generico)

Propranololo
Inderal

Prostaglandina
Alprostar
Cervidil
Nalador
Prepidil
Propess
Prostavasin
Prostin E2
Prostin VR

Prostaglandina – misoprostolo
Cytotec
Misodex

Pseudoefedrina + cetirizina
Reactine

Quetiapina
Seroquel

Rame chelato
Oligorame

Ramelteon
Rozerem

Ranitidina
Dolilux
Raniben
Ranibloc
Ranidil
Ranitidina (generico)
Sensigard
Ulcex
Zantac

Rapamicina
Rapamune
Sirolimus

Rasagilina
Asilect

Reboxetina
Davedax
Edronax

Remifentanil
Ultiva

**Riboflavina
+ altri composti**
Xantervit

Rifampicina
Rifadin

Riluzolo
Rilutek

Risperidone
Belivon
Risperdal

Rituximab
Mabthera

Rivastigmina
Exelon
Prometax

Rizatriptan
Maxalt

Maxalt RPD
Rizaliv

Ropinirolo
Adartrel
Requip

Ropivacaina
Naropina

Rotigotina
Neupro

Salbutamolo
Broncovaleas
Ventimax
Ventolin

Scopolamina
Scopolamina (generico)
Transcop

Selegilina
Egibren
Jumex
Seledat

Senna
Agiolax
Eucarbon
Falquilax
Fibrolax
Midro
Pursennid
Tisana Kelemata
XprepSenna

Sertralina
Sertralina (generico)
Tatig
Zoloft

Sevoflurano
Sevorane

Sildenafil
Revatio
Viagra

Simvastatina
Alpheus
Krustat
Lipenil
Liponorm
Medipo
Omistat
Quibus
Setorilin
Simbatrix
Simvastatina (generico)
Sinvacor
Sinvat
Sivastin
Xipocol
Zocor

Sodio picosulfato
Guttalax

Solfato di protamina
Protamina
Protamina solfato

Solifenacina
Vesiker

Spironolattone
Aldactone

Spirolang
Uractone

Streptokinasi
Kabikinase
Streptase
Trombolis

Succinilcolina
Midarine

Sulbactam
Sulperazone

Sulfadiazina
Sulfad
Sulfadiazina (generico)

**Sulfametossazolo
+ trimetoprim**
Bactrim

Sulpiride
Championyl
Dobren
Equilid

Sumatriptan
Imigran

Tacrolimus
Prograf
Protopic

Tadalafil
Cialis

Talidomide
Thalidomide Pharmion
Thalomid

Tamoxifene
Kessar
Nolvadex
Nomafen
Tamoxene
Tamoxifene (generico)

Tamsulosina
Botam
Lura
Omnic
Pradif
Tamlic
Tamsulosina (generico)

**Tazobactam
+ piperacillina**
Tazobac
Tazocin

Temazepam
Eupinos
Normison

Temozolomide
Temodal

Teofillina
Aminomal
Diffumal
Euphyllina Rilcon
Respicur
Theodur
Theolair SR

Terazosina
Ezosina

Itrin
Prostatil
Terafluss
Teraprost
Terazosina (generico)
Unoprost
Urodie

Testosterone enantato
Andriol
Nebid
Testo Enant
Testosterone Undecanoato

Tetrabenazina
Xenazina

Thiopentone
Farmotal
Pentothal

Thiotepa
Thioplex

Tiagabina
Gabitril

Tiamfenicolo
Fluimucil Antibiotico In Top

Tiamina-Vitamina B$_1$
Benerva
Vitamina B$_1$
Vitamina B$_1$ Salf

Tiapride
Italprid
Sereprile

Ticarcillina
Timentin

Ticlopidina
Antigreg
Aplaket
Chiaro
Clox
Fluilast
Flupid
Fluxidin
Klodin
Opteron
Ticlodone
Ticlopidina (generico)
Tiklid

Tietilperazina
Torecan

Timololo
Blocadren
Cusimol
Droptimol
Oftimolo
Timololo (generico)
Timolux
Timoptol

Tiocolchicoside
Decontril
Miotens
Muscoril
Sciomir
Strialisin

Teraside
Tiocolchicoside (generico)

Tiopentale o **Tiopentone**
Farmotal
Pentothal

Tioridazina
Melleril

Tirofiban
Aggrastat

Tizanidina
Sirdalud

Tocainide
Tonocard

Tolcapone
Tasmar

Tolterodina
Detrusitol

Topiramato
Topamax

Topotecan
Hycamtin

Tossina Botulinica A – BTX-A
Botox
Dysport
Vistabex
Xeomin

Tossina Botulinica B – BTX-B
Neurobloc

Tramadolo
Adamon
Contramal
Fortradol
Prontalgin
Raxidol
Tradonal
Traflash
Tralodie
Tramadolo (generico)
Tramalin
Unitrama

Triamcinolone
Aftab

Triamterene
Dyrenium

Triazolam
Halcion
Songar
Triazolam (generico)

Trientina
Trientine

Triesifenidile
Artane

Trimetoprim + sulfametossazolo
Bactrim

Triptofano o **Levo 5-idrossi triptofano**
Tript-OH

Ubidecarenone-Coenzima Q$_{10}$
Decafar
Decorenone
Ubicor
Ubimaior

Urapidil
Ebrantil

Urochinasi
Talavir
Urochinasi Crinos
Urochinasi Mayne
Valaciclovir
Zelitrex

Valproato o **acido valproico**
Acido valproico - sodio valproato (generico)
Depakin

Vancomicina
Copovan
Farmaciclin
Levovanox
Maxivanil
Vancomicina AP
Vancomicina Hospira
Vancomicina IBP P
Vancotex
Zengac

Vardenafil
Levitra

Vasopressina o **Desmopressina**
Minirin

Venlafaxina
Efexor
Faxine

Verapamil
Cardinorm
Isoptin
Verapamil (generico)

Vigabatrin
Sabril

Viloxazina
Vicilan

Vinblastina
Velbe

Vincristina
Vincristina Crinos (ospedaliero)
Vincristina Pfizer (ospedaliero)
Vincristina Teva (ospedaliero)

Vitamina A – Retinolo
Arovit
Repervit

Vitamina B$_1$ – tiamina
Benerva
Vitamina B$_1$ Angelini
Vitamina B$_1$ Salf

Vitamina B$_2$ + altri composti
Xantervit

Vitamina B$_6$ o piridossina
Benadon
Xanturena

Vitamina B$_{12}$ o cianocobalamina
Dobetin

Vitamina D – calcifediolo
Didrogyl

Vitamina E o tocoferolo
Ephynal
Evion
Natovit
Rigentex
Sursum
Vitamina E VCA

Vitamina PP o niacina o acido nicotinico
Niacin
Niacina (generico)

Warfarin
Coumadin

Xamoterolo
C01CX07
Corwin (ICI 118587)

Yohimbina
Yohimbina HCL

Zaleplon
Sonata
Zerene

Zinco acetato
Wilzin

Zinco solfato
Zinco solfato (generico)

Zofenopril
Bifril
Zopranol

Zantipres

Zolmitriptan
Zomig
Zomig Rapimelt

Zolpidem
Niotal
Nottem
Stilnox
Zolpidem (generico)

Zonisamide
Zonegran

Zopiclone
Imovane
Zopiclone (generico)

Esercizio isometrico 496
Espansione della volemia 497

F

FANS 233
Farmaci anticolinesterasici (antiAChE) 512
Farmaci stabilizzanti del tono dell'umore 613
Farmacoresistenza 264
Fase terminale 633
Fattori di rischio
– vascolare 21
Felbamato 260
Fenilchetonuria (PKU) 212
Fenobarbital 260, 376
Fenomeno *on-off* 352, 358
Feoromocitoma 156
Fibrillazione
– atriale (FA) 26, 151
Fibrosi valvolare 354
Finestra terapeutica 4
Fingolimod (FTY 720) 114
Fistola(e)
– dirette 558
– durali craniche 559
– labirintica 286
– liquorale 52
Fluoridrocortisone 328, 499
Fobia sociale 618
Fratture/dislocazioni cervicali alte 55
Freezing 360
Frey, sindrome di 422
Friedreich, atassia di 382
Fumo 24

G

Gabapentin 260, 466
Gammopatia monoclonale di incerto significato
   (MGUS) 146
Gastrostomia percutanea per via endoscopica
   (PEG) 433
Gene DYT1 393
Genotipi SCA 381
Gerstmann-Sträussler-Scheinker, malattia
   di (GSS) 190
Gilles de la Tourette, sindrome di (*Tourette
   syndrome* – TS) 387
– trattamento chirurgico 389
Giunzione neuromuscolare 511
Glasgow Coma Scale (GCS) 45, 65
Glatiramer acetato (GA) 107
Glicogenosi
– tipo II 532

– tipo V (o malattia di Mc Ardle) 533
– tipo VII 533
Gliomi del troncoencefalo 303
Gonadotropinomi 318
Gravidanza 169
Guillain-Barré, sindrome di (GBS) 440

H

Hashimoto, encefalopatia di 157
Head up tilt test 496
Herpes zoster 451
– complicazioni neurologiche 451
– terapia 452
Herpesvirus 597
Horner, sindrome di 478
Horton, arterite temporale di 136, 137
Hunt e Hess, scala di 33
Huntington, malattia di 374, 599

I

Ictus (o stroke) 3
– aterotrombotico 31
– complicanze 18
– embolico 30
– ischemico 3, 176
– terapie, misure di carattere generale 5
Idralazina 180
Idrocefalo 333
– aresorptivo 337
– infantile 336
– ostruttivo 337
Igroma 335
Imaging in gravidanza 172
Immobilizzazione 397
Immunoassorbimento selettivo 515
Immunoglobuline
– antitetano 522
– ev 441, 443, 516
– – prezzo al pubblico 444
Immunosoppressori 514
Impotenza 507
Incontinenza fecale 491, 492
Induction therapy 121, 122, 123
Infezione
– dei sistemi di derivazione 94
– del sistema nervoso 96
– – nell'ospite immunocompromesso 98
– postoperatoria 93
Inibitori
– dei recettori piastrinici 29
– del *reuptake* della serotonina
   e della noradrenalina (SNRI) 465

O

Octreotide 317
– LAR 317
Octrotide 500
Olanzapina 376
Oligoastrocitomi 304
Oligodendrogliomi 304
On ritardato 352
Onuf, nucleo sacrale di (S_2-S_4) 484
Oppioidi 468
– deboli 635
– forti 635
Opsoclono-mioclono paraneoplastico (OMP) 326
Orexina 76
Ormone
– della crescita 156
– sessuale 156
– tiroideo 156
Ossicodone 470
Ossigenoterapia 435
Ototossici 281
Overlap syndrome 541
Oxcarbazepina (OXC) 453, 466
Oxibato 76

P

Pager 589
Pallidotomia 396
Palloncini 556
Panarterite nodosa (PAN) 135
Paralisi
– cerebrale infantile 400
– idiopatica del facciale 455
– periodica
– – iperpotassiemica (pp-IPER-k) (o adinamia
    episodica ereditaria) 291, 294
– – ipopotassiemica (pp-IPO-k) 291, 292
– – normopotassiemica 294
– – tireotossica 294
– progressiva sopranucleare (PSP) 372
Paramiotonia congenita 295
Parasimpatico 483
Parasonnia 77
Parkinson, malattia di (MP) 347, 487, 598
– a esordio precoce 349
– con tremore predominante 349
– geni associati 348
– terapia neuroprotettiva 350
Parkinsonismi secondari 371
Parkinsonismo vascolare 373
Parsonage-Turner, sindrome di (o amiotrofia
  nevralgica) 456

Parto 176
Pattern distonici nella distonia cervicale 410
Paziente agitato 626
Pegvisomant 317
Pellagra 148
Penicillamina 213
Pergolide 354
Pervietà del forame ovale (PFO) 31, 153
Pimozide 374, 388, 468
Piridostigmina 328, 513
Plasmaferesi 443, 515
Plasmocitoma osteosclerotico 329
Plessopatie 439
PML (Leucoencefalopatia Multifocale
  Progressiva) 115
POEMS 329
Polimeri impregnati con BCNU (Gliadel®
  wafers) 301
Polimetilmetacrilato 557
Polineuropatie 439
Poliomelite 93
Poliradiculoneuropatie 439
Polisonnografia 434
Porfiria 447
Porpora trombotica trombocitopenica (PTT)
  144
Potassio cloruro (KCL) 293
Pramipexolo 354
Prednisone 443, 454, 513, 543
Preeclampsia (o *toxemia gravidarum*) 180
Pregabalin 260, 466
Pressione(i)
– anorettali 488
– arteriosa
– – terapia 6
– intracranica 45
Prevenzione
– primaria 22, 23
– secondaria 23, 24
Primidone 376
Profilassi
– antibiotica 50
– – preoperatoria 94
– antimicrobica 94
Prolattinomi 315
Propanololo 376
Proprandolo 227
Prostaglandina E1 509
Proteine di membrana 526
Protesi peniene 509
Protesi valvolare 152
Prove di funzionalità respiratoria (PFR) 433
Prurito 458
Pseudotumor 339